神経心理学の源流

失行編・失認編

> 編 集

秋 元 波 留 夫
大 橋 博 司
杉 下 守 弘
鳥 居 方 策
小 山 善 子

創造出版

編集者・執筆者一覧

編　集　秋元波留夫　故大橋博司　杉下守弘　鳥居方策　小山善子

執　筆　者

失行編

秋元波留夫	金沢大学名誉教授　元東京大学教授　金沢医科大学客員教授
中村一郎	石川県立高松病院院長
榎戸秀昭	前金沢医科大学助教授
鳥居方策	金沢医科大学名誉教授　桜ヶ丘病院常勤顧問
加我君孝	東京大学医学部耳鼻咽喉科学教室教授
岩田誠	東京女子医科大学脳神経センター所長
大橋博司	元京都大学教授
遠藤正臣	前富山医科薬科大学教授
大東祥孝	京都大学留学生センター　人間環境学研究科教授
小山善子	金沢大学医学部保健学科教授
廣瀬和彦	元都立神経病院
岩坪威	東京大学大学院薬学系研究科教授
本村暁	陽明会御所病院副院長

失認編

山鳥重	東北大学医学部高次機能障害学教授
杉下守弘	東京大学大学院医学系研究科認知・言語神経科学教授
兼本浩祐	愛知医科大学精神科教授
松原三郎	元金沢医科大学助教授　松原病院理事長
鈴木康裕	世界保健機関医療技術・医薬品局局長
志田堅四郎	浅木病院脳神経病センターセンター長
田丸冬彦	長野県身体障害者リハビリテーションセンター医務科長
兼子直	弘前大学医学部神経精神医学講座教授
中西雅夫	名古屋第一赤十字病院精神科部長
小泉明	秋田緑ヶ丘病院
山本正	元弘前大学教育学部教授
大山博史	立命館大学産業社会学部人間福祉学科助教授
平野正治	富山中央診療所所長
古川壽亮	名古屋市立大学大学院医学研究科教授
峰松一夫	国立循環器病センター内科脳血管部門部長
臼井宏	薫風会山田病院
相馬芳明	相馬神経内科クリニック院長
濱中淑彦	名古屋市立大学名誉教授　八事病院顧問
池村義明	美原病院副院長
田川皓一	長尾病院附属福岡高次脳機能センター所長
山口武典	国立循環器病センター名誉総長
清水昭規	福井県立病院副院長
牧下英夫	北信総合病院神経内科部長
田崎博一	青森県立保健大学健康科学部看護学科教授
渡辺俊三	弘前愛成会病院院長
津島孝仁	五所川原市布施病院院長
北條敬	青森労災病院神経科部長
佐藤時治郎	弘前大学医学部名誉教授
田邉敬貴	愛媛大学医学部神経精神医学教授
板東充秋	都立神経病院
野上芳美	日本大学名誉教授

序　言

　「神経心理学の源流」は，「失語編上巻」(1982年)，続いて「失語編下巻」(1984)年が刊行されて以来，後続するはずの「失行編」と「失認編」が久しく待ち望まれていたが，ここに遅ればせながら「失行編・失認編」として上梓されることになり，望外の喜びである。

　「失語編下巻」が刊行された1984年には，「失行編」と「失認編」で紹介されるべき論文が選定され，翻訳・解説者も決まっていたが，ひとえにわれわれ編集に当った者の不手際のために作業が遅延を重ね，今日に至ったことをお詫びしなければならない。「失行編・失認編」の上梓が遅れたことで，われわれが残念に思うことが二つある。第1は，執筆依頼にいち早く応じて下さった寄稿者の方には，失われた10年以上の歳月を償うすべもなく，大変ご迷惑をおかけしたことである。第2は，「失行編・失認編」がこのように遅れて発刊されることが初めから判っていたならば，現在，第一線で活躍しておられる気鋭の研究者の方々にも，執筆をお願いすることもできたであろうということである。

　現在の神経心理学研究の進歩発展は目覚ましく，「失語編上巻」が世に出た昭和50年代とは隔世の感がある。特に研究方法・検査方法の進歩は顕著であり，これによって優れた新知見が次々に発表されていることはまことに喜ばしい。しかし，一部の研究には，もう少し先人の業績との比較検討をして頂きたいものがあることも事実である。優れた先人の貴重な発見を顧みることから，それを超える優秀な研究が生まれる。いつの世においても「温故知新」こそ学問するものの理想である。この意味において，本書が神経心理学研究者の座右の書となることを期待したい。

　最後に，この「失行編・失認編」に執筆された寄稿者諸賢，および上梓にご尽力頂いたすべての方々に心から感謝申し上げる。

　本書の編集者のひとり大橋博司は本書の編集作業の半ばで，1986年9月26日，病のためにたおれた。その本書完成にかけた想いを偲び，その名を本書編集者に残した。

2001年2月

秋元波留夫
(故) 大橋　博司
杉下　守弘
鳥居　方策
小山　善子

目 次

序　言　　　　　　　　　　　　　　　　　　　　　　　　　　　　　秋元波留夫

失行編
序　説　　失行研究と Hugo Liepmann　　　　　　　　　　　　　　秋元波留夫……………3

第1章　失行の病像
H. リープマン：失行（運動性失象徴）の病像
H. Liepmann：Das Krankheitsbild der Apraxie ("motorische Asymbolie")
　　　　　　　　　　　　　　　　　　　　　　　　　遠藤正臣・中村一郎　訳…17
□解説□　フーゴー・リープマン著「失行（運動性失象徴）の病像──半側失行の１例を基礎として」の歴史的背景と失行論のその後の発展　　　遠藤正臣………………66

第2章　失行論
A　J. モルラース：失行症研究への貢献　J. Morlaàs：Contribution à l'étude de l'apraxie
　　　　　　　　　　　　　　　　　　　　　　　　　　　　大東祥孝　訳…75
□解説□　　　　　　　　　　　　　　　　　　　　　　　　大東祥孝………93

B　R. ブルン：失行に関する臨床的ならびに解剖学的研究
　　R. Brun：Klinische und anatomische Studien über Apraxie
　　　　　　　　　　　　　　　　　　　榎戸秀昭・小山善子・鳥居方策　訳…101
□解説□　Von MonakowおよびBrunの失行論　小山善子・鳥居方策・榎戸秀昭………137

第3章　失行各論
A　着衣失行
W. R. ブレイン：視覚性失見当識，特に右大脳半球損傷との関連において
W. R. Brain：Visual disorientation with special reference to lesions of the right cerebral hemisphere
　　　　　　　　　　　　　　　　　　　　　　　　　小山善子・鳥居方策　訳…147
□解説□　　　　　　　　　　　　　　　　　　　　　　鳥居方策・小山善子………154

第4章　失行の周辺
A　開眼失行
J. E. ゴールドシュタイン，D. G. コーガン：開眼失行
J. E. Goldstein, D. G. Cogan：Apraxia of lid opening
　　　　　　　　　　　　　　　　　　　　　　　　　　　廣瀬和彦　訳…163
□解説□　　　　　　　　　　　　　　　　　　　　　　　廣瀬和彦………169

B　眼球運動失行
D. G. コーガン：突出性の頭部運動を呈する先天性眼球運動失行
D. G. Cogan：A type of congenital ocular motor apraxia presenting jerky head movement
　　　　　　　　　　　　　　　　　　　　　　　　　　　加我君孝　訳…185
□解説□　　　　　　　　　　　　　　　　　　　　　　　加我君孝………196

C　運動無視
P.カステーニュ，D.ラプラン，J. D.ドゥゴ：ローランド溝後部の病変による運動無視の３例
P. Castaigne, D. Laplane, J.-D. Degos：Trois cas de négligence motrice par lésions rétrorolandiques
　　　　　　　　　　　　　　　　　　　　　　　　　岩坪　威・岩田　誠　訳…215
□解説□　運動無視について　　　　　　　　　　　　　　岩田　誠………226

D　磁性失行
D. デニーブラウン：失行症の本質　D. Denny-Brown：The nature of apraxia
　　　　　　　　　　　　　　　　　　　　　　　　　　　本村　暁　訳…233
□解説□　磁性失行 magnetic apraxia と反発失行 repellent apraxia　本村　暁………259

E　閉眼失行

M. レヴァンドウスキー：閉眼失行について
M. Lewandowsky：Über Apraxie des Lidschlusses　　　　　　　　大橋博司　訳…269

J. ツット：閉眼状態を保つことの不能，閉眼失行か，あるいは強迫凝視か?
J. Zutt：Über die Unfähigkeit, die Augen geschlossen zu halten. Apraxie des Lidschlusses oder Zwangsblicken?　　　　　　　　　　　　　　　　　　　　　大橋博司　訳…273

□ 解説 □　　　　　　　　　　　　　　　　　　　　　　　　大橋博司………285

失認編

第1章　視覚失認

A　統覚型視覚失認

R. エフロン：知覚とは何か　R. Efron：What is perception?　　　山鳥　重　訳…291

□ 解説 □　統覚型視覚失認について　　　　　　　　　　　　　　山鳥　重………322

B　視覚失認

C. S. フロイント：視覚失語と精神盲について
C. S. Freund：Über optische Aphasie und Seelenblindheit　　相馬芳明・杉下守弘　訳…339

□ 解説 □　C. S. フロイント著「視覚失語と精神盲について」
　　　　　　　　　　　　　　　　　　　　　　　　　　　杉下守弘・相馬芳明………361

C　相貌失認

相貌失認についての概説　　　　　　　　　　　　　　　濱中淑彦・兼本浩祐………369

J. ボーダマー：相貌失認（相貌認知の失認）
J. Bodamer：Die Prosop-Agnosie (Die Agnosie des Psysiognomieerkennens)
　　　　　　　　　　　　　　　　　　　　　　　　兼本浩祐・濱中淑彦　訳…385

□ 解説 □　ヨアヒム・ボーダマー著「相貌失認」　　兼本浩祐・濱中淑彦………431

A. クワリーノ　G. B. ボレッリ：半盲を伴った左麻痺——治療——色彩知覚と客体の形態記憶の完全な喪失，A. クワリーノ教授の臨床的観察，同上へのG. B. ボレッリのコメント
A. Quaglino, G.B.Borelli：Emiplegia sinistra con amaurosi-quarigione-perdita totale delta percezi-one dei clori e della configurazione degli oggetti　　　　　濱中淑彦　抄訳…435

□ 解説 □　　　　　　　　　　　　　　　　　　　　　　　　濱中淑彦…………440

D　同時失認

I. ヴォルペルト：同時失認——全体把握の障害
I. Wolpert：Die Simultanagnosie——Störung der Gesamtauffassung　池村義明　訳…443

□ 解説 □　同時失認について　　　　　　　　　　　　　　　　　大東祥孝………461

E　地誌的障害

Th. D. ダン：両側性半盲を伴う両側性片麻痺ならびに地理的中枢の喪失
Th. D. Dunn：Double hemiplegia with double hemianopsia and loss of geographical centre
　　　　　　　　　　　　　　　　　　　　　　　　松原三郎・鳥居方策　訳…475

□ 解説 □　地誌的障害　　　　　　　　　　　　　　　鳥居方策・松原三郎………484

F　視覚失認の周辺

皮質盲　　　　　　　　　　　　　　　　　　　田川皓一・鈴木康裕・山口武典……495
小視症，大視症について　　　　　　　　　　　　　　　　　　志田堅四郎……………507
Palinopsia　　　　　　　　　　　　　　　　　　　　　　清水昭規・鳥居方策……533
立体視と遠近視　　　　　　　　　　　　　　　　　　　　田丸冬彦・牧下英夫……547
幻視　　　　　　　　　　　　　　　　　　　　　　　　　兼子　直・田崎博一……559

第2章　聴覚失認
A　聴覚失認の概説
中西雅夫・濱中淑彦………583
B　失音楽
A. スーク，H. バリュック：ピアノ教師における（失語症を伴った）失音楽症の一剖検例
A. Souques, H. Baruk：Autopsie d'un cas d'amusie (avec aphasie) chez un professeur de piano
渡辺俊三・小泉　明・津島孝仁・山本　正　訳…603

□解説□　ピアノ教師における（失語症を伴った）失音楽症の一剖検例
渡辺俊三・北條　敬・田崎博一・大山博史
小泉　明・津島孝仁・佐藤時治郎………………616

C　聴覚失認の周辺
皮質聾　　　　　　　　　　　　　　　　　　　　　　　　　平野正治……625
錯聴，幻聴，聴覚保続及び聴空間認知障害　　　　　　　　　田邉敬貴……639

第3章　触覚失認
C. ウェルニッケ：記憶心像の局在について
C. Wernicke：Zwei Fälle von Rindenläsion：Ein Beitrag zur Localisation der Vorstellung
古川壽亮・岩田　誠　訳…651

第4章　身体失認
A　概説
北條　敬……669
B　Gerstmann症候群
J. ゲルストマン：手指失認，自分の身体の位置づけにおける限局した障害
J. Gerstmann：Fingeragnosie. Ein umschriebene Störung der Orientierung am eigenen Körper
板東充秋・杉下守弘　訳…713

J. ゲルストマン：手指失認と純粋失書，新しい症候群
J. Gerstmann：Fingeragnosie und isolierte Agraphie：ein neues Syndrom
板東充秋・杉下守弘　訳…717

□解説□　Gerstmann症候群
杉下守弘・板東充秋………725

第5章　病態失認
A　片麻痺の否認（狭義の病態失認）
J. ババンスキー：大脳性の器質性片麻痺における精神症状の研究への寄与（病態失認）
J. Babinski：Contribution à l'étude des troubles mentaux dans l'hémiplégie organique cérébrale (Anosognosie)
遠藤正臣　訳…735

□解説□　片麻痺の否認
峰松一夫………743

B　皮質盲および皮質聾の否認
G. アントン：皮質盲，皮質聾患者による大脳巣疾患の自覚について
G. Anton：Über die Selbstwahrnehmung der Herderkrankungen des Gehirns durch den Kranken bei Rindenblindheit und Rindentaubheit
野上芳美・臼井　宏　訳…753

□解説□　G. Anton：皮質盲，皮質聾患者による大脳巣疾患の自覚について
野上芳美・臼井　宏………787

原題・初出一覧　793

転載一覧　794

索引　795

失行編

序説　失行研究と Hugo Liepmann*

秋元波留夫

*第8回日本神経心理学会特別講演

はじめに

　人間，年をとると昔のことがなつかしくなるということだが，近ごろ私もそのような心境になったようで，この5月，ここ金沢で開かれた第9回日本睡眠学会総会で金沢時代の睡眠研究の昔話「睡眠研究今昔」[4]を語ったばかりである。今回は，それよりもさらに一時代前の北海道時代にさかのぼって，私の研究生活の発端であった失行研究について，そのパイオニアでもある Hugo Liepmann の業績に焦点をしぼってお話ししたい。

　私が今回 Liepmann について話そうと思いたったのは，ここ一，二年来，彼の書いたものをはじめ，神経心理学の古い文献を読みなおしてみて，若い世代から忘れられた彼が決して過去の人物ではなく，その思想には新鮮な今日的意義をもつ示唆が多くふくまれていることをあらためて痛感したからである。それが私の思いちがいでないことを私のこれからの話から理解していただければ幸いである。

1. 失行研究のはじまり——右側失行の発見——

　失行研究の歴史は今世紀初頭ベルリン市立 Dalldorf 癲狂院の一医師であった Liepmann の一例報告にはじまる。この報告が「失行の病像。一側失行の一症例の観察から」 Das Krankheitsbild der Apraxie auf Grund eines Falles von einseitiger Apraxie（Liepmann の業績8）である。一例報告とはいっても，当時の代表的な神経学の専門誌に3回にわたって連載された80頁にのぼる力作である。

　この論文は失行学説の原点ともいうべきもので，彼がその後に発展させた失行理論体系の骨ぐみが素朴な形ではあるけれども随所に発見できる。私がこの論文をはじめて読んだのは，あ

とで，私の失行研究の出発点となった患者の病像の理解に苦しんでいた昭和6年，いまから半世紀以上前のことである。しかし，この論文を読んだ時の感動は今でも忘れることができない。

論文の概略は，私の書いた「失行症」[1]のなかにも述べられているが，幸い，その全訳が富山医科薬科大学の故遠藤正臣教授，中村一郎助教授（1980）[5]によって発表されている。私はこの論文は神経心理学の研究に最も必要な症例報告のすぐれたモデルだと思う。若い研究者の一読をすすめたい。この論文のなかみについてはあらためてここに述べる必要はないだろうが，重要な点だけをあげる。

第一に，失行が身体の片側（この Regierungsrat 政府参事官として有名な症例では右半身―患者は右利き）に限局しておこることを臨床例によって証明し，これによって，それまでの大脳病理学の定説であった，アプラキシーは失語，あるいは失認（当時はアジンボリー，失象徴とよばれていた）の結果だという考えを打ち破り，失行を理論においても臨床の実際においても失語，失認と対等の独立症状として位置づけたこと。

第二に，右側失行の発現機序を，臨床及び脳病理所見から追求して，これを明らかにしたこと。周知のように，この症例の右側失行の責任病巣が左大脳半球下頭頂小葉縁上回の皮質下髄質の梗塞巣であったことから（Liepmann の業績11，12，18），その発現機序として皮質の破壊ではなく，皮質下神経路，この場合には縁上回の皮質下を走る Fasciculus longitudinalis superior 及び arcuatus の離断を想定したことである。

彼のこの考えは当時失語の領域で Broca, Wernicke, Lichtheim らによって主張されていた中枢局在論の修正を意味する全く新しい着想であった。

第三にあげたいのは，この患者に彼が今日いうところのリハビリテーションを工夫して試みていたと思われることである。彼はこの論文のなかで次のように述べている。

「1900年2月に入院した患者は6月まで左の脳の機能，すなわち，発語や書字はまったく改善されなかった。そこで右手をしばって使えないようにして，左手を使う練習をさせたところ，患者は日常生活にあまり困らないようになった。その結果入院治療の必要がなくなったので，同年6月末退院させた。」

麻痺が軽く運動機能がのこっていた左手を使う練習をさせたことが日常動作の改善をもたらしたものと思われる。もし痴呆者として放置されていたらこの改善は見られなかったかも知れない。患者は退院後しばらくして1900年10月に2回目の，1902年に3月に3回目の卒中発作を起こし，肺炎で死亡し剖検に付された。この患者の脳標本の作製及び所見の検索はすべて彼と親交のあった Buch のベルリン大学神経生物学研究室 Neurobiologisches Laboratorium der Universität Berlin の主宰者 Vogt, O. (1870～1959) によって行なわれた。それ以後 Liepmann が検索をゆだねたおよそ26にのぼる失行・失語症例の脳標本は Neustadt に創設された Vogt 脳研究所 Institut für Hirnforschung に移され，Liepmann コレクションとして保存されていたが，Vogt の死とともにこの研究所が閉鎖されてしまった今，コレクションの行方は知るよしもない。

2．左側失行の発見

　Liepmannの失行学説を発展させた第二の契機は交感性Dyspraxieの発見である。

　交感性Dyspraxie (Sympathische Dyspraxie) は彼の命名で，右側片麻痺（多くは運動失語を伴う）と左側の軽い失行（これをDyspraxieと呼んだ）の両方を有する症状である。この症状の発見のいきさつも教訓にとんでいる。彼はDalldorfに勤務のかたわらベルリン市の養老院で嘱託医として老人患者を診療していたが，そこで偶然卒中後片麻痺患者がこの特異な失行症状をまれならず持っている事実を発見した。この発見から彼は失行についても左大脳半球に優位性があり，それは脳梁の機能と関係があるのではないかと考えるようになった。この問題についての彼の考えは1905年に書かれた「左大脳半球と行為」Die linke Hemisphäre und das Handeln (Liepmannの業績15) に委しく述べられている。彼のこの推測が全く正しいことを剖見所見から疑問の余地なく証明したのはDalldorfの症例Ochsである。この症例の臨床及び剖見所見はMass, O. との共著論文「右半身麻痺に伴う左側失書及び失行」Fall von linksseitiger Agraphie und Apraxie bei rechtsseitiger Lähmungで委しく検討されている（Liepmannの業績19）。

　この患者のおもな症状は右半身の運動麻痺のほかに，口頭言語には支障がないのに，運動障害のない左手で文字が書けず（自発，書取り，模写），また簡単な日常動作ができないという奇妙なものであった。交感性Dyspraxieと似ているが，失語が見られないのが大きな相違である。この症例の左側失行はどうして起こったのか。この疑問は患者の死後Vogtによって精査された脳の病理学的所見によって明らかになった。

　両大脳半球には新旧の多発性脳梗塞巣が散在していたが，左半球は上前頭回髄質に小のう胞があるだけで右半身麻痺を惹起しうるほどの病変は全く存在しない。また右半球には小梗塞巣は見られたが，左側失書や失行を説明できるだけの病的変化は認められなかった。この症例の最も著明な脳病変は脳梁の吻側部から中央部をしめる帯状の大きな，古い壊死巣と橋左側錐体をほぼ完全に破壊した梗塞巣であった。前者が左側失行の，後者が右側運動麻痺の責任者であることは疑問の余地がない。

　この症例の他に彼はDalldorfでvan Vleutenとともに委しく検索した症例Lorenzの所見（脳梁を侵襲した腫瘍）及びHartmannの報告例（第2例）から，脳梁だけの病変で半側失行が起こることを確信し，その失行理論を構築していったのである。

　失行研究の端緒となった，右側失行は左大脳半球縁上回皮質下の病変によって惹起されるのに対して，左側失行は右半球が健全であっても脳梁の病変によっておこるという事実は日常行為（とくに，学習によって獲得された行為）の遂行には言語におけるごとく，左半球に優位性があることの証拠である，というのがLiepmannの考え方であった。それゆえ右利きの人の左

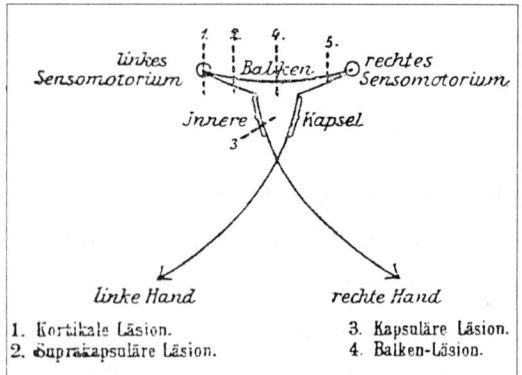

図 1 Liepmann の失行図式 その 1
(Medizinische Klinik 3, Nr. 25, 1907所載)

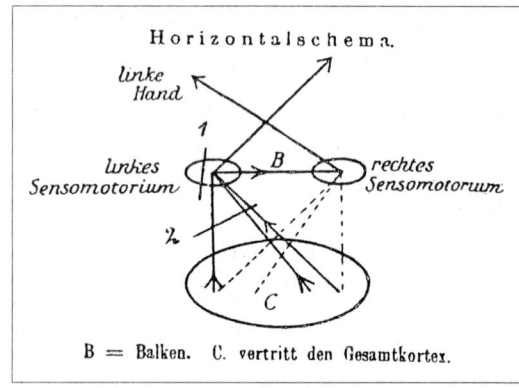

図 2 Liepmann の失行図式 その 2
(Medizinische Klinik 3, Nr. 26, 1907所載)

側失行はそれ自体健全な右側中心回感覚・運動野が脳梁の破壊によって優位半球である左大脳半球から遮断される結果として起こることが理解されるわけである。脳梁が交叉性投射線維系だとする説(Foville, Hamilton ら)がなお有力だった時代に，左右両半球の連合を強調した彼の主張は学界の主流から無視されてしまったのは当然かもしれない。

言語，行為などの高次神経機能の構成，さらにはそれらの解体に両側大脳半球がどのようなかかわりかたをしているか，という課題は神経心理学の古くして，なお新しい宿題である。この宿題を解く鍵の一つとして脳梁の機能をとりあげた最初の研究者が Liepmann である。彼が1907年に発表した「行為における脳梁の意義及び失語,失行と知能との関係」Ueber die Funktion des Balkens beim Handeln und die Beziehungen von Aphasie und Apraxie zur Intelligenz （Liepmann の業績20）はこれまでの失行研究を要約した上で，行為とその解体現象である失行の成立に脳梁が果たす役わりを論じた読みごたえのある論文である。いまでも神経学教科書に引用されている失行図式の原図はこの論文に載っている(図1，図2)。図1は脳梁離断(4)によって左側失行が惹起されること，図2は左半球縁上回皮質下髄質の離断(2)によって右側失行及び交感性 Dyspraxie がおこることを示している。

3. 脳梁の機能は何か

いま述べたように Liepmann は失行の研究から，大脳両半球の統合において果たす脳梁の機能的役わりを明らかにした最初の研究者である。彼自身述懐しているように，当時の大脳解剖学の研究者は脳梁の形態，拡がりから両大脳半球の結合がその役目だろうと想像したが，それらをうらづける臨床知見あるいは病理学的所見はまだ全く得られていなかったのである。「これまで脳梁の機能について述べられたことはすべて単なる憶測や推理の域を出ない」と彼は前述

の論文の冒頭に書いている。

　前世紀の末葉にはじまった大脳生理学は動物実験によって大脳皮質のあれこれの特定領域に運動や感覚の中枢が存在することを明らかにしたが，脳梁についてもKoranyiやLo Monacoらが実験を行っていた。彼らはしかし犬では脳梁の全長にわたる切断を行っても，何等の脱落症状を認めることができなかった。解剖学からの脳梁の機能に関する予想はすくなくとも動物の実験生理学では証明することができなかったのである。このような状況のなかで注目すべき研究報告があることがLiepmannによって指摘されている（Liepmannの業績19；725-726）。「最近，Imamuraによって次のような新事実が発見された。すなわち，犬の視覚皮質領野に損傷を与えることによって生じた視覚障害はやがて回復するのを常とするが，脳梁の離断はこの回復を妨げ，視覚障害を再現するという事実である」という彼の文章は，この報告が脳梁の機能的意義を動物実験によってはじめて証明したとして評価していることを示している。

　Liepmannが自分の主張の傍証の一つにあげようとした研究を行った日本人が，後年京都大学精神医学教室を創設した今村新吉名誉教授であることを知る人は少ないだろう。この研究（Imamura, 1904[9]；今村, 1904[10]）は今世紀はじめ，今村が欧州に留学した折，ウィーン大学生理学教室のExnerのもとで行われたもので，彼につづいて実験を行った吉村喜作の研究（1910）[19]とともに脳梁の機能に照明をあてた最初の業績として神経心理学史に記録されるべきだろう。今村が欧州留学中Liepmannと相識る機会があったかどうか知る由もないが，晩年の今村が大脳病理学に深い関心を寄せたことを思い，この今村論文のエピソードは故大橋博司教授ら京都大学の神経心理学の伝統形成と無縁ではないと私は信じたい。

　失語や失認とは関係ない，行為だけに限局した障害が，その機能の不明であった脳梁の病変で発現するというLiepmannの突拍子もない主張が，当時のおおかたの神経学の大家から不信の眼で迎えられたことは想像に難くない。特に，失語の領域でBrocaやWernickeのいわゆる古典理論の批判者として名声の高かったフランスの神経学者Pierre Marie（1853-1940）はLiepmannの失行学説にきびしい駁論を加えた（Marie,1906）。よく知られているようにMarieはブローカ中枢及びウェルニッケ中枢を否定し，ウェルニッケ失語は知性障害であり，ブローカ失語はアナルトリー（言語運動の障害）と知性障害の合併と考え，また言語領域として，島皮質下のレンズ核を重視した。彼によると失語は知性障害の結果であり，抽象化及び象徴化の障害であるから，失語患者は言葉以外にもさまざまな象徴化機能，たとえば身ぶり，その他の日常動作が困難になるのは当然のことなのである。このような視点に立つとLiepmannのいう失行も別に特殊な独立障害ではなく，失語の随伴症状ないし全般的知性障害の結果の一つに過ぎない。Marieは脳梁の病変を偶然の所見だとしてその意義を無視した。

　MarieはLiepmannを批判して次のように述べている（1906）[16]。
「H. Liepmann氏は最近（Münch. med. Wochensch., 28nov. et dec. 1905），片麻痺患者におけるある種の手指の動作障害（失行）を研究した。右片麻痺患者では，手を使うある種の動作，例えば人指し指で脅すこと，軍隊式に敬礼すること，洋服にブラシをかけること等々を，命令

によって左手で実行することはたいていの場合不可能であるが，それに対し，左片麻痺患者では，右側上下肢の運動に同様の障害を何ら認めないことに注目した。この卓越したベルリンの教授は次のように考えた，すなわち，これらの障害は，左側上下肢の運動に関しても右側の運動に関しても，左大脳半球の運動中枢が特殊な作用を及ぼしていることを示しており，またこの点に関して，特殊神経線維の走行と脳梁の働きが介在しているとした。わたしはこの見方が正しいとは思わない。Liepmann 氏の言う右片麻痺患者達が，左手である動作ができないとすれば，思うにこのことは，左手の運動性に問題があるためでは全くなく，その病巣がいわゆる言語領域を占めているからである。この言語領域とは，実は左半球に特殊な知能の領域であり，とりわけここに学習された社会慣習的な諸概念が蓄積されているように思われる。この病巣による知能低下のために，これらの患者は，失語症患者において我々が今述べたような障害を表わしているのである。実際，彼らは失語症患者であるがその程度は軽いものである。すなわち，一方では自分になされた命令をよく理解できず，他方では与えられた命令に対応する動作の正確な概念がもはや浮ばないのである。」(岡部，大橋両氏の訳文による。傍点は筆者)

Liepmann は Marie によって代表される古典論批判に対して学会の講演や論文でしばしば反論を試みている。前述の論文 (Liepmann の業績19) の後半は「失語，失行と知能の関係」なる標題が示すように，失語及び失行を，記憶，理解，判断などの知的能力(知能 Intelligenz)の障害に解消しようとする Marie の視点，いわゆる全体論的視点 (秋元，1935；1979)——今世紀前半の神経心理学を支配した——にむけられた理路整然たる反撃で今読んでも大変面白い熱のこもった文章である。その要旨だけを述べておく。

失行が身体の半側ないし肢体の一部に限局して生ずる運動機能脱落であるという厳然たる臨床的事実の確認は，知性障害を失行発現の要因として重視する Marie の立場を覆すのに充分な根拠を提出したといってよい。身体の一部に限局した知性障害ないし痴呆は論理的破綻以外の何物でもないからである。

Marie は失語を言語機能の解体ではなく，象徴化機能一般の障害と見做したように，失行をも身体運動を媒介とする象徴化機能の障害だと主張して，失行の独立を否定したが，Liepmann はこの全体論のさきがけともいうべき主張を彼自身の観察した症例の臨床知見及び病理学的所見に基づいて徹底的に反駁して余すところがない。何よりも彼が重視したのは失行の患者が言語的象徴化に比べて非言語的象徴化において一層重い障害を呈示する事実であった。行為の障害と言語の障害が一人の患者において区別される以上，全般的象徴化に両者を包括することは無意味となるからである。

Liepmann は Marie の立場を歴史の逆転と評しているが，彼の失行発見の端緒となった症例政府参事官が Dalldorf に送られてきた時，「脳動脈硬化及び痴呆」と診断されていたことが想起される。失行が発見されるまで，おそらく，同様な症状をもった患者の多くは痴呆と診断されていたにちがいない。失語や失認についても同じことがいえるだろう。Marie ら全体論の立場は神経心理学の歴史を，失語，失行，及び失認が分化発展する以前の，まさに「痴呆」の時代

に逆行させるものだ，とするLiepmannの批判は，単なる批判であるにとどまらず，神経心理学の基本原理である高次神経機能の分析的追求のあり方を示唆していると私は考えたい。

彼はMarie批判をはじめるにあたって次のように書いている。

「私はPierre Marieの主張をこれから徹底的に批判したい。何故ならこの卓越した神経学の巨匠がまぎれもない誤謬をおかしているからである。この誤謬におちいった者は彼が最初ではなく，また最後でもない。それほどこの誤謬に研究者は誘惑されがちであり，研究の方向がゆがめられやすい」(Liepmannの業績20，766頁)。

この予言のように，Liepmann以後の神経心理学の主流は，彼のいう誤謬（いうまでもなく全体論のことである）をおかしつづけ，私が「失行症」(1935)を書いた1930年代はまさにその全盛期であり，私の批判も螳螂の斧の感があった。Geschwindらによってこの誤謬が克服され，神経心理学がその軌道修正を行なうようになったのは戦後，1950年以後のことである。Liepmannの全体論批判を私たちはもう一度記憶によび戻し，再評価すべきではないだろうか。

4．失行と大脳半球優位性

言語とともに目的行為の遂行に対して右利きの人では左半球に優位性があることを自分の症例の観察から最初に確認したのはLiepmannである。彼が養老院の脳卒中後遺症の老人たちの診療中に偶然発見した交感性Dyspraxie，すなわち，運動失語，右半身運動麻痺のある患者の多くに見られる左手の日常行為の障害はまぎれもなく，左半球が行為に対して優位性をもつことの証明である。彼はこの発見の後で，左半球に病巣があった政府参事官の病歴を調べなおし，左手に軽度の失行，すなわちDyspraxieが存在したことを示す記載を見いだしている。

彼は人間が両手を使って精緻な物品を製作することができるのは左半球の中心回に位置する感覚運動野が脳梁を介して反対側の感覚運動野に運動に関する情報を伝達しているからだと考える。従ってもし，この行動の統帥部である左半球感覚運動野が身体の内外からの求心系路から遮断されるならば行為の遂行は不可能になるはずである。政府参事官の右手の失行及び左手のDyspraxieは中心回の後方に隣接する下頭頂小葉前方部の縁上回皮質下髄質が破壊されるとともに側脳室側角に接する脳梁線維も侵襲を蒙り，左半球感覚運動野が両側大脳半球の感覚及び連合皮質野から遮断され，孤立した結果である。失行における左半球優位性の主張が脳梁の機能の重視と表裏一体であることはいうまでもない。

失行の惹起と脳梁の関係について彼は次のように述べている。

「これまでに論証したことから，脳梁の前半に，左半球から右半球に向かって興奮を伝達する連合線維系が含まれ，その後半に逆の方向の線維系が存在するものと結論する。右半球の聴覚，視覚及び触覚興奮は高次の思考過程に参画するためには言語の衣裳をまとうことが必要だから左半球の言語領に到達しなければならない。このことは脳梁膨大において興奮の流れが主とし

て右半球から左半球に向かうことを意味する。」

　この彼の仮説は現在でもなお確実な証明はないが，失行を惹起した脳梁病変の多くが脳梁の前方部に限局する所見を説明するのには好都合である。脳梁前方部の離断が優位半球感覚運動野からの劣位半球への興奮の伝達を阻止し左手の失行を惹起するとする彼の着想は行為中枢Praxiezentrumの否定とともに神経心理学の歴史において離断症状群Disconnection Syndromeの学説の先駆をなしたものといってよい。

　大脳半球優位性の問題はこれまで神経心理学はもちろん，精神医学及び神経学の領域で常に多くの研究者の興味と関心をよんだが，今日なお不確実なところをたくさん残しており，さらに追求を必要としている宿題である。失行の半球優位性についてもLiepmann以後しばしば研究が行なわれ，彼の主張に対する反論も少なくない（Kleist, Foix, ら）。しかし，Hécaen, H.ら（1962）[8]の415例の調査によると後ローランド溝病変（Liepmannの失行惹起部位）で失行（企図失行及び企図運動失行）を惹起した症例はすべて左半球もしくは両側半球に病変を持つもののみで右半球の病変によるものは皆無であった。興味深いのは企図失行では病変の拡がりが大きく両側に及ぶものが企図運動失行に比べて多数であること，この場合には記憶障害，判断力低下のような知性障害を伴う場合が少なくないこと，などの特徴が認められたことである。

　右半球の病変で失行（Liepmannの意味における）がおこったとする報告は前述のように皆無ではないから，左半球優位性が失行の恒存する特徴ではないが，それが大部分の失行に妥当することは確実であり，Liepmannの主張は今日一般的コンセンサスを得たといってよい。しかし，この承認はLiepmann以後に発見された新しいタイプの失行，たとえば構成失行や着衣失行には妥当しない。この新しいタイプの失行は私がかつて委しく考察したように（1935；1976），視空間認識とわかちがたく結合した失行，すなわち行為認識障害Apraktognosieとして Liepmannのいう本来の失行apraxia sui generisから区別さるべきものである。これらの行為認識障害が劣位半球の損傷によっておこることが着衣失行についてはHécaenとde Ajuriaguerra（1945），構成失行についてはMc-Fie, PiercyとZangwill（1950）らによって剖見例の考察から明らかにされた。

　Hécaen, Angelerguesとde Ajuriaguerra（1962）[8]は多数の症例の集計から，構成失行及び着衣失行がいずれも統計的に有意の差で，劣位半球及び両側半球の病変によって生ずることを見いだした。たとえば，構成失行は劣位半球61.8%，両側半球74.07%であるのに対して，優位半球は39.8%であるというがごときである。

　私たち人間の学習する行為あるいは行動には言語と密接に結びついた言語性行為verbal taskと，それとはあまり結びつかないで，視（聴，触）空間認識と緊密に結びついた非言語性行為non-verbal taskに区別できるが，Liepmannは前者が言語と同様優位半球によって支配されることを明らかにしたのであり，Liepmann以後の行為認識障害の研究は後者が劣位半球（あるいは両側半球）の関与によることを明らかにしたのである。

5．晩年

　Liepmannの失行及び失語（失語の論文については山鳥　重，平野正治の翻訳及び解説がある．神経心理学の源流．失語篇上，創造出版，1982参照）に関する業績が主としてアメリカで再評価されるようになったのはSperryらの分離脳Split Brainの研究がはじまった1950年代以後である．とくにGeschwind(1965)[6]は離断症状群の先駆者としてLiepmannの業績を高く評価した．彼がLiepmannを「神経学の歴史において驚くほど無視された人物 "a suprisingly neglected figure in the history of neurology"」と評している．ちょっと日本とは事情がちがうようである．彼のわが国での評価は決して低くなかったと私は思う．

　彼の母国であるドイツや欧州の学界では彼が烈しく批判した全体論が第二次大戦後まで神経心理学の主流を占めていたから，Liepmannは機械的古典論者として異端視されたのは当然の成行きであったかも知れない．しかし，1950年代になると，全体論のチャンピオンであったGoldstein[7]がLiepmannの伝記で「Liepmannの業績は脳の機能に関する知見の里程標として後世に残るにちがいない．彼こそ神経学における偉大な創造の時代を代表するにふさわしい探求者である」と書くようになったのである．

　彼の研究者としての才能，業績がこれらの評価のように卓越しているのとは対照的にその公的生涯を見るとあまり恵まれたとはいえない．その晩年をベルリンの小さい癲狂院の院長でおわっているのは何故だろうか．誰でも意外の感に打たれないわけにはいかない．彼がユダヤ人であったため，その才能を評価されながら，後輩のKarl Bonhoefferがベルリン大学精神医学教室の正教授にえらばれ，彼は後に名誉職にすぎない顧問官教授 Geheimrat ord, Honorarprofessor der Berliner Univesiät の称号を与えられるまで，私講師に甘んじなければならなかった（Isserlin, 1923[11], 1925[12]），という事情のほかに，もっと不幸なことに1910年（47歳）ごろからパーキンソン病がはじまり，次第に進行していったことを知ればこの疑問は解けるはずである（Kramer, 1925[15]）．

　彼の業績目録（Liepmannの業績表1参照）を読めば明らかなように，失行をはじめとする独創的な研究はすべて1900年から1910年までのDalldorf時代に集中しており，それ以後は綜説か短いエッセイだけである．

　1923年，彼は60歳を迎えたが，その祝賀のために失行に関する最初の論文が掲載されたドイツ精神神経学雑誌 Monatschrift für Psychiatrie und Neurologie はその第54巻全巻を祝賀記念論文集として編集，彼に献呈した．Karl Bonhoefferを編集者とする340頁にのぼる大冊の論文集には Pick, Kraepelin, Goldsteinら，精神医学，神経学の錚々たる研究者がそろって寄稿している．おそらく，この不遇な同僚に対する同情の思いもこめられていただろう．

　しかし，この論文集の巻頭に載っている彼のポートレート（図3）は，仮面状の顔貌といい，

表1　Liepmann の業績

1) Die Mechanik der Leukipp-Demokrit'schen Atome. Inaug.-Dissertation. 1885.
2) Arthur Schopenhauer, Allgemeine Biographie. 1891.
3) Ueber die Delirien der Alkohlisten und über künstlich bei ihnen hervorgerufene Visionen. Arch. f. Psychiatr. u. Nervenkrankh. 27, 1894.
4) Ein Fall von reiner Sprachtaubheit. Psych. Abhandl. Wernicke 7/8, Optisch-taktile Seelenblindheit und optischtaktile Aphasie. Allg. med. Zentrlztg. Nr. 84. 1898.
5) Kasuistische Beiträge zur Hirnchirurgie und Hirnlokalisation. Monatschr. f. Psychiatr. u. Neurol. 3/4, 1894.
6) Ein Fall von Echolalie. Neurol. Centralbl. 1900.
7) Ueber eine Augenmassstörung bei Hemianoptikern (mit E. Kalmus). Berl. Klin. Wochenschr. 38, 1900.
8) Das Krankheitsbild der Apraxie ("motorische Asybole") auf Grund eines Falles einseitiger Apraxie. Monatschr. f. Psychiatr. u. Neurol. 8, 1900.
9) Apparate als Hilfsmittel der Diagnostik in der Psychopathologie. Mendelsohn, M. : Ausbau im diagnostischen Apparat der Klinischen Medizin. 1901.
10) Der mikroskopische Gehirnbefund bei dem Fall Gostelle (mit E. Storch). Monatschr. f. Psychiatr. u. Neurol. 11, 1902.
11) Ueber Apraxie mit Demonstration des makroskopischen Gehirnbefundes des im März 1900 vorgestellten einseitig Apraktischen, sowie eines zweiten Falles von Apraxie (Berlin. Gesellschaft f. Psychiatr. u. Nervenkr.) Neurol. Centralbl. 21, 1902.
12) Schnitte durch das Gehirn des einseitig Apraktischen (Berl. Gesellschaft f. Psychiatr. u. Nervenkr.). Neurol. Centralbl. 23, 1904.
13) Ueber Dissoziation der oberflächlichen und tiefen Schmerzempfindung bei cerebralen Hemiplegikern. Neurol. Centralbl. 1904.
14) Ueber Ideenflucht. Halle, 1904.
15) Die linke Hemisphäre und das Handeln. Münch. med. Wochenschr. Nr. 48, 1905.
16) Ueber Störungen des Handelns bei Gehirnkranken. Berlin, 1905.
17) Epileptiche Geistestörungen. Die dtsche Klinik, Abt. 2, 1905.
18) Der weitere Krankheitsverlauf bei bem Einseitig-Apraktischen und der Gehirnbefund auf Grund von Serienschnitten. Berlin, 1906.
19) Fall von linksseitiger Agraphie und Apraxie bei rechtsseitiger Lähmung (mit O. Maas). Journ. f. Psychol. u. Neurol. 10, 1907.
20) Ueber die Funktion des Balkens beim Handeln und die Beziehungen von Aphasie und Apraxie zur Intelligenz. Med. Klinik Nr. 25/26, 1907.
21) Zwei Fälle von Zerstörung der unteren linken Stirnwindung. Journ. f. Psychol. u. Neurol. Heft 5/6, 1907.
22) Drei Aufsätze aus dem Apraxie-Gebiet. Berlin, 1908.
23) Ueber die agnostischen Störungen. Neurol. Centralbl. 1908.
24) Ueber die angebliche Worttaubheit der motorisch-Aphasischen. Neurol. Centralbl. 1908.
25) Relative Eupraxie bei Rechtsgelähmten. Dtsch. med. Wochenschr. Nr. 34, 1908.
26) Störungen des Bewusstseins. Störungen des Gedächtnisses. Wahnideen. Dittrichs Handbuch der Sachverständigen-Tätigkeit Bd. 9, 1908.
27) Normale und pathologische Physiologie des Gehirns. Curschmann : Lehrbuch der Nervenkrankheiten. Berlin, 1909.
28) Motorische Aphasie und Apraxie. Monatschr. f. Psychiatr. u. Neurol. 34, 1909.
29) Franz Joseph Gall. Dtsch. med. Wochenschr. Nr. 22, 1909.
30) Zum Stande der Aphasiefrage. Neurol. Centralbl. 1909.
31) Ein neuer Fall von motorischer Aphasie mit anatomischem Befund (mit Quensel). Monatschr. f. Psychiatr. u. Neurol. 26, 1909.
32) Beitrag zur Kenntnis des amnestischen Symptomkomplexes. Neurol. Centralbl. 20, 1910.
33) Ueber die wissenschaftlichen Grundlagen der sog. "Linkskultur". Dtsch. med. Wochenschr. 37, 1911.
34) Ueber Wernickes Einfluss auf die klinische Psychiatrie. Monatschr. f. Psychiatr. u. Neurol. 30, 1911.
35) Die Beurteilung psychopathologischer Konstitutionen. Z. f. ärztl. Fortbild. 1912.
36) Zur Lokalisation der Hirnfunktionen mit besonderer Berücksichtigeng der Beteiligung der beiden Hemisphären an der Gedächtnisleistung. Z. f. Psychol. 63, 1912.
37) Die freie "Selbstbestimmung" bei der Wahl des Aufenthaltsortes nach dem Reichsgesetz über den Unterstützungswohsitz. Halle, 1913.
38) Psychiatrisches aus dem russisch-japanischen Feldzuge. Dtsch. med. Wochenschr. Nr. 40, 1914.
39) Apraxie. Brugsch : Ergbn. d. Med., 1914.
40) Bemerkungen zu v. Monakows Kapitel "Die Lokalisation der Apraxie" in seinen Buch : Die Lokalisation im Grosshirn. Monatschr. f. Psychiatr. u. Neurol. 35, 1914.
41) Ueber einen Fall von sog. Leitungsaphasie mit anatomischem Befunde (mit M. Pappenheim). Z. Neur. 27, 1915.
42) Zur Fragestellung in dem Streit über die traumatische Neurose. Neurol. Centralbl. 6, 1916.
43) Wernicke. In Kirchhoff : Deutsche Irrenärzte. 1922.

憂愁をたたえた表情といい，彼の病がすでに重症にまで進行していることを歴然と物語っている。彼の僚友 Kurt Hildebrandt によると，この頃彼はしばしば，自分の仕事は新しい潮流に圧倒され，忘れられようとしているとか，自分の考えを理解してくれる僚友はひとりもいない，などと嘆いていたということだから，彼に献呈された論文集も彼を慰め，はげますことはできなかったのだろう。1922年に出版された Kirchhoff 編集の「ドイツの精神科医」のために，彼は師 Karl Wernicke の評伝を書いたが，それが最後の執筆となりその後全く筆をとることができなかった。

1925年5月6日，Liepmann は服毒自殺をとげる。62歳であった。研究と執筆を生き甲斐とする人間がもしその可能性を奪われたとすれば自ら死をえらんでも，それを誰も責めることはできないだろう。Liepmann はその道をえらんだのである。

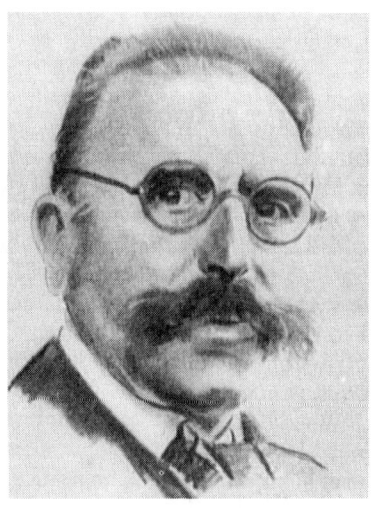

図3
Hugo Liepmann (1863—1925)

6. エピローグ

私の話は Dalldorf 癲狂院の一医師の発見からはじまった。そこはいわば失行研究のふるさとである。だから，私の話のしめくくりとして，この癲狂院に立戻ってその今昔を眺めて見ることにする。

この癲狂院を日本に最初に紹介したのは杉田直樹[17]で1914年のことである。彼は次のように書いている。

「東京で変な人間を巣鴨へ行けと申す如く，当地の人は気のおかしなものをダルドルフへ行け，又は Er ist reif für Dalldorf などと申候。東西の好一対，甚だ面白く感じ申候。ここは1880年に開設せしものの由にて，Leiter は Dr. W. Sander，三人の Oberarzt 及び十人の助手を有しおり候。……収容定員は男615人，女487人，構内美しき公園を有し，近代的設備申分なく候。ここに勤る助手は6年たちてようやく称号をもらい，Anstaltarzt に昇進して給料を得るものの由にて中々世智辛きもののよう承り候」。

杉田は失行の研究には関心がなかったようだが，Liepmann 時代のこの癲狂院の概況をいい得て妙である。

実は私は Dalldorf 癲狂院が第二次大戦でベルリンが市街戦の戦禍を受けたあとどうなったか知りたいと思いながらその機会を長らく得ることができなかった。たまたま1979年秋長崎で開かれた第13回日本てんかん学会総会の折，招待講演者として来日したベルリン自由大学の

14 失　行

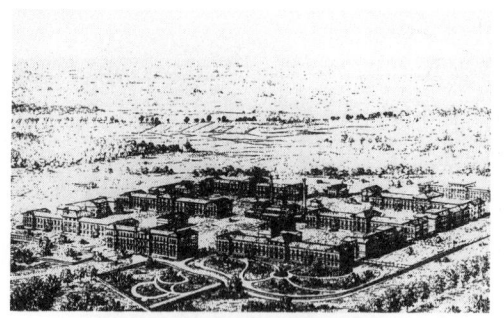

図4　Dalldorf癲狂院の全景
Liepmann在籍の頃

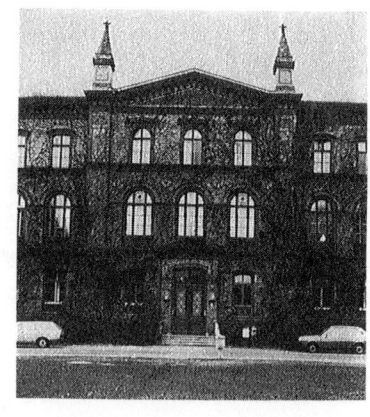

図5　Dalldorf癲狂院本館
Liepmann在職の頃。現在も使われている

　Helmchen教授にDalldorfの消息を尋ねてみた。彼はDalldorfという地名はもうなくなって今はWittenauとよばれており，そこにKarl-Bonhoeffer-Nervenklinikという市立精神病院があるから，多分それではないかと教えてくれた。その翌年，コペンハーゲンの国際てんかんシンポジュームに出席した時，やはりベルリン自由大学の教授であるDieter Janz君に，懸案のDalldorfとBonhoeffer Nervenklinikが同じ施設かどうか確かめてもらいたいと頼んだ。彼は自分は知らないが，ベルリンに帰ったら早速調べてみると約束してくれた。約1カ月後に彼から確かに現在のBonhoeffer Klinikは昔のDalldorf癲狂院にまちがいないという便りにそえて現在の院長Dr. Ingeburg Weger女史が書いた「Bonhoeffer-Nervenklinikの百年。Dalldorf癲狂院が歩んだ道」(1980)[18]という報告の別刷りが同封されていた。図4，図5はこの報告に載っているLiepmann時代のこの癲狂院の状景である。おそらく杉田が訪問した頃と同じだろう。

　当時，松沢病院の前身である府立巣鴨病院の医員であった杉田は巣鴨とDalldorfを東西の好一対と評したが，私はWeger女史の報告を読んで両者の運命があまりにも似かよっているのに一驚を禁ずることができなかった。彼女の記述によると，Dalldorfはベルリン最古の市立精神病院だが，1929年には癲狂院Irrenanstaltという呼び名を療養所Heilanstaltにあらため，さらに1957年，ベルリン大学の教授であり，Dalldorfの医療及び研究に貢献の大きかったKarl Bonhoefferの名を冠した神経クリニックNervenklinikとよばれるようになったという。癲狂院―療養所―神経クリニックなる発展の図式はわが松沢病院にも妥当する[3]。

　しかし，私がもっとも驚いたのは，一時期，松沢病院が東大精神病棟のっとり騒動にまきこまれて，愚かとしかいいようのない医療活動の退廃を来した[13]のと全く同様の状況がここでもおこっていることである。1960年代の後半から欧洲の精神医学を混乱させた反精神医学の風潮[2]は西ドイツでは1970年代の後半公立精神病院解体闘争Kampf für Auflösung der psychiatrischen Großen-krankenhäuserとなって激化した。この病院もこのようなイデオロギ

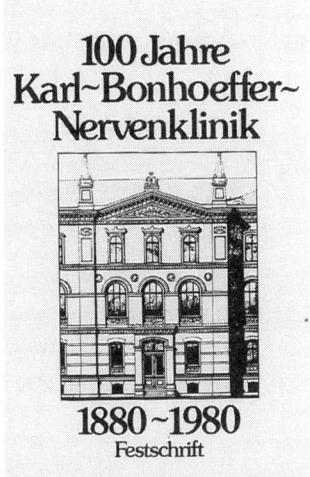

図6 Karl-Bonhoeffer 神経クリニック（旧 Dalldorf 癲狂院）創立百年記念誌表紙

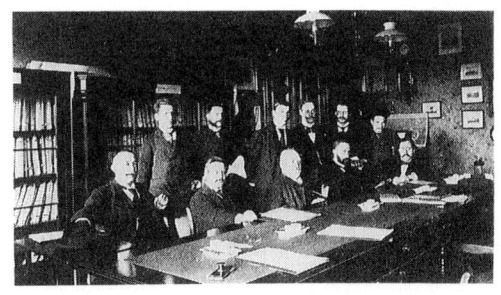

図7 1900年当時の Dalldorf 癲狂院幹部職員
前列向かって左から2人目が Liepmann

一に毒された若手医師によって占拠され，入院拒否があいつぎ，地域の公的医療機関としての使命を果たすことが不可能になり，1979年には遂に院長 Keup 教授が辞任に追いこまされた。そのあとをついだ現在の院長が Weger 女史である。彼女の努力と職員の協力で嵐を乗りきり，翌1980年には創立百年の式典を祝うことができた[14]。ちょうど，松沢病院が創立百年を迎えた翌年のことである。

1983年6月，在外研究員として西ドイツにおもむいた富山医科薬科大学遠藤正臣教授に依頼して，ベルリン訪問の折，Wittenau の Karl Bonhoeffer Nervenklinik を訪ね，その現状と Liepmann を偲ぶにたりる資料の探索を依頼した。同教授はこの厄介な私の頼みを果たしてくれ，貴重な写真を送って下さった。また，同教授が持ち帰った百年記念祭に際して編さんされた記念誌（1980）[18]も一読することができた。Dalldorf 時代の写真が何葉も載っていて大変面白い。図6はこの記念誌の表紙で，これを見ると Liepmann 時代の本館（図4）が今でも使われていることがわかる。この病院は戦禍を免がれたものと見える。図7は1900年に撮影という添え書のある幹部医員の唯一の写真である。前列向かって左から2人目が失行の最初の論文を書いた頃の Liepmann であろう。

ところで，私が Weger 女史の報告と遠藤教授から借用した百年記念誌を読んで最も残念に思うことは，そのいずれにも Liepmann のことが一行も書かれていないことである。遠藤教授は彼を案内した若い医師が Liepmann を全く識らなかったと嘆いていた。Liepmann がそこで痴呆と診断されていた政府参事官の周到な観察から失行を発見したその建物はいまも残っているというのに，彼を偲ぶ何の資料も残されていないのはどういうわけなのか。残念ながらその学問のふるさとでいま Liepmann は全く忘れられた存在となっていることは確かなようである。Dalldorf はその名前と同じように，その魂をも失ったのだろうか。私はこのようなことだけは Dalldorf に似ないように松沢病院の将来に期待したいと思う。

後記　この文章を書くにあたって，いろいろと援助して頂いた遠藤正臣教授が去る3月5日急逝した。はからずもこの文章が追悼文となってしまったことを悲しむ。

文　献

1) 秋元波留夫：失行症．（初版）金原商店，1935，（復刻版，東大出版会，1976）
2) 秋元波留夫：精神医学と反精神医学．金剛出版，1976．
3) 秋元波留夫：松沢病院今昔．昭和57年度全国自治体病院協議会精神病院特別部会総婦長研修会集録，1983．
4) 秋元波留夫：睡眠研究今昔．精神医学，27；237—247，1985．
5) Liepmann, H.: Das Krankheitsbild der Apraxie ("motorische Asymbolie") auf Grund eines Falles von einseiteger Apraxie.（遠藤正臣，中村一郎訳：精神医学，22；93—106，327—342，429—441，1980.）
6) Geschwind, N.: Disconnexion syndrome in animals and man, Part I, Part II. Brain, 88, 1965.
7) Goldstein, K.: Hugo Karl Liepmann. in The Founders of Neurology (ed. by Haymaker, W.) Charles C. Thomas Springfield, U. S. A. 1953.
8) Hécaen, H.: Clinical symptomatology in right and left hemispherie lesions. in Interhemispheric relations and cerebral dominace (ed. by Mountcastle, V. B.) 215—243, The Johns Hopkins Press, 1962.
9) Imamura, S.: Ueber die corticalen Störungen des Sehactes und die Bedeutung des Balkens. E. Pflügger's Archiv für Physiologie, 100；495—531, 1904.
10) 今村新吉：視能ノ皮質的障礙及ビ胼胝体ノ意義ニ就テ，神経誌，3；341—361，1904．
11) Isserlin, M.: Hugo Liepmann zum 60. Geburtstag. Z. Neur., 83；1—16, 1923.
12) Isserlin, M.: Hago Liepmann zum Gedächtnis. Z. Neur., 99；635—650, 1925.
13) 金子嗣郎；松沢病院外史．日本評論社，1982．
14) Karl-Bonhoeffer-Nervenklinik: 100 Jahre Karl-Bonhoeffer-Nervenklinik (1880—1980). Festschrift. 1980.
15) Kramer, F.: Hugo Liepmann. Monatsehr. Psychiatr. u. Neur., 59；225—232, 1925.
16) Marie, P.: Révision de la question de l'aphasie. Semaine Médicale, 21, 23 Mai；241—247, 1906, Masson S. A., Paris.（翻訳と解説：岡部春枝，大橋博司，精神医学，26；659—666, 887—896, 1984）
17) 杉田直樹：通信．神経誌，13；109—114，1614．
18) Weger, I.: Hundert Jahre Bonhoeffer-Nervenklinik. Der Weg von der Irrenanstalt zu Dalldorf bis Heute. DBÄ, 9；416—422, 1980.
19) Yoshimura, K.: Ueber die Beziehungen des Balkens zum Sehakt. E. Pflüger's Archiv. f. Physiologie, 129；425—460, 1910.

（神経心理学1，1985に掲載された論文に加筆）

第1章　失行の病像

H. リープマン：失行（運動性失象徴）の病像
　　　——半側失行の1例を基礎として

Hugo Liepmann : Das Krankheitsbild der Apraxie ("motorische Asymbolie") auf Grund eines Falles von einseitiger Apraxie. Mschr. Psychiatr. Neurol., 8:15-44, 102-132, 182-197, 1900.

遠藤正臣・中村一郎　訳

はじめに

　以下の発表の基礎をなす症例は特別なもので，詳細に記述することは当然であろう。
　右側の上下肢を使わせると，ひどい痴呆であるかのようで，質問や要求を了解せず，対象物のもっている意味を会得することもできず印刷物や書かれた物の意味も理解できないように振る舞う人が，それに反して左側の上下肢を巧妙に用いるので，先の一見なくなっていたと思われたすべての能力が存在するのは明らかであるが，このようなことは私の知る限りでは未だ観察されておらず，恐らく未だ記述されていない。
　しかしこのような症例は初めてではないだろう。何故ならば最後に調べられたような状態がひとりでにはっきりしてきたと推測するのは誤りで，2カ月半の間疾病の本態が気付かれなかっただけである。患者は運動失語と感覚失語のほかに重い痴呆をもっているような印象を与えており，しばしば失語症患者にみられるような病像を大まかに示していた。診療した多くの医者も，彼を何ら特別なものとはみなさず，7週間治療を受けた Berlin 病院で彼は，"卒中後の混合性失語および痴呆"と診断された。Dalldorf 精神病院へ彼が引き渡されたときの市保健所の証明書に"失語と精神障害"が書かれていた。
　患者は右の，つまり失行症的な手をもっぱら利用していたので，右と左とでの違いが観察されなかった。
　失象徴的な現象の複合体とかかわると，きまって起こってくる問題のために，私は患者の右腕を拘留して，左腕を用いるように彼に強要した。すると障害の本態があらわになり，この風変わりなことによって意志の疎通が容易となり，そして患者の精神状態を一歩一歩解明するのに成功した。

既往歴

　T氏，ある官庁の帝国参事官で41歳。1899年夏以来めまいと失神発作におそわれた。彼はよく後頭部痛を訴え，会議に居続けることができなかった。彼の会話はしばしば途切れ，よく言い違いもみられ，筋道を失っていた。ある日"Brunnenstr."の代わりに"BrunneRstr."と書き，その誤りに彼は気付きながら，何回もそのように書いた。彼は忘れっぽくなり，最後には道に迷った。1899年12月2日の朝，患者は洗面台へ行ったが，そのまま戻って来て，寝台の縁に腰かけた。彼がとり乱したようだったので，妻は「どこか具合悪いのか」と彼に尋ねた。彼は「何もない，どうもない」と言い，重ねての質問に「ヤァ，ヤァ」と答えた。その後間もなく彼は倒れたが，すぐ起こされた。そのときは意識はあったが，支えねば立てなかった。数日間は支えないと，起立も歩行もできなかった。食事は食べさせねばならなかった。妻の言うところでは，彼は「不安そうで，頭を動かし眼を見開き，音をたてて口を動かしたのに，上下肢を正しく動かすことができた」。更に，身体を掻こうと首筋に左手をもって行き，より下方に左手を導くために彼は繰り返し右手を添えたと，妻は述べている。

　この男の家族は健康であり，患者もまた，1874年高血圧となったことや1880年代の初めに梅毒に罹患した以外はまったく健康であった。飲酒は普通であった。1886年に結婚した。この年，妻は梅毒のために水銀療法を受けた。1887年に死敗児ができ，3カ月で流産した。普通に育っていた少女が欧州コレラで，15日後に死亡した。1895年生まれの少年（臀位分娩）の左腕は生来弱かったが，他は健全である。

　患者は右手利きで，フェンシング，書字，食事を右手で行った。それに反してカルタ遊びでは左手でカルタを出した。

　2年前に膀胱疾患になり，小便を漏らすことがあった。

　唖のため意志の疎通ができず，「狂暴に」なったので，1899年12月7日に当地の内科病院に運ばれた。ここでの既往歴報告に「両腕の麻痺」が書きとどめられた（患者の妻はそれに対してはっきりと私に異論を唱えた）。

　この病院の病歴から「ほぼ完全な痴愚の状態」であることがわかる。2，3の語以外の発語や書字能力は失われていた。質問の大半の意味は理解されなかった。「彼は書字をまったく忘れてしまっている」。彼は寝台に静かに横になっており，ただ妻が訪れたあと泣いた。大小便を失禁した。左顔面神経麻痺のほかには麻痺の徴候はない。

　4週後の1900年1月8日にはかなりの改善がみられた。患者は時には泣いたり，時にはいらだった。彼は人が寝台に近づく度に深くお辞儀をした。発語はただ「はい」と「ああ」であった。一度だけ感情をこめて「畜生」といった。時には前に置かれた品物を正しく選ぶが，他の時には誤って掴む。

そのほか，歩行には何の障害もみられない。「彼は両腕をもまったくよく動かすことができる」。膝蓋腱反射は非常に弱い。

1900年1月13日。個々の文字の脱漏があるが，名前を書ける。しかし写字も図形模写もできず，代わってMを書いたり，2，3の鉤を書く。了解はある時は良く，ある時は悪い。「ナイフ」という単語を書けるようになった。

その時以来，書こうとする度にこの単語を彼は書いてしまう。給料領収書の署名欄に「ナイフ」という単語を書いて非常に不満がった。「読解力はまったく失われているようにみえる」。彼は数語を度々正しく話すこともできる。「時に幻覚に支配されているようにみえ，泣き続け，心配そうに一定の方向に目を向ける」。

1900年1月30日には彼は泣きながら廊下をうろついており，夕方逃げ出し，夜の8時に，路上で発見された。翌日，妻の求めにより退院。

診断：卒中，混合性失語症，痴呆。

10日後彼は市保健所の証明書づきでDalldorfの精神病院に引き渡された。その市保健所の証明書によると，当初の「両側性の軽度の麻痺徴候は治っている」。「ただ右側（これは"左側"とおそらくとりちがえていると思うのだが）の顔面半分に軽い筋麻痺があり，同様に左側（？）の腕にも筋力低下がある」。質問に返答することはまったくできない。時々興奮し，家ではいたるところを捜しまわり，品物をかくした。

「卒中発作による精神障害と失語症者」等々。

Dalldorfでの一般所見

1900年2月10日，Dalldorfに入院。先ずここでは彼は特に夜間大変落ち着きなく，部屋を泣いて駆けぬけたが，2日後からもう静かになった。

2月11日の記録によると，便所に行ったあと彼は手渡された紙で顔を拭いた。室内用便器が見つからない時，彼は隅で放尿した。

2月12日には塗擦療法が開始され，その他に3グラムのヨードカリも始められる。「著しい呼吸困難や速脈，不整脈を伴う不安発作，それにヨードにきびや結膜炎」が現れたために，14日にヨードカリは中止された。8日後に再びヨードカリを用いると，同様の発作が再現した。薬を完全に中止して暫くたった3月6日に発作が現れ，患者はじっと横になったままでおり，話しかけても応じなかった。その後，左手指や左足趾の攣縮が出現した。瞳孔の対光反射は保持されていた。両眼球は左方へ向いていた。

3月17日には攣縮のない発作で，持続は約15分。激しい呼吸困難や顔面紅潮，苦悶表情がある。

当時の身体所見から重要なものとして次のものが指摘されよう。左口角は下垂し，左鼻唇溝

は浅くなっている。右のMundfacialisがより強い神経支配を受けている。左の瞳孔は右に比しやや大きいが，対光反射や輻輳反射は両側とも正常。眼球運動や歩行に異常なし。両下肢の粗大力はまったく同じである。膝蓋腱反射は両側ともに活発である。

握手や腕運動では左がより強いようにみえた。橈骨動脈は硬くなく，脈は不整で速い（92）。

2月17日に私はこの患者を初めて診た。彼の前の指定された品物を指示するように，また手の一定の運動をするように彼に命じた。彼はほとんどすべてを間違い，特に品物ではまったくでたらめであった。患者は理解ができず，言語聾であって，おそらく精神盲でもあろうというのが最初の見当であった。だが患者のまったく奇妙で込み入った運動は，患者が右上肢のみを使う時にその右上肢に認められた。そこで，言語を聴覚的に印象づける場合であれ，具象物を視覚的に印象づける場合であれ，その了解障害によって誤反応が現れるのかどうか，むしろ運動を間違って遂行するために誤反応となるのかどうかという疑問が起こった。起立するとか，窓辺に行くといった全身を使うべき命令を患者が速やかに行うので，言語理解障害は考えにくい。そこで私は患者の右腕を縛り，強制的に左腕を使わさせた。すると病像は一変した。患者は自分の前に置かれた5枚のカードから，要求されたカードをその都度左手で直ちに探し出した。同じ試みを今一度右手で行うと，圧倒的に誤反応を示した。同じ関係が下肢でもみられ，私の足の運動を患者は彼の左足でまねることはできたが，右足では全く模倣できなかった。したがって，彼は言語聾でも精神盲でもないことが明らかになった。

書字ならびに読字能力の検査でも同じ傾向がみられ，患者の間違った態度は了解障害によるのではなく，運動性表出の統御障害によるのであろうと，想定させる多くの根拠が得られた。左側が冒されていないことがわかって，患者の内面を解き明かす鍵が得られた。こうして意志を疎通する手段が得られ，痴呆があるようにみえた者が豊かな知能をもっていることが明らかにされた。

上のことから，用語の通常一般の意味での右側の失行症（Apraxie）が患者にみられると，明言できる。失行症（Apraxie）という用語は対象物を正しく使用しえないという意味で用いられている。どうして対象物の使用を間違えるかということに，この概念は触れていない。これまで記述された多くの失行症者での使用間違いは対象物の不完全な認知（Erkennen）に基づき，したがって精神盲や触知麻痺（Tastlähmung）等々が組み合わさった結果であった。つまり$ἀπραξία$は他の障害によっても二次的に引き起こされる。さて，受容機能障害のためにわれわれの患者が失行症になっているのではなく，行為そのものの運動側面が障害されているのだという前述の想定が正しいと証明されるならば，彼は狭義の，かつ厳正な意味の失行症者なのである。その際それは失行症という名称が一番適当な病態であり，またはそれは少なくとも"運動性"（失行症）と特記されるべきであろう。

われわれの患者は狭義の失行症者である，つまり一側性の失行症者である病像をまったく純粋な形で示している。まさしくこの一側性であることが，病気の本質をはっきりさせているのである。ところが両側性の失行症患者は勿論発語筋群を正確に使用できないので，われわれは

彼の理解や把握の正しさを知るすべをもっておらず，したがって感覚性失語症患者とほとんど区別しえないのである。

ここに詳しく述べる病像は，Wernicke の考えを基礎にして Meynert が着想した疾病概念の具現化されたものであることは明らかであろう。彼は彼の"Vorlesung über Psychiatrie（精神医学講義）"の270頁で「運動性失象徴（Motorische Asymbolie）」に関して以下の如く述べている。「対象物を患者が使用できないという点から，それが運動性失象徴であることがはっきりするであろう」。理論的に考え出された概念を証拠だてるものだとして Meynert が提出した症例は，私が後程述べるように，この概念を充分に説明するものとはいえない。この論文の終章で私は失行症や失象徴等々の概念の発展について詳しく述べよう。

この狭義の失行症は，失行症という用語がもつ本来の意味に最も厳密に従っている。失行症では身体部位を動かしうるのに行為ができない，すなわち動かしうる身体部位を目的に応じて（Zweckgemäss）動かせないのが失行症である。錯行症（Parapraxie）を失行症から厳密に区別する理由はない。というのは，「行なう」ということは2つの意味，すなわち「目的に応じて」と「動かすこと」を含んでおり，A－という接頭語は「動かすこと」を否定するのではなく，「目的に応じて」というほうを否定しているからである。つまり間違っていることや目的に反していることは，すでに失行症という用語の範疇に入るのである。ただ次のような形の失行症を錯行症と特に名づけることができる。つまり，その運動は目的運動の性質をまったく失っているのではなく，目的運動の要素のいくつかを保有しているか，さもなくば目的運動に一部匹敵するのであるが，とにかくきちんと志向された目的にかなっておらず，そこで運動錯誤を現わす場合である。

それ故に，運動不能な人は失行症者ではない。むしろ失行症の前提として運動可能性が温存されていることが必要である。四肢をまったく動かせないか，ほとんど動かせなかったり，または少なくともある一定の状況（例えば，閉眼）時では動かせないというような症例が，本来の意味の麻痺（単または片麻痺）を欠いていると，多くの著者は「精神麻痺（Seelenlähmung）」と言う。精神麻痺と失行症は別種のものである。2つの病態の関係をあとで詳細に触れよう。

ここで取り上げた症例では狭義の失行症すなわち「運動性」失行症だけが関係していると明言するには，全検査結果を徹底的に考察し，他のいくつかの可能な説明を除外する必要がある。他方この考察の結果，われわれはより深く病気の本質に通暁し，理解にいたることができるのである。

病像の詳細な記述

その後の病像は質的には同じであって，量的な変化はまったくゆっくりしていたので，種々の時点で得られた所見を1つの病像に集約して述べるが，その集約された病像は病気の絶頂期

のものに相応する．その後の変化は後で，短く述べられるだろう．

患者は50歳台の印象を与え，しっかりした足取りで部屋に入って来た．挨拶するとお辞儀を返す．御機嫌はいかがですか？と尋ねると親しそうに笑って「はい，はい」と答えるか，感きわまるかである．彼の健康状態について聞くと，しばしば彼は泣くが，その泣く様子はやや特異である．涙が目からこぼれ，むせび泣き，顔面筋は動くが，顔面運動はそれらに遅れた．「何歳ですか」と聞くと，立ってお辞儀をし，返答をしない．「お名前はどういいますか」と尋ねると，「はーい」，「おや」と言う．「結婚していますか」．「はい」．「あなたは独身ですか」．「はい」．

言語機能
ずっと後の質問から患者が運動性失語症患者であることが明らかになった．Dalldorfに来てから彼は質問にまったく答えず，自発語もなかった．回復時に発語がみられるようになったが，発音できたものは「はい」，「そうです」，「あー」，「おや」，「ああそう」，「ああ痛い」，「いや」であった．「a」をまねていうことが時にできたが，それ以外に音をまねて言うことができない．彼に発音を真似させると，お辞儀を続けざまにして，頭をうなずかせたり，特異な行動を示した．

口頭言語理解が保たれていることは，多くの検査結果から疑う余地がないので，詳しく述べる必要はないだろう．

運動性失語症のために患者は声を出して読むことができず，他方文字で書かれた命令を右手で行なうことができなかったために，彼は失語症患者とみなされていた．ところが彼は外国語での命令すら左手でなし遂げることができた．フランス語で書かれた「帽子をください (Donnez le chapeau)」という命令に彼は，すぐに（左手で）応じた．やや長い命令文に勿論彼は従うことができなかったが，テーブルの上にある品物のうちどれか1つの名前を示して，左手でその品物を差し示させると，彼は例外なく成功した．

簡単なものしか読解ができず，ある長さの文章の読解は十分ではない．したがって読解は制限されていたと言うべきである．

書字能力についてはあとのほうをみよ．

口頭命令による運動の生起と方向
舌を出すように彼に命ずると，彼は頭を後方にひっぱり，眼を見開き，下顎をぱくぱくと動かす．同じことを彼に促すと，命令に従う代わりに，他の身体部位の運動が増す．ここでこの患者の失行症が一側性であることは，頭部ではあてはまらないことに気づく．概括すると，頭部全体としての運動や舌や顔面筋の運動における失行症は，両側性である．

眼それ自体の運動性はいつも良好であった．ただ検査当初の2日間は，命令に対する右方への注視運動が左方へのそれに比べてきわめて困難であった，と書かれている．その後この左右

での違いはみられなくなり，どのような注視運動の命令にも応じた．ところが別の命令でも，しばしば注視運動が起こり，ある課題で彼は眼を上方に向けた．

　さて，坐るようにとの命令を1回繰り返すだけで彼はそれに従った．
「参事官殿，あなたの鼻を指差して下さい」と言うと，改めて直立不動の姿勢をとり，お辞儀を繰り返した．右指の外転運動や内転運動はできるが，右手の挙上はできない．
　今度は彼の右手を縛って，命令を繰り返すと，彼の左人差指は直ちに鼻に届くが，同時に縛られている右手に激しい落ち着きのない共同運動が現われた．
「だがさて今度は右手で同じことができるでしょうか」と言ってやらすと，同じ動きが始まり，ある時はこっちの筋，またある時はあっちの筋を動かそうとして途方にくれ，一度も成功しなかった．まったく同じことが顔面の他の部分でもみられた．受動的に彼の手を動かして，この再帰的な運動を，2，3回行なったあとでも，その運動を彼は行なうことができなかった．彼の前に鏡を置いてこの再帰的運動を試みても，ほとんど変化はなかった．
　他の身体部位指示命令にも，彼は成功しなかった．（彼があらかじめ左手で右手を差すことができた後に）「右手で左手を指差して下さい」と命ずると，彼はうなずいて「はい」と言い，彼の前にあるインク壺をもち上げる．また右手で右膝を差すことに開眼時に稀に成功するが，閉眼時にはまったく成功しない．
「あなたの左手を右手の上において下さい」と言うと，それを行なう．そこで「さて右手を左手の上に置くことができるでしょう」と言うと，彼はうなずきながら正しく右手を左手のほうへ持っていき，左手で右手を包むようにするが，そのさい左手は受身的であった．そして患者の指し示すべき身体部位を検者が掴んで「こちらへどうぞ」と言っても，彼はそれができなかった．
　検査中彼は2回私の手を差すことに成功した．さらに右手で私の鼻眼鏡をはずすようにという命令を彼は2回うまくやり，その後1回は自分に掛けることができた．そのすぐ後で彼に同じ動作を繰り返させると，彼はまわれ右をして壁をながめていた．
「右手で握りこぶしをつくって下さい」と言っても，彼はそれをできず，軀幹や腕の異常運動が起こった．「左手でして下さい」と言うと，即座にできた．
　同様に威嚇運動や揶揄運動をほとんどできないが，左手でなら即座にできた．
「帽子をかぶって下さい」と言うと今回はそれを右手で正しく行なうが，「右手で脱いで下さい」と言うと，まったく困惑した．
「私のネクタイを指差して下さい」と6回言ってもできなかったが，左手では直ちにできた．

視覚的に教示された運動
　口頭命令に代わって今度は運動を彼にして見せ，彼にそれをまねさせた．顔面ではしてみせられた運動を彼は両側でまねることができず，私が舌を出してみせても彼は舌を出せない．私が患者に対面し，両腕の様々な運動を行ってみせると，患者は左腕で全部を正しく真似るが，

右腕はまったく別の運動をするかまったく運動しないかである。同様に握りこぶしや威嚇運動や「再帰的」運動を右でほとんどまねることができない。

このような失敗は持続していた。半盲または半側性精神盲を除外するために，彼の右視野や左視野で運動をしてみせたが，それによって結果は変わらなかった。

さて脚でもまったく事情は同じで，左脚はうまくまねるが，右脚はまったく間違えてしまうかまったくできないかである。

聴覚的に教示された運動

患者に目かくしをして彼の頭の近くで呼鈴を鳴らし，どこで鳴っているかを指示させる。右手では場所の決定ができなかった。

触覚的に教示された運動

あるいは触覚刺激に対し運動を順序よく行うこと。私が患者の右耳道を綿でくすぐると，彼は頭を軽く振って微笑するが，右手を使って防御したりしない。左耳に同じことをすると，直ちに左手をくすぐられた場所に運ぶ。同じことを両方で10回ずつ繰り返し，同じ結果を得た。また右太腿に深く刺された針を右手で取り除くことができなかった。

以上において自発運動は運動開発の要素あるいは支配しつつある要素とは別の観点からしばしば話題になるので，ここではそれについて特に論評する必要がない。要するに私はこの観点を分類の原則にすることをやめ，一連の複雑な課題に対する患者の行為能力の特性を示そうと思うのであるが，その場合働いている外部または内部刺激の性質を顧慮しない。

選択反応

患者が対象物を認知しているかどうかの問いに先ず役立つような検査が特にしばしば行われた。

2月20日。彼の前に5つの物品，鉛筆，トランプのダイヤのキング，葉巻タバコ，時計，鍵束を置いた。

<u>右手</u>での検査。「鍵束を指示して下さい」という命令では，鍵束という単語を言い終わる前に，患者は彼の前にある葉巻をもちあげる。とにかく待っていて軽卒に振る舞わないようにと，告げると，彼は「ああそう」と言ってうなずく。また「鍵束を指差して下さい」と言うと，彼は再び葉巻をとる。「鍵束ですよ」と言うと，改めて葉巻を置いて鍵束を上に揚げ，それを葉巻の右側に置く。

「トランプのダイヤのキングを私にください」。彼は鍵束をくれる。同じことを言うと葉巻を出し，また同じ命令でやっとそれを渡してくれる。

この種の検査で頻繁に繰り返される次のような反応は，きわめて注目すべきものである。彼が葉巻を指示すべきなのに，それに代わって先ず鍵束を，ついで時計を示し，そして右手にな

お時計をもっている一方，左手で葉巻を渡した。右手が間違った対象物のそばを途方にくれて手探りしている一方，しばしば左手は要求された物品に達した。

あとで状態が快方に向かうようになると，多くの品物から選択すべき場合に彼はしばしば失敗した。

命令が終わりまで言いつくされる前に，自分の前にある物品を手あたり次第に取り上げるという動作は概して初めに繰り返された。

2月23日には10個の品物から選択させた。右手で即座に正しい物に到達する割合は3分の1であった。その上誤反応をすると，更に探すように新たに命令する必要があった。最近になって漸く彼は自発的に探すようになった。

左手での選択にほぼ成功したが，放心したり疲れたりしていると，ごく稀に失敗した。

2月23日には右手は失敗するが，左手は間違いなく鍵束をとる。「右手でも同じ品物を取れますね」と言ったが，彼はそれに成功しなかった。その代わりに左人差指がその品物の上になお置かれていると，通常右手でうまく取れた。また右手がある品物を空しく探し求めている一方で，左手も使われ，左手がその品物のほうへ伸びたばかりで，まだ左手がその品物に到達していないのに，彼は右手でその品物を摑み，両手でそれを医者のほうに押しやることもしばしばみられた。

これらの検査で目立ったことは，1) 命令の大事な部分が言い終わる前に軽卒な反応を示す。2) 患者は反応を間違えても，通常それを気に止めないでいる。時にその誤りに気づいたことを，不機嫌な顔つきや溜息などでほのめかした。

命令が理解されなかったかもしれないという考えは，左手が正しく反応したことから除外されるように思われるが，あるいは左手を使うように右半球が活動しだしたときに，はじめて命令が理解されたのだろうか。それが間違いであることは次のことからわかる。右手で彼が失敗したあと，左手でそれをやらせてみるためには問題を繰り返す必要はなく，それを左手でやって下さいと言うだけで充分であった。つまり命令が告げられたときにすでに彼はそれを理解していたことが問題なく証明されている。

彼はまた精神盲の患者であって，自分の前に置かれた対象物を認知できなかったのか。ところが左手を用いた時，彼はそれをちゃんと認知していた。

彼が対象物を認知したことは他の方法でも確かめられた。すなわち（2月27日）「それはこれですか，それともあれですか」という質問と一緒に彼の右手にいろんな品物を手渡して，その答えを彼の言葉や頭の動作から判断しようとしたら，彼がそれを認知しなかったと思わざるをえなかった。ところが彼の表出運動の信憑性がすでに怪しいものとなっていたので，「肯定」を左手のプラス記号で，「否定」を左手のマイナス記号で表すように彼に命じたところ，彼がすべての品物を認知していることが明らかとなった。同時に彼には無表情あるいは表情錯誤があって，彼の「はい」あるいはうなずきは同意を意味せず，頭を横に振ることは否定を表さないことがはっきりした。

右手の独特な誤反応に彼が気付いていることをこのようにして彼はやっと伝えることができたが，自発的にそれを伝えることは決してなく，いつも「それは本当にこれですか」と質問して強制的に問うようにしてやっと伝えられた。

半盲や半側性精神盲を入念に除外できたことは後で述べる。それに反して左側が正しい反応を示すからといって，触知麻痺(Tastlähmung)，すなわち触診による物品認知能力の喪失は否定されない。というのはその触知麻痺は右側にだけ存在するだけでいいのだから。

誤り反応の法則と原因をみつけ出すために一連の特殊検査を行なった。

1900年3月9日には私は彼がどの物品をみつけ，どれをみつけることができなかったかを記録せずに，要求された物品に代わってどのような物品を彼が選んだかということの統計をとった。結果は次のようであった。1）大変突き出た物品，例えば長首の瓶がしばしば選ばれた。2）彼の視線がちょうど注がれるような所にある物品のほうに手が延びた。3）少数例では固執したままつまり，たった今摑まえたものを選ぶということが人目をひいた。「偽失行症（Pseudoapraxie)」の1例でみられた誤り反応の原因としてこの固執を Pick は挙げており，今の場合もそれが働いているが，Pick の症例や他の症例のように病像のすべてを決して支配していなかった。4）多くの誤反応では，要求された物品のすぐ前か後ろか脇にあるものが誤って選ばれた。5）正しく選ばれる物品はきまっていなかった。

2）としてあげられた因子は次のようにしても確認された。患者がある特定の物品例えば財布に視線を注がざるをえないようにそれを置くと，財布を一度も要求しないのに，彼は7回も財布を摑み，その次によく間違われた品物でも僅か3回選ばれただけであった。

4）として挙げられた失敗は比較的頻回にみられ，彼の投射(projizeren)がずれているためと推測されたが，この推測は次のような検査から否定された。1枚の貨幣を他のすべての物品から遠ざけてテーブルのいろいろな場所におくと，毎回彼は真っ先にそれを摑んだ。検者がテーブル上の決まった点を指差して「こっちのほうを摑んで下さい」と言っても，彼は同じようにしくじった。最後に彼の前にある一連の物品から1つを取り上げ「これを取って下さい」と言うと，わけなくそれを摑んだ。このように選択の必要がなくなるや否や，すなわち様々な品物が競い合うようなことがなくなると，投射の間違いは起こらなくなった。

書字能力と描画

口頭言語機能に関する報告で欠けているところを埋めよう。発語，復唱，音読は著しく冒されていたが，口頭言語理解や読解は保持されていた。勿論読解はある限られた程度に保持されていた。書字に関して述べると，右手を使うとほぼ完全な失書症が現われる。形の整った肉太や細身の線のほかに，一連の正しい文字もみられるが，それは意図されたものとは違っていた。彼は自分の名を書くべき時は，はっきりとしたラテン文字の M で始まるある物を書き散らしたが，彼の名に M はまったく含まれていない。小文字の m もまた書字検査中よくみられた。個々の文字の書取りでは，r や i の代りに m を書き，A の代りに正しいドイツ文字の B で始まるあ

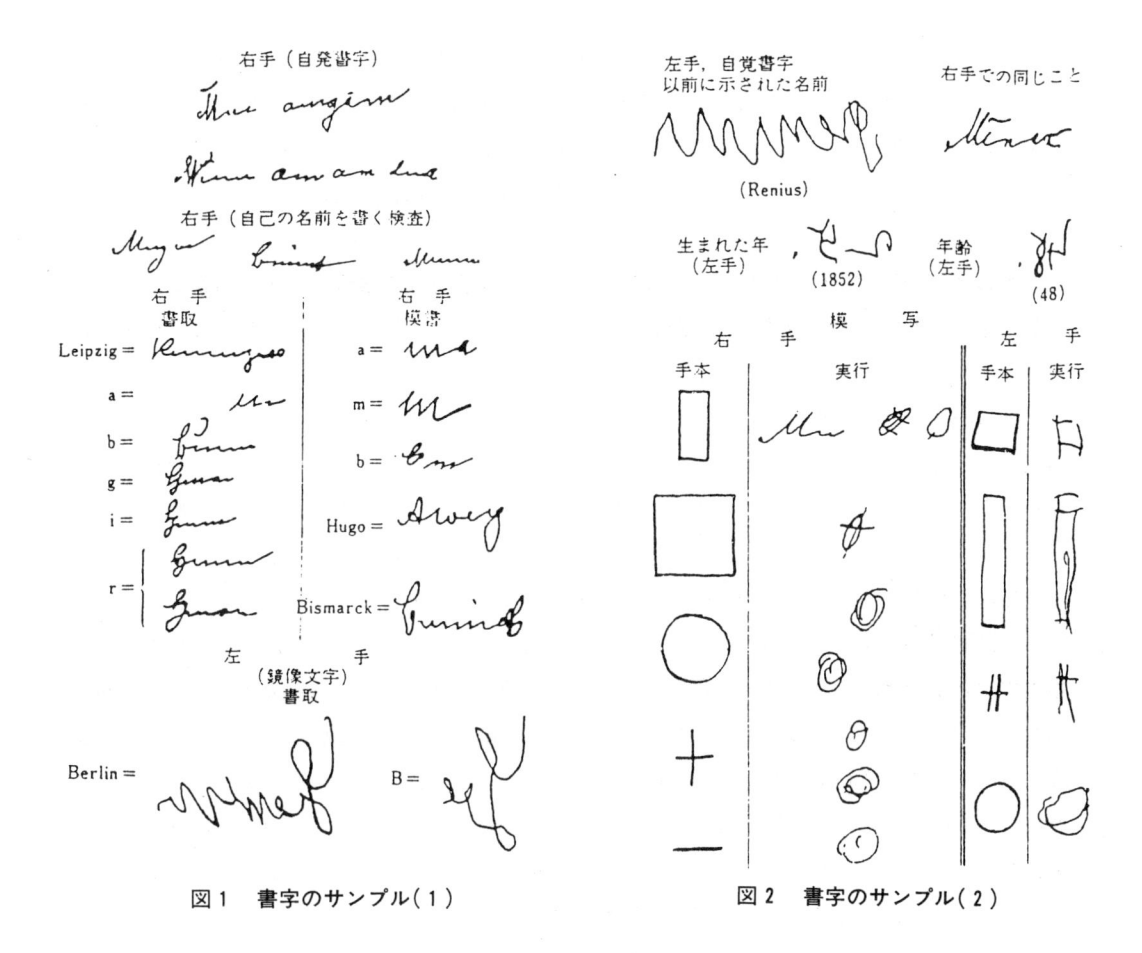

図1　書字のサンプル(1)　　　図2　書字のサンプル(2)

る単語を書き，Bのあとにm や F に似た鉤を書いた。

　文字の模書でも，好い結果は得られなかった。B に代って m，a に代って m または an，m に代ってはたまたま wia と模写する。一語全部の模書をさせると手本とまったく違ったものが書かれた。最近になって彼はやっと単語1つ書いたが，その単語は予め教示された Bismarck と僅かしか似ていなかった。その他ラテン文字の手本を模写してドイツ文字の B を書いた。書字のサンプルから上述のことがわかるでしょう。

　文字変え遊びの文字で単語を組み立てるように命令すると，左手ではたいてい正しく組み立てるが，右手の時は一般に間違える。

　模書と同様に簡単な図形の模写でも右手は完全に失敗した。短い水平線や垂直線の模写もできなかった。

　左手での模写は，サンプルに見られるように拙劣ではあるが手本の形を窺わせる。記憶によって十字や円を左手で描くことができるが，右手はそれができない。

　左手で書かれたものは無意味な書きなぐりと思われたが，よく見ると，鏡像文字であった。文字は非常に拙劣ではあるが，いつも正しい意図がわかる。左手で書かれたものを解読できな

いが，それが伝えようとしているものがわかるや否や，それぞれの線の持つ意図を知ることができた．このことは右手での書字検査ではまったくあてはまらない．例えば前に示された名前（Renius）を，彼が左手と右手とで書いたものを比較しよう．左手で書かすと，要求されたものを書き上げた後も書き続け，一連の線や渦巻き曲線をそれに添えた．

右手および両手で単純な操作ならびに比較的難しい操作をする場合の患者の振舞い
　観察中いつも成功する一連の目的運動を先ず想起しよう．下肢では患者の歩行に何の不規則性もなかった．
　同様に右手も一連の単純な行動をうまくやる．右手でスプーンをうまく使い，どんぶりの中の食物を自分の口へ持っていく．咀嚼行動や嚥下行動は普通に起こる．更に――きわめて重要な点であるが――右手でいつでもボタンをはずしたり，かけたりできる．勿論はじめての命令でそれができることはほとんどなく，行動開始にいたるにはしばしば非常な努力が必要であった．しかし指がやっとボタンの傍にくると，それから先の行動はかなり器用に行なわれた．このことは閉眼時ですら行なわれた．しばしば自発的にも起こる．患者は彼に指示された箇所を指差すことができ，倒れた物体を拾い上げることができ，部屋の中にある大きな品物の方向を示すことができた．火をつけるのを助けてやると，彼は葉巻たばこを喫うことができた．勿論度々それを逆にして口にくわえるが，いったん正しく右手に持つと，一連の運動すなわち口に運び，煙を吸い込み，吐き出す等々は正しく行なわれた．手や指をピアノの正しい位置に置き，単純なメロディーを誤りはあるがメロディーがわかる程度にピアノで演奏することができた．彼はまた普通に握手もできる．自発的に無雑作にひげを時折ねじるが，一度などは眼を摑んだ．しかし着衣や脱衣には介助を要した．ズボンをうまくはくが，ズボン吊りは彼の両脚の間にくる．靴下をはかせると左手を使って靴下をきちんと右足にはくが，左足にはくのに失敗し（その際には右手が主導的である），とうとう右の手と腕を靴下の中に入りこませ，当惑した顔付きをして靴下を寝台の上に戻した．再びそれを取り，すでに靴下をはいている右足にはこうとするが，靴下に大きな穴をみつけ羞恥の表情を表わした．
　櫛を手渡して髪をとくように患者に要求すると，先ず命令に従わず直立不動の姿勢をとる．この時左手で髪を梳るように命令すると，彼は何の苦もなくそれを行なう．「それを右手でして下さい」と言うと，彼は櫛を正しく摑んで髪のほうへそれを持って行くが，櫛の背を頭に近づけ空を斬るように後ろのほうへ2回動かして耳の上のあたりに持ってきて，最後にペン軸のように櫛を耳の後に差し，満足げに差したままにしている．多くのこの種の行為を折にふれ自発的に正確に行なうのに，命令するとしばしば失敗する．自分の歯を磨く習慣がなかった時期に歯ブラシを彼に与えると，それを左手で正しく使用したが，右手はペン軸のようにそれを扱った．いつか別の時にはその尖ったほうを口にさし入れた．検査回数の3分の1において，歯ブラシをスプーンのように取り扱い，同様にトランペットやハーモニカの取り扱いを右手は間違えた．

彼が両手を使うときの彼の振舞いは極めて興味深いものであって，左手が正しく振舞っているのに，右手の間違った振舞いが付け加わるために課題の遂行が妨害され，できなくなる。医者の上衣にブラシをかけるように彼に命ずると，彼は左手でちゃんと上衣の下端をつまみ，右手に正しくブラシを持つが，ブラシを自分の右耳の上方で律動的に動かした（図3を見よ）。

水差しの水をコップに注がせると，水差しを左手に持ち注ごうとするが，同時に右手に持ったコップを口へ運んだ（図4をみよ）。他人がコップをもってやり，彼が左手だけを使って注ぐようにすると，造作なく注ぐことができた。

マッチの火をつけさせても同様で，右手は奇妙な動作をするために火をつけることができないが，左手がマッチ棒を持ったときに，私がマッチ箱を持ってやると，彼は速やかに火をつけることができた。

パンにバターを塗ったり，ハンカチに結び目を作ったり等々を彼はできない。

患者と意志を疎通する手段がわかったので，感覚や運動性についての正確な検査を試みることが可能となった。

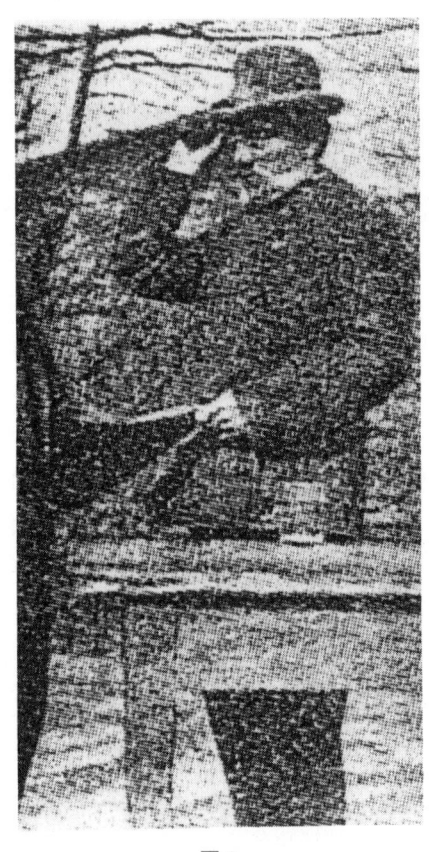

図 3 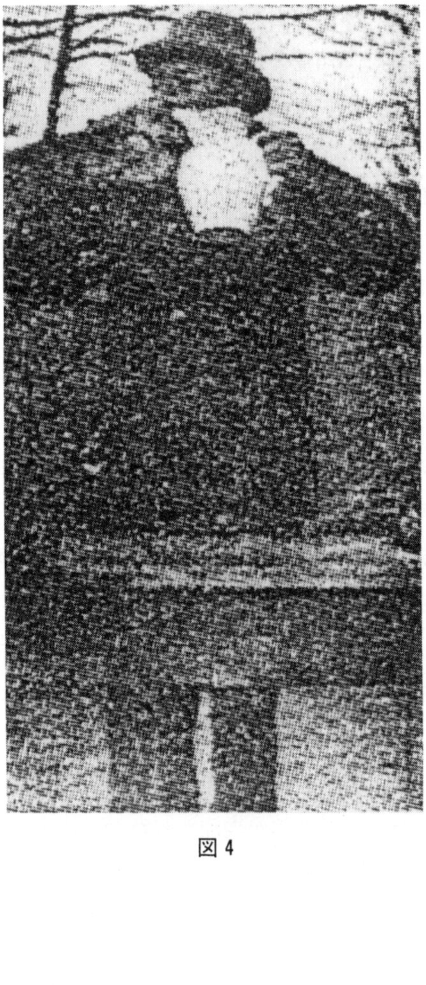   図 4

感　覚

　視覚：中等度の近視があるが，視力は十分で，7 m離れている指を数えることができた。
　眼底はまったく正常である。視野の確認はきわめて重要なことで，(20mmの)対象物を認めると，左手でノックするように命じた。左眼の視野境界は外側では約80°で，内方では約50°であり，右眼では外方約75°で，内方約55°であって，半盲のないことが確かめられた。これとともに半側性精神盲の有無が調べられた。患者に中心点を凝視させ，横合から視野に物品（財布，鍵など）を持ち込み，それがある特定のものであると左手でノックするように患者に教えた。物品が注視点からなお30—50°隔たっていても，その応答は正しかった。患者と健康者でこの検査結果に差は見られなかった。
　色覚は冒されていない。毛糸検査での分類は正しく，色名や色覚による順序づけも正しい。求められた色を彼は左手でいつも正確に示した。
　聴覚，味覚，嗅覚は完全であると認められた。
　皮膚感覚領域やいわゆる筋覚領域での感覚の態度はこの症例ではまったく重要な意味を持っている。左半身の態度は正常であったが，ただ左手を中位の強さで針で刺しても患者が無関心でいることが目立った。ところが力強く刺すと左手を引っ込めて「ああ痛い」と言った。
　右側の皮膚の感覚性について述べられることは上下肢には最もよくあてはまり，顔面には軽度にあてはまり，軀幹ではより軽度にしかあてはまらない。強く針で刺したり，より強い圧迫を加えると，至る所で感ずる。針で刺すと，「ああ痛い」と言って反応するが，刺された部分を引っ込めることはほとんどない。中等度の強さで刺すとそれを感ずるが，非常に痛いのではなく左側に比べ反応が乏しい。腕や脚は中等度の強さの接触ではまったく反応せず，右顔面は微細な接触では反応しない。
　知覚された刺痛や接触の定位は右半身では極めて悪い。左手で指示させると，左半身の関係せる場所を正しく示し，右顔面や右頸部でもまだかなり正しく示すことができるが，右の鎖骨下窩ではそれが不確実となる。ところが右の腕や脚での定位はまったくでたらめである。手が刺されたのに，彼は上腕にそれを求めた。右手を更にきつく刺しても，そしてまた明らかな反動運動である小さな運動が彼の右手に現れていても，彼の左手はその刺された場所を右手に決して捜し求めなかった。右脚を刺すと，その脚の半メートルも離れたところをしばしば指差した。軀幹における定位は左側よりも右側でより不確実であるが，それでもかなりできた。大雑把には鼠径襞より下方では定位は失われていた。
　かなりの温度差が識別されたが，その差を識別するには左側に比べてその差が著しく大きいことが必要である。最も不確実なのは手と前腕背側であった。
　大まかな重量差を右上肢が識別できることを以下のようにして確かめた。外見上は同じで1

つはからっぽで，もう1つは砂で満されている2つのマッチ箱を用意し，それら2つの重さを右手で量ったあと，左手は重いほうをきちんと差し示した。また左手であるものの重さを量り，右手で別のものの重さを量って，左右の重さを比較させても，両者の重量差がかなりある時には，左のほうが重いかそれとも軽いかということが彼にはわかった。両手に同じ重さのものを与えると，いつも右手のものを軽いと感じた。重さが等しくない場合でも右手にのせられたものを彼は過小評価する傾向があった。つまり失行症を示す手が重さに関してある程度の過小評価を示した。

　位置覚と運動覚。左腕で右腕の姿態模倣をさせる場合，開眼時であるとどちらかといえば不完全ではあってもそれをできたが，閉眼するとできなくなる。せいぜいよい場合でも左腕は右腕の姿態を大まかに真似るが，多くはまったく間違った姿態をとる。同様に左側で受動的に予め行われた運動を彼は右腕や右手を使ってほとんど同じにはできなかった。彼の左脚に与えられたポーズを彼の左腕で真似させると，真似れる場合には，忠実に真似られたので，課題を彼が理解していると考えることができた。また。患者は左腕のポーズや受動運動を右腕で真似ることがほとんどできなかった。あらかじめ示された運動を右腕が模倣できないことと一致して，この模倣不能がそのようにはっきりとみられるので，それを強調する必要がある。筋覚障害のために，一見一側性麻痺があるようなAntonの3例はきわめて注目に値する。この患者では先に患側ではできなかった運動を健側ですることができると，患側がそれを直ちに一緒に行なうことができた。そこでわれわれの患者がそれと違った態度を示したことを私は重大に思う。（どうでもいいとは言えないような）緊張状態や共同運動が患者の右腕に活発にみられ，それが以前の検査のすべてを大いに妨げたのである。

　この所見からただちに結論が明らかになると思われる。すなわち，患者は目を閉じるや否や，右上下肢の位置覚や運動覚についてのいかなる認識も持っていない。結論をこのような形で与えてもよいかどうかということを後の理論に関する章で詳論しよう。

　触知能力（Tastvermögen）すなわち触れることによって対象物を認知する能力についての検査は特に困難であった。この能力を多くの人は立体認知覚と間違って呼んでいる。というのはこの認知では形の認知だけでなく，一連の他の特徴，つまり軟かい，堅い，滑らか，粗い，湿った，乾いた等々の特徴を利用する必要があるから。触知のために複雑な行為が行われる場合は皮膚感覚や筋覚の集合された別の性質がともに働き，位置覚と運動覚が主役を演じている。Wernickeが述べているように，これらの知覚の個々の性質がかなり保持されていても，ある触知麻痺が存在しうる。その場合，皮質損傷のために対象物の「触知表象」が喚起されず，触れた物品を同定できなくなるのである。

　第一にわれわれの患者は触って判断するにあたり，特にその物体を外面的によくなで廻すが，それは注目されるべきである。つまり，彼は健康人のように，対象物に手を触れて調べた。

　閉眼すると検査はうまくいかなかった。私は同じ品物からなるグループを2組つくり，1組を彼の前に置き，検査ごとに他の組からの1つを彼にわからないようにしてある袋の中へ入れ

た。そして右手で袋の中のものを触り，左手でテーブル上の対応物を差し示すように命じたところ，17試行で14回失敗した。それに続いて今度は左手でさわった結果を告げさせると，左手の答はいつも正確であり，右手での指示はしばしば正しかった。

　袋の中の品物が彼に告げられた品物と一致するかどうかを，彼は左手のノックによって同様に示すことができなかった。

　ただあとで詳しく論ずる理由からこの結果は，実際に触知麻痺の存在を十分に納得させるものではないように私には思われた。厳密にいうと，右手，つまり左脳で得られた接触印象が右脳や左手中枢あるいは視覚中枢へ伝達されていないことを上の検査は証明したにすぎない。そこで彼が右手で触ったものを認知したかどうかを，左の脳が告げるようにすることが重要であった。「肯定」を表すために彼に右手でノックさせる方法はとにかく適用できなかった。テーブル上のいくつかの品物の中から右手で対象物を探し出させるという方法も信頼しうるものではなかった。というのは，自分の意図する品物を彼は右手で決して探し出せないことがよく知られているからである。しかし，あたかも人から「あれこれ差し示しなさい」と言われたかのように，この場合非常に多くの誤りがみられたが，接触認知の不完全さが同様にこの誤りの原因であることが，この誤りの多いことから明らかとなった。そこで私は3つの異なった品物を袋の中に入れ，この3つの中からある決まったものを取り出すように彼に命ずると，偶然にすぎないが一度だけ彼は正しいものを掴んだ。この際もまた彼の失行症が邪魔をし，目的のない雑多な運動のために，袋からある品物を取り出すことが彼にとって非常に困難となった。眼による修正はここでは存在しなかった（この修正は彼の場合にも僅かの利益しかもたらさない）。すなわち，彼は3つのすべての品物を同時に取り出すことを繰り返したり，1つも取り出さないことを繰り返した。彼の選択の際の難しさを省くために，それで試験のうちの行動化の部分に由来する失敗をできる限り除外するために，私は最後に次のようなことを試みた。すなわち，彼に袋の中の小瓶にさわらせ，その後この袋の中へある時はこの小瓶を再び入れ，ある時は財布を入れ（その結果袋の中には1つの品物しかない），そして前と同一の品物であったらそれを袋から取り出し，そうでない場合は袋の中にそのまま残しておくように彼に言った。この際にも多くの誤り反応が見られた。

　彼が課題を十分に理解していることは，この接触試験のすべてでとにかく目立っていた彼の振舞いから明らかであった。すなわち，彼が決めた後で，少し前に彼が触れた品物を彼に見せると，明らかに失望の表情が現れた。それ故に右手の触知運動によって触知表象は喚起されないで，右側の触知麻痺が彼に見られるとわれわれは推測せざるをえない。

　感覚については次のように要約して言うことができる。すなわち，右半身においては触覚は極めて低下しており，痛覚や温度覚はかなり低下している。定位や位置覚，運動覚は消失しているようにみえる。大まかな重量差の識別は保持されている。触れることによる認知は非常に冒されている。

運　動

　左顔面神経のはっきりした麻痺がある。それの電気的興奮性は正常である。それ以外の麻痺はどこにも存在しない。舌が麻痺していないことは咀嚼行為や嚥下行為の障害がないことから結論されるが，直接にも証明された。針で舌そのものを刺すと，舌が後方や側方に避けるように動く。舌を自発的に外へさし出そうと患者が無駄な努力をしたあとで，私は指でその舌をひっぱり出したが，舌が外にある間，彼は舌を左右にいろいろ動かした。そして舌をひっこめて，そのあと再び突き出した。2分後に今一度舌を前に出すように命ずると，彼は再びそれをできなかった。われわれが彼の失行症に気付くようになったため，右手の力が弱くなっていないだろうかという見込みはなくなった。彼の筋肉には本来の麻痺は認められない。腹臥位にして右下肢を膝で曲げさせると，失行症のために目的運動がうまくできなかったり，または下肢をちゃんと曲げたりするが，その曲げる力はかなりのものであった。反射に関してなお述べると，最近では腕反射と同様に膝蓋腱反射はきわめて弱く，特に右側の反射が弱く，ようやく感じうる程度である。拘縮を思わせる点はまったくない。受動運動は正常である。膀胱ならびに直腸障害はない。

　観察の初期に，左手を動かすと右上肢に激しい共同運動が現れ，その右手を押さえるのに骨折ったが，最近はその共同運動は著しく衰えた。

未だ詳論されなかった2，3の精神機能

　音楽的才能と演奏。患者が2，3の既知のメロディーをピアノでほぼ演奏できることをすでに述べた。彼は上手にピアノを弾いたということだが，熟達した演奏者にとってそのメロディーはまったく単純なものであった。それに反して彼はメロディーを誤りなく一緒に歌うことができた。西洋碁や西洋連珠をもはや彼はできない。

　時間見当識はかなり良い。今年の4月18日に，患者は今は1900年5月であると述べた。同様に自分の居る所を知っており，病棟に居ることを充分にわきまえていた。彼は情況を理解し医者や看護人を，医者や看護人として認知した。

　人格意識もまた保持されている。彼は自分の職業や地位を知っており，家族関係ならびに過去の生活についての消息もよく知っている。

　すべてのそのような確認のために次のような規範が用いられた。彼の年齢を尋ねる場合は，検者が一連の数を言い，年齢に応じた数のところで左手でノックをするように彼に要求した。第2の方法は数を書いた板上で彼に正しいものを探し出させることであった。しかし，答を左

手で書くという第3の方法は，大層骨が折れるのでしばしば拒否された。

　記銘力。1）視覚の場合。817という数を彼に書き示した3分後に，彼に8箇の数字を示すと，そのうちから上の数を即座にみつけ，10分後でも今一度みつけた。

　2）聴覚の場合。予め1813という数字を彼に告げて，その10分後に8つの数字を提示すると，その中から上の数字を直ちに彼は探し出した。

　3）左手で触ってみたものを2，3分後に彼は再び認知した。

　4）受動運動の場合。閉眼状態で彼の左手に鉛筆を持たせて，その左手を導いて十字を書かせる。1分後に彼はそれを真似て書くことができた。

　結局，記銘力は，検査されたすべての性質について損なわれていないようにみえる。

　狭義の記憶すなわち健全な過去の追想保持を検査することは大変難しいが，個人的な体験に関して記憶脱落はないようである。彼の知識が豊かであることはまた明らかである。

　注意は検査場面ではかなり良好であったが，疲労が現れると，注意は勿論衰えた。この患者でも極度の（maximal）注意と習慣的（habituell）注意を区別するのは有益なように思われる。区別することによってまったく比例しない，この2つの注意の程度を記述することができる。最も緊張している時に，外部から発動されて注意が到達するその程度を極度の注意として私は理解し，人が自分の周りに起こっていることに自然に向けている注意の量を，私は習慣的注意として理解している。彼はたいてい，関心をあまり示さず，人が彼を前にして第3者と会話を交しても，その会話にほとんど注意を払わず，精神神経病学会に彼を提示したときも，沢山の聴衆にほとんど気を配ることもなかったが，直接彼にことを頼むとすべてに応じた。彼が行ったことが一体正しいかどうかを執拗に彼に問うと，適切な判断を彼が持ち合わせていることがわかったが，一方で彼は誤った反応をしてもしばしばそれらを自ら訂正しなかった。私はこのことを習慣的注意の減弱に関連させる。

　数概念と計算。彼はマッチ棒の山から要求された数を左手で取り出すが，8－5や2×3をマッチ棒で置けない。彼を励ましてやらすと，平凡な加・減・乗算の結果を左手で数字板上に示すことから，彼はそれ相応の計算問題を解けることがわかる。3桁の数字の加算を筆算でさせると，鏡像文字で書くが左手で正しく行う。平凡な計算作業の結果を伝えるために，左手で計算結果に対応する数のマッチ棒を取り出させると，彼は左手ででもうまくできなかった。このことは左手を使いきる能力が未だまったく正常な状態ではないことを示している。平凡な計算をしとげるという課題は，マッチ棒を取り出すという課題とともに，彼には難しい。左手がまったく稀ではあるが，選択反応を誤ることから，左側の失行症が暗示されるが，そのことはすでに述べた。

　気分。はじめ頃，患者はよく泣き，特に親類のものの来訪のあと泣いた。最近の気分の状態は一般に無頓着でのんきであった。彼の幼い息子のことで彼にお世辞を言うと，彼は嬉しげに笑うかまたは感動する。彼の状態について話すと，彼は感動し，その後間もなく目に涙をため，顔を赤らめ，むせび泣く。彼はあらゆる命令に非常に従順に従う。

彼が右手で何かしようとする時，そうすることに代わって，右手で左手を摑み，その手を正中線にひっぱり，互いにからみつくように両手を組み合わせる^{原注1)}のを，しばしばみかけた。

原註1) 患者の右手が左手をしばしば助けに行ったと，患者の妻が述べていたことを参照せよ。

絵の認知は直ちに行われた。前に置かれた多くの写真の中から，彼は自分や私の写真を私に示した。

絵本上の品物を指示するのに，左手を使った場合，彼は正しく指示運動をするが，右手を使った場合には，そこに描かれている品物をあたかも摑もうとするかのような運動がしばしば起こった。いわばその品物を絵から取り出そうとしているようで，描かれた物体が具体的なものであるかのような錯覚に，彼が陥っているようにみえた。

確かな所見を要約しよう。すなわち，男性で，40歳台のおわり。昔，梅毒に感染した。予告的な症状があったあと，患者は言語能力や右の書字能力を突然失い，目的に適した運動を行う能力，特に対象物を適切に使用する能力を失い，そのために痴呆的な病像が結果として残った。

詳細な検査によると，運動性は総じて保持されているのに対して，右側の感覚，ことに位置覚や運動覚や触知能力が最も著しく障害されていることが明らかである。詳細に観察すると，運動における間違った振舞いは，右半身に限局せる失行症によって引き起こされたものとして説明される。頭部の筋肉のみは両側性に失行症を示している。高次の感覚活動は障害されていない。その感覚で得られた印象を更に精神的に加工することや広い範囲にわたる昔の精神的な蓄積は保持されている。

上に限定された範囲の行為は失行症を免れていることを示している。

患者の振る舞いをどのように説明することができるか，ということがさて問題となる。彼が示す右側の失行症からどの程度より詳細な概念を導きだすべきなのだろうか？

視覚および聴覚領域での認知障害から患者の振る舞いは説明されない

先ずこのように使用できないことは本当に独立せる症状なのだろうか，それとも他の要素的障害の結果ではないのか。これまで失行症患者または失象徴症患者として記載されている患者は，対象物を見誤った結果，それを間違って使用したのである。かかる症例での本質的な障害は認知障害であって，行為での障害は二次的なものであるにすぎない。

さてわれわれの患者ではそのような仮定は，検査結果から直ちに除外される。彼が精神聾でも精神盲でも，またその両方でもまったくないことは彼が命令を左手で正しく行うということから明らかである。

ところが，彼の示す外観は彼が左手を使うときはなるほど理解し認知するが，右手を使うと

まったく理解も認知もしていないと思うのにきわめて有利である。しかし（左方の動作を行う時は理解や認知があり，右方の動作を行う時は理解がなく，認知もない）という風に考えることは私にはまったく不合理に思われるので，最初から私は右側が示す間違った振る舞いを運動面での過失によると理解した。とはいっても患者からうける印象が強烈であったため，このように例のない考え方はわれわれの脳生理学の見解に一致するのだろうかと，再三再四私は思った。ともかくどういう場合であろうとも，「人格」つまり正常心理学での統一ある「自我」を基礎においてこの症例を考えることは危険である。大脳生理学は2つの半球のことを教えており，視覚ならびに聴覚印象は左半球内だけで理解されるものではないが，この場合左側だけの精神盲ないし精神聾というものがある程度まで存在しうるということはありえないのだろうか。

　左視野にある視覚印象はこの際理解されないと仮定しよう。しかし，右視野にある視覚印象はともかく理解される。ところでわれわれの右の視覚中枢が右腕の運動をも支配していることは疑う余地がない。

　左大脳半球支配をうけているわれわれの右腕が，左視野にある対象物，すなわち右後頭葉でのみ知覚される対象物をも，常につかむことができる。つまり右視覚中枢と左運動中枢との間の結合があり，それは多分脳梁を通る直接なものであるだろうが，左右の運動中枢間の結合を仲介とするものや，左視覚中枢を介するものも恐らくあろう。それ故右手が間違った行動をする際には，これらすべての結合の遮断，つまり左側の運動中枢が右側の運動中枢からと同様に，左右の視覚中枢からも遮断されているに違いない。ところで左側運動中枢が上に挙げられた結合から遮断されているならば，左側の精神盲を仮定する必要はない。そのほか患者が右視野にある品物を認知することが明らかである。したがって左側の精神盲のようなものが存在しないことが直接に証明された。最後に，左側中枢性視覚機構の完全性に関連する読解がある程度保持されていることは，左大脳の視覚的同定が完全であることを証明している。その理由から命令どおりにげんこつをつくれないなど，この患者が示す他の徴候を「一側性精神盲」は説明しない。

　ところが，聴覚印象についての同様な仮定はどうだろうか？　語の響きは左側頭葉で喚起されるに違いない。しかし「鍵」という表現に伴う視覚像が右後頭葉だけに喚起され，左後頭葉には喚起されないのだろうか？　ところがそのことによって右腕の間違い行為が起こるとするなら，右半球と左側運動中枢との結合が重ねて中断されているべきであり，もしそうでなく左後頭葉にも視覚像が喚起されるとすると，課題の正しい了解が十分にみられたであろう。それ故に運動中枢が他の脳部位から遮断されていることをその仮定に取り入れないと，その仮定はまた不十分である。そのほか言語理解は右手利き者では左半球の完全性と直接に関連している。しかしこの仮定自体が誤っていたり，またはこの場合特別な例外があるとすると，この仮定は現在の症例にとって何の役に立つのだろうか？

　語の響きすらそれに相応した物品表象（Sachvorstellung）を左大脳に喚起しないとすると，患者は自分にしてみせられた運動をどうして模倣できないのだろうか？　それについては左大

脳の視覚的記憶像が聴覚印象によって喚起されないばかりでなく，その視覚的記憶像が一般に異常であるというふうに再び仮定せねばならないだろう。しかしそのような状態はすでに除外された。

精神盲や精神聾に関してわれわれが持っている概念は，いろいろと考えをめぐらしてみても，ここで問題になっている事態を説明しないようにわれわれには思われる。認知障害によって臨床所見を説明しようとしても，視覚的ならびに聴覚的印象が存在するために，その説明は不可能となるのである。

位置覚や運動覚の喪失の結果，失調は起こるが，失行症は起こらない

しかし 2 番目の，より切迫した問題がある。私はこれまで失行症と認知障害との関係を考察するにあたり，聴覚と視覚による認知についてのみ語ってきた。しかし失行症を運動面のものというためには，なお他の求心性の興奮にみられる障害を除外せねばならない。ところが触知麻痺は訂正ができない場合にのみ問題となるが，最初の失敗や，また鼻を指示しえないなどの一連の他の誤反応の場合は問題にならないであろう。しかし定位や位置覚や運動覚が完全に失われているとの結果が得られたことを，われわれは知っているのではないか？ これらの結果から，皮膚感覚の重篤な障害とともに種々の特性の筋感覚の消失がそれ自体失行症を引き起こさないだろうかとの考えが生ずるが，この場合の失行症は原因的には広義の感覚性のものである。

運動性が感覚神経に依存するものであることは生理学者によって動物で実験的に証明された。感覚性三叉神経や感覚性下喉頭神経を切断すると，動物の顔面や喉頭の運動が障害され，その運動は本来の麻痺にきわめて近いものであった。運動性が感覚に依存することに関し，詳細できわめて啓発的な論述を，Exner が1891年の Pflüger's Archiv の48巻 (Ueber Sensomobilität) に書いた。

人間での順序正しい運動の場合の求心性興奮の意義については，Leyden と Goldscheider の研究に私は注目している。対象物に触れると，相互の関節端の位置や筋肉・腱・靱帯の伸展の具合に関する多くの信号が瞬間瞬間脳に入ってくるが，その信号が欠如すると，神経支配に対する指令が欠け，失調が現れる。ところで脊髄癆での失調は，皮質の神経要素の損傷によるものではない。

運動粗大力がかなり保持されていても，いわゆる筋感覚が障害されているために，四肢を正しく使えない皮質損傷患者がしばしば報告されている。これらの患者では四肢の位置や運動についての感覚がなく，運動の感覚性統制を欠き，そのために「皮質性失調」を示した。これらの患者は物をつかむ場合に通りすぎ，粗大な運動も拙劣になり，細かい「特別運動」ができなくなる。ボタンをかける，字を書くなどの細かい運動が特に冒され，その書字は失調性書字の

徴候を示す。

　われわれの症例はこの皮質性失調とまったく異なった病像を示している。患者は閉眼時でも敏捷にボタンをかけたりはずしたりする。彼は自分の前の品物に確実に手を伸ばす。彼は摑んだ品物を落とすことはない。彼の書字は失調性でなく，むしろ失書性あるいは錯書性である。彼は一連の字母をまったくみつけだすことができない。彼がみつける字母は適切なものではないが，字母をみつける動作は滑らかでかつしばしば正確であった。彼は正確に歩く。

　筋感覚障害は失調をもたらすが失行症をもたらさない。失調の場合は個々の筋肉の協調運動がうまくいかないために，意図された運動効果は不完全となる。すなわちとぎれとぎれに，急激に，まわり道などをして意図が達せられる。失行症では意図された効果に代わってまったく別のものが惹起され，より正確にいうとその別の運動は事情によっては協調された運動となる。失調症患者は櫛の使用が恐らくきわめて下手であるが，常に櫛として使用し，失行症患者のようにハーモニカまたはペン軸のように取り扱うようなことはない。失調では運動の要素的な協調が冒されているが，失行症では協調運動を目的に向けて順序づけることが障害されている。失行症患者は彼の運動をある一定の目的に働かすことはできないが，別の目的があるとの観点からみると，この運動はまったく協調しているといってもよい。

　われわれの患者が行う運動の個々の断片はまったく失調性ではない。ところがこれらの運動の断片をつなぎ合わせると，それはある一定の目的を意図している運動に一致しなくなる。書字においても同様で，構成部分（字母）は正しいが，それらが組み合わされると，要求されたものと一致しないのである。

　さて文献例の多くは，これまで述べられた動物実験が示すものにより近い。全身の皮膚感覚ならびに運動覚が消失しているので，閉眼すると眼による代償が失われ，もはや運動ができない症例が報告されている。事情によっては中枢性視覚機構の損傷があるということは，眼を閉じていることとほとんど同価値のようにみえる。一側性の筋覚障害のほかに同側性半盲を示したAntonの3症例（Zeitschrift f. Heilkunde, 14巻, 1893）や，同じくBrunsの症例（精神麻痺に関し，P. I. Nietleben記念刊行物, 1895）では障害側の随意運動はきわめて減じており，その上に失調性であった。

　われわれの患者はこれらすべての症例とはまたまったく異なった振る舞いを示している。中枢性視覚障害がなく，開眼時でも失行症者である。閉眼しても四肢の可動性はそのままで，要素的協調運動も保持されている。四肢の随意的な可動性は損なわれていない。彼の上肢がまったく一時的であるが全然動かないことがあったが，その時はインパルスが上肢にゆかず，頭部や軀幹や言語の筋群にいっていた。われわれの症例の間違いに類似した失敗は，上に挙げた症例にみられない。運動に対する視覚的コントロールがなくなると，筋感覚障害が失調症をもたらすことはあっても，失行症をつくることはない。とにかく失調性障害が単に昂進しただけで，この症例のようなある病像が引き起こされるかもしれないとの異議があるかもしれないが，それはまた薄弱なものである。いうまでもなく，目的にかなうような秩序づけをもはやみてとれ

ないような運動の間違いが，考えうる限り高度な失調だけから引き起こされるかもしれない。しかし，軽度な失調すら認められない場合には，そのような異議を取り上げることはできない。

　感覚障害とりわけ筋感覚障害はなるほど失調症を引き起こすが，ここに記載された失行症を引き起こすものではないとすると，ある矛盾が一見あるようになる。しかし**この症例に失調症がみられないことから，位置覚や運動覚についての皮質内の基盤が破壊されていなくて，その皮質内の結合のみが中断されていると想定することができる。**

　患者の検査結果では右側の感覚障害，特に位置覚ならびに運動覚での障害が強かった。それ故にあるいは患者は失行症のほかに恐らく失調症をも示すに違いないと人は期待するかもしれない。

　ボタンをかけたりはずしたりすることは，運動性インパルスを感覚性の印象に秩序立てる複雑な系列を包括しており，確かに軽度な感覚障害，特に指の位置覚や運動覚での障害や定位障害によってその行為が障害されるに違いない。しかし上衣のボタンをはずせとか，かけろという命令に患者はまったくしばしば応じなかったが，いったんそれを彼がなし遂げると，始められた運動系列は完璧に進み，より正確にいうと，その運動系列はくっきりと描き出され，しかも**閉眼時でも**そうであった。歩行や書字等々においても失調症がなかった。

　したがってこの際感覚検査の結果と運動との間に完全な矛盾があるようだ。感覚検査では位置覚や運動覚や定位が失われているようであるのに，感覚を利用しないと不可能である運動を彼は完全に行うのである。この点で彼の態度はヒステリー者のそれに一見似ている。また傷害補償要求が問題となっている場合は，詐病が考えられるであろう。

　保持されている行為はよく訓練された，したがってしっかりと基礎づけられたものであると，よくいわれているが，そのようなことによってこの説明困難さは克服されない。遠心性興奮の相互の結合や，それが求心性興奮と結びつくことのみを，練習が強化するのであって，これら2つの構成要素のうちの欠落している1つを，練習は補填できない。ここで行われた検査ではっきりするくらいに位置覚，運動覚，触覚および定位が失われている時には，かつて充分に練習していてもボタンをかけることはうまくできない。感覚性の信号が欠如している時には，昔練習により獲得されたものは行為の遂行にほとんど役立たない。というのは練習がまさしく影響する場合は，運動性興奮を感覚性興奮に速やかにかつ正確に順序よく配列するような行為の場合であるが，感覚性の信号が脱落していると，順序よく配列できなくなる。

　ところで，われわれの患者は閉眼していても正しくボタンをかけたりはずしたりできるし，また彼の歩行にはまったく軽度の障害すらみられない等々の事実から，右上下肢の関節，靱帯，腱からの求心性興奮を患者が運動にあたって利用していることは明白であると私は考える。しかも，この事実が感覚検査の結果と矛盾するものと思わない。この症例の場合，問題になっている感覚性興奮が意識に到達せず，それが無意識にのみ利用されているのだという仮定でわれわれは満足するべきでない。

　検査結果から導かれる結論は，右上下肢の位置ならびに運動について患者はまったく知らな

いということなのだろうか。しかし，正常心理学では統一ある「自己」は，すべての意識現象の主体であって，すべての興奮の出入りする接点であると想像するが，この症例の場合そのようなものによって惑わされてはならないことはすでに述べられた。ここでわれわれは観察したことを個々の皮質領野と結びつけねばならない。患者が左腕で右腕のポーズや受動運動をまねることができないのは，右腕の皮質中枢へ到達した右腕からの求心性興奮が，左腕の皮質中枢に伝えられないからである。別の言い方をすると，左腕の中枢は求心性興奮を利用できないのである。右腕から皮質へ流れこんでいる興奮が腕—皮質中枢に到達していないことをこの感覚検査の結果が示しておらず，腕の中枢から他の脳皮質，とりわけ他の半球の脳皮質に興奮が届いていないことを示している。ボタンをかけるというような，一定の運動が行われることから，感覚性興奮が右腕の感覚—運動中枢にまで達していることは確実である——つまり，皮質性麻痺や失調症の患者がボタンかけのような行為をできないので，そのような行為は皮質下で行われてしまうものでないことは明らかである——ので，位置覚や運動覚などに関する検査結果を説明するのに，右上肢の感覚—運動領野とそれ以外の脳との間の連絡が中断あるいは障害されているという可能性だけが私には考えられる。

　こうして患者が示す所見の一部からのみわれわれはある直観を得るのであるが，その直観は他のすべての所見に照らしても，この症例を説明すると，私は思う。

　その上，今の場合腕や手の感覚中枢またはそこへの投射路が完全に破壊されているとは，大脳病理学上の経験からも考えられない。このような広さや程度での大脳性の半側性感覚消失は，片麻痺ないしは半側不全麻痺を伴わずに，かろうじて数カ月の間存続しうるにすぎない。少なくとも病初期の数カ月間，片麻痺ないし半側不全麻痺が存在したに違いない。これまでの患者の報告は不確かで一定しないものであったが，その報告によると，明白な左顔面神経麻痺を除いた不完麻痺はきわめて一時的でかつ軽いものだったようだ。そこで一群の運動が保持されていることから，位置覚や運動覚の皮質性構成要素が，経路とともに，本質的に侵されていないとみなされるべきであろう。

　それが皮膚感覚の全性質に，同じ範囲であてはまるのを私は疑いたい。確かに定位に関する論議は，この点での特異性を示している。彼の右手を刺すと，刺された場所を彼は左手で示すことがまったくできず，やや上腕のほうを示した。しかし同時に刺された指はしばしば動き，それは明らかに刺したことの反応であった。そこで左の脳では刺したことが感じとられ，かつまったく正しく定位されているに違いないが，対応する神経支配を右の半球が受け取っていなかった。したがってともかくこの際，ある皮膚部位を刺激すると，刺激された身体部位に属する筋肉の神経支配が起こった。それに反して触覚や痛覚は厳密な意味で確かに低下していた。その根拠を後で述べるであろう。

　この症例の示すほかの現象が，感覚の状態から推論された考え，すなわち左側の感覚野と他の脳部位との間の伝導中断と調和するかどうかを考察するために，われわれは患者の運動の全態度を検査することにとりかかろう。

運動の態度の分析

　患者が一連の失行症的反応のほかに，一連の正常な反応を示すことが，繰り返し強調されている。私は保持されている行為を2つのカテゴリーに分ける。すなわち，1）患者がいつも行うことのできる行為で，病気によって影響されることがなく，運動目的を失っていない。2）具合のよい事情のあるなしに応じて，患者はあるときはできるが，あるときはできない行為。

　私はこの第2のカテゴリーのものを第1のカテゴリーのものと本質的に異なるものとしてさしあたり考察の外におきたい。ある領域内で働く神経要素のすべてが崩壊されていなくて，特別に強い興奮があったり，まったく好都合な循環状態があったり，必ずしも証明可能ではないが他の条件が旨い具合に配置されたりしたような場合には，保持されている神経要素が往々にして働いて行為が行なわれるが，それ以外の場合にはそれら神経要素が働かないことが知られている。しかし一定の運動行為が不変に行われることから，破壊的な状態でないある別の状態において，運動を構成している解剖学上の要素がその障害に抵抗していることは明らかである。

　恒常的に保持されている運動をどのように説明することができるだろうか？　その際には，以前に覚えこまれ，よく訓練されてまったく機械化され，ほとんど意識の関与なしに進行する過程が問題であるということがよく言われ，歩行，摂食，ボタンかけなどを指している。しかしそのような説明は極めて表面的なもので，その行為が自動的にほとんど無意識に行なわれるからといって，そのこと自体はわれわれにそれ以上のことをも教えるものではない。すなわちその行為が遂行されるためには運動領が他の脳皮質と結合されることが必要であるとするならば，この結合がこわれた場合，行為を無意識に行なうことも妨げられるであろう。歩行のように機械化された運動は皮質下で行なわれると仮定しうるとすると，事情は異なったものとなる。Munkや他の研究者はこの間の事情を動物で証明している。人間においてもMeynert以来2,3の生理学者が歩行が皮質下性の神経支配をうけていると述べている。しかし神経病学者はその臨床経験から，歩行のような行動が皮質下で行なわれるということを無造作に受け入れることはできない。皮質病巣によって下肢麻痺や，少なくとも失調症が起こり，歩行が極めて強く冒されるという事実は上の仮定と対立しており，したがって歩行運動は皮質性神経支配を必要としている。

　しかし皮質下の活動を仮定しなくても，この当面の事実をわれわれは説明することができる。われわれの症例では皮質の下肢中枢の損傷を想定する必要はなく，逆に麻痺がないことからその下肢中枢が無傷であることは明らかであって，視覚，聴覚等々の中枢とこの中枢との結合だけが中断されており，歩行ではこの結合を必要としないのであろう。

　さて，歩行は一連の運動の一部をなしており，ある程度まで皮質内の短絡 (Kurzschluss) によって行なわれると私は考えている。下肢からの感覚路の皮質内終末は下肢への錐体路が起こ

るところと同一の領域か，またはそれの最も近傍かに存在するので，下肢や上肢の感覚—運動領は中心回とそのすぐ後にある頭頂葉の一部を占める区域であると言って差しつかえない。機械化された歩行運動が本質的にこの感覚—運動領内で行なわれる，すなわち，（下肢の位置覚や運動覚に対応する）求心性の信号がこの区域に到来するが，この求心性の信号が他の中枢を迂回せずに，対応する遠心性の興奮にすぐに変換されるというふうに私は仮定する。勿論そのことはある制限のもとでのみ当てはまり，障害物を避けるように，方向を選ばねばならぬ時には，直ちに視覚性知覚が影響を及ぼしてくるのである。

したがって下肢の感覚運動領内での皮質内短絡によって，歩行運動が行なわれる。人がある対称物，例えば鍵，マッチ，を取り扱うときは事情は異なる。この際眼が何の助けにもならないと，先ず触覚印象が脳内で視覚的なものに置きかえられ，そのあとはじめて操作のための指令が現われるようになる。しかし視覚中枢と運動中枢の間に中断があるとすると，末梢性の視覚印象も，視覚の記憶心象もともに役に立たない。この見解によると，ある対象物を取り扱うには触覚中枢のほかになお別の皮質領野が必要であるが，その見解は推測以上のものであることを Heilbronner（失象徴について，Wernicke によって出版された精神医学紀要，1897）が示した。彼の症例では触覚の投射領域が完全であるにもかかわらず，彼が明らかにしたように，聴覚印象と視覚印象との間の結合が失われていたため，その触覚印象はほとんど利用されなかった。非常に訓練され熟練した手の別の行為では事情は異なっており，それは他の感覚による外部からの統制のみならず，他の感覚中枢の内部的な連合的共同興奮がなくともおそらく行われるということをすでに Heilbronner は考えている。例えば一度点火された葉巻をさらにふかすことや編物をすることから，これらの行為は腕中枢や手中枢から単に仲介されて行なわれるのであろうと仮定した。

歩行と同様に閉眼時におけるボタンかけやボタンはずしもまったくこのような皮質内短絡によって行なわれると私は思う。嚙んだり，舌によって食物をあちこちに動かしたり，嚥下したり，手に握られた物体を把握し，しっかりと保持する場合，他の中枢の参加はほとんど不必要であろう。

上述の行為のすべては元来，意識の関与がほとんどなくても進行する，すなわちそれらを行うのに必要なものは，瞬間瞬間自由になる精神的エネルギーの僅かな断片だけであって，その行為とは別にわれわれは随意的な難しい他の行為を充分に注意して行なうことができる。われわれは歩きながらたまたま数学の問題を解くことができる。それで患者は閉眼時でもボタンをかけることができる。それは，ボタンやボタン孔や指の位置に関する求心性興奮が頭頂葉皮質に到達し，それがその領域の錐体細胞に直ちに移行し，聴覚や視覚の記憶心像のための迂回路をとらないからである。それに反して彼は命令されるとボタンかけができない。というのは，その際には聴覚—運動領の外に適当な中枢，すなわち聴覚性言語中枢や視覚中枢等々からの興奮が来るからである。それにしてもまったく一定した系列からなる活動は四肢の感覚—運動領での短絡によって行なわれ，他の系列の仕事では他の中枢が一緒に興奮することが必要である

と述べることや，それによって行為を2つの種類にはっきりと区分することは適当ではなく，むしろ個々の機能が直接の関与のない皮質領野から多かれ少なかれ自由であることのみを人は述べることができよう。また人それぞれでその関係はまた様々であろう。実際にはそれは学習の様式や練習の程度に依存するであろう。例えばボタンがけは短絡により行なわれるということはわれわれの症例の場合にのみ確実に証明されるのである。

　患者の手を刺すと，患者はその手をほんの一寸しかひっこめないということから，痛覚は確かに減弱している，つまり問題の神経要素が損傷されていると結論することができる。短絡によって刺された部分をまったく確実に引込めるのである。また感覚—運動領における遮断が想定されたが，感覚—運動領がまったく無傷であって，その遮断だけが問題であるならば，刺すと活発な一般的な疼痛表現が現われ，接触に対しても強い反応が現われるであろう。興奮が概して感覚—運動領の外に出ないほどに，この遮断が完全であるとは考えられない。上に述べられたことは温度覚の場合に僅かにあてはまる。つまり彼は活発に反応するが，はなはだしい熱に対してもそれは正常以下の反応であった。従って感覚—運動領が無傷であるといってもそれは，ある枠内でのことであって，位置覚や運動覚，定位に役立っている神経要素と異なり，痛覚，温度覚，触覚の伝達者である神経要素はともに冒されているであろう。

　われわれの患者の手の操作がちゃんと保持されているのは，当該の行為は皮質性短絡によって感覚—運動領それ自身の内部で行なわれるので，ほとんどこの領域内部の問題であるというのが，その説明であった。しかし保持されている行為の中には，短絡によって説明されないようなものがいくつかある。2，3週以来ようやく現われるのではあるが——患者は見た点や対象物を正しくつかみ，倒れている品物を起こし，目の前の食物をスプーンを使って口に運ぶ。このいずれの場合でも彼は，彼の運動を順序よく視覚印象に結びつけねばならない。つまり視覚中枢と腕中枢との間の連結を実証している。ところでわれわれの症例において運動領の遮断は完全であるとは言えない。そのような遮断は病理的な過程によるので，その臨床像は手術による完全遮断とはまた別のものであろう。ある中枢がその他の中枢との結合をすべて断たれると，その中枢は完全に障害されたと同じ状態であろう。ExnerとPanethは動物の運動領をその周囲から切り離して完全な麻痺を得た。ところで少なくとも運動領が四肢の感覚領との結合をなお保っていると，同じ結果は得られそうもない。しかしわれわれの患者についてみると，右腕のいかなる運動も他の中枢からの興奮によって起こらないということはなく，患者は右手利き者のままであり，彼は運動のためのあらゆる種類の興奮を他の感覚領野から得ている。このためにわれわれは線維が保持されていることをまさしく証拠として引き合いに出さねばならない。

　ところでこの保持されている連結とはどのようなものか？　近頃患者は見た対象物を摑むことができる。それには把握運動を一定の場所の視覚表象に順序よく結びつけることが必要である。選択反応の際に，多くの対象物が視野にあると，この順序よい結び付きが直ちに疑わしくなることはすでに述べた。彼はさらにスプーンで食事ができるが，ひと度スプーンを食物の鉢

に入れると，この行為は更に続き，短絡の結果として起こっているように見えることは，考慮に価する。しかし行為は食物を見ることから，だから視覚中枢から刺激を受けているに違いない。要するに，きわめて単純かつ明白であって，そして非常に強く結び合わされている順序良い結合が，保持されている経路によって行なわれるのである。行為の基盤をなす神経性要素の多くが破壊されているか，ないしは機能できなくなっているのに，極めて単純な仕事がなお行なわれるということをよく経験する。老年期に現われる左側頭葉の萎縮で複雑な言語理解がすでに失われているのに，言語の模倣という単純な機能が一般に，健全なままである[原注2]。この際単純であることのほかに練習を，機能残存の原因として挙げる人もいるでしょう。

原註2) 反響言語の一例，Neurol. Centralbl., No. 9, 1900.

　では歩行やボタンがけ等をも，この単純な結合によって説明せず，私は何故短絡を仮定したかというと，極めて細かい運動構築から組み合わさっている歩行のような行為を，ある点を摑もうとする等のような，単純な順序良い結合による行為と同じ順位におくことはできないと思ったからである。何故ならば，少なくとも大きなグループからなる運動の場合，短絡を仮定することは，練習効果を軽率に採用することに確固とした基礎をまさしく与えることになり，できる限りわからない範囲を狭めておくほうがよいと思うからである。
　その上，右腕は視覚的定位を利用できるのに，聴覚的定位を利用できず，目隠しされると患者は頭のごく近くで鈴が鳴っても，その鈴を手で取ることができない。
　左側の感覚—運動領は無傷であって，相対的に遮断されているという仮定に無造作に従わない2つの事実がある。耳道がくすぐられて，くすぐりを感ずると，彼はかすかに頭を動かしたが，そっちのほうへ右腕を伸ばさなかった。同じく右膝を針で刺すと，彼は膝をはっきりとゆすぶるにもかかわらず，右手でその針を摑むことができなかった。この両方の場合，刺激された身体部分が刺激にまったく順序よく結合されて動いたが，他の身体部分の運動，今の場合は右手の運動であるが，それは順序よく結合されなかった。当該の部分の触覚や痛覚が非常に弱まっていることはすでに述べられたが，そのためその興奮が弱く，遠くはなれた四肢に放射するに十分なものではなかったと一方では説明されるかもしれぬ。他方われわれの自己観察によると，ある身体部分を手で摑もうとするにあたっては，その部分の位置を視覚的にありありとイメージ・アップすることが大きな役割を演じているだろうという可能性を考えるべきであろう。
　これまでの議論を総括すると，他の脳から右半身の感覚—運動領へ来ている経路の大半は通行不能であると私は仮定する。運動のためのインパルスがいったん到来したあとは，ほとんど感覚—運動領内部の事柄であって他の脳からの指令を必要としないような合目的運動が保持されている。しかしインパルスが感覚—運動領以外の部分から到来する場合は，腕中枢がその他の脳皮質となす結合のうち，冒されずに残っている結合が，それぞれのインパルスに利用され

るに違いない。また，そのような単純なインパルス以上のものが外からくる必要があって，その経過中に視覚や聴覚要素からの絶間のない指図や統制が必要で，腕中枢が脳の他の部分と調和して結合することによってのみ可能となる行為があるが，この種の行為はすべて脱落するかまたは不完全なものとなる。

　今や恒常的にないしは一般的に欠陥だらけのこれらの行為に目を向けよう。

　患者は命令に対して舌を動かすことができないが，食物の感覚性刺激に応じて，咀嚼や嚥下に必要な運動を即座に行うことができる。患者に握りこぶしをつくるように求めると，彼はそれをできないが，彼の手の掌にある品物を持っていくと，彼は正しく手を閉じる。握りこぶしをつくるようにとの命令に左手で即座に応ずることは，患者がその要求を理解したことになり，それに対応する像が後頭葉に喚起され，それに相応した運動覚の要素もまた右半球に呼び起こされることによる。しかし左側に存在する右腕の感覚―運動領にその興奮が到達しないか，またはまったく攪乱されて到達するため右手は握りこぶしをつくれなかったり，別の運動をなすのである。今度は握りこぶしが患者に示される。像は後頭葉で知覚され了解されるが，右手の運動領における対応せる神経支配を後頭葉が喚起しない。――すなわち，そのインパルスが横道にそれないのである。

　それどころかそれ自体いつも完全であるボタンがけの運動系列ですら，要求によって行うことは通常できない。しかし第1番目の運動構成部分がひと度喚起されると，つまり手がボタンにいったん触れると，その運動系列は正しく進行する。書字の場合もまったく同様で，患者は字母の全系列を正しく提示する。しかしaの書取とか，あらかじめ書かれたaが彼に見せられた時とか，また彼がaを書こうとすると，彼はそのaを書けない。

　これらすべての例は同じことを示している。つまり一定の神経支配が行われるといっても，いたる所からそれが呼び起こされるものではない。味覚刺激や触刺激のみに応じて舌は運動するが，言語刺激や視覚刺激に対して運動しない。手を閉じるための手と腕の筋肉との協調運動は保持されており，手掌に触れるとその協調運動が起こるが命令や教示によっては呼び起こされないのである。

　私が示す腕のポーズを彼は自分の腕で模倣できない。というのは，必要な神経支配を彼は腕のポーズの視覚像に順序よく結合できないからである。彼の前に置かれた品物を把握できるのに，自分の鼻や眼を指示するという再帰的な運動がうまくできないのは，机上の品物を見ることによって知覚刺激による末梢からの興奮が引き起こされるが，その末梢からの興奮よりも単に中枢で喚起された表象のほうが遙かに弱いからであろう。

　ブラシや櫛を取り扱う複雑な行為の場合には，運動系列のために他の中枢から到来する最初のインパルスが重要であるばかりでなく，他の中枢からの連続した指図や統制も必要である。例えば髪をくしけずるには，一連の連続せる筋活動が櫛の視覚像ならびに触覚像や，髪の視覚像と絶えず一致しなければならないが，それらの要素が解離すると，髪をくしけずることが障害されるに違いない。われわれの患者は髪をくしけずれなく，結局は櫛をペン軸のように耳の

うしろにさした。この瞬間彼は櫛をペン軸と思ったとは私は思わない。彼はただ別の運動系列に脱線したのだと私は思う。つまり運動の軌道を正しく保つためには多くの影響が必要であるが，その影響が充分働かなくなったからである。触れて物体を確認することもまたこれら影響の一部をなす。

したがって物体を取り扱う場合には，本来触知麻痺が問題となる。患者の感覚皮質中枢は右手の位置や運動に関する信号，ならびに限定された程度ではあるが接触に由来する興奮を受け取るが，これら信号の合成や，接触によって物体を認知するために必要なより広い過程が行われなかった。患者の触知麻痺を感覚—運動領の遮断によって説明できるかどうか，またはそれ以上の障害を認める必要があり，触知麻痺を失行症にとってのより独立した根源であるとして理解するべきかどうかが今や問題である。そこでこの問題を「運動表象」についての問題とともに考えよう。

運動表象と触知表象

私がこれまで運動表象の概念を用いて論を立てなかったのは，大脳病理学上の関係にのみできるだけ注目するように努めたからである。つまり sensorisch ならびに sensibel [原注3)] な神経興奮の終末は皮質内にきちんと限局されており，同様に運動神経の起源は他の場所に位置づけられており，行為の遂行には運動皮質領が高次感覚ならびに皮膚・筋感覚の皮質領野と連結することが必要である。ところで左側運動領が同側の皮膚・筋感覚領野と連結しているが，両半球のその他の皮質領野との結合がかなり障害されていると仮定すると，この症例の右側が示す行為障害が理解されるようになることはすでに述べた。

原註3) sensorisch＝いわゆる高次の感覚のために働いている；sensibel＝皮膚感覚やいわゆる筋感覚に働いている。

しかしこの患者が右上下肢の運動表象を失ってしまっていると述べることが，この障害を最も適切かつ手短かに特色づけることにならないかという問題が生ずる。このように理解すると，患者は運動失語症患者と完全に類似するものとみなされることになる。Wernicke の解釈によると，運動失語症患者は言語の運動表象を失っているからである。

ところが運動表象という概念は広義にも狭義にも用いられている。

自分の腕を上げると，人は四肢の位置やポーズについての視覚像を受け取り，その上関節端の相互の移動や皮膚—，筋—，靱帯—緊張と結びついた一連の感覚や神経支配の感覚を受け取る。この神経支配の感覚は Meynert, Wernicke, Sachs によると，逆行性の興奮によって作り出されており，その逆行性興奮は個別的に行われた運動の断片に随伴する。この全継起を想起

することが広義の運動表象である。

「運動表象」という語にはある意志の疎通が必要である。その際ある表象，意識内での明白な内容，先に行われた運動に伴う個々の感覚のすべてをはっきりと想起することが実際重要なのだろうか？ 視覚的要素の場合には無造作にそのことが承認されるが，運動覚の場合にはそうはいかない。私が握りこぶしをつくる時に運動覚を抱くが，その運動覚の総和は，その運動を行わない時には，まったく不完全にかつ不安定な形でしか私の意識に現れない。さらに，私の運動領が筋をどのように選び，個々のインパルスの強さや順番をどのようにきめているかは，私の意識にまったく浮かんでこない。しかし以前の運動覚の残遺が意識の中に非常に不完全にしろ現れるならば，それにとっての有形の（神経性）代理物が存在するにちがいない。というのは「学習」，すなわち運動の「訓練」は，運動の反復によって，あとに永続的な変化を神経系に残すからであって，われわれが運動が「できる」と名づけるもの（素材としての記憶）は，それら変化の結果である。

そこで人が運動表象について述べる時，「表象」という語が運動における運動覚の部分に厳密な意味で当てはまらないことを意識しているべきである。昔の求心性興奮は持続する有形の痕跡を残すが，その痕跡の総和をその表象という言葉がさし示すのは，短い要約においてだけである。しかしその場合それは心理学上の概念を表示するのではなく，生理学上の概念を言い表している。

手で髪をなでることを問題とすると，他の身体領域の感覚が前述の感覚と正しく組み合わさってやって来る。この全複合を想い出すことが運動を反復するための前提条件を生む。この全複合が障害されていると，運動は正しく行なわれない。ところでわれわれの患者ではこの全複合は確かに無傷ではない。その理由から運動表象が所有するものとして，全複合が完全であることを定義するならば，患者は運動表象を所有していない。その全複合の2，3の部分肢節が冒されたり，またはその部分肢節の連結が損われていると，勿論その全複合は無傷ではないことになる。

ところでわれわれの患者では複合の2つの主要素である視覚性と運動覚性の要素がうまく結び合わされていなかったが，それに比べればこれら要素自体はほとんど損われていなかった。患者は手を閉じることができるが，視覚像をもとにして閉じることができない。彼はボタンをかけることができるが，要求されるとできない。

しかしWernickeが最も厳しく定義しているように，運動表象の狭い概念はまさしく視覚性成分やその他の運動覚でない各成分を除外し，運動覚性の要素だけにしている。運動表象が視覚的なものから独立することは，生まれつきの盲目者で認められる。正常者では複雑な運動の構成要素である最も単純な運動の場合に運動表象が独立して存在し，それ故に四肢の感覚—運動領だけに限られている連合的な構造として存在し，その結果すべての視覚性の影響を遮断してもおそらくこれら最も単純な行為は障害されないままであろう。ところで狭義のこれら運動表象をわれわれの患者は少なくともかなりの範囲に保持している。それ故にそれら運動表象に

ついて，それらがなくなっているとわれわれは言うことはできないが，それらが四方八方から呼び起こされないのだとだけ言うことができる。

　髪をくしけずるような複雑な行為を問題とすると，単に個々の行為を運動覚の領域内で組み立て連結することによって行為が実行されるものではない。むしろ運動覚性の要素はいたるところで視覚性の要素と編み合わされ，視覚性の発起表象や目的表象によってそれが全体として安定なものになる。髪をくしけずる場合を考えると，個々の運動行為それ自体の一つ一つがしっかりと相接して組み立てられてでき上っているのではなく，櫛や髪の毛の視覚像が個々の運動行為がつくる連鎖の中に取り入れられて行なわれているのであろう。

　そこで，ある複雑な運動においてともに働いているものの総体が表象であるとするならば，われわれの患者では運動表象がひどく障害されているか，あるいはなくなってしまっていることになるが，Wernickeの厳密な意味にとると，運動表象はかなりな程度に保持されていて，本質的にはその表象の喚起性のみが損われているのであると言わざるをえない。

　ところで他動詞的すなわち物体に向けられた行動の場合を私は顧慮しなかった。その場合触覚印象を健康者は利用する。われわれの患者はそれができなくて，彼が接触によって認知したことを決して伝えることができない。彼が左手でそれを伝えられなかったことは，右手で得た印象を左手の中枢に伝えられないことをただ証明しているだけであろう。しかし彼が右手ででも物体認知を伝えられなかったが，この所見は単なる経路中断によって説明されるか，それともそれは感覚領それ自体の障害を必要とするか？　私は触覚についてのWernickeの分析の成果を基礎にしているが，その分析結果は極めて錯綜しており，運動感覚やすべての種類の皮膚感覚や一定の物体に対するそれら感覚の相互関係が含まれている。この触覚での記憶が触知表象である。感覚―運動領の一定部分が損傷されていると，たとえ末梢から来る感覚がかなり保持されていてもなお，触知表象またはそれの喚起性が失われていることをWernickeは示した。接触による認知が不能となることの唯一の可能性としてこの感覚―運動領が崩壊していること，あるいはそれに対応して仮定された触知表象が消滅していることまたは触知表象が喚起されないことを考えられるとするならばわれわれの症例でこの部位の崩壊を仮定せねばならないし，したがって感覚―運動領が無傷であるという主張をこの線にそって制限すべきであろう。しかし接触による認知が損傷をうけることは他の条件下でも起こりうると私は思う。(Wernickeによって定義され，皮膚感覚および筋感覚の領野に制約された，狭義の意味において) 触感覚がただ接触記憶を呼びさます時はそれの喪失によって物体の認知が損なわれるだろうが，またこの触感覚が物体表象の他の成分すなわち視覚性ならびに聴覚性成分を，つまり表象の網状組織のすべてを呼び起こさないと，物体の認知はまた害を受けるであろう。感覚―運動領が視覚中枢や聴覚中枢から遮断されている場合には，「鍵」という概念の部分要素の大部分が意識に上ってこないことは明白である。それ故触感覚を接触記憶と簡単に同一視することは認知にとって十分ではないだろう。ところで人は少なくとも再認を考えるかもしれない。患者が一連の触覚をまさしく先のものと同定さえすればよいように，私は検査を整理した。袋に入れた小壜を与

えて触診させ，その後ある時は再び小壊を，ある時はがま口を与えた。それが同じものであるか，それとも別のものであるかどうかを，物体を取り出したりまたは中に残すことによって彼は現すことができなかった。第一に，触知表象自体または少なくとも触覚についての記銘力が最大限に失われているように思われた。したがってWernickeの症例でみられた損傷部位に，ほぼ相応する感覚—運動領自体のある部分がおそらく損傷されているだろうということが上の実験によって証明されたように私には思えた，しかし熟慮の結果この結論を遠ざけるべきであると思った。すなわち2番目の物体がはじめてのものと同一であるかそれともそうでないかのいずれかを表明するのに，患者が物体を取り出すか，それとも袋の中に残すかということが要求された。つまり脳の他の部分で知覚された課題によって運動領を神経支配せねばならなかったが，結局彼はそれに成功しなかった。そこで表明することの困難さが誤反応の条件とならないかどうかが，未解決のまま残るにちがいない。他方（ボタンがけ，スプーンやペン軸の取り扱いなど）保持されている行為は，触知表象の一部が恐らく保持されていることを示している。それ故運動表象の場合と同様に，触知表象も本質的には失われていないが，この場合短絡によっても2，3の認知や操作が行われないとすると，触知表象が他の表象から解離していることが物体の認知や操作を妨げているのだと仮定することができる。その理由から，患者の失行症にとっての独立した原因として触知麻痺を考え，感覚—運動領それ自体（後中心回のWernickeの場所）の障害を失行症の原因であると仮定するための，確信すべき根拠を私は認めることができなかった。

選択反応

なお選択反応について特別の論議が必要である。患者の示す失敗が運動の領域にあるに違いない，つまり運動混同であるとわれわれは考えた。しかしここにも問題があった。自分に示された点のほうに彼は確実に手を伸ばすことができるのに，彼が「鍵」という語を理解し，鍵を認知しそのほうに手を伸ばす——自分に示された点のほうに彼は確実に手を伸ばすことができる——ことができるとすると，開眼すると鍵に代わって壊やがま口を摑み，またしばしばそれで満足するのはどうしてであろうか？

この記述のもとになった病期では彼は指示された物体を摑むことができたが，病初期ではそれができなかった。しかしともかく示されたものを彼が摑むことができた時期に，4箇の品物の中から要求されたものを見つけることが未だできなかった。経過が進むと，品物の数を更に増して，はじめてしばしば失敗することから，せり合いになってくる蓋然性の数が増すとともに，困難さも増えてくることがわかる。

彼に示した点のほうへ彼が手を伸ばすことができることは，把握運動が視野にある点に順序よく結びつけられ，それ故に視覚領と運動領との間の結合が起こっていることを示している。

しかし多くの，おおよそ6つの物の間での選択を行なうよりも，どのくらいこの課題が単純であるかに気付くでしょう。点指示の場合は視野内のある点と視野内の別の点とが競争することはない。ところが物品選択の場合では患者はその視野に6つの像を見ており，そのおのおのの像が浮かび上がる瞬間把握運動の対象となる。そして要求されている物体の脇や，前や，後にある物体を掴まないように，運動のインパルスを正確に与えねばならない。更に喚起された記憶心像を知覚心像と同定するのに精神エネルギーの大部分を必要とする。ところで末梢からの興奮は精神内の興奮よりも遥かに強いということを心に留めておくべきである。私が鍵を指すと，その知覚心像は末梢の刺激によって異常に目立たせられる。これに対し，鍵を示すようにとの口頭命令では語の響きがまず記憶心像を呼び起こし，この今生じた記憶心像が末梢からやってくる知覚のうちの一つを優先させ，それを強調する。この強調が行なわれないと，6つの知覚のすべてが同一の価値を持ってくる。ところでこの精神内界で行なわれた強調は末梢からくる刺激よりもはるかに弱い興奮である。しかし当該の知覚心像が他の知覚心像に比べて優先されないとすると，運動領へ順序よく結びつけるメカニズムが冒されている際には，興奮が正しく送りとどけられる保証は得がたくなるであろう。

　ところで，われわれの症例での失敗の種類を確かめると，この理論上の考察は保証と特異性を得る。その脇，後，前を把握する場合，そのことは直ちに明らかとなる。

　早まった反応や突き出た物体のほうへ手を伸ばすことや，視線のほうにある物体に手を伸ばすことの3つの場合すべてで共通することは，把握運動が行なわれるのはまったく静止した物体であるということだ。静止している物体の像は同時に末梢性に強められており，注意の視点に存在する。それ故にそれは一方では要求された物体に比して，優先権——これは末梢刺激の場合が精神内での喚起による場合よりも強いのであるが——を勝って持っており，他方では注意の視点にある表象が保有する優先を持っている。ところでこの二重の協調によって表象自体が活発になるのみならず——選択を行なうようにとの課題に当事者が直面していることを知っているので——，把握運動の一部をなす経路内での興奮も起こるであろう。この興奮は精神的には企てられた運動の準備とわれわれが呼ぶものの物質的な相応物であるが，この有形の等価物をより詳細に特色づけようとは思わない。それはある新しい未知のものでもって論述を困難にしたくないからである。精神的な面についてわれわれがまったく知っていることだけが肝要なのである。つまり注意の視点に存在する問題の物体が把握運動に対しある刺激を与えていることは周知のことである。

　正常な脳では運動領は他の中枢，特に視覚中枢のきつい制御のもとにあって，6つの把握運動のおのおのを視覚像のそれぞれに順序よく結び合わすことはしっかりしたものであって，前述の二重の強調は通常優勢ではない。換言すれば，健康者が選択するときは，たった今目に入った物体をつかもうとの挑発に彼は抵抗することができる。しかし，特別な状況のもとにあると，健康者もまた同じ失敗をすることは心理学実験でよくみられる。迅速性が強く要求されると，健康者がもっている順序よく結びつけるメカニズムですら働かなくなり，注意の視点に存

在する表象の優勢さに敗けてその物体を選ぶのであって，ここに論じられたように冒された脳の場合は通常の状況のもとですでにそのようなことが起こるのであろう。

　それとともに，選択反応での失敗の原因の最後にあげられたものは，固執に最も近い関係にある。

　要求によって引き起こされた興奮が運動領への正式の道をみつけることができないと，その興奮はなお刺激をうけていて，通行可能にされた経路に突進する。固執は器質性脳疾患で通常みられる。最もよく知られているのは種々の言語障害でみられる単語の固執である。Heilbronner は固執を神経要素の一次的な脱落の結果と考えている。この著者によると，興奮過程がもはや正式の通路を自分の意のままにできない時，高い興奮状態にある経路へその興奮過程がはいりこむ。すなわちまさしく興奮はその経路を通り，そのあとに高められた要求能力が残った。

　運動領が他の中枢，とくに視覚中枢との間で多くの結合をなしているが，その結合が崩壊しているか，通行できないようになっているために，選択行動での誤反応が起きると考えても，しかし更に疑問がある。しばしば，特に初期に患者は何故誤反応を訂正しないのか？　さて，まず触知麻痺があるために触れてみただけで訂正ができない。しかし彼は物体をみており，それ故に彼が示したものは要求された物体ではないことを彼は認めることができる。彼を促すと彼が訂正することもわれわれはみた。課題の解決が患者にどのような困難を意味するかを考え，そして彼の自発性の注意について述べられたことを思い出すと，（患者は今では普通にするが）彼がしばしばそれを自発的に行なわなかったことが理解されるようになる。彼にとって非常な努力を要するような課題を彼が行なったあとで，その課題を参照するのに必要な検査をもはやまったくしないで，疲れ切って彼の習慣的な無活動に再び沈みこんでしまうのであると私は想定する。

　35頁に述べられた絵に面しての患者の風変りさを同じような方法で説明してみよう。左が示す態度によると，それが絵であることを患者は知っている。しかし右では絵を示さず摑むようにし，それは失行症的な態度であって，運動混同であり，示すことに代って把握が現われている。まさしくこの運動が正しい運動に代っていると，以下のことが主張されるであろう。たとえばトランペットの絵はわれわれに現実の物の表象を呼び起こすと同時に，もちろん現実物の表象との競合状態にある別の表象をも呼び起こす。この競合があることは，われわれがある上手な絵をむしろ有形のもののようにみても平面的なものとして認知する点に示されている。

　最初の表象，つまり事物の表象はしかし，意識の前景にある。われわれは描かれたトランペットを見ると，先ず第一に提示された事物のことを思い，第二にやっとその表現の手段を思う。把握運動はある表象，つまり具体的なトランペットの表象の一部をなし，指示運動は別の表象の一部をなす。しかし物体と把握運動の結合は各人間では一般にきわめて密接なものであるが，われわれの患者では特に密接である。解離をまぬがれた僅かの順序よい結びつけの一つが彼にみられる結合であり，その上その結合が多くの検査で活動していたのである。それ故に2つの表象が競争する場合は次のことによって具体的な表象が優勢となる。つまり注意は結合を土台

としていること，そして結合の一部をなす把握運動のための準備が固執によって更に高められるということによって，具体的な表象が力を得るのである。それ故に選択反応の場合にみられたように，患者は動機が多くても運動は一定したものを示すのである。

発語筋と頭部筋の失行症

　患者が積極的に発語しないことは右上下肢の失行症と同じ視点に直ちに従うもので，患者が示した失語症は，発語筋群の失行症である。四肢筋のように発語に際して働く個々の筋やその筋の一定の協調運動もまた無傷である。しかしそれら筋や協調運動は聴覚表象や視覚表象や触覚表象に利用されない。ただ舌や口蓋や唇などの感覚領や運動領に関し，四肢領域と同じような状況を仮定すればよい。その場合，発語筋群は対象像からも語がもつ音響像からも遮断されている結果，発語ができないのに違いない。患者にみられる言語障害が彼の右上下肢にみられる障害と類似することは，「言語運動表象」[原注4]自体は保持されているが，単に喚起されないだけである[原注5]ということをも意味していると私は思う。けれどもこの問題の解決は失語症学説の最も難しい問題と関連しているので，ここではこれ以上立入ろうとは思わない。このように理解するのは言語障害の解剖学上の局在に言及するものではない。どっちみち左第3前頭回あるいは島が損傷部位として問題になるであろう。

原註4）言語運動表象とは，運動覚の要素が具体的に連合する場合の短い表現として21頁に書かれた詳論の意味
　　　　でのみ再び用いる。その連合によって，ある言葉を反復して発音するようになる。
原註5）読字能力が保持されていることが顧慮される。

　ところで右上下肢と発語筋群の失行症のほかに，この患者では頭や顔や舌を動かす筋の両側性の失行症がみられる。彼はこれらの筋を動かすが，表象や情動に基づいては動かさず，その意味から彼は無表情または表情錯誤を示す。彼は顔面運動を使って内的状態を伝えることができないばかりでなく，彼はその顔面運動を模倣することも命令に応じて行なうこともできない。命令の場合，その要求に一定の表現運動がまったく含まれていない時（例えば「怒った顔をしなさい」）にはできないが，その要求が一定の筋の神経支配（「額にしわを寄せて下さい」）を含んでいる時にはできる。それ故に問題となっている運動は視覚表象や聴覚表象からも解離しており，それら運動は内部状態を表現するのに役立たないのみか，一般に精神，意志に従わない。従って揶揄運動や脅迫運動を腕が自発的に行なえない以上のものが，腕の失行症であるのとまったく同様に，顔面筋の失行症は無表情以上のものである。

　問題の筋が両側性の神経支配を受けているからといって，これら筋の表情運動や随意運動が専ら左半球の支配下にあるということを否定するものでない。無表情（身振り語の喪失）の症

例が一側性病巣のあとにみられた．Perroud が報告（Journ. de méd. de Lyon, 1864, Kussmaul によって言語障害，第Ⅲ版，161頁に引用されている）した症例では，左第3前頭回，島および隣接の髄質に卒中性の囊胞が認められた．

　身体両半側の頭部筋や顔面筋の失行症が一側性の病巣によって起きるかどうかという問題を確実に解決するには，われわれの症例，特に剖検所見を欠く症例は適当でない．というのはあとで述べるように，われわれの症例では右の顔面中枢の部位が傷害されていると考えざるをえないからである．

　患者が左手で鏡像文字を書く！ことをさらに考察しよう．

　多くの白痴や幼い子供や少数の健康成人が左手で鏡像文字や外転文字を書くことは，右手の書字学習を行なうと右脳における書字運動，それ故に右手の運動に対称的で外転した運動形式が一緒に訓練されることを実証している．この左手の共同運動を押さえることは不自然でかつ骨が折れるために，活発な子供では左手が潜在的に受けているこの共同神経支配が現われる．それ故に外転文字をもたらす書字運動表象が先天的に右脳に完成しいる．

　この右脳の書字運動表象が一本立ちになる，すなわち左脳の書字運動表象を飛び越えて喚起されるのみならず，字母像によっても直接喚起されるということが多くの失語症患者で示されている．失語症患者は左半球にある書字運動表象（またはそれが喚起されること）を失ったあともなお，左手で鏡像文字を書くことができる．この点でわれわれの症例は他の失語症患者と同じであるが，左側病巣のあとに何故この経路が再び利用されるのかという疑問は，われわれの症例や失語症患者に共通に残っている．

　つまり大多数の成人では鏡像文字への根源的な傾向は克服されている．読解できる字母像をつくり，だからその視覚像に従って書こうとする意図はこの根源的な傾向に打克つ．しかしそのためには右運動領での新しい運動形式がこの視覚像に順序よく結び合わされるべきである．新しい経路が形成され，（鏡像文字をもたらす）古い経路が立ちいることを抑制すべきである．このことが幼い子供らでは未だ起こっておらず，多くの白痴では決して起こらないということは当然である．

　しかし失語症患者はこのすでに所有していた能力を何故失うのか？　そのことを説明するために患者の一般精神状態の減弱が挙げられた．しかし，進行麻痺患者が通常外転文字を書かないので，この説明は色あせてしまう．それ故に外転文字が再び現われることを一定の神経要素の脱落に相応して，その精神減弱の一定の成分に結びつけるべきである．いずれにせよ局所的な病気による説明が可能であるならば，その説明をよいものとして人は選ぶべきであろう．そして失語症患者が左手で字母像を模写できないことをその病巣から説明できないかどうかを試みるであろう．字母像からの新しい左側の経路が，病巣によって崩壊されている左脳内の領域を通って，右側の手中枢に行くということはきわめてありそうもないことである．なぜならば，対立する運動形式つまり鏡像文字の運動形式がまさしく（左の書字運動表象に関する）この通路で行なわれることをわれわれはみたからである．

この目立つ現象を次のように説明することができると私は思う。書字学習の際，字母像によって書字運動表象が左半球内に呼び起こされ，この書字運動表象でもって右半球内の対称的な書字運動表象が営まれる。失語症患者では左側の書字運動表象がもはや呼びさまされないが，右半球の対称的な書字運動表象がなお呼び起こされるので，字母像から右脳の手中枢へ行く直接の道が形成されるに違いない。ところでここにでき上がった運動表象の部分に字母像の部分が順序よく結合されておらず，これら運動表象はまったく字母像と似ておらず，ある字母像は他の字母像を呼び起こし，いわばそれにとっての単なる信号になる。

　ところで，われわれが左手で書くとき，字母像とまったく一致しない右脳の運動表象が現われるが，それをわれわれは抑制し，字母像に運動を新たに順序よく結びつける，すなわち字母を毎回一部分一部分ずつわれわれは模写するのである。この際いわば手本にしている字母像が非常に活発であることが，この新しい順序よい結合の前提である。しかし字母の視覚像が左運動領内の字母の運動像ともはや結合していないと，今度は字母の視覚像の活発さが損われる。この両方の成分が相互に強められて保持されることはまったくこれまでの表象の場合と同じである。

　それ故に左の運動表象から引き離されることによって字母像が非常に色あせると，字母像の一部分一部分に左手の神経支配を新たに順序よく結び合わすことが患者にとって困難になってくる。一方，左手の運動領内に前もって形成され，いわば固定し，そこででき上がっている古い書字運動表象を呼び起こすように，字母像がなお信号として働くのである。つまり保持されている字母像に応じて右運動領を神経支配する能力が，左の脳病巣によって破壊されているのである。

部位診断

　これまで剖検所見を欠く病気の部位診断をしようと思う。これについての仮定は常に2つの路線に沿ってすすめられる。先ず第一に除外的な方法の結果，半球のある限られた部分のみが問題となる。語聾のないことから左側頭葉が無傷であるに違いなく，片麻痺や拘縮のないことから四肢の運動領域と同様に皮膚・筋感覚領域は少なくとも部分的に保持されているに違いない。最後に半盲も精神盲もないから，後頭葉は無傷であるに違いない。したがって前頭脳と，頭頂脳の中心回の後ろの部分が問題となる。ところで臨床像の分析もまたこの場所を指示している。失語症は第3前頭回およびおそらく島葉の損傷を示す。臨床症状からさらに，主として側頭葉や後頭葉から四肢領域が遮断されている必要がある。それ故に四肢領域を除いた頭頂葉がまさしく問題となり，角回の深部に及んでいる損傷は視放線を中断しているかもしれぬ。そこで軟化病巣は第3前頭回から島を経て後方にひろがっており，本質的には中心回を冒していないが，縁上回や上方の頭頂葉の皮質や髄質を，とくに髄質を著しく破壊していると私は推定

した。それ故その病巣は後方にFlechsigの頭頂葉連合中枢に対応する領野を主として占めているであろう（皮質よりも髄質がよりつよく冒されている）。右半球から左感覚—運動領への投射がどこで中断されているべきかは断言できない。おそらく病巣は脳梁の上にかぶさっており，われわれが右側に仮定せねばならない小病巣がそのさい多分問題になるであろう。

　すなわち，左顔面神経麻痺や左上下肢に一度みられた攣縮からそのような仮定が出てくる。その顔面神経麻痺は大脳性麻痺の特徴を有している。軟化が両側性にみられることは，きわめて頻繁な所見である。

　左側にかなり大きな病巣を仮定することは，失行症に関与する皮質領野が中断されていること，それ故に半球の大部分をこえて広がっている非常に多くの経路が中断されていることが問題であると，想定している。それに対して頭頂葉に一種特有な中枢があって，全脳からの運動性の指図がその中枢で高度に集約され，この場所でのかなり小さな病巣が，同じような臨床像をもたらすかもしれない。頭頂葉内にFlechsigの連合中枢に対応するかもしれない，このような機構を想定することは，次のことから反論される。すなわち，そうであればここに記載された病像はきわめてしばしば予期されるであろうから。頭頂葉の病巣が拡大されていても，運動領を冒していない場合には，とにかくそれは明らかになるであろう。運動領が病巣によって強く冒されると，もちろん病像は覆いかくされるであろうが，後方への病巣が拡大すると，たとえそれが部分的ではあっても，病像それ自体を優勢にするであろう。それに反して病巣がある程度むらがあって，珍しい配置をしていると私は仮定するが，そのような配置をしていると，臨床像がまたまったく珍しいものであることを説明するであろう。外見上の感覚障害をさし引いたあと，感覚障害が存在するとして，われわれが採用せざるをえなかった感覚障害もまた，頭頂葉の病気を示唆している。そのさい近隣の症状が問題となることは，5月以来感覚障害がほとんど完全に消失したという事情からわかるのである。

その後の経過

　その後の経過は次のようである。塗擦療法とヨードカリ療法によって明らかな改善が現れ，その改善は患者の左上下肢を利用するように意図された訓練によって促進された。それによって意志や意見の表出の道が開かれ，患者と彼の周囲とのラポールがつくようになった。患者の情緒は今度は釣合がとれている。右手を頻回に無目的に動かす共同運動が止み，同様に頭や眼や口の活発な動作ももはやみられない。今や正常な方法で彼は肯定や否定を表現できるので，表情錯誤はなくなっている。失行症はほんの僅か軽くなったが，本質的にはそのままである。もちろん以前のようなグロテスクな失敗が稀にみられる。一連の日常の動作，例えば帽子や鼻眼鏡をかけたりはずしたりすることを彼は習得した。

　選択反応での失敗ははるかに減じた。失敗させるには，課題をやや複雑にせねばならない。

再帰的な行為や自動的な行為に関する失行症はまったく不変であって，彼は彼の鼻を示すとか，にぎり挙をつくるとかいうことをいつもできない。

感覚に関してのみ確かに本質的な改善がみられた（そのさい求心性興奮がほんとうに消失していることと単にそれを利用するのが遅滞していることとの間の区別に立ち入らない）。

5月中頃には右上下肢のポーズと運動を左上下肢がかなり旨く真似ることができた。右側の繊細な触感覚もまた回復し，定位すらほとんど正常になった。彼は右側の刺された場所を左手できわめて正確に示した。右手ではいつも非常に不完全にしかそれができない。針で刺すと，そのとき彼は右手を活撥にひっこめた。

触知麻痺もかなり消褪している。

失行症が継続するのに，感覚がほとんど正常な状態に戻っていることは，失行症は感覚障害からは説明されないとの，以前の見解を充分に確かめている。

彼の発語能力や書字能力はそのままであり，筆致はやや好ましいものとなった。

総括すると，6月の終わりでは左の脳の機能，すなわち，発語や書字はまったく改善されなかったが，右手の操作は僅かに改善された。それに反して一般に左手をよく使って，右手を使わないようにしたため，患者はあまり困窮しなくなった。そこで入院治療の必要がもはやなくなったので，退院させた。

失行症の症状と文献にみられる失行症と失象徴の概念

われわれは患者についての古い記載の中にしばしば失行症の特徴を部分的にみつける。例えばそのような2例が，Monakowが引用している脳疾患教科書（Lehrbuch der Gehirnkrankheiten）の518頁にみられる。

熟達したクラリネット奏者が，失語症者となったが，クラリネットを吹くのに必要なように唇をとがらすようにとの命令に対し，そのようにできなかった。しかし彼の口がクラリネットに触れると，首尾よくそれを吹くことができた。Kussmaul（Stör. d. Sprache III. A. 161頁）が述べているのと同じ患者が，問題になっていると私は推測する。「ある一定の目標が適切な運動と結び合わされたときに」行為がうまくいくのだとMonakowが述べている（518頁）が，私の症例を分析した結果から，命令ではできない行為を旨く行うための条件がそれによって適切に言い表されているとは思わない。むしろ私の症例がうまく手を閉じたと同じ条件によって，問題の患者がうまく吹奏するのである。器官からの皮膚・筋感覚刺激がやってくると，器官が動かされるのである！（すなわち短絡によって）。クラリネットを注視することもまたそれを助けるように働くこともあろう。それで運動覚の複合体としての一定の運動形式がなくなってはいないが，四方八方からそれが呼び起こされず，それ故に語のひびきによっても呼び起こされず，また語のひびきによって呼び起こされた視覚記憶によっても呼び起こされないことがこの

場合も重要である。

　ある別の運動失語症患者に灰を差し出すと直ちに吹き払うのに，空中を吹くようにと命令をすると，成功しない。言語聴覚的な刺激だけではできなかったことを，視覚的刺激それだけか，またはそれが言語聴覚的刺激と一緒になって，この際行うことができた。

　Spamer（Arch. f. Psych, 第6巻）や Kussmaul（Stör. d. Spr. III. A., 180頁）と同じように，多くの失語症患者に彼の身体のどこか一部分を摑むようにと命ずると，彼らは別のところを摑むことを，Griesinger は注目している。

　彼はそこに運動の混同を考えたが，それは一般的な反論を引き起こした。Gudden や Spamer や Kussmaul は，聞かれた言葉を混同することだけが問題であったと仮定したために，彼らは Griesinger に反対したことになる。もちろんその決着は症例の詳細を根拠にしてのみ行われる。いずれにせよ Griesinger が問題としたことが原則上存在することを，われわれは今や知るようになっている。

　失語症がないが，触知麻痺と一緒に右手の一定の運動形式を喪失している1例を1884年に（失語症についての2, 3の新しい研究と言う彼の論述の中で）Wernicke は述べ，1895年に（皮質損傷の2例，Arbeiten der Psychiatr. Klinik zu Breslau）それを十分に論じた。閉眼時には患者 Janowski は彼の右手を使うことができなかった。使用不能の基礎として本質的には触知表象の喪失があると，Wernicke は考えた。上着の釦をかけようとしても右手が役立たないことや，閉眼時に正しい反抗運動ができないことの原因として，——前者の場合は部分的にであるが——問題の運動表象（46頁）の喪失を Wernicke は考えている。

　失象徴という名詞は Finkelnburg によってまず用いられた。「失語症」という語は，一定の慣習的な記号，すなわち言語記号を使ったり理解したりできないことを意味していた。ところで Finkelnburg は多くの失語症患者が他の慣習的な記号をも失っていることに気づいた。彼の患者のうちの1人はカトリックの礼拝での象徴についての理解を失うと同様に，社会や国家の慣例や符号の理解をも失っており，他の1人は食前の祈りで十字をもはや切ることができなかった。Finkelnburg はそこで，記号形成が傷害されたり記号理解が冒されたりしている場合のすべての形式に対して包括的な言葉，「失象徴（Asymbolie）」，すなわち象徴の喪失を提案した。このまったく正当な敷衍に対し何ら異議はないであろう。しかし Finkelnburg は上に挙げた障害に並べて，まったく別種のものを失象徴の概念のもとで同一線上においたので，混乱が起こった。このほかの彼の患者のうちの1人は場所や人物を再認することができず，更に他の1人は運動を混同し，第3の患者は触覚をとり違えた。これらの症状ではもはや慣習的な記号が問題ではなく，客体表象，つまり認知の障害が問題である。

　Finkelnburg が「失象徴」として引用したものから，前記の障害は特別な総括と特色づけをまさしく必要とすることを Wernicke は覚った（失語症性症状群，1874年）。まさしく認知障害に対してのみ Finkelnburg の「失象徴」という表現を Wernicke は求め，失語症での失象徴に対抗させた。概念にとって本質的である物体の記憶像が失われた結果，これらの障害が起こった

とWernickeが考えているので，彼のいう失象徴はこのように記憶像が失われていることを意味している。

しかし「象徴」という語は一般には「慣習的な記号」という意味で知られているので，Wernickeの意味での失象徴という語がより一般的に用いられるようにはならないであろう。この理由から他の著者らは物体の認知障害に対し別の名を用いた。Freudは失認（Agnosie）という適切な語を提案した。Starr, Pick, Kussmaulは「失行症」（Apraxie）という語を用いたが，理論を攪乱しないのでまったくその語は危険がない。ところですでに緒言で述べたように，その語を用いることによって一連の本来の障害は名称をもった原理へと高められたのである。

Meynertだけが Wernicke の失象徴の概念と名称をしっかりともっており，——ある作為というよりはむしろ——「象徴」という語の意味をWernickeの概念に関連させることを知っていた。Wernickeは種々の失語症型を「限局せる皮質部位が崩壊しているが，その特殊な場合であるとして」実証したと，Meynertは彼の精神医学臨床講義（Wien, 1890年）で述べている。「一連の他のものはこの特殊な場合に従う。種々の皮質部位の内容は同一の物体に対し記号，象徴を与えている。……物体がもつそれぞれの記号が脱落すると失象徴と呼ばれる。運動に関していうと物体を使用するにあたってはまた知覚の記号がそれに結びつけられ，患者が物体を利用できないということでこの失象徴が現れるであろう。……中心部の中央の高さでの軟化巣が上肢の神経支配像をおそらく喚起することができないということが，この運動性失象徴（motorische Asymbolie）にとって必要である」（270頁）。

それと同時に，Meynertは運動性失象徴を感覚性失象徴に対立させたが，その感覚性失象徴はWernickeの失象徴や，Freudの失認症や他の著者の失行症と実際には一致するのである。また運動性失象徴はこの研究で私が用いた狭義の失行症の概念と本質的に符号するのである。

私が知る限りでは，Meynertの概念は顧みられなかった。事実Heilbronnerは，上に挙げた研究においてMeynertが述べていることに注目し，Meynertが右手に関して述べているように，その運動性失象徴を全筋肉群に拡大して考えることができると述べている。しかし彼は感覚性失象徴という意味での失象徴の概念，したがって失認症に対応する概念〔「物体を認知しないこと」（1頁）〕であるが，その概念を彼本来の研究の基礎においている。

Meynertが病像の例証として提出したものは，それについてはきわめて簡潔であって，病像を十分に描出していなかったために，彼の概念があまり顧みられなかったと私は考える。すなわち，彼の症例は最初は精神盲，つまり感覚性失象徴の主症状を示していた。さらに主として冒されていた左手は，「はっきりした麻痺」を示していた。最後に失調症が起こった。したがって使用可能性を障害する3つの原因がすでに示されており，それらは運動性失象徴と何らかかわり合っていない。ところでそのほかに，使用可能性が冒されていることの徴候は比較的微々たるものである（271頁をみよ）。失敗の一部，例えば的はずれの把握はただ失調症から予期しうるであろう。Meynertによって述べられたことが麻痺していない右手に見当たらないならば，「にぎり拳をつくることができない，手で何もつかむことができない」という陳述は，とも

かく運動性失象徴の特徴として通用しうるであろう。しかしすでに述べたように，Meynertの天才的な眼力によって明らかにされた障害の特性が疑うことのできない純粋な形で現れてくるのを，その他にみられる精神盲や麻痺や失調症が妨げている。更にMeynertは272頁で運動性失象徴の語と並んで「Kussmaulの失行症」を括弧に入れているが，概念を考えた名誉を誤ってKussmaulに献じている。Kussmaul（181頁の前述の箇所で）を読むと，失行症では物体を使用するための理解が失われてしまっていると人は考えることができる。しかし199頁で「物体の誤認が失行症の基礎になっている」とKussmaulが言っているのを読むと，他の著者のように彼もまた失行症は感覚性失象徴を意味するとしていた，つまり対象を誤認した結果が失行症であると理解していたことがわかるのである。

　Nothnagelが動物生理学から人間の病理学に引用したように，失行症に近縁な一つの概念は精神麻痺である。1887年のWiesbaden会議での彼の有名な講演（会議録，121頁）において，運動性記憶像の頭頂葉皮質領野が損傷せる結果に対して，Nothnagelは「精神麻痺」（Seelenlähmung）という表現を用いている。「一定の条件下，例えば閉眼時には，彼の腕は彼にとって使用不能な道具となった」。「彼は腕の運動を統御できない。何故ならば，個々の運動動作の程度や仕方についての記憶像を彼は失ってしまっているからである」。それ故にWernickeが運動表象の喪失として理解したものに，それは理論上一致する。したがって失行症との差異は理論上先ず第一に精神麻痺は，はるかに限定された障害であることである。失行症患者の腕は，彼が他の感覚（眼や耳）を利用しても，使用可能な道具とはならない。彼は要するに精神それ自体を失ってしまっており，Nothnagelによって仮定された運動のための記憶領野に相応する精神の部分のみを失っているのではない。精神麻痺の実際の例証として示された臨床像をわれわれが観察すると，その区別はより本質的になる。そのような精神麻痺をBleulerは，例えば腕の麻痺したある患者で記載している。腕の運動感覚や位置覚も失われていた。開眼時では腕の残余の運動が，例えば上腕筋の伸展がみられた。眼を閉じると，彼はこれらの筋を明らかに神経支配することができなかった。それ故にこの際精神麻痺は一般に運動脱落として，したがって実際の麻痺として現れた。その上Bruns[原注6]はAntonがすでに述べた3例と自己の例を精神麻痺と名づけている。麻痺側と同側の半盲が，ある程度閉眼の代りをしているので，閉眼しなくてもそのように名づけられた障害がこれらの症例でみられた。またこれらの症例は，自発運動が誤っているのでなく弱められていたということによって，失行症から根本的に区別される。

原註6）精神麻痺に関して．Festschr. d. Pr.-Irrenanstalt Nietleben, 1895.

　Antonの患者は皮膚感覚や筋感覚を失っている問題の四肢をあまり使わなかった。彼らがその四肢を使うと，やや失調性の運動となったがまったく失行的ではなかった。すなわち，運動の基礎形式は目的にかなった運動のそれであった。Brunsの症例でもそれは同様であった。Brunsの患者の右側は卒中発作後暫く麻痺状であった。しかしこの不全麻痺は速やかに後退し

た。本来の不全麻痺が消え失せた後，完全な回復までのなお3ないし4日間，精神麻痺と名づけられる障害が存在した。不全麻痺が後退するさいのこの一過性の障害は次のように現れた。すなわち，患者は問題の4日間その右腕をまったく自発的に用いないで，「腕は彼のそばに麻痺したようであって」，「長い説得をすると，やっと彼はその右手を用いるようになる」。精力的に骨折ったり，仕方をあらかじめ教示したり，左手を固定したりして，やっと彼に右手を使わせることができた。そしてその右手はまったく正確に働いた。Brunsが正しく感覚麻痺が原因であるとしている軽度の不器用さを除けば，その実行にあたっては何らの障害もみられなかった。それでこのさいもまたその障害は運動の性質つまり目的特徴を冒しておらず，一般に神経支配を冒している。本来，腕の随意運動が妨げられていることだけが問題であって，右腕はほとんど冒されていない。表面的な観察から，まさしくこのさいは失行症が，私の症例ではおそらく錯行症が存在するというのは間違っているであろう。この場合行為は冒されておらず，要するに運動が冒されている，目的に合った神経支配が冒されておらず，要するに神経支配が冒されているのである。特別に発動性が強い場合，例えば患者の左手が固定されていて，針で右手が刺されたとか，つよい説得や教示が与えられた場合のみ，一般に右手は行動を起こした。しかしその際の行動は正常な行為であった。精神麻痺として記載された症例では一定の肢節の神経支配が中断されたり弱められたり，また妨害されたりしていることが問題であるので，それらの症例に無動（Akinese）または寡動（Hypokinese）の名称が与えられる。

　その上，他の著者特にFreundとSachsによって「精神性の麻痺（psychische Lähmung）」と名付けられた病像もまた，われわれのものとまったく異なっている。他の著者たちがまったくHysterieに入れるであろう機能的な麻痺，すなわち運動欠如のうちの狭義の麻痺がその際問題であって，ここに描かれた失行症の状態とは異なっており，更に詳しく論ずる必要はまったくないであろう。

失行症に関する一般的な評価

　この病像をここに示し，分析することによってBroca, Wernickeなどによって開かれた道に新しい進歩がもたらされた。

　精神のある「能力」が，脳の限定された一定部分の病気によって消え去ることを，これらの研究者が証明した。一定の領域の病気ではまったく一定の精神活動，すなわち思考の言語的表現が消失し，他の一定の領域の障害では言葉の理解が崩壊しており，他方において見られたもの，聞かれたもの，触れられたものを理解することは別の種々の部位が健全であることと関連している。それらの部位が冒されると，精神盲，精神聾，あるいは触知麻痺が生ずる。それらが失認症——同様に感覚性失象徴，広義の失行症——に結びつくと，感覚の活動性が保持されている場合では，最も重要な外界印象の理解，つまりその精神的な利用が行なわれなくなる。

ここに述べられた症例が示しているように，限局病巣によっておこる精神のこの部分障害に，ある新しいものを失行症は付け加えている。四肢が麻痺していなくて自由に動くことができると，通俗心理学はそれを精神の四肢支配と名づけているが，失行症ではその精神の四肢支配が脳の一定部分の障害によって消滅されている。より正確に言うと，精神のこの支配が右半身と左半身とで別々に無効になりうることを証明している。

運動装置が保持されている場合では，意志が右半身の運動についての支配を失っているように，大衆心理学はこの状況を説明するかもしれぬ。患者はすでに右側で欲することができないのか，またはただ欲していても彼はできないだけなのかどうかという判じ物めいた質問を，私はここで詳しく論じようとは思わない。状況がこの二者択一の2つの肢節の1つとうまく一致すると予期すべきでないということだけを，私は述べたい。多くの個々の過程が非常に複雑に一緒に働いた結果として正常な意識に現れてくる単位に，通俗心理学の諸概念は当てはまらない。それ故にわれわれの症例でみられるように，諸過程が病的に分解している場合は，実際の事柄を描写するのにこれら通俗心理学の諸概念は不適当である。一定の探求可能な個々の過程，すなわち随意運動の実際の条件を対象とするさいに，われわれが科学的心理学および生理学を利用すると，われわれは核心に更に近づくことができ，欲求の概念がもっている困難なことがらを回避できるであろう。

現に存在するある特殊な刺激によって反射運動が決まる一方，すべての感覚領域からやってきて，現に存在する知覚のほかに，昔の知覚の残余や，昔の知覚の結合したものの残余，つまり記憶（広げると，包括的な意味での物質的な残余）が活動しはじめることが，随意運動にとって恐らく前提であろう。

これらの記憶は決して意識にまったく現れてこない。もちろん典型的な随意運動においては運動に先行する随意運動表象は明らかに存在する。しかしわれわれは通常運動の結果についての表象だけをはっきりと意識にもっており，仲介として必要な表象すなわち運動系列自体の表象がわれわれに明瞭に意識されないで，運動が直接連結される。私は消そうとしてランプを持ちあげると，すでに口の筋肉や呼吸筋が呼吸運動を行っている。われわれはその間に位置する部分部分を常に意識にあげることができるが，通常は以前に行なわれた結果の，あとに残された有形の複合体が興奮して現れたものとしてのみ，これら部分部分が存在する。しかしそれら有形の複合体は興奮という形で，したがって物質的な意味での記憶として作用しているに違いない。

予め決められた結果を随意運動がなしとげる限り，われわれはそれを目的運動という。ある運動が予め立てられた結果を招く限り，それは（主観的に）目的に応じているのである[原注7]。

原註7）しかし主観的に目的に応じた（subjectiv zweckgemäss）運動は，たいていはすべての状況下で客観的に目的に応じた，すなわち，目的に適当な（zweckmässig）運動ではない。ある物体を用いることが問題であるときは，目的表象が物体の客観的目的と一致することが必要である。われわれの患者で

は，この一致がみられるが，それに反し失認症患者（感覚性失象徴患者）ではそれがない。失認症患者はそのことでまったく目的に不適当にふるまう。何故ならば物体を誤認するために，誤った目的表象をもっているからである。しかし彼の運動はその目的表象に応じているのである。したがって失行症患者は自分の目的を実現化できないために，目的に不適当にふるまい，失認症患者は操作において誤った目的を行うために，目的に不適当にふるまうのである。

　目的表象が視覚性，聴覚性，触覚性，運動覚性記憶と結びつき，それが運動を決定する時のみ，上に述べたことが事実となるだろう。しかしこれらの成分もそれら成分の結合も，過去に集積された経験と訓練によって得られたものである。すべての感覚領域で経験を通して得られたもののすべてと同様に，運動装置がもつ新鮮な知覚が財産にならず，彼によって利用されないということが，失行症の本質であり，目的に応じた運動ができないことが失行症であると，緒言で述べられた失行症の定義の実際的な内容である。それはまた，上のような内容を通俗心理学の表現をかりて言うと，意志が運動を支配できなくなっているということでもある。
　したがって，身体の一定部分を動かすために精神が所有するすべてを利用するが，脳の器質性限局病巣がその利用を駄目にしてしまうことをこの症例は示しており，その点にこの症例の意義が正確に現されているであろう。多くの運動において問題の四肢は，無経験の子供の四肢がふるまうように，ふるまうようである。特に運動性がどのようにして無経験の状態へ逆戻りするのか，すなわちどのような場所で連結が断たれるのかということを詳細に示すことに，今後の意義があろう。
　今の場合視覚性，聴覚性ならびに運動覚性の記憶が保持されているが，運動覚性記憶が視覚性ならびに聴覚性記憶から分離していることがわかった。それは失行症にとっての唯一の可能な成立様式としてでなく，失行症について経験的に指摘しうる一形式としてのみ主張されるべきである。
　しかし運動性の実行装置（出入りの経路を含めての四肢の皮質領域にそれがあたると私は考えている）が障害されていなくて，四肢運動を障害するような病気は脳疾患のうちでまったく特殊な位置を占めており，それは精神病へのある移行をなすと考えられる。
　これについては以下のことを想起する必要がある。Meynert は脳内において投射系と連合系を相互に区別した。前者すなわち投射線維全体によって，皮膚表面や感覚器表面と同様に筋肉群が脳皮質と結合している。それによって全身が皮質上にほとんど投射されている。投射領野を相互に結びつける線維によって連合系が形成されている。
　精神病に対立する狭義の脳疾患や神経疾患は投射系の病気で，それに対して精神病は連合系の病気であると Wernicke は述べている。もちろん自然はこのような区分をはっきりと肯定するものではない。両方の系を侵す病気があり，その一つとして，進行麻痺があげられる。つまり投射系もまた冒されており，進行麻痺患者では瞳孔硬直，けいれん，発語筋群や身体筋群の麻痺，感覚障害がみられる。逆に，精神病に通常算入されているいくつかの過程では，連合系

が一緒に冒されており，その病気が合わさると，感覚性失象徴つまり精神盲，精神聾などを結果として生ずるのである。精神盲患者がたとえばバラを見ると，彼はその形の細部を正確に描写することができる故に，視神経が皮質内でなす最初の終末は著しく冒されてはいないであろう。それなのに彼はそれをバラという風に認知しない。つまりバラという表象はその表象の成分を種々の皮質領野内にもっており，同定するにはそのバラという表象を喚起することが必要であるが，その喚起が起こらないのである。

　認知のこの過程を脳病理学者は一般に極端に単純化して了解しているように私には思われる。一つの投射領域の興奮が，種々の感覚領域に相応して，客体表象の他の成分を呼び起こすことを，いずれにしろ認知は必要としている。そのため種々の皮質領域が，末梢刺激によって興奮された皮質領域からその結合を断たれると，認知作用が妨害される。たとえば視覚皮質領から他の皮質領へいっている連合経路が中断されると，Lissauer の連合性精神盲が起こるであろう。したがってこの病気では連合系が関与していることになる。

　通常これらの状態を人は狭義の脳疾患になお数えている。というのはそれらは（しばしば投射系の障害——半盲，麻痺など——と一緒にみられ，他の観点すなわち病理解剖学的観点では，たいてい投射系の病気と近縁であるからである。しかし投射系の障害に比較して，それはより高次の障害を意味しており，狭義の精神病への移行をなすことを人は認めるべきである。

　知覚された物体が認知された時にはじめて，理解，区別，判断などのいわゆる高次精神過程にその物体が組みこまれるようになる。Wernicke はその過程を精神内過程 (intrapsychisch) とよんでいる。精神と外界との交互作用をできる限り単純に表現し，了解を速やかにかつ本質的に容易にするような模式図を Wernicke が作った。投射野 s がかかれており，そこにまず末梢刺激が到達する。われわれの例ではバラが s で知覚される。バラが同定されると，それは A（発起表象）においてもっと先の精神過程の出発点となる。それ故に s-A の経路（精神感覚路）は同定作用を表現している。ところで A で先の過程は終わり，行為が現れるには，その過程が目的表象 Z に到達する。A-Z の道は Wernicke の精神内経路である。人がバラを眺めて同定すると，そのバラをボタン孔に差したくなるくらい美しいと言う表象を，そのバラが引き起こす。そこでそのバラを摘みとろうと人は決心する。Wernicke の模式図によるとバラの発起表象 A がバラをボタン孔に差してもっているという目的表象に精神内において最終的に到達する。摘みとるという運動が起こるためには，それに必要な神経支配がこの目的表象から腕の運動領 m に与えられねばならない。それが起こっている経路 Z-m を Wernicke は精神運動 (psychomotorisch) 路とよんでいる。s-A の道を通して外界印象が精神内過程に組みこまれ，ある程度内面化される。Z-m の道を通して精神内過程の結果が表面化され，運動や外界への作用という形に変換される。したがって精神内過程と外界との交通は一面では精神感覚路 (psychosensorische Bahn) によって仲介され，他面では精神運動路によって伝達されているのである。

　ところで連合性精神盲の場合，要するに感覚性失象徴を構成するような病気の場合には，s-A

経路が冒されているのであるが，われわれが今とりくんでいる失行症，すなわち，運動性失象徴では障害が精神運動性の領域にある点が本質的なところである．したがって，感覚性失象徴は精神内過程に対して受容的な面を通して関係しているが，その関係とまったく同じ関係を，失行症は作用発現的な面を介して精神内過程に対して持っている．さらに失行症が運動性投射領域の障害に対してもっている関係とまったく同じ関係が，感覚性失象徴と，感覚性投射領域の障害との間にある．他方，精神病者の場合は一定の障害に非常に意味深く関連する失行症が現れるが，Wernickeによってその障害は精神運動性障害として特色づけられた．

進行麻痺患者が，特に発作後に示す困窮したある状態や，Wernickeの"運動精神病"患者が示すそれに相応する症状は，同じように運動性失象徴の徴候として特徴づけられることを，すでに，Heilbronnerは気づいていた．

そのような患者が最も簡単な運動に関する課題に対して，目的に不適当に（"parakinetisch"）ふるまうのをわれわれはよくみる．著しい症例では起立や歩行ですら，まったく間違った様式で行われる．そのような患者に椅子の上へのぼらせると，彼はまったく間違った余計な動作をする．彼は完全な困惑（「運動性」困惑）の様子を示す．しばしばこの状態では個々の筋領域は動かなくなり，また全身の無動と交代する．多くのこの種の患者に舌を出すように命ずると，口の筋肉群にインパルスが来るが，旨くできない．運動常同や反復語唱に近縁な現象や，運動精神病の全てに関しては，WernickeのGrundriss der Psychiatrieを参照して頂きたい．もちろん私の症例と上述の精神病において，同一の過程が問題であるというように私は想像しない．たしかに蠟屈症や拒絶症や「説明妄想観念」がないことは病像を完全に分けている．Wernickeの説に従うと，運動精神病のさいに冒されていると同じく広い領域が今の場合ある器質性病巣によって冒されているということだけが私には重要であると思われる．その過程の性質や強度，個々の経路を冒すにあたっての選択はもちろんまったくさまざまである．Wernickeは運動精神病に関し，少し前に発刊したGrundriss der Psychiatrieの第3部，453頁において次のように述べている．「運動精神病では目的表象を実現できないことが問題なのではなくて，目的表象と中枢性運動投射領域との間の同定障害が問題である」と．また454頁では，「ある半球の運動中枢を神経支配しようという意志の意のままになる経路が，実際にその機能を失ったりまたは実際に中断されたりすることは，考えうることであり，それに類似するものがないと考えることはできない」と．これらの言葉はここに提示された症例にぴったりである．病気の一般的な領域において，精神病が示す精神運動性障害に対して，器質的に完全な類似物があるのである．

第2の類似の事柄についてちょっとだけ考えよう．ヒステリー性の無為や麻痺や感覚消失は，ここに述べられた失行症と個々の特色の点できわめて異なっているが，原則的にはその結果は符合している．ヒステリー患者においてもわれわれはその障害の原因を中枢の運動装置に求めないで，意志が装置を支配できなくなったことに求める．ヒステリー性感覚麻痺においても，求心性興奮は全体意識の中へ入らないながらも利用されている．したがって精神でのほとんど同一の場所での中断が起こっている．失行症や，精神病患者での一定の症状を伴っているある

限局された病巣疾患とヒステリー患者との間に存在する類似を述べることだけにし，その関係と差異についてのより深い究明は特別の研究に任せたい。

　裁判上の観点から，一側性失行症患者を考察するさいには，異常な困難さがあることを指摘するだけで，十分であろう。

解説

フーゴー・リープマン著
「失行（運動性失象徴）の病像—半側失行の1例を基礎として」の歴史的背景と失行症論のその後の発展

遠 藤 正 臣

　ここに訳出した論文から失行症の科学的研究が始まったことは，広く世の認めるところでありあえて注釈の要はない。しかし一般に種々の臨床所見の記述・分類にあたり，術語の正しい理解に立った使用をなすのが当然であり，今の場合も術語・概念の史的変遷を概説する必要があろう。失行症の史的展望についてはこれまでも多くの論文があるが，Ajuriaguerra[1]，秋元[3]，Brown[7]，Hécaen[17, 18]，大橋[34]，Thiele[39]，鳥居[40, 41]らの記載を参考にして短く述べたい。

　今日の失行症にあたる症状がLiepmann以前にも断片的にしろ記述されていたことは当然のことであるが，Apraxieという名称をはじめて用いたのはSteinthal[37]であって，1871年であった。彼は2，3の特徴ある症例にみられた障害を定義し，《四肢の運動自体は冒されていないが，取り扱われるべき物体と運動との間の関係が障害されている》状態をさしてApraxieとよんだが，それは理論的な直観を基礎にしながらも後年のLiepmannの概念規定に近いものであった。このApraxieという語をGogol[13]（1873）も物体を使用できない患者に用いたが，彼の患者での行為障害は認知障害の結果であった。

　Liepmannの師であるWernickeは1884年に報告した症例を更に1895年[42]に詳しく論じているが，その例では触知麻痺のほかに一定の運動形式の喪失が右手にみられた。視覚を除くと患者が右手を使用できないことをWernickeは本質的に触知麻痺に帰したが，一部は特定の《運動表象》が失われることによると考えた。またNothnagel[33]が1887年に《精神麻痺》として報告した症例では，《患者は腕を動かすことができるが，ある条件下（例えば閉眼時）ではその腕は患者にとって使用不能な道具になってしまい》，それは《個々の運動動作の程度や仕方についての記憶像》が失われたためであると説明した。

　Meynert[32]はAsymbolieを2つに大きく分け，1つをsensorische Asymbolie，もう1つをmotorische Asymbolieとした——前者にFreud（1891）[11]はAgnosieの名を冠した——が，後者にあたる患者は品物を操

作できず，それを Meynert は《神経支配像》の喪失に帰そうとした．しかし彼のこの意見が受け入れられるには，あまりにも多くの他の要素（精神盲，麻痺，失調）がこの症例に介在していた．ともかく Meynert のこの motorische Asymbolie の概念が Liepmann の Apraxie と符合するものであることを，Liepmann 自身この論文で述べている．

さてこの Asymbolie という概念は Finkelnburg[10] (1870) によって提唱され，一般に慣習的なサインや更に言語や他の象徴的な記号の形式や理解の不能を指すのに用いられたが，更にこの概念は拡大され，場所・人・物体の認知障害をも含むようになった．かくして意図運動の随意的コントロールの障害が，認知機能障害と関係する中枢性伝達障害の一部となり，Wernicke もそのように逸脱して用いた．このように Asymbolie という術語は誤解をうける面もあったが，Pick[36]は1907年の Amsterdam での国際神経学会において Asymbolie を失語の意味に限るべきで，行為障害には motorische Asymbolie (Apraxie) という術語を用いるよう主張した．以後失行症様現象の記述にあたりしばしば用いられるようになり，就中 Heilbronner[19]によっても用いられ，この術語は統一的なものとして定着するようになった．

これらのほかに De Buck[9] (1899) は parakinésie という表現をある患者に与え，その行為障害の原因を《意図中枢》と運動性投射中枢との間の解離に帰したが，Liepmann の導入した概念にきわめて近いものである．Bruns[8] (1895) は同じく《精神麻痺》の名のもとで，自験例と Anton の3例を記載しているが，右上肢の運動麻痺からの回復後，一過性に akinetisch な状態がみられた．その臨床像は失行症と異なる（Liepmann による）のであるが，Bruns はそれを感覚中枢と運動領との間の結合中断のために，必要な興奮が運動領に届かなくなったためと考えた．

このような状況のところに，この Liepmann の論文が世に出たのである．内容の詳細は訳文によっていただくとして，当時の研究者の多くが間違い行為の成因をどちらかといえば対象物の認知障害に求め，行為それ自体の障害という視点を疎んじていたが，運動企図と運動具現との間の中断に失行症の本態を認め，失語症状や失認症状から独立せる行為障害を分離・確立させたことに Liepmann の偉大な功績があり，それは更に Geschwind ら[12]の disconnection syndrome 学説との間に今日的な接点をもつのである．

Liepmann[27]は1902年にこの論文の症例 T 氏のその後の経過と脳の肉眼所見を発表した．それによると患者は1900年10月に2回目の，1902年3月

に3回目の卒中発作を起こし，肺炎で死亡した。脳病巣の局在は，1900年のこの論文で予測されたものにほぼ一致し，左半球では縁上回や上頭頂葉の髄質内に大きな囊胞があり，島に細長い囊胞が，Broca領域には強い萎縮が，脳梁全体にも強い萎縮があり，右半球では角回の皮質や髄質にほぼ対称的な小病巣がみられた。更に連続切片所見が，1904年[28]に報告されている。

さてLiepmannによって創始された失行症論は，この論文の症例より導かれた "motorische" Apraxieという概念から，さらに "ideatorisch" な面での行為障害へと発展するにあたって，BonhoefferやPickの研究からの影響をうけた。

先ずBonhoeffer[5] (1903) は左側頭―後頭葉損傷による超皮質性感覚失語・失認症状・両側性失行症状を示す患者を報告した。この患者は部分的にはLiepmannの症例と似ていたが，他の点ではまったく異なる特徴をもっていた。例えば葉巻に火をつけるように命ずると，葉巻とわかっているのだが，それをマッチ箱に押し込め，そのマッチ箱を葉巻の口切り具のように用いたあと，葉巻をマッチ棒のようにマッチ箱の摩擦面にこすりつけた。つまり障害の本質は《複雑であるが統一的な行為複合体の個々の成分が混同され》，患者の行為が連合的に近縁な関係にある行為系列に脱線してしまっていることにある。したがって《比喩的にいうと，興奮がしかも正常の表象過程に明らかに近い経過をとっている》限り，Apraxieの "assoziativ" な亜種であるとBonhoefferは考えた。更にPick[35] (1905) の報告した43歳の失語症患者は，簡単な言語命令を理解し，日常物品を命名したり記述したり，またその物品の操作を書くことができるのに，それらを取り扱うことができなかった。例えば彼は剃刀をあたかも櫛のように使用し，鋏で字を書こうとしたりした。Pickはこの障害をApraxieの "ideomotorisch" な形のものであるとして，Liepmannによって報告された "rein-motorisch" なApraxieと区別し，このideomotorischなApraxieを行為するにあたっての内的準備が障害されていることに由来する現象の複合体であると理解した。

これらをふまえてLiepmann[29] (1905) は正常者および病者の意志行為について透徹せる分析を行い，motorische Apraxieとideatorische Apraxieに分けたが，その区分はPickが行ったものよりもより判然と限界づけられた。彼[30] (1905) はまた言語と同様に行為においても左半球が優位であり，右半球の腕中枢における運動性記憶心像が脳梁を介して左半球のそれと連絡すると考えるに至った。

続いて Liepmann[31]は1908年に自己の経験に加えて上記 Bonhoeffer や Pick の症例などを基にして，種々の形の Apraxie について症候・解剖・精神病理学上の研究成果を統合した。彼によると Apraxie は目的運動の随意的コントロールが障害された，単一の病的現象であって，基礎となるメカニズムが障害されるそのレベルに応じていくつかの型がみられると考え，次のようなタイプを挙げた。

1. ideatorisch-apraktische Störungen
2. gliedkinetisch-apraktische Störungen
3. ideokinetisch-apraktische Störungen

このうち2と3に挙げられた病像は motorisch-apraktische Störungen としてまとめられ，ideatorisch なものに対立された。1の ideatorisch な障害は Pick によって ideomotorisch とよばれたものにあたり，2の gliedkinetisch な障害は Kleist[24]の innervatorische Apraxie にあたる。これら病像の症候論・局在論はそれぞれの成書に譲るとして，このようにして失行症学説が形を整えてきたのであるが，更に Strauss[38] (1924) や Kleist[25] (1934) によって konstruktive Apraxie が記載され定義され，失行現象と失認現象との関係が多くの研究者の論究の対象となり，Grünbaum[16] (1930) の Apraktognosie や秋元[2] (1932) の行為—認識障害という概念が生まれ，失行症研究はますます豊かなものとなった。1941年には Brain[6]によって apraxia for dressing が記述され，次第に今日の失行症の分類体系が形成されるようになってきた。かくして著者によりそれぞれ特色ある分類体系がなされているが，それについては前期の単行本や綜説の参照をすすめる。

ここで失行症理論の立脚点をふりかえってみると，大きく3つの接近方法が窺われる。その第1は，例えば Liepmann[31] (1908) によって代表されるもので，失行症は行為が孤立して神経心理的損傷を蒙ったことの表現であって，他の象徴的機能の欠陥と関係するが，それらと独立せるものであるとする見解である。第2のものは，例えば，Finkelnburg[10] (1870) や Jackson[23] (1932) によって述べられたもので，失行症は中枢性伝達障害の一成分をなすものであって，失語症と直接的な相関関係にあると考えるのである。第3の接近の立場をとるものは，例えば Bastian[4] (1898) や Goldstein[14] (1948) であって，行為障害は運動または伝達が限局性に侵襲された結果というよりはむしろ，非特異的な精神機能脱落に由来すると考える立場である。失行症学説はその他にも多くの未解明の命題を現在もかかえたままであるが，失行症の概念規定を科学的に行い，20世紀初頭から

今日までの失行症研究に礎を与えたこの論文の画期的意義は決して損われることはないのである。

次にこの論文の著者のNekrologを述べよう。彼Hugo Karl Liepmannは1863年4月9日，Berlin在住の教養ある裕福なユダヤ人の家庭に生まれた。1880年までBerlinのGymnasiumに学び，その後Berlin, Freiburg, Leipzigで哲学を専攻し，1885年"Mechanik der Leucipp-Democritischen Atome"という学位論文でDr. phil.を得た。しかし彼は哲学で満足が得られず，より現実的で確かな対象を求めて医学や自然科学へとその道を変えていったが，この哲学的思索体験は後年の彼の思孝についての精神—物理学的な接近へとつながっており，失行症の概念形成にその偉大なる反映を窺うことができる。

彼は1894年医師国家試験に合格し，助手見習（Volontärassistent）としてJollyのいたpsychiatrische Klinik der Charitéで暫く働いたあと，1895年の数カ月をFrankfurt a. M.のWeigertの許で過ごし，顕微鏡の技術を習得した。その後BreslauのWernickeに推薦され，1899年までBreslauのKlinikで助手として働き，Wernickeの影響を強く受けた。1899年からStädtische Irrenanstalt Berlin-Dalldorfで助手として働くようになり，ここでこの論文の患者T氏に逢うのである。それまで平凡な症例と思われていた患者Tが，Liepmannの慧眼にふれて解析されていく様はこの論文に充分描かれているが，その症例を彼はBerliner Gesellschaft für Psychiatrie und Nervenkrankheiten（1900年3月12日）やPsychiatrischer Verein zu Berlin（1900年6月16日）において供覧し，彼の思索は次第にこの論文へと結実した。1901年に大学教授資格を獲得（Habilitation）し，Berlin大学のPrivatdozentとなったが，Ordinarius（大学正教授）に決して任命されることはなかった。彼の友人であるOskar Vogtが述べるその間の経緯によると，名前をかえて新教徒となれば，大学での地位を保証するようにBerlin大学からいわれたが，ユダヤ教に深い信仰をもっていたわけでもないのに，彼がそれを受け入れなかったからであった。1914年Moeliの跡をついでLiepmannはHerzberge-LichtenbergのIrrenanstaltの院長となり，1918年Berlin大学のordentlicher Honorarprofessor und Geheimratに推挙された。しかし1920年振戦麻痺のためHerzbergeの院長をやめたが，その後も研究者としてのみならず，心暖かい医者として戦傷による脳病者に接した。

そして1925年5月6日，服毒し自らの命を絶った。彼の死についてHenneberg[20]は，病気に耐え切れずに死を選んだのでなく，まだまだ研究活

表1　Arbeiten Hugo Liepmanns[22]

1885. Die Mechanik der Leukipp-Demokrit'schen Atome. Inaug.-Dissertation.
1891. Arthur Schopenhauer, Allgemeine Biographie.
1894. Über die Delirien der Alkoholisten und über künstlich bei ihnen hervorgerufene Visionen. Arch. f. Psychiatrie u. Nervenkrankh. 27, 1.
1898. Ein Fall von reiner Sprachtaubheit. Psych. Abhandl. Wernicke 7/8, Optischtaktile Seelenblindheit und optisch-taktile Aphasie. Allg. med. Zentralztg. Nr. 84.
Kasuistische Beiträge zur Hirnchirurgie und Hirnlokalisation. Monatsschr. f. Psychiatrie u. Neurol. 3/4.
1900. Ein Fall von Echolalie. Neurol. Centralbl. 9.
Über eine Augenmaßstörung bei Hemianopikern (mit E. Kalmus). Berl. klin. Wochenschr. 38. 1900.
Das Krankheitsbild der Apraxie.
Der mikroskopische Gehirnbefund bei dem Fall Gorstelle. Monatsschr. f. Psychiatrie u. Neurol. 9.
1901. Apparate als Hilfsmittel der Diagnostik in der Psychopathologie. Ausbau im diagnostischen Apparat der klinischen Medizin von M. Mendelsohn.
1904. Über Ideenflucht. Halle: Carl Marhold.
Über Dissoziation der oberflächlichen und tiefen Schmerzempfindung bei cerebralen Hemiplegikern. Neurol. Centralbl. 1904, S. 740.
1905. Die linke Hemispäre und das Handeln. Münch. med. Wochenschr. Nr. 48.
Epileptische Geistesstörungen. Die dtsch. Klinik 7, Abt. 2.
Über Störungen des Handelns bei Gehirnkranken. Berlin: Karger.
1906. Der weitere Krankheitsverlauf bei dem Einseitig-Apraktischen und der Gehirnbefund auf Grund von Serienschnitten. Berlin: S. Karger.
1907. Über die Funktion des Balkens beim Handeln und die Beziehungen von Aphasie und Apraxie zur Intelligenz. Med. Klinik 1907, Nr. 25/26.
Fall von linksseitiger Agraphie und Apraxie bei rechtsseitiger Lähmung (mit O. Maas). Journ. f. Psychol. u. Neurol. 10, Heft 4/5.
Zwei Fälle von Zerstörung der unteren linken Stirnwindung. Journ. f. Psychol. u. Neurol. 9, Heft 5/6, S. 279.
1908. Drei Aufsätze aus dem Apraxie-Gebiet. Berlin: S. Karger.
Über die agnostischen Störungen. Neurol. Centralbl. S. 609, 664.
Über die angebliche Worttaubheit der Motorisch-Aphasischen. Neurol. Centralbl. S. 290.
Relative Eupraxie bei Rechtsgelähmten. Dtsch. med. Wochenschr. 1908, Nr. 34.
Störungen des Bewußtseins. Störungen des Gedächtnisses. Wahnideen. Dittrichs Handbuch der Sachverständigen-Tätigkeit Bd. IX.
1909. Normale und pathologische Physiologie des Gehirns. Curschmann, Lehrbuch der Nervenkrankheiten. Berlin: Julius Springer.
Motorische Aphasie und Apraxie. Monatsschr. f. Psychiatrie u. Neurol. 34.
Franz Joseph Gall. Dtsch. med. Wochenschr. 1909, Nr. 22.
Zum Stande der Aphasiefrage. Neurol. Centralbl. 1909, S. 449.
Ein neuer Fall von motorischer Aphasie mit anatomischem Befund (mit Quensel). Monatsschr. f. Psychiatrie u. Neurol. 26.
1910. Beitrag zur Kenntnis des amnestischen Symptomenkomplexes. Neurol. Centralbl. 20. 1910.
1911. Über die wissenschaftlichen Grundlagen der sog. "Linkskultur". Dtsch. med. Wochenschr. 37, Nr. 27/28.
Über Wernickes Einfluß auf die klinische Psychiatrie. Berlin: S. Karger.
1912. Die Beurteilung psychopathischer Konstitutionen. Zeitschr. f. ärztl. Fortbild. Zur Lokalisation der Hirnfunktionen mit besonderer Berücksichtigung der Beteiligung der beiden Hemisphären an der Gedächtnisleistung. Zeitschr. f. Psychol. 63.
1913. Die freie "Selbstbestimmung" bei der Wahl des Aufenthaltsortes nach dem Reichsgesetz über den Unterstützungswohnsitz. Halle: C. Marhold.
1914. Apraxie. Ergebn. d. ges. Med. (Brugsch).
Bemerkungen zu v. Monakows Kapitel "Die Lokalisation der Apraxie" in seinem Buch: Die Lokalisation im Großhirn. Monatsschr. f. Psychiatrie u. Neurol. 35.
Psychiatrisches aus dem russisch-japanischen Feldzuge. Dtsch. med. Wochenschr. 1914, Nr. 40.
Über einen Fall von sog. Leitungsaphasie mit anatomischem Befunde (mit M. Pappenheim). Zeitschr. f. d. ges. Neurol. u. Psychiatrie 27, 1.
1916. Zur Fragestellung in dem Streit über die traumatische Neurose. Neurol. Centralbl. 6.
1922. Wernicke in Kirchhoff: Deutsche Irrenärzte.

動をなしえたが，彼は己れの精神力や体力の減退を感じとってその道を選んだのであり，厳粛な哲学者のような死であると言っている。そして学究活動をもはやなしえなくなった生活は Liepmann にとっては無価値であって，深い精神性と強い倫理感を抱く彼を思うと，彼の決心を感動をもってうけとめるべきで，何人もそれを批判する権利はないと追悼の辞を結んでいる。彼が倫理感の強い人柄であったことは，1915/16年のドイツ封鎖の折に，自分の病院の患者がとっている食物より多くを食べようとせず，意識的に飢餓に耐え，そのため彼の体重が60ポンド減じたというエピソードに充分に知ることができる。

最後に彼の研究活動を通覧すると，彼の名を不朽なものとした Apraxie 研究を含む大脳病理学領域のものと，精神医学の症候論に関するものとであることが，この解説の目録（表1）からもわかる。中でも有名なものの1つは Delirium tremens に関するもので，その幻覚の人工的誘発法は今日も Liepmannscher Versuch としてどの本にも書かれている。その他，Worttaubheit, optische Agnosie, Echolalie に関するものはこの Apraxie の論文と同じく，臨床観察に科学的説明を与えるにあたっての彼の卓越した能力を示している。また Über Ideenflucht と書名をつけられた本で，彼は思考過程に心理学的分析を試み，その生理学的過程との関連を意図している。彼がこのように生理学に期するところが大であったことは，この Apraxie についての論文でも「心理学」にわざわざ「通俗」または「大衆」という前綴をつけて斥け，「科学的」心理学および「生理学」が問題の核心に迫るものと言っていることからも窺われるのである。

Liepmann の Nekrolog について，金沢大学平沢一教授，富山大学大塚恵一教授ならびに金沢大学医学部図書館五十嵐有行氏から御教示・御協力をいただいたことを記し，深い感謝の意を捧げる。

文　献

1) Ajuriaguerra, J. de, and Tissot, R.: The apraxias, In; Vinken, P. J. and Bruyn, G. W., (ed.): Handbook of Clinical Neurology, Vol, 4, Disorders of Speech, Perception, and Symbolic Behaviour, North-Holland Pub. Co., Amsterdam, p. 48, 1969.
2) 秋元波留夫：視空間認識障礙ト特ニ関聯セル失行症ニ就イテ．精神学雑誌，35；267, 1932.
3) 秋元波留夫：失行症，東大出版会，東京，1976.
4) Bastian, H. C.: Treatise on Aphasia and Other Speech Defects, H. K. Lewis,

London, 1898. (18による)

5) Bonhoeffer, K.: Casuistische Beiträge zur Aphasielehre. II. Ein Fall von Apraxie und sogenannter transcorticaler sensorischer Aphasie. Arch. f. Psychiat. u. Nervenkrankh., 37 ; 800, 1903.

6) Brain, W. R.: Visual disorientation with special reference to lesions of the right cerebral hemisphere. Brain, 64 ; 244, 1941.

7) Brown, J. W.: Aphasia, Apraxia and Agnosia, Charles C Thomas, Springfield, Illinois, 1974.

8) Bruns, L.: Über Seelenlähmung. Festschr. d. Provinz. —Irrenanstalt, Nietleben, 1895. (3による)

9) De Buck, F.: Les parakinésies. J. de Neurol., 361, 1899. (7, 17による)

10) Finkelnburg, F. C.: Vortrag über "Aphasie" (Niederrheinische Gesellschaft in Bonn). Berlin. klin. Wochenschr., 7 ; 449, u. 460, 1870.

11) Freud, S.: Zur Auffassung der Aphasien, 1891. (39による)

12) Geschwind, N. and Kaplan, E.: A human cerebral deconnection syndrome : A preliminary report. Neurology, 12 ; 675, 1962.

13) Gogol : Beitrag zur Lehre von der Aphasie. Inaug.-Diss., Breslau, 1873. (7, 39による)

14) Goldstein, K.: Language and Language Disturbances. Grune and Stratton, New York, 1948. (18による)

15) Goldstein, K.: Hugo Karl Liepmann(1863-1925), In ; Haymaker, W., (ed.) : The Founder of Neurology, Charles C Thomas, Springfield, Illinois, 326, 1953.

16) Grübaum, A. A.: Über Apraxie. Zentralbl. f. d. ges. Neurol. u. Psychiat., 55 ; 788, 1930.

17) Hécaen, H.: Introduction à la Neuropsychologie, Librairie Larousse, Paris, 1972.

18) Hécaen, H. and Albert, M. L.: Human Neuropsychology, John Wiley, New York, 1978.

19) Heilbronner, K.: Zur Frage der motorischen Asymbolie (Apraxie). Zeitschr. f. Psychol. u. Physiol. d. Sinnesorg., 39 ; 161, 1905.

20) Henneberg : Hugo Liepmann †. Klin. Wochenschr., 4 ; 1334, 1925.

21) Isserlin, M.: Hugo Liepmann zum 60 Geburtstag. Zeitschr. f. d. ges. Neurol. u. Psychiat., 83 ; 1, 1923.

22) Isserlin, M.: Hugo Liepmann zum Gedächtnis. Zeitschr. f. d. ges. Neurol. u. Psychiat., 99 ; 635, 1925.

23) Jackson, J. H.: Selected Writings II : Hodder and Stoughton, London, 1932. (18による)

24) Kleist, K.: Der Gang und der gegenwärtige Stand der Apraxieforschung. Ergebn d. Neurol. u. Psychiat., 1 ; 343, 1911 (17による)

25) Kleist, K.: Gehirnpathologie, Barth, Leipzig, 1934.

26) Kramer, F.: Hugo Liepmann †. Monatsschr. f. Psychiat. u. Neurol., 59 ; 225, 1925.

27) Liepmann, H.: Über Apraxie mit Demonstration des makroskopischen Gehirnbefundes des im März 1900 vorgestellten einseitig Apraktischen, sowie eines zweiten Falles von Apraxie (Berlin. Gesellschaft f. Psychiat. u.

Nervenkr.). Neurol. Centralbl., 21 ; 614, 1902.

28) Liepmann, H.: Schnitte durch das Gehirn des einseitig Apraktischen (Berlin. Gesellschaft f. Psychiat. u. Nervenkr.). Neurol. Centralbl., 23, 664, 1904.

29) Liepmann, H.: Über Störungen des Handelns bei Gehirnkranken, Karger, Berlin, 1905. (39による)

30) Liepmann, H.: Die linke Hemisphäre und das Handeln. Münch. med. Wochenschr., 52 ; 2322, u. 2375, 1905.

31) Liepmann, H.: Drei Aufsätze aus dem Apraxiegebiet. Vol. 1, Karger, Berlin, 1908. (17, 18, 39による)

32) Meynert: Klinische Vorlesungen über Psychiatrie, S. 270. Wien, 1890. (17, 39による)

33) Nothnagel: Über die Lokalisation der Gehirnkrankheiten (6. Kongress f. inn. Med., Wiesbaden, 1887). Verhandl. des Congr. (3, 39による)

34) 大橋博司: 臨床脳病理学, 医学書院, 東京, 1965.

35) Pick, A.: Studien über motorische Aprexie und ihr nahestehenden Erscheinungen. Deuticke, Leipzig, 1905. (17, 39による)

36) Pick, A.: Amsterdamer Kongress 1907 und "Über Asymbolie und Apraxie." Arb. a. d. dtsh. psych. Universitätsklinik in Prag, Berlin, 1908. (39による)

37) Steinthal, H.: Einleitung in die Psychologie und Sprachwissenschaft, Bd. 1 von: Abriss der Sprachwissenschaft, Dummler, Berlin, 1871. (7, 39による)

38) Strauss, H.: Über konstruktive Apraxie. Monatsschr. f. Psychiat. u. Neurol., 56 ; 65, 1924.

39) Thiele, R.: Aphasie, Apraxie, Agnosie, In ; Handbuch der Geisteskrankheiten, Bumke, O., Band 2, Störungen des Wollens, Handelns und Sprechens, Verlage von Julius Springer, Berlin, S. 243, 1928.

40) 鳥居方策: 失行症. 臨床精神医学, 5 ; 301, 1976.

41) 鳥居方策: 失行および失認の病巣——日本における剖検例を中心に. 精神研究の進歩, 21 ; 973, 1977.

42) Wernicke, C.: Zwei Fälle von Rindenläsion. Ard. d. psychiatr. Klinik zu Breslau, H. 2, 1895. (39による)

第2章　失行論

A　J. モルラース：失行症研究への貢献

Joseph Morlaàs : Contribution à l'étude de l'apraxie, Thèse, Paris, 1928.

大東祥孝　訳

観念失行

　我々の辿ってきた心理学的視点に立って，我々は，自発的に行われる単純な仕草，慣習的になっている象徴的な仕草と，実際に対象を操作する行為とのあいだに，解離の存在することを指摘した。この応用的，実際的な動作の障害こそ，我々の言うところの観念失行なのである。
　この基本的な区別が，古典主義者には認識されていないのである。このことは，以下のごとき Dejerine の見解を概説するだけで充分明らかとなろう；
「1）観念失行は感覚中枢（sensorium）の機能不全から生じるものである（精神あるいは感覚中枢は，まず最初になすべき行為を統合的に思い浮かべ，遂行されたかのように表象した上で，その動作が効率よく行われるための順序を喚起し，最終的に行われるにあたって必要な要素的ないくつかの仕草を思い起こす）。
　観念失行が成立するためには，心的機能（注意，記憶，観念連合，内省）の障害がなくてはならない。従ってこの失行は，その原因からして精神の病理に帰着する。幾人かの論者はその起源を痴呆にあると述べている（ここではまさしく精神科的な意味における知的減弱が含まれている）。とはいうものの，習慣的にまとめて痴呆とされる障害全体のなかにあっては，観念失行は明確に個別化され，細分化された系統的な，ある特殊な臨床的障害を指し示している。
　2）観念失行の本質をなしているのは，精神的な変容の結果，遂行すべき目的に適ったプランを立てることが不可能になることであり，あるいはこう言ったほうがよければ，何のためらいもなしに，また順序を違えたりある部分を忘れたりすることもなしに，各部分を次々に翻案して行為化すべく，ある直接的表象を完全に実現するために部分的系列表象を順序正しく想起することが，不可能になるのである。
　臨床的に言うと，運動面，他覚的側面の反応のみによってその知的障害の性質を判断しようとすれば，この病態心理学的状態は，いくつかの部分的行為を論理的に接合してゆくことの障

害であるようにみえる。

　観念失行患者は，例えばガスコンロに火を付ける場合，（ガス栓を開けたあと）それだけで止めてしまったり，（栓の閉まったコンロに火の付いたマッチを近付けるなど）ある行為を跳ばしてしまったり，（火の付いていないマッチを栓の閉まったコンロに近付けるなど）二つの行為を跳ばしてしまったり，（栓を開く前に火の付いたマッチを吹き消してしまうなど）二つの行為の順序を逆転させてしまったり，あるいはまた，他の行為を差し置いて中途の，あるいは最後の行為のみ行って事足れりとしたりする（ただマッチをするだけ，あるいは火を付けないまま即座にマッチを捨ててしまったり，といった具合）。

　実際には，こうした誤りは不注意によるものという印象を強く与えるけれども，同じような間違いは，あらゆる複雑な行為に対して繰り返されるのである。ちなみに，言い違え，書き違えなどを含め，その場限りの一時的な不注意や戸惑いからくるあらゆる運動性のやりそこないは，こうした失行の機能的ないし一過性の様態でしかない。」

　こう述べた後，Dejerine はもっと先で次のように書いている。「従ってこの症候群は，遂行すべき行為の精神運動性の複雑度が高くなればなる程，より明瞭に現れてくることになる。より微妙でより複雑な作業を課せば課すほど，心的能力の変容はよりはっきりと現れてくると考えてよい。

　そしてまた観念失行は，いくつにも部分化されていてかつそれらが厳密な連鎖をなしているような観念的企図（例えば患者に，タバコと巻紙とマッチを渡して火を付けるように言う）を実際にやろうとする場合に，もっとも鮮明に認められる。逆に，なすべき行為が短くて，とりわけその企図が患者に与えられる命令によって直ちに具現する場合（人を馬鹿にする仕草［鼻に指をあてる］をせよ，祈りの為に手を合わせよ）には，殆ど自動的に遂行され，失行症状は生じない。」

　Dromard と Pascal 夫人も同様な見解を表明している；「観念運動失行はより単純な行為に際して現れ，観念失行はもう少し複雑な行為に際して露呈する。」

　Dejerine は続けて次のように述べている；「当然のことではあるが，注意を集中すべく努力することによって，一時的には観念失行が消失したり，そうでなくとも弱められたりすることはありうることである。」

　結局の所 Dejerine は対象物を使用しない行為と使用の為の行為とを混同し続け，次の様な言葉で締め括っている；「観念失行は無差別に複雑な行為の遂行を妨げる。すなわち，あらゆる筋群を侵すのである」。

　そして Dupré を引用しつつ，「観念失行はその定義からしてあらゆる局在論的観念を排除するものである。言ってみれば，これは勝れて精神的な機能の変容なのである。脳のあらゆる領域における知覚や連合の活動性から生ずる複雑な産生物をその表象対象とする精神機能というものに対して，局所論的なあるいは脳葉水準での局在性を認めることは困難であり，むしろ大脳皮質とその関連域における本質的に広範な基質の関与を想定すべきであると思われる」と結

論付けている。

　以上の様な古典的見解を要約すると次のようになるであろう；観念運動失行と観念失行とは，臨床的視点のみからしか区別され得ない。観念運動失行が単純な仕草の障害として認められるのに対し，観念失行は，単一の運動のみによっては生じず，多少とも複数の運動要素からなっていてしかもその順序がしっかり決まっているような，複雑な仕草の障害として現れる。犯される誤りはこの順序であり，それは不注意や注意散漫によって生じ，また，こうした複雑な行為の特別な部分に対してではなく，広範かつ全般的な仕方で心的機能が犯された場合に発現する。

　これに対し，我々の患者の検索によって得られた結論は全く別のものである。
　a) 観察者にとって，順序の誤り，逆転，忘却などがこの病態を最も明確に気付かせる要因となっていることは確かである。
　b) しかし，障害の根本はそこにあるのではない。すでに理解を促しておいたように，この病態の本質は，対象物を使用できないこと（その心理学的性質については後述する）にあるのである。というのも，こうした結論に到達してみると，対象物を操作する行為である限り，それが極めて単純な行為であっても複雑な段階を辿ってゆく行為の場合と同様の誤りが出現するのに気が付くからである。

　様々な例を引き合いに出してこの見解を示すことにしよう。まず，観念運動失行の検査を課した女性患者の場合をみてみると，彼女はそこでなんらの障害をも示さなかった。また一等最初はほんの少しの観念失行さえも示さないように見受けられた。彼女は様々なテストの最中に，よければ吸うようにと差し出しておいたタバコを手にとって，正しくマッチに火を付け，正しくタバコに火を付けて，それを何の間違いも犯さずに唇へともっていったのである。

　ところが，次の様にして彼女に名前を書いてもらおうとした時に，障害の存在が明らかとなった。机のうえに紙とペン軸とペン先を置いておくと，彼女はまずペン先をペン軸にくっつけた。これは，ペン先とペン軸とが何であるかを彼女がよく承知していることを示しているものと思われる。ところが彼女は，机の上にはインク壺が置いていないにもかかわらず，インクを要求することなく，書き始めたのである。無論何も書き記されない。彼女はまるで鉛筆の芯のようにペン先を舐めて濡らし，改めて書くことを試みたが，当然うまくゆかない。もう一度同じことを試みて，うまく書けないことに自分で驚いてしまう。三回同じことを試みたあと，やはりできず，何故出来ないのかの理由が分からないことを，表情や仕草で強調する。

　この事実からどんな結論が引き出せるであろうか。ペンというものが何であるかを承知しているように見えながら，それがインクなしには使えないものだということについては，（アナルトリーのつよい，したがって口頭ではうまく説明できないけれども）この患者には充分には理解されていないようであり，彼女にはただ書くための道具であるという漠然とした意味しか把握されていないようである。ペンを使うのに鉛筆のように舐めて使用するのを見ていると，ペ

ンも鉛筆も同じ用途のための対象物ではあるが，モノは別だということに気付いていないようであって，このために，異なった応用動作を要求された場合に，彼女は漠然とした理解のもとで両者を混同し，行為の系列も誤ったものになるのであろう．この例から明らかなように，本患者はアナルトリーを有し，失書，失読を示すけれども，語聾はなく，何を期待されているかはよく理解していると思われることである．

　（中略）

　別の例では，次のようなことが認められた．マッチの軸を見せると正しく命名し，安全ピンを見せるとハサミと答えるのだが，患者は安全ピンでマッチに火を付けようと試みて失敗する．ついで安全ピンをはずし，尖った針の先でもう一度火を付けようと試みた．

　そこでマッチの箱を提示すると，今度は問題なくうまく火を付けた．

　こうした例の最後として我々は，右片麻痺とウェルニッケ失語，観念運動失行，観念失行を示した症例を挙げておこう．彼に字を書かせようとすると，左手にペンを持って書こうとするが，紙の上にではなくインク壺の蓋の上に書こうとし，「どうしていいか分からない」と言う．

　A）こうして見てくると，観念失行患者に特徴的な事実というのは，不適切な仕草をするということであることが分かる．目的に向かう途中で挫折してしまう．しかしながら，個々の運動そのものは正確に行なわれているのではないだろうか？　とりわけ知覚の障害のような，行為を妨げる変化がない限り，運動の方向に誤りはなく，ためらいもなく，運動そのものの展開には不正確さはないように思われる．

　観念失行と観念運動失行とが混在している症例において，後者の運動動作の誤りが前者の応用的動作に変容を来さないということも，我々にとってはまことに奇妙なことである．観念失行の検査の際には，観念運動失行の検査で生じる不完全さは認められないのである．

　両者の混在した症例を多く見ていると，観念失行の検索をしていて，一見観念運動失行によるとみなされるような不器用さに遭遇することは確かにある．しかしこういう症例では常に知覚の障害が同時に認められ，我々の見解では，この知覚の障害が不器用さの唯一の原因であると思われる．知覚の障害がある時に生じ得る誤りについては，少なくとも発症後あまり時間の経っていない半側知覚障害を伴う半側運動不全麻痺患者を観察すれば，よく納得がゆくはずである．このように両者の失行が，互いに絡みあうことなく共在しうるという考えは，両者の性質が根本的に異なるものであるという我々の見解を支持するものである．

　B）さらに，観念失行においては，多くの観念運動失行の場合に似て，保続（先に行なわれた動作がしつこく繰り返して出現する）という特徴の見られることを指摘しておかねばならない．観念運動失行の場合には，例えば敬礼の仕草を求められたとき，その前に行なわれた鼻に指を当てて人を馬鹿にする仕草の様々な指の格好が残存したり混入したりする．

　これに対し観念失行の場合の保続は，その次元を異にしている．そこではもはや，運動の過

程における変化や最後の指の形が問題なのではなく，対象物の使用の誤り方がしつこく繰り返して現れるのである。例えば典型的には，「書くのにハサミを使った」症例の場合，ハサミで書いて誤りを患者に示してみせると，「私は書くのにそれを使ったのだから書けないのは別に不思議なことではない」と言う所を見ると，患者は自らの誤りに気付いていることになる。実際，しばらくしてからペンをとりあげてハサミだけを残したまま自分の名前を書くように命じると，患者は当惑を示し，「これで？」という。気付かれないように改めてペンを置いておくと，患者はそれをとりあげるが，しかしそれはほんの瞬間のことであって，少しして「ハサミを使って下さい」というだけで，患者はまたハサミで書き始めるのである。

　従って，最初の誤りが患者を毒し続けることになる。その誤りに気付き，何度か試みるうちに本来の使い方に到達することはあるが，その観念は固定せず，結局その対象の使用法を学習するには至らないのをみると，患者の示す誤りが単なる一過性の不注意によるものではないことが明らかとなる。

　それだけでなく，誤りの細部そのもののが保続を示し続ける場合も多い。例えば，続けていくつかの検査を行なう際に，マッチをローソクにこすりつけるという動作が続けて出現することがあるが，その場合，偶然というよりはまるでその対象について患者が有しているある観念があって，それに従って保続が認められるように思われることがある。時には同じ検査に対して数日の間隔をおいても，なお同種の誤りが観察されることもある。

　C) 一般に動作の困難は広きにわたり，提示されるすべての検査で確かめられるのが普通である。しかし常にそうであるわけではなく，殆ど選択的とも言うべき部分型もありうることは，すでに例示しておいた通りである。

　混乱が非常に際立っている場合でも，ある側面の能力は保たれていることがある。ローソクに火を付けたり，手紙を封筒に入れたり，タバコを吸ったり，が出来なくなってしまった患者が，食事の時にはうまくモノを使えるようなことがある。お皿，フォーク，ナイフを殆ど正しく使って，肉を切って食べることが出来たり，栓抜きを使って自動的にビールの栓を抜いたりすることすら出来ることもある。

　我々は次章において，こうした障害は，意図的に行なわれることが要求されればされるほど，よりその困難度を増すことを強調したいと思う。つまり，象徴的仕草の場合と同様に道具の操作においても，その行為に自発的な緊張度や衝動性や情熱が乏しければ乏しい程，より困難になるということである。食欲，食べたいという欲望，生きたいという要求が，結果的に能力を普通に維持することになるのであろう。

　D) 最後になったが，次の点は観念運動失行の場合に比べてあまり充分観察されているとは言えない。モノがどの程度に正しく使われうるのか，またどの程度に不完全にしか使われないのか，というのがそれであり，このことが，明確な理由なく，患者が突然にそのモノの理解に立

ち至ったかにみえたり，何故かしら急に出来たかと思うと，次の瞬間にはもとの状態に陥って誤りを犯すようになってしまうといったことと関連があるのかもしれない。こうした往復現象は，失語において普通にみられる間欠的な語喚起障害の現象と対比させてみないわけにはゆかないと思われる。

観念失行をどう解釈するか

　すでに見てきたように，Dejerine, Drourand, Pascal 夫人にとっては，観念失行とは精神機能の全般的な障害に依存するものであって，そこには注意や記憶や観念連合や内省の低下が関与している。
　古典的見解は次の如くである：問題なのは悟性という基本的能力の崩壊である。Lévy-Valensi は最近の論文のなかでこのことを強調し「これは痴呆である，あるいは痴呆の軽症型 (petits déments)とでもいうべきである」と述べている。とはいえ同時に彼は，そこで優勢なのは注意を維持させることが不可能な点であるとしている。いずれにせよそこに脱線，逸脱の主要な原因があることを認め，すでに見てきたように，運動失行とは別に，運動的なものよりも注意の不十分さという形での心的なものの方がはるかに重要な役割を演じている失行として観念運動失行を導入した Pick に，同意することになるのである。
　注意散漫は確かに観念失行の類いの不適切な行為を生みだすけれども，それは偶然的でしかない。もし単なる注意散漫のみが問題であるとすれば，次のような批判が生じてこよう：注意散漫は基本的にはすぐに回復するはずだから，少なくとも時に応じて誤った行為は修正されるはずであるし，とりわけ同じ検査を継時的に続けている間に修正の可能性は次第に高まってゆくはずである。しかし観念失行患者はそうではなくて，甚だ執拗に，例えば火の付いていないマッチをローソクの芯にあてることを続けたり，Liepmann の例のように，歯ブラシで服を払ったりし続けるのである。
　しかしそれが痴呆であるというのなら，上の批判は必ずしもあたらない。これは本当に痴呆なのであろうか？　これこそ論じられねばならぬ点である。理由はあとでふれるが，観念失行患者はしばしば同時に観念運動失行患者でもあり，かつ失語患者でもある。こうした相互に関連のある能力の欠如や脳の機能に対する影響を勘案してもなお，こうした患者は痴呆のカテゴリーに分類されるのであろうか？　我々としては，知能，注意，記憶といった基礎的な様々な能力の鋭さが低化する可能性のあることは充分に認める用意がある。しかしながら，たとえこうした能力が低下していたとしても，精神薄弱の人以上とはゆかなくとも彼らと同程度にはいろいろな行為をうまくやり遂げるくらいのことは出来るはずである。というのも，こうした患者の行動が如何なる点において痴呆の人のそれと関連付け得るかを考えてみても，彼らは何ら異常な態度を示さないし，違法な行為をなすこともなく，むしろ秩序だった情動性が保たれて

いて，理解の程度が増すにつれて周囲の雰囲気にうまく溶け込むことすらできるからである．

　我々の観察した患者のなかに，右半球病変を有し，観念失行と観念運動失行を示しはしたが失語はなく，ただ仮性球麻痺を合併していた御婦人がいた．こうした脳の障害にもかかわらず，彼女は全く痴呆的現象を示すことはなかった．うまくいかないのは象徴的行為と応用動作のみに限られていたのであって，要するに行為の面のみが侵されていただけなのである．

　さらに，失語と混合性失行を有していた84歳の老婦人について言えば，彼女は我々が軽い風邪を引いているのを知っていて，回診の度毎に我々の健康について尋ねてくれたのである．そこには礼儀正しさのみならず，しっかりした記憶と適切な配慮とが認められたのであって，これは痴呆の場合にはまずあり得ないことである．

　あとでまた触れることになるが，この点こそ最も重要なことなのである．

　別の論者は観念失行の説明を記憶の障害，すなわち健忘のあることに求めようとしている：患者は，規則的に順序をふんである目的に達するような行為の各々の階梯構成を忘却してしまったと考える．彼らは好んで後天的に学習された観念の忘却について語る．

　もし忘却だけが問題なのであれば，判断力は残されているはずである．実際的な行為を除くと他のあらゆる次元において判断力は充分に維持されていることになり，従ってその判断力が適用されることが出来れば，規則的な生起は論理的に再構築されるはずである．マッチ，マッチ箱，ローソクといったすべてのものは認知されているとみてよいから（多くの場合これらを命名することは可能だからである），判断力の保たれた精神にはこれらの間の関連を見いだすのは容易な作業のはずである．最悪の場合でも何度か試みていれば相互の関連は見えてくるはずである．しかし実際には患者はただちに荒唐無稽な一つの方向にこだわって（まれには二つのこともあるが），それに固執し続けるのである．

　従って物品に関する限り，判断力，工夫力の欠如が問題となるわけであって，我々としてはこの理由を正確につきとめるべく努力せねばならぬことになる．

　Charles Foix は，ウェルニッケ失語と観念失行との緊密な関連に気付いている．ウェルニッケ失語は頭頂葉角回の損傷に起因すると彼は確信しており，病変が隣接する側頭葉にまで拡がると，ウェルニッケ失語に観念失行が付け加わるとする．彼によれば両症状群ともに，健忘性要因がその根本をなしていると言う．
「言語に関しては，病態発生的視点からのみならず臨床的見地からしても，物品呼称の困難が本質的である．しかしこれには常に何らかの程度に次の3徴候を伴っており，そのうちの最初の2つはほぼ恒常的であり，3つめはより稀である．この3徴候は我々の立場からすると，同一の障害の3つの階梯であると考えられる．それは何かというと，とりわけ計算の障害に現れるような，教育によって獲得された観念の忘却．

　第2は，複雑で巧妙な行為の忘却．これは例えば職業的行為であって，P. Marie が引き合

に出している例では，コックが卵を料理出来なくなったりし，我々の観察例では，電気屋がベルを組み立てられなくなったりするのがそれであり，我々はこれを観念失行に帰着されるべき現象に近いものであると考える．

　第3は，比較的簡単ではあるが一連の諸要因からなるような行為（例えばローソクに火をつけること）の忘却．これこそ本来の観念失行である．

　最後の忘却は，側頭－頭頂葉性失語の健忘性現象の最たる現象と思われるものである．だとすれば，この領域の深部病変で，ウェルニッケ失語，半盲，観念失行がしばしば結合して特徴的な症候群をなして生じることは別に驚くにあたらない（P. MarieとFoix）．このことはしかし，例えば痴呆状態におけるような，これ以外の健忘症状群によって観念失行の惹起されることはあり得ない，ということを意味する訳ではない．

　要するに，ウェルニッケ失語の健忘性要因というのは厳密に言語に限定されている訳ではない，ということである．健忘は，教育によって獲得された観念以外にも，複雑で巧妙な行為や比較的簡単ではあるがいくつかの要素を含むような行為にまで及ぶ．健忘性要因が非常に顕著になれば，観念失行の病像を生むことになり，観念失行とはいわば失語性健忘のゆきつく果てであると見ることも出来るのである．」

　我々の師（Foix）が想定するような脳梗塞において，ウェルニッケ失語，観念失行，およびその殆どにおいて観念運動失行が，ふつう同時に合併して生じることは，こうしたいくつかの障害の背後に疑いなく頻繁に認められるはずの或る種の親近性要因が存在することを思わせる．しかしながら，そのひとつが別の病型を極端に推し進めたものであると結論付けてよいものであろうか？

　ともかくも我々の師は，この点を明確にさせるだけの十分な時間をとり得ぬうちに亡くなってしまったのであるが，これらが同時に出現するのは血管支配のありようによって決まってくるものであることが要請されていたのであって，ウェルニッケ失語が単独で存在せずに失行を合併するのは，ある動脈と別の動脈とが同時に損傷を蒙るためなのであった．事実我々の師は，次の二つの梗塞型を分離しさえしているのである．一つは，臨床的に以下の症状要因からなる頭頂－角回型と呼ばれるものである，

　　観念運動失行，

　　比較的軽いウェルニッケ失語，

　　同名半盲，を認めるが，

　　観念失行を伴わない型．

もう一つは側頭－角回型とよばれるもので，

　　同名半盲，

　　非常に典型的なウェルニッケ失語，

　　観念失行，を認める型，

である．

そして最後に，これもまた系統的な血管支配の要請に従った頭頂－側頭－角回性の完全型を分離したが，これは大ウェルニッケ失語，観念失行，観念運動失行を惹起するものである。こうした症状群を分析してみると，ウェルニッケ失語と観念運動失行，ウェルニッケ失語と観念失行という二つの結合は，同程度に強いものであることが分かる。Ch. Foix は，失語の強度がより高いことから，後者の系統的関連性のみを確立したのであった。

相互関連からみる限り，観念運動失行は，同時に程度の軽いウェルニッケ失語の原因ともなっている軽症記憶障害の場合に現れるとは言い得ないであろうか？　そして，最も強度の記憶障害が，重大なウェルニッケ失語，観念運動失行，観念失行という三つの側面を同時に惹起することになるのではないだろうか？

ところで一方，我々の師は，頭頂間溝動脈症状群として観念運動失行がウェルニッケ失語とは全く独立に存在し得ること，血管支配に基づく症状群は臨床的に観念運動失行を分離し得るけれども，観念失行に対してはそういうことは起こらないことを指摘した。このことを根拠にする限り，我々はウェルニッケ失語と観念失行とは単に血管支配の関係で共在するだけであって，片方がどちらかに由来するのではない，と想定してはならないのであろうか。

梗塞による臨床例に基づいてさらに報告しておくに値すると思われることがある。それはもはや可能性の問題というよりも明白な事実である。ある女性患者がいて，少なくとも目立った失語を何ら示すことなく（提示された物品の命名は完全であり，普通に喋る文は正しく，語聾もない），観念失行と観念運動失行とを同時に示したのである（この症例についてはいずれまとめて紹介する）。ただし明記しておかねばならないのだが，この症例は右利きであったけれども，その梗塞部位は右半球の頭頂－側頭葉に広くまたがっていたのであって，それはちょうど左半球で言えばウェルニッケ失語と失行の生じる，Foix の「側頭－頭頂－角回領域」全体に対応する部位であったのである。

従ってこのことは，失行がウェルニッケ失語とは独立であることを示しているといってよい。この症例は，言語の中枢は普通通り左半球にあるが，行為の中枢は逆に右半球にあるという，両者の間に解離を示す特殊なケースなのであろうか？

いずれにせよ，血管支配が単純に共在しているだけであるという議論や，ここでも行なわれるであろう機能的説明にあたってなされるいくつかの批判はさておくとして，この症例は，失語を伴わない観念失行の理論的，仮想的存在を確実なものにしていると我々は信ずるし，従ってまた，失語において優勢な記憶の障害が極端に増強する結果として，観念失行を説明することは出来ないであろうと考える。

とすれば，与えられた臨床データの検討からいかなる解釈が導き出されることになるのであろうか。論点を要約してみることにしよう。

観念失行とは対象物を正確に使用することのできない状態である。

障害はふつう多岐にわたっているが，場合によっては特定のもの（我々の例でいえばペンの

使用）に限って出現することもあり得る。それは必ずしも最も複雑な行為であるとは限らず，また系列的な階梯を含むものであるとも限らない（我々の症例ではローソクやタバコに火を付けることが出来た）。

　この障害においては，一時的ではあるが急に普通の明晰性を取り戻すことがある。

　再教育によってこの障害が改善される余地は殆どない。繰り返し同じ作業を試みても，特別な改善のみられることは稀である。

　しかしながら，この失行はごく一過性に経過することもあり得る。特別な訓練をしなくても，ある日一挙にもとの能力を取り戻すこともあれば，重大な失行症患者があるモノについては使用が可能になり，ついには何でも使えるようになることもある。この場合には機能の障害は修復されたことになる。

　ここで問題となるのはある特殊な機能であって，それは，あたかも言語機能の崩壊がもたらされるのとよく似た状況下において，崩壊をきたすのである。物品を使ったり，作り出したりする能力は，人間における他の特殊な機能とは別個の独立した機能であり，それぞれが自らの機構ないし固有のメカニズムを有している。その仕組みは我々にとって明確なものとは言えないが，我々は後にそれを精神機能の一部に関連付けることになろう。

　その機能の細かい分析は出来ないとしても，観念失行においてはどの側面に欠陥があるのかは，おそらく把握することが出来るように思われる。

　患者がモノを適切に使えない場合，その理由がそのモノの何たるかを知らないためであることもあろう。しかし，マッチにしてもローソクにしても患者はそれらを前もって命名しているのであるから，知っているといってよいはずである（呼称が正しく出来るのにそれをうまく使えないという症例を想起されたい）。このことについては異義を差しはさむ余地はない。命名するというのは，モノを分離して抽象性のうちにおいて分類することである。実際的な視点からしても，命名というのは不可欠のものである。命名するということは，それが何であるかを同定することであり，言い換えれば，そのモノの本性を知っているということである。

　芸術作品の本性は美しいということであり，審美的な意味作用しか有しない。つまり，知性の純粋に思弁的な戯れを提供しはするが，実際的な意味は剥脱されている。それは仕草とは無縁である。一方こういう類いの対象とは逆のモノがあって，それは実際的な射程をしか有しない。それが持つ実用的，実際的な意味作用は仕草としての価値を有している。マッチというものは，前もって自分はそのモノが何であるかを論理的に理解したという前提のもとに，マッチ箱の火の付く側にマッチの軸をこすり付けるときにのみ，その意味が現実化するのである。そしてマッチ箱はその中にマッチが入っているという具体的な特徴がない限り本質的にマッチ箱であるとは言えないのである。そのもつ意味はこの自明の理を越えることはない。

　仮に私は自動車を運転も出来ず，そのメカニズムも知らないとした場合，私はその車を指示することはできないし，それが何であるかも同定し得ないであろう。しかしもしそれが自動的に動くようにできたモノとして指示できる場合には，私は馬車とは違う動くものであるがそれ

以上に何であるかは分からない，という大雑把な意味を把握したことになるわけである。

もし私にその自動車を操作するように依頼されたとしたら，言い換えれば，本来の手段を駆使して，車を引っ張ったりせずにその車に真の意味を与えるべき動作をするように言われたとしたら，私は観念失行患者になってしまうことになろう。なすべき仕草もそのメカニズムも知らない私は，無秩序に操作し，アクセルを踏むかわりにブレーキをかけ，前へ進むべきところを後退し，やはり同様な無知の為に，自分の行為のシェーマを確立できないことになろう。

そのメカニカルな意味を多少とも把握していれば，運転手はそれが何であるかを同定できるはずである。たとえ知らないメーカーの車を運転する際であっても，応用的な推論を働かせてそのメカニズムがどうなっているかの概要は把握されることになろう。

観念失行患者はそれができないのである。つまり応用的な推論を働かせて実際的水準でそれを同定することが不可能なのである。知的活動のうちのこうした区分けが患者には閉じられ，失われているのであって，痴呆の人ではその機能は保たれているのが普通である。言ってみれば観念失行患者は，使用の失認の状態に陥っていることになる。

しかしこの障害をさらに奇妙なものにしているのは，機能の選択的な障害が認められるという事実であり，患者によってはその障害は右手ないし左手のどちらかを使用したときにしか現れないことがある。個人的には観察したことはないのであるが，我々は，Liepmannの代表的症例のなかにそれを見いだすことが出来る：彼は独自の術語法にしたがってこの症例を「運動失行」と位置付けているのであるが，例えばクシや歯ブラシ使う際，誤りは右手で行なわれる場合にのみ出現したのであって，左手で使用されるや否や，その使い方はまともになったのである。

我々にはこうした症例の経験はなく，また他にはこれほどに衝撃的な例の記載に出会ったこともないことを改めて思い起しておこう。同じような特徴は，かなり広範囲に及んでいるのではないかと思われる。そうした特徴が様々なタイプの観念失行や観念運動失行のあいだの生理学的連関を生ぜしめているのではないだろうか。なぜなら，観念運動失行もかなりしばしば一側性でありうるからである。別の共通な特徴としては，一側性に欠陥を有する症例の場合，健全な方の側がその行為に参与するや否や障害は両側性になってしまうということである。このことはあとで我々の観念運動失行の観察例を通して指摘したいと思う。Liepmannは観念失行についてこの点を強調した。右側と左側とが協調して行なわれる行為はすべて失敗する。ブラシをかけようとして正しく左手でコートをもつが，患者は右手でブラシを耳のところへもってゆく。また，左手で水差しの水をコップへ注ごうとするが，同時にコップは右手によって口へと運ばれていってしまうのである。

さしあったって直ちに病態生理学的な解釈を下すつもりはないが，こうした事実からすると，右手に対しても左手に対しても，それぞれ動作を洗練し，かつ動作の命令を発する中枢が存在し，両半球がそれぞれに相応の役割を果たしているということになるのではないだろうか。

結論

A）失行をどう理解するか

　失行とは，最も広義においては，運動遂行に関わる意図的活動の障害であるとみなすことが出来る。単純な運動（敬礼，キスを送る）の際にしか現れない場合には観念運動失行があり，（ローソクにマッチで火を付ける，ような）系列的な運動行為の過程において現れる場合にはいわゆる観念失行が問題となる。失行は，例えば失調のような運動の障害とは完全に区別される自律的な疾患単位を構成している。

　この自律性はとりわけ強調される必要があり，失行の諸側面に適用されねばならない。観念運動失行と観念失行とが同じ失行の項目のもとで扱われるのはただ見かけだけのことであって，実際には両者の性質は全く異なっているので，しっかりと区別されねばならないと思われる。

　a) 観念運動失行はただ単に単純な意図的運動の障害であるだけではなく，仕草のもつ機能としての最もゆたかな表出を生み出すある種の能力の変容としても現れる。これは（指で輪を作ったり，8の字を作る真似をしたりするような）最も簡単な指構成から次第に程度をあげてゆくことによって確認することが出来る。というのも，極めてわずかの意味しかもたない仕草から，真の動作言語である象徴的な仕草（十字を切る，脅すふりをする）に至るまで，その内容は多様であるからである。こうした動作言語のなかの或る種の象徴仕草は，威嚇のように我々の普通の情動状態を強調した反応から借り受ける形になっているものもある（怒った時に拳をふりあげる動作）；それとは別に自然な運動反応とは全く独立なものもある。それは慣習となった象徴的身振りである（敬礼，ローマ式の挨拶，十字を切る）。

　このように仕草には様々なヴァリエーションがあり，そのなかのあるものは身振り言語に結び付けられるし，身振り言語自体のなかにも，すでに指摘したようにいくつかのカテゴリーが区別され得る。

　身振り機能と，場合によっては意図的なこともありうる単純な運動機能との間の区別は，観念運動失行の研究に由来する。この症状群を分離した Liepmann は，こうした仕草が命令のもとに行なわれる場合にはうまくゆかないのに，意識が関与せず自発的に行なわれる際には普通に行なわれることがあるという事実から，意図が一定の役割を果たしていることを明らかにした。かくのごとく，施行がより自発的でなくなればなくなるほど，障害はより明瞭に現れてくる。また一般的に言って，その仕草が無意味であったり，より慣習的な象徴的仕草であったりすればするほど，観念運動失行における変容は強くなる。さらに，慣習的な象徴的仕草の場合（敬礼，十字を切る），それを行なうときの精神状態が一定の役割を果たすようであり，その時に愛国的なあるいは宗教的な感情が高まっておれば正確にできるが，感情が冷めていると不十分にしかできないことが多い。

b）観念失行は基本的に言って，失行ではない。一般に言われている説明は我々には承服しがたいように思われる。患者の観察からは，何が浮かび上がってくるであろうか？　ローソクに火を付けるに際し，患者はマッチに火を付けることを忘れ，マッチをローソクにこすりつけたり，ローソクをマッチ箱にこすりつけたりするのであるが，こうした誤り方から，問題は，不注意や注意の散漫であり，適切な仕草の系列に障害を惹起するような忘却である，と言われてきた。その結果として，行為の逆転や脱落が起こる。こうした行為の階梯は余りにも早く，あるいは余りにも遅く，火がともされたり，遂行されたりしてしまうところにある。なすべき行為の方向は残存してはいるが，運動形式の錬り上げがうまくいかないのである。このような訳で，系列的で複雑な行為に際してしか，かかる障害が現れないことになる，と説明されてきたのである。

　我々は次のような理由から，かかる視点が受容され得るものであるとは思えない。即ち，こうした誤りの出現には，必ずしも為されるべき行為が複雑である必要はないということである。例えば患者にハサミを提示した場合，患者はそれを「ハサミ」と称するけれども，字を書くように言うと，患者はハサミをまるでペンのように使い，字が書けないことに自分で驚くのである。別の例では，インク壺なしにペンを与えると，患者はインクを要求することなく，ペン先を何度かなめて書くことを試み，うまくゆかないことに当惑を示す。こういった障害をどう解釈すればよいのであろうか？

　単純な触覚的，視覚的失認は問題とはなり得ない。患者は大抵の場合，そのモノの名を言えるし，言えない場合でもそれは合併する失語のためであることが多い。つまり，名前を知っているという限りではそれを他と区別することは出来ても，患者はその使用法を知っているとは言えないのである。完全に分からない場合もあれば（ハサミ），不十分な知識しかない（ペン）こともある。ペンについては，それが書くための道具であると同定はできても，使用法の上では鉛筆と区別できてはいないのであって，両者を混同していると言わねばならない。

　こうした誤りが単純な行為において現れようと，複雑な行為において現れようと，逸脱の形態は基本的に同一の障害とみなし得るのであって，それは厳密な意味において精神的なものであり，仕草の問題ではないのである。問題となるのは失認であるが，それは非常に特殊な失認である。つまり使用の失認なのである。これは例えば触覚失認などのように比較的限局された仕方で活動性に影響を及ぼすような，外部からくる情報の何らかの障害に対応する訳ではない。使用の失認は或る自律的な機能の低下と同等のものである。物品の使用や操作は他とはっきり区別されるもので，これらは観念運動性の正常な行為には依存しない身振り行為である。

　こうした障害に対して我々が確立しようととした二つの次元の障害は，こうして分離されたことになる。その分離は一方と他方における仕草の素描をすることで鮮明になる。観念失行においては仕草それ自体は正しいのだが，行為の目的性のみが失認によって崩壊している。観念運動失行においてはすべては仕草そのものの崩壊として素描される。二つの失行が同時に存在しても相互に浸透し会うことはない。患者は人を馬鹿にする仕草とか目的そのものを見いだす

仕草を行うときには観念運動失行患者であるが，逆にローソクに火を付ける場合，個々の行為は正しく行われるが，その質的側面に欠陥が見いだされるのである。

B) 観念運動失行における仕草の障害の特徴と性質

a) 患者は仕草をすることが出来ない：これは喚起の障害による失行であり，患者の前でやってみせると，誤りなく遂行できる。

b) 患者は仕草の仕方を知ってはいるが，それがうまく出来ない：これは遂行の障害による失行である。遂行の障害において支配的なのは次の二つの原因である。

間代性保続：先に行った仕草によって完全に，あるいは部分的に置き変わるもの。

空間的行為錯誤 (dyskynésie spatiele)：仕草の位置関係が不正確になって，結局は誤った仕草になってしまうものである（敬礼の際に手が眼のところへいったり，軽蔑の仕草で親指が口へ向かったり［正しくは鼻へ向かう］する）。結果的にこうした過ちを侵すのは，仕草を遂行する際に延ばしていって止めるべき腕や手の位置と自分自身との相互関係についての直観的な観念が失われてしまうからである。これは，例えば我々が普段は鏡を前にして髪を整えるのを，鏡なし，という慣れない仕方でやろうとする時の誤り方に似ている。空間的行為錯誤は，提示された仕草が何故模倣できないのかを説明するものであり，P. Marie, Bouttin, Parcival Belley によって記載された "planotopokinésie" の際の仕草の障害とほぼ同等のものである。しかし，dyskynésie spatiale を伴わない planotopokinésie や planotopokinésie を伴わない dyskynésie spatiale もあり得るし，dyskinésie spatiale と planotopokinésie とが同時に認められる場合もある。

C) 知覚の障害と失行

我々は失行の発現に知覚の障害が何らかの役割を果たしているとは思わない。

D) 観念運動失行の臨床類型

Ⅰ．症候学的類型
 ⅰ) 喚起失行
 ⅱ) 遂行失行
  a) 間代性保続優勢型
  b) 空間的行為錯誤優勢型
  c) 混合型

Ⅱ．強度による類型

重度の失行からはっきりしない仕草まであらゆる程度の観念運動失行があり得る。はっきりしない仕草程度のものは，広範な精神機能の障害のある人の場合にしか観察されたことはない。

Ⅲ．病変の連合による類型

a）頭頂—側頭—角回症状群
　　b）頭頂—角回症状群
　　c）頭頂間溝症状群

観念運動失行の特殊型

　我々は失語における構音の障害（アナルトリー）を研究してきたが，そうした失語はしばしば頬部顔面失行を合併していることがある。我々は何も頬部顔面失行の存在がアナルトリーの失行性機序を証拠だてているというつもりはない。ただ構音のための器官の失行性機序と必然的に協調して呼応的に作動する筋肉の失行の研究が，ここで可能になるということであり，声帯，口蓋帆といった観察しにくい部位が構音機能の上で重要な役割を果たしているだけでなく，舌や唇も同様に大切な役割を演じており，このタイプの失行の研究はそれだけ意味をもつことになる。この失行の心理学的な性質がアナルトリーに類似しているということ，またアナルトリー患者において頬部顔面失行は四肢の失行とは独立に存在するということも重要なことであると思われる。たとえ頬部顔面失行が存在しないとしても，そのことは，この失行が非常に厳密に分化していることを示す例（演奏機能を失ってはいるが頬部顔面失行を認めない演奏家）があることから見て，ことの重要性に対する反論の根拠になり得るとは思えない。頬部顔面失行は，本来の言語的機能が問題となる場合にしかふつうは顕在化しないのであるから。

病態心理学的研究

　a）我々は，観念運動失行も観念失行も或る特別な機能の選択的な障害から生じるものであると考える。仕草の機能と実際的な機能の選択的障害は，他の心的機構を侵すことなく生じ得る。つまり，こうした患者，とりわけ観念失行の患者に対して，痴呆であることはごく普通のことであるかのように語るのは，誤っているということである。
　心的機能は大きく次の二つの活動性をもっていると思われる。基本的な機能的自動現象である，仕草と言語がそれであって，自発的な活動性においては分離されているが，反射的現象である点においては互いに結びついている。この機能的自動現象は，相応の多様性を備えた精神にふさわしい能力を発揮するのに使われ，その能力は機能的自動現象に多様性を与え，そのニュアンスは，知的な能力の可能性に従って多少とも明確な人格を形成することになる。
　神経精神医学はこの区別を強調している。知能の崩壊している早発性痴呆患者では，場合によっては普通以上にこの機能的自動性が保たれている。またこの自動性は老年痴呆の患者において必ずしも駄目になっている訳ではない。こうした痴呆患者に対立するのが失行患者であり，

失語患者なのであって，彼らにあっては脳の病変はより限局的であり，いずれかの機能は変容を蒙っているにしても，いわゆる共通感覚ははるかによく保たれているものである。

b) 仕草の機能と言語の機能との間には密接な結びつきがある。Jousse 師は最近，未開種族の研究を行ってこのことを支持する確証を得た。最初のうち知的コミュニケーションのあらゆる可能性を要約して表現している仕草が，後になって獲得される言語に少しずつとって変わってゆくのである。

そしてその病理もまた，表出面とおそらくは出現条件とが同程度の近接関係をもった機能の障害として顕在化するのである。

c) Wernicke や Liepmann によって試みられた図式化は，障害を客観化しかつ象徴化する以外には，とくに寄与するところがあるとは思われない。それを説明する必要はないであろう。我々が導入した感覚的，知覚的要因はとりたてて意味のあるものではない。ただそこで果たしている役割の限界を指示するだけのためのものである。同様に，はっきりと限界づけられた役割を演じているそれぞれの中枢を区別することは，いずれ分かるであろうが，正しい行為 (eu-praxie) の中枢域というものを確定することがすでに困難である以上，我々の射程を越えていると言わねばならない。

我々は20の臨床—解剖例を報告したが，そのうちの8例はすでに我々の師である Charles Foix およびその弟子である Maurice Lévy, Robert Baldy によって公表されている。これらから次のことが言えると思われる。

a) 左半球の側頭—角回領域は，それ以上には限定し得ないが，観念失行を決定付けている。

b) 観念運動失行に関しては，左半球のみが正しい行為の責を有するとは必ずしも言えず，右半球にも類同の領域が含まれているように思われるが，ふつうは殆ど活性を有せず，左半球に優位性の席を譲っているようである。

観念運動性の正しい行為を支配する領域を正確に限定することは不可能であるように思われる。失行は殆ど常に，頭頂葉の角回に列する領域に病変を有する症例（頭頂—角回症状群，頭頂間溝症状群）において認められるようである。しかし，我々の報告した症例に基づくならば，前ロランド領域にまで関連領域を拡げることが可能であるようにも思われる。その場合，仮に失行に関わる領域が一つであるとするならば，頭頂—角回領域から Rolando 回，前前頭回にまで次第に関与の度合いを薄めながらも続いていると考えることも出来るし，失行に関わる領域が分離しているのならば，後者の前方領域は頭頂—角回領域ほどには重要でない，とみなすことも出来る。

c) 前頭葉病変には殆ど常に脳梁の梗塞が伴っているが，次の項ではっきりさせることになるであろう脳梁の役割については，確固たる議論の対象とするのは困難であるように思われる。

生理学的試論

　失行の経過は非常に多彩であり，時には障害は甚だ束の間のことに過ぎず，数日で回復してしまうこともあるし，時には慢性的に持続することもある。

A）発現と経過の条件

　a）年齢は失行の経過に必ずしも支配的とは言えないようである。我々は80歳を越える患者が完全に回復したのを観察している。そこではおそらく心的活力の低下している老人によくみられる広範な脳の侵襲と同等の病変以上のものはないのであろう。我々の診た80歳の老人は，明らかな小児的児戯傾向を示した。

　b）失語と失行との間には経過における並行関係はない。一方，観念運動失行と観念失行との経過における相互関連を検索し得る程には，我々は両者の合併した観察例の数を充分に有してはいない。

B）生理学的説明の試み

Ⅰ．観念運動失行

　a）回復してゆく観念運動失行の症例については，発症までに従属的であるにすぎなかった（右半球の）中枢が働き始めて，破壊された左の中枢を代償するに至り，両側性の正常な行為を導きだすことになるのではないかと考えている。

　もし左の正常な行為の中枢の破壊されたあと多少とも長い時間を経過している場合には，右の中枢は，左の中枢に緊密に結びついているために衝撃を受けて抑制され，両側性の失行が持続することになるのであろう。

　両側性の失行が持続する症例では，両方の中枢が侵襲を蒙っているか，あるいは，どういうことかよくは分からないが，単純な生理学的理由によって，他の場合であれば代償の役割を残しているはずの中枢が作動不可能になるのであろう（年齢がそうさせていると必ずしも言えないことはすでに指摘した）。

　b）右半球損傷の場合の左側優位の両側性失行は，外傷性の衝撃によって説明されよう。右損傷例において両側性であることが記されていない場合には，外傷によるコントロ・クが一過性であったか，あるいはまったく存在しなかったのいずれかであろう。

　c）我々は左に鏡像書字を示した2例を報告したが，これは，行為機能の調整領域が左右両半球にそれぞれ一つずつ，あわせて二つあるという我々の見解を支持するものではないだろうか。

　d）脳梁は，右の中枢を左の中枢の支配下に置くことによって，左右の仕草が調和をもって行われることを可能にするのであろう。かくて脳梁の損傷は，普通であれば存在する方向性を右

半球から奪い去り，衝撃を与える結果，左の一側性失行を生ぜしめることになる。その衝撃は時にかなり強いこともあり，軽度の右の失行を惹起することもある。

II. 観念失行

これは，厳密な意味において観念的機能の障害であり，対象の実際的な同定機能の障害であって，その本質からして行為のメカニスムとは無縁なものである。行為のメカニスムは，観念失行とは別のものであって，観念失行を外化するだけのことである。また観念失行は，左の側頭—角回損傷によってのみ出現するように思われる。

解説

大 東 祥 孝

　訳出したのは，Joseph Morlaás の Thèse（博士論文）である "Contribution à l'étude de l'apraxie"（Paris, 1928）の p. 27—44および p. 219—228 の部分である。

　訳した部分において取り扱われているのは主に「観念失行」とその解釈をめぐる問題と，失行に関する全般的な結論とであるが，この著書そのものは広く「失行」一般を論じたものであって，順に章題をみてゆくと，

1）歴史的展望
2）身振り，行為
3）観念失行
4）観念失行をどう解釈するか
5）観念運動失行
6）臨床的形態
7）特殊な失行
　　I）頰部顔面失行
　　II）頰部顔面失行とアナルトリーとの関連
8）病態心理学的研究
9）臨床—解剖学
10）自験例の臨床—解剖学的研究
11）失行の経過
12）生理学的解釈の試み
13）臨床—解剖学的観察例
14）臨床例
15）結論
　　A）失行をどう理解するか
　　B）観念運動失行における仕草の障害
　　　　—その性質と特徴—
　　C）特殊な観念運動失行
　　D）病態心理学的研究

といった構成になっている。

　Morlaásは，自ら何度も記しているように，Ch. Foixの弟子であり，この論文も彼の奨めによって書かれたものであると言ってよい。

　よく知られているようにCh. Foixは，P. Marieの弟子であって，Th. Alajouanine, F. Lhermitteへと引き継がれてゆく失語学を中心とする独自の大脳病理学の流れのうちに位置付けられてよい，いわばフランス学派の代表的神経学者のひとりであり，ここで展開されている失行論もドイツ語圏の失行論とは明確に一線を画している。そしてこのMorlaásの失行学説は，それに賛同するか否かは別として，今日に至るまでフランス語圏のみならず，失行を論じようとするあらゆる研究者にとって極めて重大な影響を及ぼし続けていると言わねばならない。

　というのも，Morlaásの立場は，失行論の創設者ともいうべきLiepmannのそれといくつかの点で決定的な違いを示しており，好むと好まざるとに関わらず，自らの立場の選択をその根本において我々に要請するものであるからである。

　主たる相違点は，訳出した「観念失行」に対する見解のうちに認められるが，そこに至るまでにはそれなりの経緯があった。Morlaásの主張を理解し，その後の流れを把握するためには，従ってともかくも観念失行をめぐる研究史の大きな流れを見据えておく必要があろう。

　図1を参照して頂きたい。Finkelnburgの失象徴（Asymbolie）の概念（1870）は，すでに知られていた失語の病態を含め，習得された記号的概

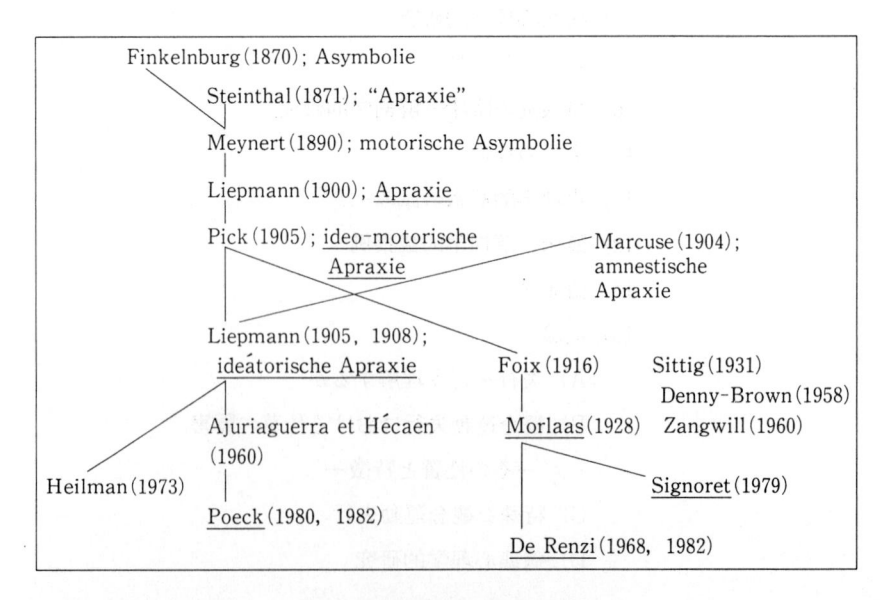

```
Finkelnburg(1870); Asymbolie
  Steinthal(1871); "Apraxie"
  Meynert(1890); motorische Asymbolie
  Liepmann(1900); Apraxie
  Pick(1905); ideo-motorische Apraxie      Marcuse(1904); amnestische Apraxie
  Liepmann(1905, 1908);
    ideátorische Apraxie    Foix(1916)    Sittig(1931)
                                          Denny-Brown(1958)
  Ajuriaguerra et Hécaen   Morlaas(1928)  Zangwill(1960)
     (1960)
Heilman(1973)                             Signoret(1979)
  Poeck(1980, 1982)
                          De Renzi(1968, 1982)
```

図1　"観念失行"の概念の流れ

念の受容と表出の障害をさすものであった。Meynert(1890)は，失象徴を運動性と感覚性とに分けたが，前者の運動性失象徴をうけて，Liepmann が失行の概念を確立したことはよく知られている。こうして運動性失行という規定を与えられた病態に対し，失行ではあるが必ずしも運動性とは言いきれない，いわばより高次の心理学的水準での失行があることを指摘したのが Pick（1905）であった。

Pick の観察例は Morlaás も述べているように，複雑で系列的な行為のみならず，単一物品の操作においても独特の病態を示した。例えばヒゲソリをクシのように使ったり，ハサミで字を書こうとしたりした。また，マッチでローソクに火を付けるといったより複雑で系列的な作業を課すと，マッチを逆さにしてローソクにこすりつけたり，火を付けたマッチを渡すとローソクに火を付けたあと，それを口許へもってゆこうとしたりした。その際に見られた行為の誤りは，Pick によれば，もっとあとですべきことを先取りしてやってしまったり，途中で止めてしまったり，二つの行為が一緒になってしまったり，とんでもない脱線をしたり，保続を示したり，といった内容のものであって，彼はこれを（注意すべきことであるが，ideatorische Apraxie ではなく）ideomptorische Apraxie と名付けたのであった。

Liepmann は最初これを motorische Apraxie の重篤型と考えたが，後になって（1908）運動企図そのものの障害としてとらえなおし，複雑な系列行為の障害を観念失行 ideatorische Apraxie として独立分離せしめたのである。この立場は Ajuriaguerra, Hécaen(1960)らを経て，今日，Poeck ら（1980，1982）によってほぼ忠実に受け継がれていると言ってよい。

これに対し，すでに Pick のうちに内在していたと考えられる今一つ別の側面，即ち物品の誤った使用，ないしはそこにおける認知障害要因を重視する立場があって，これこそ，Morlaás が明確に主張した見解であったのであり，これは今日，De Renzi ら（1968，1982，1988）によって支持されている。

Morlaás によると，物品が何であるかは承知している（原則としてその命名が可能である）のに，その使い方が分からなくなる，つまり使用の失認 agnosie de l'utilisation が観念失行であることになる。これは，単一物品の使用においてすでに顕在化する病態である。したがって Morlaás にとって，明らかにこれは失行ではないのであって，真の失行とは観念運動失行として顕現する病態のことである。

観念運動失行には，1）行為の健忘，2）空間的行為錯誤（dyskinésie

spatiale），3）行為の保続，という要因がふくまれている，という。ここで述べられている空間的行為錯誤とは，P. Marie らの記載した planotopo-kinésie (1922) に近縁のもので，仕草の歪みとして認められる身体各部位の空間的定位の錯誤であって，患者は自分の四肢と他の身体部位との位置関係の直感的感覚を失ってしまったかにみえる，と Morlaás は述べている。

以上二つの立場の妥当性について，Poeck らの方は，彼らの観察した症例では系列行為における個々の物品操作には何ら問題を認めない場合のあることを強調し，一方，De Renzi らは，もしこうした患者の主要な問題が適切な使用行為を喚起することの困難性にあるのであれば，彼らは単一物品の使用においても誤りを侵すはずだということ，および，Pick が記載した症例においては，系列行為の障害のみならず単一物品の使用においても障害が認められていること，を指摘している。

De Renzi らは，このことをさらに確認すべく，1988年には，use of single objects の結果が，multiple object test と高い相関を示すのに対し，movement imitation test とは有意の相関を認めなかったことを報告している。しかし同時にまた，Morlaás の言う agnosia of usage という述語は誤解を招きやすいので amnesia of usage という（つとに Marcuse の提案している）表現に変えてはどうか，とも提案している。

こうした見解の是非については，ここではこれ以上立ち入らないが，筆者の考えるところ，観念失行が，単一物品の操作の障害か，系列行為の障害か，といった議論は必ずしも実り豊かなものとは思えず，いかなる行為，いかなる操作であっても，むしろ重要なのはその誤り方の質的差異ではないかと思われるので，そうした立場から失行論を展開している Signoret (1979) の見解を紹介しておくことにしたい。Morlaás の立場はある意味において誤り方の質的差異に注目したとも言える側面を有しており，その限りにおいて，彼の見解はむしろ Signoret において本質的に受け継がれていると考えることもできるからである。

Signoret et al. (1979) は，模倣という様態を失語における復唱に比較されるものとみなし，これが保存されるか否かを重視し，さらに行為そのものに対して，記号論的視点を導入した。錯語のあり方が失語そのものの構造を露呈せしめたように，失行の場合においても，その誤り方，即ち錯行為 parapraxie のあり方が失行の本質を反映するとみなし，行為のうちに，所記 signifié と能記 signifiant の側面を読みとって，これを「身振り素」(gestème) と「運動素」(kinème) と称し，前者における障害は，全く別

の行為にとって代わるような，例えばハサミで字を書くというような，いわば意味性の錯行為 parapraxie sémantique として現れ，後者の障害は，例えば敬礼の際の中途半端な手の位置や方向として認められ，Morlaás の空間的行為錯誤 (dyskinésie spatiale) に相当するものであって，これは何度も繰り返される模倣によって習得された側面の障害であるので，模倣によっても改善されず，これを運動性錯行為 parapraxie kinémique と称し，こうした視座から観念失行，観念運動失行をみなおそうとしているのである。

つまり，意味性錯行為 parapraxie sémantique が出現し，行為の健忘はあるが，模倣は保たれているような病態を観念失行と考え，逆に運動性錯行為 parapraxie kinémique が出現し，模倣が傷害されているような病態を観念運動失行として捉えようと試みていると言える（表1）。

かかる立場からすると，Geschwind(1967, 1975)が主張したような失行は両者いずれにもあてはまらず，Signoret は，離断による失行をこれらとは別の，言語―身振り離断の病態であると考えた（表2）。

表1　Signoretの失行論

Signoret et al.(1979)
　IA：au niveau de gesteme
　　ⅰ．parapraxie sémantique
　　ⅱ．apraxie amnésique
　　ⅲ．imitation(＋)
　IMA：au niveau de kineme
　　ⅰ．parapraxie kinémique
　　ⅱ．trouble de l'imitatin(＋)

表2　Signroet et al.(1979)による失行の鑑別

	口頭命令	操作 一側	操作 連続動作	模倣 視覚	模倣 運動覚
	右手 / 左手	右手 / 左手	右手 / 左手	右手 / 左手	右手 / 左手
観念失行	－ / －	－ / －	－	＋ / ＋	＋ / ＋
観念運動失行	－ / －	－ / －	－	－ / －	－ / －
運動失行	－ / ＋	－ / ＋	＋	－ / ＋	－ / ＋
言語―身振り離断症状	－ / －	＋ / ＋	＋	＋ / ＋	＋ / ＋
視覚―身振り離断症状	＋ / ＋	＋ / ＋	＋	－ / －	＋ / ＋

（「失行症」渡辺，寺田訳，医学書院，p.149，表4を引用）

こうしたSignoretの見解は，いわばフランス学派の失行論の代表ともいうべきMorlaásの学説を，現代の失行学にも耐え得るものに洗練せんとした貴重な試みとして評価されてよいように思われる．

　最後に，失行の責任病変についてふれておくと，Morlaásは，観念失行に関しては左半球の側頭葉—角回移行部，とりわけ上側頭回を最も重視し，観念運動失行については，単に左半球頭頂葉近傍のみならず，前方のRolando溝周辺や，右半球の役割にも言及している．また，脳梁については，左右の行為中枢が調和をもって作動するように右の中枢を抑制するという役割を重視しているようであり，とりわけ最近問題とされることの多い「左手の失行」における未解決の問題を考える上で，今日なお無視し難い視点を提供しているように思われる．

　なお，比較的最近の新しい失行論の動向については，大東（1999）を参照されたい．

文　献

1) Ajuriaguerra J. de, Hécaen, H. et Angelergues R,：Les Apraxies, Variétés cliniques et latéralisation lésionnelle. Rev. Neurol. 102, 566-594, 1960.
2) Brown, J.：Aphasia, apraxia and agnosia. Springfield, Thomas, 1972.
3) Denny-Brown, D.：The nature of apraxia. J. Nerv. & Ment. Dis. 126, 9-33, 1958.
4) De Renzi, E., Pieczuro, A. Vignolo, L. A.：Ideational apraxia：a quantitative study. Neuropsychol. 6, 41-52, 1968.
5) De Renzi, E., Faglioni, P. & Sorgato, P.：Modality-specific and supramodal mechanisms of apraxia. Brain, 105, 301-312, 1982.
6) De Renzi, E. & Luccheli, F：Ideational Apraxia, Braim, -1185,1988.
7) Finkelnburg, R.：Vortrag in der Niederheim Gesellschaft der Aerzte. Bonn, Berlin, Klinische Wochenschrift, 7, 449-450, 460-462, 1870.
8) Foix, C.：Contribution à l'étude de l'apraxie idéomotrice. Rev. Neurol. 29, 285-29, 1916.
9) Heilman, K. M.：Ideational Apraxia—a re-definition. Brain, 96, 861-864, 1973.
10) Lehmkuhl, G. and Poeck, K.：A disturbance in the conceptual organization of action in patients with ideational apraxia. Cortex. 17, 153-158, 1981.
11) Liepmann, H.：Das Krankheitsbild der Apraxie ("motorische Asymbolie") auf Grund eines Falles von einseitiger Apraxie. Mschr. Psychiat. Neurol. 8, 15-44, 102-132, 188-197, 1900.
12) Liepmann, H.：Drei Aufsätze aus dem Apraxiegebiet. Karger. Berlin, 1980.
13) Marie, P. Bouttier, H. et Bailey, P.：La planotopokinésie. Rev. Neurol. 1,

505-512, 1922.
14) Marcuse, H. : Apraktische. Symptome bei einem Fall von seniler Demenz. Centbl. Nervenheilk. Psychiat. 27, 737-751, 1904.
15) Meynert, H. : Cited by H. Liepmann, 1900.
16) Morlaàs, J. : Contribution à l'étude de l'apraxie. Thèse, Paris, 1928.
17) Pick, A. : Studien über motorische Apraxie und ihr nahestehende Erscheinungen ; ihre Bedeutung in der Symptomatologie psychopathischer Symptomenkomplexe. Franz Deutike, Leipzig u. Wien, 1905.
18) Poeck. K. & Lehmkuhl, G. : Das Syndrom der ideatorishen Apraxie und seine Lokalisation. Nervenarzt, 51, 217-225, 1980.
19) Poeck K. & Lehmkuhl, G. : Ideatory apraxia in a left-handed patient with right-sided brain lesion. Cortex. 16, 273-287, 1980.
20) Poeck. K. : The two types of motor apraxia. Arch. ital. Biol. 120, 361-369, 1982.
21) Signoret, J. L. et North, P. : Les Apraxies. gestuelles. Masson, Paris, 1979.
22) Sittig, O. : Uber Apraxies. Karger, Berlin, 1931.
23) Watson, R. T. & Heilman, K. M. : Callosal Apraxia. Brain, 106, 391-403, 1983.
24) Zangwill, O. L. : Le problême de l'apraxie idéatoire. Rev. Neurol. 102, 595-603, 1960.
25) 浜中淑彦：失行論へのプロレゴーメナ．精神医学，23，971-978，1981．
26) 岩田　誠：脳梁性失行症．精神医学，25，991-999，1981．
27) 大橋博司：臨床脳病理学．医学書院．東京，1965．
28) 大東祥孝：失行の説明仮説と局在．精神科MOOK, No. 1, 59-68, 1982．
29) 大東祥孝：観念失行をめぐって，失語症研究，6，965-971，1986．
30) 大東祥孝：頭頂葉と記憶障害．「臨床精神医学講座．S 2」(記憶の臨床) p.258-273，中山書店，東京．1999．

B　R. ブルン：失行に関する臨床的ならびに解剖学的研究

Rudolf Brun：Klinische und anatomische Studien über Apraxie. Arch. Neurol. Psychiatr., 9：29-64, 194-226, 1921； 10：48-79, 185-210, 1922.

榎戸秀昭・小山善子・鳥居方策　訳

序　論

　失行問題は，多くの研究者の20年に及ぶ労苦にもかかわらず，以前にもまして現在論争されている。「失行」という名のもとに包括される特有な運動障害に関する臨床的，生理学的および局在論的な側面で展開された議論の中で，近年，部分的には全く対立する2つの考察法が表面化してきた。その一つは，Liepmannによるもので，今日多くの研究者が（少なくとも原則的に）支持しているようである。他の一つは v.Monakow によって代表され，今までのところ全般的な支持者を得るには至っていない。

　この特殊な状況——人間の思考の歴史においては珍しいことではないが——について私は，この問題を自らの見解に沿って，できれば沢山の資料に基づいて，公平で批判的な検証を行うことを願うものである。それに必要な資料はチューリッヒの脳解剖研究所の蒐集の中で豊富に手に入れることができる。それは私の目的にとってこれ以上望めないことである。さらにこれらの蒐集には，その大部分が完璧な連続切片とされた失行者の脳が少なくとも12以上ある。そこにはいわゆる「陰性例」も多数あり，類似の病巣局在にもかかわらず臨床的には全くあるいは一時的にしか失行障害が現れなかった。それらの資料の一部は確かに v.Monakow により彼の「大脳の局在 Lokalisation im Grosshirn」の中に利用されているが，その観察は，この記念碑的業績の包括的内容の中では，ほとんどが要約して記載されているため，当該の病歴や解剖所見の詳細な報告は多くの症例で省略されている。またその後，今まで公表されていない一層教訓的な観察も増加した。さらに，私が最近チューリッヒの神経科外来で診察する機会があった自験例も加えた。

　このような資料全体を総合的に検討することは，おそらくいくつもの貴重な成果をもたらし，失行問題のさらなる解明に寄与するであろう。しかし，その前に，この問題に関する現況，ないし種々の見解，つまり失行問題の本質や病理解剖学的基盤に関して現在までに表明されてき

たものについて，ここで手短に描写しておきたい。このような展望によって初めて，以前の研究を基盤とした問題提起に必要な視点を得ることができるであろう。

脳疾患による失行性運動障害に関する信頼できる観察が文献に現れるのは比較的遅かった。それでもGriesingerはすでに，失語者が誤った身体部位を摑むことに注目していた。Finkelnberg (1870) はこの「運動混同 Bewegungsverwechslung」（Griesingerの命名）を認識の障害に帰着させ，直ちに彼の「失象徴 Asymbolie」のもとに整理した。彼は失象徴を単に特有の象徴の理解困難と解釈するばかりでなく，この概念をほぼすべての認識障害や，つまりFreudに従って今日われわれが適切に失認と呼んでいるものにまで拡張したのである。このような失行障害の感覚による説明は引続き多くの著者達（Wernicke. Meynert, Kussmaul など）によって受け入れられた。とくにMeynertはこの説明の根拠を一層強化し[1]，失象徴によって生ずる運動障害の名称として「運動性失象徴」という概念を導入した。Kussmaul (1877) はこの概念を「失象徴」という語の本来の意味に合わせ，象徴表現運動の正しい遂行の障害のみに限定し，行為，つまり日常物品の正しい使用全般の障害の名称として「失行」という表現を用いた。Kussmaulもまた，これらの症状の第一次要因として認識の障害（「物品の誤認」，「表現記号の誤認」，「聴取語音の混同」など）が根底にあるものと信じていた。

原註1）これに関してMeynertは以下のように記述した。「種々の皮質部位の内容は同一の対象物に標識や象徴を付与している。対象物の標識脱落が失象徴である。運動に関しても，対象物の使用には知覚標識が結合している。このような失象徴は患者の対象物使用の困難として現れる。運動性失象徴に至るには単に，中心領域中部の軟化巣によって上肢の神経支配性表象が作動されないことだけで十分である。」

前世紀の最後の10年間は概ね失行の感覚説が支配的であったが，Liepmann (1900) は文献上で有名になった半側失行の帝国参事官の綿密な分析に基づき，失行は原則として感覚障害とは無関係な純粋な障害であると確信するに至った。つまり高次の運動障害（「運動失行」）であり，遠く離れた感覚中枢（視覚，聴覚中枢など）からの「感覚運動領」のほぼ完全な遮断によるWernickeの「精神運動路」の断裂に起因するということである。複雑な運動行為に関する運動感覚－視覚結合性の「運動表象」が彼によれば失行者では失われているので，失行の本質は感覚領域での経験により習得されたものがあたかも新しい知覚のように運動器官に十分に達しないことであるという。それでもLiepmannは，半側失行の帝国参事官が単純な習熟活動，例えばスプーンの使用やボタンのかけはずしなど，を正しく遂行できることを見逃さなかった。しかし，彼はこれを「感覚運動領の固有能力 Eigenleistungen des Sensomotoriums」とみなし，感覚性興奮（中心後回における）の「運動領」への直接的移行，つまり「短絡」によって成立すると考えた。彼は更に「感覚運動領の無意識的な固有運動記憶」についても言及した。

引き続く観察 (1905) によってLiepmannは，（右利き者では）左大脳半球が，言語におけると同様，行為においても脳梁を介して支配的な影響を右大脳半球に及ぼしているとの貴重な確

認へと至った。Liepmannが診察した44例の右麻痺者のうち，20例が左手に顕著なディスプラキシー Dyspraxie を呈した（いわゆる「交感失行」）。それはもちろん，複雑な活動を記憶から実行する時，あるいは「他動詞的運動」（物品操作）を物品なしで，目印抜きで（つまり感覚標識の助けなしに）実行すべき時にその存在がはっきり現れる。

一方，Pick は進行麻痺や動脈硬化性痴呆者などの綿密な分析により，広汎な大脳疾患においても稀ならず重度の失行障害が出現することを示した。これらの失行は以下の点で Liepmann の失行型とは区別される。つまりそれは両側性に出現し，より高次の連合解離障害（もとの目的表象の維持欠如，観念連合過程の概念的類似する表象への脱線など）が基盤になっている。簡潔に言えば，「観念」の一次性障害，すなわち観念失行である。

これらの業績をもとに，Liepmann は今や行為の構造や障害に関する学説に至達した。それをここで簡潔に描写しておこう。

行為の実現にはまず「主目的表象」(Z)が先行しなければならない。これに行為における個々の部分活動の「部分目的表象」(z) が接続し，これらが集合していわゆる「運動形式」を形成する。各部分目的表象はそこでは，進行性の行程表象(W)，視覚表象(O)，全般運動感覚表象(K)および肢節運動表象 (k)（意識下ないし無意識に「感覚運動領」に組み込まれた）で構成されている。一方では，観念連合はそれぞれのZから近くのZへ進み，他方ではそれぞれのZから神経支配性興奮 Innervationserregung (J) が生起する。こうして一つの行為のための「運動形式」が進行するであろう。

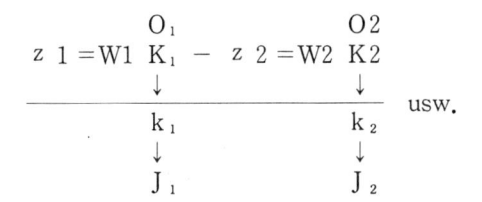

$$z_1 = W_1 \begin{matrix} O_1 \\ K_1 \end{matrix} \;-\; z_2 = W_2 \begin{matrix} O_2 \\ K_2 \end{matrix}$$
$$\downarrow \qquad\qquad \downarrow$$
$$k_1 \qquad\qquad k_2 \quad \text{usw.}$$
$$\downarrow \qquad\qquad \downarrow$$
$$J_1 \qquad\qquad J_2$$

この複合図式（と Liepmann は考える）は運動失行では分裂し，一肢節の神経支配 Innervation はこの複合に属する肢節運動表象とともに「観念的運動企図」W^O_Kから分離されることになる。観念性複合自身は保たれているが，「運動実現に必要な要素」が欠落するという。これに対し Pick の観念失行では，肢節運動－神経支配性複合は保たれるかないしは使用可能なのに，観念過程 W^O_K が一次性に誤って作動する。観念失行者の肢節は誤った観念性企図を従順に実行する。運動失行は肢節の障害であり，一つの上肢のみに，あるいは顔面筋のみに（「頭部失行」，「身振り失行 mimische Apraxie」，運動失語＝「発語筋失行」）関係する。Liepmann の帝国参事官には右手の肢節運動表象が欠けていたわけである。運動失行はそれに応じて全く単純

な運動，例えば握りこぶし，人差指の伸展などでも失敗し，それらの運動は「無定型」amorphな特徴を帯びる[2]。これに対し，観念失行では個々の運動，ないし行為の個々の部分活動は正常であるが，意図され求められた運動企図が誤って実現されるのである。それは，あたかも目的表象が「運動領への進路が分断されていることを見いだし」関連のある他の進路へと脱線するか（例えば，ピストルをサーベルのように扱う；この場合共通の概念「兵器」は持続している），または，観念の流れが注意障害や保続などのために脱落するようなものである——つまり，観念失行は全般的観念障害の単なる部分症状というわけである。これに対し，運動失行は巣症状であり，一定の境界明瞭な脳領域の損傷を必須の条件として出現するとしている。

原註2）Liepmann の運動失行は今日では，多くの著者達により2つの亜型に分類されている。すなわち「肢節運動」型（Liepmann, Pick の Gliedkinetische Form；Kleist および Heilbronner の Kortikale Apraxie）と「観念運動」型（Liepmann の ideokinetische Form；Pick の ideomotorishe Apraxie；Heilbronner の Subkortikale Apraxie）である。Liepmann によれば，肢節運動型では「感覚運動領」に寄託された肢節運動「表象」自体の喪失あるいは衰退（無意識的神経支配性記憶 Innervationsgedachtnis の障害）である。これに対し，観念運動失行ではこの表象は保たれるが他の脳から離断され，その結果そこにいわゆる「短絡行為」が生じることになる。これは肢節運動失行では起こらないことである。帝国参事官が患った障害は，Liepmann によれば，本質的には観念運動失行である。Goldstein は前述の2つの失行型（ないしは観念失行を加えて3つ）に「健忘失行」を加えた。この失行型と他の失行との区別は，患者が一定の複雑な運動形式をまさに完璧に忘れてはいるが，その運動を眼前に呈示されたり自然に思い出すかすれば，直ちに正しく遂行できることである。またこの失行型では錯運動 Parakinesie（Heilbronner）が生じるのに対し，他の型では生じない。

これらの持続性（運動）失行の発現に不可欠な大脳部位（失行領域）は Liepmann によれば以下の通りである。
1. 左大脳半球の失行領域（すなわち，そこの病変が行為器官全体の活動を最も効果的に冒す領域）
a) 左頭頂葉；縁上回＋上部頭頂葉
この領域の深部病変は主として右側の観念運動失行（時に2次性観念失行を伴う）を呈する。
b) 左中心領域＋上・中前頭回の脚部
この部位の表層あるいは部分病変およびとくに選択的（？）過程（老年性萎縮，進行麻痺のような）はそこに貯蔵された運動記憶痕跡を高度に冒し，その結果，軽度の不全麻痺の他に重度の両側性失行を呈するという。これに対し，この領域の広い損傷は右片麻痺と（脳梁を介して）左側の（交感性）ディスプラキシーを生じさせるが，後者は左利き者や両手利き者では生じないと述べている。
2. 右頭頂葉の粗大病巣は同じく左手の行為に影響を及ぼさないわけではない。粗大な左頭頂葉病巣はほとんど常に軽度の左側（交感性）ディスプラキシーを呈する。
3. 後部頭頂葉（角回とT2の最後部）および後頭葉前部の病変は，広汎な全般的萎縮が加わると，観念失行を生じる。

4. これに対し前頭葉は，Liepmannによれば，行為には関与しないが，（Hartmannに反して），粗大な前頭葉病巣は運動自発性に抑制を起こす。

5. 脳梁の離断は左手をディスプラキシー的にする。行為に関与する線維は脳梁の中間部を通る。

6. 同様に左（および右）半卵円中心の病巣は左感覚運動領から右に延びる線維を遮断し左手をディスプラキシー的にする。

7. 頭部と顔面筋の失行（常に両側性）では最も可能性のある病巣として前中心回の下1/3とBroca領域が考えられる。

　以上がLiepmannの失行学説の要約である[3]。これは，もう一度強調するが，以下の2点で最も際だっている。一つは生理学的−臨床的視点に関するもので，Liepmannは行為の起源が前述の（意識されたあるいは意識下の）表象複合（運動企図）であると考え，失行ではこの複合が（ある長い連合線維群の解剖学的連絡遮断の結果）それぞれの要素（部分記憶）に分断（分離）されるとした。また形態学的−局在論的視点に関しては，Liepmannは失行（少なくとも運動失行型）が病巣の局在によりどんな状況下でも必ず出現する巣症状であるとした。この2つの主要な点に関して，Liepmannの失行学説はその後，この問題に携わった多くの研究者に受け入れられた。しかし他の研究者の個々の見解（つまり局在問題の）の中には部分的にかなり異なるものもある。例えば，GoldsteinやHartmannなどは，前頭葉を「固有の行為中枢」とみなし，「観念連合あるいは概念中枢」に関する古いFlechsigの学説に敬意を払っている。これに対し，Kroll, Bechterew, van Vleuten, Heilbronner, Mass, Hildebrandt, Mingazzini-Ciarlaなどは本質的にLiepmannの局在説に従っている。とくにMingazziniとCiarlaはこの点に関してはLiepmannよりもさらに詳細に論じている。

原註3）もちろん以下のことに触れないことは許されないであろう。Liepmannは恐らくv.Monakowの批判に影響され，1900年以降，彼本来の失行の生理学的機構や「局在」に関する見解を修正したのである。例えば，彼の帝国参事官の失行障害は厳密に半側性ではなく，その出現には「感覚による助けの欠落」，それどころか「彼がそれを無視してきた」部分的失認の混在が一定の役割を果たしていることを彼自身認めている。さらに彼は近年では失行の局在では純粋な解剖学的要因の他に全般的病理学的要因，つまり脳の全般的状態を考慮すべきことに気付いており，特に若年者や外傷の症例では障害はしばしば初期症状として現れることを認めている。彼は最近では遂にv.Monakowによって局在問題に導入された考察法を取り入れ，もちろんその結果は別にして，発達史的要因をも考慮するに至っている。

　この支配的な学説と本質的に異なるのが，v.Monakowによる失行症候群の本質と成立に関する新見解である。v.Monakowは発達史的事実から出発する。つまり，日常生活での運動の組合せ（運動メロディー）はわれわれの行為の基盤であり，極めて多様な時間的空間的要素の集合である。それは早期幼児期から本能の発動や経験とか習熟の影響下で最も単純な反射機構から絶えず発達し続ける興奮の組合せへと統合されたものである。われわれが「行為Handlung」

（Praxie）と呼ぶものは，実際には長期間にわたる発達過程の産物であり，大部分が幼少時期以来既に前成され自動化されている。行為の実際の実現に際しは，それは皮質のほぼ全体だけではなく，皮質下と皮質の反射機構までもが繰り返し利用され，これらの構造が協力して「随意運動」の土台を形づくるのである。大脳ではこれら全ての構造のうち，直接的実現（実行段階）にかかわる比較的下級の反射機構（結合反射）のみが形態的に狭く境界された中枢（焦点集合体 Fociaggregate）に局在している。ローランド領はただ「運動の図式 kinetishen Figuren」の細かな技巧的精密性に必要な要素を提供するのみである。これに対し，Liepmann の意味での「感覚運動領」（一つの部位として，そこには「運動表象」が局在しているという）は実際には存在しない。行為の固有な「内容」（対象，目的，方向，目標点など）の大部分は皮質に「多所性，多層性に再現されている」ので，これらの構成要素の部位的起源はもはや同定できない。それはまさに全皮質の共有物である（507頁）。

　種々の行為を触発（想起）する固有な生理学的刺激は，v.Monakow によれば「運動表象」ではなく，当該の行為が習得された後に引きがねになった刺激である（Semon の想起の法則）。また行為の実行に際して「表象」という語に相当するのは，そこで使用される運動図式の構造と継起について洞察することだけである。なぜなら，その運動図式の大部分は意識にのぼる前におぼろげな欲動（本能的喚起）の影響下に発達するからである。これに対し，その核心部分において既に幼少期に固定された無意識的「活動プログラム」（Liepmann の「運動企図」）が正しく展開するためには，方向づけを行う神経支配性感覚情報の連続的介入が必要である。これによって個々の連続活動は円滑な行為として意識下で心的に行われる。その際には少なくとも断続的（時には何度もあるいは単に意識下で）に一定量の注意が必要であろう。失行の際に障害されるのは v.Monakow によれば，皮質全体に分布し，多様な運動メロディーの基盤になっている潜在性記憶痕跡複合自身ではなく，記憶痕跡の想起が一定の不利な条件下でのみ障害されるのである。それゆえ，よく見られることだが，一方では一定の行為（つまり命令による遂行）は完全にできない患者自身が，他方ではその同じ行為を自らの意志で自発的に正しく遂行できるのである。臨床象をその障害の経過から見ることにより，v.Monakow は以下の6つの失行型に分類した。それは，著者が何度も強調するように，決して相互に明瞭な境界が引けないものである。

1．半側性運動失行

初期には罹患した上肢の不全麻痺を伴うがその特徴は運動自発性の減退（Bruns の精神麻痺）である。後期には失行のある手の運動が再び可能となるが，健常な手の動作とは違った動きが多く混入する。この時期は Liepmann の帝国参事官の観念運動失行にほぼ一致する。

2．半側性感覚失行

しばしば感覚失語や手運動感覚性失書 cheirokinästhetischer Agraphie を合併する。ここでは立体失認 Stereoagnosie や深部感覚障害などの知覚障害が失行の重要な誘因であり，その特徴

は異常な遅延，軌道脱線，早すぎる中止などである．

3．両側性運動失行

運動失語を合併することが多く，重症例では「Amimie」（顔面失行）や完全な失記号 Asemie を伴い，極めて簡単な運動を模倣することさえできない（しかし，偶然には複雑な行為も可能である！）．この型は諸家の「肢節運動性」失行にほぼ一致する．v.Monakow によれば，この失行は左中心頭頂葉の粗大な血管性病巣あるいは腫瘍の初期の水頭症によって引き起こされるという．左手の「交感性」失行は脳梁交連線維の離断による．しばしば，ある程度の全般的失見当識が存在する．

4．失認型（錯行為 Parapraxie）

片麻痺，失見当識はないが，感覚失語と視覚失認を伴うことが多く常に両側性である．患者は個々の運動図式を技術的にかなり正しく遂行できるが，込み入った行為では脱線，個々の部分活動の混同，保続，早すぎる中止が生じる（いわゆる「超皮質性」型感覚失語の際の錯語と比較しうる）．ここでは失認性要因がこの障害の原因であるという印象を与える（感覚による微細な調整的制御ではない）．

5．健忘失行

純粋な想起障害であり健忘失語に相当する．von Reich-Liepmann の同名の型と一致する．

6．観念因型 ideagene Form

他の著者達の観念失行に相当する．

失行の「局在」に関して v.Monakow は，自験例と文献例の剖検所見を比較検討し，先に簡潔に概括した生理学的な考察や視点を配慮に入れ，以下の結論に達している：

失行は原則として一過性の症候群（局部的あるいは全般的侵襲に対する中枢神経系全体の反応）であるが，常にある程度の中枢神経支配性障害（麻痺，失語，失認など）を伴って現れる．失行性障害が安定して出現し続けることは，上述のどの失行型のどの時期にもありうることであるが，そのような症例では慢性進行性の病理学的過程，または動脈硬化や成長の速い腫瘍の際の循環障害によって，粗大または多発性病巣が生じているのである．腫瘍での全般性障害は消腿しない失行症候群の原因（遷延性ディアスキシス）となる．v.Monakow によれば，失行はほぼ大脳の全般症状に属するが，同時に一定部位の病巣が加わることによりその部位に特有の色彩を帯びることになる．

このような局部的な好発部位（失行領域），その内部につまり急激に発生した病変（外傷でも）がその初期に失行症状を必ず引き起こすような部位としては左大脳半球のシルヴィウス窩動脈灌流領域全体を考えるべきである．失行は，この領域の前方部に病巣がある時には多くは半側運動性の性格を，後部領域（中心溝の後方と特異的に P_2，T_1 の部位）にある時には両側性の性格を示し，かつ失認障害や感覚失語を伴うことが多い．

以上が v.Monakow の失行本質と成立に関する見解である．予想通り，本質的に異なる立場か

らは反論をもって迎えられた。とくに Liepmann, Heilbronner, Niessl v. Mayendorff, Mingazzini-Ciarla などがこれに対し一連の異論を唱えた。ここでそれらを簡潔に言及しておこう。まず Liepmann は，「感覚運動領」の存在と役割に関する彼自身の見解に固執したのであるが，その意味するところは，要素的習熟運動のエングラムが実際に限局脳領域に存在し，かつ純運動性の表象を保有するということである。つまり，ローランド領域の「運動表象」の破壊は彼の「肢節運動」型失行をもたらすというのである。さらに彼は，失行は独立した症候群であり，それ自体は常に共存する（彼も今では認めるように）麻痺，知覚障害，失認，失語とはなんら関連がなく，これらの障害によって影響されない（これらの症状を差し引いて残ったもののみが失行である）と確信している。さらに先述の研究者らはまず，失行性障害の一過性の特徴を説明するため v.Monakow が導入したディアスキシス説に反論し，古い代理仮説 Vikariierungstheorie を強く擁護している（とくに Heilbronner）。そのうえ Liepmann は，重度の失行性障害が長期間持続する症例において，v.Monakow が指摘したような全般的病理過程を，剖検の際には見いだせなかったと主張している。最後に v.Monakow は，Liepmann らが必須とする限局病巣以外の病巣部位（例えば右側病巣）によって，一側性または両側性失行の出現を繰返し観察しており，他方では典型的とされている限局病巣を有しながら失行性障害を示さなかった症例を報告しているが，彼らはこのような事実も v.Monakow の症例に腫瘍が多かったためであるとしている。彼らによれば腫瘍は直接的および（水頭症による）間接的な圧迫により予測もつかない遠隔効果を示すので，局在問題のためには役に立たず，除外した方がよいというわけである。腫瘍が脳の任意の場所から失行を引き起こすのはこのためであるという。

以上が失行問題の論争における現況である。われわれは今どの様な問題提起が可能か？われわれの資料や文献の批判的検討をどのような点から最初に始めるべきか，またどの様な視点によれば課題に最も近づけるのか？
われわれはこれらの視点を3つのカテゴリーに分けることができる。

1. 臨床－生理学的問題

1. ここでは先ず，失行病像によく合併する知覚，感覚，失語，失認，精神性障害など様々な障害が，v.Monakow が想定したように，失行性障害の成立に本質的意義を持つのか，あるいは Liepmann が信じたように，失行の合併症とは関連のない独立した症候群であるのか，ということに注目しよう。

2. 失行性障害の詳細な生理学的－臨床的分析から，行為の構造や生理学的機構についてどの様な推論ができるのか？ その「運動メロディー」を習得した当時はどの様な生理学的要因が働いていたのか，また運動の流れが実現する場合にはどの様な機構がこれを決定しているのか？ 通常われわれの行為を触発（想起）する刺激はいかなる性質のものなのか？ そして行為の失行性障害の前提となる病態－生理学的過程はどの様な性質のものなのか？

3．さらに，われわれは個々の症例の障害の持続と経過を詳細に追跡し決定するだろう。いかなる状況下でそれが消腿し，いかなる状況下で逆に慢性化し固定するのか。失行は v.Monakow が主張するように，本当に一過性の症状なのか？

4．最後に，それぞれの失行型がどのような臨床的および病理学的状況下で現れるかに一層注意をむけるべきであろう。このような疑問を念頭において，種々失行性障害に関する臨床用語の使い分けという厄介な問題を考えたい。つまり，この問題は個々の症例ではしばしば時期によって失行の病像が異なるのであるが，このような多様な臨床像について，失行の各亜型の間に明瞭な境界線を引くことができるか？ どの様な視点によって最良の線引きが可能になるのか？

2．解剖－局在論的問題提起

1．そこに病変があれば（初期から）必ず失行が生ずる大脳の好発部位はどこなのか？ （この問題は多くの努力にもかかわらず今日なお十分に解明されていないというのが私の意見である。）どの好発部位の病変が失行の各亜型の臨床像を優先的に引き起こすのか？

2．どの様な病理学的条件が失行を持続させるのか？ v.Monakow が主張するように，拡大した病変以外に慢性の病理学的過程が必要なのか，あるいは好発部位以外の脳が健全な時にも持続性失行が生じるのか？

3．陰性例の問題も考察したい。古典的な好発部位を広範に破壊する病巣があるのに，失行症状を示さない症例は実際にあるのか，あるとすればそれはどの様な理由によるのか？ このような陰性例から失行症候群を発現させる条件についてどのような推論が可能か？

3．臨床－解剖学的資料の問題

われわれの資料の精査と処理にかかる前に，今まで述べてきたわれわれの原則的立場を明らかにしておきたい。Liepmann およびその他の研究者達は v.Monakow の資料は腫瘍が多く全く不適切であり，それを失行の局在問題の判断に利用した為に種々の誤った結論に達したのだと批判した。少なくとも失行研究の目的のためには，腫瘍症例も失行症状を一過性にあるいはある時期に（多くは後期に）呈することは明白であり，「失行領域」の外傷や血管性病変によるいわゆる「純粋」例と全く同様に役に立つのである。そればかりか「失行領域」と全く違った部位にある腫瘍により失行症状が出現するような「非純粋」症例の研究は，失行出現の病理学的条件の問題においても，また「局在論」的関連の問題においても得るところが多いのである。但し，腫瘍によって大脳全体が受ける病理学的変化を連続切片によって極めて詳細に検討されていることが前提である。このような「非純粋」な条件下で「純粋」な失行が出現する現象が明らかになれば，定説にとっては残念なことだ！ われわれは決して定説を研究するのでなく，失行の博物学を研究するのである。すなわち現実の生物学的要因の全体を追求し，この独特な症候群を生じさせる多様で複雑な病態生理学的原因を追及したいのである。このような生物学

的視点からすれば，始めから「非純粋」とか「不適切」として研究から除外されるような症例はないことがよく分かるであろう。それどころか可能な限り先入観なしに実際の関係に近づくことが自然科学者の使命であり，そうすれば自然のなかの関係が見えてくるであろう。個々の症例においてはすべての状況の詳細な比較によって，観察された事実から慎重に結論を引き出すことができるのである。

I．臨床—解剖学的観察

A．血管性，外傷性，および脳炎性病巣

1．主として左頭頂葉を侵す病巣

症例 I：Jakob Schn.[4]

原註4）この症例は経過中に繰り返し脳卒中発作を起こし，この間，通常はほとんど必発の片麻痺症状を一度も示さなかったが，失行と感覚失語の症候群がほぼ孤立性に発現した点で，極めて教訓的な症例である。この症例はチュウリッヒ大学内科の当時ドツェントであられたSeitz博士殿が，20年間にわたって極めて詳細な観察と分析をなされたのである。Seitz博士殿は自分が観察したことを非常に誠実に約200頁にもなろうとする病歴に記録し，しかも1895年にはすでに失行の特徴的な症状を正当に記載しておられる。私は，別の意味でも非常に貴重なこの病歴を，快く私にお譲り下さったことに対して，同僚のSeitz博士に深く感謝するものである。残念にもここではその抜粋しか紹介できないが，失行に関する部分だけはできるだけ詳細かつ忠実に述べるつもりである。

解剖学的要約：左頭頂—後頭葉（およびT1の後ろ半分）に多数の血管性病巣が認められ，前方は中心後回の中1/3および中心前回の下1/3にも及んでいた。脳血管全般の硬化と左側の脳内水腫が認められた。

臨床的要約：反復する発症のさいに右側のvon Monakowの感覚型失行が顔面—舌失行を伴って現れた。発症時の症状はそれぞれほぼ寛解したが，3回目の発症時には同時に観念失行が認められた。感覚失語，右側の感覚鈍麻，手の運動覚性失書が認められた。

1．現病歴

1895年に58歳であった庭師のJakob Schn.氏は1892年まで健常であった。彼は1892年から95年にかけて左側の三叉神経痛に繰り返し罹患した。1895年から重篤な心臓発作が時々認められるようになり，時に脈拍は非常に速く，かつ不規則であった。1895年3月，両下肢に浮腫を生じ，心不全発作に続いて肺梗塞が起こった。

6月4日午前9時，挿し木作業中に1回目の軽い発作が起こる：突然，右手のしびれ感を覚えたが，それでも帰宅することはできた。家に着いた時，ひどい言語障害が始まり，患者はでたらめな言葉を喋っていた。両下肢が弱くなり，ふらつき，倒れ，次第に意識を失った。午後になって意識が回復した時，彼は右手を無意味に動かしていたが，右手を使って食事を摂ることはできなかった。患者は右利きである。

「4時頃，私は患者を診る。患者は頭をいくらか右に向け，自分の右手の方を見ており，何とか動かそうとする。右上下肢とも筋力低下はなかった（握力はこれまで左右ほぼ同じである）が，患者は右手を頭までしか挙げられない。ところが行うべき運動を予め示すと，今度はこれを真似て上から下までよく動かすことができる」軽度の顔面不全麻痺がある。左上肢は正常。言語に関しては，自発語は可能だが，しばしば誤った語を使用する。例えば，自分は Kalchengei（桜桃酒 Kirschgeist の代りの語）を手に塗りつけた，などと話す。錯語を伴った健忘性感覚性失語である。呼称課題の答えはほとんどが全く理解できない無意味な語（Floskeln）であり，患者は正しい語を発見しようとあくせくする。例えば，ナイフに対して，「schnit（切った）」，「schmirkan」，「me......maas......chatz......, selni, smächer」などと言う。

ナイフですか？　「ナイフ，ナイフ！」

鍵（Schlüssel）＝「milch, mockli, nächen, stückel, mich, michel.」

復唱のさいにも患者は相当な誤りを犯す。このことは，患者の語音把握が不鮮明なため，聞き取られた語音の一部が錯語的な挿入音によって変造されることを示している。例えば，Laden（店）＝Lager；Uhr（時計）＝Buech, Ruch, Ucha；Lampenschirm（ランプの笠）＝ Lappenschin, welk. などである。一方，自分の息子ジャックの写真を彼は，最初「Konrad」と呼び，ついで突然「zum Wohlsein Katz（カッツに乾杯）」，さらには「Kotze？（へどが出そうな物）」と言うが，これが何を意味するかはわからない。また，音読は全くできず，患者はうめくように「n'bichten」と言う。

運動と動作の詳細な分析　眼運動に異常はないが，「患者は検者の指を眼で追うことができず，不安そうに眼を動かすだけである。それでも指先で何かを叩いて音をたてると，音の方向に眼を動かす......顔をしかめる運動は不十分で，右側の顔面筋に軽度の筋力低下が認められる。舌を左右に動かすように命ぜられても，舌ではなく，代わりに頭を左右に動かす。検者が挺舌してみせると，患者はそれを真似ることはできる。今度は自分でしなさいと命ぜられても，やはりできない」

口頭命令に対しては右上肢も左上肢も個々の運動を正しく実行する。「右上肢，特に手関節はしばしば屈曲位に留まる......下肢の前方伸展は右も左も良好である......命令によるベッドへの昇り降りは不器用であり，起立は弱々しく，右足は幾分こわばり左よりも弱い，歩行はふらつくが，それでも左右の片脚起立は可能である。しかし右下肢はぎこちなく，運動を課せられると左下肢での起立が妨げられる。だから患者は左下肢を揚げて右下肢だけでうまく立つことが多い......」

「……右手は不器用で，患者は左手で食べる……患者は右手でコップを摑むことができない」

「患者に右手で字を書かせると，彼はペンを正しく握ることができず，常に左手で持ち，右手に持ち直すことはない。最後に患者はペンを右こぶし全体で握り，紙の上を移動させるだけで，何も書かれていない（この時は自分の名前を書くように命じられていた）。鉛筆でもほとんど書くことができない。遂に患者は右手を全く動かさなくなる。ようやく患者は右手をのばして何かをなぐり書きするが，せいぜいでIが読める程度である（手運動覚性失書 cheirokinästhetische Agraphie）」

「今度は彼自身の名前を左手で書くように命ずると，彼は非常にいらだち，こぶしを盛んに動かすすが，最後には著しい改善が認められる（名前の最初よりも次の語の方がずっと読みやすい）」

「……深呼吸を命ぜられ，彼はその代わりに "hi he ha" と発声する」

体感覚 全種類の体感覚について右側の鈍麻が認められるが，痛覚と温度覚は特に鈍い。刺激部位の定位は顔の右半分と右上肢では完全に不能，左上肢では不正確である。顔の右半分に与えたピンプリックは左の半側に転移している。右上肢へのピンプリックの定位も同様に誤っており，左上肢へのピンプリックもまた必ずしも正確ではない。位置覚は右上下肢で強く障害されている。右上肢に他動的に与えた位置を左上肢によって模倣させると，この逆の場合よりも良好である。下肢においても同様の所見が認められる。

経過 その後の数日間に全症状は急速に軽減する。発症の翌日（6月5日）には，患者は右手でコーヒー茶碗を持つことができた。深部感覚の障害は消失し，言語はほぼ正常に戻っていた（提示された物品は直ちに正しく呼称した。復唱には障害が残っており，時には錯語性の冗語挿入症 Embolophasie を示した）。音読はまだいくらか停滞し，若干の誤りを呈した。読む時の眼と頭の位置にはまだ若干の変化が認められた。ところが，6月7日になって再び異常が出現した。「右手で物を正しく持つことができない。食事の際にスプーンを右手で持ち続けることができない。触覚，痛覚，冷覚および温覚は鈍麻し……食事中，ナイフ，スプーンおよびフォークの使い方がいくらか障害されている。フォークを持つ手はこわばり，やがて手から落ちてしまう，……スプーンをペンのように握り，時には左手に持ち替える。スプーンを口に運ぶ時に，右手はけいれん様の状態になる。スプーンを少し変わった所に置く。ナイフを左手で持ち，正しく保持できず，やはり誤った置き方をする（刃先を自分の方に向ける）。パンは切ることができないか，あるいは種々の不器用な試行の後，初めて成功する。肉を切る時も同様である。患者は「手がバカになっている」とつぶやく。……右手での指示はぎこちない……。6月9日，ひげそりがうまくできず，やはり諦めてしまう」──6月9日に健忘性色盲が認められた。

6月18日：「ますます改善し，彼は仕事（ぶどう園の給水・消毒）を非常によく行うことができる。だが，右手の感覚がまだ弱く頻繁に休まねばならない。彼には大変な仕事で，すぐに疲労してしまう。この点を除けば全ては以前と同様で，再び行き届いた仕事ができる。」

1895年8月17日，患者は既往の心不全と腎障害（蛋白尿）により新たに重篤な発作を起こし

た。朝5時半，彼は突然頭を右に向け，喋ることができず，自分の両手を眺め，そのあたりを見つめた。次第に昏眠(Sopor)に陥った。右上肢は弛緩性麻痺を示し，右下肢は不全麻痺を呈した。腱反射は著しく減弱し，皮膚反射は左右とも保たれていた。その日は意識喪失のままであった。——8月18日，「開眼し，命令により放尿することができる。右手は模倣させた場合のみ動かすことができる。左手も同様であるが，右手の動きの方が少ない。両下肢とも非常によく動くが，起立は灯をともすための一度だけである……別れに際し，自分から医師に手を差し伸べる」——8月19日；「静かに横たわっており，何も喋らず，どんな質問にも「そうです(ja)」とだけ答える。復唱課題でも「そうです (ja)」と言うだけで，それ以上は何も言わない……今度は別れ際に右手を振っている……——8月20日，質問にも，復唱や物品指示の課題にも，反応を示さない……患者を誤った名前で呼んでも無表情のままである。歩行時はふらつき，右足を引きずる。右上肢の挙上は良好で，硬さはない。挺舌はできず，右手でシャツのボタンをかけられない。食事は食べさせねばならない」

　8月21日，患者は介助なしに茶碗で飲むことができたが，まだスプーンを扱うことはできなかった。復唱では重篤な錯語が認められた。自発語：8月22日には自分から医師に「今晩は」と挨拶した。質問に対しては，その後も以前と同様に「ja」，「ja」と答えるだけであった。ベッドから落ちたパンのひとかけらを，懸命に探したが見つけられない。それは彼が眼をちゃんと向けていないからである。一方，彼は8月23日に命令により挺舌することができ，このことを「bess」といった。音読はできない。本を逆さまに持っている。……8月24日；相変わらず復唱ができない，Ａｂｃさえも。右手でものを摑むことができないので，左手で食べなければならない。文字から発話は生じない。

　不完全な全失語も認められ，失読，失書，および右側の失行を伴っていた。

　10月7日に医師が休暇から帰った時，患者は再び話せるようになっていたが，ひどく錯語的であり「聞き取れないような支離滅裂な語」(個々の語音や音節は全く正確に発音される錯語的な「言葉のサラダ」)を口にした。音読はできないが，黙読したものは理解していた。つまり，本来の(視覚性)失読は存在しなかったのである。患者が自発的に話す時には，検査場面におけるよりも，個々の語が正しく発せられた。患者は再び働くようになり，そこでは右手を正しく使用したが，「ぶどうを切り取る時に何度もぶどうの粒を落とし，しかもそれに気づかずに更にぶどう採りの仕事を続けようとした」……(体感覚障害に加えて，眼の注視運動と右手の運動との協調が障害されていた。患者は右手で自分の名前を他人が読みやすいように書くことができた)。彼は，右手の動作が自分が思うほどうまくできないと言う。復唱はできず，全く別の語が発せられてしまう。例えば，Stuhl（椅子）＝「Schrime」,「schirr」,「schrine」（語聾）。

　状態は冬の間はかなり安定し，特に言語はひどく錯語的なままであった（ジャルゴン発話や語漏が同じような虚辞 Floskeln を伴って繰り返され，これらが彼の全表現の中に混入している（冗語挿入症 Embolophasie）。正しい断片的な文（寡言症 Hypophrasie）と無数の同じ虚辞（Flickworte）が出現する。彼は庭園で熱心に誠実に働いた。掘り返し，砂利の分配，草刈り

などは非常によくできたが，彼がいつもやらないことを要求すると，彼は直ぐに右手の失行を示した．

　1896年6月23日の朝，3回目の発症：ベッドから床に落ち，嘔吐し，しばらくは意識を喪失する．脈拍は非常に不規則である．右側の不全片麻痺，右手に間欠的に屈曲性の間代けいれんが生ずる，その後に典型的なジャクソン型発作が2回起きる．けいれんは右下肢に始まり，そこから右上肢と顔の右半分に移行し，最後に左上肢の弱いけいれんになる．夜9時，患者は意識を回復し，いつものように錯語性に発話する．不全麻痺は消失しており，患者は再び顕著な失行を示すが，今度は両側性である．「もはや右手では食事ができない，発症前のように皿の上の食物の操作ができない……スプーンで水を口に入れるように命じると，彼はスプーンをまず左手で，次いで右手で持ち，種々の誤動作をしてみせる．例えば，スプーンを左手で掴み右手で水を注ぐ．検者が彼の右手にスプーンを持たせると，自分の口がどこにあるのか分からないのに，口の方はチューと音を立てて飲む運動をする」．やはり半側の完全な失書が認められる．翌日にはすでに元通り普通に書くようになる．ただし，両手の失行性障害はなお高度で，患者は食事を終えるのに大変な苦労を必要とする．── 6月29日：「手を見せて下さい」と言われても実行できず，訳の分からない錯語的な言葉を話す：「huedehue mer voll de hur de hue」などである．物品指示の課題に対しても同様である；彼は指示する代わりにぺらぺら喋り，課題を全く理解していないように見える（語聾）．

　ここでも速い回復が認められた．患者は7月3日から毎日働きに行った．だが，この時から左手だけを使用し，右手はずっと無感覚で失行的なままであった：「彼が右手を使う時は，いつも目標物をはずし，例えば，石だらけの所で草刈り鎌を振り回すようなことをする……彼自身が言うように，運動は全て彼の意図と別のことをしてしまうのである」──1896年秋，彼は再び短い手紙を書くようになった．訳の分からない話し言葉とは対照的に，非常に明瞭な文章が書かれた（内言語の保存）．ただし，ごく少数の文字の誤りと錯書的な失敗とがみとめられた．復唱は障害されたままであった．

　この頃から安定した末期の状態に移行した．感覚失語は不変であった．右手は死ぬまで同じ状態であったが，それでも年とともに増悪し，麻痺と不器用さと失行を示した：「患者は常に左手で食事をした．庭園での剪定ばさみの使用は彼にとっては最も困難であった．彼はそれを右手でほとんど操作できなかった．彼はそれを左手でも正しく操作できないことを知っていた」1909年10月に開始された詳細な検査により，失行に関して次のことが明らかになった：

　患者に種々の物品を見せて，その使い方を実際に示させる課題を行う．

　めがね：それを眼の方へ持ってくる動作をする．

　ペン：とまどったような手の動き，「be」と付け加える．

　ナイフ：「もちろん」と言いながら手を動かし，ついで「Wapeli」，「wasse」，「messe」と言いながら書く運動をする！（前の課題への後発連想 nachträgliche Ekphorie）

　新聞：ここでも錯語性の片言，これに加えて書字運動（保続）．

鍵：錯語的な発話は多いが，使用法は示さないで，その代わりナイフを手に持つ（保続）。
「今度は皿の上にナイフ，フォーク，およびスプーンを置き，これらを食事の時と同様に扱わせる。食器は全部揃っているのに，右手では使い方を示すことができないが，左手では非常にうまく扱う」

歩行はその後ややがに股になり，時にはよろめきもした。患者は精神的に次第に衰えを見せ，いくらか荒廃し，強情で過敏で怒りっぽくなった。復唱はできないが聴力は常に良好で，「他人が患者に大声で喋ってやる必要はない」。言語障害においても同じ状態が続いた。「近年，特に1913年以降，手の器用さが次第に低下した。野菜園，ぶどう園などの世話はなんとか続けられたが，しばしば要求と異なる結果が生じ，何かともめることが多かった。」

1914年12月2日に患者は軽い脱力発作を起こし，その後，家から出ることは少なかった。1915年6月28日に心不全により78歳で死亡した。

Schn.の臨床経過の要約：心疾患を有する58歳の男性が，1895年6月，1895年8月，および1896年4月にそれぞれ脳卒中発作を起こしたが，それは回を追うごとに重篤になっていった。最初の発作後，軽度の感覚失語様症状，右側の深部感覚障害を伴う感覚鈍麻，重篤だが一過性の右側失行および失書（さらには頭部および軀幹筋群の失行）が認められた。回復はほぼ完全で，右手での食事と労働は再び可能になった。第2の発作後には不完全な全失語と，またしても右の重篤な失行と失書が認められたのである。第3の発作はジャクソン型けいれんで始まったが，患者は初めはやはり重篤で今回は両側性の失行を呈した。感覚失語は不変であった。今回は右手の感覚鈍麻が持続性で，いくらか失行性であったが，それでも患者は従来通り自分の毎日の仕事を遂行し，右手で書くことができた。19年後に心不全で死亡した。

剖検により左半球に巨大な長い軟化巣があり，左の上側頭回の後3分の2，縁上回の下半分，および角回全部を破壊し，前方は後中心回の上肢および頭の領域を，所によっては前中心回までも侵していた（図1）。

2．顕微鏡的検査

脳は全体をフォルマリン固定し，間断のない前額面連続切片を作った（脳解剖研究室第533号）。切片の一部はパル染色，一部はカルミンのみの染色，また一部はパル染色に続いてカルミンによる後染色を行った。連続切片の全部を調べた結果，病巣の局在ならびにその他の一次および二次変性に関して，次の所見が得られた：

病巣は後頭極のすぐ近くまで達しており，これらの割面では後頭葉の外側基底部（第3，第2後頭回および第1後頭回の後半分）を侵していたが，病巣の下方には破壊を免れた脳回残部が認められた（部分的にまだ保たれていた外側壁との間に多房性嚢胞が形成されていた）。後頭葉背側の髄質には病巣の突出部が侵入しており，髄質は脳回間のU線維の狭い辺縁部まで軟化に陥るか，あるいは嚢胞を形成している。視覚領（鳥距裂の周囲）はほぼ完全に保たれており，

116 失　行

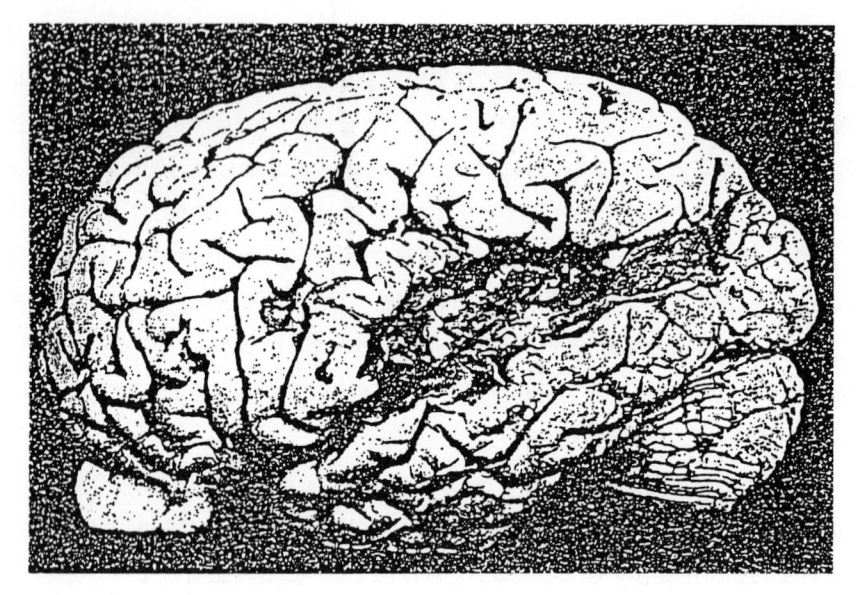

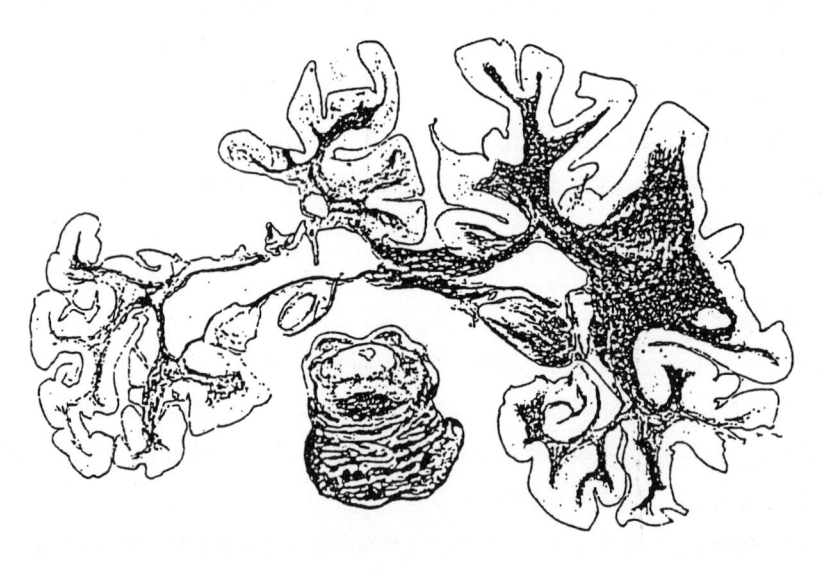

図1

図2

病巣は内側では楔状回の小部分だけを侵している。視覚領皮質のほぼ全域でU線維の狭い索が認められ，この皮質には本質的な病理学的変化はなかった。

後角が出現する前額断面では，基底部は侵襲を免れている。外側面では主として第2後頭回と角回が侵され，内側では病巣は僅かに少数の線維束が保たれているだけである。紡錘状回と第3側頭回の白質は部分的に二次変性に陥っている。角回は（髄質も皮質も）完全に破壊されている。

脳梁膨大部の断面では第1側頭回は完全に破壊され，第2側頭回の皮質は保たれているが，その髄質は深く侵食され完全にえぐられている。縁上回の下半分は消失し，上半分は保たれているが深部は侵されており，存在する皮質は変性に陥っている。しかし，辺縁部ではまだU線維の束を認めることができる。破壊は上方では上側頭回の髄質の一部にまで達している。視放線の背側3分の2は破壊されていたが，下方の部分は保たれ明らかな変化はない。

脳梁大鉗子および視床枕尾側極の断面では（図2），欠損は最大の上下幅を示しており，著しく拡大した脳室上衣にまで達している。上衣下のグリア組織は強く反応性に増殖し，無数の毛細管出血を含んでいる。血管，つまり欠損領域の動脈は，例外なく外膜の著しい肥厚を呈し，そのほとんどが血液ではちきれそうになっている。右の側脳室は中等度に拡大している。第1側頭回および縁上回背側部の表面は部分的に保たれているが，後者の深部は完全にえぐりとられている。このため，Heschl回は消失し，側頭葉の全髄質は高度の2次変性に陥り，保存されている上頭頂小葉は右側に比して著しく狭くなっており，髄質深部では所々に嚢状の病巣突起部が散在している。

後部視床断面では，病巣はインゲン豆大の突起を持って視床枕内に及んでいる；この突起は側方は内側膝状体にまで及んでおり，その背側半分を破壊し，一部はそのすぐ内側は脳底に達しており，さらに前方背内側では視床枕の中央部に及んでいるが，右側に比べて大きさは著しく減じ高度に変性している。内包の後レンズ核はこの断面では全面的破壊され欠損しており，レンズ核の後部，外障，島葉後部も同様である。

乳頭体が現れるすぐ前の断面では，病巣は中心後回中央部1/3の殆どを破壊している。第1側頭回上部及び縁上回全体は欠損している。乳頭体の断面では主として同様の状況が見られるが，第1側頭回の保たれている部分の深部は完全に欠損している。

視交叉の前額断面では，病巣は非常に小さくなっていて髄質の深部では殆ど認められない；T1の深い谷部を変形させ，島の下半分を破壊し更に前方では中心前回の頭の領域の皮質にヘーゼルナッツ大の突起になって進入しており，第2及び第3前頭回の間の脳回谷部に及んでいる。前頭葉弁蓋部，外障，島葉前部及び内包前脚は無傷である。

以上により，病巣がその殆どを破壊している部位は次のごとくである：第2及び第3後頭回およびO1の髄質，紡錘状回（一部），視放線の背側半分，下頭頂小葉前部（縁上回＋角回，脳室上衣に至る髄質と皮質），ヘッシェル回を含む第1側頭回の後半分とその前方3/4の背側部，上頭頂小葉の髄質の一部，中心後回の中央1/3，ローランド弁蓋部の一部，内包の後レンズ核

部，島葉の下尾側部，レンズ核後方部である。

二次変性[5]

原註5）本症例の部分的に非常に興味深い二次変性についてはここでは触れない。著者は主要所見についてのみ簡単に触れておきたい。

A）**大脳**：1．病巣内では左紡錘状回の髄質および側頭葉の全髄質（特にT2で重篤）の変性。

2．その後方半分で脳梁の顕著な狭小化，特に視床枕および視床後方1/3で顕著。

3．左側の中心頭頂束（v.Monakow）の部分的二次変性。

B）**間脳**：4．左視床枕の後天的な容積減少および細胞の二次変性（但し視床枕は一時的破壊はこうむっていない）。

5．左外側膝状体の中央1/3の細胞の中等度減少。

6．視床後方1/3の著しい容積減少。

外側後方の視床諸核の高度な容積減少，特に側腹核bおよび外側核（v.Monakow），これらは右側対称部の容積のわずか1/2になっており，細胞も線維も非常に乏しい。腹側核bの髄質および外板は特に強く変性していた。

7．左被殻は右側よりも著しく小さく，その細胞はいくらか密度を増している。

C）**脳幹**：8．四丘体の左後の線維部の著しい狭小化と線維の減少（右側半分に至る）。左の後四丘体核の高度の変性ないし萎縮（容積減少）およびこの部の細胞の部分的消失。

9．左側頭橋路の部分的二次変性。

10．右内側毛帯の中等度減少。

　　上記の観察例は著者の意見では失行研究に大きな価値を有するものである。

1．臨床的観点では，まず初期の非常に重篤な失行性障害が粗大な病変があるにもかかわらず，各発作の後でその都度著しく回復することである。——初回はほぼ完治し，2回目，3回目の発作には患者は少なくとも毎日の仕事と毎日の生活に必要な家事（食事等）を——ゆっくりで少量であるが——滞りなく行うことができた。回復期には本来の失行障害は要求された検査においてのみ，つまり通常でないことが患者に求められたときに出現した。関連する失行に対する代行仮説的意味でのゆっくりした「再練習」によっては，何の変化も気付かれず，むしろ回復はその都度飛躍的に，いわば突然に起こった。Sohnが呈した失行性障害の臨床型に関しては初回および2回目の発作の後では四肢においてはほぼ半側性であったが，3回目の発作の後では左手の「交感性」失行がそれまでよりも顕著に出現し，観念失行（保続的運動の取違え）の明らかな混合が認められた。——問題は失行であって運動失調でないことは，何よりも次のことから明らかである。つまり患者は口頭命令に対して個々の運動を正しく実行することが出来た；この状況は同時に少なくとも1回目および2回目の発作の後の行為障害が課題に対する理解不足（語聾）によらないことを示している。これに対し一般の印象では同側の重篤な感覚障害は少なくとも手の失行に関しては初期の失行の本質的な症状の一部である様にみえる；失行

は物品の操作に際して最も重篤に出現し，2回目および3回目の発作の後でも持続的に障害されていた。失書もまた顕著に失行性で，手の運動覚性の性格を有していた。しかし，動かしている手に対する目の調節の欠落もまた非常に責任があったはずである。最後に失行側の上下肢の運動衝動の欠落もまた注目に価するものであり，この症状は初期並びに2回目の発作の後に観察された。

本症例の失行は文献に記載されたどの臨床型に所属するものであろうか。最初の状況ではLiepmannの観念運動性失行に当てはめられるであろう。──つまり慢性の終末期においては多くの点でLiepmannの帝国参事官の症例が示した障害と非常によく似ているが，われわれの患者では重篤な初期においても提示された運動を即座に模倣することが出来たが，このことはLiepmannによれば観念運動性失行では起きないはずであり，今ここでは問題にならない肢節運動性失行においても同様である。むしろこの障害はあらゆる点で急性期だけでなく，その全経過を通じてvon Monakowの半側性感覚失行の病像と一致している。

最後にこの症例を通して2つの興味深い事項を強調したい。第1は検査の際に口頭命令に対して右上肢を頭部に挙上することが全く出来なかった患者が2回目の発作の後では診察終了後に医師に対して，自然の情動の自発的衝動のもとに正しく握手のために手を差し出したことである。もう一点は自然の本能の働きが行為運動のエクホリーに及ぼす強い促進的影響が示されたことである。それは食運動を実際の食餌なしでは（いわば「ファントム」）決して行うことが出来なかった患者が現実の食餌を前にするやいなやその運動を完全に行い得たことである。

2．解剖・局在的観点では，この症例は何よりも次のことを教えてくれる。即ち反復する発作のもとで古典的部位（左P2-T1）に巨大な病巣が存在していても重篤な失行性障害が生じたのは初期だけのことであり，その後顕著な回復（日常生活における淀みのない目的行為の回復）が可能であったことである。つまり慢性に進行する病的過程（脳血管の硬化）が問題であるのに，このようなことが起こったのである。われわれの症例は更に病巣が前方に向かって中心前回の「頭部領域」（ローランド弁蓋部の下1/3）にまで達した時に頭部筋群の失行が優先的に生ずるというLiepmannの想定を提示しているように思われる。勿論この様な障害が重度に起こるのは初期だけであるという制限がついている。

症例II：Abrahamの症例X[6]

原註6）病歴並びに肉眼的所見はAbraham (1)が公表している。

解剖学的要約：左頭頂葉－後頭葉のほぼ全体，特にP2の血管性萎縮，並び右半球の部分的萎縮。

臨床的要約：繰り返し起こった卒中発作に関連するが，その都度顕著に改善される右側の運動性失行（観念性－失認混合性）。失書，右同名半盲，右側不全麻痺及び感覚鈍麻。

1845年生まれの右利き行商人で発作前にはドイツ語の他，英語を流暢に話し，若干フランス語とイタリア語も話していた。1905年5月27日に意識消失と右片麻痺の卒中発作の後で，不完全な全失語，失見当識，食事の際に不器用な右手使用――所見（Dr. Abraham）：瞳孔反射は両側とも軽度減弱。右同名半盲，右側の顔面下部の軽度麻痺，右上下肢には明らかな麻痺は認められないが，右膝蓋腱反射の亢進と両側足間代が認められた。患者の見当識と注意力は正常である。言語理解並びに語発見はいくらか障害されていた。復唱も同様であった。提示された物品の認識及び呼称は正確であった。重篤な両側性失書。錯読。重篤な右側の失行：自発的には専ら左手を使用した。左手が固定されたり，あるいは右手を使うように厳命された時でさえ，運動の衝動はまず左手に行くことが多かった。両手の粗大力はほぼ同じであった。左手による物品の操作は正しかったが右手は全く無目的になることが多かった：患者は自分の髪を右手では櫛の背で梳かし，櫛の歯は手のくぼみにふれていた。右手で上衣のボタンをはめようとする際に，彼はまず全く違った場所を探し，終いには，ボタン穴を探し当てるが，それははめるべき穴のすぐ上のボタン穴であった。6月8日にはろうそくを正しく点すことが出来たが，6月9日にはうまく点すことが出来なかった：患者は両手でマッチ箱を開き，マッチ棒の入った内箱を全部引っ張り出してテーブルの上に箱底が上を向くように置いたのでマッチ棒は全部落ちてしまった。次いで左手でマッチ棒を外箱にすりつけた。電話をかけるように命じられると，彼はハンドルを回す代わりに右手で電話機のラッパの部分を触った。右手でコルク栓抜きをゆっくりではあるが正しく開くが，不器用にコルクの上に乗せるので，再び半閉じになり，患者はコルクの上を栓抜きの関節で無理に押しつけ，こんな馬鹿なことをさせていると文句を云う。彼は素手で靴をみがき，用意されているブラシを使わない。左の手足だけ使う時は着衣は成功した；右手が加勢するやいなや右の手足は何もかもあべこべにするから行為は乱れる：例えば患者は右手で上履きを前後逆さまにつかみ，まず踵を入れようと試みる；彼は右足をズボンの脚の脇におき，ついで右足をズボンの左に突っ込み，更に同じ所に左足も入れようとする；最後にズボンの後を前に回し右足をズボンの左の方に入れる，ズボンをあべこべに履いていることを注意され，彼は自分がぐるりと回転して，ズボンが正しい位置にあると思っている。最後にはズボンを正しく履く；今度はズボンのボタンをかけることになる。彼はズボンのボタンをかける代わりに，ズボンの内側でシャツのボタンをかけようとする。ソックス，ベスト，上着をつけようとする際にも同じようなことが起こる。―再帰性指示運動は正しく行われる。―食事の際には左手で小片にちぎるはずのパンの塊をミルクの中に入れてしまう：「右手がそうすることで，いつも全てが駄目になってしまう」。それまで右手でうまく行かなかった多くの運動を患者は左手を使えばうまくいく。
　6月終わりまで患者は病棟でしばしば不穏になり，時々幻覚を思われる様子を示した。7月終わりまでに顕著に改善；右手の運動及び書字も又みるみるうちに改善していった。
　その度毎に重篤になる数回の新しい発作（7月20日，8月20日，10月2日）が起こり，それらは後になる程重篤であった。その度毎に最初右不全麻痺が起こるが急速に改善した。感覚失語と

失行は増悪。2回目の発作の後は再帰性目的運動も非常に強くおかされた。3回目の発作(8月20日）の後，一時的な運動失語及び重大な運動失調。10月の初め以来，状態は殆ど変わらなかった：右手は持続性に感覚鈍麻を示し，舞踏病様運動，立体感覚喪失及び筋感覚の障害を示した。着脱衣の関連運動は最早うまくいかなかった；単独運動は今や明らかに障害されていた。最後の発作の後，時々右の運動失調が起こったがまたしても改善した。精神衰弱は次第に強まった。遂には全身痙攣。1週間の昏睡の後，1906年10月9日死の転帰をとる。

　剖検所見：硬膜は頭蓋頂と堅く癒着。脳底部動脈は高度に硬化，脳底動脈は変形して堅い管になり，S字状に曲がり，その他脳底部動脈も堅く，部分的に石灰化。シルヴィウス窩動脈は両側とも強く硬化。脳軟膜は全般的に肥厚。左の頭頂葉及び後頭葉の殆ど全部は半側萎縮を示し，右半球のある断面もまた軽度の萎縮。

　連続切片（第226号）の精査により，これらの病理的変化の性質と範囲について次のことが明らかになる。(図3a及びbを参照せよ，この図では硬化ないしは萎縮した脳回を種々の濃淡の線で示した)

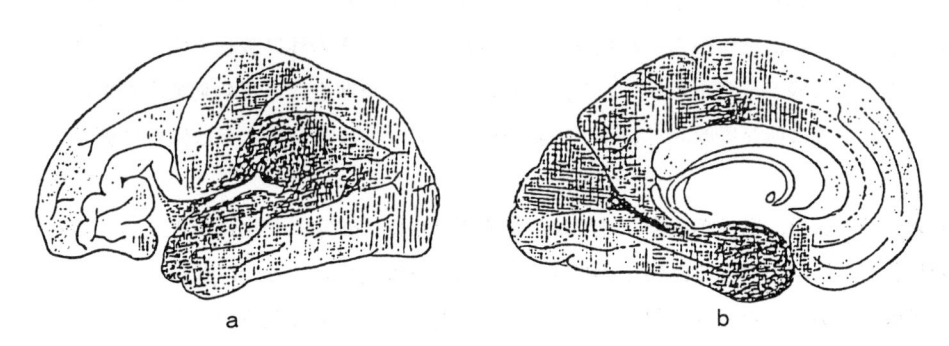

図3　脳回の萎縮ないし硬化の程度は種々の濃淡の線で示す。

　左の頭頂－後頭葉は切片全体を通じて本質的に右より小さくなっている；その比率は，ほぼ1：2/3であった。左の契状回は萎縮して小さい舌状になっている。鳥距回皮質では第6多形細胞層の中に単一の大細胞はもはや含まれていない：確かに層は右側ではどこでもはっきり識別できるのに左側では広範囲にわたってもはや識別できなかった。上頭頂小葉及び契状前回の内側の脳回は，左側では全面的に硬化し，識別できる皮質構造はない。後頭葉の基底面の脳回も又，著しく稀薄化していたが，皮質構造は明白に識別できる。穹窿面の脳回（O1―O3，P1，OT)は同様に著しい萎縮を示している；脳溝は部分的に開大し，脳溝の間の脳回を尖った桟のように見せていた。左の後頭葉の髄質は広範に硬化しているが，まだ至る所に無傷の線維を保有している。視放線の3つの矢状層は顕著に変性している。左の後角は顕著に拡大し，その上衣は所々著しく肥厚し，上衣は大部分消失している。右側脳室も又著しく拡大している。

　右側では契状回も同様に著しく小さくなりその結果，上方ははるかによく保たれた上頭頂小

葉，下方は舌状回によって覆われた形になっている。

　左側では，かなり前方まで高度に硬化している（殆ど皮質構造が識別できないウレギリー（瘢痕脳回）に至っている）。それは角回の下半分，縁上回の全部，第1側頭回全体，鈎回，傍中心小葉の下に位置する帯状回の中央部，契状回の前方部，島葉の後部である。

　左側ではかなり重篤な萎縮を呈するが，それでも尚明らかに見ることができる皮質構造を保っている。それは海馬回，帯状回の大部分，島葉の前方部，P1の前方部，両側の後中心回の上方，後方に向かって弯曲した第3前頭回後部，角回の背側，第2及び第3側頭葉前半部である。

　大きな萎縮を示すのは次の領域である。即ち穹窿面では上頭頂小葉後半分，前中心回，後中心回の下，脳弓中央部，後頭葉外側表面である。

　右側では重篤な萎縮（広い脳溝部をもった脳回の顕著な狭小化）が角回の後下部及び縁上回の境界部，傍中心小葉の下にある帯状回の部分及び眼窩脳の領域にのみ認められる。右側は軽度の萎縮があり，それは契状回，側頭葉内側部と底面の脳回，上頭頂小葉，両側中心回の下である。

　顕微鏡的－病理学的所見：髄質ならびに皮質の血管は両側特に左半球において重篤に変化していた。特に硬化を示した脳回の断面において顕著であった。そこには多数の数珠様の静脈瘤，ないしアンプル状に拡張がみられ血液で充たされている。その外に著しく蛇行し，血管周囲の硬化（グリアの縁どり）を示している。所々によって，湾曲を伴い粟粒動脈瘤を思わせる。内膜は正常，内膜は所々肥厚している。毛細血管は殆どが虚脱し，虚血又は顕著に細くなっている。

　左の頭頂－後頭，側頭葉の全領域では半球髄質は広汎に非常に硬化性変化を示している；特に瘢痕化した脳回の内部では硬化は高度で，そこには髄質のいたる所に多数の拡張した，所によっては膨れあがった血管が認められる。硬化の背景は（巨大な髄質の萎縮が存在するのは確かであるが）髄質線維の変性よりむしろ高度で広汎な間質性のグリア増殖（グリア核の著しい増加と濃密化）である。グリア増殖自体は下上衣層で特に強度でありそれ故に，カルミ染色では非常に赤く染まって見える。ここでは又，髄質線維が実際に減少している印象を抱かせる（例えば，視放線の変性は，特に腹側半分の領域では3層全部に認められる）。脳梁膨大部の断面で髄質層は上皮から外側脳回谷部に至るまで放射線の方向に測ると右側では10-14mmの最大の厚さであるが左側では6-10mmの厚さにすぎない。

　皮質と髄質の両方に所々，血管性－脳炎性病変が見られるが特にその境界付近に多い。その中心部には必ず血栓を有する血管が見られる。このような病巣は頭頂－後頭葉では各断面に多数認められる。

　皮質は萎縮した又は硬化した脳回の内部では広汎性で，軽度の萎縮から皮質構造の完全な消失に至るまでの種々な移行が認められる。深部（古皮質）の層は髄質により近く，従って不十分な血管の栄養状態下にあるが表面層より全般的に重篤な変化を示す。瘢痕化した脳回は多数の蜂の巣状の隙間を有する綿毛状で細胞の少ないグリア組織からなっている（毛細血管は拡張

し，血栓で詰まっていた);全体としてはほぼじょうろのノズルの様に見える。―ところどころ皮質の周辺部つまり脳回谷部では顕著なグリアの縁どりがある。―中心前回の大錐体細胞は右は正常であるが左は大部分は萎縮し，著しく小さいが右同様無傷の所もある。萎縮した脳回の皮質は全て著しく狭くなり，その中はかろうじて半分ほどである。脳梁は後では非常に狭い即ち，例えば視床枕の断面では左は2ないし$2\frac{1}{2}$，右では$2\frac{1}{2}$ないし$3\frac{1}{2}$mmである。脳梁はところどころ両側とも一層狭くなっている。

脳幹内の二次性萎縮と変性についてはここでは触れることはできない；但し次のことを述べておきたい。左視床の後1/3および左視床枕は右より明らかに小さいこと。左外側膝状体は髄質と細胞の広汎な萎縮を示すこと。更には側頭橋路は左側では部分的に変性していること及び橋灰白質の脳脚内及び脳脚周囲の網状組織は左側は右側に比べていくらか識別が困難であり，特にその傾向は尾側の断面で顕著である。

以上によりこの症例では重篤な慢性進行性病的過程（血管性硬化と萎縮）が問題である。この病的過程は左半球の後半分全体（右側にもわずかに病巣があるが）を巻き添えにしその中でも特に左の頭頂葉（特にP2），並びに後頭葉，側頭葉で最も強い変化が見られる（図3a,b）。

この巨大に広がった病巣に関連して重篤な失行が発現したのだが，この失行は本質的に半側性運動性性格（不全麻痺を有す v.Monakowの第1型であり，Liepmannの観念運動型）を有していた。かつ両側性―失行性（感覚―失認性および観念因性）障害が更に加重されていた。そしてここでもまた，この重篤な失行性障害が反復する脳卒中型発作のあとに繰り返して出現し，最初は軽度であったが，発作が重なる毎に増悪した状態を呈した。但し，前述のように進行性血管性障害が殆ど脳全体におよんでいた。

症例Ⅲ：Vogler夫人〔以下，紙面の制約のため，いくつかの症例については訳者の判断で要約のみを記す〕

解剖学的要約：左頭頂下部（縁上回＋角回）の軟化。
臨床的要約：錯語と失書を伴う感覚失語。初期のみ右側失行。その後完全に改善。

症例Ⅳ：Ch.

縁上回の銃創。失行なし。

症例Ⅴ：Werner Fr.

解剖学的要約：左前中心領域と中心領域の脳炎病巣。左側頭葉下部の外傷性出血。
臨床的要約：失行なし，単に運動の緩徐化と抑制。

症例Ⅵ：Bernhard V.

　解剖学的要約：おそらく左中心頭頂領域の深部に拡がる破壊，間脳にまで達する。
　臨床的要約：右側の知覚鈍麻，重度の深部知覚障害および立体認知障害。片麻痺はなく，運動自発性の抑制のみ。初期の両側性失行，後期には完全な改善。

2．右頭頂葉に主座を有す病巣

症例Ⅶ：Gloor[7]

原註7）v.Stauffenberg の視覚性失認を顧慮して，S.40頁から及び138頁から－v.Monakow の「局在」の症例Ⅲ，471頁と症例 XI.530頁を参照せよ。

　解剖学的要約：右頭頂後頭葉に粗大な出血巣，左側頭葉に2個の小病巣。
　臨床的要約：重篤な両側性失行（v.Monakow の失認型）＋顔面舌失行－視覚失認。左深部感覚障害。

　これまで健常であった56歳郵便局長。16年前から頭痛，3〜4年前から易怒性増悪，1年前より時折これらに嘔吐を伴うようになる。1年前（1908年）患者は初めて意識消失と全身痙攣を伴うてんかん発作を示した。その半年後に2回目の同様の発作を示した。以後，読字不能。2，3カ月後激しい前駆性の頭痛及び一過性の失明後に3回目の発作を呈し，その後2週間左不全麻痺と半側感覚脱失を呈す。更に1度の発作の後，6週間続くせん妄状態に陥り，周囲に対して暴力的になった。以後，持続的な視力低下。
　1909年10月16日及び20日の状態（v.Monakow 教授）：中肉中背の男性，妻に伴われて歩いて来院，良く聞こえるかと話しかけられても相手を注視しない。顔面にしばしばチック様攣縮。側頭動脈は硬く，蛇行。血圧205mmHg。反射は正常。左上下肢には麻痺はないが，左上肢に筋感覚障害および運動失調。左側の半盲。視神経異常なし。視力測定不能。顕著な健忘失語，錯書性書字障害（左手では鏡像書字）及び重篤な視覚失認。
　更に患者は重篤な失行を有する：命令に対して眼球を左方に動かすことができない。提舌を促されて，口の開閉を繰り返し，舌を口腔内で動かし，その後最後に口から舌を出す。患者は一人で食べることができない。しばしばスプーンを空のまま口に持っていき，しばしばそれを皿の周りに動かし，その間左手で助けることをしない。パンを切る様命じられ，右手でゼンメルをつかむが，つかみ方は極めて奇妙である。ついで，ナイフを不器用に，無意味にノコギリ様に動かし，その際にパンを回し，最後にできないと云う。別の時にはナイフをペン軸の様に

持つ。ハンカチを畳むことができない。マッチを擦ることとそれを吹き消すことは初回には成功したが，2回目には失敗。患者はマッチ棒を箱から正しく取り出すが，それを口にくわえてしまう。最後にマッチ箱を口にくわえ，これで良いかと尋ねる。

経過：患者はしばしば興奮し，ベットから離れようとする。10月19日左手の痙攣に始まり，続いて左足に移行するジャクソン発作，意識消失，呼吸停止，最後に全身性の強直－間代性痙攣など。

診断は右頭頂葉下部の深部病巣（腫瘍？）及び二次性脳内水腫，場合によっては第2の病巣の存在。1909年10月29日手術(Krönlein教授)：右側頭葉後部を穿頭。硬膜の切開後，その部の角回が強くせり出す。軟膜はゼラチン様，浮腫状で皮質はほぼ褐色に変色。2-3cmの深さに切ってみると囊胞に相遇，約25ccの液体が流出。手術は脈拍悪化の為，中止を余儀なくされる。翌日死亡。

剖検所見：左半球の軟膜は強度に浮腫性，右前頭葉の各脳回は特に内側が強く平坦化。右半球の幅は左半球より7.5ないし6.5cm広い。右側では頭頂後頭葉の外側面に粗大な軟化により陥没あり。そこから灰白質の粥状の塊が流失。右の第2側頭回は著しく陥没。血管：ウイリス動脈輪は著しく硬化，蛇行し多数のアテローム様肥厚。両側のシルヴィウス動脈は壁の堅い狭い管状物に変化，その他の主要血管も同様。

連続切片についての詳細な検査（No.289）により，両半球に大小種々な軟化巣の存在が示される。そのおよその境界は図の様である（図8）。

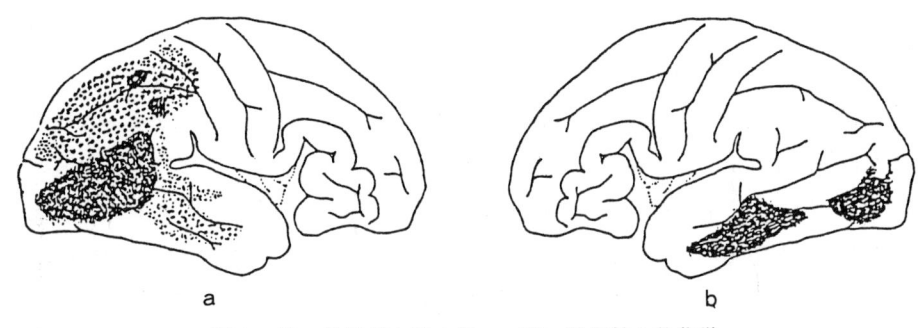

図8 濃い陰影線：出血巣。 薄い陰影線：軟化巣

1．右半球（図8a）。右頭頂後頭葉は強大な部分的には囊胞化した出血巣によりほぼ完全に破壊されている。後頭極の近くでは舌状回，紡錘状回の髄質及び皮質，ならびに後頭葉上部髄質，更には前方の角回およびP1に至るまで多数の出血巣により貫通されており，所によっては新鮮な軟化を呈する。この半球髄質では後頭極前方2.5cmから剖検記録に述べられた囊胞状の欠損が始まり，この欠損はやがて髄質全体に及び脳梁膨大部の前額断面では頭頂葉全体の髄質を，不規則でぼろ切れ状の壊死組織で満たされた強大な陥没に変えて，この陥没は側脳室にまで至り視放線を全面的に破壊し，数cmの線状物に変えている。この断面で残存するのは楔状回，舌状回および上頭頂回の内側面である。後角は縁上回のロート状の穴（手術の切開）によって外側

脳表面と幅広く交通している。P1及びP2の残存する髄質と皮質は新鮮な軟化および出血により全面的に破壊されている。――視床枕のレベルでは軟化はほぼ上側頭葉に達している。即ちP2の髄質と側頭葉の髄質（T2からU線維に至る領域）は同様に全面的に軟化し，所によっては嚢胞状である。P1髄質内の血管周囲性のリンパ球の鞘は死滅した赤血球がつまっている。更に前方では病巣は上方と下方の突起に分かれ，その上方の突起は後中心回の髄質にまで達しており，下方の突起はT2に限られているが，前方は前交連の断面まで伸びている。この病巣は小突起はT1に進入している。

　右側の欠損によって頭頂葉と後頭葉の全体および側頭葉の後半分は残存部分を除いてほぼ完全に破壊されるか機能を失っている（ところによっては一次性，ところによっては二次性萎縮および変性）。

2．左半球（図8b）には比較的小さい2つの病巣がある。後方の病巣はO3及び紡錘状回の深部髄質の中で後頭極より1.5cmの所に始まり前方は脳室にまで広がり，上後頭回に突起部を伸ばしている。この病巣は後角の後端の付近で視放線の下半分を破壊し1.4cmの線状物を形成している。第2の比較的大きい病巣は紡錘状回の髄質の中で脳梁膨大の約1cm後方で始まり，紡錘状回を完全に破壊しT2及びT3まで達している。T2及びT3は外側膝状体を通る断面では完全に欠落している。病巣が最大に広がる断面では，病巣は脳室までせまり，その結果，海馬回は薄い上衣膜によってのみ脳の他の部分とつながっているように見える。視床中央部の断面では，病巣は次第にT1の髄質のみに限局されるようになるが，この髄質を全面的に破壊し，側頭極1cmの所にまで伸びている。

　これまでの症例で古典論的失行障害を左頭頂葉病巣と関連付けるとしても，本症例は重篤な両側性失行が右頭頂後頭葉の巨大な出血巣に関連するという点で注目に値する。失行の発現に対して左後頭葉ならびに側頭葉領域の2つの病巣が共同責任を有するかどうかは勿論決定が困難である。いずれにしろ左側病巣は古典的な「失行領域」とは遠く離れており，従ってLiepmann及びその共同研究者達から局在論的意味で否定されるかもしれない。むしろこの症例は我々が重篤な失行性症状を死に至るまで安定して観察し続けたという点で多発病巣（両半球にわたる）又は脳全体の病理が存在するはずであるというv.Monakowの主張を弁護している。なお，この症例では脳の諸動脈，特にシルヴィウス窩動脈に重篤な動脈硬化が存在した。――これらの臨床的特徴からGloorが示した左手に関する障害がほぼvon Monakowの半側感覚性失行に相当するものであった。また，これに加重された高次の両側性失行に関しては，この著者の失認性又は失象徴型に相当するものと考えられた。

症例Ⅷ：Ev.

　解剖学的要約：おそらく右頭頂－後頭葉に大きな血管性病巣。

臨床的要約：左同名半盲と視覚失認の疑い，左不全麻痺，失調，立体失認，深部知覚障害を伴う。左手に優勢な軽度の両側性失行障害。

症例Ⅸ：H.H.

解剖学的要約：右頭頂後頭葉および側頭葉の外傷性囊胞。
臨床的要約：失行はなし。

3．左中心領域に優勢な局在病巣

症例Ⅹ：Adam L.

解剖学的要約：左前中心領域と中心領域の血管性病巣。
臨床的要約：固定した失読と失書。死の直前に初めて失行障害。

症例Ⅺ：Christian V.

解剖学的要約：多分左中心頭頂葉髄質に巨大な出血病巣。
臨床的要約：右片麻痺，運動失語，左上肢の失行と顔面舌失行。

症例Ⅻ：Ernst W.

解剖学的要約：左中心頭頂領域とBroca領域に外傷性出血病巣。
臨床的要約：初期にのみに左上肢にいわゆる「交感性」失行，2カ月以内に完全に改善。

B．腫瘍

症例ⅩⅢ：Vett.[8]

原註8）v.Monakowの「局在」526頁を参照せよ。

解剖学的要約：左下頭頂小葉（縁上回＋角回）髄質の鶏卵大転移性癌結節。
臨床的要約：右側深部感覚および立体知覚の重篤な障害；錯語，重篤な両側性失行（失認－観念型）；後に語聾，不全麻痺，全般失見当識。

58歳の健常な銀行員，1908年秋に時折頭痛を覚え2-3回嘔吐した。1909年2月，巨大な甲状腺腫瘍を手術により除去，組織学的に腺癌と診断された。順調に回復。間もなく頭痛と嘔吐が再燃した。患者はLuganoに送られたが，2週間後にほとんど改善しないまま戻された。最初の顕著な脳症状が出現，強い疲労感，精神的努力ができない，計算不能，などである。その後，読み書き困難，語健忘を呈し，「ほら，何と言ったっけ…」を連発しなければならなかった。同時に失行症状が出現し，着脱衣のような自発的な動作は失われるか，あるいは逸脱し誤って続けられるかであった。周囲はこれを注意散漫と解した。3月10日に卒中発作なしに突然語聾および軽い失見当識を呈した。患者はそれでも普通の質問を解したが，読み書き・計算の能力は完全に廃絶していた。

　3月16日，v.Monakow教授の所見は以下の通り：患者の見当識は正常で自分の周囲を了解している。半盲なし。右半身に軽度の知覚鈍麻，右側に軽度の顔面神経麻痺。右上下肢に重度の深部感覚障害，右手に立体認知障害。片麻痺も運動失調もなく，個々の運動は右手では良好。だが，歩行の際に左脚を引きずる。

　自発語は可能だが，錯語および反響言語あり。語聾はなく，質問は理解するが返答は錯語性。右方視，左方視，挺舌の要請を理解し，これらの単純運動を正しく実行する。しかし，重篤な両側性失行が認められる。ハサミで紙を切るように求められ，ハサミを口に持っていく。スプーン，ナイフ，フォークを正しく扱うことができず，独りでは食事を摂れない。同様に着衣も脱衣もできない。靴下や下穿きを困惑して空中で振り動かし，結局，身に付けずに医師に渡す。最後に，下着と靴下を重ねてたたみ，自分に渡されたその他の衣類も全部一緒に置き，また意味もなくそれを繰り返す。この間にいくつかのアモルフな動きが生じている。要求されたその他の動作も，すべてこれとよく似ている。患者は日常生活用品を，自発的にも口頭命令によっても，使用することが全くできないのである。行為は枯渇し，たまたま正しくできたとしても，すぐに忘れられ，無意味な保続運動の中に消えてゆくのである。

　経過：数日後に重篤な語聾が出現し，間もなく全般的失見当識に移行する。右手の失行と右足の不全麻痺がある。脳梁穿刺（Punktion des Balkens）を行うが無効。1909年3月末に手術（Dr. Monnier）と決定する：左頭頂部頭蓋骨切除術を行う。頭頂葉を露出させると，下頭頂小葉に巨大な腫瘍があり，深部に達しているらしいので，手術不能とみなさざるを得なかった。脳回は強く平坦化している。翌日死亡。

　剖検：左縁上回と角回の中に鶏卵大の転移癌結節があり（図11），側脳室壁にまで達していて，所々出血により破壊されている。両半球の脳回は強く平坦化しており，特に左半球全体は浮腫性に腫大している（脳腫脹）。右側脳室は著しく拡大し，水頭症性の髄液で充たされている。

　前額断面の精査（Ser.No.266）により，以下のような腫瘍の拡がりが明らかになる。すなわち，皮質下に境界鮮明な腫瘍があり，その前方の極は中心後回中央部にまで達し，そこでは皮質のすぐ下で平らな三日月の形をしている。腫瘍は後方では急に深部に拡がり，縁上回と角回

図11

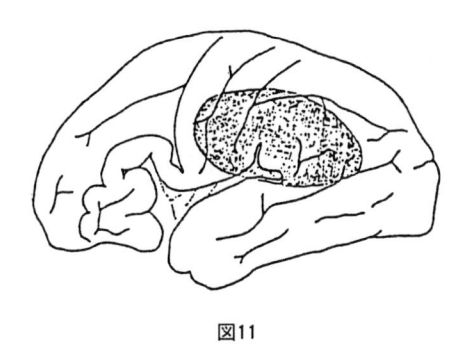

前脚の全髄質を破壊し，縁上回の領域では著しく拡大した側脳室の上皮のすぐ近くまで達している。そのため脳梁膨大部の線維放線は腫瘍により全面的に破壊されている。腫瘍は外側では縁上回の領域の皮質の直下にまで拡がり，皮質は圧迫萎縮を呈して，2-3mmの厚さのカプセルと化し，所々に癌組織の浸潤が認められる。角回の領域で腫瘍は第1側頭回に突起を送り，内側では後角の近くにまで達し，視放線の背層にも浸潤の認められる所がある。これら以外の脳部位には特別の変化は証明されない。

　本症例では，左下頭頂小葉髄質内に急速に成長した腫瘍に関連して，死亡の数週間前に重篤な失行性現象が発現した。しかし，本症例の失行は，同じ部位に血管性または外傷性病巣が生じた症例I－IIIおよび症例Vとは全く異なった性格を有していた。前述の症例の失行性障害は，少なくとも初期にはほぼ半側性であり，要素的特徴を有していたが，この患者Vettにおける失行は最初から両側性であり，運動の取り違え，無意味な保続，動作の消失などを伴う重度の錯行為として出現する傾向を有する。要するに本症例の失行は，個々の行為がほとんど障害されていないのに，初めから高次の秩序が全般的に解離した印象を抱かせるものである。いわば，von Monakowの失認型に観念型の要因が混入したものである。患者Vettの失行を，局所的要因（腫瘍によるP2の破壊）のほかに脳圧による遠隔作用や個々に分離できない特殊な離断作用によって生じた，右半球をも含む脳全体の全般性障害と考えても，大きな誤りはないだろう。右側脳室の著しい拡大は上記の想定と矛盾するものではない。つまり，この拡大は水頭症的髄液の急激な集積によるもので，その結果，究極には早期の「局所症状」としての失行は目立たなくなり，重篤な脳圧亢進現象（全般的失見当識，健忘など）を出現したのである。血管性病巣の症例であっても，後期には失認型や観念型の両側性失行が現れることがあり，解剖学的検査により病理学的全般要因が認められるのが普通である（症例I，IIおよびXII）。また，一側性脳腫瘍の症例でも一側ないし両側の側脳室拡大が存在するものである。われわれはこれらのことを忘れてはならない。

症例XIX：F.S.

解剖学的要約：右頭頂葉深部髄質の広汎なグリオーム，脳梁の後半分は完全に破壊，さらに左頭頂葉髄質に及ぶ．（中心回前部のレベルでは脳梁はその腹側層が侵襲されている．）

臨床的要約：左深部知覚の廃絶，左同名半盲；左側の感覚失行に両側性失認－失行性構音障害（Beiklängen）を伴う．空間，時間的失見当識，思春期以来の性感異常（フェティシズム）．

症例ⅩⅤ：Pf.

解剖学的要約：右頭頂葉髄質に広汎なグリオーム，とくにその後部切断面では脳梁膨大に及びそこを完全に破壊．

臨床的要約：左の片麻痺，知覚鈍麻に重度深部知覚と立体認識の障害を伴う．右の立体認識も減弱．字性失書（形態失書）と右運動性失行．

症例ⅤⅥ：Heuss.

解剖学的要約：右前頭葉にこぶし大のグリオーム，中心回転髄質にまで及び，脳梁の前5分の2と間脳の前部切断面が破壊されている．

臨床的要約：疾病の比較的遅い時期に短期間のみ（水頭症期の始まり）に重度の両側性失行，後には重度の全般症状に移行する．完全な失記号，完璧な運動抑制，精神的死（無言無動状態）．

症例ⅩⅦ：E.夫人

解剖学的要約：脳梁膝部のグリオーム．左は前頭葉髄質（とくにF1）へ鳩卵大に，右は帯回の髄質にまで成長し侵入．

臨床的要約：死の2,3週間前に始めて運動発動性の顕著な抑制，最後には完全な消失，のちに完全な失立失歩；本来の失行はなし．

症例ⅩⅧ：Ulr.B.

解剖学的要約：脳底部に鳩卵大の孤立性結核結節，左視床腹側領域の大脳脚から線条体にまで成長し侵入．血管性反応帯の拡大．

臨床的要約：軽度感覚失語，重度の失書，後に完全な語聾，重度の両側性失行に錯行為を伴う（失認性および観念因性失行の混交），知覚障害はなし．

症例XIX：W.夫人

　解剖学的要約：両側大脳半球に多発性癌転移，クルミの実大からハシバミの実大のものが，左視床尾側の中間部，左中心回転，左のF1とP1，左縁上回髄質および右頭頂葉深部髄質に。
　臨床的要約：死亡の2カ月前に左手の失調，咬筋麻痺，重度両側性運動失行，運動発動性の顕著な抑制，失行性失書，個々の運動は完全に保持。

症例XX：S.S.夫人

　解剖学的要約：多発性癌転移が両側大脳半球に散在。クルミの実大の結節が右の前中心回転，右P1，左頭頂葉深部髄質に，小結節が両側の後頭葉と前頭葉に。
　臨床的要約：死亡の2カ月前に皮質下性感覚失語，その後語聾に移行した，失読，音響性失書（Klangagraphie），右片麻痺，左手の失行。

II. 結　論

　限局性大脳病巣の20例を報告した。このうち16例は少なくとも一時的に，程度の差こそあれ重度の失行症状がみられた「陽性例」であった。われわれの観察例を臨床－生理学的視点および局在問題について文献的に比較検討した結果を下記にその要約を記載する。

I．**臨床的および生理学的分析**
　a．**失行性障害の臨床的全体像および合併症状（表1）**
　報告した20症例の中には、ほぼ「純粋」に，すなわち失行症状群が単独に出現した例は1例もなく，多かれ少なかれ片麻痺あるいは不全麻痺，感覚障害，失書，失語などの随伴症状を伴っていた。
　(1)運動性失行は通常，少なくとも初期には同側あるいは交叉側の片麻痺もしくは不全麻痺を伴うが，感覚性失行，感覚および失認型失行および観念型失行は片麻痺を伴わない。すなわち片麻痺ないし不全麻痺を呈し，麻痺側と同側あるいは反対側に失行性障害が生ずる場合にはその多くは，「運動性」性格を呈する。
　(2)多かれ少なかれ重度の皮質性知覚障害がしばしば失行の随伴症状として起こる。失行が生じた四肢に感覚障害，とくに深部知覚障害や立体覚障害がある場合には失行性の誤行為は，より要素的な受容障害が原因となっている（v.Monakowの感覚性失行）。また両側性の失行型では，失認性ないし観念性の要素が主要な役割を果たしている。

132 失　行

表1

失行	失行の臨床経過			臨床的随伴症状						病巣の性質					病巣（主病巣）の部位※					
	安定	進行性	改善	治癒	片麻痺	失行肢のある感覚障害	失語				血管性	腫瘍性	外傷性	梅毒	前頭葉・中心前回およびシルヴィウス溝	左中心後回・頭頂葉小葉	左頭頂・後頭葉	右頭頂・後頭葉	両側頭頂後頭葉	皮質下	多発性
							失体感覚性	運動性	健忘性											
I. 陽性例																				
1. 純粋半側失行（運動性）	16	1(血)	8{7(腫)/1(血)}	4(外)	9	12	5	4	7	2	7	1	1	3	2	3	1	2		
2. 両側性失行	4	1(血)	2(腫)	3{2(血)/1(外)}	4	4	2	1	1	1	2		1(血)	1(外)	1(血)	2(腫)	1(腫)			
うち片側失行を伴う障害	5	2{1(腫)/1(血)}	3{2(血)/1(外)}	3	3	4{2(感)/1(運)}	2	1	4		4		1(血)		2	2	1(腫)			
3. 両側性失行	2			2	5	4	2	1	2	1	2									
a) 両側性失行	7	1	4(腫)	1(外)	5	4	2	1	2			4			1(腫)	1(外)				
b) 感覚-失認型およぶ失認念型	6	1	3	2{1(交)/1(左)}	5{3(右)/1(左)/1(両)}	3	2			1	3		1		1(血)	1	2	1	1(腫)	1(外)
II. 陰性例	4				1	1													1(腫)	1

※ 3例には剖検所見がなく，臨床像より推定

血＝血管性，腫＝腫瘍性，外＝外傷性，交＝交叉性，同＝同側性，運＝運動性失行，感＝感覚性失行，左＝左側，右＝右側，両＝両側性

(3)失語症が失行陽性例の約2/3に認められた。運動失語は運動失行に，感覚失語は多くは感覚性および失認－観念性失行に合併するようであるが種々の失語型と失行型の間には明瞭な規則性はみられなかった。

b．失行的行動の個別性と失行の臨床型

Liepmannの失行の分類によれば失行を運動失行と観念失行に分け，さらに運動失行を「肢節運動失行」と「観念運動失行」に分類しているが，本研究の各症例をこの類型にあてはめることができない。われわれの観察例の臨床的見地より以下のような失行の類型を設定した。

（1）半側性失行

（ⅰ）半側性運動失行：常に交叉性片麻痺と運動失書を伴い，時に後に失行を呈する手に初期の不全麻痺を伴い，そして運動失語，まれに感覚失語を合併する。失行の肢節には知覚障害はない。

（ⅱ）半側性感覚失行：失行障害は主に固有感覚に関する高次の知覚障害（知覚脱出と触覚失認）と結びついており，常に手運動感覚性失書を，時に感覚失語を伴う。

（2）両側性失行

（ⅲ）両側性運動失行：上記の半側性運動失行が両側性に出現したものであり，失認性要因と観念性要因が目立っていた。

（ⅳ）両側性失認－観念性失行。

  a）失認性失行：失認性要因（視覚失認，精神盲）が優勢。

  b）観念性失行：観念性（精神性）ないし全般－記号性障害が優勢。

  c）健忘性失行。

    （3者の明瞭な区別は困難）

この分類はv.Monakowの分類を確認し，経験的－臨床的見地から最も観察事実に合致し合理的と思われる。

c．失行性障害の臨床経過

報告した症例20例の臨床経過は進行性8例，持続性1例，改善4例，完全治癒3例および失行陰性例は4例であった。

臨床経過を要約すると，われわれの観察から以下のことを強調することができる。

(1)病巣以外は改善することなく健全な大脳，とりわけ外傷性病巣をもつ若年者では，初期の重度な失行は例外なく治癒する。

(2)失行症状が持続する症例では，病巣が多発性で，常に重度の全般－病理学的過程つまり重度の脳動脈硬化や脈絡膜炎（水頭症）などが，失行の発現と関連していた。しかしこれらの不都合な条件のもとでも，疾患過程の初期段階でなら，一回の脳卒中発作により出現した失行はかなりの改善を示すことが少なくない。

(3)失行症状の重症度が増大する進行性経過を示す失行は，ほとんどが脳腫瘍例である。まれに，血管性病巣でも前述のような多発性または重篤な条件下では生じることがある。

(4)それゆえ,失行は原則として一過性の症状である。その出現は限局する固定化した部位の病巣のみでは説明できず,その成立には例外なく多かれ少なかれ重度の大脳障害(ディアスキシス,重度の全般-病理学的過程)が一つの役割を果たしている(Liepmannに反論。v.Monakowを確認して賛同)。

II. 失行の局在について

多数の観察例の詳細な検討から,失行の成立にはとりわけ症状が持続するには全般的な病理学的過程が主要な役割を果たしているとの結論に達する。しかし,局在性の要因が働いていないとか,失行を引き起こすための脳内の一定の領域が存在しないとは云えない。それらの病変でも,軽度の失行性障害は起こり得るのである。本研究の症例から失行を引き起こす局在に関しての要約は以下の通りである。

(1)大脳(右半球を含めて)には,少なくとも一時的に,失行を引き起こさない部位はない。

(2)左の頭頂葉下部全体の障害だけでは決して,初期には失行すら起こらない(StauffenbergとMingazzini-Ciarla参照)。

(3)実際の「失行領域」は非常に広汎な領域を含み,すなわちシルヴィウス窩動脈後方枝の灌流領域全体である(v.Stauffenbergも指摘),これによって初期のみに明瞭な失行性障害が生じるが,通常はその広汎な領域の大部分,つまり中心回前部から後頭領域まで,また深部では髄質まで破壊されなければならない。さらに場合によっては右側の同じ領域の病変で右利き者に重度の失行が出現し得る(Liepmann, Goldsteinらに反して)。これらの病巣で起こる失行は,常にではないが,通常は(観察例15, Pf.を除いて)両側性の失認-観念性の性格を示す。

(4)前頭葉には「行為」に関する特異な意義は認められない。前頭葉病巣(多くは大きな腫瘍!)で失行が現れる場合,常に多種多様な遠隔効果(水頭症,後方に及ぶ圧迫,ディアスキシス)に基づいている。

(5)独特な運動抑制がわれわれの患者の多くに,1例ではこれが唯一の失行症状として,認められたが,前頭葉固有の症状ではない。確かに前頭葉髄質および脳梁膝が侵される(すなわち前頭葉腫瘍)病巣では最も重度な形で出現しやすいが(Goldstein, Hartmann, v.Vleutenら),われわれが見たように頭頂葉病巣でも多くは交叉側に半側性に,あるいは後に失行を呈する四肢に出現する。私見によれば,それは原則として一過性の障害であり,固定した(血管性または外傷性)病巣でも初期段階のみには認められ,そしてそれは一側あるいは両側半球に広く張り巡らされた皮質性運動実行装置全体の一時的なショック様抑制(ディアスキシス)によって生じるのである。

(6)脳梁は失行症状の発現に際し解剖学的役割,とくに(交連性)ディアスキシスの伝播における,拡充的ないし前成的な,選択的伝導路の役割を果たしているに過ぎない。そして通常左半球は右半球に対して有している機能の優位性に対応して,左半球病巣で右半球へと伝播することが多く,その逆は少ない。それゆえこのようにして生じた左手の「交感性ディスプラキシ

ー」は，私見によれば脳梁遮断の永続症状ではない。つまり左半球からの運動インパルスを失った右半球の運動中枢が複雑な連続運動（行為）の持続的不能に陥ったわけではない。それどころか，交感性「脳梁失行」もまた原則として一時的な症状である。なぜなら当該の「運動メロディー」は小児期の学習で両側半球で覚えられ，その記憶痕跡複合もまた両側半球に蓄えられているから。

交感失行が脳梁の前3分の2の病変によってのみ起こる（Liepmann）と言うのは正しくない。重度のディスプラキシーが持続したわれわれの複数の観察例（15, 16）においては脳梁後部（脳梁膨大）ないし後部脳梁束が破壊されていた。

(7)失行の種々の亜型に関連する病巣の局在については，われわれの資料からはおおよそ以下のように言うことができる。

a)半側性運動失行は殆ど失行領域の前方部（左側の前中心領域，中心領域，中心頭頂領域）の広い病変で起こる。そしてしばしば病巣と同側に起こり（交感失行），また同程度に交叉性にも起こるがこの時は初期の不全麻痺の後に生じる（v.Monakowにより確認）。

b)半側性感覚失行は主に交叉側の下部頭頂領域（頭頂小葉下部）および第一側頭回後方部の重度な病変で生じるようである。

c)両側の失認－観念性失行は失行領域の後方部，つまり頭頂後頭葉の深部の損傷で最もよく出現し，それも左病変でも右病変でも認められる。ただし同時に大脳の重度な全般的障害を伴っている時にのみ出現する（v.MonakowやLiepmannとも一致）。そして失行の内容が失認性性格を強めるほど病変は後方に及んでいる。

(8)重度の持続性運動失象徴と錯パントマイムが主に左中心回前部，とりわけ頭部領域の深部髄質の病変で出現する。

(9)顔面－舌失行もまた，主に左中心回前部（頭部領域）の放線冠の病変で生じるようである。しかし決して持続症状ではなく単に初発症状に過ぎない。だがこの症状も頭頂葉粗大病変ばかりでなく後頭葉病変（右側でも）でも初期段階には目立つ。前頭葉病変では，この症状は直接には現れない（Mingazzini-Ciarlaに反して）。

(10)失行が慢性化する場合すなわち多かれ少なかれ固定した症状が持続する場合には，病変はすごく広汎で，おそらく多発性の血管性病巣に重度の全般的病理学的過程を合併しているか（文献例では，Liepmann, Goldstein, v.Vleuten, Bsychowski, v.Stauffenbergその他多数），もしくは腫瘍でこれに重度の二次性病理学的変化を伴っているかである。言い換えれば，本質的に残遺する巣症状という意味での失行は，たとえそれが広汎な脳実質の欠損があっても，局在部位の作用にすべてを帰すことはできない。それどころかこの複雑な症状の成立および慢性化には例外なく機能的要素（ディアスキシス）あるいは多かれ少なかれ全般的な病理学的過程が本質的な意味を持っている。後者がない場合には，明瞭な失行性障害が全く出現しないか（とくに若年者の外傷性病変による陰性例）あるいは数日から数週のうちに完全に寛解する。

このように全般的病理学的要素が失行に対して本質的，決定的な役割を果たしているという

事実は多くの文献に記載されており，それらの症例では局部的な脳欠損がないのにこの要素のみによって重度の失行性障害が生じている。

解説

Von Monakow および Brun の失行論

小山善子・鳥居方策・榎戸秀昭

　このたび榎戸らが翻訳した Rudolf Brun の論文"Klinische und anatomische Studien über Apraxie"[2]は1921年から1922年にかけてアルキフ誌（Arch. Neurol. Psychiatr.）に掲載されたものである。また，この直後に同じ題名の Brun の著書が Zürich において出版されている。これより先に Brun の師である von Monakow の脳病理学的見解が単行本にまとめられている[14]が，Brun は師の見解を発展させ，自験例の観察に基づいて独自の失行論を展開したのがこの論文である。

　19世紀末までの行為障害の研究は，いわば諸説紛々の状態であったが，1900年に公表された論文[11]を皮切りに Liepmann の一連の失行学説が発表され，次第に多くの研究者の賛同を得るようになった。このような状況の中で独自の見解を発表し，敢然と Liepmann に異を唱えたのが von Monakow であり，その弟子の Brun であった。

　Liepmann および von Monakow の失行論については，このたび榎戸らが翻訳した Brun の論文の序論の中でかなり詳しく紹介されており，無論 Brun 自身の見解も考察（結論）として詳細に述べられている。ここでは読者の理解を助けるために，秋元[1]および大橋[15]の著書を参考にして，この研究者たちの失行論を簡単に紹介して解説者としての責めを果たしたい。

1．Liepmann の失行論，特に von Monakow および Brun から見た問題点

　19世紀後半には行為障害に関する多くの見解が発表されているが，当時は失行と失認が明確に区別されていなかった。例えば，失行 Apraxie という用語を初めて使用した Steinthal[16]は，本来の行為障害というより，むしろ認知障害に由来する物品の誤用に対してこの用語を使用したようである[15]。むろん Liepmann の失行は認知障害とは直接的な関連のない純粋な行為の障害であるが，彼の失行図式のヒントになったのは彼の師である Wernicke の精神反射弓の図式[18]である（図1）。Wernicke

によれば，感覚領 s からの情報は既存の記憶像と照合されることによって認知されるのであるが，この表象は高次の精神過程の出発点になるものであり，発起表象 Ausgangsvorstellung と名づけられている。A → Z の精神内経路によって目的表象 Zweckvorstellung（または Zielvorstellung）Z が生じ，これに基づく個々の運動が m において指令されるのである。Wernicke は s → A の精神知覚経路が侵されれば感覚性失象徴が，また Z → m の精神運動経路が障害された時には運動性失象徴が生ずると考えたのである。一方，19世紀後半には Broca の運動失語および Wernicke の感覚失語が，それぞれ大脳の限局病巣によって生ずることが確認され，更に連合型精神盲も巣症状であることが指摘されるに及び，古典論的局在論は一層確からしいものと考えられた。Liepmann は自身の研究を発展させる過程において，失行症も当然これらの巣症状に加えられるべきものと確信したのであろう。Liepmann のこのような古典論的発想は，後年，生理学的失行論を展開する von Monakow および Brun の立場とは，本質的に相違するものであった。

　Liepmann[12]は行為過程を心理学的に説明するために図2のような図式を作成した。すなわち発起表象に促されて1つの行為の主目的表象 Z が生じると，この円滑な実現を可能にする一連の部分目的表象 z_1, z_2, z_3, z_4 が有機的な関連を保ちつつ発生し，更にそれぞれが従属する運動のインネルヴァチオン i_1, i_2, i_3, i_4 と結びついて個々の肢節運動が生じ，これによって目的とした行為が実現されるというものである。これらの一連の過程を説明するために，Liepmann は運動形式 Bewegungsformel および運動表象 Bewegungsvorstellung の2概念を創造したのである。

　まず，一連の複雑な行為つまり系列行為の場合を考えてみよう。例えばマッチを擦って煙草に火をつける，湯呑みにお茶を注いで飲むなどの場合には，その行為の主目的のために施行すべき個々の要素的運動の継起を表象し，これらを時間的・空間的に配列することが必要である。このような種々の運動の時間・空間的配列を Liepmann は観念的企図 ideatorische Entwurf または運動形式 Bewegungsformel と呼んだのである。この運動形式は主として視覚による統制を受けるが，同時に触覚，運動覚などにも統制される。運動形式つまり観念的企図は，このように大脳の各皮質が関連するものであり，大橋[15]によれば失語図式の概念中枢にほぼ相当するものである。

　一方，拳を握る，指折り数える，ボタンをはめるなどの単純な運動

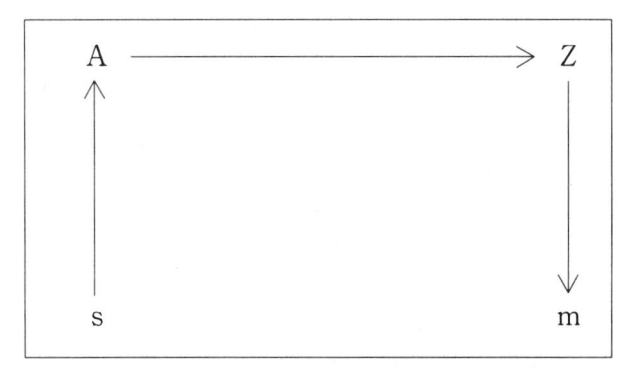

図1　Wernickeの精神反射弓の図式（秋元[1]より引用）
s　知覚領　　　　s→A　精神知覚経路
A　発起表象　　　A→Z　精神内経路
Z　目的表象　　　Z→m　精神運動経路
m　運動領

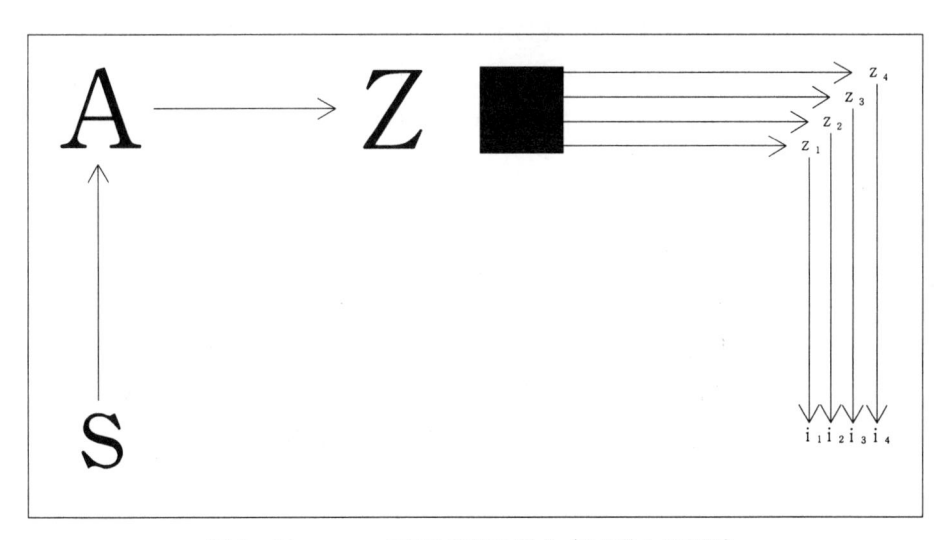

図2　Liepmannの行為過程の図式（秋元[1]より引用）
s　知覚　　　　　　A　発起表象
Z　主目的表象（または結果表象）
z　部分目的表象（または中間目的表象）
i　運動のインネルヴァチオン

は，幼児期から随時習得されるものである。この場合，運動の反復によって各肢節の運動の記憶（痕跡）が，先天的に決定されている運動中枢（運動領）に残される。つまり，神経支配の中枢である感覚運動領 Sensomotorium には運動表象，すなわち運動記憶心像 kinetische Engramme が内臓されているという。ところが，この運動表象なるものが感覚運動領に局在するという考えは，von Monakow および Brun にとっては全く容認できない不合理なものであった。

　Liepmann によれば，観念失行は運動形式（観念的企図）そのものの障害であり，空間的時間的に整然と配列される筈の部分目的表象（z_1, z_2, z_3・・・・・）が混乱すること（z_1, z_3, z_2・・・・・）によって生ずるのである(図2)。これに対し，運動失行では運動形式そのものに異常はないが，図2のz→iの間に問題があり，z_1, z_2, z_3・・・・・によって，i_1, i_2, i_3・・・・・ではなく，i_x, i_y, i_z・・・・・が発動されるという。

　Liepmann[11]はいわゆる帝国参事官の症例 M.T.の臨床症状に基づいて，Wernicke 流の局在論を展開した。すなわち，この症例の失行症状は，左側の感覚運動領 Sensomotorium（中心回領域）が側頭葉，後頭葉などから遮断されたことによって発現したのだと説明した。同時に Liepmann は症例 M.T.の病巣を左の頭頂葉，とくに上縁回髄質および上頭頂小葉にあると予想した。剖検により確認された病巣[12]は，左半球では中心後回の下1/3に始まり，角回を含む下頭頂小葉にまで及ぶ皮質下髄質の脳軟化による空洞であり，前頭葉にも小病巣が認められた。また，右半球にも上縁回の小病巣が認められ，脳梁にも軟化巣が発見された。Liepmann[11]の臨床症状からの責任病巣の予想は，主病巣についてはほぼ的中していたが，その他にも病巣が認められ，これが von Monakow および Brun の Liepmann に対する批判の1つの根拠になったのである。

2. von Monakow および Brun の失行論

　Liepmann らの古典論があまりにも機械論的であると考え，失行をもっと生理学的な立場から考察したのが von Monakow とその弟子 Brun である。その出発的はヒトの行為に関する発達史的考察であり，更に多数の自験例の臨床-病理学的所見を緻密に考察し，臨床的事実の積み重ねによって従来の古典論に対立する見解をまとめ上げたのである。

a. 発達史的に考察したヒトの行為

われわれが行為 Handlung (Praxie) と呼ぶものは，実は長期間にわたる発達過程の産物であり，その大部分が幼児期に前成 präformieren され自動化されている。つまり，最初は本能を動機として生ずる複数の単純な反射運動機構が，経験と練習によって一定の結合様式を獲得する。われわれの行為の基盤である日常生活での運動の組合せ（運動メロディ）は，非常に多様な時間的空間的要素の集合体であり，早期幼児期より本能，経験，習熟などによって絶えず発達し続けたものである。このような発達過程を経て形成された行為の実現には，全大脳皮質だけでなく皮質下-皮質間の反射機構までもが反復利用され，これら全構造の協力によって初めて「随意運動」の土台が形成されるのである。この壮大な反射機構の構成要素のうち，大脳では直接的な実行段階に関与する比較的下級の機構のみが形態的に狭い領域（Fociaggregate）に局在している。つまり，ローランド領域は「運動図式 kinetische Figuren」の精緻な技巧に対してのみ必要な要素を提供するだけで，Liepmann の「運動表象」が局在する筈の感覚運動領 Sensomotorium は実際には存在しないという。

Von Monakow によれば，種々の行為の引き金になる固有の生理学的刺激は Liepmann の「運動表象」ではなく，各行為が習得された時の刺激そのものに他ならないという（Semon のエクフォリーの法則）。つまり，行為発動の様式を生物学的に見るならば一種の条件反射であり，行為はその条件反射を規定した刺激と同質の刺激によって発生する。行為の発動が生物学的刺激に基づくように，その習得もまた生物に共通な「物質記憶 Mneme」の存在によるのである。行為の機能はこのように非常に長い年代をかけて，極めて複雑な，しかも緊密に結合した様式にまで進化したものであるから，その中枢のようなものを脳のある限局部位に求めることは全く不可能であり，行為は脳全体の活動に由来するものである。

b. 失行症状の発現機序

失行の際に障害されるのは，多種多様な「運動メロディ」の基盤となっている無数の記憶痕跡それ自体ではない。失行は単に「運動メロディ」が，特に不利な条件下に置かれた時などに，喚起されないことによって発現するものである。従って失行という現象は本来，持続性の脱落症状

でも巣症状でもなく，脳が蒙った深刻な打撃に対する脳全体の反応の結果であり，原則的には一過性の現象である。失行を機能解離 Diaschisis の現象と見，「喚起の障害」と観ずる所に Monakow−Brun の見解の特質がある（秋元[1]）。

このように，失行は原則として一過性の症状であるが，純粋な単一症状として現れることはほとんどなく，常に何らかの随伴症状（麻痺，失語，失認など）を伴って現れる。また，失行症状が持続性に現れる症例では病巣が巨大であるか多発性であり，あるいは慢性進行性の病理学的過程によるものである。このような症例の全般性障害では遷延性の機能解離が生じているのである。

以上のごとく，失行はほぼ大脳の全般症状であるが，同時に一定部位の病巣が加わることにより，その部位に特有の色彩を帯びることになる。つまり，古典論的な「行為中枢 Praxiezentrum」や「行為領域 Praxieregion」を否定する反面，臨床的な事実として失行の好発部位を認めているのである。すなわち，「失行領域」とも言うべき局所的な好発部位は，左大脳半球の Sylvius 溝動脈の全流域であるという。また，病巣がこの領域の前方部にある時は，失行症状は半側運動性の性格を帯びやすく，後部領域にある時は両側性となり，かつ失認症状や感覚失語を伴うことが多いという。

3．失行学説の基本的問題

Von Monakow および Brun が失行に関して Liepmann と論争したのは20世紀の初期のことである。その後，多くの研究者が失行に関する優れた業績を発表し，臨床病理学的症例の集積においても，また失行学説の展開においても，目覚ましい進歩発展が見られたのである。ここでは Liepmann 対 Monakow−Brun の論争を振り返ると同時に，その後の失行学説の動向について若干まとめておきたい。なお，この項の記載に関しては Heilman&Rothi(1993)[10]の総説を参考にしたことを断っておきたい。

a. 脳梁損傷による失行症状——運動図式と大脳半球機能側性化 (lateralization) の問題

Liepmann&Maas(1907)[13]が報告した右片麻痺患者は，言語性命令に対する左手の動作が貧困であり，剖検により左橋脳基底部の病巣と膨大

部以外の脳梁の破壊が確認された。むろん，右片麻痺は左橋脳基底部の病巣によるものであり，左手の失行は脳梁破壊の結果であると考えられた。この患者の動作の障害は口頭命令のさいだけではなく，技能運動の模倣や物品操作においても認められたので，左半球言語領域と右運動領の間の離断では説明できない筈である。Liepmann&Maas は左半球には言語だけでなく運動の公式（運動表象）が内蔵されていると考えた。むろん，脳梁失行もこの仮説によって説明できるのである。

　一方，Geschwind&Kaplan(1962)[6]の左半球の Glioblastoma の症例は，手術後に前大脳動脈領域の梗塞が生じ，脳梁の前5分の4が破壊されていた。この患者は口頭命令に対する左手の動作が不能であり左手による書字もできなかった（ただし，アナグラム文字の操作も typewriting も可能）点では Liepmann & Maas の患者と同等であったが，動作の模倣や実際の物品操作は可能であり Liepmann & Maas の患者とは明きらかに異なっていた。Gazzaniga et al(1967)[4]の患者も Geschwind & Kaplan の症例と同様な動作の障害を呈し，Liepmann&Maas の患者とは異なっていた。それ故，脳梁失行に関しては左半球に運動表象が内蔵される必要はなく，言語中枢と左運動領の間の離断のみによって説明する方が正しいのではないかと考えられるようになった。

　しかし，その後に報告された Watson&Heilman(1983)[17]および Graff-Radford et al(1987)[9]の脳梁損傷の患者は，Liepmann&Maas(1907)[13]の症例と同様に，口頭命令に対する動作だけでなく模倣や物品操作までもが障害されていた。つまり，この著者たちの患者は明らかに Liepmann の仮説を正当づけるものと考えられたのである。

　同じような脳梁損傷の患者の失行症状がこのように相違する理由について，Heilman&Rothi(1993)[10]は次のように考えている。それは大脳両側半球における機能の側性化（lateralization）の問題である。つまり，言語機能の側性化と運動機能の側性化が必ずしも同一の半球に向けられないために起こることであるという。Liepmann&Maas[13]，Watson&Heilman[17]および Graff-Radford et al[9]の患者はいずれも，言語についても運動についても左半球が優位であるのに対して，Geschwind&Kaplan[6]および Gazzanign et al[4]の患者はともに，言語では左半球が優位であったが，運動に関しては右半球がその代理となる能力を持っていたとされている。ちなみに，近年の交叉性失語などにおける大脳高次機能の側性化（lateralization）の研究では，体肢の運動機能と言語機能の交叉しやすさ（側性化の状況）はかなり異なることが知られている

(Castro-Caldas et al, 1989[3])。

b.左半球損傷による失行——象徴化障害か運動表象の障害か

　右利き患者においては，失行は左半球損傷によって起こり，かつ失行は失語と合併することが多い。このような臨床的事実から，失行も失語とともに象徴化(symbolization)の一次性障害であるという考えが生ずる。Goldstein(1948)[7]によれば，失語は言語性の象徴化障害であるのに対し，失行は非言語性の象徴化障害であるという。失行患者の命令に対する動作や模倣は拙劣であるが，実際の物品使用の動作は良好であるという臨床的事実は，Goldsteinの考えを支持するものであり，言語障害と失行との密接な関係もこれと矛盾しない。

　一方，技能運動は，左半球に支配されており，運動の表象の破壊またはこの表象の運動領からの離断によって失行が生ずる，というLiepmannの仮説はすでにいくつかの研究によって支持されている。すなわち，Goodglass&Kaplan(1963)[8]は失行を伴う失語患者の動作の障害は失語の重症度と関連しないことを明らかにしており，他の研究者もこのような研究方法で実験を行った結果，Liepmannの仮説を支持している。要するに，失語性象徴化障害と技能運動障害の重症度の間には貧しい相関しか認められず，かつ失行患者は非象徴性運動においても貧困な成績を示したことから，失行が象徴的運動の障害であるという仮説を支持する根拠はほとんどないと考えられた。

c.失行の離断仮説

　Geschwind(1965)[5]はWernicke(1874)の言語図式とよく似た図式を用いて，言語性情報に由来する運動性行動を説明した。すなわち，一次聴覚領で受理された聴覚情報は，聴覚連合野を経て左半球にあるWernicke領野で言語情報として受容される。Wernicke領野は弓状束によって運動前野（運動連合野）と結合しており，情報はここから一次運動野に伝達される。左側の体肢を運動させる情報は，主として左半球の運動連合野から脳梁線維を介して右半球の運動連合野に移送され，ここから右の一次運動野に移される。この経路のうちのいずれかの部位が破壊されると，言語領野は一次運動野から離断され，その結果として観念運動失行が生ずるのである。例えば，左の弓状束が破壊されると，言語性命令それ自体の理解は可能であるが技能運動はできなくなる。しかし，側頭葉（Heschel回ないしWernicke領野）の破壊の場合は、言語理解

の障害は生ずるが失行は出現しない。また、いわゆる脳梁失行もこの学説によって容易に説明される。

一方、このような説明では弓状束の破壊された失行患者は検者の動作を模倣することはできる筈であるが、実際は模倣も障害されることが多い。Geschwind[5]はこのような事実の説明として、弓状束にはWernicke領野より運動連合野に至る結合線維のほかに、視覚連合野より運動連合野に至る線維も含まれていることを主張している。しかし、物品使用の障害など、その他の動作の障害までもが説明できるかどうかは疑わしい。

d.新表象仮説——praxicon仮説

ある技能運動が学習されたのち、獲得された運動の技能は同様の技能を必要とする行動を促進する。また、学習された技能運動は特殊な教示などがなくても容易にパントマイムすることができる。これらの事実からHeilmanらは、脳に運動技能の知識が貯蔵されていると想定した(Heilman&Rothi,1993[10])。彼らによれば、頭頂葉損傷患者が物品使用のパントマイム、模倣、あるいは実際の物品使用が正しくできないのは、運動の公式、つまり学習された時間的-空間的運動の表象を保有する優位側の頭頂葉皮質が破壊されたからであるという。この表象は運動連合野が運動のプログラムを作製することを助け、その技能運動に必要な筋の運動ニューロン群を選択的に賦活するものであり、彼らはこれを行為の表象praxiconsと呼んでいる。

Heilmanらはこのpraxiconsの破壊が失行の唯一の原因であるとかんがえている訳でなく、離断学説によって容易に説明される失行の存在を認めている。彼らはpraxiconsが破壊されている失行患者と、これが破壊されていない失行患者との鑑別は、少なくとも理論的には容易であると考えている。すなわち、他人の動作やパントマイムの正誤を正確に判定できる失行患者ではpraxiconsは健在であり、これを正しく判定できない失行患者ではpraxiconsが破壊されているという。

文　献

1）秋元波留夫:失行症．金原書店，東京，1935．（復刻版:秋元波留夫:失行症．東大出版会，東京，1976）
2）Brun,R.: Klinische und anatomische Studien über Apraxie. Arch. Neurol.

Psychiatr.　　9(1):29-64,1921;9(2):194-226,1921;10(1):48-79,1922;10(2):185-210,1922.
3) Castro-Caldas,A.,Confraria,A. and Coppe,P. : Non-verbal disturbances in crossed aphasia.Aphasiology,1:403-413,1987.
4) Gazzaniga,M.,Bogen,J. and Sperry,R. : Dyspraxia following diversion of the cerebral commissures.Arch.Neurol.,16:606-612,1967.
5) Geschwind,N. : Disconnexion syndromes in animals and man.Brain, 88:237-294,585-644,1965.
6) Geschwind,N. and Kaplan,E. : A human cerebral disconnection syndrome. Neurology, 12:65-685,1962.
7) Goldstein,K.: Language and Language Disturbances. Grune&Stratton, NewYork,1948.
8) Goodglass,H. and Kaplan,E.: Disturbance of gesture and pantomime in aphasia. Brain,86:703-720,1963.
9) Graff-Radford,N.R. ,Welsh,K. and Godersky,J.: Callosal apraxia. Neurology, 37:100-105,1987.
10) Heilman,K.M. and Rothi,L.J.G.: Apraxia. Heilman,K.M. and Valenstein,E. (Eds): Clinical Neuropsychology. 3rd Ed. pp141-163, Oxford Univ. Press, NewYork /Oxford, 1993.
11) Liepmann,H.: Das Krankheitsbild der Apraxie("motorische Asymbolie")auf Grund eines Falles von einseitiger Apraxie. Mschr.Psychiatr.Neurol.,8:15-44,102-132,182-197,1900.
12) Liepmann,H.: über Störungen des Handelns bei Gehirnkranken.Berlin,1905.
13) Liepmann,H.und Maas,O.: Fall von linksseitiger Agraphie und Apraxie bei rechsseitger Lähmung.J.Psychol.Neurol.,10:214-227,1907.
14) Monakow, C.von: Die Lokalisation im Grosshirn und Abbau der Funktion durch kortikale Herde. Bergmann, Wiesbaden, 1914.
15) 大橋博司:臨床脳病理学．医学書院，東京, 1965.
16) Steinthal,H.: Einleitung in der Psychologie und Sprachwissenshaft. Bd 1 von Abriss der Sprachwissenschaft,Dummler,Berlin,1871.
17) Watson,R.T and Heilman,K.M.:Callosal apraxia. Brain,106:391-403,1983.
18) Wernicke,C: Grundrisse der Psychiatrie,1884.

第3章 失行各論

A 着衣失行

W. R. ブレイン：視覚性失見当識，
特に右大脳半球損傷との関連において

W. R. Brain：Visual disorientation with special reference to lesions of the
right cerebral hemisphere. Brain, 64：244-272, 1941.

小山善子・鳥居方策　訳

症例

　W. R. Brainが1941年に発表したこの論文は，観念失行も観念運動失行も伴わない着衣行為の障害に対して，初めて「着衣失行（apraxia for dressing）」という名称を与えたことでよく知られている。表題が示すように，この論文はもともと視覚性失見当識と右大脳半球損傷との関係を論ずるために，6症例の所見を中心にまとめられたものであるが，そのうちの2症例（症例1および症例4）が着衣障害を合併していたものである。また，6症例のうちの1症例だけが表題に反して左側に病巣を有していたのであるが，その症例（症例1）がたまたま着衣障害を有していたのである（訳者）。

症例1：H. L. L.　女。36歳。
　右利き。頭蓋の複雑骨折：左頭頂部にめりこんだ骨片は手術で除去された。失語症，鏡像書字の傾向を伴った失書，失算，右同名半視野における視覚性失見当，左右判別障害，身体の右半側の体感覚異常，運動性アレステジア，着衣失行。
　現病歴：1940年10月16日，彼女は空襲で，左後頭－頭頂部に穿通創を受け，意識を失って入院した。頭皮端は切除され，頭蓋の傷は3/4インチに拡げられ，骨片が脳から除去されたが，脳には深さ1インチ半の空洞が生じた。彼女の前夜の最後の記憶は午後11時の就寝時であったが，術後に彼女が意識を回復したのは午前11時であった。彼女は嗅覚脱失を訴えた。顕著な脳ヘルニアが生じたが，その後脳蓋内に収縮した。X線検査により脳に残存骨片が認められた（図1および2）。
　1940年11月20日，Mr. D. W. C. Northfieldの皮膚移植を受け，12月20日に退院したがその後，再入院している。1941年1月16日にMr. Northfieldは手術により，5個の骨片を除去した。脳の損傷部は直径約2cmで，上頭頂小葉に位置し，sensory cortexの上縁を侵してはいないにしろ，この部に接近していた。骨片を含めて円柱状の脳組織を除去した結果，内側部に空

洞が生じ大脳鎌は露出したが，脳梁に達するまでには至らなかった。

術後すぐに顕著な失語，顔面の右下部や右上肢の筋力低下，右手に皮質性感覚障害がみられた。これらの諸症状は1カ月内に消失したが，1941年2月17日，彼女は立ちあがる際に，右方にある物にぶつかると訴えた。彼女には右半視野の視覚性失見当が明らかに認められた。彼女は自分自身の右側を区別したり，自分の周囲の右と左を認知するのが困難であったが，彼女はこの症状は事故以来存在しており，最後の手術後に特に悪化したものではないと言った。

1941年2月24日，彼女は自分の症状を次のように説明した。

視覚性見当識：彼女は長くベッドにいたが，常に自分がどこにいるのか分っていたし，起き上がった時に方向が分らないということはなかった。彼女は起きあがる際，右側にある物にぶつかる傾向がみられたが，彼女にはそれらが自分のすぐ近くにあることが分からず，「私は実際に物にぶつかるまでは気がつかない」と言っていた。彼女が物にぶつからないようにするには，ナースがエスコートしてやらねばならなかった。彼女は物にぶつかってもその周囲の方向が分からなくなることはなかった。帰宅する際も道順に困難を覚えることはなかった。彼女には場所に対する記憶障害は全くなかった。彼女は右手の届く範囲（リーチ）内にある物，たとえば茶碗を見つけるのにも困難であったが，それはそこまでの距離を正確に判断することができなかったためである。

身体意識：彼女は「自分の右半身はまるで自分のものでないみたい。右手を動かしても，それが勝手に動くだけで，自分で手を動かしているという感じがしない」と言った。彼女は右のスリッパが脱げやすかったが，自分では気がつかなかった。

左右の区別：受傷以来，彼女は身体の左側と右側の区別が非常に困難なことに気づいていた。ただし，結婚指輪は左手にはめるものである，という知識によって両手の区別だけは可能であった。

着衣：彼女は衣服を着るのが非常に難しかった。彼女は衣服が着られないのは右と左が区別できないためだと考えていた。彼女は前後を逆さまに，あるいは上下をあべこべに着ていた。

書字：彼女は受傷後最初は全く書くことができなかった。書字能力は次第に改善されたが，右手で書く場合でも彼女は左手で書いているかのように感じていた。彼女はまず鏡像で書く傾向を示し，左右あべこべの字か，あるいは"n"の代りに"u"を書くなど，上下逆さまに書いていた。

計算：彼女は加算をしたり，一連の買物の代金を合計したり，お釣りを計算したりすることはできなかった。病院で物を買う時は人に任せねばならなかった。

検査：知能は高く，協力的。話し言葉の発音や理解には障害はみられなかった。

視覚機能：乳頭は両側とも正常。視力は右がJ2で左がJ1（矯正）。視野は白色標的で2/1500，10/1500，および10/330と欠損はない。視覚性不注意はなかった。彼女は正確に読んだが，しばらく読むと疲れ，印刷がぼんやりとかすむと述べた。"Chase Farm Hospital"という語を書くだけなのに，何度か誤り修正した。彼女は日常物品の認知も呼称も正しく，しかも正

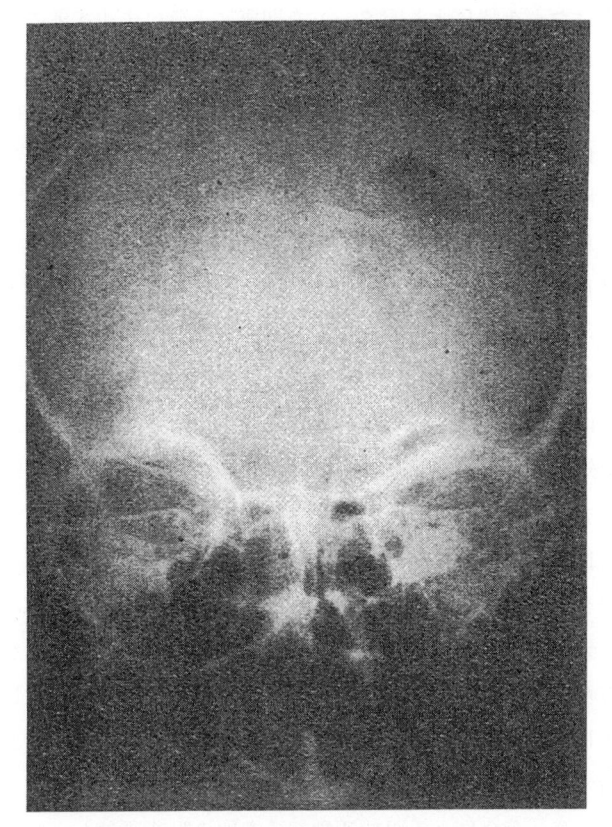

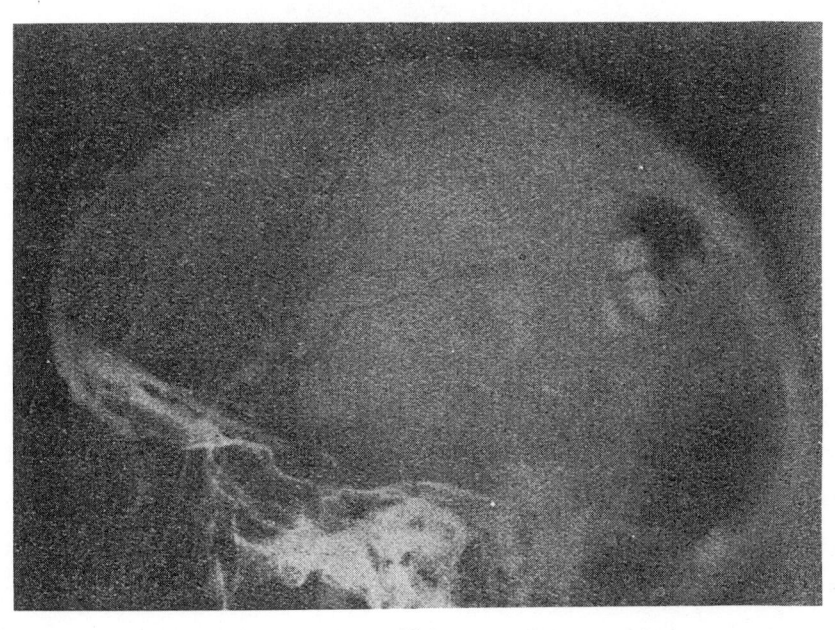

図1

図2

確に使用した。彼女はマッチ棒によるパターンを即座に正確に再生することはでき，線画の模写も可能であった。右視野に見える物品の定位は不正確であった。中央を凝視させ彼女の右の半視野に提示された検者の指にさわることには失敗した。何故なら彼女の顔はやや左方に向き，視線は水平軸方向に偏していたからだ。彼女の右側に物品を提示して見せてから，閉瞼でその物品をさわらせても同様の誤りをおかした。彼女の右側に物品を提示し，それを見ながら指示させても，彼女はそれでもその物品の右方を指示した。誤りはいずれも数インチ以内であった。左の半視野の定位は正常であった。彼女は病棟内ではむしろゆっくりと歩き，通り道におかれている椅子を避け，遠回りをした。彼女は自分のベッドの方向は分っていたが，ベッドから数ヤード離れた所で立ち止らせ，閉瞼してベッドの方向を指示させられると，2回ともベッドの右方をさした。彼女は線分の中点や円の中心は容易に見つけることが出来た。2本の線のうちどちらが長いかを認知していたし，また，多少躊躇しながらも短い方を認知した。しかし，2個以上の対象の遠近を理解し判定するのにはかなりの時間がかかった。

左右の識別：患者自身や検者の左右を指摘させると，遅くて不正確であった。彼女は最初右手を左と言い，左手を右と言った。その後，彼女は向かいあっている検者の手は正しく呼称した。次いで彼女は自分の両手を正しく言い，最後に躊躇しながら，それでも検者の手を正しく呼称した。検者が彼女に背を向けて立つと，非常に遅いが検者の左右を正しく呼称した。彼女自身の目の左右は正しく呼称した。自分自身の手指の認知はでき，命令によって個々の指を動かし，また検者の指の運動を正しく模倣した。

瞳孔反射は正常であり，命令による眼球運動も誘導性の眼球運動も，どの方向に対しても障害はなかった。

両鼻の無嗅覚症以外は脳神経領域は正常であった。

右上下肢の運動に軽度減弱が認められ，右側の腱反射は僅かに亢進していた。足底反射は屈曲性であった。皮膚の知覚鈍麻や触覚定位障害や識別障害は認められなかった。痛覚脱失はなかった。手指および足趾の受動運動の感知テストの応答は左側より右側で僅かに遅かったが正確であった。

症例4：C. R. C. S., 右利きの男，47歳。

手術により確認された右頭頂-後頭領域の多形膠芽腫。左へ曲がるべき所を右へ曲がるので，よく知っている道が自由に通れない。身体の左側に体感障害があり，自発性のアレステジアを伴う。左同名半盲あり。左の痙性片麻痺を認める。左の半身には，軽いタッチへの触覚脱失，ピンプリックでの痛覚脱失，手の指と足の指の位置覚の粗大な喪失，および触覚識別の喪失が認められた。

現病歴：1939年8月，患者は初めて左側の物にぶつかった。患者の左手は不器用になり，頭痛が起こりはじめた。妻は気分が変化し，おこりっぽくなったことに気付いていた。彼は空襲警報時に自室で途方にくれ，ガウンをさかさまに着ようとしたり，ひもを結ぶことができなか

った．その時，患者は左同名半盲，左上肢全体にわたるピンプリックへの誇張反応，および左側の手の指と足の指の位置覚の粗大な障害を示した．1939年9月30日，患者はMr. P. B. Ascroftの手術を受けた．同氏は右の後頭－頭頂領域の多形膠芽腫を摘出した．この腫瘍を切片にしてみると，多数の線維性星状細胞が認められたほか，比較的未分化な細胞が多数を占める領野もあった．患者は術後きわめて顕著な改善を示した．Dr. G. Cranston Fairchildによって深部X線治療を1クール受けたが，全照射量は5,448レントゲンにも及んだ．

1940年2月，丁度休日であったが，患者は左手のしびれ感で始まる痙攣を呈した．身体の左側全体が少なくとも1時間にわたり攣縮をしめしたが，全身痙攣には至らず，意識消失も起こらなかった．フェノバルビタールが投与されてからは痙攣は起きなかった．夏の早い頃，左上下肢の筋力低下が増強し，患者自身の左側への視力は再び低下した．完全に消失していなかった頭痛が増強した．時折嘔吐が起こり，更にしゃっくりにも悩まされた．

見当識障害：後日，詳しい検査を受ける前の2－3週間は，通いなれた道にも迷うことが多かった．このようなことは昼間にも起こったが夕方以降は一層悪かった．2階の彼の寝室から階下の居間へ行くのに，患者は左に曲がる代わりに右に曲がる傾向があるので，その結果，食堂へ行ってしまうことになる．その時，彼は自分の誤りに気付き，いら立たしく見えることもあった．彼は正しい道順を頭の中に思い浮かべることに困難を覚えたことはなかった．患者は暗闇の中で頭上の電気スイッチを見つけることは困難であったが，頭の中ではその位置は分かっていたのである．患者は自分で衣服を着ることが非常に困難であった．患者は衣類を何も考えずに自然に着ようとするが，それは患者自身には全く絶望的なことであるという．患者はベッドの上にまずパジャマの上着だけを置けば，それを着用することは可能であった．患者はまず，ハンカチのポケットは左側に，ボタンは右側についているということを覚え，それを目印に利用して着用することができた．それ以外の方法で着用しようとすると完全に混乱した．

身体の左側の意識：患者は自分の身体の左側がどこにあるか分からないと訴えた．患者は自分の左腕を下にした状態で目を覚ますこともあるのだが，その時は自分の左側がどこにあるかわからない．一方，食事の時には患者は漠然と何も考えずに左手でフォークを握ってしまっている．患者は自分の身体の左側を，右側とは異なったものと感じており，左半身がまるで自分の身体の右側にくっついているかのように感じていたという．これは非常に特殊な感情であって，患者自身それをきちんと説明することはできなかった．この奇妙な感覚は左手の中指と薬指が特に顕著であった．患者は「私が左手で何かやろうとする時，あたかも右手を使わねばならないかのように感ずる」と述べた．

1940年7月9日の検査：知能は高く，協力的．失語はない．発話や書字の障害は認められない．失行はない．対象認識の障害はない．

眼底は両側とも正常．左同名半盲あり．左顔面の下方に軽度の筋力低下を認める．左上下肢に反射亢進を伴った筋力低下があり，上肢よりも下肢の方が，顕著であった．左側では腱反射は亢進していたが腹部反射は減弱していた．足底反射は屈曲性であった．体感覚では，左半身

に触覚刺激に対する相対的知覚脱失を認めたが，触覚が感受された場合には正確に定位されていた。左半身の相対的痛覚脱失，左の手の指と足の指の位置覚の粗大な喪失，左手に握られた物品の認知不能，および左手の触覚識別の閾値の消失（2点識別の完全な喪失）が認められた。患者は自分自身や検者の手の左右を識別し，口頭で指示された自分や検者の指を同定することができた。骨弁には異常緊張はなかった。

　その後の経過：Dr. Fairchild により更にX線治療が実施され，そのため一時的にかなりの改善が得られた。しかし。1940年12月には患者は6カ月前と比べて悪化していた。Dr. Fairchild の報告では，彼の脳機能は非常に遅鈍となり，時間および場所の失見当がみられ，全く手の施しようがなかった。X線治療が更に開始されたが，その後まもなく患者は死亡した。

　この視空間失認のシリーズの中では2例の患者に着衣失行が認められた。この着衣失行の症状はこれまでの文献では特に記載されていなかったものである。症例1では病巣は左頭頂葉の上方中央部にみられていて，彼女は服を着るのが非常に難しいと訴えた。彼女は衣服を前後に又は上下逆さまに着た。彼女は衣服が着られないのは，右と左が区別できないためと考えていた。症例4の病巣は右側頭-頭頂領域で，彼は自動的に着ることができなかった。彼はパジャマを着るのに，ベッドの上に置いてからポケットは左側に，ボタンは右側についているという知識を利用しなければならなかった。Hughlings Jackson の患者は右側頭-頭頂葉の腫瘍で，衣服が着られなかった。"衣服を前後逆さまに着た"。同様の部位に腫瘍がみられた Wendenburg の患者は衣服を上下あべこべに着て，足をコートの袖に入れた。彼はコートのどちらが内側か外側か分からなかった。だからシャツを裏返して手に渡されると全く着られなかった。私の患者達は他の行為には失行は全く認められなかったし，物体失認もなかった。症例1は自己及び検者の左右を呼称することができなかったが，症例4は呼称することができた。彼等には，共通して自発性のアレステジアを伴った外空間の半側無自覚と同じ側の身体の半側無自覚がみられている。症例1は右側に，症例4は左側にみられていた。両症例とも右利きである。

　これらの事実は，着衣失行が確かに一般的な観念失行や運動失行の部分症状として生ずることもあるが，失行とは独立したものであることを示唆する。私達は衣服を着る際，腕や足を挿入しやすいように衣服を配置する。長い習慣からこの過程で視覚性イメージが自動的に適切な運動を引き起こし，右側，左側と意識して考えたり，上記のような知識（シンボル）を活用しなくても，衣服の左右を身体の左右に関連付けることができる。患者が衣服の左右が判別できないと言う時は，まはや衣服をみて身体に対する空間的関係を理解することができないことを意味し，そのために適切な行為へと導くことができなかった。この障害は観念失行である。身体の左右を呼称することができないこととは独立している。というのは，症例1は左右を呼称できないが，症例4はこの症状はみられていない。しかし，症例4は言語性シンボルを活用して自分の障害から逃れた。彼は，パジャマを「自動的」に着ることはできなかったが，パジャマの上衣の左右を同定したり，呼称することによって正しく着ることができた。また着衣失行

は類似した障害であるけれども明らかに構成失行からも独立している。衣服の構造の認知は，必ず身体の知覚と親密に関係があるので，着衣失行は身体の半側に対する身体シェーマの障害と密接に関係する。それ故，身体シェーマを破壊するどちらの半球の損傷も着衣失行を引き起こすであろう。

解説

鳥 居 方 策
小 山 善 子

1．着衣失行研究小史

　観念失行も観念運動失行も伴わない着衣の障害が単独で現れることは，19世紀後半より報告されていた。例えば，J. Hughlings Jackson（1876）の右側頭－頭頂葉腫瘍の患者は普通でない誤った着衣を示し，Wendenburg（1909）の右後頭葉腫瘍（Endotheliom）の患者は，軽度の意識障害下ではあったが，後で記載される着衣失行の典型的な症状を示した。1922年にP. Marie et al. は失行の検査ではすべてを完全かつ迅速に行うのに，顕著な着衣の障害を呈した2症例を報告した。両症例とも地誌的記憶障害，空間性の書字および計算の障害，ならびに手指の模倣動作の障害を合併していたことからP. Marieはこれら一連の症状をplanotopokinésie（空間表象との関連における運動実行の障害）と名づけた。その後，Brain(1941)はこのような着衣の障害に対して，初めて着衣失行(apraxia for dressing)という名称を与え，独立した失行の臨床型とした。次いで，Hécaenを中心とするフランス学派は着衣失行患者の大部分が右半球頭頂－後頭葉領域の病巣を有することを明らかにした。一方，McFie et al（1950）は着衣障害を形成する2つの主要な要因として，衣類の左半分に対する無視および視空間性判断の障害を挙げている。この見解はフランス学派を初め着衣失行の独立性を認める多くの研究者によって同意されている。しかし，着衣失行を他の神経心理学的症状に由来する症状であるとして，失行の独立した臨床型と認めない研究者も少なくない(例えば, Critchley, 1953：Heilman & Rothi, 1993)。

2．臨床症状

　着衣のための動作の障害はその準備段階から顕著に現れる。正常者であるならば，衣類をつかむ時にすでに各身体部位と衣類の各部分との対応が

把握されており，着衣のために最も好都合な衣類の部位をつかんで着衣の動作を始めるのである。これに対し，着衣失行の患者は着るべき衣類の方向を，自分に関して適切に定め，あるいは自分の前に正しく置くことができない。例えば P. Marie et al.（1922）の患者は着るべきシャツを手でつかむが，それを着やすいように方向づけることができない。彼はシャツの左右の上肢の部分を交互につかみ，それを調べながら迷っているような様子を示し，次いでシャツをあらゆる方向に廻し，着衣の動作を開始するのに少なくとも数分はかかった。

　着衣の動作そのものも非常に困難であり，著しく難渋する。上記の患者はシャツの下方から頭を突っ込むが頭を通すことに成功せず，シャツの軀幹の部分に目かくしされ，それから逃れようとしてもがくのであった。この状態で困惑して動作を中断してしまうことが多かった。辛うじて頭を通すことができても，袖に手を通すことができなかった。頑張れば頑張るほど混乱して最後にはあきらめることが多かった。この患者の着衣は辛棒強い練習によって幾分改善したが，正常者のように迅速かつ正確に着ることに成功したことはなかった。

　着衣失行の患者はネクタイを結ぶことや細紐・靴紐などを結ぶことができない。このような動作の障害は着衣失行には極めて高率に出現するようである。Ajuriaguerra et al.（1960）によれば，比較的軽症な着衣失行患者では練習によりほぼ正しい着衣の実現が得られるが，このような軽症例においてもネクタイ結びや靴紐結びの障害はほとんど常に認められるという。

3．臨床亜型および合併症状

　McFie et al.（1950）は着衣能力障害の主要な要素として，①衣類の左半分に対する無視と，②視空間的判断の障害を挙げており，彼らの着衣失行の4症例のうち2例はこの2つの要素を兼ねそなえていたが，残りの2例は後者すなわち視空間的判断の障害のみを有していたという。その後，大橋（1965）および Hécaen & Albert（1978）は着衣失行に2つの臨床亜型が存在することを明記している。彼らによれば，着衣失行には全身性に現れるものと半側性のものとの2型があり，前者は左右障害，高度の構成障害，失算などとともに，それほど高度でない全身性の着衣失行を呈するのに対し，後者では構成障害や失算は軽度であり，むしろ半側身体失認を

合併し高度な半側性の着衣障害を呈するという。

しかしながら，多数の症例を個々に検討してみると，半側性の着衣失行は極めて稀であり，大部分の症例が全身性の着衣障害を示していることがわかる。これらの全身性の着衣障害を示す症例には，McFie et al. (1950)が指摘したように，左半側に対する無視および視空間的判断の2要素を有する症例と，視空間的判断の障害の要素のみを持つ症例の2通りが存在するよう見える。いずれにしろ，全身性の着衣障害が出現する症例では，McFie et al. (1950)の謂う視空間的判断の障害（impairment of visual-spatial judgment）の存在が極めて重要であり，半側失認の症状は単なる合併症状と思えなくもない。なお，P. Marie et al.(1922)の planotopokinésie（空間表象との関連における運動実行の障害）の概念はこれと共通する部分が少なくない。

1）全身性着衣失行

全身性の着衣障害の背景には視空間的判断の障害（McFie et al., 1950）または planotopokinésie が存在しており，全例が顕著な視空間障害を合併している。また，若干の例外（McFie et al., 1950, 症例1および2；Hécaen & Ajuriaguerra, 1942-45, 症例5）を除いて，ほぼ全例が比較的軽度の身体失認を合併している。従って全身性着衣失行の背景には，身体空間と外空間の処理機能の連携障害，感覚－運動性基盤を有する空間見当識の障害などが想定されている（Hécaen & Ajuriaguerra, 1942-45）。その症状は臨床症状の項に記載したものと同じである。

患者（Brain, 1941, 症例4）：47歳の右利きの男性が1939年9月に glioblastoma の手術を受けた。1940年2月に左手の無感覚感を前兆とするけいれん発作を呈したが，この頃から自宅の中でさえ道に迷うようになった。また，頭の上方にある電灯のスイッチを見つけることができなかった。患者はしばしば左の半側空間を無視し，常に右の方を向いていた。彼はまた，自分の身体の左側の部分がどこにあるのか分からないと訴え，顕著なアレステジアの症状を示した。彼は失語も失行も全く示さなかったが，衣服を独りで着ることができなかった。例えば，パジャマを着るさいにそれをベッドの上に置き，そのポケットが左側に，ボタンが右側にあることを想い出すことによって，辛うじてそれを着ることができたのである。そのような視覚性の目印をうまく利用できない時は，着衣は全く困難であった。

この症例は顕著な半側身体失認および半側空間無視の症状を有したが着衣障害は全身性であった。多くの文献例を調べてみると，地誌的失見当識，視空間知覚障害のような粗大な視空間障害を有する場合には，半側身体失

認および半側空間無視の症状がいかに高度であっても，出現する着衣障害は例外なく全身性であると結論することができる。このような症例では随伴症状として，構成失行（または視覚構成障害）および種々の視空間障害が認められる。この場合の視空間障害の中には，半側空間失認，地誌的記憶障害，地誌的失見当識，空間性計算障害，空間性書字障害，空間性読字障害，および変形視が含まれる（Hécaen & Albert, 1978）。これらの症状をもたらすのは右半球頭頂－後頭葉領域の粗大な病巣である。

2）半側性着衣失行

視空間障害の諸症状がほとんどなく，かつ構成失行（および視覚構成障害）を伴わない半側身体失認の患者には，半側性の着衣失行が観察される可能性がある。この形の着衣障害は半側身体失認，とくに半側身体無視に続発するものと考えられるためか，着衣失行の症例として報告されたものはほとんどなく，ここに紹介する Garcin et al. (1938) の症例もやはり身体図式障害の症例として報告されたものである。なお，Garcin et al. はこの症例の身体空間に限局した空間表象の障害についても，P. Marie et al. (1922) の planotopokinésie との関連において説明していることに注目したい。

患者（Garcin et al. 1938, 症例）：64歳，百貨店裁断師。右大脳 gliome に関連する頭頂－側頭葉症候群（左の体感覚障害，左同名半盲など）を呈して入院した。患者は麻痺を有せず，観念運動失行および観念失行を調べる課題はすべて正しく行ったが，左上下肢の運動発動性の欠如を呈した。幾何学図形のデッサン，マッチ棒モザイクのコピーなど，構成課題は正しく遂行された。算術操作における空間性障害はなく，自分の前に置かれた地図における呼称された場所の定位は即座に正確に行われ，2地点間の移動方法を正しく説明することができた。患者は立っている時も四つん這いの時も，常に左側に倒れる傾向を示した。彼は自分の左半身を完全に無視し，自分の上下肢が切断されているかのように振舞った。患者は上着を着るように求められると，まず右の袖に右手を通し，右の前の身ごろのボタンをかけようとするが，左の前の身ごろは左袖とともに彼の背中の方に残っていた。彼の左上肢は左の袖や前身ごろを探す動作を全く行わず，周囲のものの助けなしには着衣の行為はそれ以上進まなかった。この著者らは患者の動作の障害を運動の inertia または使用の欠如と呼び，Bruns の「精神性麻痺」に近いものと説明している。

この症例の記載から明らかなように，半側性の着衣障害は構成障害も視空間障害もほとんど伴わない半側身体無視の患者に出現するものである。

元来，半側身体失認は半側空間失認など，無視症候群の他の症状とともに出現することが多く，単独で出現することはむしろ稀である。従って，われわれが半側性の着衣障害を観察できる機会はそれほど多くないのである。しかし，半側身体無視のさいに半側性の着衣障害が出現しうることは多くの研究者が認めている（例えば Heilman et al., 1993）。

3）失行性着衣障害

着衣失行の独立性を主張する研究者（例えば，Brain, 1941）を含めて多くの研究者が，観念失行などのさいに着衣の動作が障害されることを認めている。この場合は無論，衣類は障害された動作の客体の1種に過ぎないが，観念失行および観念運動失行が必ずしも常に着衣障害を伴うとは限らない。Ajuriaguerra et al., (1960) によれば，観念失行11例のうち着衣失行を合併したものは1例，観念運動失行46例のうち着衣失行を伴ったものは6例（13.04%）に過ぎなかったという。失行性着衣障害のさいには失語や失行は認められるが，半側空間失認や半側身体失認のような劣位半球症状は合併しない。

4）まとめ

上記の着衣障害に合併する症状をまとめると表1のようになる。この場合に強調すべきことは，顕著な視空間失認の症状が存在する時には，たとえ半側身体失認があっても，着衣障害は全身性となることである。これに対し，顕著な半側身体失認が存在し，かつ視空間失認および構成障害がほとんど認められない時には，半側性の着衣失行が出現する可能性があるが，このような症例は比較的稀である。

表1 着衣失行の亜型と合併症状

	合併する症状	必ずしも合併しない症状
全身性着衣失行	視空間障害 　半側空間失認 　地誌的失見当識 　地誌的記憶障害 　視空間知覚障害 身体失認 　半側身体失認 　軽度の左右障害 構成失行	失語 観念失行 観念運動失行
半側性着衣失行	半側身体失認	視空間失認 　半側空間失認 　その他の視空間障害 構成失行 失語、失行
失行性着衣障害	観念失行 観念運動失行	半側空間失認 半側身体失認

4．責任病巣

　20世紀中頃までに報告され，病巣が明記されている着衣失行の11症例のうちで，左半球後頭－頭頂葉に外傷を有した Brain (1941) の症例1と両側性損傷を有した Hécaen & Ajuriaguerra (1942—45) 2例を除いた残りの8例は，いずれも右半球後方部に病巣を有していた（脳腫瘍7例，脳梗塞1例）。Arseni et al. (1957) は脳腫瘍のさいの頭頂葉症候群について臨床－統計学的考察を行っているが，彼らの右側病巣例20例のうち15例，両側病巣例3例のうち2例が，それぞれ着衣失行を呈したのに対し，左側病巣例9例のうちで着衣失行を有したものは皆無であったという。また Ajuriaguerra et al. (1960) の失行に関する臨床統計においては，着衣失行を呈した症例は右側損傷147例中32例（21.76％），右側損傷206例中8例（3.9％），両側損傷55例中11例（20.0％）であった。

　これらの事実から着衣失行が右半球後方領域の粗大な病巣に由来することは明白である。しかし，これまでに報告された症例の大部分は腫瘍に由来するものであり，詳細な責任病巣を決定することは困難である。

5．P. Marie et al. (1922) の Planotopokinésie について

　P. Marie et al. (1922) は観念失行および観念運動を全く有しないのに顕著な着衣障害を呈し，しかも一連の空間性障害を有した2症例を報告した。彼らはこの2症例が呈した運動実現の障害を空間表象 (représentation spatiale) の障害に基づくものと考え planotopokinésie という用語を提唱した。planotopokinésie は $\pi\lambda\alpha\nu\eta$＝エラー，$\tau o\pi o\delta$＝場所，および $\chi\iota\nu\eta\sigma\nu\delta$＝運動より成る語であり，「空間性表象との関連における運動実行の障害」という意味である (P. Marie et al., 1922)。

　空間性表象の障害という語は，地図の上下左右がそれぞれ北，南，西，東を象徴することが理解できず，また時計の文字盤の数字がそれぞれ決まった方位を象徴していることが分からないだけでなく，地図上の地名や2地点間の旅程を説明したり，自分の家の間取りを正しく説明することができない，いわゆる地誌的記憶障害に相当する現象を意味する語である。P. Marie の2症例はさらに空間性の書字および計算障害を呈したのである

が，彼らはこの症状も空間表象の障害と関連するものと解釈している。つまり，書かれるべき文字や数字のそれぞれの固有の位置（position respective）が全く分からず，また筆算における各数字のplace valueが理解されていないのであるから，P. Marieのこのような解釈は極めて妥当であると思われる。

　P. Marie et al. の2症例はこれらの空間表象の障害のほかに，顕著な着衣障害を有していたのである。ただし，これらの患者は通常実施される失行のテストを迅速かつ正確に実行することができた。彼らの2症例における着衣障害の状況は，その後に報告された着衣失行の症例の場合と非常によく似ており，合併症状をも考慮に入れるならば，ほぼ典型的な着衣失行（全身性）と見なすことができる。例えば，P. Marie et al. の症例1はシャツを着るように求められた時，シャツをゆっくり手にとり，これを床に落とすようなことはないが，着衣動作の見当づけが全くできていないように見えた。患者はシャツの左右の腕の部分を順番につかみ，それを調べるような，あるいは迷うような様子を見せ，シャツをあらゆる方向に廻し，数分後に辛うじて頭の上の方からそれを着る動作を示した。しかし，ほとんどの場合，頭を通すことに成功せず，シャツの胴体の部分で目かくしされ，それから逃れようともがいた。その挙句シャツをかぶったまま，もがく動作さえ中断してしまうことが多かった。長い練習の後でシャツに頭を通すことに成功した場合でも，今度は袖に腕を通すことができない。頑張れば頑張るほど混乱して最後にはあきらめてしまうことが多かった。この患者はどんなに長く練習しても，どんなに努力しても，正しい迅速な方法でシャツを着ることは全くできなかった。彼はネクタイを結ぶことも，細紐を結ぶこともできなかった。迷いながら試行錯誤を繰り返すが，最後には断念してしまうのであった。

　P. Marie et al. は彼らの2症例では着衣の動作のほかに，書字および筆算の動作が顕著に障害されている事実に注目している。これらの動作の障害が失行に由来しないことは，この患者たちが通常の失行検査をすべて正常に実行したことから明白である。P. Marie et al. が強調するのは，これらの動作が健全な空間表象機能を要求しているのに，この患者たちはそれを全面的に喪失しているということである。これらの動作は地図上で自分の行動を方向づける場合と同様に，正常な空間表象を必要としているのに，右頭頂―後頭葉領域の粗大な病巣によってこの表象機能が強く破壊された結果，これら一連の動作の障害が出現したものと考えられる。このplanotopokinésieの概念は，着衣失行の独立性を認める立場にとっても，

これを認めない立場にとっても，かなり妥当なものであると思われる。

文　献

1) Ajuriaguerra, J. de, Hécaen, H. et Angelergues, R. : Les apraxies : Variations cliniques et latéralisation lésionnelle, Rev. Neurol., 102 : 566-594, 1960.
2) Arseni, C., Voinesco, I., et Goldenberg, M. : Considération clinico-statistiques sur le syndrome pariétal dans les tumeurs cérébrales. Rev. Neurol., 99 : 623-638, 1958.
3) Brain, W. R. : Visual disorientation with special reference to lesions of the right cerebral hemisphere. Brain, 64 : 244-272, 1941.
4) Critchley, M. : The Parietal Lobe. Arnold, London, 1953.
5) Garcin, R., Varay, A. et Hadji-Dimo : Document pour servir à l'étude des troubles du schéma corporel. Rev. Neurol., 69 : 498-510, 1938.
6) Hécaen, H. et Ajuriaguerra, J. de : L'apraxie de l'habillage : Ses rapports avec la planotopokinésie et les troubles de la somatognosie. Encéphale, 35 : 113-143, 1942-1945.
7) Hécaen, H. and Albert, M. L. : Human Neuropsychology. wiley, New York, 1978.
8) Heilman, K. M. and Rothi, L. J. G. : Apraxia. In Heilman, K. M. and Valenstein, E. (Eds) : Clinical Neuropsychology, 3rd Ed. pp. 141-163, Oxford Univ. Press, New York/Oxford, 1993.
9) Heilman, K. M., Watson, R. T., and Valenstein, E. : Neglect and related disorders. In Heilman, K. M. and Valenstein, E. (eds.) : Clinical Neuropsychology. (3rd ed.), 279-336, Oxford Univ. Press, New York/Oxford, 1993.
10) Jackson, J. H. : Case of large cerebral tumour without optic neuritis, and with left hemiplegia and imperception. Roy. London Ophth. Hosp. Rep., 1876, 8 : 434-441.
11) Marie, P., Bouttier, H., et Bailey, P. : La planotopokinésie. Étude sur les erreurs d'exécution de certains mouvements dans leurs rapports avec la représentation spatiale. Rev. Neruol., 1 : 505-512, 1922.
12) McFie, J., Piercy, M. F., and Zangwill, O. L. : Visualspatial agnosia associated with lesions of the right cerebral hemisphere. Brain, 73 : 167-190, 1950.
13) 大橋博司：臨床脳病理学．医学書院，東京，1965.
14) Wendenburg, K : . Ein Tumor des rechten Hinterhauptolappens mit ungewöhnlichen klinischen Begleiterscheinungen. Mschr. Psychiat. Neurol., 25 : 428-440, 1909.

第4章　失行の周辺

A　開眼失行

J. E. ゴールドシュタイン，D. G. コーガン：開眼失行

J. E. Goldstein, D. G. Cogan：Apraxia of lid opening. Arch. Ophthalm. 73：155-159, 1965.

廣瀬和彦　訳

　開眼失行は，開眼という行為を開始することが困難なことを特徴とする非麻痺性の運動異常である。麻痺性眼瞼下垂とは，開眼の開始時のしばらくの間だけしかみとめられない点で異なり，また日常経験する眼瞼痙攣とは，眼輪筋の異常収縮を伴わない点で区別される。

　閉眼失行は，ずっと以前から文献に記載されているが（Lewandowsky, 1907）[1]，開眼失行は，ほとんど記述されていない。しかしながら，Schilder(1927)[2]が，開眼と閉眼の両者が困難な2例において，これを記載している。このうちの1例はHuntington舞踏病の症例で，2例とも頭をうしろへ勢いよく倒すことで開眼させるすべを心得ていた。Riese (1930)[3]は，前頭・側頭の弾丸損傷の1例における開眼失行を記載している。これら以外には，この症状に関する報告は見当たらないが，表題からこの症状を察知できない論文の中に，この記述がうずもれているのではないかと思われる。

　開眼失行は，閉眼機構の異常と混同されていることもあると思われる故，われわれが最近経験した4症例を報告し，本症状に対する注意を喚起しておく価値があると考えた。

症例報告

症例1 [1)]

　77歳のHuntington舞踏病と考えられる男性で，13年来の四肢の不随意運動と遅れて現れた頭部と軀幹の不随意運動を示していた。4年来歩行不能で，記憶障害もみられていた。姉妹と娘のそれぞれ1人に，同様の進行性の舞踏病型運動がみられる由であった。

　最近3ヵ月間，眼瞼が不随意に閉じると訴えていた。次第にひどくなり，頭部の不随意運動と相俟って読書を妨げた。この閉眼による障害は，毎夕悪化した。

　神経学的検査では，著明な構語障害と頭部・軀幹・四肢の著しい舞踏病型運動がみとめられた。眼球運動を除いたすべての随意運動が障害されていた。眼球運動は制限なく，命令にも正常に応じ，標的追跡にも支障はなかった。眼瞼は間欠的に閉じ，5ないし15秒間は開くことが

できなかった。その後正常に開くこともあり，また前頭筋を収縮させ（図1），頭を勢いよく後屈する（図2）あるいは指で眼瞼を持ち上げることにより開眼が促進された。この頭部後屈は舞踏病型運動と異なるものではなく，またしばしば眼球の一過性上向運動を伴った。患者は命令に応じてたやすく閉眼できたが，再び開くことを要求されると，ただちに応ずることができないことがしばしばで，上述の工夫にたよる必要があった。

　右眼視力は20／25—3で，眼底・視野は正常であった。左眼視力は広範囲の環状網膜症のため，手動弁まで減じていた。瞳孔反応は両眼とも正常であった。視動性反応は検査されなかった。

原註1）Dr. Hugo W. Moser の好意によって診察した。

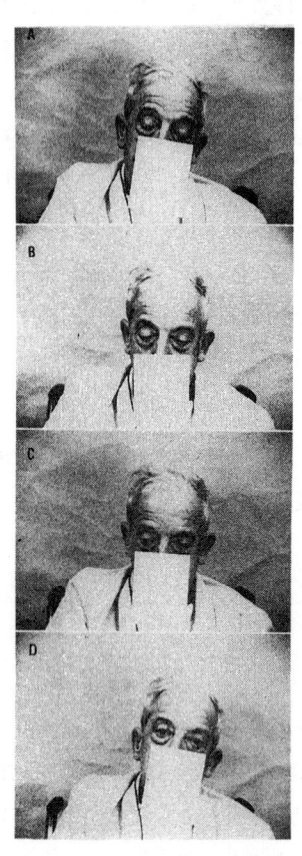

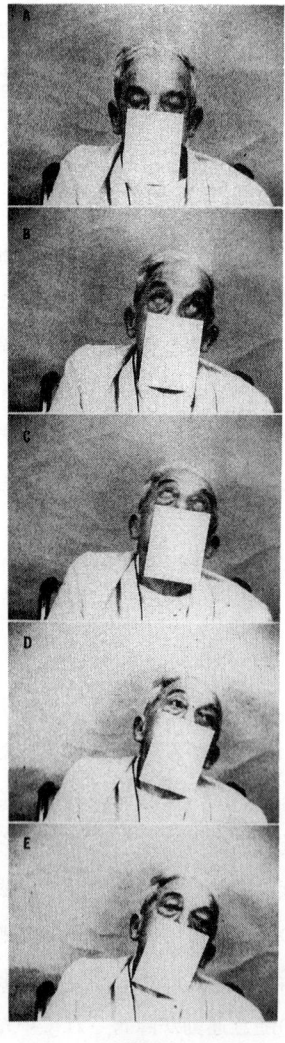

図1（症例1）——A，命令に応じて開眼を試みている；前頭筋の収縮がみとめられる。B，眼瞼が正常に開き始めている。C，一部開眼し，両側眼球の下転がみとめられる。D，開眼時，眼瞼下垂はみとめられない；眼球は正視位である。（この写真は映画から複写したものである。）

図2（症例1）——A，命令に応じて開眼を試みている。B，頭を後方へ押し倒しつつある；両側とも開眼し，眼球は上転している。C，頸部は強く後屈している；眼球はなお上転している。D，頭位を元に戻しつつある；眼球はもはや上転していない。E，頭位はなお戻りつつある；眼球は若干下転している；眼は開いている。（この写真は映画から複写したものである。）

図1

図2

症例 2 [2]

　65歳の女性がParkinson症候群と眼が閉じたままであることを主訴に，Massachusetts総合病院に入院した。彼女は，まず52歳の時にこの異常閉眼に気付いていた。はじめは，いらいらしたり，集中してものを見つめる時にみられた。57歳の時に歩行困難がはじまり，前方へ倒れ易くなった。その後，うしろへも倒れやすくなった。60歳で，どもりはじめ，左手に振戦が時折みられはじめた。患者の母親はParkinson症候群に罹患していた。

　発病以来，不随意閉眼は次第に悪化した。患者は手で眼を開いている時だけ読書ができた。明るい光が閉眼を悪化させるので，黒めがねをかけた。時折複視が生じた。

　神経学的検査は次のことを明らかにした：四肢で軽く，軀幹・頚部で強い筋強剛；痙性発声障害と構語障害；両側伸展性足底反射と87mg／dlの髄液蛋白。

　患者の眼瞼は間欠的に閉じ，数分間開くことができなかった。この閉眼状態は，眼に光を当てたり，顔に触ったりすると誘発された。患者に開眼するようせき立てると閉眼時間が延長した。眼輪筋は，用手的に，無理に開眼させようとした時にのみ収縮した。自発性瞬目の頻度は減少していた。口命に応じ，容易に閉眼することはできた。眼瞼下垂はみられなかった。

　眼球運動は全方向性に，強く制限されていた。いくらか外転できる以外，口命や標的追跡に対し，眼球を動かすことはできなかった。Bárányの椅子でいずれの方向へ回転させた場合でも，外転は十分であったが，正中線を越えて内転することはなかった。この回転で眼振は誘発されなかった。視運動性ドラムの水平回転では，いずれの方向の場合でも外転眼にのみ追跡運動が誘発された。瞳孔反応，眼底，視野はいずれも正常であった。

　原註2）Dr C. Miller Fisherの好意によって診察した。

症例 3 [3]

　35歳の男性で，自殺企図で量不明のシアン化物と蓚酸を服毒した。昏睡期間を経て回復したが，無動無言で軽度の右側固縮を呈するParkinson症候群を発症した。

　自殺企図後2年経過した患者の眼の検査では，不随意の瞬目回数の2−4回／分までの減少，すべての眼球運動が異常緩徐，両側性中心暗点とそのための両眼視力の20／70までの減退がみとめられた。読書は視力低下の故だけでなく，眼球が各行の終わりに固定したままとなり，次の行のはじめへ容易には戻れない故もあり，困難であった。瞳孔反応と眼底は正常であった。

　服毒の5年後，身体の固縮の亢進と不随意の閉眼のため再入院した。この閉眼は，歩行や読書を企図した時に，とくに増強した。この時点の眼の検査では，5〜45秒間続く不随意の閉眼が繰り返しみとめられ，この間，随意的に眼瞼を挙上することはできなかった。開眼命令は，この閉眼状態を延長させるにすぎなかった。この閉眼は，まゆ毛を軽くたたくこと，眼瞼の処置，あるいは患者の眼に向かってのおどし動作によって誘発することができた。検者が眼瞼を

手で開けようとする時を除き，眼輪筋は収縮を示さなかった。瞬目回数は平均8回／分で，上眼瞼には，間欠性後退がみとめられた。眼球運動には制限はみられなかったが，全方向ともがたつきがみられた。読書中，行の終わりから次の行のはじめへ視線をかえる時に，がたつき運動が生じた。視運動性反応は正常であった。視力は両側とも20／70であった。瞳孔反応と眼底は正常であった。

原註3) Dr. Robert S. Schwab の好意によって診察した。

症例4

31歳の女性で，未熟産（生下時体重，2ポンド（0.9kg））に関連したといわれている脳性両側麻痺を呈していた。神経眼科的症状の詳細は別に記載する[4]が，その主な特徴は，対象物を選択的に視覚でのみ認知できないこと（視覚失認），対象の空間関係の評価が困難なこと，および随意性眼球運動の障害などであった。彼女はParkinson病顔貌を呈し，多くのParkinson病様患者と同様，眼球運動にためらいがみられ，特徴的な凝視がみられた。視運動性反応は正常で，閉眼に伴う側方偏位も，頭部回転に伴う人形の目運動もみられなかった。

患者の神経眼科的徴候の一つとして，随意的閉眼後，眼瞼挙上困難がみられた。開眼命令に際し，2～3秒の間に，まゆ毛をつり上げ，口を開き，時々頭部を勢いよく後屈する試みを数回行った（図3）後，開眼することができた。しかしながら，この最終行為としての開眼は正常で，反射性瞬目や随意性閉眼も正常であった。

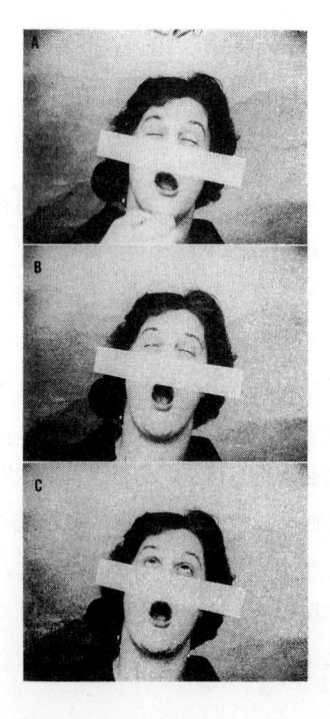

図3（症例4）——A，命令に応じて，開眼を試みている；口を開け，前頭筋が収縮している。B，頭を後方へ押し倒そうとしている；開眼し始めている。C，頸部は強く後屈している；開眼し，両眼球が上転している。（この写真は映画から複写したものである。）

神経学的には，患者は，はさみ歩行，両側性顔面筋の筋力低下，腕・脚の軽度固縮，四肢の反射亢進，手の巧緻運動の著明な障害を示した。全般的容貌はParkinson症候群のそれであった。

考察

　不随意の閉眼状態が，これら症例中3例の申し立てた眼の訴えであったが，実際の障害は開眼に関係したものであった。4症例すべてが，随意性閉眼後に，開眼が困難であり，うち3例では反射性閉眼後も同様であった。この閉眼状態は，眼輪筋痙攣を伴わず，通常の眼瞼痙攣でみられる，引き下がったまゆ毛（Charcot徴候）をも伴わなかった。

　2症例（症例2と3）では，開眼の随意的企図は，単に閉眼の持続時間を延長させるにすぎなかった。2症例（症例1と4）は，開眼を促すために，頭を勢いよく後屈させ，前頭筋を収縮させていた。（この頭部の後方運動は，Schilderの症例[2]の2例でもみられた。）症例1と2では，手で開眼する必要があった。

　いずれの症例も，命令に応じ閉眼することに何ら支障がなかったが，2例では自発性瞬目の頻度が減っていた。眼瞼下垂を示した例はなかった；事実，1例では間欠的に眼瞼後退がみられた。

　随伴した眼球運動障害として，核上性症候群を示唆する外眼筋麻痺[6]（症例2），がたつき眼球運動（症例3），および眼球運動のためらい（症例4）があった。症例のうち，1例はHuntington舞踏病であり，2例はParkinson症候群の診断が妥当と思われる錐体外路障害を主とした症候群を示し，他の1例は脳性両側麻痺とParkinson病様症候群であった。

　これら4症例でみられた所見は，核上性障害を示唆するが，開眼失行の病変部位に関しさらに踏み込んだ推論を正当化するには，証拠不十分である。

要約と結論

　麻痺や眼瞼痙攣を伴わない開眼機能障害の4症例が記載されている。障害は開眼の随意性開始に関係していると思われる。したがって，この障害は開眼失行と名づけられ，しばしば閉眼の異常と混同されていることが指摘されている。

　ここに報告した一連の症例のうち，1例はHuntington舞踏病であり，2例はParkinson症候群であり，残りの1例はParkinson病様症候を伴う脳性両側麻痺であった。したがって開眼失行は，錐体外路症候に随伴して現われ，核上性障害によって生ずるものと思われる。

　Dr. William F. Hoytのご校閲とご教示に感謝する。

文 献

1) Lewandowsky M : Über Apraxie des Lid-schlusses, Berl klin Wschr 44 : 921—923, 1907
2) Schilder P : Neuer Beitrag zur pathologie der Lidbewegungen, Kopfmitbewegungen Aphatiker beim Öffnen und Schliessen der Augen, Deutsch Z Nervenheilkd 98 : 161—168, 1927
3) Riese W : Apraxie der Lidöffnung (Analyse einer Bewegungsstörung), J Psychol Neurol Lpz 40 : 347—355, 1930
4) Cogan D G : Ophthalmic manifestations of bilateral, nonoccipital cerebral Lesions, to be published.
5) Kestenbaum A : Clinical Methods of Neuro-Ophthalmologic Examination, ed 2, New York : Grune & Stratton, Inc 1961, p464
6) Steele J C, Richardson J C & Olszewski J : Progressive supranuclear palsy. Arch Neurol 10 : 333—359, 1964

解説

廣 瀬 和 彦

1．はじめに

開眼失行 apraxia of lid opening（以下 ALO）は，顔面失行の一つとみられる[18,29]こともあるが，失語症に伴ってみられる顔面失行（facial or buccofacial apraxia）では，一般に眼瞼異常はみられないとされている[4,24,26]。その故もあってか，近年 ALO は，Goldstein and Cogan の報告[17]以来，神経内科[11]や神経眼科[13]の領域で，症候学的に注目されはじめはしたが，失行論の観点から取り上げられたことは少なかったように思われる。

ここには神経心理学の源流として，記述が精細かつ明確で，しかも ALO が注目される切っ掛けを作った，歴史的にみても重要な Goldstein and Cogan の論文[17]が翻訳されている。しかし最初に ALO という呼称を用いた Riese の論文[31]も，源流として見逃せないものと考えられるので，この解説では，まず Riese の論文[31]の拙訳を掲げ，次いで ALO の歴史的事項を略述し，最後に ALO に関する最近の見解のいくつかを紹介し，参考に供しようと思う。

2．Riese の論文[31]

Riese, W.（Frankfurt a. Main）による開眼失行（ある運動の解析）

1889年10月2日生まれのF.は，父親は74歳で喘息で死亡したと申告している。母親は76歳で健康。患者の同胞は，2人の姉妹と3人の兄弟があり健康。家族に疾患や珍しい死亡例は無く，彼自身も病気に罹患したことはなかった。小学校終了後，左官をおぼえ，戦争に行くまで行っていた。1910～12年の間，元気に奉公した。1916年に結婚した。婚姻後1子をもうけたが，1歳で皮膚疾患で死亡した。妻に流産はなかった。1914年10月22日には大腿部銃創，1915年5月15日には頭部銃創を受けた。頭部銃創直後，これは貫通であったが，意識を失った。8日目に意識が戻り，10日目に最

初のカードを書くことができた。状態は，はじめは非常に重篤で，見はなされた。意識の回復後，左側麻痺があったし，全くといってよい程話せず，口を開けることができなかった。12日目に手術がなされた。4カ月後も麻痺症状は完全には消えていなかった。以後日ごとに回復していった。1917年から25年まで銅工場で働いた。1925年10月から1926年1月まで，再度左官として働いた。1926年1月11日建材用石材が高所から頭蓋に落ちる事故に会った。この事故後2～3週は，なお働いたが，その後は頭痛のため家に居なければならなかった。それ以後仕事をせず，舅と姑の農業の手伝いをするにすぎなかった。戦後何年も，時々ではあるが頭痛があった。頭部銃創後，もう一度8カ月間戦地に居たが，返還請求で故郷へ送り返された。彼の8年間の銅工場での仕事の間，時折頭痛のため家に居なければならなかったが，著明にまた持続的に苦しめられる程ではなかった。臭いと味は外傷以来消失していた。外傷以来，記憶も障害されていたが，事故以来一層顕著になった。外傷以来，持続的に足が冷たかった。事故以来一層強くなった頭痛は，性質は以前と同じであったが，頻回に，烈しく現われるようになった。頭痛は前頭と側頭に，両側性に限局していたが，時には後頭にまで広がった。性質は刺すようで，時に「一瞬刺す」。「すべて即座に」「癒着しているように」。曇った日には，ほとんど毎日頭痛があり，晴れた日は，週2～3回であった。頭痛は起床前に毎朝前兆なしに現われた。鎮痛剤なしには頭痛は，そのような2～3時間を経て1日中持続した。頭痛のある間には，しばしば嘔気があり，時折，その際にきまって嘔吐をすることもあった。最初の嘔吐は，事故後4～5週にあらわれた。しかも事故以来，めまいが次第に頻繁に，より悪くなった。約2～2.5年以来，右腕と右足が，しかも夜睡眠中に麻痺し，そのために眼が覚めたという；この"Geflimmel"と"Gestechen"(「丁度，手の中と周りで，何かがうごめいているような」)のために，しばしば寝られなかった。時々喫煙した。しかしアルコールに対しては，完全に不耐性になり，直後に強い頭痛を来した。事故後，性交渉の欲求は衰えたが，その能力はなおあった。

　はじめになされた患者の元気な兵役時代や外傷に関する申し立ては，生活記録の調査で正しいことが確められた。1919年10月7日の生活証書で，頭蓋の貫通銃創の随伴症状としては，「嗅覚消失を除き運動・感覚とも全く異常のない」ことを確認することができた。1921年5月の専門家の鑑定の中に，めまい，健忘，頭痛，嗅覚・味覚の消失（自覚的訴えとして）についての弁明がある。1926年4月21日の軍医の鑑定には，「判定」の中に他覚的脱落症状として，「両側頭頂骨前部の拍動性欠損」が挙げられていた。握

手は右より左で多少力が弱かった。皮膚刺激は軀幹と大腿を除いて，左半身で右側よりにぶく感じられた。

事故の性質や随伴症状について，さらに職業組合の記録から，1926年1月11日に，2，3の石が患者の頭，背部，左手のⅣ指に落ちたことが明らかとなった。立ち会った医師は，左側頭部に古い戦傷による頭蓋欠損部の辺縁に，約2cmの長さの浅い裂傷を確認することができた。

右頭頂骨の頂点に，丸い直径4cmの貫通銃創による陥凹が確かめられる。左頭頂骨上やや後部に，弾丸の出口による陥凹がある。両部位で骨の間隙を探ることができたが，拍動は触れなかった。それに反し，この柔らかい部分は，咳嗽時に強く膨隆した。両陥凹の深部には「冷たい感じ」がするという。洗髪時にも，指でわずかになでると，直ちにめまい感があらわれるという。

F. は左利きの人である。上方注視困難がある。閉眼には困難なく，一方一度閉じた眼瞼を開くことは明らかに困難で努力を要し，緩慢で遷延している。口命に際して，1側の眼を閉じたり開いたりはできる。後記参照。瞬目反射，こぶしを眼に近付ける脅しに対する防御反射は保存されている。患者に眼を閉じさせ，開眼するようにとの第2の命令を与えなければ（したがって，むしろ患者が閉じた眼をどうするかを待っていると），眼はずっと閉じたままである。後から彼は眠かったと述べている。この長い潜伏時間ののち，自然開眼がみられるが，眼瞼はゆっくり，ほんのわずかずつ上がる。これとの関連で患者の次の言明は注目に値する：2，3年来彼はいろいろの機会に，食事中静かに椅子に坐っている時など，眠り込んでしまうことを観察していた。朝しばしば眼覚めが困難で，とくに左眼を開けるのが困難であった。

その他顔面筋には神経支配の異常は認められていない。とくに舌を挺出する，歯を見せる，頬を膨らます，口笛を吹く，口を尖らすおよび類似の運動は速やかにうまくできる。瞳孔異常はない。角膜反射は両側明白である。左眼瞼下垂が軽度にみられる。腹壁反射は左側では活発であり，右側では下部では誘発されず，中部は左側より若干減弱している。挙睾筋反射は右側で欠如。膝蓋腱反射は，右側が左側より明らかに強く，しかも反射誘発域も拡大している。アキレス腱反射は両側非常に活発で，明らかな左右差なく反射誘発域が拡大している。上肢の腱反射は両側同程度で，非常に活発であり，痙性反射は上下肢とも存在していない。左側大腿の外側に，恥骨結合の高さに，約5ペニヒ貨幣大の非刺激性の弾丸貫通の傷口の瘢痕がみとめられる。類似の弾丸出口の瘢痕が，幾分隔たったうしろ上の左臀

部にみとめられる。粗大な運動に特記する異常はなく，衣服着脱の行為もすべて支障なく自立しており，またボタンを掛けたり，襟を閉じたりなどの微細運動もできる。言語運動にも異常はない。彼は，もちろん，みずから，興奮していても「会話中に顔色を表に出さない」と主張する。妻の話では，彼はどもるという。言語理解，特定の対象に適合している言葉を見出す能力，読むこと，書くことは正常である。触覚による認知は，物体に対しても，純粋な性状（いろいろの厚さや表面構造の紙の種類）に対しても障害がない。10種類の臭いがする物質のうち，二つでのみ反応がある：アンモニアは涙を出して，「いらいらしている」と告げ，クロロフォルムはアニスという。患者は自発的に，すべての食物のうち甘いものだけが，しかも非常に甘味の強くなっている時にだけ，味がすると述べている。味覚試験で，概して舌の前・側方部で味覚が欠如していることがわかる。舌の後半部も，右側で味覚がなく，左半分では甘味はかなり早く分かり，苦味や酸味はそれより長くかかって分かり，塩味は酸味と言い表す。患者は両腕と手で，きまった行為を装うことができる。彼は両腕で，右側より左側で強く，下方へ，左側ではさらに幾分ずれて誤示をする。彼が閉眼して腕を前方へ伸ばして坐っていると，両腕とくに左側が下へさがる。閉眼させ両腕を受動的に水平位をとらせると，彼は右腕がより高位にあると感ずる。転倒や歩行の一定の偏位はない。膝踵試験では，指鼻試験同様，真の失調はない。ただ目立ったことは，膝踵試験で数回の検査後も，右足はやや不定に，右足は常に上方へ行きすぎることである。右半身には痛覚低下がある。その上両手掌に痛覚低下がある。温，冷は，右側より左側で，より強く感じられる。位置覚は正常。一定の規則性が確認されたわけではないが，部位覚は顔面では正常，四肢では若干，軀幹では強く障害されている。内臓の検査では，右肺後上部での呼気音延長がみとめられる。心尖部の第1音の分裂がある。心機能は緩慢で，1分間臥位60，坐位72，立位76である。血圧110/130。尿蛋白・糖陰性，頭蓋の後頭前頭撮影(X線研究所　Dr. Turk, Frankfurt a. Main)は，頭蓋円蓋に二つの大きな欠損を示し，右側のものは前頭骨の後部に，左側の，より大きいものは頭頂骨の前縁にある。左右側臥位の側面撮影から分るように，右側のものは，長さ3 cm，幅2 cmの大きさで，左側のものは長さ4 cm，幅2 cmの大きさである。欠損部の輪郭は完全に角の尖った形である。髄膜動脈の血管溝は拡大していない。頭蓋内に遊離した骨片はみとめられない。前庭検査（Priv.-Doz. Dr. H. Leicher, Frankfurt a. Main）では，両側の鼓膜が全体に乳白色に混濁しているが，非刺激性で，いくらか内陥している。鼻中隔は左側へ弯曲し，右側に櫛形

成がある。咽頭，鼻咽腔，喉頭には特殊なことはない。

聴力検査：囁語の聴力は両側約5 m。

平衡器官検査：水平方向の極度の注視で，注視方向性に自発性眼振が3―4秒間持続する。下方やや外方への自発性指示錯誤が，両手とくに左手でみられる。眼脚閉鎖（Romberg検査）では，現在倒れる傾向はなく，同時の頭位の左右変換でもみられない。脚と眼を閉じて起立し，両手を前方へ伸ばすと，軽微な動揺がみられる。

27°，5 cm³の水刺激による迷路検査

左側：16″—90″の右側への水平性眼振。左手による左側への誤示。右手は正しく指示。眼脚閉鎖で左方への転倒傾向。

右側：12″—123″の左側への強度の水平性眼振。両手とくに右手の右側への誤示。眼脚閉鎖で右方への強度の転倒傾向。

回転刺激（5回転）による迷路検査

左方向：23″間の右方への水平性眼振，両手の左側への誤示。

右方向：42″間の左方への水平性眼振，両手の右方への誤示。

これにより右側の平衡器官の過敏性に問題があり，その局在は，冷刺激と回転刺激とに対する反応の相違または相反性から結論されるように，後迷路性と考えられる。

したがって頭部外傷の続発症として，開眼失行，上方注視障害，右側の運動・知覚麻痺，嗅覚脱失，味覚の重度障害（味覚機能の甘味要素に至るまでの解体を呈する），右側前庭の過敏性などが存在している。

ここでわれわれが興味をいだいていることは，反射性開眼が保たれているのに，閉じた眼瞼を随意的に開く能力が障害されていることについてである。これは，ここでは顔面筋の類似の障害を伴わない独特の障害として存在している。これは或程度まで閉眼失行に類似している。

Lewandowsky[1]がこの運動障害を記載して以来，この障害は顔面筋の通常の失行の範囲に位置づけられている。随意的および命令的にはうまくできない運動が，（握り拳を急に近づける脅迫，光の投射による眩惑など）他の条件では非常にうまくゆくという（他の種類の失行症状においても）確認すべき事実を，われわれはすでに，この主題に関する先の報告[2]の中で，顔面と言語の筋肉のこのような両側性の運動障害の分析の出発点とした。このことは，近頃 Monakow[3] により広く生物学的に説明されている。生命の流れと「生命のプログラムの遂行」は「本能」に根づいているという仮定のもとに，――「生命をはるか超個人の未来まで確保するために，原形質の内部の刺激（Interozeptivität）を外から来る刺激（Exterozeptivität）

と総合し，個人の生命の関心を種族の関心と同時に，適当な行為によって実行させるように駆り立てる力」──，このような「本能の世界の生物学」の仮定のもとに，ある運動と運動の結果があるきまった脈絡で失敗し，別の脈絡で成功するという事実が，直ちに理解される。行為は，それが生命の欲求を満足させ，人間の本能的要求に役立つならば，より容易に成功し，より早く保存されているであろう。（視器を乾燥から防ぐなど）このような要求は（保存されている）反射性瞬目によって満足されている；眼瞼を随意的に閉じたり，あるいは随意的に閉じた眼瞼を随意的に開けるような検者から被験者への命令は，しかしながら，「本能的刺激」の効果がなく，また個人の自然な要求から出る行為を必要としていない。

1) Berliner klin, Wochenschr. 1907, Nr. 29.
2) Zeitschr. f. d. ges. Neur. u. Psych. 66.
3) とくに見よ：C. V. Monakow und R. Mourgue, Biologische Einführung in das Studium der Neurologie und Psychopathologie. Hippokratesverlag, 1930.

　随意性の非反射性閉眼は，元来稀で，特別の生命の直接の維持，確保に役立たない条件で実行される行為であり──入眠の前に目を閉じることは，すでに純粋の随意性過程ではない──随意性の非反射性開眼は，われわれの生命の要求・行為のさらにずっと背後にしりぞいている。随意性の非反射性開眼は，（随意性の非反射性閉眼とは反対に）われわれが一般にあり，しかも開眼するような生物学的初期状態から起りえないことは当然である；むしろ常に前以て閉眼によって生じた生物学的初期状態の変化に結びついている。しかしながら，もちろん，生物学的初期状態でもある睡眠中に，随意的に眼瞼を開いて覚醒することはできない；さらに覚醒後の開眼も，純粋に随意的な過程ではない。いずれにせよ覚醒後の開眼も，入眠前の閉眼も，事情は決して簡単ではない。しかしながら，随意性の非反射性開眼が，生物学的初期状態から生ずるものでないという事実は，直ちに随意性開眼に適用される遂行条件の障害を意味する。そのために，この場合には随意性閉眼よりも早く自由がきかなくなるであろう。換言すれば：開眼失行は閉眼失行よりも早く生じるであろう。開眼失行は二つの障害のうちの軽い方である。──結局，われわれの患者が，1側の独立した開眼にみせた方法からも，随意性開眼は，明らかに随意性閉眼よりもむずかしい行為であるにちがいなく，したがって閉眼失行よりも早く開眼失行があらわれうると推論される。われわれの患者のふるまいを調べることにより，

先決問題への検索の手掛りがえられる：

正常者は1側眼を独立に閉じたり開いたりする時に，どのようにふるまうか。

1．1側眼を独立に閉じる試み

一連の（多分慣れていない）正常の被験者では，まだ閉じるべきでない眼瞼も下っている。すなわち，まず両眼が閉じられ，独立して閉じるべき眼の閉鎖筋が，けいれん的に支配されるのが観察される。今度は外見上両眼が開けられる。この際，独立に閉じている方が開く時，けいれん的閉鎖支配により阻止される。健康な正常被験者は，短い練習で，あらかじめ両眼を閉じることなく，1眼を独立して閉じることができる。

2．独立して閉じている眼を再び独立に開く試み

これは非訓練の正常被検者でも，直ちに他眼の随伴運動なしに可能である。明らかに（上を見よ），元々両眼がすでに開いているために，独立して閉じている眼を開いていることが，けいれん的閉鎖で，ただ見えなくなっているにすぎない。その際能動的に開く行動はもはや必要がなく，けいれん的閉鎖が解かれ，閉鎖筋が弛緩しさえすればよい（単に「弛んで」みえる）。

3．1眼の独立した閉鎖後，開いている方も閉じる試み

この際には，まず閉じるための神経支配インパルスが両眼に与えられる。生じた閉眼のあと，もはや必要がなくなる故，試みの前に独立して閉じていた眼のけいれん的閉鎖が解放される。

4．両眼を閉じた後，一方を独立に開く試み

しばらくは1眼を独立に能動的には開けられない。むしろ（多分まず両眼が再度閉鎖のためのインパルスを受けたあとで），開けてはいけない眼の閉鎖筋が再びけいれん的に支配され，それから両眼に開くためのインパルスが与えられる。そして開けていけない眼のけいれん的閉鎖によって「ともに開くこと」が阻止される。

以上の試みから，元来1眼を独立に閉じたり，開いたりは決してできないことが結論される。われわれは常に両眼を閉じるか開くかして，提出された課題を間接的に解決する。通常の条件では，「独立した」開閉運動は，左側より右側でやりやすい。

患者はどのようにふるまうか。

1—3の試みに際し，丁度非訓練の正常被験者のように，すべての反応

の緩慢さが目につく。この緩慢さにより（丁度高速度撮影機による撮影のように），正常の練習をした被験者によるよりも，反応の個々の局面がはっきり現われる。（古い保存されている練習効果として明らかに）左眼の独立閉鎖の際に（試み1），右眼をあらかじめ閉じておく必要のないことが，確認される；あらかじめ閉じている眼の独立した開眼の際に，訓練した正常の被験者のようには（試み2），簡単に「弛める」ことはできず，むしろまず他の（開いている）眼も閉じなければならない。それから両眼が一緒に開けられる。患者に，この比較的簡単な，単に「弛める」だけのメカニズムに注目させ，範を示しても，正常者にはきわめて簡単な行為を成就させることはできない。

　試み4は両側できない。開けていけない眼を能動的に強く閉じても，他眼の独立した開眼はできないことがはっきり確認される。むしろ長い実りのない試みの後，結局は両眼が同時に開けられる。

　この試みは，正常の被験者でも，自覚的に極めてむずかしく不快に感じられる。

　このようにかなりむずかしく，しかも慣れていない試行の命令に際して（両眼閉眼後，1側を能動的に開く），1眼を独立に開くことが全くできないような形で，運動障害がとくにはっきりしてくることが示される。

　閉じた眼瞼を随意的に上げることの不能あるいは困難な，稀な，直接の生命確保に役立たない初期状態故に，あの非生物学的なものとみなされるものの長い持続をひき起す。これは事情によっては，意識状態にも影響する。事実患者は，眼を随意的に閉じ，長い間閉じたままでいると，眠気を催すとのべている。眼瞼は自発的ではあるが，患者が覚めにくい時のように，非常にゆっくり徐々にしか上がらない。或程度までは，正常の被験者でも，目覚めていて惹起される随意性閉眼状態を，確かに高度ではないとしても，精神的な非常事態として経験する。丁度このきまった例外的性質のために，この状態は，或事情のもとで計画的にもたらされ（コンサートホールで，内面集中の際，眼を閉じ自然音に聞き耳を立てるなど），また妨げとなる視覚刺激の除外が，決してこの現象の特性と作用を消耗しないと思われる。ともかく随意性閉眼が，他人の命令によってのみ，意味のある生活状態と無関係に行われるならば，この状態は決して愉快なものとは感じられず，むしろ速かに放棄したい欲求を生じる。けれどもいつも覚醒時に閉眼し，せいぜい眠気を催す程度で，ほとんど無限の時間を過ごすことができる。

　患者は随意的閉眼後しばらくして開眼命令をうけると，簡単に（2～3

分後),大きな音(電話など)で起こされるまで,眠りに入ってしまうことをいつでも確認できる。たしかに健康な個人においても,閉眼過程と睡眠の開始の間に固い結びつきがある:しかしこの結びつきは,完全な覚醒状態で閉眼した時,直ちに眠りに入るという程常に固いものではない。しかし患者では,閉眼と睡眠の間に異常に固い相関関係がある。患者は検査の度に,非常に注意深く覚醒した人間であり,しかも随意性閉眼に伴い異常に容易に,しかも速やかに睡眠状態に入る以前は,決して疲れや眠気を感じておらず,その後も直ちに再び完全に眼覚めて,放心していないことが示されている。したがって閉眼の意味は,すでに精神物理的に準備された睡眠状態への導入を容易にするために,妨げとなる視覚刺激を除外することに求められるのではなく,むしろ純粋な運動行為それ自身が睡眠導入に決定的に重要な意味をもっているに違いない。この意味は細部にわたり大いに洞察されるべきであり,この患者の「睡眠状態」の確かな特色と同様,多分将来もう一度立ち帰られるであろう。

　障害の大脳局在の根拠について,わたしは生きている間に障害の広さを決定できないという事実に直面して,義務的に意見をのべたくはない。わたしは先の機会に(1, c.)他の著者により唱えられた,問題になっている運動を正常に行うためには,対応する両半球の皮質野と脳梁結合により明示される器官の無疵性を想定するという考えに賛同している。当面の症例では右半身の麻痺症状から,左側の中心回が障害されているにちがいないと思われる。右側の味覚の完全脱失(左側では舌の前・側方は味覚欠如であるが,後半ではなお分かる)は,最近の研究によれば(Börnstein, Zentralbl. f. d. ges. Neur. u. Psych. Bd. XXVI, S. 512),左下部中心回(口の領域)の随伴損傷によって同様説明される。開眼失行が同様に左側の,多分前頭葉にまで達する病巣で説明されるかどうかは,確実には決定できない。常に同時に対称的に働く筋群の領域における失行症状の局在の,上に明示した原則に従って,ここに同様に存在している右半球の障害が,顔面筋領域の失行症状の出現に十分なものであることは考うることであろう。固有の脳梁症状はない。さらにこの患者にみられる症状の局在を試みる際には(他のすべての場合と同様に),彼が左利きであり,彼の場合優位半球が右側にあるという事実を考慮しておかなければならない。

3．歴史的事項

　1927年 Schilder[34]は，脳血管障害による失語症や Huntington 舞踏病の症例で，頭部や口の共同運動によってはじめて開閉眼が可能となる症状をみとめ，これが一種の innervatorische Apraxie (innervatory apraxia) であり，おそらく錐体外路系の障害によるものであろうと推測して報告した。1930年 Riese[31]は，頭部射傷後に閉眼はでき，また反射性開眼は保たれているのに，随意的に閉じると開眼が非常に困難になる1症例を Apraxie der Lidöffnung (apraxia of lid opening) として発表した。この論文が ALO と呼称した最初のもので，前項に全文の拙訳を掲げた。

　これにならって1966年 Goldstein and Cogan[17]は，開眼するという行為を始めることの困難な，非麻痺性で，眼輪筋の異常収縮（眼瞼痙攣）を伴わない眼瞼運動障害の4症例（Huntington 舞踏病，進行性核上麻痺を疑わせる振戦麻痺，無動無言と固縮を呈する Parkinson 症候群，早産による脳性両側麻痺の各1例）を ALO として報告した。1969年 Strang[35]は類似の症例が，Parkinson 病よりも多くはその定位脳手術の後遺症としてみられることを報告し，これら症例では上眼瞼挙筋トーヌスの低下が一次的障害で，開眼開始困難は二次的現象であり，問題は開眼することではなく，開眼を維持することであり，lid drop という名称の方が適した病態であるとの見解を述べた。1971年 Dehaene and Bogaerts[9]は進行性核上麻痺（progressive supranuclear palsy, 以下 PSP）例で，Goldstein and Cogan のいう ALO をみとめ，L-dopa が有効であったと報告した。PSP に伴う症例の報告は，その後もみられている。その中には閉眼失行 apraxia of lid closure と合併したとの記載[10]や ALO を akinesia of eyelid function とみなす記載[4]がある。また Lepore and Duvoisin は ALO を呈した PSP を含む錐体外路性疾患6例を報告[25]し，錐体外路運動障害をもつ症例での開眼障害は失行ではなく，核上性の involuntary levator palpebrae inhibition とみなす考えを提出している。

　一方 Goldstein and Cogan の論文[17]以後，錐体外路疾患に基づく ALO に関する報告のほかに，Riese の報告[31]のような大脳半球性障害に由来するとみなされている報告もある。1969年 Ferro ら[14]は，Schilder の報告[34]に類似した，脳血管障害による失語症を伴う随意的開閉眼障害の2例を報告し，睡眠覚醒に関係する高位神経機能の障害によると推測している。1982年

Colomboら[6]は51例の大脳半球性血管障害例を分析し，閉眼不能5例，閉眼維持不能5例，開眼開始不能1例，1例で開閉両者の不能例をみたと報告し，閉眼不能より開眼不能の方が稀な障害であり，ALOでの右半球の関与を示唆している。また大脳半球性梗塞例での開眼時の眼瞼下垂を伴う随意的開眼障害をALOと関連づけた報告[30]もみられる。

なおGoldstein and Coganの報告[17]以前にも，類似の病態の記載[12,38]がみられている。

本邦においても1971年以降いくつかの報告[19,20,27,28,36,37]がなされている。いずれも錐体外路障害性のものである。

4．病態に関する最近の見解

前項に記したようにALOには，Goldstein and Cogan[17]の記したような錐体外路障害由来のものと，Riese[31]の記した大脳半球障害由来のものとの二種類が大別されるように思われる。ここでは両者を区別し，まず大脳半球障害性のものに関して最近示された見解について紹介する。

1977年Nutt[30]は，開眼命令で眼輪筋の活発な収縮を生じ，そのあとその弛緩と前頭筋の収縮を来し，この収縮と弛緩を反復したのち開眼し，開眼時に眼瞼下垂がみとめられる大脳半球性梗塞の2症例を報告した。いずれも随意性・反射性閉眼障害はなく，瞬目後の開眼には支障がなかった。眼球は右方への共同偏視の傾向を示したが，随意運動はほぼ正常であった。また前頭葉の解放徴候を伴っていた。この2症例をそれまでに報告された表に示すような各種の核上性眼瞼障害 supranuclear lid abnormalities と対比し，次のように考察した。Caplanの報告した大脳半球性血管障害後に起こった unilateral or bilateral ptosis の症例には，命令に対する眼瞼挙上障害がなかった。Schilderの記載した症例[34]は，眼瞼の開閉がともに障害され，随意的眼瞼運動には，頸部や口の随伴運動がみられた。Goldstein and Coganの報告[17]したALOの4例には，眼瞼下垂がなく，反射性閉眼後にも眼瞼挙上障害を呈する例があり，加えて基底核疾患の徴候がみられた。これらの相違点を指摘したのち，自分の症例には両側性皮質疾患の徴候があり，みとめられた開眼困難と両側性眼瞼下垂は，pseudobulbar palsy に比べ稀なものではあるが，発現機序に類似性がみられ pseudomesencephalic palsy とみなす見解を示した。

1982年 Säring and von Cramon[32]は，随意性眼瞼運動の障害として，1)

表 Lid Abnormalities Associated with Cerebral Hemisphere Lesions (Nutt, J. G.[30], 1977)

Lid Abnormality	Pathological Findings
Unilateral ptosis	Contralateral hemisphere lesions[5, 39]; contralateral and ipsilateral hemisphere lesions[3]
Bilateral ptosis	Bilateral frontal lobe lesions[39]; unilateral and bilateral hemisphere lesions[3]
Impairment of voluntary lid elevation and closure	Dominant hemisphere or bilateral hemisphere lesions or basal ganglia disease[33, 34]
Impairment of voluntary and reflex lid elevation	Basal ganglia disease plus bilateral hemisphere lesions[17]
Impairment of voluntary lid closure	Bilateral hemisphere lesions[24]
Difficulty maintaining lid closure ("motor impersistence")	Nondominant hemisphere or bilateral hemisphere lesions[1, 16, 23]
Difficulty maintaining lid elevation ("reflex blepharospasm")	Nondominant hemisphere or bilateral hemisphere lesions[15]

随意性閉眼 and/or 開眼障害，2）皮質性眼瞼下垂，3）随意性閉眼維持不能を取り上げ，1）の病態を，自発性 and/or 反射性眼瞼運動も同様に障害される核上性障害と区別するために kortikale Parese (cortical palsy) という概念を提出した。彼らは失行症とみなすためには，要素的単独運動は正常で，一連の運動を順序よく行えない状態が必要であり，運動が単に拙劣，不完全なだけでは不十分で，parapraxia の出現，すなわち一連の運動に間違った要素のみられることが決定的であると考え，すでに要素的運動（開 or 閉眼）が障害されている時に，さらに失行の存在を決めることは不可能であるとの見解を示した。この論文の中で彼らは，Goldstein and Cogan[17]の報告した ALO 症例は，随意性眼瞼運動の独立した障害ではなく基底核疾患に由来するものであり，失行に含めたことを批判している。

1982年 Colombo[6]らは，1側性大脳半球性血管障害の症例を検討し，既述のように11例に眼瞼運動異常をみとめ，これらはいずれも cortical motor control の消失によるものと考えた。このような症例に対し従来から適応されている失行の概念に関し，随意性運動——自発・反射性運動解離や随

意性——自動性解離だけでは不十分で, 失行とは cortical motor center とその efferent pathway が健全で, これらが運動を引き出す刺激を処理する領域から離断されていることを意味するものであるとの考えを示し, 開閉眼の開始困難にこの機構が関係している証拠がないことから, 失行という用語を用いず, supplementary motor cortex が運動遂行に重要な部分であることを指摘し, さらに眼瞼運動には右半球が重要かもしれないと推論するにとどめた。

以上最近報告された, 主として血管障害による大脳半球障害に基づくとみなされる, ALO を含む眼瞼運動障害に関する見解のいくつかを示した。

次に主として錐体外路疾患に起因する ALO について述べる。筆者が既に記した論文[21,22]は, この ALO に関するもので, 臨床特徴, 病態生理, 診断などについては, それらを参照されたい。以下歴史的事項で既述した Strang 以降の見解のいくつかを紹介する。

1975年の Massachusetts 総合病院の ALO を呈した PSP の症例記録[4]の中で, Wray は, 「Goldstein and Cogan は錐体外路疾患者にみられた ALO を報告[17]したが, これを akinesia of eyelid function——すなわち slowness in the initiation of eyelid opening——と呼びたかった。彼らは, 顔面失行の症例において, apraxia of lid function は, あるとしても稀なことであることを強調した」(実際にはこのような記述は見当たらない)と述べ, PSP 症例でみとめた開眼不能は, 多分錐体外路障害に基づく slowness of initiation of lid movement によるもので, akinesia of lid function に属するものであるとの考えを示した。

1981年 Brusa ら[2]は, 自発性閉眼の長い病歴をもつ, 何年来の緩徐進行性 Parkinson 病の1例を報告した。眼球の上転障害を伴い, 瞬目減少, 眼瞼後退を示し, 求めに応じた開眼は通常の方法では不能で, 手を用いるか, 頭を強く伸展して開けようとした。反射性開眼は正常で, 閉眼も正常。眼瞼挙筋と眼輪筋の筋電図記録は, 開眼企図時, 眼瞼挙筋に一連の群化放電をみとめ, 眼輪筋活動の完全消失を示した。ALO は従来の報告も含め, 変性や中毒による広範な錐体外路障害例に生じ, 眼瞼の akinesia とは異なる性質のもので, PSP でみられる眼球運動障害と同様の supranuclear palsy によるものと考えた。その根拠として, 自動性反射運動が保存され, 頭部の共同運動による随意および命令運動の促通をみることを挙げた。

1985年 Lepore and Duvoisin[25]は, Goldstein and Cogan[17]の定義——非麻痺性の運動異常で, 眼瞼挙上行為の開始がむずかしいことを特徴とする——に該当する6症例を検討し, 強い前頭筋収縮を伴うが, 眼輪筋の持続

性収縮や動眼神経・交感神経の障害はなく，眼症状の発症年令は平均64歳，錐体外路症状の持続期間は平均9.7年，1例は Parkinson 病，3例は多系統変性症と思われる Parkinson 症候群，1例は PSP，1例は Shy—Drager 症候群であった。Goldstein and Cogan[17]は古典の命名に執着して ALO とよんだけれども，定義からみて，失行においては運動系は健全でなければならず，したがって錐体外路障害例における開眼障害は，運動系が正常でない故，失行とするのは不適当で，involuntary levator palpebrae inhibition of supranuclear origin と考えるのが，より正確であろうと考察し，さらに錐体外路症状を伴わない錐体路系疾患によっても，開眼の supranuclear control が障害されるので，corticobulbar or extrapyramidal input の奪われた眼瞼挙筋亜核（levator subnucleus）が，involuntary levator inhibition の徴候を生ずる状況について，さらに研究を進める必要があることを指摘した。

以上いくつかの見解を紹介した。大脳半球性のものと錐体外路性のものとの異同を含め，どれが正しいかは現在のところ不明であり，今後の課題である。それぞれの病態機構を解明していくことにより，適切な呼称が決まって行くとも想像される。しかし顔面失行[8]の中に，皮質障害由来のものと皮質下障害由来のものの存在が指摘され，さらに innervatory apraxia に近いものから，ideomotor apraxia とみられるものまでが包含されているごとく，ALO に関し上記のように議論百出の今日，病態の推論の度に呼称を云々するよりも，また失行論の展開の中でも既存の概念に対する不適応故に対象から排除してしまう[7]よりも，ALO を核上性開眼障害の代表的用語として，包括的に用いることが実際的であり，許容されることではないかと考える。

5．おわりに

開眼失行 apraxia of lid opening(ALO)について，Goldstein and Cogan の論文[17]と対比する目的で，Riese の論文[31]の拙訳を載せ，ALO の歴史的事項に触れ，ALO に関する最近の報告を少し詳しく紹介し，ALO に対する見解のいくつかを記した。

現在のところ ALO には，大脳半球性のものと錐体外路性のものの二種類が区別されるが，両者の発現機序については未解決の点が多く，両者の異同を含め本態は今後の課題である。

ALOの呼称についても，いくつかの批判が提出されているが，本態不明の今日，ALOという用語を包括的に用いることが実際的であり，また許容されうることではないかとの見解を示した。

文　献

1) Berlin L : Compulsive eye opening and associated phenomena. Arch Neurol Psychiatry 73 : 597—601, 1955（文献30より引用）
2) Brusa A. Meneghini S, Piccardo A & Stoehr R : Apraxia of lid opening. Ital J Neurol Sci 4 : 367—370, 1981
3) Caplan LR : Ptosis. J Neurol Neurosurg Psychiatry 37 : 1—7, 1974
4) Case records of the Massachusetts General Hospital. Case 32—1975. N Engl J Med 293 : 346—352, 1975
5) Cogan D G : Neurology of the Ocular Muscles. Second edition. Springfield, IL. Charles C Thomas, 1956, p139—148（文献30より引用）
6) Colombo A, De Renzi E & Gibertoni M : Eyelid movement disorders following unilateral hemispheric stroke. It J Neurol Sci 1 : 25—30, 1982
7) 大東祥孝：失行の説明仮説と局在。in　精神科　Mook 1　失語・失行・失認（島薗安雄，保崎秀夫，大橋博司編）金原出版，東京，1982, p59—68
8) De Ajuriaguerra & Tissot R : The apraxia, in Handbook of Clinical Neurology ed by Vinken P J & Bruyn G W, Vol 4, Disorders of Speech, Perception and Symbolic Behavior, North—Holland Publishing Company, Amsterdam, 1969, p48—66
9) Dehaene I & Bogaerts M : La paralysie supranucléaire progressive A propos d'un cas avec〈apraxie de l'ouverture des yeux〉et réaction favorable au traitement par la L—DOPA. Acta Neurol Belg 71 : 141—145, 1971
10) Dehaene I & Jankovic J : Apraxia of eyelid opening in progressive supranuclear palsy. Ann Neurol 15 : 115—116, 1984
11) De Jong R N : The Neurologic Examination, 4th edition, Harper & Row, Hagerstown, 1979, p136—138
12) Denny-Brown D : The nature of apraxia. J Nerv Ment Dis 126 : 9 -32, 1958
13) Duke-Elder S & Scott G I : The movements of the lids, in System of Ophthalmology, Vol XII Neuroophthalmology ed by S Duke-Elder, Henry Kimpton London, 1971, p928,
14) Ferro F M, Anepeta L & Maurillo M : Considerazioni su due casi di〈aprassia〉della chiusura e dell'apertura degli occhi（apraxia in opening and closing the eyes : studies of two cases）Riv Patol Nerv Ment 90 : 300-308, 1969
15) Fisher C M : Reflex blepharospasm. Neurolgy (Minneap) 13 : 77—78, 1963（文献30より引用）
16) Fisher C M : Left hemiplegia and motor impersistence. J Nerv Ment Dis 123 : 201—218, 1956（文献30より引用）
17) Goldstein J E & Cogan D G : Apraxia of lid opening. Arch Ophthamol, 73 : 155—159, 1965

18) 浜中淑彦：失行の概念・検査法・分類・症状．in 精神科 Mook 1 失語・失行・失認（島薗安雄，保崎秀夫，大橋博司編）金原出版，東京，1982 p51—58
19) 廣瀬和彦，間野忠明，馬淵千之，柳務，祖父江逸郎：Apraxia of lid opening の3症例．臨床神経 11 (12)：862—869, 1971
20) 廣瀬和彦，庄司紘史，宇尾野公義：Parkinsonism にみられた apraxia of lid opening の1例．最新医学 28（2）：318—320, 1973
21) 廣瀬和彦：Apraxia of lid opening. 神経内科 9：313—321, 1978
22) 廣瀬和彦，金久禎秀，及川皓伸，庄司紘史，宇尾野公義：開眼失行と眼瞼攣の筋電図学的鑑別．臨床神経 18（4）：192—198, 1978
23) Joynt R J, Benton A L & Fogel M L：Behavioral and pathological correlates of motor impersistence. Neurology (Minnaeap) 12：876—881, 1962（文献30より引用）
24) Lessell S：Supranuclear paralysis of voluntary lid closure. Arch Ophthal 88：241—244, 1972
25) Lepore F E & Duvoisin R C："Apraxia" of eyelid opening：an involuntary levator inhibition. Neurology 35：423—427, 1985
26) Mesulam M：Principles of Behavioral Neurology. F A Davis Company, Philadelphia, 1985, p92—94
27) 森悦朗，山鳥重：開眼失行を呈した一酸化炭素中毒症の一例，開眼失行の症候学的問題に関して．臨床神経 9：670—676, 1979
28) 永松啓爾，志田堅四郎，黒岩義五郎：開眼失行を伴い，痴呆，仮性球麻痺，頸部固縮，深部反射亢進，平衡障害を呈し Progressive supranuclear palsy と思われる一例：臨床神経 12：111—115, 1972
29) Nathan P W：Facial apraxia and apraxic dysarthria. Brain 70：449-478,1947
30) Nutt J G：Lid abnormalities secondary to cerebral hemisphere lesions. Ann Neurol 1：149—151, 1977
31) Riese W：Apraxie der Lidöffnung (Analyse einer Bewegungsstörung). J Psychol Neurol 40：347—355, 1930
32) Säring W & von Cramon D：Störungen willkürlicher Lidbewegungen. Fortschr Neurol Psychiat 50：127—132, 1982
33) Schilder P：Zur Pathologie des Lidschlusses. Dtsch Z Nervenheilkd 90：172—176, 1926（文献30より引用）
34) Schilder P：Neuer Beitrag zur Pathologie der Lidbewegungen. Kopfmitbewegungen Aphatiker bein Öffnen und Schließen der Augen. Dtsch Z Nervenheilkd 98：161—168, 1927
35) Strang R R："Lid—Drop", a complication of surgery in parkinsonism. Dis Nerv Syst 30：117—119, 1969
36) 富永真一，清水夏絵，渥美哲至，水野美邦，吉田充男：脊髄小脳変性症に合併した apraxia of lid opening の一例．神経内科 7：250—252, 1977
37) 登木口進，夏川明子，川瀬康裕，林秀明，塚田泰夫：開眼失行を伴った純粋アキネジア．臨床神経 18：208—212, 1978
38) Van Allen M W & Blodi F C：Electromyographic study of reciprocal innervation in blinking. Neurology (Minneap) 12：371—377, 1962
39) Walsh F B & Hoyt W F：Clinical Neuro—ophthalmology. Third edition. Baltimore, Williams & Wilkins, 1969（文献30より引用）

B 眼球運動失行

D. G. コーガン：突出性の頭部運動を呈する先天性眼球運動失行

David G. Cogan : A type of congenital ocular motor apraxia presenting jerky head movement. J. Ophthal. 36 : 433-441, 1953.

加我君孝　訳

　本論文は一つの臨床概念を記載することを目的としている。すなわち，両眼を随意的に，一方向に向けることが出来ないにもかかわらず無意識的に，あるいは，それに近い方法では向けることが出来，またその方向に代償性眼球運動が生じるのが特徴的である。私が調べた限りでは，この特異な疾患（先天性眼球運動失行）は，これまで報告はされていない。

　「眼球運動失行」という用語は意図的運動の欠如を強調するために使用したが，この運動の保持に，「意志」が直接関係しているわけではない。以前に，意図的眼球運動の後天性の喪失という症例報告がある。「失行」とは神経学的な用語で「与えられた目的に沿って，身体のある部位を動かすことが出来ないが，その他の条件下では，その部位の運動は保存されている」と定義されている。本論文で述べる疾患のタイプは，患者は，何も指示されない時は自由に左右を見ることが出来るが，突然ある方向に注意が魅きつけられた時に，明らかに，その方向を注視することが出来ない。垂直軸の回りに頭部を回転させる結果が，本人が知らないうちに両眼が反対方向に偏位したままになる点にも注目する価値がある。

　先天性眼球運動失行では代償性頭部運動が異常徴候としてしばしば生じ，この障害の眼球運動の問題点を覆い隠しやすい。眼球を急にある方向に向けることが出来ないので，患者は頭部を回転させるが，そうしているうちに前庭眼反射が，視標とは全く逆の反対方向に眼球を偏位させることになる。このようにして，視標を固視するために，頭部をかなり遠くへ，オーバーシュートさせつつ回転させる必要がある。眼球が注意深く視標を固視するために，この機序が働くと，頭部は視標の方向へ向かう位置に戻る。jerky（痙攣）的 spasmodic な頭部運動の周期は1秒かそれ以内のものである。

　この眼球と頭部の異常運動は図1に示したように，スローモーション映画の方法を借りて正常者と比較してみた。

　眼球運動は正常な人では，一方向を見るように指示されると，初めに眼球を回転させ（通常眼瞼のまばたきを伴う），次いで頭部，しかし眼球運動の方向はいつも視標と同方向で，頭部の回転は眼球運動にいつも遅れる（図2）。

　もし，注視線が，視標の上にあるなら，頭部は，結局，その視標の方向へ回転するが，視標

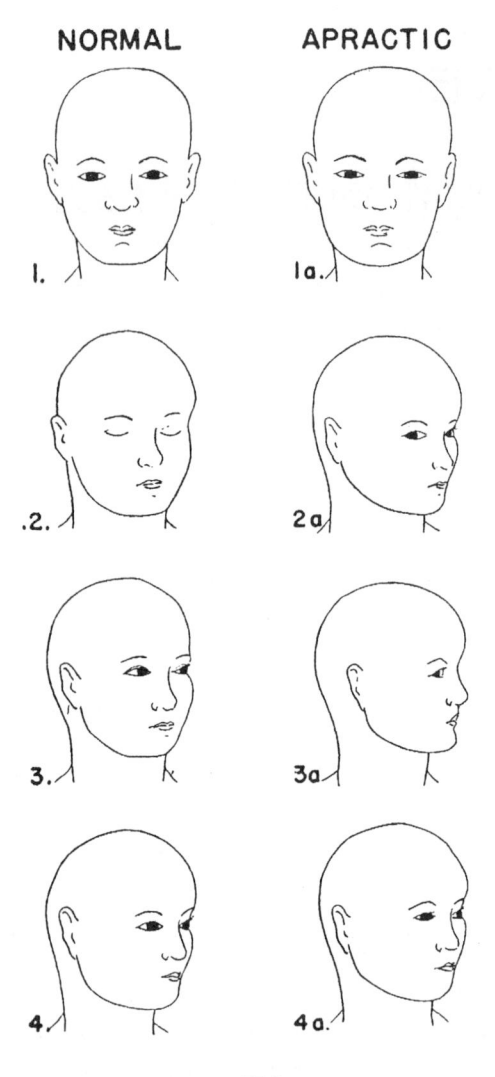

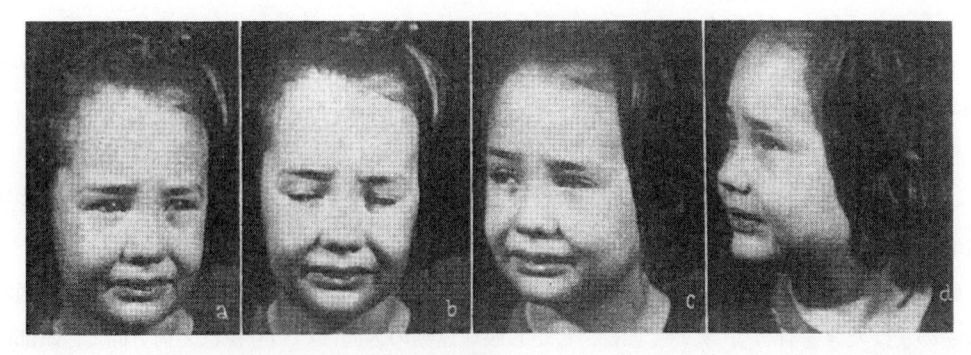

図 1

図 2

よりオーバーシュートすることは，決してない。

これとは反対に，ここで議論している眼球運動異常を持つ患者が，ある方向の視標を見るように指示されると，まず頭部を向ける，その結果，眼球は反対方向に向かい，同時に頭部は，視標よりオーバーシュートする。

この異常は側方注視の時にのみ生じ何か他の特徴的な他の眼球や神経障害を，合併することはない。

明らかに先天性のものであるが原因は不明である。

症例報告

症例1 A. J. S 男児（図3，図4，図5）

生来の頭部のケイレン的な運動とその際に伴う眼球偏位のために，1歳の時に初めて受診した。この子供は最初の子で，唯一人の子でもあった。両親や家系には眼球運動異常を呈するものは認めない。

出産は遷延性で4日間続き，その間，胎児の心音は弱くかつ速くなった。出生後，1.5時間後に精神科医の診断を受け次のような報告がなされている。「頭蓋内障害を示す明らかな徴候がある。両眼は大きく開き，左右方向に共同運動する。左右の極位で，眼振様の運動があるが，眼球運動の大部分は比較的ゆっくりしたもので，本当の眼振とは違うものである」。

膝蓋腱反射がやや亢進している点を除き，神経学的には異常は認めなかった。出生後10時間後と5，6日目に，全身ケイレンがあった。

患者の発育は良好で，眼球と頭部の運動を除き，正常であった。しかしながら，生後，数カ月の間，周囲の人達は，眼で視標を追わないために，盲目ではないかと思った点が注目される。

6カ月時の眼運動の所見は，その時点で家で撮った映画から分析した。子供が偶然に周囲をきょろきょろ見回した時に，眼球は完全に自由に動くのが特徴的であった。

しかし，注意が，彼が見ていない側の物体に突然引きつけられると，眼球は，それ以前の位置に「凍りついてしまう」ように思えた。頭部を回転させるだけで視標を追うことができた。

これを彼は非常にす早く行い，そうしている間，眼球はまだ視標から遠い反対側にとどまっていた。このように，視標を固視するために，視標を越えて頭部を回転させることが必要であった。しかし一度，視標を固視すると，頭部はほとんど正面に戻り，同時に眼球は視標に向かい続ける。これら一連の出来事は，ほとんど1秒以内に生じた。

1歳になっても，眼球の症候は本質的には同じであったが，両親は以前よりも顕著でなくなったと言う。しかしながら，この時点でも，頭部の回転は同様に注視線方向を越えていた。正常な子供で生じるような，回転眼振が誘発される代わりに，患者の眼球は回転と反対の方向に偏位した，回転中および回転後1～2秒続いた。

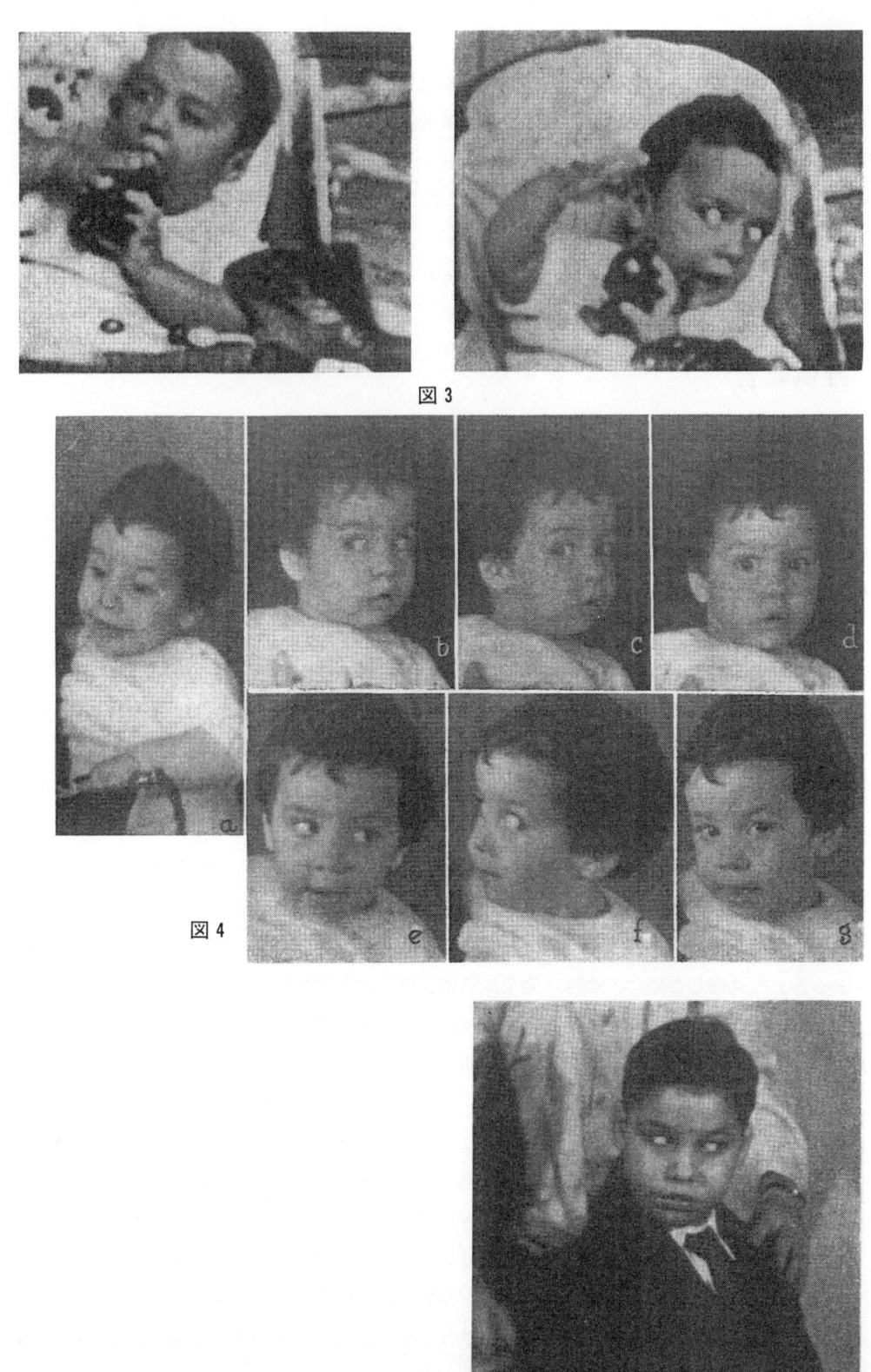

図 3

図 4

図 5

この症例の異常は，正常な1歳の子供で生じる回転中後の眼振の急速相の欠如である。神経学的，心理学的に他の面では正常であった。小さな視標を固視する能力は視力が良好であることを示した。

　9歳5カ月に再び検査を行った。その時の主訴は，読むことに関するものであった。彼は自分から，文章の行を読みとることが出来ず，一度に一単語以上読むことが出来ないと自分で言った。母親は，他の子供達よりも，どもりやすく，特に，知らない人と一緒にいるとよりひどくなると述べた。

　患者はさらに，急に頭や体の位置を変えること，特に慣れない場所では，難しいし，馬に乗ったりすることも出来ないと述べた。体を回転させながら，鏡を見つめて「眼球をコントロールする」練習を一生懸命したが，眼球運動には変化が生じなかった。

　両親の観察で特に興味深いことは，患者が右か左を見るように指示された時に，注視ケイレンが生じるようになったことで，これは他人がいるところではより明らかとなった。結局，家族は，「見なさい」と指示しないことにした。

　9歳半での神経学的所見は眼球運動以外には異常がなく，精神発達も年齢相当であった。

　眼球運動異常は本質的には以前と同じで随意的な側方注視の欠如と強制的な迷路性の眼球偏倚であった。検者が患者に向かって指を左右のどちらかに鳴らした時，かならず首を回転させて見た。本当に，しばしば間違った方向に眼球を動かすように見えた。指をゆっくり動かしても，追うことが出来なかった。

　しかし患者が，どこも見るように指示されていない時は，眼球は自由に十分に動いた。もし，患者の頭部を何らかの方法で固定し，左右のどちらかを見るように命令されると，幼児の時と同様に，反対方向へ眼球の偏倚を伴う，頭部運動のオーバーシュートを示した。

　視運動眼振を誘発すべく，ドラムを回すとドラムの回転方向へのみ眼球が偏倚するだけの反応しか生じなかった，このように視運動眼振の急速相が欠如していた。垂直眼運動は指示したり，視標を追視させても全く正常で，垂直視運動眼振は正常に解発された。自発眼振はなく，瞳孔の大きさは正常で，対光反射良好であった。眼底も正常であった。

症例2　M.S　男児

　眼球の眼筋の異常という主訴で11カ月の時にハーバード大学眼科を受診した。3カ月の時以来，患者は，左右の視標を見る時に目の代わりに頭を回転させることに気付かれた。

　患者は鉗子分娩であった以外に周産期に異常がなかった。眼球と頭部運動以外には正常であった。母親は，歩行の習得が異常に遅いので，臆病な性格であると思っていた。しかし，神経学的には明らかな異常は認めなかった。

　眼球の検査では，患者の注意を突然に喚起して，左右を見させることは出来ないが，くつろいでいる時は，眼球は自由に動いた。

　左右の視標を見る時には，頭部は視標を通りすぎて動かした。固視するまでは頭部の方向と

反対側に眼球は偏位した。これらの全体の動きは約2秒かかり、頭部をどちらかに突き出すための影響があった。左右の方向とも同様であった。

視運動眼振検査では緩徐相は生じたが、水平方向の急速相は生じなかった。垂直軸周囲の回転で、眼球は共同運動を規則的に生じ、回転方向へ極端に偏倚した。

垂直方向への眼球の運動は正常と思われ、垂直視運動眼振は正常であった。

2歳半に再検査を行った。左右の注視の時に頭部を突き出すような動きは続いていた。体の回転をすると、それとは反対方向に眼球は偏倚したままとなった。視運動眼振は、左右のどの方向に対しても異常で、患者の左側へドラムを回すと眼振は生じなかった。ゆっくり指を動かして追わせると、年齢的に信頼性には多少問題があるが、かなり追うことが出来た。

その後、患者の検査をすることが出来なかったが、主治医の手紙によれば、7歳になっても、体を回転させた時に眼球の緊張性偏倚と眼球のオーバーシュートが生じることを認めている。

症例3　P. I 男児（図6, 図7）

ある医者の息子で3歳半の時に初めて受診する。周生期に異常なく、生後5〜6ヵ月まで手の第2指と3指の間にウェッブがあったことを除き正常と思われた。

眼球運動に異常であることは3カ月の時に正常な子供と違って視野の中の物体を追視しないので気付かれた。全盲であると思われたほどである。しかし、5〜6カ月で、頭部を突き出すようにして固視するようになった。これは、3歳半の診察時まで同様であった。異常な頭部の運動は、疲労時に特に明らかであった。頭部と眼球の運動を除き、子供は正常に発育した。

診察時に、眼球は普通の位置にあり、左右のどちらかを見るように言われない限り、自由に眼を動かすことが出来た。しかし、頭部を動かさずに、視標を見つめるように言われると、まるで凍りついたようになり、指示された方向に眼球を動かすことが出来なかった。

頭部を突き出すようにして、見るように言われた視標を固視した。これは、固視のために頭部運動はオーバーシュートし、眼球は反対側に偏倚するのが特徴的であった。

水平方向の視運動眼振反応は解発されなかった。体を回転させると反対方向に眼球は偏倚した。

垂直方向の眼球運動は、敏速で正常であった。垂直視運動眼振は正常であった。

5歳と6歳の時に再び診察した。眼球運動を除き、発育は良好で、3輪車に乗ることが出来、子供がするような普通の運動は元気に他の子供とすることが出来た。随意的な眼球運動の異常は相変わらずであるが、その他の眼運動は自由に出来た。

左右を見つめる時は、特徴的な頭部運動を示し、母親の観察では疲労時や興奮した時に最も激しくなった。

体を回転させると眼球は反対方向に偏位したままで、患者がそれを正すことは出来なかった。視運動眼振テストでは緩徐相は出現するが急速相は欠如していた。眼球の追従運動はjerkyで、上手ではなかった。垂直眼球運動は、指示に対しても視運動刺激に対しても正常であった。

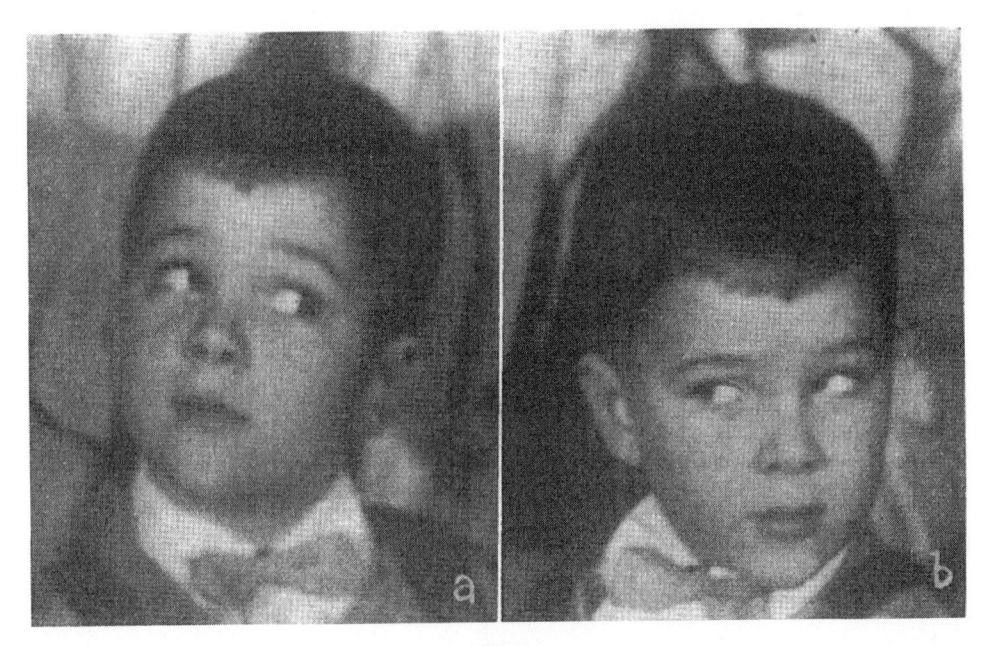

図6

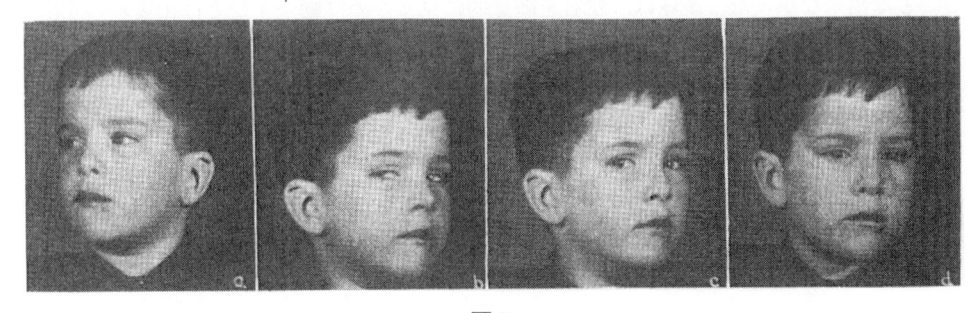

図7

症例4 2歳男児　（図8）

痙性歩行と生下時以来の眼球運動異常のために入院した。

母親は妊娠2カ月目に一酸化炭素中毒のため，12時間に及ぶ昏睡状態を経験している。しかし，後遺症もなく回復した。妊娠と出産は他の点では特別なことがなかった。他に上に2人の子供がいるが健康であった。

子供が歩き始めるまで，発達は正常であると考えられた。8カ月でおすわり，18カ月で一人立ちした。23カ月で歩き始めたが，両足の筋の硬直性と体の不安定さのため，極端に臆病な歩行を示した。

2歳時の神経学的検査では著明な四肢の硬直性を示し，特に右側がひどく，錐体外路症候を

示すと見なされた。しかしながら，クローヌスや extensor plantar reflex は認めなかった。

3歳と3歳6カ月時の検査では右側の軽い片麻痺と脳性麻痺の患者に特徴的な tight heel cords を示した。知的には年齢相応と考えられた。2歳時の眼球運動の検査では，何かの指標を見るように突然言われた時は眼を動かすことが出来ないが，その他の場合は自由に動くことが明らかとなった。視標を固視するために，頭部を突き出すような動きを示す。

これは注視に際して頭部を結果的にオーバーシュートさせるとともに眼球は反対方向に偏位することになった。垂直軸のまわりに体を回転させると眼球の不随意的な偏位が体の回転とは反対方向に生じた。

側方注視が出来ないことは左右の両方に対してあったが，頭部を突き出すのは右よりも左側の視標を注視する時に，より著名となった。

視運動眼振テストではドラムの回転方向の眼球偏位を誘発したが眼振は生じなかった。眼球の追従運動は2歳という年齢では限界はあるが正常と思われた。

垂直眼運動は追従運動も saccade も正常と思われた。水平方向に対しては眼球偏位しか生じないのと対照的に，垂直眼振と回転眼振は頭部の回転を相応する軸のまわりに行うと誘発された。

2歳半と3歳半に再検査を行った。歩行時にかなりの ataxia があり，よく転倒し，3輪車に乗ることは出来なかった。眼球は，左右を随意的に見るために動かすことは相変わらず出来なかった。結果的に頭を突き出すようにしていた。体を回転させると眼球は反対方向に偏位したが，それを抑制することは出来なかった。視力は正常で，他の眼の検査でも異常は認められなかった。

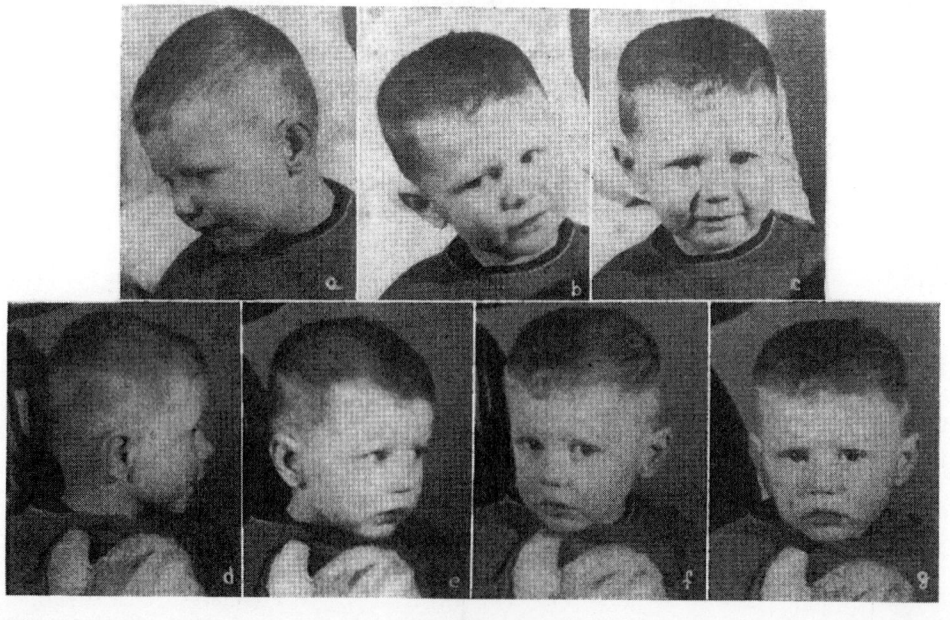

図 8

考　察

　本報告の「眼球運動失行」の症例は「仮性眼筋麻痺」という広いカテゴリーに含まれるさまざまな疾患とは区別されるべきものである。特に，いわゆる"Roth-Bielschowski症候群"すなわち随意的眼運動が喪失するが迷路性眼球偏位は保存されるものとは特に区別しなければならない。

　この症候群では，垂直眼球運動が好んで，あるいは特に障害され，通常他の神経症状があり，仮性球麻痺の中に含まれている。実際これは「仮性眼筋麻痺」としての眼症状に含まれる「仮性球麻痺」に相当する。FordとWalshの報告の中に図解入りで示されている。

　「仮性眼球麻痺」のタイプに共通することであるが，「眼球運動失行」の患者は「随意的眼球運動」と迷路刺激による眼球の偏位を示す。しかし，無意識的な自由な眼球運動が保存されている点が「仮性眼球麻痺」とは異なる点であるし，実際に失行の程度がよりひどい患者であればあるほど，随意的運動がより拙劣になる；これは「仮性眼球麻痺」症例の逆である；側方注視運動が障害されやすい点も異なる。

　これまで報告されている後天性眼球運動失行の数症例と，本報告の症例の共通点は，無意識的な眼球運動は保存されているが随意的運動の喪失している点と，後天性の症例には見られない，先天性症例に特異的な，頭部の突出運動という異常の存在することである。

　後天性のタイプでは代償性頭部運動の喪失を，私が診察した症例では少なくとも認めた。すなわち，眼球運動と同様に頭部運動の失行があり代償性頭部運動が生じなかったのである。一方先天性のタイプでは，頭部運動は完全に正常に制御されており，眼球運動機構のみが選択的に障害されている。

　もう一つの大きな違いは強制的な迷路性の眼球偏位が先天性タイプに認め，後天性タイプには認めない点である。しかし，後天性タイプの前庭性眼反射については資料が少なく結論できる段階ではない。

　先天性眼球運動失行は成人では報告されておらず，私も4例の幼児症例を見たことがあるだけで成人は一例もない点は興味深い。成人になってから消失するのであろうという説明は，生後6カ月より9歳半までもの長期観察した一例では何の変化もなかったことから，あてはまりそうもない。

　報告した症例は全例とも男児であり，これに意味があるか否かは，今後の沢山の症例の検討を待たなければならない。家族性であるという証拠はなく，一例のみが他の神経症候も合併していた。

　状態像が初めから異常なままで，神経学的な発達を示すのか，正常な発達のある段階で異常

な状態が始まって続いているのかは，あらゆる先天性疾患ではいつも問題となることである。しかし，眼球運動の失行症例では，生後数週は正常な状態であると思われる。

新生児が，物を見せられた時は，ほとんどの物体を固視することが出来ない。だが，眼瞼が開くことは，覚醒しており，十分に目を動かすことが出来る十分な証拠である。さらに，頭部を回転させると眼球が偏位することを示している。

先天性眼球失行では，運動能力が乏しくなるというわけではない。患者は，わずかに正常者より歩行の習得が難しいと思われる。ほとんど困難なく，小児期の普通の運動は可能である。しかしながら興味深い頭部の突出運動は，問題の基礎を理解していない限り，両親には警告信号であり一方医師はだまされやすい徴候となる。患者の2人は初めは，視標を注視出来なかったために，盲目であると思われた点は注目に値する。本報告では1例のみが長期経過観察が可能なだけの十分な成育年齢に達したが，本当のハンディキャップとして出現したのは読字と体の向きを急に変える運動の2つであった。

治療の方向は迷路機能を低下させるか喪失させることであろうが，そうしたからと言って今のところ，症状を改善させるだけの証拠はない。

まとめと結論

1．一つの臨床症候群を報告した。すなわち，無意識下の自由な左右方向への眼球運動は保存されているか，左右への随意的眼球運動は欠如し注視の際には，頭部をオーバーシュートさせて動かすタイプである。垂直軸周囲に頭部を回転させると回転方向と逆の方向に不随的に眼球の偏位が生じる。患者はこの逆方向の眼球偏位を，自分の意志で抑制することが出来ず視標を固視するために，頭部をオーバーシュートさせるのである。この異常は水平眼球運動のみに生じ，saccade，滑動性眼球運動，視運動眼振が障害を受ける。

2．この症候群は，本報告では4例報告した。恐らく全例とも先天性である。2例では，他に病歴上も検査上も神経疾患を示唆するものはなかった。1例では出生後間もなくケイレンがあったが後遺症はなかった。4例目では，母親が妊娠2カ月目に一酸化炭素を吸ったという既往があり，患者は錐体外路疾患を持っていた。いずれの症例も家系には類似した疾患を持つものはいなかった。

3．本症候群は次のものとは鑑別されるべきものである，(a) かなりの程度，意図的眼球運動と同様に，ランダムな眼球運動が障害されるだけの単純な共同注視麻痺，(b) 垂直眼球運動が主に障害され，他の神経症状も伴う，先天性仮性眼球麻痺。

4．後天性失行の概念は以前には報告されているが，本報告症例は，先天性失行のタイプに

ついての最初の報告である。頭部と眼球運動の両方が障害される後天性眼球運動失行とは異なり，先天性のタイプでは眼球運動を特異的に障害し視標の注視の際は頭部を突き出すように動かすのが特徴である。

文　献

1) Bielschowsky, A.：Das klinische Bild der asszierten Blicklähmung und seine Bedeutung für die topischen Diagnostik. München med. Wchnschr.,**50**：1666-1670,1903.
2) Cogan,D.G.,and Adams,R.D.：Unpublished data.
3) Ford,F.R.,and Walsh, F.B.：Tonie deviations of eyes produced by movements of head with special reference to otolith refiexes：Clinical observations.Arch Ophth.,**23**：1274-1284,1940.
4) Nathan,P.W.：Facial apraxia and apraxic dysarthria.Brain,**70**：449-478(Dec.)1947.
5) Roth Rev.neurol.Zentralbl.,**20**：922,1901.
6) Smith,S.,and Holmes,G.：A case of bilateral motor apraxia with disturbance of visual orientation. Brit.M.J.,**1** 437-441(Mar.25)1916.
7) Walsh,F.B.：Clinical Neuro-ophthalmology.Baltimore, Williams & Wilkins,1947.
8) Wernicke,C.：Arch.f.Psychiat.,**20**：243-275,1988.
9) Wilson,S.A.K.：A contribution to the study of apraxia with a review of the literature. Brain,**31**：164-216,1908.

解説

加 我 君 孝

「先天性眼球運動失行」という名称は，1952年にCoganによって名付けられたもので次のように記載されている[7]，「眼球を左右の方向へ随意的に動かす運動が欠如しているが，ランダムな眼球運動は保存されている。注視あるいは固視は，頭部を大きく動かし，視標よりもOvershootさせることでなされる。頭部を回転させると眼球の位置は回転方向と反対側に偏倚したままになる。この異常は水平眼運動系の障害によるもので，他に，注視の指示，視標の追跡，視運動刺激などの際の，眼球運動に異常が生じる。このような症例は先天性のものである」。同様な症状を呈する症例は，小児では，Ataxia Teleangiectasia[4,14]，すなわちLouis Bar症候群や，成人では，小脳変性[10,11]（同様の症状をSlow eye movementと呼んでいるが頭部を大きく動かすことは少ない）や水俣病[3]で報告されている。この眼球運動が「失行」かあるいは「前庭眼反射の急速相の欠如」のいずれかに注目し検討している報告の2つに大きく分けることが出来る。

先天性眼球運動失行では，症候上，眼球，頭部の協同運動に障害が認められるが，生理学的に検討した報告は極めて少ない[2,23]。われわれが経験した，Coganの定義に合致する8歳女子の1例について，眼球，頭部協同運動を中心に，眼運動系の検査を行い，本症例の注視行動について分析した結果を初めに紹介する。

症例

患者は8歳，小学3年。胎生期，周産期，1歳検診時に，特に異常は認められない。

症状． 1．平衡障害。2．頭部を大きく動かして，物を見つめる。3．企図振戦。4．言語緩徐。

家族歴． 2人姉妹の長女。両親，妹，ならびに，親類に小脳変性症などの神経疾患を認めない。

既往歴． 特記すべきものなし。

現病歴． 2歳頃より，平衡障害，頭部を動かして物を見つめる症状に気付かれ，次第に，この傾向は明らかとなり，6歳になって東京女子医大小児科を受診する。小脳失調，頭部を過大に動かして，注視する，頭を固定

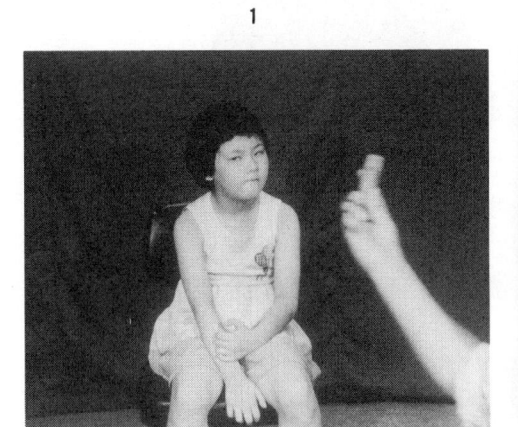

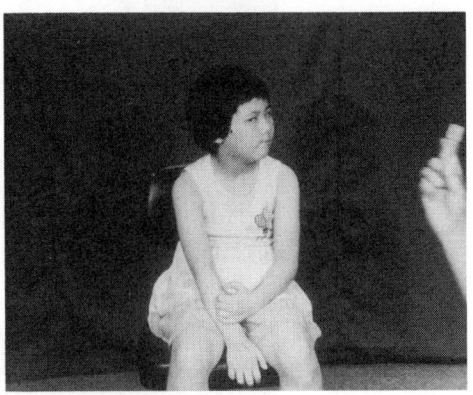

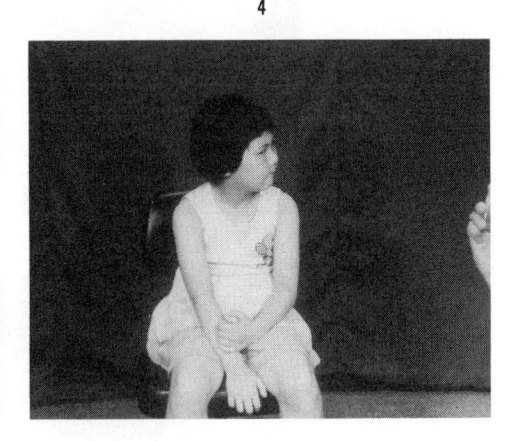

図1a　正面より左方に動く視標の追視（1→4の順）
頭部運動が眼球運動より先行していることがわかる。

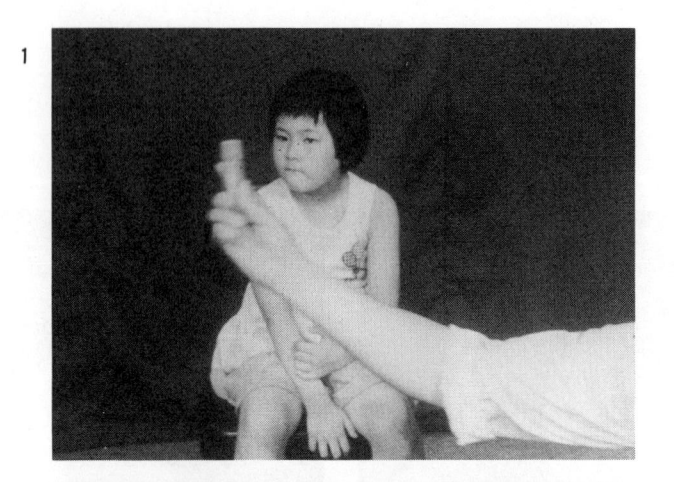

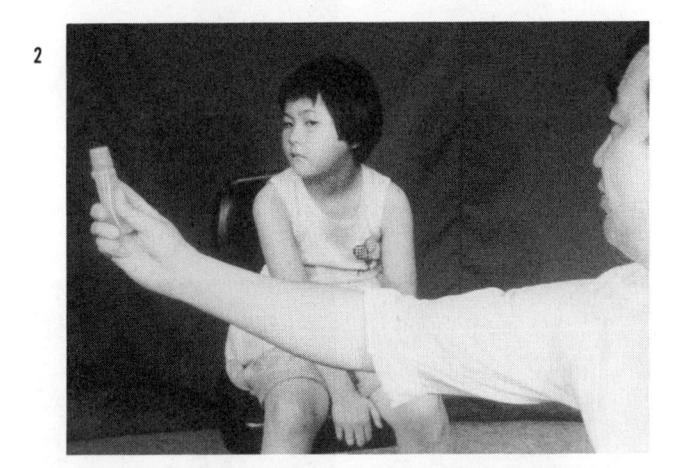

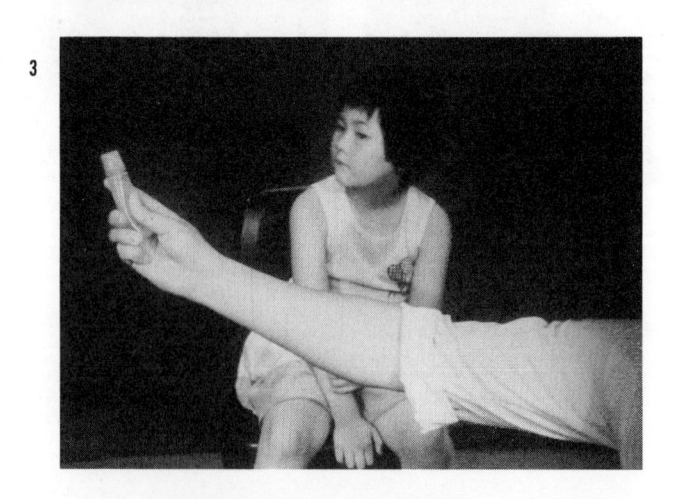

図1b　正面より右方へ動く視標の追視（1→3の順）
頭部運動が眼球運動より先行していることがわかる。

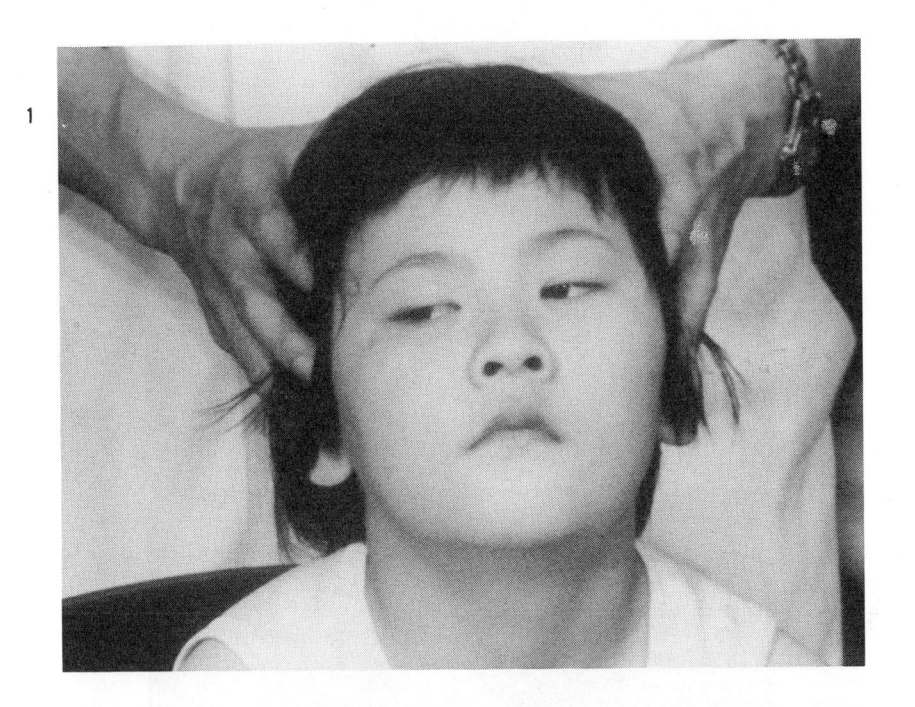

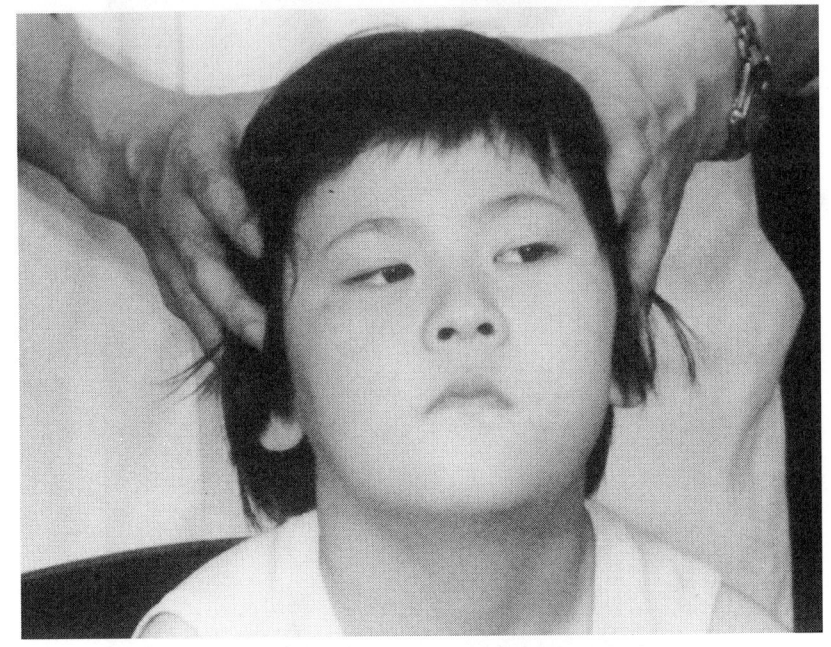

図1c　頭部を固定した時の左右方向への側方視
　　1は右注視　2は左注視　左右とも可能である。

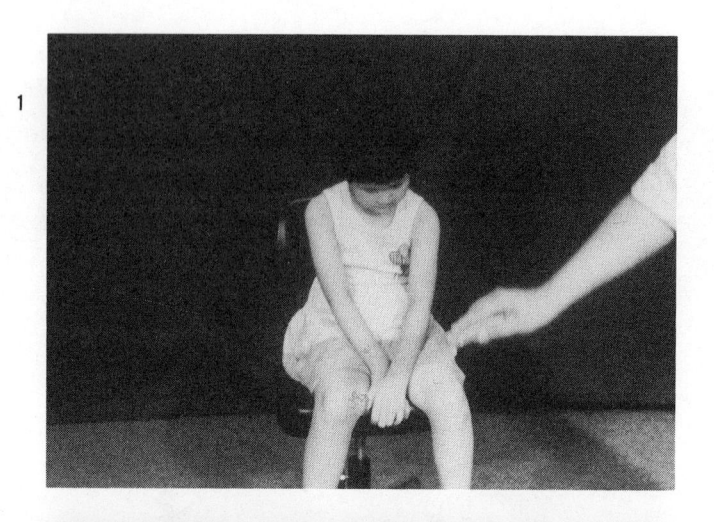

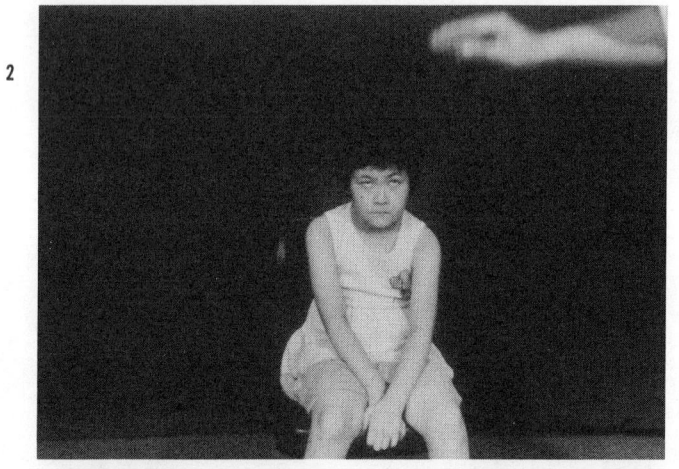

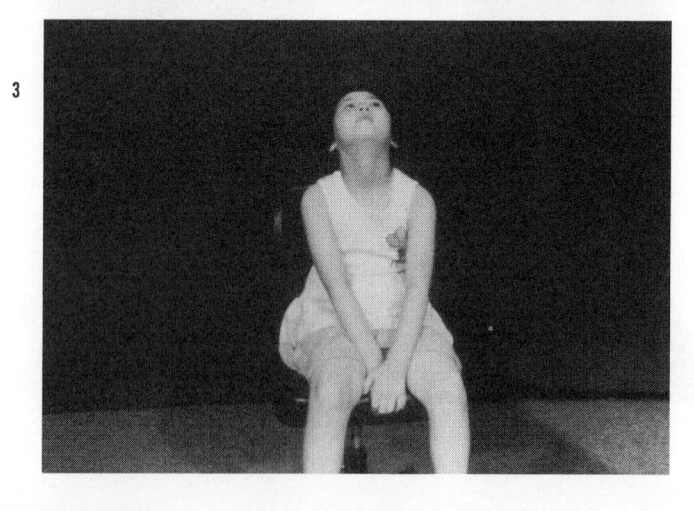

図1d 垂直方向の追視運動
　下方から上方へ動く指標を追跡している。頭部運動が眼球運動より先行していることがわかる。

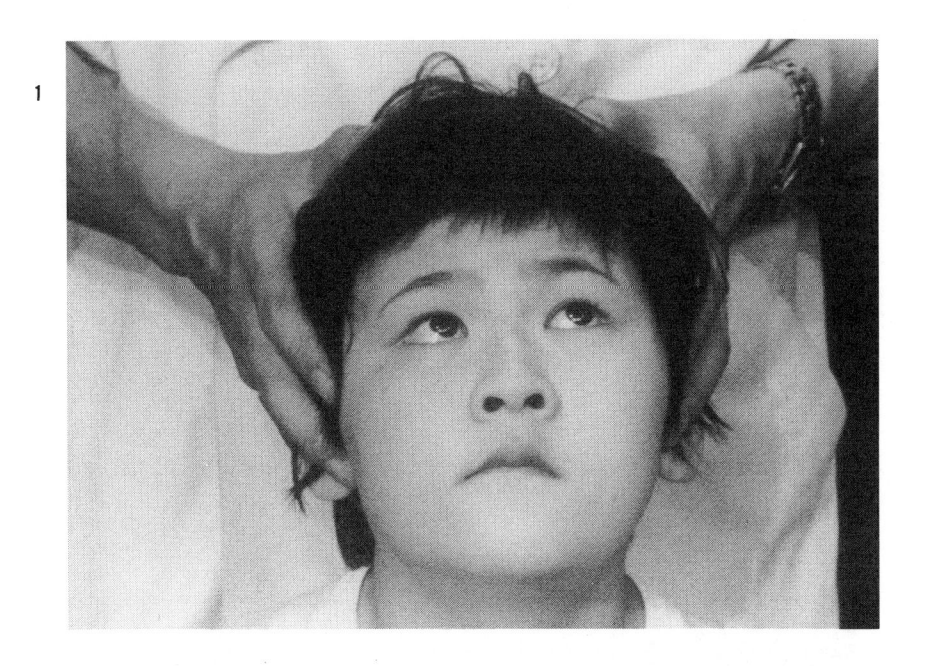

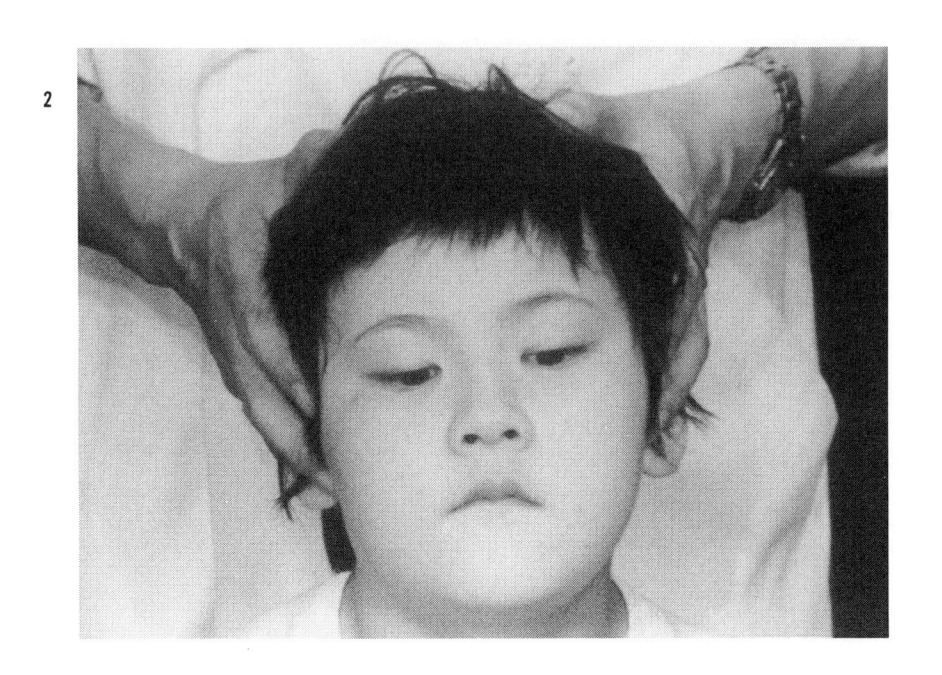

図1e　頭部を固定した時の上下方向への側方視
　　1は上方への注視　2は下方への注視　ともに可能である。

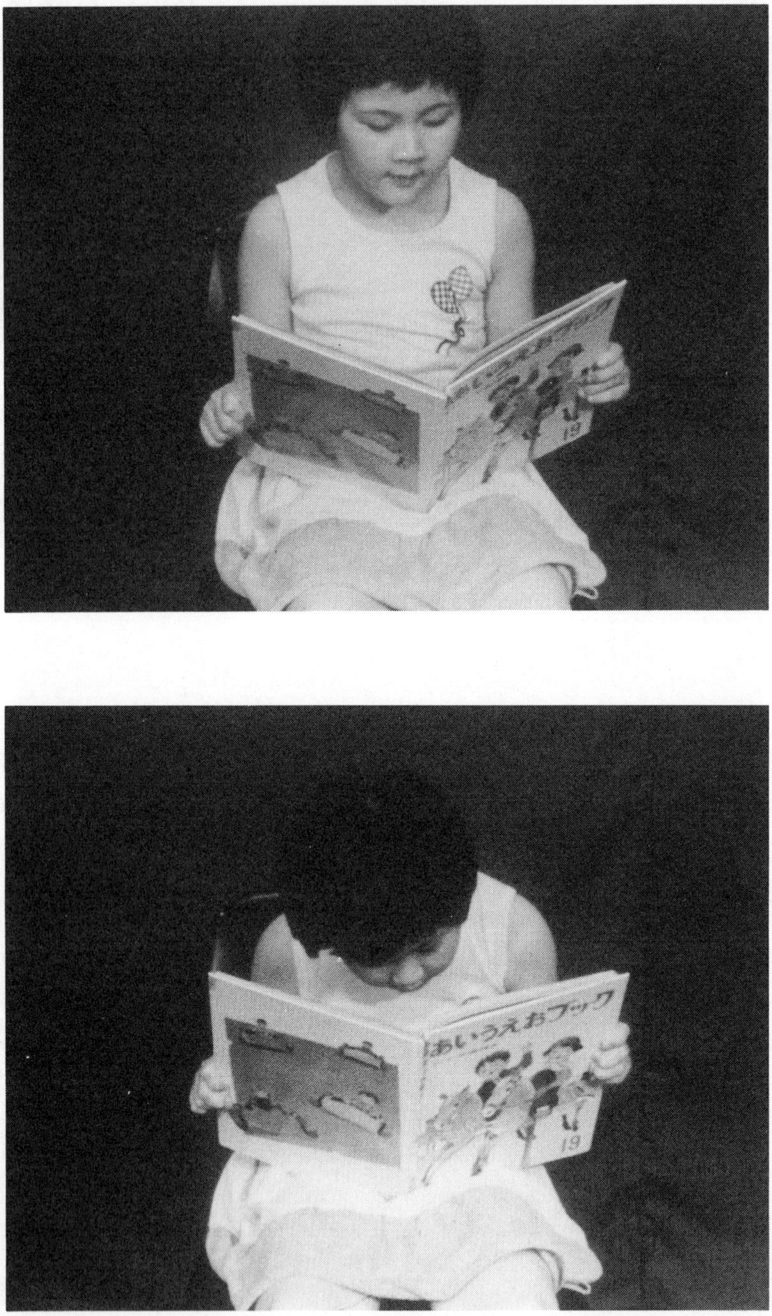

202 失　行

図1f　読書時の姿勢
頭部の動きは少ない。

すると，衝動性眼球運動は出来ないが，滑動性眼球運動は出来る，人形の目現象陽性などから先天性眼球運動と診断される。ただし，Ataxia-Teleangiectasiaに特徴的な，眼球結膜の毛細血管の拡張や，感染傾向は認めない。

検査時所見

神経症状は，症候に述べた以外に，四肢の腱反射の低下とChoreoathetosis様の運動を認めた。知的には，学業成績はクラスの上の部類に属し，学習の遅れや知能や情緒的な障害は認めなかった。ただし，学校生活は，平衡障害，眼球運動異常，不随意運動のため，ハンディとはなっていた。免疫グロブリンの異常は認めなかった。

眼球運動の検査は，7歳と8歳の2回，行い，ほとんど各検査結果とも差がなかった。(図1 a. b. c. d. e.)

1．眼と頭の協同運動（図2）。

視標角度20°に対して，頭も動かして側方注視（図1の上段ではR，下段では＋の方向）した場合のDC-ENG記録を図1に示した。頭部（H），が視標を越えてオーバーシュートし，眼（E）は逆方向に，頭の動いた分だけ動く。ついで，頭部が視標方向に戻ると同時に，眼も視標方向に逆戻りする。そのために，眼と頭の変位の和で示される，空間における視線方向—Gazeは，初め，抑制され，頭部が視標方向に戻って，視標方向に達している。頭部および眼の立上がり時間は500msecで，ともに，正常者より遅れ，特に眼球運動の開始は約2倍も遅れている。

2．速い眼球運動の分析。

A．左右上下の注視。図3のAに左右上下とも30°の視標を頭部を固定したまま側方注視させた時のENG記録（以下AC記録である）を示した。左右下方とも，立上がり潜時が著しく遅れ，かつ階段状の追跡を行っているのがわかる。

B．OKP法によるOKN記録を図2のBに示した。左右上下の視運動刺激に対して，緩徐相の立上がり，急速相の解発とも不良で，線条の追跡が不十分にしか出来ていないことがわかる。この傾向は，視刺激が遅くとも速くとも同様である。

3．緩徐な眼球運動の分析（図4）。

A．水平方向の，正弦波運動の視標追跡検査6視標の動きは，0.125Hz，0.16Hz，0.25Hz，0.5Hzの4種類とした。滑動性追従運動は各周波数とも，良好であるが，周波数が高くなるにつれ，Saccadeが混入する傾向を認める。

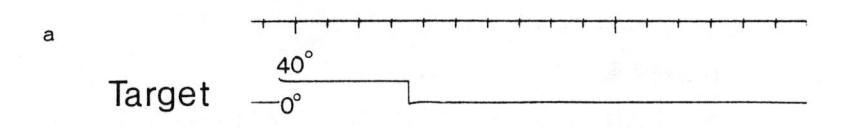

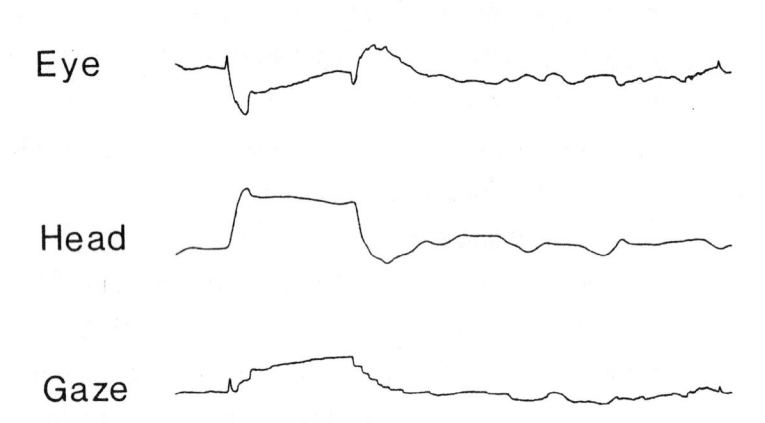

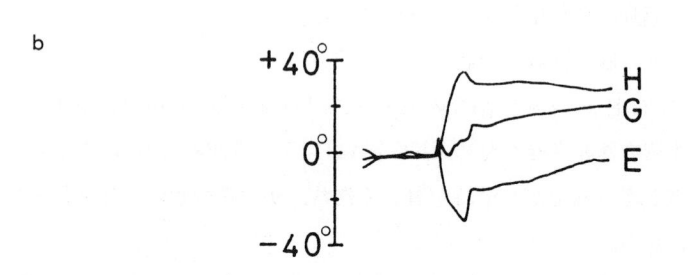

図2 眼と頭の共同運動記録
　Target のキャリブレーションは20度（縦軸方向），時標は1目盛1秒（横軸方向）。Eye (E) は眼運動，Head (H) は頭部運動，Gaze (G) は視線方向の動きを示す。a は，各運動成分を個々に示し，b は，重畳させたもの。視標角度は20度である。頭部の立上り時間が著しく速いことおよび，眼運動の方向が，初め視標と逆方向に向かうため，同方向の立上り時間が著しく遅れている。その結果，視線の動きは，立上り時間，速度とも遅くなっている。

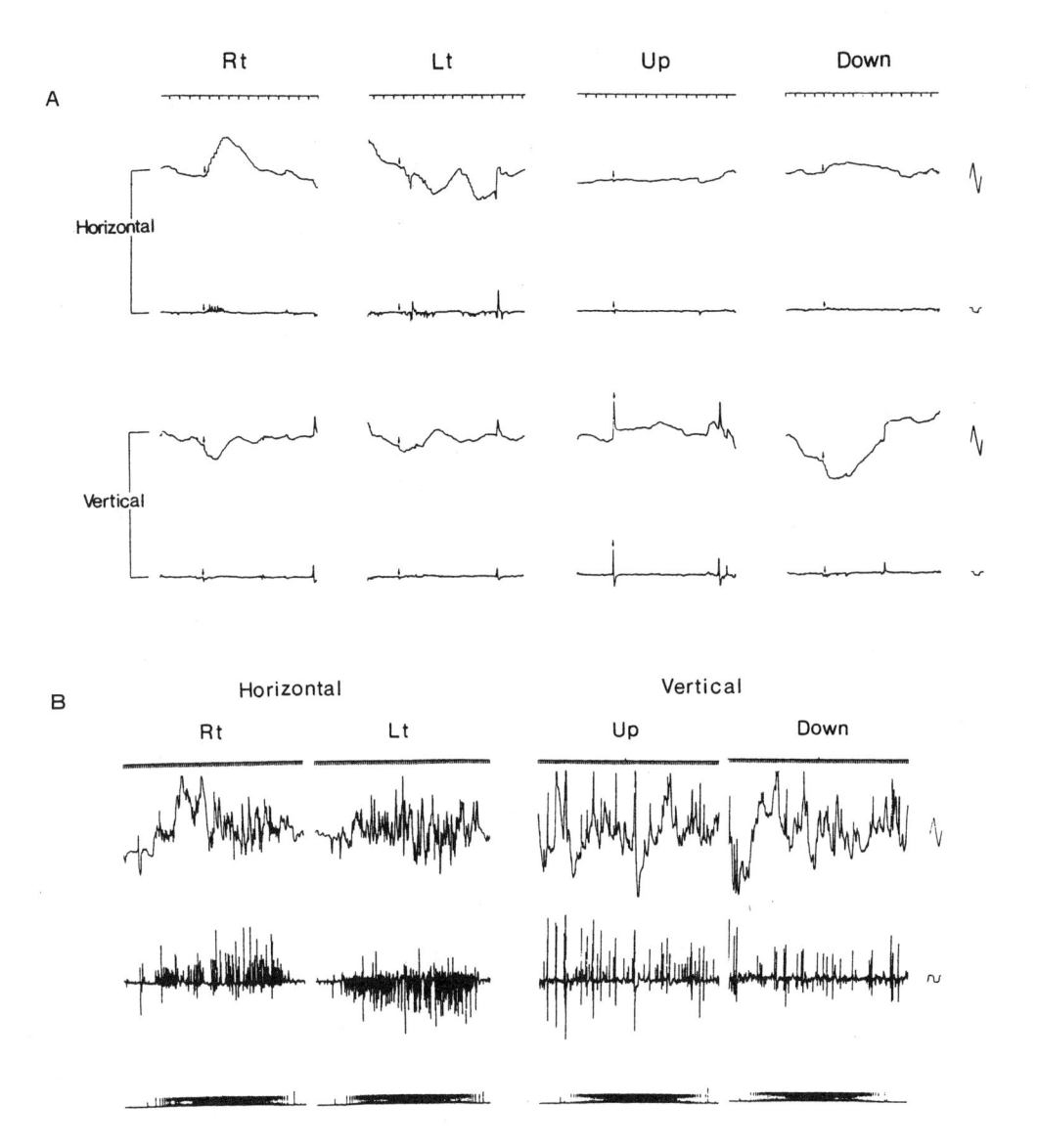

図3 速い眼球運動の記録
　A：左右上下注視のENG記録。Horizontalは水平誘導, Verticalは垂直誘導を示す。各誘導のうち, 上は時定数0.3sec, 下は0.003である。時標は1秒, 振幅は20度を示している。左右下方注視では立上り速度が著名に遅れ, 階段状の波形を示している。矢印は注視開始点を示す。
　B：水平および垂直OKP記録。刺激は加速度4度／S, 最高速度120度／S, 減加速度－4度／SのOKP法による。水平誘導では, 左右とも, 緩徐相速度の著しい低下を認める。垂直誘導では, 上下方向とも緩徐相速度の低下と眼振数の減少を認める。

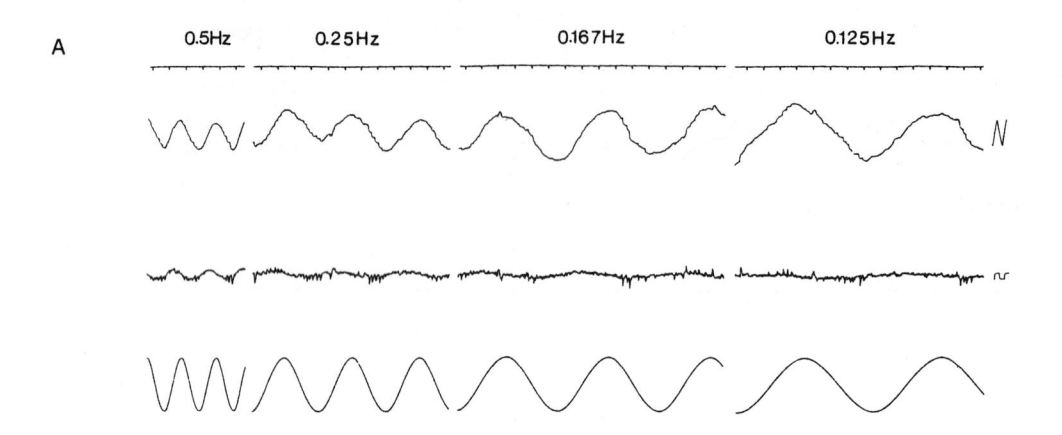

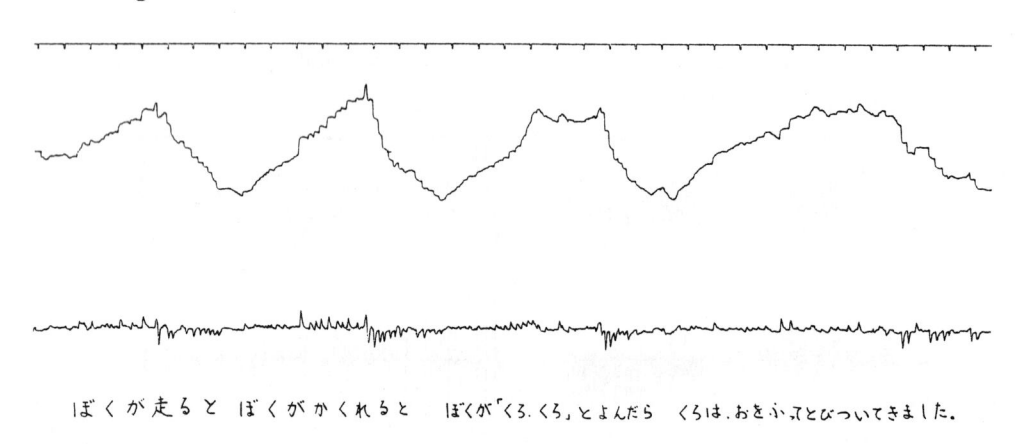

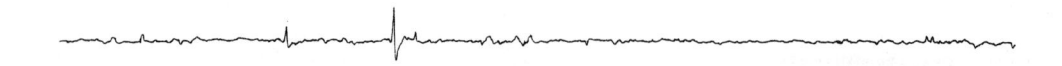

図4　緩徐な眼球運動の記録
　A：水平方向のEye Tracking Test。視標は，水平方向に，正弦波の動き（最下段に視標の動きを示す）を示す。正弦波の周波数は0.125Hz〜0.5Hzの4種類。いずれの周波数においても階段状にsaccadeが混入しているが，周波数の高い方にその傾向がある。
　B：横書きの文章を読ませた時のEye Tracking Test。文字の追跡は可能であるが，行を変えた時の動きが遅い。時標は1秒。キャリブレーションは視角20度。

B．横書きの文章を読む，視標追跡検査。十分に文字の追跡は可能であるが，視線を変えた時の速度が著しく低下し，かつSaccadeが混入している（ENGの上段で右か，左へ，大きく眼球が移動する個所）。

4．前庭眼反射の分析（図5）

A）一方向減衰回転検査。

図5のAに記録を示したが，回転方向と逆方向に，眼位が偏位するのみで，眼振が全く誘発されない。

B）振子様回転検査（図5－B）。4秒1周期の回転検査に対して，回転椅子に対して90°のphaseのずれを示し，正常な反応を認める。

C）温度眼振反応検査。

20℃の氷水注入による温度眼振反応では，注入側への頭と眼球の緊張性の偏位がみられるが，眼振は生じない。左右とも同様である。

6．音・光刺激による誘発反応検査（図6）。

1）ABR（聴性脳幹反応），2）SVR（緩反応）2つともクリック刺激による反応である。両者とも，正常範囲内の潜時，振幅を示した。フラッシュ刺激による後頭部誘導の誘発反応である。3）VERも全く正常であった。

7．CTスキャン（図7）。

第4脳室，小脳溝，橋槽の軽度拡大が認められる。小脳橋溝の拡大は，正中の虫部領域で特に著明である。

先天性眼球運動失行症例は1952年のCogan[7]の報告以来，眼科，神経学，小児科領域に割合多いが，耳鼻科領域では極めて少ない。典型的な臨床症状は1960年Altroechiらによって次の12点にまとめられている[1)15)]。①乳幼児に発症する。②随意性水平方向の眼球運動障害，③視覚刺激を与えても眼球を側方に転位させることができない。④ランダムなあるいは反射性の眼球運動には制限はみられない，⑤側方視では注視方向への典型的な迅速な頭の過大回転運動がみられる，⑥水平方向の視運動眼振の急速相の欠如，⑦頭の過大回転運動に伴って，反対側への眼球の偏位がみられる，⑧音読障害のみられることがある，⑨垂直方向の眼球運動は正常，⑩これらの現象は左右対称性にみられる，⑪失調性歩行を伴うことがある，⑫水平方向の滑動性眼球運動障害を伴うことがある。以上の特色は，ENG記録に基づいたものではないが，本症例の神経症候，エピソードは，ほとんどを満足させている。このような特異な症例の，原因，障害部位，病態生理については報告は少なくない。しかし，症状の中核とも言うべき眼球・頭部協同

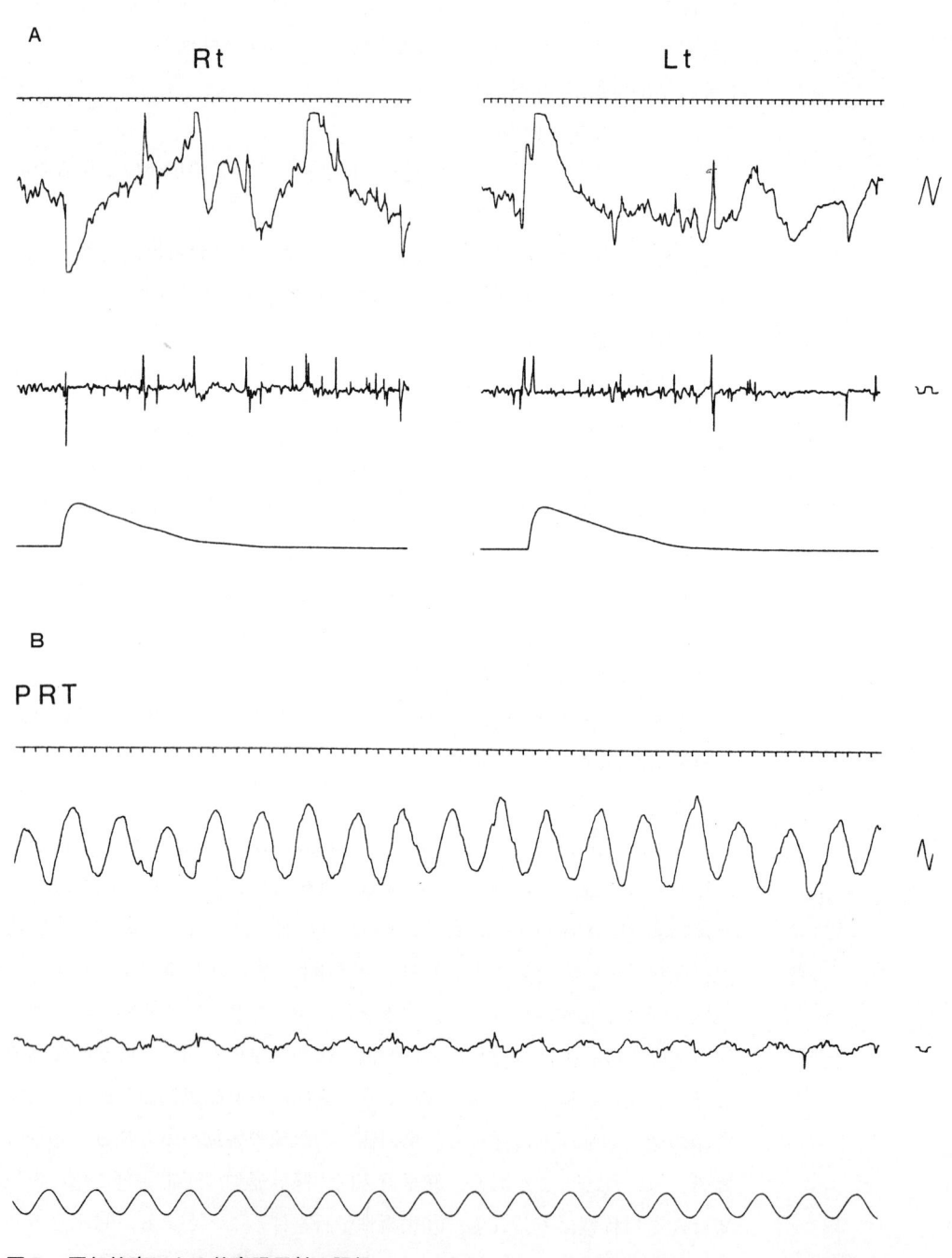

図5 回転検査による前庭眼反射の記録
A, Bとも最下段が回転椅子の動きのマーク，上段が時定数0.3，中段が0.003。
 A：一方向減衰回転検査。左右とも，眼位が，回転方向とは逆方向に偏位しただけで眼振は誘発されていない。
 B：4秒1周期の振子様回転検査。90度のphaseのずれを持つ正常な反応を示す。時標は1秒。キャリブレーションは視角20度である。

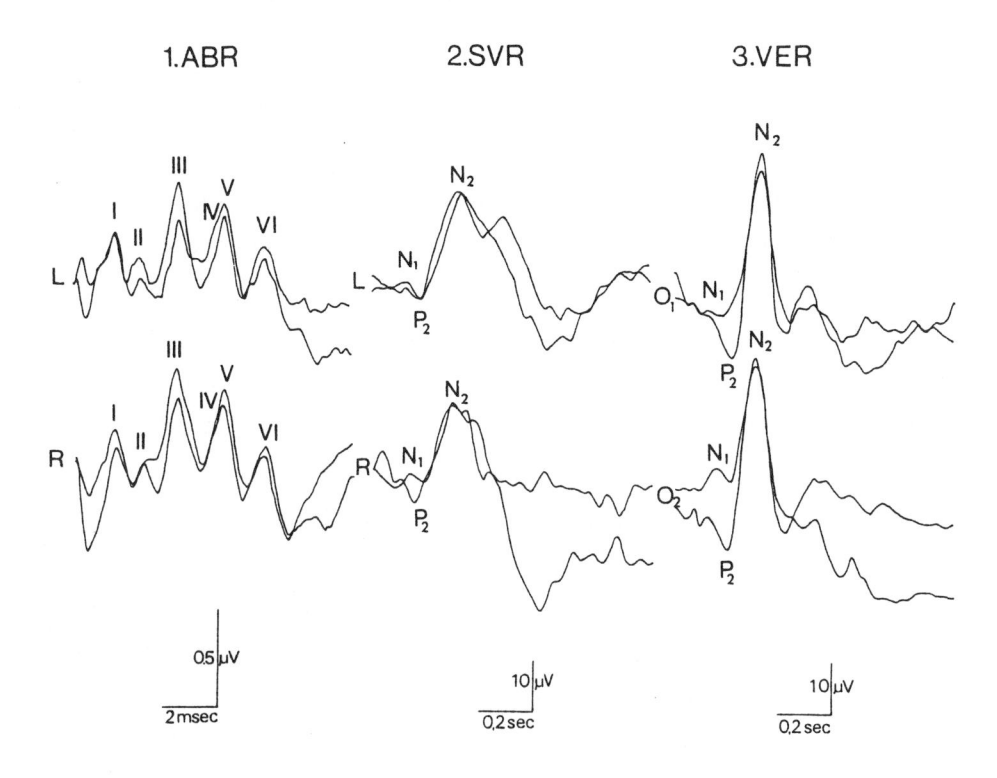

図6 音および光刺激による誘発反応所見
 1. ABR（聴性脳幹反応），2. SVR（緩反応），3. VER（flashによる誘発反応），のいずれも，潜時，振幅とも，正常範囲にある。

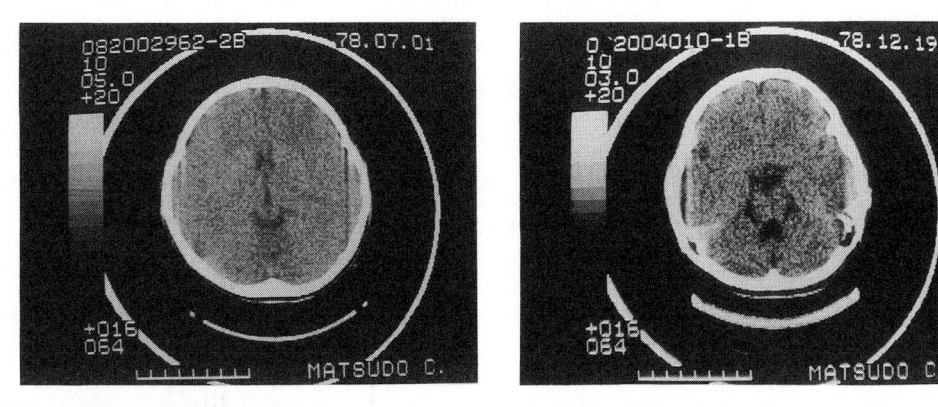

図7 小脳レベルのCT scan
 第四脳室，小脳溝，橋槽の拡大が認められる。小脳溝の拡大は特に正中で，著名である。

運動について生理学的に分析したものは稀である[2)23)]。

本症例の眼球・頭部協同運動の記録は，眼球は視標を中心窩にとらえるが衝動性眼球運動が障害されているために，代わりに頭部が動き，しかも視標をオーバーシュートする。その間，眼球は頭部の回転方向とは逆に代償性に動き，ついで眼球が視標を捉えると頭部は視標方向に戻るとともに，眼球も代償性に視標方向に向かう。最終的には視線方向は視標と一致する。これは正常者と著しく異なる。正常者の場合，視標角20°のような小さい角度の側方注視では，眼が正中よりまず動いて視標を中心窩に一旦とらえ，この後，頭が動き始めるが，眼は頭の動いた分だけ正確に逆戻りし，視標が中心窩からずれないようにしている[22)]。したがって，本症例は，前庭眼反射である代償性眼運動を，頭部を動かすことによって衝撃性眼球運動の代わりに，視標の保持を行っていることになる。Zee[23)]らの症例では，頭部のオーバーシュートはよく見られたが，「中枢性」の注視あるいは頭部運動をトリガーする"command"が働いてまず頭部を動かし，そのあと，初めて衝撃性眼球運動が生じ，かつ頭部が視標に向かって動いている間は，反射的な眼振（前庭眼振）の急速相と思われる速い眼球運動が生じたという。したがって，このような症例の眼球，頭部協調運動は，衝撃性眼球運動の生成機転の障害だけでなく，随意的あるいは受動的な頭部運動の際に生じるSaccadeも前庭眼振の急速相の保存のされ方次第であると指摘している。本症例では，この保存がほとんどされなくなってしまった例と見なすことも出来よう。

前庭眼反射に，異常を認めないことは，これまでの報告で指摘されている通りである。本症例でも振子様回転検査で異常を認めないこと，冷水刺激による温度眼振検査で急速相のみ欠如し，緩徐相は刺激側への緊張性偏位となって出現することで示されている。臨床的には，他に，橋部傍正中部網様体（paramedian reticular formation）周囲の破壊病巣や，軽～中等度の意識障害例で，同様の所見が得られる。小脳や，脳幹より高いレベルの脳損傷や，意識清明あるいは重い意識障害例では，生じない現象である。動物実験では，Cohenら[6)]によると，一側を破壊すると破壊方向への前庭眼振は生ぜず，健側へ偏位するので，ここに急速相を起こすシステムが存在すると考えられる。単一ニューロンの実験では，Hikosaka[11)]らによって，橋部網様体背内側部の外転神経核尾側部周辺に，前庭眼振の緩徐相から急相に変わる5～10msec前に発火する，Burst inhibitory neuronが見出されており，しかも，この急速眼球運動に重要と見なし得るニューロンは，80％の笑気によって発火が抑制されるように，極めて麻酔剤に感受性

が高い[18]。

　中島らの症例では，温度眼振によって生じた一側への眼球偏位が中央に戻った後，反対側へ軽い偏位の生じることを見い出し，温度眼振の第2相と見なし，眼運動核あたりの相互作用と推測している[17]。

　衝動性眼運動(Saccade)の異常は，橋部の障害に限らず，小脳や大脳基底核，前頭葉の障害で，主にDysmetriaとして出現する傾向にあるが，本症例の様な，最大速度の減少や，著しい潜時の遅れは，脳幹レベルの特徴である[4][5]，OKNの緩徐相，急速相の解発の低下を示唆している。さらに強調されることはEye tracking testによる滑動性眼運動の結果が，軽度のcogwheel patternを呈するのみで，割合良好なことである。眼球運動失行症例の報告の中には，OKNもEye tracking testの両方とも，ほとんど出来ないというものもある[17]。発病からの経過年数，衝動性眼球運動の障害の程度などに影響されよう。本症例では，以上のような眼球運動障害がありながらも読字は十分に可能で，よく字を追跡しているが，視線方向を急速に変えることが出来ないことが，ENG記録に，よくあらわれている。

　このような症例は，Saccadeが障害された，"slow eye movement"症例と検査結果は，ほとんど同様である[10]。典型的な症状を呈する脊髄小脳変性症では眼球運動の制限の有無によって2型に分類することが可能という[24]。一つは種々の病期でも眼球運動制限を伴わないもので他は制限を伴う型である。たとえばJampelらの例では，眼球運動制限が①上方視と輻奏，②側方視，③下方視の順に進行し，全眼球運動麻痺に陥ったという。先天性眼球運動失行例では，Ataxia Teleangiectasiaを含め，眼球運動制限を伴った症例は，まだ報告がないようである。

　両側の前頭葉の"Frontal field"の損傷があれば随意的な眼球運動に障害が来うるというCogan[8]やAltrocchi[1]らの推測があるが，しかし，このような大脳レベルの凝視中枢の両側障害による報告はないようである。動物実験でもこのような症状を作ることには成功しておらず，軽度の注意力の低下の生じることしか知られていない。PasikらによればOKNですら影響をほとんど受けないという[20]。一側の破壊実験では，慢性期の，眼球，頭部とも破壊側に偏倚，健側の無視，破壊側の手に強い興味を持つなどが知られているが，Ouchiらによれば眼球・頭部協同運動には異常が生じないという[19]。小脳に責任病巣を求めている報告の中で，亀井らは，従来の定説を考慮しながらも，小脳障害の結果としての前庭性反射抑制解除による発現の可能性も否定出来ないと述べている[14]。彼らの症例はAtaxia Teleangiectasiaで，先天性眼球運動失行と同じ症候の示すことが知られている。

しかし，同一症候を示した症例 DeLeon[9]らの神経病理学的検索では，よく知られていることであるが小脳の皮質の萎縮，プルキンニエ細胞と顆粒細胞の消失が著明である他に，脳幹レベルでは下オリーブ核，前庭核の内，下神経核，延髄網様体の著しいグリオーシスとミクログリアの肥大を認めていること，更に，純粋に小脳レベルにのみ病巣がある場合のカロリックテストの結果は，急速相の欠如ではなく，hyperactive または dystrthmia 傾向を示すことから[5]，小脳にのみ責任病巣を求めることは難しいと思われる。

PPRF に責任病巣を求める報告が最近では多い。中島らは核上性に PPRF の障害を主病変として中脳網様体の Paramedian zone, 前頭葉—中脳，後頭葉—中脳の軽度の損傷，小脳と広く考えている[17]。同時に，服部らは Bender らの猿の両側 PPRF 破壊実験では垂直方向の眼球運動は保たれることから PPRF にのみ責任病巣を考えることは問題であり，PPRF を含むとしても広い範囲の中枢神経病変を考えるべきであると言う[10]。唯一の剖検例である Lyle の例は，小脳虫部の Medulloblastoma が第四脳室に浸潤していた例でみられたもので，腫瘍の摘除により改善をみている[16]。筆者も同様に，今回の眼球運動系の検査の結果から，PPRF を含む広い病変と考えているが，しかし，ABR が正常，眼球運動麻痺がない，MLF 症候がない，睡眠リズムに異常がない，意識が清明であることの事実は，少なくとも脳幹レベルの病巣はあったとしても大きいものではないであろうと推測している。すなわち，恐らく両側 PPRF が損傷されるという選択性の高いもので，他に CT が示すように，小脳正中部の萎縮があることから，PPRF-小脳虫部の一連の病変を考えている。

先天性眼球運動失行は家族発生や遺伝傾向も認められ，遺伝的負因も注目されており[8)21)]，Cogan は先天的な随意眼球運動神経路における髄鞘形成不全を疑っている。著者らは，Ataxia Telangiectasia 症例や小脳変性疾患における発生率も高いことから，先天的な PPRF 小脳虫部を中心とする一連の先天的髄鞘形成不全，あるいは，退行変性の存在が否定できないと考えている。

最後に，「先行」という命名の是非について触れたい。先行は高次神経機能レベルの運動の行為の障害として，Liepman 以来，「随意的な運動をするように指示された時に麻痺や，共同運動障害や不随意運動が認められないにもかかわらず，指示にしたがって運動を遂行できない場合」と定義されている。すなわち，運動の命令が，大脳皮質，皮質下の運動システムへ伝達が出来ない場合に，失行症状が出現すると考えられている。「失行性眼球

運動失行」症例では，すでに述べてきたように，眼球と頭部の共同運動障害が明らかに存在するので，しかも病巣は脳幹の橋，ならびに小脳に存在し，失行の定義にあてはまらない．しかし，Cogan が1952年に発表した時点では，眼球運動の神経生理学の発達が十分ではなく，眼筋麻痺がないにもかかわらず，「随意的に視標を追うことが困難である」という観察から，失行の一つと見なしたのも歴史的には無理のないことである．筆者は1980年，ロスアンジェルスの UCLA で開催された，平衡神経学領域のワークショップで，Cogan 先生に直接意見を伺うことが出来た．「あの論文を発表した頃はまだ，前庭眼反射や随意的眼球運動のメカニズムがわかっていなかったので，失行という名称をつけましたが，今ではふさわしくはないと思っています」とのことであった．

文　献

1) Altrocchi, P. H., Menkes, J.H : Congenital ocular motor apraxia. Brain 83 : 579—588, 1960.
2) 新井寧子，上村卓也，島崎千賀，高橋正紘，山田多佳子：先天性眼球運動失行症例の頭部，眼協同運動．日耳鼻　84：969—974，1981.
3) 有村由美子，中島洋明，江夏基夫，井形昭弘：眼球運動失行の検討―先天性2症例及び水俣病における経験．最新医学　35：301—303，1980.
4) Baloh, R. W., Yee, R. D., Boder, E, : Eye movements in ataxia-teleangiectasia. Neurology 28 : 1099—1104, 1978.
5) Baloh, R. W., Konrad, H. R., Honrubia, V. : Vestibulo-ocular function in patients with cerebellar atrophy. Neurology 25 : 160—168, 1975.
6) Cohen B., Komatsuzaki, A., Bender, B. : Electographic syndrome in monkeys after pontine reticular formation lesions. Arch. Neurol 18 : 78—92, 1968.
7) Cogan, D. G. : A type of congenital oculomotor apraxia presenting jerky head movements. Am. J. Ophthalmol 36 : 433—411, 1953.
8) Cogan, D. G. : Heredity of congenital oculomotor apraxia. Am. Acad. Ophthalmol. otolaryngol., 76 : 60—63, 1972
9) De Leon G. A, Grover, W. D, Huff. D. S : Neuropathologic changes in ataxia-teleangiectasia. Neurol 26 : 947—951, 1976.
10) 服部孝通，河村満，小松崎篤，平山恵造：家族性脊髄小脳変性症にみられる粘着性緩徐眼球運動に関する知見補遺．臨床神経　22：424—429，1982.
11) Hikosaka, O., Kawasaki, T., : Inhibitory reticular neurons related to the quick phase of vestibular nystagmus-their location and projection. Exp. Brain Res 27 : 377—396, 1977.
12) 出田透，松山公士，伊津野良治，川崎渉一朗，徳臣晴比古：Friedreich 失調症にみられた Congenital ocular motor apraxia：最新医学，35：304—306，1980.
13) Jampel, R. S., Okazaki, H. : Ophthalmoplegia and retinal degeneration

associated with spinocerebellar ataxia. Arch. Ophthalmol 66—73, 1961
14) 亀井民雄，金子裕，石井英男：Louis-Bar 症候群にみられた異常眼運動。日耳鼻 82：1124—1125, 1979.
15) 木村格，松野正俊，板原克哉：小脳性失調，知能低下を伴う Cogan's congenital ocular motor apraxia の1例。神経内科 6：158—164, 1978.
16) Lyle, D. J.: A discussion of oculomotor apraxia with a case presentaion. Trans Am Ophthalmol Soc 59：274—285, 1961.
17) 中島成人，江上徹也，隈上秀伯，小川昭之：先天性眼運動失行例の内耳温度刺激検査所見。耳喉 54：255—259, 1982.
18) Nakao. S., Markham, C. H., Curthoys. I. S.: Modification of single neural elements in vestibular nystagmus by anesthesia. Acta Otolaryngol 89：121—134, 1980.
19) Ouchi, T., Igarashi, M., Kubo, T.: Effect of Frontal-Eye-Field lesion on Eye head coordination in squirrel monkeys. Ann NY Acad Sci 374：656—673, 1981.
20) Pasik, P., Pasik, T.: Oculomotor functions in monkeys with lesions of the cerebrum and the superior colliculi, In the oculomotor system. M. B. Bender Ed. pp. 40—80, Hoeber New York, N Y. 1964.
21) Robles J: Congenital ocular motor aprexia in identical twins Arch Ophthalmol 75：746—749, 1966
22) 上村卓也，新井寧子，島崎千賀，服部礼子：正常者における眼と頭の協同運動の定量的分析。耳鼻 24：559—565, 1978.
23) Zee, D. S., Yee, R. D., Singer,H. S.: Congenital ocular motor aprixia.Brain. 100：581—599, 1977.
24) Waida, N. H., Swami, R. K.: A new form of heredo-familial spinocerebellar degeneration with slow eye movements (nine families). Brain 94：

C 運動無視

P. カステーニュ, D. ラプラン, J. -D. ドゥゴ:
ローランド溝後部の病変による運動無視の三例

P. Castaigne, D. Laplane, J. -D. Degos: Trois cas de négligence motrice par lésions rétrorolandiques. Rev. Neurol. 122: 233-242, 1970.

岩坪　威・岩田　誠　訳

　我々は，片麻痺患者の中には，麻痺や筋緊張亢進などのいわゆる錐体路乃至錐体外路徴候が目立たないか，又は全く無いにもかかわらず，身体の半側をほとんど全く使用しないほどのきわめて顕著な運動障害を生じているもののあることに注目してきた。このような障害は，右頭頂葉の病変において生ずることが知られている。このような場合には，半身の無視とかなり重篤な感覚障害を伴っており，病態生理学的解釈においてはつねにこれらのことが重要視されてきた。我々は，半身の無視が比較的純粋に運動機能に限られ，感覚障害を全く伴わず，左半身同様右半身をも冒している点で特異な3例を呈示しようと思う。

　この特徴的な運動障害に対し，我々は，認められる異常を最もよく表わしていると考えられる「運動無視（négligence motrice）」という名称を与えたいと思う。

L…夫人，右利き，71歳。

　1959年1月，前頭部痛出現。1969年5月4日，突然言葉がしゃべれなくなる。症状は回復したが，後に失語を残した。1969年5月21日当科入院時には，了解障害と感覚性の要素の強い失語，両側性観念運動失行，右視野の視覚消去現象（visual extinction）が認められた。他の所見は全く正常であった。

　入院中，症状は急速に増悪し，了解障害が重篤となって，患者はもはや言葉を発することができなかった。特筆すべきは，右側に奇妙な行為障害が出現したことである。筋力は正常で，腱反射に左右差なく，足底反応も底屈型であり，表在感覚は正常と思われ（軽い疼痛刺激に対しても左右差を認めない），また深部感覚も正常または冒されているとしても極めて軽度の障害（閉眼での感覚呼称で軽度の誤りがいくつか認められた）しか呈していないのにもかかわらず，右半身の無視が認められたのである。

　L…夫人は，全く右半身を自発的に動かそうとしなかった。

　右半身に痛み刺激を与えても，彼女は叫び声を上げるにもかかわらず，右側体肢ではこれを避けようとする運動を全く行わなかった。

彼女は命令に従って右上肢を動かすことができたが，断えず命令をくり返し続けていなければならなかった。随意運動も同様に障害されており，目標点に手を持っていったり，物をつかんだり，顔に手をやることは困難かあるいはほとんど不可能であった。たとえば物品を呈示すると，大体は正しい方向に手を出しはするが，その物品の高さにかかわらず，それより10から20cm低いところをつかもうとするのが常であった。この運動を行っている間，手には把握動作が見られず，余り動かない。このような障害は，ハンカチで鼻をかんだり，眼鏡を掛けたり，コップを口に持っていったりする時にも同じように認められ，このため彼女は頭を傾けて，手の方に持ってゆく傾向を示した。しかし，たとえばひとたびコップを口にまでもっていけば，頭を後ろにひき，肘をもち上げて飲む動作をふつうに行うことができ，この運動を正しく遂行する能力は失われていないということがわかる。
　右下肢にも，同様の無視（négligence）が存在した。たとえばベッドから起き上がる時に，右足がベッドに残されてしまったり，歩く時に右足をひきずったり，またベッドに入る時には，右足がベッドの外に残されてしまったりするようなことが認められた。
　脳波：左側頭―中心域に持続性の異常波をみとめる。
　γ腺脳シンチグラム：左半球頭頂・側頭・後頭境界部の深部に放射能集積巣を認める。
　シナクテン（副腎皮質ステロイド）の投与により，失語，身振り障害，視覚消去現象は急速に消退したが，効果は一過性であり，てんかん重積状態を伴った臨床的，電気生理学的な増悪から頭蓋内圧亢進状態を生じ，1969年1月9日死亡した。

病理解剖学的検索（Escourolle 助教授による）
　剖検は死亡14時間後に行なわれ，少量の右胸水と，左総頚動脈が左鎖骨下動脈と共に1～2cmの左腕頭動脈幹を形成した後に分岐するという，大血管の分岐異常が見出された。
　脳（1250gr）の検索では，左側頭葉に巨大な腫瘍が認められた。この腫瘍は軟らかく，壊死に陥っており，側頭葉の後部2/3を占め，中側頭回から海馬回に及ぶ側頭葉下部の脳回群を侵し，後方は後頭回の前部にまで達していた。海馬鉤回内側面には，表在性の小腫瘍結節が見られたが，これは先の腫瘍塊本体からは独立していると思われた。
　パラフィン包埋切片ならびに左半球断面のセロイジン包埋大切片による顕微鏡的検索では，悪性のグリオーマが確認された。腫瘍は浮腫性，壊死性で，神経膠芽腫様の部分と，より成熟した多形性の少ないアストロサイトから成る部分が混在していた。
　上側頭回は，この側頭葉腫瘍によっておかされていなかったが，隣接する領域には浮腫性の反応が見られ，それは特に上側頭回や，レンズ核の下側の領域に著名であった。頭頂葉とロランド域は腫瘍塊により押し上げられており，皮質には軽度のグリオーシスを伴う神経細胞の変性所見が多数認められた。内包や大脳脚は，腫瘍の上内側部により圧迫されていたが，これらの領域への腫瘍の浸潤は認められなかった。

M…氏，右利き，47歳。

既往症とくになし。入院1カ月前より感情が不安定で憂鬱になり，自動車の運転中，右側にある障害物にあやうくぶつかりそうになるようになった。これにつづいて頭痛，嘔吐，言語障害が出現してきた。

1969年11月8日の入院時には，高度の了解障害のため，検査は大変困難であった。

右下肢がすぐに屈曲してしまうため，起立不能であった。

右上肢の筋力はごくわずかに減弱しているように思われ，軽いBarré微候が認められた。右下肢の筋力は正常であったが，Mingazzini微候が認められた。右中枢性顔面筋麻痺が自発的な顔面表情運動において明らかであったが，歯を見せるように命じた時には，麻痺はほとんど見られなかった。

四肢の筋被動性ならびに伸展性は，左右対称性に亢進しているように思われた。

腱反射は正常で，左右差もなかった。

足底反応は底屈型を示した。(後の検査では，右Babinski微候が疑われた。)

同側性及び時に対側性の模倣連合運動が認められた。

真の把握反射とは言えないまでも，右手で持ったものを放すことが幾分困難であった。

詳細な感覚検査はできなかったが，痛覚は全身どこでも同様に知覚されていた。一方，患者は左手でも右手でも同じ様に，閉眼したまま，指でマッチ箱をあやつったり，片手の指先で鉛筆を大だいこのばちのように回したり，手の平に置かれた硬貨をその手の母指と示指でつまみ出すことができた。

協調運動障害やアディアドコキネジーは認められなかった。

右視野の視覚消去現象の存在がつよく疑われた。

両側性の観念運動失行が疑われたが，了解障害と保続のため，その評価は困難であった。

書字の乱れがみられた。

口唇顔面失行はみとめられなかった。

さらに，次のような特異な行為障害がみとめられた。

患者は，自発的には右上肢を用いようとしない。

右上肢に痛覚刺激を与えると，可能なはずの右上肢の防御的動作は生ぜず，体全体をひっこめる動作を生じた。

右上肢を挙上するように理解させようとしても，左上肢を上げてしまう。(命令をくり返すと，なおも左上肢を上げることもあれば，右上肢を上げることもある。)右上肢を挙上した場合にも，左上肢の場合とくらべて上げ方がより低く，より外転してしまう。

右手でものをつかむように命じると(左手では容易に完遂できる動作である)，手を出す位置は低すぎたり，少し遠すぎたり，概して内側過ぎたりするが，高すぎることは決してない。この時患者は把握動作を行うが，手は目標からそれてしまい，また同時に運動の全体的な方向を修正しようと手指を動かす動作を行うため，手はあたかも目標物のまわりでダンスを演じるよ

うに見える。ひとたび目標物を把握すれば，その後の物品の操作は正常に行われる。しかしながら，その物品を扱うのに上肢帯の運動を必要とする動作が要求される場合には，同様の運動障害が出現する。たとえば眼鏡を掛けようとすると，右上肢を挙上せず，頭のほうを右上肢にある眼鏡の方にあてようと屈曲する。同様に，指鼻試験においては，左では正確に行われるが，右上肢の場合には顎までしか達しない。右上肢を鼻にまで持ってゆかせるためには，強く励まし続けねばならなかった。

ここで記憶にとどめておくべきことは，明らかな筋力低下がないにもかかわらず，右下肢は機能的には完全に麻痺しているのと同じであるということと，右顔面筋に同じような解離性の表情の麻痺が見られるということである。

このような運動能力とその発現との間の解離，および運動の遂行が不規則なことは前医のもとでも気づかれていたが，そこではそれは付加的な非器質性要因によるものと考えられていた。

治療としてシナクテンを数日間投与したところ，上肢の症状は変わらなかったが，患者は歩行可能となった。この時点で患者の映画撮影を行った。撮影中患者は椅子に腰掛けていたが，平衡を失って体全体が右方へ倒れる傾向が見られ，その場合にも右半身で転倒を防止しようとする反応は全く見られなかった。

脳波：左側頭頭頂部に広汎な異常を認める
左頸動脈撮影：左頭頂側頭葉の巨大な神経膠芽種
γ線脳シンチグラム：側頭頭頂葉の神経膠芽種

患者はシナクテン治療を継続しながら退院したが，その一カ月後，病状が悪化し再入院した。傾眠傾向が強く，完全片麻痺を呈した。錯体路微候はつねに全く認められなかった。腱反射は正常かつ左右対称であり，足底反応は無反応であった。右側体肢の筋萎縮が著明であった。進行は急速で昏睡に陥り，12月27日死亡した。

R…氏，60歳。退職した公証人。

真の右利きであり，家計に左利きのものはない。特記すべき既往症なし。

1969年10月31日，買物中突然に，左上肢が全く自由に使えなくなったように感じた。（しかしながら，左手で持っていた籠をおとすようなことはなかった。）彼は自分の考えを述べるのが困難であったが，倒れることはなく，下肢の脱力を感じることもなかった。

Bichat病院へ入院して，上肢の完全麻痺を呈する片麻痺と診断されたのち，当科へ転院したが，その時点での所見は次の如くであった。

歩行時に左下肢を引きずる傾向があり，また左上肢を全く振らない。

筋力低下や感覚脱失は全く見られない。（感覚消去現象（sensory extinction）もない。）

左側体肢の腱反射はやや減弱し，筋緊張低下もみられる。

足底反応は左右とも底屈。

左手の運動時に同側性，時に対側性の連合運動が多少見られる。

左中枢性顔面筋麻痺を認めるが，自立運動と随意運動の間の解離（dissociation automatico-volontaire）はみられない。

そして特筆に価するのは，左上肢を全く用いないことである。坐位でも，立位でも，歩行時でも，左上肢の自発運動は全く見られず，だらんと垂れ下がったままである。たとえばベッドから起き上がる際にも，左上肢は動作に加わらず，ベッドの上に取りのこされたままとなり，ついにはシーツにひっかかってしまうほどである。

もし何らかの理由で左上肢を動かさねばならない時などは，患者は，自発的に右手を用いて左手を受動的に動かそうとする。たとえば，腕時計で時刻を読みとろうとする時には，右手で左手をつかんで，文字盤が眼の前に来るように引っぱってくる。

痛覚刺激を与えても，左上肢には全く防御運動が生じない。痛みがあまりに強くなった場合，右上肢を動かぬよう押さえておくと，患者は体全体を動かして刺激を避けようとする。

命令に従って行う行動はすべて可能だが，そのためには注意力と意思を保たせる必要がある。この左上肢の不使用という症状は，当初左上肢全体を侵していたが，たちまち手のみに限局するようになり，上肢近位筋は比較的容易に使われるようになったが，手は垂れたままで全く動かなかった。たとえば物をつかもうとして左手をのばそうとしても，手や指をそれに向けて動かそうとはしないので，把握動作ができるようにするためには，さらに努力（すなわち励まし）させねばならない。

この時期に映画撮影を行った。命令動作の場合も，模倣動作においても，単純な動作（上肢の挙上，指鼻試験）も象徴的動作も，また他動詞的動作か自動詞的動作かにかかわらず，あらゆる動作においてこの症状が認められた。

左下肢にも軽度の運動無視が同様に存在し，たとえばベッドで下肢を伸ばしたり落下させたりする際に，多少遅れがみられる。

若干の補足的事項として，次のことが挙げられる。

軽度の左半側空間無視が認められ，紐の真中をさすように言われると，R…氏はつねに左から2/3，右から1/3の位置をさし示した。この微候は，探索性眼球運動（mouvements d'exploration oculaire）の記録や，左半側に意味につながる細部を描きこんだ図を瞬間的投影した場合の画像の認識などによっても確認できる。Goldmann視野計による検査では，同名半盲は明らかでなかった。

麻痺性の構音障害が認められた。

病初期には，稀ではあるが明らかな錯語と錯書を伴う言語障害が存在したが，何日か後の系統的検査においてはもはや認められなかった。

臨床的に疑われた軽度の知能障害は，検査によって確認された。

軽度ではあるが，構成失行を示すいくつかの徴候がみとめられた。

病態失認，身体部位失認ならびに着衣失行は見られなかった。

脳波：側頭―頭頂―後頭部優位の右半球病変を示す高度の異常を呈し，とりわけ頭頂―中心

域では，左半球側にも大きく異常が及んでいた．

1カ月後，脳波は改善し，軽度の異常が側頭葉優位に出現するのみであった．

γ線脳シンチグラム：11月18日，右半球前頭—中心域深部にきわめて明瞭な病巣あり．12月8日，同一の病変がみとめられるが，放射能の集積は明らかに減少している．

右頸動脈撮影：内頸動脈起始部の狭窄．

臨床症状は経過とともに次第に改善したが，退院時にも左手の軽度の不使用が見られ，それは更に4カ月間にわたって持続した．

3 症例のまとめ

これら3症例は，いずれも左右を問わず，一側上肢および場合によっては上下肢を全く使用しないという点が共通している．これらの患者は皆片麻痺患者と考えられていたが，行為の出来不出来にむらがあるため，観察者によっては，障害のすべてが器質性のものではないのではないかと考えられることもあった．

有害刺激を与えても，患肢はこれに対し反応せず，対側体肢あるいは体全体の運動によってこの刺激を避けようとした．

しかし，命令行為の遂行は，患者に刺激を与え続けさえすれば可能である．従って，各症例とも，筋力は正常か或いはほとんど減弱していないことがわかる．しかし正確な運動の遂行に必要充分なだけの力が発揮されないため，行為障害は高度である．だがこの行為に要する力は，小さな運動よりも大きな運動においてより発揮されやすい．極端な場合，運動の目標が近すぎると，運動は全く行われなくなってしまう．したがって，運動遂行の程度は，運動の賦活力と運動そのものによって，様々に変化することとなる．

強調されるべき陰性の要素として，次のことが挙げられる．

筋力は正常か，軽度に減弱するのみである．しかもこの筋力低下は，決して動作障害や動作の遂行が不安定なことを説明しうるほどのものではない．

感覚は正常である．R…例においては，この点につき特に注意深く調べられ，表在及び深部の識別覚を調べるとともに，感覚消去現象 (extinction) や空間知覚障害がないことも確認されており，感覚障害のないことに議論の余地はない．他の2例においては，失語が存在するため，検査はこれほど正確には行い得なかったが，通常の間接的な方法によって，感覚障害については，きわめて目立たぬものに過ぎないことを確認することができた．

この障害に対応する病変部位は，第一例では明らかにされている．病変は左側頭葉にあり，厳密に側頭葉に限局していた．しかし，この病変は悪性腫瘍であるため，その病態生理においては，隣接組織に対する圧迫や浮腫の役割を考慮しなくてはならない．第二例においては，病

変は動脈撮影で示されるのみである。この例の病変部位は，第一例と同様であるが，頭頂葉にも広がっている。この例もまた悪性腫瘍である。第三例においては，病変部位はそれほど正確にはわからない。しかしながら，臨床所見から考えると，病変部位は恐らく右頭頂葉後部もしくは側頭頭頂部であろうと思われる。事実，この患者は右利きではあったが，軽度かつ一過性ながらも，まさしく失語性の障害を呈した。また左視野の半側空間無視も認められ，軽度のものであるとはいえ，確実にこの領域の病変で見られるものと同様の症候を呈していた。

いずれにせよ，我々の症例からは，この種の障害がロランド溝より後部の病変に認められるものと言える。しかし，いかなる領域が破壊されるとこの症状が出現するのかを正確にのべることはできない。

考 察

症候学的に定義した後は，神経学の文献中に報告された既知の記載との関連において，この特異な運動障害を位置づけることが重要である。

問題となるこの障害が，普通の意味での錐体外路性障害ではないことは強調されねばならない。錐体外路性運動障害の特徴は全く見出されないからである。特に，筋緊張低下以外の筋緊張異常は見られず，これとても錐体外路性障害という診断に合うものではない。また運動の遂行中にも，筋緊張の変化は見られない。

また，少なくとも古典的な意味あいにおける錐体路徴候ということもできない。中心前回，あるいは錐体路そのものの病変では，全損傷であろうと部分的障害であろうと，このような臨床像を生ずることはない。確かに，錐体路病変によって，筋力低下を伴わぬ高度の運動障害を生じることはあるが，それは協働筋と拮抗筋間の相互支配の調節が失われることによるものである。すなわち，筋伸張反射が脱抑制を受けるため，協働筋によって伸展された拮抗筋に収縮が生じてしまう。本報告の症例では，このような筋伸張反射の亢進傾向は全く認められなかった。また，腱反射に明らかな変化はなく，足底反応も底屈を示した。また他にも，錐体路症状では，運動が大まかな動きに限られてしまい，遠位筋の収縮を個々の筋肉で別々に行えなくなったり，またはいくつかの筋肉の収縮を組み合わせて繊細ですばやい運動を行えなくなってしまうこともある。この種の障害はLiepmann[1]により肢節運動失行（apraxie mélo-kinétigue）として記載され，Kleist[2]により神経支配性失行（apraxie innervatoire）の名で再びとり上げられた。しかし我々の症例では，細かい運動の遂行に際してある程度の障害が認められたにせよ，これは軽度のものに過ぎず，運動障害の程度と，行うべき運動の繊細さとの間には，何の関連性も認められなかった。

我々の症例における運動障害は，麻痺も，動作の遂行を妨げる要素的運動障害もないため，失行と呼ぶこともできよう。しかし，文献的に記載されたいかなる失行の臨床型もこれにはあ

てはまらない。既に肢節運動失行は除外した。肢節運動失行という名称は，ここで問題としている障害の記載にかなり適した用語ではあるが，従来ここでとりあげた症状とは全く異なる意味で用いられており，ここでまた新たに違った意味を表わす用語として使用することは，混乱を招く危険性を免れ得ない。

　観念失行ならびに観念運動失行については議論をするまでもない。なぜなら，いかなるカテゴリーに属するものであろうと，あらゆる行為が同じように冒されるからである。

　Denny-Brown[3]が運動性失行（kinetic apraxia）と呼んだものは，左半球病変のみならず右半球病変でも見られるが，これとの関連を論ずることはより重要である。周知のごとく彼は，強制把握と磁石現象（phénomène d'aimantation）を伴う外界に対する過度の執着によって行為が障害されるか，逆に逃避・反発反応によって障害されるかによって，動作性失行を二型に分類した。前者は前頭葉病変において認められるものであり，ここで問題としているものとは異なっている。後者は頭頂葉病変において認められるものであり，さらに論ずる価値がある。我々の患者が呈した行為異常には，この症候を思わせる一面があり，手を物品に近づけてつかもうとする際の困難さは，文字通り反発反応を思わせるものである。しかし実際には，我々の症例では，検者が近寄ったり物を把握しようとする時などに，物に触れた手指や手を過伸展させるような現象は認められない。また永続的な反発現象は認められず，外界の物品に手をさしのべることは困難であるが，自分の身体部分に手をもっていく（たとえば指鼻試験）ことは正常であるというような対照的な特徴も見られず，更に歩行中足が過度に持ち上がるようなこともない。即ち，Denny-Brownにより反発性動作性失行の基本的臨床像とされた症候学的要素は，どれも認められない。（実際，我々の患者では，動作に必要な力が不足しているために運動を正しく完遂することができないのであり，反発力によって体肢の動きが制限されるわけではないのである。）

　M…例には，視覚性失調症を考えさせるところがあるかも知れない。離れた所の物品をつかもうとする時の努力には，空間的位置の測量が障害されているように思われるところがある。しかし実際には，障害は一側性であり，近位部の筋収縮が不完全であることの説明はつかないし，またBálint症候群の他の要素も存在しない。

　運動開始障害（trouble de l'initiation du mouvement）という用語も，時に文献中に見受けられる。この障害は，概念としてかなり曖昧なものであるばかりでなく，我々の症例においては，動作の開始に遅れは見られず，また動作の障害は動作開始時のみでなく動作の全経過を通じて見られるという点でも，これにあてはまるものではない。

　この障害を特徴づける名称としては，その症候の大部分をよく尽くしている。無視（négligence）という語がより適切であろう。事実どの症例でも，特に注意をはらって用いようとする場合を除いては，患者は患側の手を全く自発的に使おうとしない。このような状態は，普通は必ず両手を用いてなされる自発運動の時や，痛覚刺激を与えた時に体肢をひっこめる反応の欠如していることなどにおいて，明瞭に現われる。しかし一方，患側の手を使用することに患者

の注意を向け続けておけば，運動を遂行することができる。すなわち，患者は自動的には使用しないということを，いわば随意的に補うことができるのである。しかし，このような人為的条件を用いて動作を反復学習させても，その効果はきわめて不安定で，一時的でしかない。検者のかけ声や患者の注意が弱まると，動作は再び不完全にもどり，全く行われなくなってしまう。このようなことから考えると，体肢を使用する通常の場合，運動系に生ずるエネルギーの強さは，到達すべき目標に応じてきわめて厳密に測定されており，注意を充分に集中することによって，はじめて必要なだけのエネルギーの増加をもたらすことができるもののように思われる。病態生理学的には，この「自動運動と随意運動」の逆説的な解離（dissociation "automatico-volontaire"en sens inverse）は，自動運動そして幾分は随意運動の遂行を司っている通常の神経回路は作動してないが，心理学的に注意を介して駆動される他の神経回路は作動しうる状態にあることを示唆するものかもしれない。

　それゆえ，我々は「適用（application）」の欠如を示唆する無視（négligence）という用語が適切であると考える。しかしながら，我々のいうこの純粋に運動性の障害と，文献中でしばしば定義されてきた無視との違いに注意する必要がある。

　半身無視（la négligence de l'hémicorps）は，かなり多数の症例報告でとりあげられており，F.LhermitteとJ.Cambier[4]による総説においてもとりあげられている。彼らはこれを身体失認（asomatognosie）の軽症型と考えた。この現象は病態失認（anosognosie）あるいは少なくとも病識欠如（anosodiaphorie）を伴っており，半側空間失認や，とりわけ感覚障害をも伴うものである。右頭頂葉病変によるこの現象は，左半身を冒す。

　この現象は，ほとんどあらゆる点で，ここに示した症例と正反対である。われわれの症例では，身体失認はまったく認められず，病識も保たれている。（逆に患者が使えないと訴える半身は，使うことができるのだと言いきかせねばならないほどである。）感覚障害も全く存在しない。我々の症例中一例では，左半側空間無視が見られたが，極めて軽度のものであった。最後に，病変は左右どちらの半球にあってもかまわず，左半身を冒すこともあれば，右半身を冒すこともある。

　古典的な無視現象と我々のいう運動無視とは，確かにある側面では似たところもある。患者は，寝ている時に上肢を体の下敷きにしていることや，ベッドの外に足が出ていることを「忘れて」しまうことがあるが，髪を結う時には両側を結い，服を着る時にも決して患側の腕を袖に通すのを怠ることはない。患者は，服を着る時には運動が困難なため，通常患側から動作を始める。しかしこのような類似性から，これら二種類の障害のメカニズムには，一部共通な所があるものと考えられる。実際，古典的な意味における無視の症例の一部には，それらの症例の病像を特徴づける役割を演ずる知覚障害を伴った運動無視の症例があるのではないかという考えは，あながち認められないものでもないように思われる。

　我々の症例については，よく使われる心理学的説明である身体図式（schema corporel）の障害を持ち出すことはできないであろう。Denny-Brown[5]は，病態失認，身体部位失認，視覚性無

視（négligence visuelle），そして少なくとも一例においては麻痺を伴わない上肢の使用欠如など多彩な症状を合併した，様々な患者の呈する障害について，もっと生理学的な見地から，異なる解釈を提唱している。この説明は，Denny-Brown が頭頂葉に属すると考えた機能である，形態統合機能（morphosynthèse）の障害に原因を求めるものである。その症候学的表現は，体性感覚の空間的統合の障害であり，患側に対する刺激の生物学的意義の減弱と，健側の感覚による患側知覚の消去現象が生ずる。（感覚抗争；perceptual rivalry）事実，Denny-Brown の症例では，強い深部感覚障害と，明らかだが軽度の表在感覚障害が見られた。

この病態生理学的機序は，「運動無視」の説明には用いることができないように思われる。なぜなら，ここに報告された症例のうち，要素的な感覚障害を有する例はなく，Denny-Brown により形態統合機能の論理的帰結として述べられた他の要素（感覚消去，半身無視，障害に対する無関心）も認められないからである。

Wilson[6]による短かい症例報告は，我々が注目している運動障害に近いものと思われる。Wilson は，その障害を自発性の欠如として分類している。これは右頭頂葉の弾丸摘出術を受けた患者であるが，数日間にわたり，軽度の立体覚障害と深部感覚障害に加えて，筋力が正常であるにもかかわらず，左手を使用しなかった。物品を把むように差し出せば，これを固く握りしめるが，それらの物品を自発的に操作することはなく，操作するように命令してもほとんど操作しなかった。この報告において Wilson は，この障害を Nothnagel[17]が「こころの麻痺（paralysie de l'âme）」といういささかロマンティックな呼び方をした障害に似ていると述べたが，後者の症候学的特徴と考えられていた，閉眼では運動がまったくできないが開眼すれば可能となるという対照的な現象が，自験例においては認められないことに注意を喚起している。この「精神性麻痺（paralysie psychique）は Liepmann[1]も，（Bruns 麻痺（Paralysie de Bruns）の名で）失行症の分類のなかで，肢節運動失行にさきだって第一にあげているものである。Wilson はその論文の結論において，「本症例はむしろ自発性の保続ないし欠如による二次的な行為障害，すなわち，いわばある種の求心性刺激の欠如によると思われる，意志の障害に分類すべきかと考えられる。」と述べている。我々の症例は感覚障害を呈さず，この点で Wilson の症例とは異なっている。

しかしながら，感覚障害を欠く場合にも，ロランド溝より後部の領域の広汎な病変により運動野への求心性入力が遮断されることに病態生理学的な原因を求めるという説明は，我々の症例においても，興味深い仮説として考慮されるべきものである。実験的には，Denny-Brown[8]により，広汎な皮質除去が猿について行われた。彼は，側頭葉と頭頂葉および後頭葉を除去した猿においてのみ（前頭葉と島回のみが残されているとき），防衛行動や摂食行動において四肢を用いないという現象が認められると述べている。文献を引用するまでもなく，それは人間における側頭―頭頂葉の広汎な病変の臨床像に類似している。

運動野への求心性入力の遮断の仮説は留保するとしても，同様の臨床像は前方病変でも観察されうる。事実，6 野は 4 野の連合領域として作動し，中心前回はその皮質間結合の大半を 6

野を介して受けることが広く認められている。従って，運動前野の病変は，我々がここで記載したのと同様の障害を生じうるはずである。この点に関しては，のちに改めて発表する際に譲ることにする。

しかしながら，現時点においては，我々の解剖学的根拠はいまだ乏しく，生理学的知見も不完全であり，運動野への求心性入力遮断（désafférentation de l'aire motrice）に原因を求めるこの仮説の意義を論じ，その機序を確定することはできない。

結　論

自験3症例の観察から，右または左半身に限局した，麻痺や筋緊張亢進，感覚障害，身体失認，病態失認を伴わない，身体使用の無視によって特徴づけられる運動行為障害を記載した。我々はこの障害を「運動無視（négligence motrice）」と呼ぶことを提唱する。

ここで呈示された3症例における責任病巣は，ロランド溝後方に位置するものであった。（2例において確認，1例は推定）しかし，我々は同様の障害がロランド溝前方の病変においても認められうるとする論拠を有しているが，この点に関しては後日の報告に譲ることにする。

文　献

1) LIEPMANN. Interventions à l'Internationaler Kongress Für Psychiatrie, Neurologie, Psychologie und Irrenpflege in Amsterdam vom 2. bis 7. September 1907. Neurologisches Centralblatt, 1907, 26, 19, 935 et 937.
2) KLEIST. Gehirnpathologie, 1 vol., 1408 p., Barth, Leipzig, 1934.
3) DENNY-BROWN (D.) Nature of apraxia. J.Nerv. Ment. Dis., 1958, 126, 1, 9—32.
4) LHERMITTE (F.) et CAMBIER (J.). Les perturbations somatognosiques en pathologie nerveuse. Congrès de Psychiatrie et Neurologie de Langue Française, 1960.
5) DENNY-BROWN (D.) MEYER (J.S.) et HORENSTEIN (S.). The significance of perceptual rivalry resulting from parietal lesion. Brain, 1952, 75, 4, 433—471.
6) WILSON (S.A.K.). A contribution to the study of apraxia. Brain, 1908, 31, 1, 164—216.
7) NOTHNAGEL. (Cité par WILSON).
8) DENNY-BROWN (D.) et CHAMBERS (R.A.). The parietal lobe and behavior in "the brain and human behavior". Research Publications. Assoc. for research in nervous and mental disease, 36, 35—117.

解説

運動無視について

岩 田　　誠

　1970年，LaplaneはCastaigneの下でここに訳出した論文にある運動無視（négligence motrice）の概念を提唱した[1]。彼の主張する運動無視の特徴は運動麻痺や運動失行，半側身体失認，感覚障害が見られないのにもかかわらず，まるで片麻痺があるかのように一側の体肢を使おうとせず，また強いて一定の動作を行うように命じても動作の遂行が不完全であり，さらに罹患体肢の痛み刺激が与えられたり，罹患体肢が不自然な姿勢をとっていても，一向にこれを意に介さずにいるということであった。この最初の論文でLaplaneらは大脳半球の中心溝より後ろの領域，特に頭頂葉から側頭葉の附近の病変によりこのような現象の生じることを明らかにしたが，その後1972年には，同様の運動無視の現象が，前頭葉病変によっても生じることを示した[2]。

　わが国においては，Laplaneの報告の直後に鳥居ら[3]が同様の症例を報告し，また岩田ら[4]も類似の症例報告を行っているが，その後は原著者を含むフランスの神経内科医から以外は余り注目されてこなかった[5-8]。しかし，筆者ら[9]がすでに明らかにしたように，運動無視の現象は決して稀なものではなく，日常診療においてしばしば遭遇する頻度のかなり高い症状であると同時に，機能障害としてのADL上の意義も大きく，またその病態メカニズムにも注目すべき点の多い現象である。運動無視の総説的な論文は少なく，原著者であるLaplaneらによる症例のまとめ[8]，Heilmanらによる無視症候群（neglect syndrome）としての位置づけ[10, 11]，および筆者による総説など[9]，その他少数のものしか書かれていない[12, 13]。

　Laplaneは運動無視を独立したひとまとまりの症候群とし，次のような特徴を列挙した[8]。
　①罹患体肢の自発的不使用
　②罹患体肢が不自然な肢位をとっていても無関心で意に介さない
　③罹患体肢における姿勢保持反応の欠如
　④罹患体肢のみの，疼痛に対する回避反応（withdrawal response）の欠如
　⑤罹患体肢による目標到達動作におけるhypometria

の5項目がそれである。

しかし，彼ら自身の報告例においても，これらの5項目のすべてが常に同時に見られているわけではなく[8]，5項目の出現が運動無視の必須条件ではない。鳥居ら[3]の報告例でもこれは同様であり，上記5項目中②③④の3項目は認められていない。また岩田ら[4]の報告においても，上記の①から⑤までの一部分のみの見られることが示されている。

また一方，上記の5項目の各現象は，運動無視以外の様々な病態にも見出すことができることから，運動無視というひとつのまとまった症候群を想定するよりは，Laplaneの主張する運動無視なる概念は，いくつかのより基本的な機能障害単位の組み合わせと考えるべきであるとする考え方が鳥居[13]により提唱され，筆者ら[9]もそれに意見を同じくすることを発表した。そして，その機能障害単位として，筆者ら[9]は①日常生活動作における罹患体肢の不使用，②両側同時対象動作における罹患体肢の不使用，および③手振りにおける罹患体肢の不使用という，罹患体肢の不使用の現象を中核として考えるべきことを述べ，それに伴う第2の機能障害単位の礎として，罹患体肢のおかれた状態に対する関心の欠如という現象を対比させた。

これらのうち，日常生活動作における罹患体肢の不使用は，運動無視として報告ないし観察される症例において最も特徴的な現象であり，食事，着衣などの日常生活動作において，当然用いてしかるべき体肢をまったく使用しないということは，筋力や筋トーヌスが全く正常に保たれ，要素的運動障害の見られないということに比較して，いかにも奇妙な現象として観察される。日常生活動作の場において，罹患体肢は多くの場合不動であり，上肢は力なく下垂したままであったり，または宙に浮かせて，いかにもMann-Wernicke肢位をとるかのように見えたりする。歩行時の上肢の振りも罹患体肢で減少することがあり，また下肢を引きずって歩くこともあるが，あくまでも筋力低下は見られない。これらの不使用は，物品操作や着衣で認められるが，口頭命令によって物品操作や着衣の仕草を行うように命じた場合には，罹患体肢でも正しく遂行することができることが多く，この点において，口頭命令による動作の遂行が強くおかされる観念運動失行とは対照的である。また常に片側体肢のみに認められるということは，観念失行と運動無視の鑑別点として重要である。これに対し，通常一側体肢のみをおかす肢節運動失行では，運動無視との共存があり，しばしば両者が合併して観察されるが[14]，体肢の近位側まで含んだ体肢全体の不使用に代表される運動無視と，主として体肢の末梢すなわち手指，の運動における巧緻性の障害として理解される肢節運動失行との間で因果関係を

論ずることは不適当であると見られる。

すなわち，これらの両者は直接してはいるが互いに独立した現象であるということができる。

患者自身は，運動無視の症状，すなわち自己の動作障害についての自覚を持っており，罹患体肢は動かない，あるいは使うことができないと訴えるが，口頭命令によってその体肢の要素的運動を行わせると，筋力は保たれていることがわかり，麻痺があって動かないわけではないことが明らかとなる。すなわち，運動無視においては観念運動失行とは逆の形の自動随意運動解離（dissociation automatico-volontaire inverse）が見られることとなる。観念運動失行では口頭命令に従う随意動作ができないのにもかかわらず，自然状況下での同じ動作はできることがしばしば特徴的であり，例えば歯ブラシで歯をみがく動作を命じてもこれを行うことのできない患者が，毎朝自分で歯ブラシを使用することはできるというような現象が観察されるのに対し，運動無視ではこれと逆の現象が見られる。従って，右手利きの場合でも右手の運動無視のある患者では食事や書字に際して，また机の上におかれた物品をつまみ上げるような場合などにおいて，右手を使用しようとはせずに，苦労して左手でこれらの動作を行う，しかし口頭命令で，歯ブラシの使用や，金づちの使用，はしの使用などの仕草を右手で行うように命ずるような場合には，これらの仕草を正しく行うことができるということが生ずる。このような逆の解離現象は顔面部にも認められることは，Laplane ら[8]により指摘されている。すなわち随意的な顔面筋の運動を命ずると（例えば口をつぼめる，歯をむき出す，笑い顔をするなど），左右差なくこれを行い得るにもかかわらず，笑顔などの自然の表情においては，罹患顔面筋の収縮が弱いという現象が見られる。このような形の顔面表情のみに出現する顔面筋の運動障害は，Monrad-Krohn[15]により，かつて脳炎様パーキンソニズムなどの基底核疾患において観察される現象（emotional hypomimia）として記載されたものと同じである。

これらの不使用の現象に伴って，Barré 試験や Mingazzini 試験などのように，両側体肢で同時に対称的動作を行う際に明らかになる体肢の落下現象が見られる[4]。すなわち，明らかな筋力低下や錐体路徴候を伴わずに，これらの試験で罹患体肢の落下が認められるが，これについては，深部感覚における消去現象により，等尺性筋収縮に対する体肢の肢位保持のためのフィードバック調節が不充分となるために生ずる現象であるとする意見もある[4]。また，これと並んで，指鼻試験のような目標への到達動作（reaching）を行わせると罹患体肢の運動が不充分で，目標にまで達せずに動作を

終了してしまう hypometria の現象を伴うことのあることも，Laplane らの最初の報告以来くり返し述べられてきた。[1~3, 7, 8, 16, 17]

　一側体肢の不使用に関しては，もうひとつ会話時の手振りの減少，ないし消失がある。運動無視患者では，しばしば会話時に罹患体肢を全く動かそうとせず，健側体肢のみで盛んに手振りを行うことが観察されているが，一方では，正常人においても手振りに左右差があり，右手利きの人の会話時の手振りは，右手の方に多いということが知られている[18, 20]。例えば右手利きの運動無視患者における会話時の左手の手振りの欠如が，病前から認められる正常範囲の現象なのか，または運動無視による病的な現象なのかを判定することは必ずしも容易ではない[9]。

　以上に述べた日常動作に見られる一側体肢の不使用現象と並んでもうひとつの重要な現象としてとり上げられるべきものに，罹患体肢のおかれた状況に対する無関心という現象がある。Laplane[8]は患者が，その罹患体肢が極めて不自然な状態に置かれていても頓着しないことを指摘した。たとえば，罹患体肢を自分の体の下に置いたまま寝ていたり，ベッドから罹患体肢がはみ出して落ちかかっていても平気であったり，着衣に際して袖やズボンに罹患体肢が通っていなくても平気であったりするようなこととか，罹患体肢をものにぶつけても意に介さず，罹患体肢に痛覚刺激を与えても，体肢をひっこめる回避反応を示さないことが知られている。しかしそれにもかかわらず，患者は痛覚刺激をはっきり痛みとして認知していることは，このような場合でも顔をしかめたり，体をひねって刺激を回避するかのような反応を生じたりすることからわかる。この点において，痛覚鈍麻や，痛覚失象徴（asymbolic for pain）とは異なっている。またこのような状況に対する無関心を示しながらも，罹患体肢の自己身体への帰属感は保たれており，先述のごとく，その機能的障害を積極的に訴えむしろこの障害を過大評価する点において，半側身体失認とは異なった様相を示すものと言えよう。

　運動無視の責任病巣は一カ所に限定することができない。今日までの臨床例の検討からは，運動前野[9, 14]，補足運動野[21]，後中心回から縁上回にかけての頭頂葉皮質[9, 22]，視床[5~7]などに局在する病変により，ほとんど同じ運動無視の現象の見られることが知られている。動物実験においては，これ以外に前頭前野や脳幹網様体の破壊でもヒトの運動無視に似た現象が生ずるとするものもあるが[23]，ヒトではこれらの病巣による運動無視は確認

されていない。黒質線条体系に病変の主座を有するパーキンソン病などのパーキンソニズムにおいても，病変が半側のみに限局していることがあり，この場合には表面上は運動無視とよく似た現象が見られるが，運動無視ではパーキンソニズムに見られるような筋強剛や運動緩慢などでは見られず，線条体病変[24]が運動無視の責任病巣と成り得るかどうかについては未だ議論の余地がある。大脳皮質病変による運動無視の責任病変には，原則として左右差はなく，この点で半側身体失認や観念運動失行，半側空間無視などと異なっている。但し，視床病変による運動無視については，今日までの所圧倒的に右側病変による左側体肢の運動無視の多いことは注目に値するであろう[25]。

運動無視のメカニズムに関しては，未だ確固たる生理学的な説明はなされていない。仮説的な発現機構の説明としては，次のような考えが提唱されている。身振りや動作の発現においては，それが意図的であろうと，非意図的であろうと，前頭前野の活動が大きく作用していると考えられるが，この前頭前野の活動性は，一方では視床に由来する上行性の賦活系により，他方では後方連合野からの皮質間連合線維系により保持されている。また視床や後方連合野からは補足運動野や運動前野に対しこれと同様の賦活系が作用しているが，このようにして活動する前頭前野や補足運動野，運動前野は，直接，または基底核を介して運動野に作用し，体肢の身振り動作に大きく影響する，運動無視は，このような複雑な機構の活動性の低下としてとらえられるべき現象であろうと考えられる[9]。

文献

1) Castaigne, P., Laplane, D. et Degos, J. D. : Trois cas de négligence motrice par lésion retro-rolandique. Rev. Neurol. (Paris), 122 : 233—242, 1970.
2) Castaigne, P., Laplane, D. et Degos, J. D. : Trois cas de négligence motrice par lésion frontale pré-rolandique. Rev. Neurol. (Paris), 126 : 5—15, 1972.
3) 鳥居方策, 小山善子, 伊東治英, 杉野実：運動無視 (négligence motrice, Castaigne) を呈した脳腫瘍の1例, 脳と神経, 24 : 1333—1339, 1972.
4) 岩田誠, 豊倉康夫：Barré 試験, Mingazzini 試験と運動無視 (négligence motrice). 神経内科, 13 : 252—256, 1980.
5) Cambier, J., Elghozi, D.et Strube, E. : Lésion du thalamus droit avec syndrome de l'hémisphère mineur. Discussion du concept de négligence thalamique. Rev. Neurol. (Paris), 136 : 105—116, 1980.
6) Schott, B., Laurent, B., Maugière, F. et Chazot, G. : Négligence motrice par

hématome thalamique droit. Rev. Neurol. (Paris), 137：447—455, 1981.
7) Laplane, D., Escourolle, R., Degos, J. D., Sauron, B. et Massion, H. : La négligence motrice d'origine thalamique. A propos de deux cas. Rev. Neurol. (Paris), 138：201—211, 1982.
8) Laplane, D.& Degos, J.D. : Motor neglect. J. Neurol. Neurosurg. Psychiatry, 46：152—158, 1983.
9) 岩田誠, 浅野次義：運動無視 (négligence motrice). 神経進歩 30：905—917, 1986.
10) Heilman, K. M., Valenstein, E.& Watson, R.T. : The neglect syndrome. In Handbook of Clinical Neurology, ed. by Vinken, P. J., Bruyn, G. W., Klawans H. L. & Frederiks, J. A. M., Elsevier Science Publishers, Amsterdam, 1985. Vol. 1 (45), p. 153—183.
11) Heilman, K. M., Watson, R. T. & Valenstein, E. : Neglect and related disorders. In Clinical Neuropsychology, ed. by Heilman, K. M. & Valenstein, E., ed. 2, Oxford Univ. Press, New York-Oxford, 1985, p. 243—293.
12) Mesulam, M. M. : Attention, confusional states, and neglect. In Principles of Behavioral Neurology, ed. by Mesulam, M. M., F. A. Davis, Philadelphia, 1985, p. 125—168.
13) 鳥居方策：失行の辺縁領域, —その概観—. 精神医学, 23：1047—1053, 1981.
14) Freund, H. J. & Hummelsheim, H. : Lesions of premotor cortex in man. Brain, 108：697—733, 1985.
15) Monrad-Krohn GH : On the dissociation of voluntary and emotional innervation in facial paresis of central origine. Brain 47：22—35, 1924.
16) Kimford J, Meador J, Watson RT, Bowers D, Heilman KM : Hypometria with hemispatial and limb motor neglect. Brain 109：293—305, 1986.
17) 玉井顕, 鳥居方策, 榎戸秀昭, 松原三郎, 三原栄作, 大森徹郎：随意動作障害の一徴候 動作完成の障害(仮称)を呈した2例. 第10回日本神経心理学会総会(姫路), 1986年9月.
18) Kimura, D. Manual activity during speaking. I. Right-handers. Neuropsychologia, 11：45—50, 1973.
19) Kimura, D. Manual activity during speaking. II. Left-handers. Neuropsychologia, 11：51—55, 1973.
20) Kimura, D. : The asymmetry of the human brain. Scient. Amer., 228：70—78, 1973.
21) Laplane, D., Talairach, J., Meininger, V., Bancaud, J. et Orgogozo, J. : Clinical consequences of corticectomies involving the supplementary motor area in man. J. Neurol. Sci., 34：301—314, 1977.
22) Jeannerod, M.& Michel, F. : The control of hand movements in a case of hemianaesthesia following a parietal lesion. Brain, 197：899—920, 1984.
23) Watson, R. T., Miller, B. & Heilman, K. M. : Nonsensory neglect. Ann. Neurol., 3：505—508, 1978.
24) Valenstein, E. & Heilman, K. M. : Unilateral hypokinesia and motor extinction. Neurology, 31：445—448, 1981.
25) 橋本篤孝：motor extinctionを疑わせる左半球脳血管障害慢性例の一例, 第10回日本神経心理学会総会 (姫路), 1986年9月.

D 磁性失行

D. デニーブラウン：失行症の本質

D. Denny-Brown：The nature of apraxia. J. Neurol. Ment. Dis. 126：9-32, 1958.

本村　暁　訳

　失行は、「運動機能，感覚機能，協調運動が保たれているにもかかわらず，目的をもった運動や，その組み合わせを遂行できないこと」と定義されてきた[57]。この型の運動障害は常に脳病巣をともない，その病巣は通常、障害を特定の領域に関連づけられないほど広範であるか瀰漫性であった。

　様々な失行を記載する文献は広範囲にわたり術語も多いが，その用語法はすぐれた業績，ことに Liepmann によりごく部分的に明らかにされている[27,28,36-38,42,46,53]。この問題の創世史は1908年，Wilson により十分に展望された[57]。その後は、1921-22年にかけて Brun[10]，1923年の Woltzman[59]，そして1931年の Sittig により解説された[53]。Nielsen[44]，Pötzl[48]，Critchley[11]らはより最近の問題を総括的に論じている。

　初期の文献では，失行という用語は Starr,[45] Pick[46]などにより，我々が現在失認に用いている意味で使われていたことが明らかである。

　Liepmann[36-38]による観念運動性および肢節運動性失行からの観念失行の分離は，失行性運動障害で知覚障害を伴うもの，伴わないもの，という最初の明快な分類，定義であった。Liepmann 独自の分類について表明された，おおくの見解のニュアンスの違いをふり返るのは，我々のここで意図するところではない。

　1920年，Liepmann は四肢の失行の身体部分による分類を最終的に確立した。すなわち，大脳皮質の運動領損傷に基づく常に一側性の肢節運動失行 limb-kinetic apraxia と，頭頂葉障害と関係し，対応する運動性質の認知障害のない，片側あるいは両側のより複雑な運動障害—観念運動失行 ideomotor apraxia—である。運動を理解できず，運動の要素が混乱し，しかし対応する言語障害のないものが，観念失行 ideational apraxia である。この最後のタイプは，脳梁損傷に伴って非優位側にあらわれる特別な場合を例外として，常に両側性にあらわれる。Wernicke 失語に伴う左側の縁上回病巣と観念失行のあいだの共通の関係が確立されてきた[4,9,10,28,39,42]。一般に失行に関する見解は，関連機能の diaschisis のために脳機能の広範囲の障害を要するとする Monakow 説と，より限定された図式が十分には改良されていない Liepmann 説との間に位置している。Liepmann は，肢節運動失行は複合した運動の要素の順序を記録した獲得された運動の痕跡（運動記憶痕跡 kinesthetic memory engram）の消失によるとも述べた。そして，より練り上げられた「運動企画イメージ ideational sketch」の消失は観念失

行をもたらし，これらの二者の間の離断は観念運動失行の原因となる，とした．

　本論文は，臨床・生理学的用語として新たに提唱されてきた失行性障害の正確な位置づけについてそれほど触れていないが，それは解剖学的分析の前に必要な第一歩であると我々は信じている．頭頂葉障害についての研究から，我々は身体の一側における事物の認知の障害，空間の認知障害はさまざまな程度に不随意の運動反応を伴い，それは四肢の使用を妨げる，ということを確かめた．この観点からは，Liepmann らの多くのオリジナル論文[36-38]には異った解釈の余地がある．知覚の欠損がないか意義がない，と以前は考えられていた病態において，そのような欠損があることが現在では明らかである．逆に，Liepmann, Wilson, Walshe[58]により観念（企図）の保続によるとみなされていた把握反射（grasp reflex）のような障害がのちに運動反射とみなされた．我々自身の研究により，この概念（失行症：訳者註）は今，改訂せねばならぬことが示されている．脳梁の機能についての初期の説が支持し難いこともまた明らかである．

　以下の記述は，失行のさまざまな現象を運動全般の生理学的障害全般と関連づけようと試みるものである．生理学的な用語にとどめるには，観察で確認することのできない「運動イメージ」といった仮説は避け，可能な限り客観的なアプローチに留めることが必要である．

観念失行　Ideational apraxia [訳者註]

　失行がある種のびまん性病巣（例えば初老期痴呆のような大脳変性疾患）による場合は，障害はまず検者に要求される動作の複雑さに関連してみられる．したがってそのような疾患では，指示の性質が仮想的であるほど，状況が想像的であるほど，そして指示された行為が実物の模倣的であるほど，動作がより障害され易いことは明らかである．患者は，コップの水を飲むふりをすることができず，空のコップから飲もうとすることすらできない（図1 A），しかしながらコップに水を入れて置かれると，難なく飲むことが出来る（図1 B）．これは，Jackson[27]が言語障害，Pick[45,46]と Liepman[36]が失行症，そして Goldstein[22]が抽象的および具体的行為に直接関連して指摘した，命題的行為と自発的・感情的行為の解離である．同様の解離した障害は，患者が鉛筆を見せられても，名称を述べたり，その用途を示すことができないのに，すぐ後に，紙を与えられ何か書くようにいわれた時に多くの他のものの中から鉛筆を取り出す，というなかにも，みることが出来る（図1 D）．前者の行為は名称の象徴や視覚イメージを含んだ概念の系列を含み，後者は通常の環境刺激に関連した自動的運動を含む行為の系列である．この対比は心理作業の目標と生理学的行為の目標の差を表わしている．

　この症状では，障害は明らかに概念的過程にあり，これが我々が観念失行として理解しているものである．

訳者註）本論文における失行類型の名称は，Denny-Brown 独自のものである．現代の臨床神経心理学の用語法と異なることに留意する必要がある（例えば，本論文における「観念失行」）．訳者解説を参照されたい．

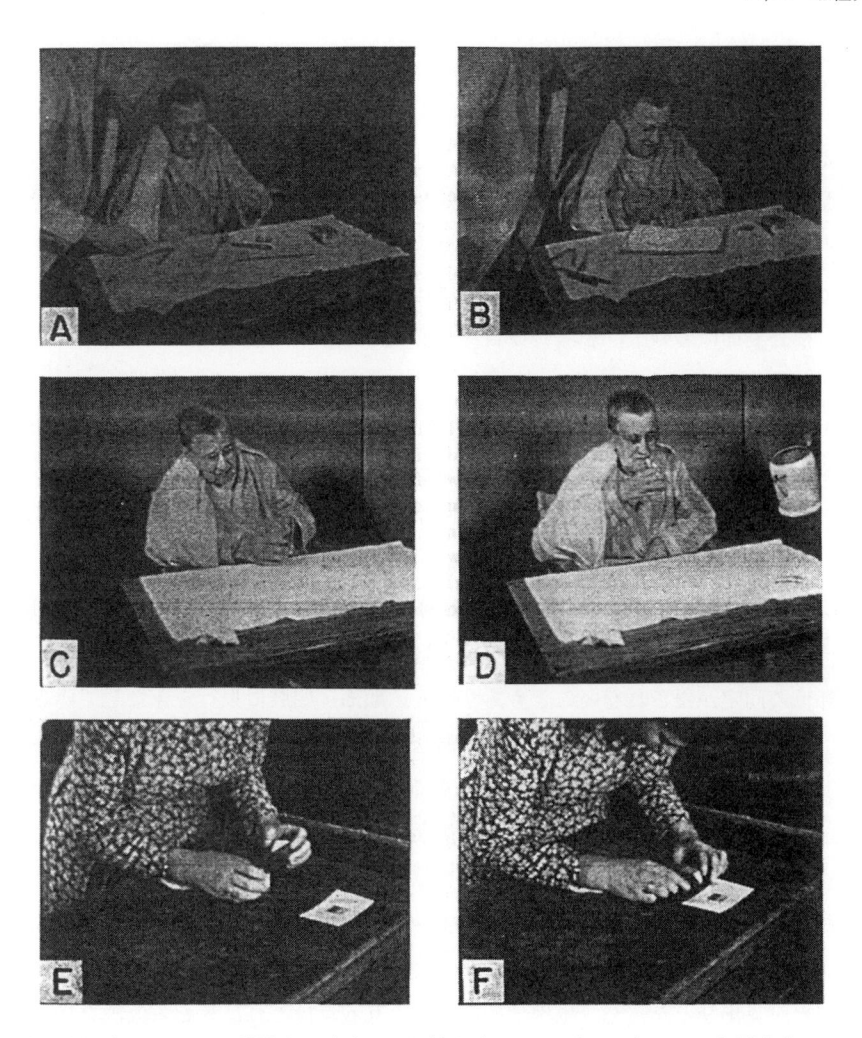

図1 観念失行。高血圧性脳血管障害の患者は，鉛筆を含むテーブルの上のどれも同定することができず，鉛筆の用途も示せない(A)。しかし，紙とともに書くように命ぜられると，鉛筆をとり上げ，自然にそれを用いた(B)。彼女はコップの名称を述べることもその用途を示すこともできないが(C)，水で満たされた時には自発的にコップから水を飲むことができる(D)。Adlerにより報告された他の患者はKohs立方体で構成失行を示す(E)，彼女は要求されたパターンに不十分にしか近づけることができない(F)。

　病巣がびまん性でなく，より限局性の場合には，観念失行は失認に特有ないくつかの認知障害に集約される。そのような状態は，認知障害に関係してくることが明らかである。例えば，Kleist[28]やMayer-Gross[40,41]の「構成失行」では，Kohs立方体か絵画の模写の欠損がある。患者はモデルを見た時，彼の記憶のなかのパターンから構成することが困難であるようで，近似したパターンに写そうとする。しかし，我々のクリニックで観察された，Alexandra Adler[1]の患者（図1 E, F）のように詳細を模写することはできない。この欠陥は，高度に命題的な知覚表象に関連し，空間知覚の他の側面を含む。それは，あらゆる「運動行為(mortor performance)」に関連した記憶とエングラムの呼び出しの困難さを示すものでもある。一方エングラムは，習

慣によって確立された皮質的痕跡 cortical trace と通常定義され，そのパターン形成の欠損は構成失行における認知障害に固有のもののようである。

より外側の病巣は，手指失認をもたらし，より重篤な形では患者や他人の鼻，舌，顔の固定が困難となる。このような病巣は又，命令に対して顔面表情をあらわすことが不能で，自発的な表情表出の制限は少ないという行動異常を呈する。四肢を用いたジェスチャーができないことは Wilson により言及され，他の著者では顔面表出の喪失に関連づけて言及されている。それはあたかも検査場面において，患者が彼自身の心理的パターンを形成することができないかのようである。

Schilder[50]以降，そのような失行症を心理学的な解釈，すなわち「身体図式」の消失に帰するのが慣習的である。というのは，もし患者が自己身体に関する概念形成に困難があるなら，彼は要求されていることを知覚できないのである。「身体図式」は位置覚消失の説明に際して Head により提出された「姿勢図式 postural schema」仮説の拡大されたものである。両方の仮説の拡大は失行症の説明のために「運動記憶痕跡 kinesthetic image」の消失という用語に含められた。後に詳論されるように，位置覚の消失は，必ずしも失行症を伴わず，位置覚消失が高度で身体部位の同定が侵されないこともあり得る。顔面・四肢に失行をきたしている失認（認知の障害：訳註）では，身体イメージという概念機能が完全に喪失しているようである。同様に，構成失行では，幾何学的パターンを命題的な表象として形成することが出来ない。Lhermitte[32-35]は「空間的思考」の障害を，身体図式，身体外図式の障害にともなった根本的欠損とみなした。そのような用語は2つの主要な障害を表わすが，我々はそれらをみとめる根拠を見出さない。我々には，身体イメージの障害や喪失が四肢失行をもたらしたり，仮定の「空間的感覚（spatial sense）」の喪失が構成失行や左右失行（原文：right-left apraxia）をもたらすという根拠が見出せなかった。生理学的な観点より我々はこれに替わる仮説を提起する。それは，特異的な概念能力および，関連した動作遂行の両者が，対象やヒトの空間的な配列に関連して障害される，という仮説である。

ある患者では機能障害は概念的側面においてより顕著で，他の症例では運動遂行においてより著しい。例えば，その概念は障害されるにもかかわらず運動遂行は障害をうけない場合。その顕著な差異は別に論じられる他の外部から加わる干渉因子に関連している。言語の現象である失語は，概念依存性の運動障害と同様のタイプを反映しているが，視覚的側面が軽徴で，これが他の型の失行の間との差異である。Head が指摘したように[23,24]，失語性の障害では模倣で補うことができる（視覚的方法による促通），他方失認性失行はこの方法で補うことができない。失行患者は，命ぜられたり，検者の模倣でさえ，左手で右耳に触れることができない。しかし Brun の例のように，検者が耳をつまむとうるさがって即座に手を耳に廻す。我々の経験では，このような患者は「耳がつままれたから場所がわかる」と述べる。反対に，聴覚的理解が実物によって促通・改善され，「耳」「指」という話しことばが意味をなさぬことが明らかな場合を，感覚性（健忘性）失語と称している。我々はそれ故にそのような障害を，「身体図式」と

いった「仮説」の喪失に関係するというより，環境刺激の受容パターンの特異的組織化という，より包括的な障害であるとみなす。

　口唇，舌，喉頭の複雑な動作は失行で障害されるが，これは他の身体部位の失行とは独立してあらわれる。それはあたかも言語行為が優位半球の島と頭頂葉弁蓋部に，観念失行に関連した頭頂後頭領域から分離して発達したかのように，である。このように，舌の失行は運動失行の特別特異な異型である。そして最も普遍的には，表出性失語（executive aphasia）に伴い，通常は顔面表情の失行と解離する。

Adextrous apraxia（不器用な失行）

　運動行為の純粋な観念命題部分が，一方の大脳半球で担われ（半球優位性），運動の生理学的機構の大脳半球から完全に解離していることがある。書字に含まれる象徴性はしばしば読字の象徴性から分離している。語の象徴性は運動遂行から解離することもある。例えば，我々は他の論文でChambersと共に[15]，左利きで右手書字を習得した右頭頂後頭部病巣を有する患者を報告した。この患者は右手で書字に関するすべての動作が可能であったが，意味のある語を形づくることは不可能であった。合併した病態否認症状のため，患者は正しく書いていると信じていた。彼の右手の熟練は保たれていたが，シンボルとしての観念化は失われていた。失読をもたらす左大脳半球病巣を有する強い右利き患者は，書くふりをすることができない。これは，彼は書くことの熟練と文字の観念の双方を喪失したからである。同様に，右利き者の右頭頂葉病巣は左半身に衣服を被うことを妨げることが多い。同様の左頭頂葉病巣は，着衣行為全体の「熟練」を障害するため，一側性の障害は滅多にみられない。但し，Banker[14]と共に我々はそのような症例を報告した。

　語や名称，数字，空間的パターンのようなシンボルを取り扱う優位性は，利き手を要する学習された動作を主導する側の半球と必ずしも関係していない。このように，もし「運動」と「象徴」の優位性が別々の大脳半球にあるならば，楽器を弾けないことは必ずしも楽符を読むことの困難と関連しないし，読字困難があっても書字が出来，視空間的感覚の喪失があってもヒモを結べるわけである。そのような運動障害は対側半球による特異的な巧緻性の再学習によってのみ代償されうるような「皮質性の」運動障害である。皮質下病巣の場合は，すみやかに残余の運動機能が動員され，最初は拙劣だが，運動の全体的パターンは正しい。皮質病巣では，全体的な熟練が失われ，患者は運動複合の基本的なパターンすら形成することが出来ない。

　我々は，以下に論ずる他のタイプの失行から区別するために，この失行を「無器用な失行」"adextrous apraxia"と呼ぶ。拙劣さは書字のような特異的な動作と同様にナイフで切る，ボタンとめ，マッチを擦るという動作であらわれる。右利き，左半球病巣で，対応した読みの困難を伴わない，書字困難はadextrous apraxiaであろう。そして，そのような症例ではしばしば仮定される「読字中枢」は右半球に存在するようである。このような失行には観念的因子が

全くないために，そのような障害は過去に於ては，連合経路，ことに脳梁，の欠損に原因を求められていた。Akelaitis は脳梁の離断では失行が生じないことを示した。半球切除の症例の観察から明らかになったことは，Bell と Karnosh[6]の症例のように，「器用さ」に関係のある半球は切除しても反対側の巧緻動作は保存されるということである。脳梁が何かに貢献したとしても，その貢献は運動行為の形成での両肢の共同的行動にはなく，ある半球又はその対側半球による行動（行為）の感覚運動性の開始の順位に関連している。例えば，Bailey と共同研究者によるストリキニーネを用いた研究が，脳梁性結合が主に 6，7，18 野に関連していることを示しているのは注目に価する。これらの領域のうち 2 つは，麻酔動物で刺激されると，あたかもある皮質の一側の感覚運動の活動があらゆる反対側の対応する反応を抑制するように，自動運動を抑制する。それ故に，2 つの対側肢の鏡像的運動が抑制されない症例における観察，Fragstein[20]と Drinkwater[17]の "bimanual synergia" は脳梁の無形成や病巣と関連していて興味深い。このように神経生理学は，運動「中枢」の両側性形成による，より適切な刺激により生ずる両側性反応の解釈を明らかにするであろう。おのおの大脳半球は，反対側半球とは独立に，その直接の関与なしに両側性の行為を開始できるようである。ただし同側肢の細やかな動作には担当する大脳半球が無傷であることが条件である。

　無器用な失行 "adextrous apraxia" のグループの最も困難な問題は，読字能力の喪失を伴わずに，右利き者において書字能力が喪失もしくは障害されることである。Leonhard[31]は最近この問題に戻り，右利き者における仮定された右半球「書字中枢」の欠損を指摘した，そして脳梁連合線維の離断という Liepmann の概念に戻った。このような解釈は Akelaitis[2]の仕事により否定されたために，唯一替わり得るものは「器用さは構成失行次第である（一側病巣による両側性欠損）」という Herrman—Poetzl 説である[26]。構成失行はブロックデザインやマッチ棒と同様に書字パターンの再現の障害で，左半球病巣[11]と同様，しばしば右半球病巣においても見られるが，この場合必ずしも読字は障害されない。この場合障害は，観念形成上のものであろうが，両側性又は同側性運動は，優位な知覚メカニズムで開始され，視床下レベルで操作されていると示唆される。また，運動の器用さと特定な条件下での喪失をもたらすのが何かを明らかにするためには，構成失行と運動の器用さについての研究がさらに必要なことは明白である。

対象の同定における保続　Apractic perseveration of identification

　保続は，多くの言語と運動行為の皮質性障害に関連してみられる症状である。失行においてそれが顕著にみられることは，Neisser[43]によりその用語が採用されて以来強調されてきた。Pick[45,46]は，新しい行為（動作）が要求された時に失行をもたらす，先行する運動行為の繰返し要素を指摘し，そのような失行は必ずしも感覚イメージや記憶の喪失を伴っていないと述べた。たとえば，その前に櫛を見ていた患者がタバコで髪をとかそうとするような時に生じる，そのような保続の現象は，明らかに，観念形成の異常な持続を意味するものである。そのような持

続はいかなる知覚の障害もなしにあらわれ，従って，それは観念運動失行（ideokinetic apraxia）であると，一般にはいわれている。

　我々は，そのような状況下では受容に何らかの欠損があり，そして保続現象は皮質の受容メカニズムの部分的損傷に関連した解放現象 release phenomenon の可能性を指摘したい。このように，上記の状況では，最初に櫛の認識を得るのに困難があり，それに続いて櫛と櫛の機能が意識的にも無意識にも保続するのである。Chambers[15]と共に他に報告したサルの皮質についての実験で，我々は頭頂葉弁蓋部病巣を有する動物が針刺激に対して刺激のずっと後まで激しく反応し，刺激が消失しても数分間反応する現象を詳述した。上部傍線状野病巣があると，動物は視野下半分の動く対象を注視し，刺激がなくなった後も注視し続け，刺激がなくても次の5分間注視し続ける。下部傍線状野病巣の場合は逆で，動物は新たな刺激がなくても頻繁に見上げることが観察された。中心後回病巣が存在する場合，体接触による立ち直り反応（body contact righting response）が刺激除去後も続く異常な姿勢をもたらす。これら全ての場合に於て，受容皮質の部分的切除は適切な刺激に対する閾値の上昇をもたらし，残った皮質性感覚メカニズムの遷延性の後発射 after-discharge を伴う。

　このように，保続は受容障害のひとつの徴候であり，それに伴う行動（運動）反応は観念失行の一般的カテゴリーにはいる。他方，特異的な失認による失行の特定のタイプは特定の表象カテゴリーの認知障害に関係し，保続はこれらのどのカテゴリーでも部分的障害を示す。部分的障害の方が完全な失認よりありふれたものなので，運動行為の保続現象は観念失行で最もよくみられるタイプである。

　我々が無器用な失行 adextrous apraxia や対象の同定における保続として記述した失行のタイプは通常，観念運動失行（ideokinetic apraxia）として分類されている。我々はそのようなタイプに於て観念形成の障害がないことを疑わしく思う。混乱をもたらす「観念運動性 ideokinetic」なる用語を取り除くことを提唱したい。

一側性失行　Unilateral Apraxia

　もし真の失認が心像と言語の象徴的運用に関連した「優位の」機能に依拠しているならば，空間やいかなる身体部位での行動にも失認は関連しているはずである。失認に基づく二次的な失行はそれゆえ，左右両手に生じる。我々は真の失認と右利き患者の右頭頂葉病巣で生じる認知障害とを明確に区別した。後者は失認より低い生理学的レベルの認知障害である。1952年，我々はこのタイプの認知障害に"amorphosynthesis"（形態合成不能症）なる語を示し，知覚抗争によりもたらされるその相対的な性格について指摘した。それは主としてBrain[8]やHécaen[25]らによって「着衣失行」として記載されている行為としてあらわれる。我々はそれを，関連した半側空間に生じる刺激の生物学的意味の減弱の結果と見做した。ここでは認知の象徴的な側面はおかされない。患者は左の腕を使うこと，又は認知することすら誤る，しかし

患者はその部分を熟知し，命ぜられれば正確に同定し，モデルの相当する身体部位を指すことができる。位置覚の消失にもかかわらず，複雑な運動の本質的な要素は順序立ててなされる。通常失調と呼ばれている別のタイプの障害では行為そのものが障害される。Foerster の定義によれば[19]，要素的な動作は正確になされるから失行はこの場合存在しない。もし，一つの腕にそでを通す，髪の一側をとかす，顔の一側のヒゲをそる，などの行為が間違うようであれば，それは特定の動作の命令に対する誤りではなく，自発的であれ，命令されてであれ，より全般的な行為の一部としての誤りであるにすぎない。ここで障害は運動の生物学的要件の一側性欠損を指し，行動の命題を形成できないことではない。このタイプの行為は例えば二点識別の計測，触覚定位，そして線や図形の中点をなすことの視覚的な欠損のような認知欠損を伴っている。我々はこの付随した行為障害を失行というよりむしろ「一側身体の無視」又は「一側空間の無視」と呼びたい，なぜなら真に合目的的な運動はおかされないからである。

一側頭頂葉病巣に関連した行為の異常に加えて，無意識の低レベルの解放現象であるような異常な不随意の態度，または運動がある。一側性に着衣できず，そして"amorphosynthesis"を有する患者は，我々が回避反応（"the avoiding response"）と呼ぶ，手で触れた際の異常な反応を示し（図2），患側肢のカタトニー様姿勢が持続することがある。このタイプの運動障害は一側肢に限られ（又は一側身体），我々はこれを更に運動失行 kinetic apraxia として論じる予定である。病巣が優位半球にある場合，象徴的心像と巧緻性も障害されるが，無視 neglect と回避反応 avoiding response の本質的な要素はこれらとは独立のものである。

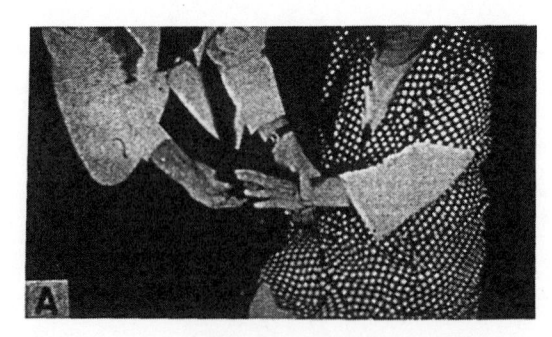

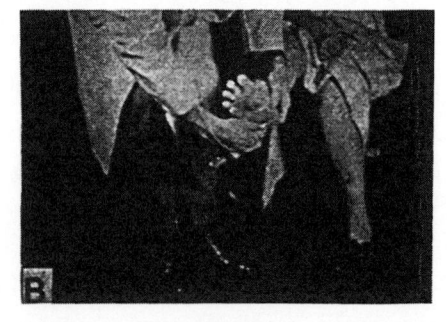

図2 A。手掌から手指に向う手掌への軽い刺激により誘発された，手根部の伸展を伴った手指の伸展と開扇（本能性回避反応）。 B。足の回避反応。

運動失行　Kinetic Apraxia

Liepmann[36~38]と Wilson[57]は，後に Schuster[51]が強制把握 forced grasping，我々が本能性把握 instinctive grasp reaction と呼んだ前頭葉病巣に基く現象を熟知していた。そして彼等はこれを肢節運動失行のひとつのタイプに分類した。我々が「回避反応」又は本能性回避 instinctive avoiding reaction と名付けた，頭頂葉病巣に基づく逆の現象も同様の範疇の現象である。把握

grasping と回避 avoiding は両立し得ない対立物である。なぜなら刺激が，或人には手を閉じさせ他の人には手を開かせるからである。しかし，反応は手に限局されていない。強制把握に伴う口唇に触れた場合の吸引反応と頭部の追跡運動は(図3 A と B)，回避反応に伴う口唇のすぼめる動きと，頭部の向反性運動に対応する(図3 C)。強制把握は外界に対する強迫的な全般的探究的行為のひとつの側面にすぎない。しかし強迫現象の検査という観点からみると，それは触覚や視覚刺激に対する，手，口唇，あるいは—程度は少ないが—足による，探索と把握の反応である。健常人で注意が他の方向にむけられれば，手による接触は，刺激が第一指の掌側の限られた部分に与えられた時，全く無反応か第五指の軽い屈曲運動をもたらす。刺激が第四，五指の背面に与えられると，指の軽い進展が生じる。本能性把握 instinctive grasping がある場合には，屈曲をもたらす領域は Seyffarth と Denny-Brown[52] が示したように手掌全体に拡がっているのである。背面への接触もここでは，刺激を手掌に移す動きを誘発する。反対に，頭頂葉障害は全ての形の環境刺激からの逃避を示す。通常，手の背屈反射をもたらす正常な領域は掌側までに拡がり，正常では軽い屈曲をもたらすはずの刺激からの逃避反応を示す。そして第1指の掌側の強い圧迫のみが把握をもたらし得る。同様に，顔面と足の反射誘発領域はこの2つの型の病巣によって縮小したり拡大したりする。

　ここで，これら2つの状態での運動能力について検討してみよう。前頭葉病巣を有する患者では，本能性把握が優勢で持続することが運動協調の主たる障害を形成している。患者はベッドの布や他の対象を把んでいるのを放すことができない。把握現象は手掌への過度の刺激が持続するために持続する。この手は積極的に刺激を追跡する(図4 A，B)。もし患者が刺激から逃れることが出来れば，彼は手の力を抜くことが出来る。しかし手の使用状態を注意深く観察すると，その手の使用が手掌に何も接触させなくてもきわめて不器用で拙劣であることに気付く。患者が，ある対象を捉えようと講ずる時，十分に手を開くことが出来ない。患者は対象に遅く，そして極めて遠廻りしながら接近するという傾向がある。患者は手が空の時ですら急いで手を開いたり閉じたり出来ない。ここでの障害は手を開く時の緩慢さである。あらゆる速やかな動作は，この伸展の緩慢さと不完全さにより制限を受けているのである。同様に患者の口唇の動きも緩慢で不完全である。手がいかなる対象であれ接した場合か，まだ把握していない場合でも，上肢全体が固くなる傾向がある。上肢への受動的な接触ですらもこの効果をもたらす。そのため手をつかんで患者の腕を扱おうとすると，検者は全ての動きに対して固さを感じる。すなわち前頭葉病巣による抵抗症 "Gegenhalten" 又は "negativism" である。この固さは検者が手首の部分で上肢を持つと軽減又は消滅する。患者が書こうとする時，手は硬直し紙にくっついていたようになる。重篤な場合，前頭葉病巣による書字の失行を呈する。足の把握現象 foot grasp もおこり得る(図4 C)。患者が患側肢を床に降ろすと，下肢は固直し，床にくっついてしまう。そのためステップは極めて困難にしかされない。短くひきずった歩きとなる(図4 D)。かかとが床から上がった時だけ，下肢は移動し，完全なステップがなされる。そして足を運ぶ時につま先すら完全には伸展しない。運動機能の両側前頭葉欠損では，この第一歩の困

242 失　行

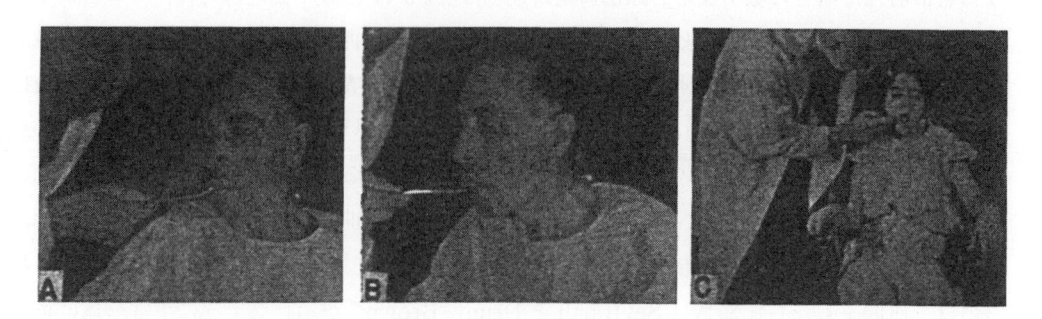

図3　AとBは右手に強い本能性把握を示す患者における，本能性吸引を伴った頭部と口唇の探索と追跡運動を示している．Cは，四肢の回避反応に共同した頭部の逃避と開口を示している．

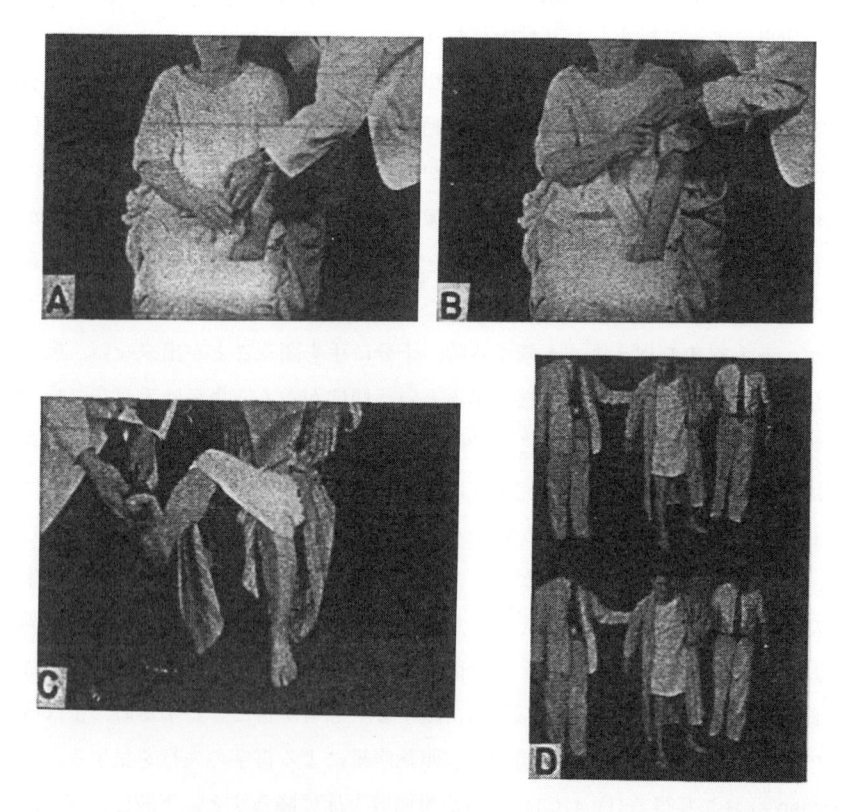

図4　AとBは，左前頭葉腫瘍患者における，右手への後退する刺激に対する本能性把握反応と追跡運動を示す．Cは足のtoe graspを示す．Dは，左上下肢の把握反応を伴う頸動脈領域の症候群の患者——片麻痺と痙縮を伴わない——が歩行しようとする時の，左下肢の小きざみの跛行を示している．

難さは大そう明らかとなり（図5），ステップ前の脚（下肢）のすばやいひきずりがなされる（我々はこれを"slipping clutch"syndrome と呼ぶ）。患者は前方に傾き，肘を屈曲する。しかし同じ患者でも下肢が空中にある時は困難なく運動することができる。この現象は全く痙縮がない時に，屈曲性足底反射に伴って生じ得る。足の把握現象が存在し，歩行に際しつま先は著しく屈曲しているのが観察される。それ故に，前頭葉内側病巣の結果，全ての形の運動は本能性把握，すなわち異常な姿勢の持続を本質とするメカニズムによって障害されることがわかる。これは接触（手の把握，口唇の圧迫，下肢の起立）に反応して，運動の全ての形にわたる手指や足趾の過度の屈曲や口唇の緊張を伴う。その障害はまた，保続もしめす。その欠損はいかなる接触反応によっても増強し，空中で自由になされる運動でもしばらくの間持続するからである。このタイプの障害はさまざまな重篤さであらわれる。すなわち，口唇や手掌への moving contact に対しての対側（健側）との比較によってのみ正常と区別し得る程度の軽い反応から，患者が歩けないか（手を）さしのべることができない――しかしながら足底反応は屈曲型――程度の両側の高度反応まである。病態が高度であれば，足尖部は痛み以外のあらゆる刺激の結果，足底部へ屈曲する傾向となる。

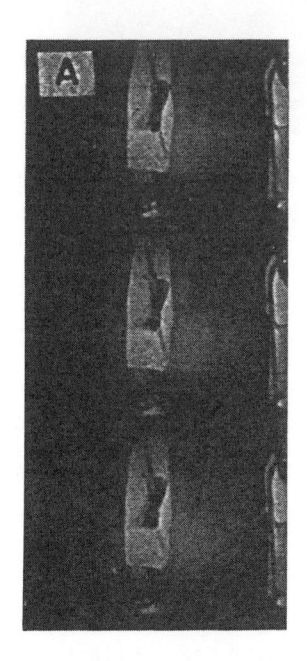

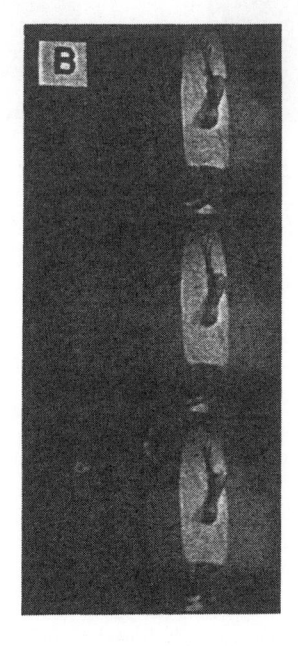

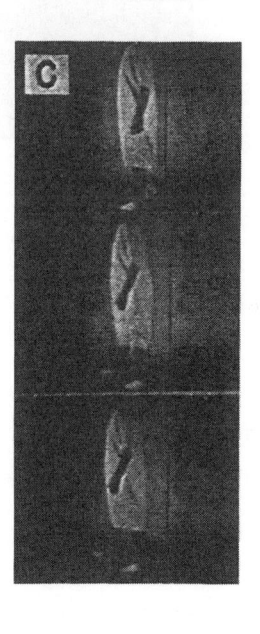

図5　両側前頭葉変性疾患患者の，歩こうとした途端の一側の足と（A），他側の足（B）の小きざみな引きずり歩行を示す。結局，患者は一側の踵を，そして他側の踵を地面に降し，自然な足踏みが可能となる（C）。（映画の連続画面）

次に，頭頂葉病巣を有する患者の動きを詳細にみることとする。手根と手指はあらゆる形の触刺激，殊に手掌の遠位側へ向かう moving contact に対して伸展する（図2）。稀に，指や手根そして腕全体さえ検者が近付いた時に伸展することがある（空中浮遊"levitation"）。患者が

244　失　行

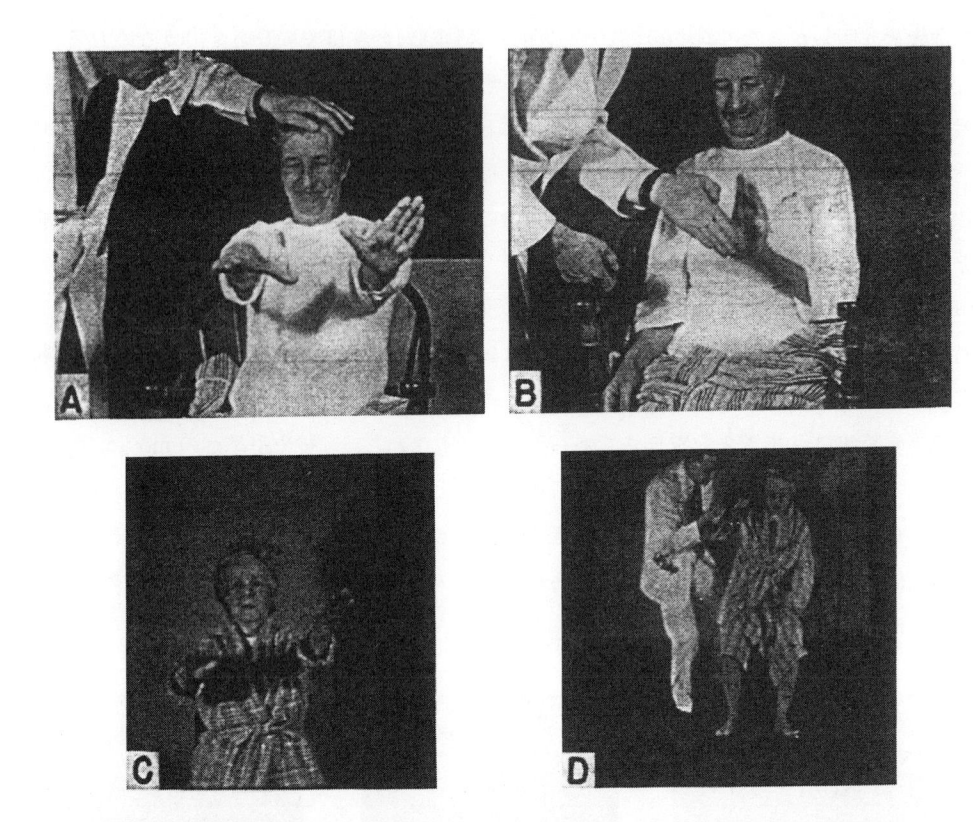

図6　Aは，右頭頂葉病巣を有する患者が，手を伸展保持するよう指示された時の，左手の自発的な（保続性の）回避性姿位を示す．Bでは，患者が検者の手を把もうとする時，その手がその動作に際して過伸展するのがみられる．Cでは，同様の右頭頂葉の血管性病巣を有する他の患者が同じような回避（運動）の保続を呈している．Dでは，歩行を命ぜられると，患者は起き上るのが困難で，膝関節を過屈曲，足趾を伸展させて左足をすすめ，後方に転倒する傾向がみられる．

対象をつかむため手を用いる場合，対象に届いた手指と手根は異常に伸展し（図6，7），不必要な強調された運動の印象を与える．指・鼻・指テストの場合でさえも，患者は検者の指に触れる前にためらうが，患者自身の鼻に関してはためらわない．握る時手を閉じるのが非常にゆるやかで，開き易く，しばしばものをとり落す．例えば，手指の過度の伸展によってハサミの柄に手指を合わせることが困難であるのは特に示唆的である（図8C）．しかし，患者は図8Dに示すようにハサミを正確に使うことは出来る．患者には手を使いはじめるのが困難で，他方の手をさしのばし，最後には使える．メガネをかけた患者は健側の手でメガネに触れることは出来るが，患側の手では，メガネから離れた場所から断片的な動き（接近：訳者註）をするが，触れることはない（図8A）．あらゆる接触からの逃避傾向があるだけでなく，接触そのものが困難なのである．四肢は著しく逃避し，手指や足趾は運動のすべての相において過度に伸展している．この状態が重篤な場合には，患者は過伸展することなしに患側の一本の手指も動かすことが出来ない．他の患者は開眼したままですら動かすことができない（図7）．そのような状態の手で患者が書字を試みると，紙に触れるのは短い間隔のみで，手は間歇的に紙から逃避し

てしまう（図8）。口唇への接触は開口反応と頭部の反対側への回転をもたらす（図3）。歩行中には，逃避反応を呈する下肢はきわめて高く持ち上げられ，大地との接触は短く，過伸展された足趾にてなされる（図6 D）。足趾はしばしば長い間伸展する（持続性Babinski徴候），そして足裏への刺激はこれを増強する。

　また，前頭葉病巣の影響とは対照的に，四肢(the limb)は検者に扱われる時は柔かく，トーヌスが低い，しかし検者が手離した時，いかなる肢位でも四肢はカタトニー的な姿勢保持を示す傾向にある。手を拡げた時の患肢の異常に外転過伸展した肢位（図6）は，我々が頭頂葉病巣の有用な臨床徴候として用いているが，これは以前の接触で誘発された回避反応の保続のようである。課せられた姿勢のカタトニー的持続は，頭頂葉病巣が両側の場合に著しくなる。歩行は前方へのすり足での前進となり，患者は，足尖を過伸展させ後方へ転倒する傾向が生じる。患者は重心のゆがみを正そうとするが不適切である。しかし四肢は空中に遊離してさえいれば，あらゆる運動をおこなうことが出来るのである。患者が，イスに近づいて，方向転換し，それに坐ることが困難な様子である。患者はイスへためらいがちで無用な接近を企てるのに長い時間を費やすことがある（Sittig[53]のいう「躯幹失行」trunk apraxia）。横臥している時には患者は起き上がるのがきわめて困難である。

　これらに対応した口や頭部の向反的運動が生じるのははるかに稀である。それには多分，より広範な病巣を要するのであろう。それは脳炎の後みられるからである。

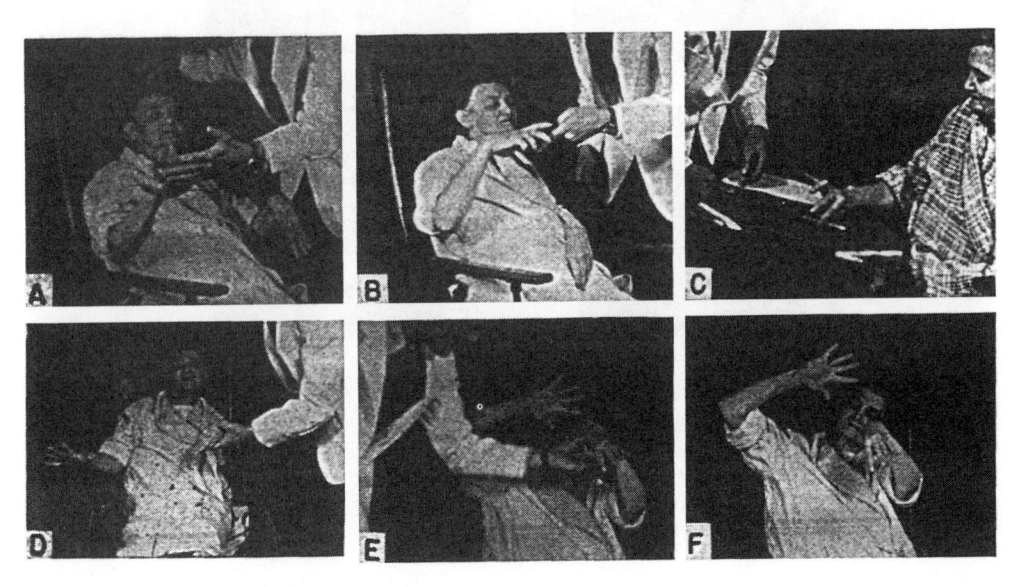

図7　脳血管障害による両側頭頂葉病巣の患者。Aは，右手にみられる回避反応と，左手の空中浮揚を示す。Bは，検者の手を把むように命ぜられた時の，Cは対象物をとり上げた時の（手の）過伸展を示している。Dは，左手を扱われた時の右手の空中浮揚を示す。Eは，上肢をとり扱うことでひきおこされる姿勢を，そしてFは，そのほぼ2分後の姿勢の緊張性持続をあらわしている。

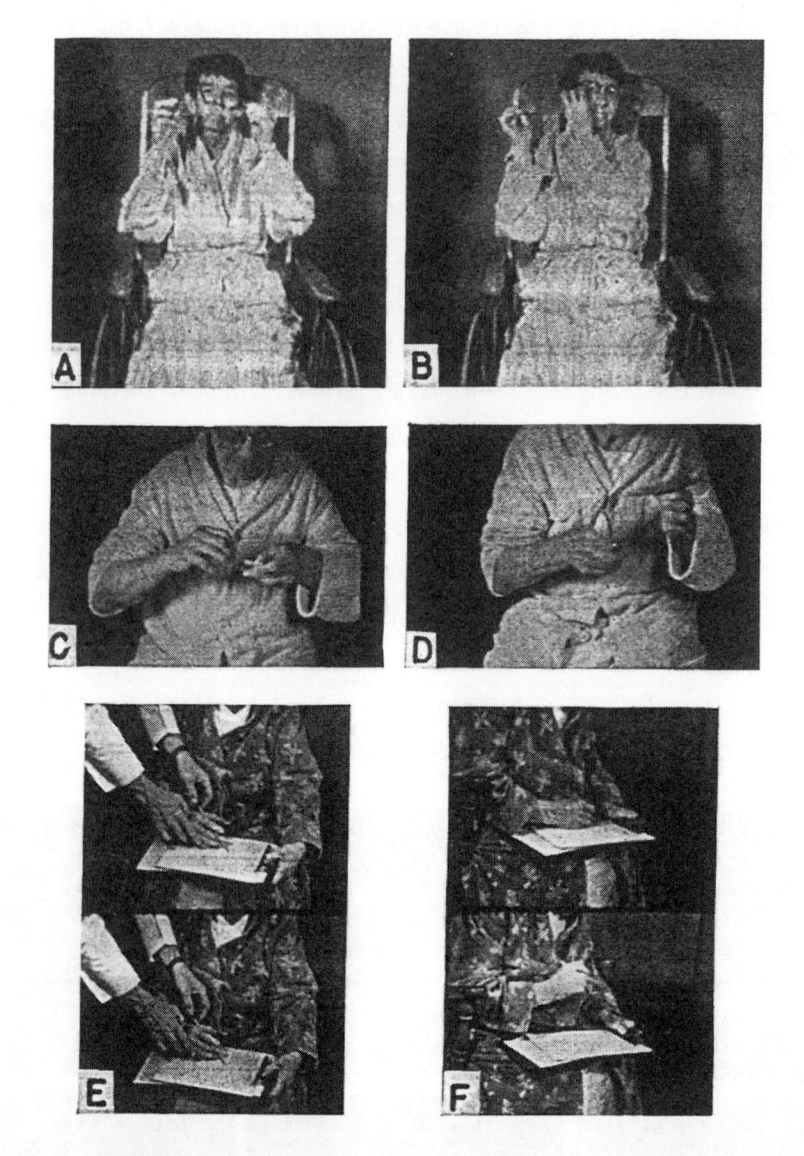

図8 AとBは，左頭頂葉病巣の患者が眼鏡を装着するところを表す。強い回避反応を示す右手は，眼鏡に触れることなく付随した運動を呈する。Cでは，左頭頂葉病巣の患者は右手指を鋏に合わせることが出来ない。しかし，鋏が指に合ってしまうと，それを使うことが出来る(D)。同様の病巣を有し，著しい回避反応を示す患者は，鉛筆を把むことが困難である(E)。うまく把めば，患者は書き始めることができる(F上段)，しかし書字動作は，肘関節の突然の屈曲と手指の伸展によって間欠的にさえ切られる（F下段，毎秒16コマ映画の連続画面）。

　異常な把握反応と同様，回避反応にも様々な重症度がある。手掌部の遠位側へ向う触刺激に対する手指の短い上方への動きや，足への同様の刺激に対する足尖部の同じ様な動きは，正常な人でも稀ではない。早期の病的反応の出現は，正常より強くあらわれ，出現が安定している場合のみみることができる。手掌への強い moving contact は，把握反応，Seyffarth と Denny-Brown[52]の「粗大な把握反射」coarse grasp reflex を誘発するかもしれない。同様に，足に

おいて，軽い接触によって軽い回避反応が誘発される時にも，強い遠心側への moving contact では，拇趾の正常な下向きの底屈が誘発されるであろう。軽い moving contact により遅延した背屈が規則的に得られる場合，失行性運動障害を伴うことが予想される。

前頭葉病巣に伴う把握反応はしばしば間代性の性格を有する，そしてこの振戦は同一肢のあらゆる動きに於てもあらわれる。外側に伸展した手においては，短い moving contact は通常短い屈曲を開始させる，そして数回の素早い屈曲―伸展の交代性の動きがこれに続く。頭頂葉病巣の場合には振戦は少ない，しかし存在する場合には，それは静止時には手根と手指の素早い交代制振戦であり，運動の際には（振戦は）増加し近位側の関節にまで拡がる。この振戦は又，回避反応を触発させることによってもおこすことができ，この時回避反応は数拍の振戦へ変化する最初の拍を形成するのである。この形の振戦の開始は，ことにそれが他の運動の際に明らかでなかった場合には，運動の調節において相対立する把握と回避反応の要因の不安定さの臨界的な程度をさし示す。

我々は，それ故に２種類の対照的な失行型を分類する。すなわち保続的な接触反応へたどることのできるものと，保続的な回避反応へたどることのできるものである。これらの障害はその原型の反応，すなわち本能的な把握と回避より広範であるため，我々は前頭葉性又は磁性失行 magnetic apraxia と，頭頂葉性又は反発性失行 repellent apraxia と称する。それらは一括して，行動の運動性投射の欠陥を示す。それらはよくみられる障害で，中程度であっても運動遂行を深刻に妨げる。Chambers との[15]最近の論文で我々は，環境への磁性 magnetic, 探索性の行為側面は頭頂葉皮質が担っており，前頭葉や側頭葉病巣で解放されるという実験結果を論じた。逆に，行動に対する反発性 repellent, 陰性のバイアスは，前運動野，帯状回ならびに海馬領域の大脳皮質により担われ，頭頂葉病巣により解発される。我々は，この２つの型の反応は，大脳皮質によって担われる正常な環境へ向う２つの体制化，陽性と陰性，の領域を意味すると信じている。これら一方のメカニズムの損傷は他の異常な活動を解発するのである[13]。

磁性と反発性の失行は通常一側性であり，一側大脳半球病巣から生じる。変性性病巣の結果として，殊に主に前頭葉または頭頂葉病巣の場合には運動失行 kinetic apraxia が最も浮き彫りになる臨床像である。これらの障害が両側性である場合，歩行や昇ること，坐るなどの両側性に協調された運動が最初にそして最も重篤におかされる。吸引と咬む動作以外の完全な運動不能は最終像である。しかしながら，仮性球麻痺を特徴づける両側性の痙性の要因はない。痙性麻痺は慣習的にそのような全ての失行から分けて定義されている。但し，痙性と運動失行性の障害は様々に合併してしばしば生じる。我々が運動失行として分類した運動障害には，Liepmann[36-38]により記載された「肢節運動」失行のすべてと，Liepmann の観念運動失行，Brun[10]の一側性の運動感覚型と両側性運動型の一部，そして Sittig[53]の躯幹失行を含むようにみえる。反発性失行をもたらす回避反応は Pötzl[47]により記載された物品使用の障害のタイプを含む。運動失行 kinetic apraxia の全てのタイプは，認知の命題的側面の喪失や保続へたどることのできる運動障害からは峻別されるものである。

小児の脳性麻痺　Cerebral paralysis in children

　幼小児における運動統合の発達は，正常な運動をなす微細なバランスに関する逃避反射，反射的把握，本能的回避及び本能的把握といった連続的な習得をあらわすものである。幼小児における脳損傷は発達の正常な順序を妨げ，これらの反応の内のいずれかが優性に遺ることとなる。これらの停止してしまった状態のなかでは，本能性回避が最も前景としてみられ，それは通常本能性把握を伴う平衡不安定状態でみられる。その結果，アテトーゼという浮動的状態が生じる。新生児における脳疾患急性期，とくに脳炎または鉛中毒による両側脳損傷の場合，反発性又は磁性の症候群が極めて顕著になることがある。反発性失行では，全ての接触から四肢は常に逃避してしまい，下肢が大地に触れようとするといつも萎えてしまう。しかし空中にある時にはかたく伸展される(図9AとB)。これらの状態において，迷路性立ち直り反射(righting reflex)はきわめて素早く，それは空中に支えられた時のしっかりした姿勢に関係しているようである。図9に示す小児は脳炎後に生じたこれらの反応のため，歩くことも立つことも出来ない。手や足，顔によるあらゆる接触ののち著しい回避反応が生じる(図9C)。磁性失行は

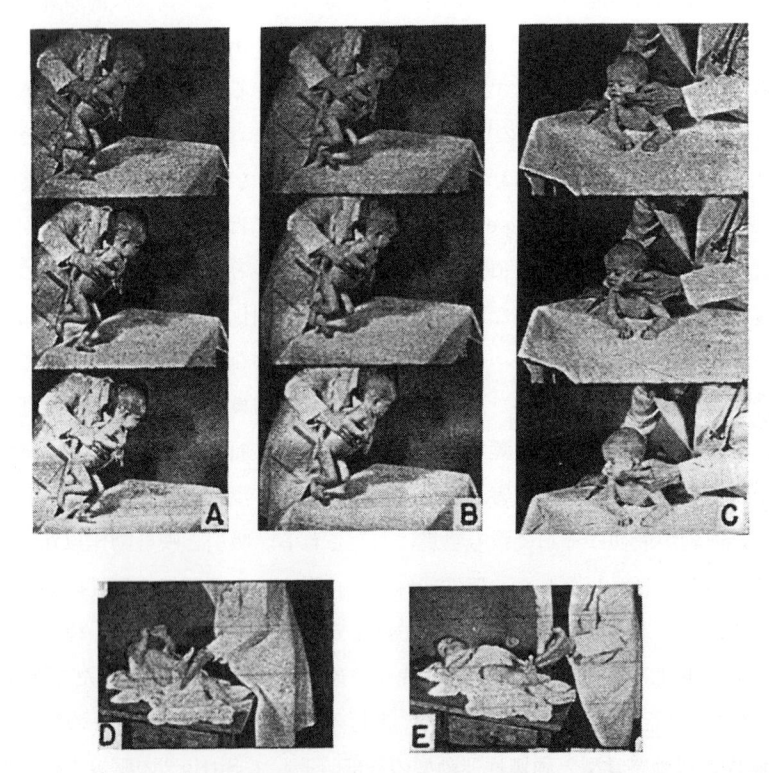

図9　A, B及びCは，脳炎後に回避反応の亢進のために歩行や起立の能力を失った1歳の小児を示している。Aで，台の表面に降ろされた時，接触するや否や足は逃避する（Aの最下段にBが続く）。Cは，頬部への接触に反応した頭部の回避反応を示している。回避反応は四肢すべてでよく出現した。DとEでは，他の小児で強度の伸展とそれに続く把握反応がみられる，（その小児は）足を支えて立てる毎に強く伸展する。

出産時損傷による脳性麻痺の幼少児において顕著で，何に触れても下肢がかたく伸展し，他では下肢の柔かい小児が歩行不能となる。そのような症例では，磁性及び反発性の反応はきわめて顕著となる（図9 D, E）。片麻痺や横断性脊髄病巣から回復している小児において，同様な断片的な行為が痙性麻痺に合併していることがしばしばみられる。しかし，痙性麻痺がなくても純粋な失行性症候群で，四肢の使用が不能になることをここで強調しておく。

皮質下性失行　Subcortical Apraxia

　解放された過剰な大脳皮質性反応が，ひとたび誘発されると異常に持続保続し，この病像が観念失行及び運動失行で明らかであるのは，大脳皮質病巣の影響に特徴的である。磁性および反発性の失行では，反応の持続はそれぞれの症例において直接に自然の刺激の持続性効果に関係している。皮質性の運動反応の基本的なタイプは，おそらく視覚性の運動反応をのぞいて，視床レベルではたらく皮質下メカニズムを有している。本能性把握反応にとっては，それに対応する皮質下反応は「緊張性把握反射」であり，本能性回避反応に対する皮質下反応は手根の回内と屈曲を伴う手指の高度の過伸展(tonic withdrawal)である。これらは我々がジストニアdystoniaと呼ぶ姿勢異常のタイプにおいてみられる。皮質病巣においてみられる反応の保続の代わりに，これらの皮質下性反応は強い緊張性持続を示し，全ての拮抗性の運動に対して強く抵抗する。ジストニアでは受動的な動きに対して痙縮や塑造性の固縮よりもより抵抗を示す。刺激に対する基本的な反応は残しながら，明らかな刺激なしに強い反応が長い間持続する。反応に「緊張性」の性質を与えるのは，この型の反応持続である。

　このようにジストニア性の把握では，手は開こうと企てるたびに固く握りしめて回外し，ますます閉じてしまう（図10A）。命じても患者は手を開くことが出来ない。手を開くことができるのは，指関節の背側に触れるか（このようにして弱くて短い拮抗する回避反応を誘発する），視野のなかの対象物を把むように提示する場合だけである（図10C, D）。図10Aに示す女性患者は，かっとなって彼女の娘の髪を一旦右手につかむと，数分間は離すことが出来なかった。一旦手を開くと数秒間開き続けるが，手掌へのどのような触刺激によってもぴたっと閉じてしまう。そのような状態では，手背部のmoving contactと手掌部の刺激の組み合せはパーキンソン型の手指のリズミカルな屈曲伸展をもたらす。このようにして求心的な刺激に対するリズミカルな抵抗をつくることができる。四肢は部分的屈曲の硬直した姿勢で持続的に保たれ，伸展しようとすると，姿勢は増強する。これはWilsonとWalshe[58]のいう「緊張性神経支配tonic innervation」である。同じ患者の下顎は通常「bull-bog現象」を呈し，歯の間のものを何でもかたく咬みつける（図10B）。一旦眼が閉じられると，直ちに開くことは出来ない。足はGoldstein[21,22]のいう緊張性足反応を示し，足の底へのどのような強い接触でも，足趾と足底を強く屈曲させる。足は地面につくと更に屈曲する。緊張性屈曲は何ら刺激がなくても長く持続することがあり，四肢は他の場合にはかたく伸展し続ける。その状態が合併症を有さない場合，

痛覚刺激は防禦性逃避反応の一部分症としての拇趾の短い伸展をもたらすかもしれないが，足底反射は屈曲性である。のろのろ歩き，身体は屈曲姿勢で前方にかがみ込む。イスから立ち上ることに多大な困難がある。このタイプの運動障害は前部視床を侵す病巣に関連してみられる。そして我々はこの運動障害を錐体路系の過剰反応のためであるとした。しかしながら，この病態が重篤な場合には患者は四肢を用いることが出来ない。ひとたび伸展反射が病巣の進展によって著明に触発されると，緊張性把握反射と緊張性足反応は消失し間代性の痙縮に変わる。

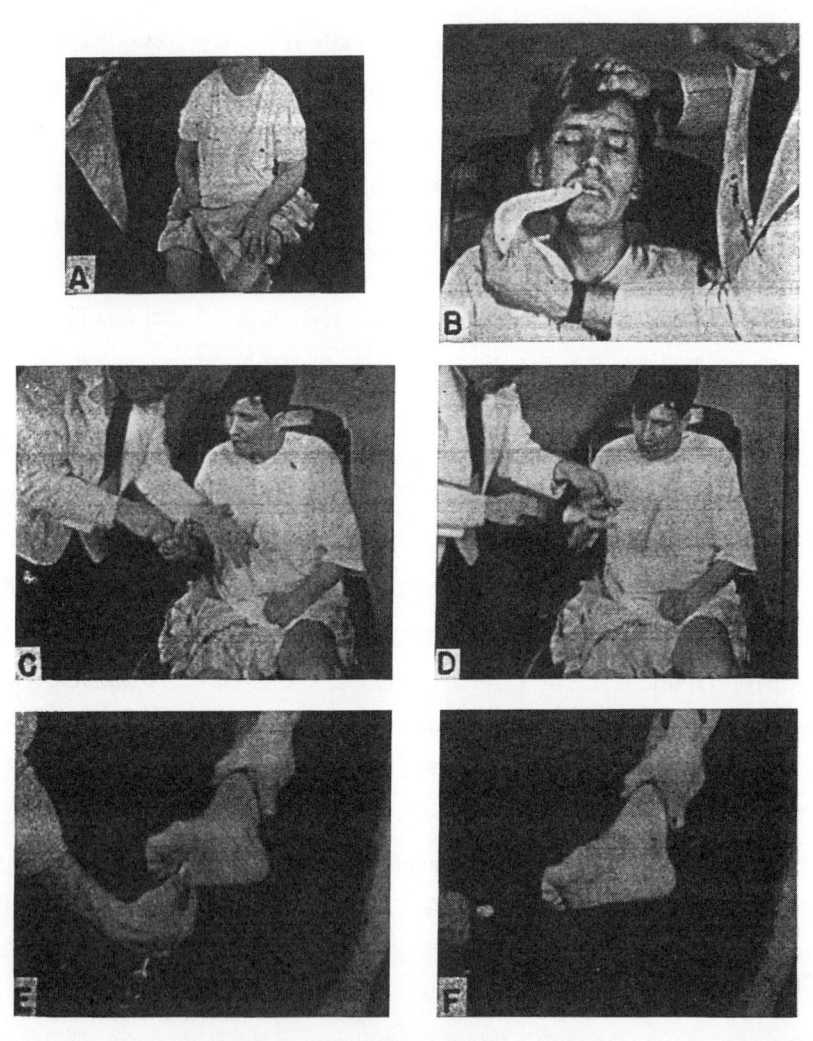

図10 ジストニア型把握。A．右側のジストニアを有する女性の安静時の右手。Bは，Wilson病患者において口がタオルで刺激された時の下顎の"bull-dog"closure を示している。Cでは，同じ患者がジストニアのある右手を握ると，開くことができないことが示されている（左手もジストニア型の把握を示す）。Dでは，検者が別の手を把むように告げると右手は自動的に開く。同じ患者において緊張性足反応 tonic foot responce が解発され（E），長い間持続する（F）。

対照的に，時には図11Dの患者の左手のように，手の緊張性伸展と回内に手根部で屈曲した上肢の回縮した姿位を別の状態をみることがある。

足は図11のように拇趾の過伸展（持続性 Babinski 徴候）を呈する。いかなる軽い足への"接触"も拇趾をさらに伸展させる（図11-BC）。下肢は固く伸展し，しかし地面につくと屈曲する傾向にある。早期には四肢の進行性の屈曲が歩行に際して生じる（"peacock gait"）（図12）。口は通常開いたままで，口唇への接触によってさらに開く。患者が物をつかもうとする時には，手はそれを越えてさまようように見え，手指は屈曲するかわりに伸展する。この状態は，図7の左手に実例が示されているが，アテトイドと呼ばれ，もしその姿勢が不安定であればアテトーゼなる状態を招く。症例によっては，意志により手を閉じることはほんの部分的であったり，

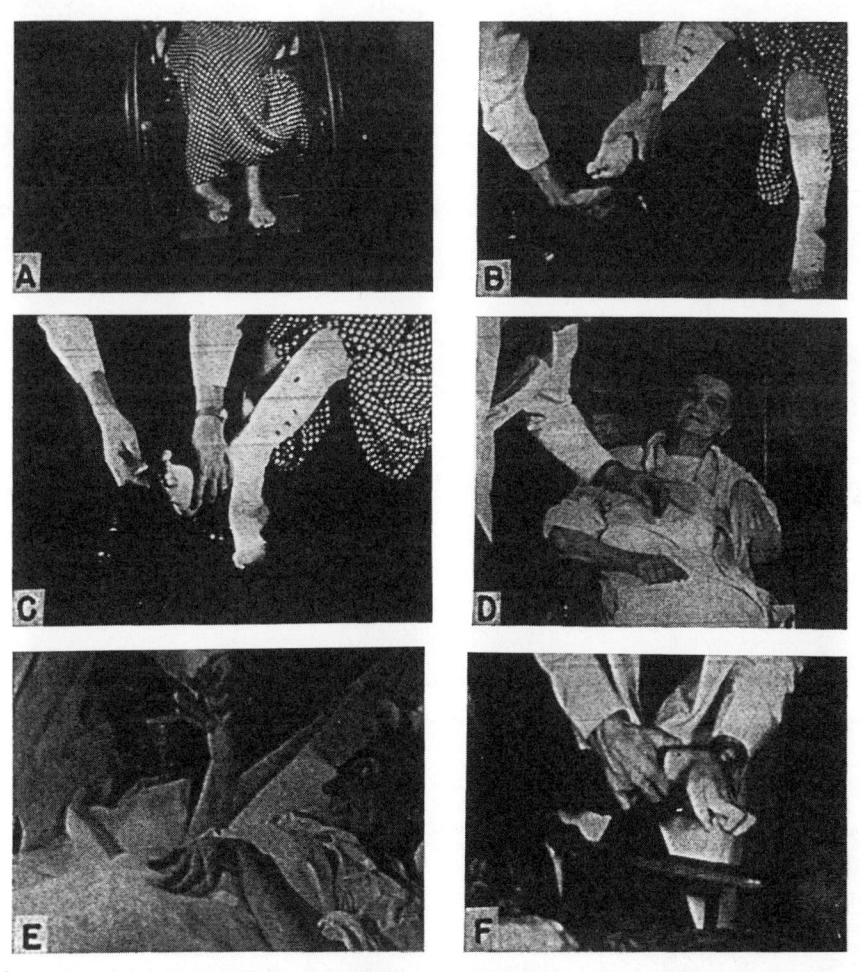

図11　右足のジストニア型の回避反応，過伸展した足趾と反転した足首に注意。Bでは足底刺激に伴い足趾は更に伸展し，Cは左足におけるより早期に出現する反応を示している（進行性錐体外路疾患，脳炎症遺症？）。Dは，上肢におけるジストニア型回避反応の典型的姿勢を示している（図7と同一の患者）。Eは，振戦麻痺の末期におけるジストニア型の回避性姿勢をあらわす。Fは，片麻痺と重篤な視床症候群を呈する患者の「視床手」を示している。

252 失　行

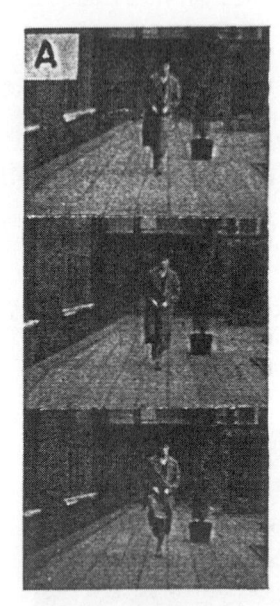

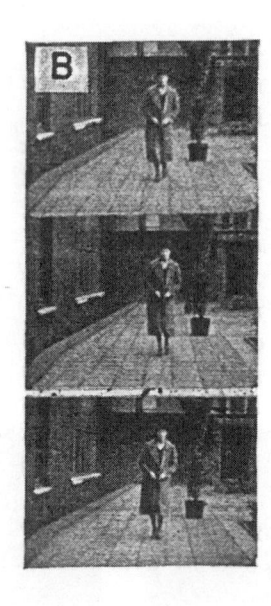

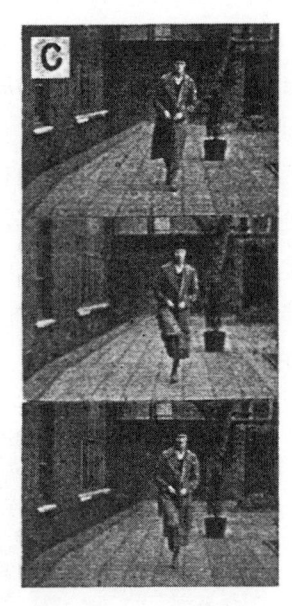

図12　脳炎後遺症患者におけるクジャク歩行 peacock gait。右足のおのおののステップにおいて，股関節は過屈曲し，脚を地面からたかく挙げ，伸展する前にそこで約2秒間保つ（A，下段）。左足によるステップ（B）は自然である。Cは次のステップに伴う右股関節伸展をあらわしている。

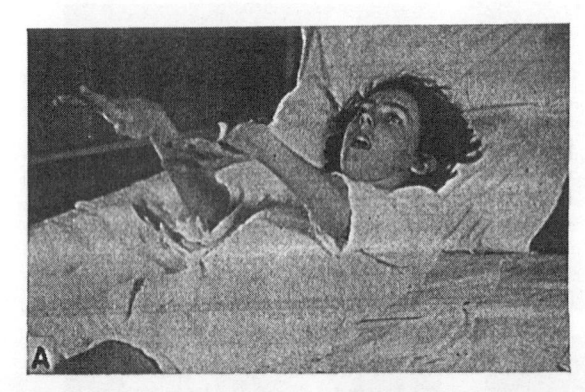

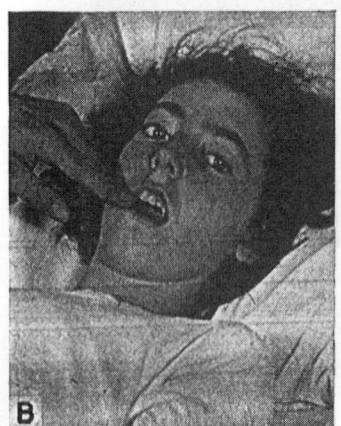

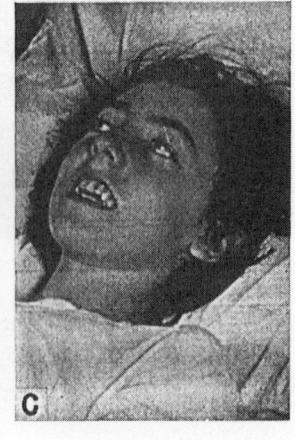

図13　Wilson病の15歳患者における慢性軽症のジストニア型回避。Aの，手根部の軽い屈曲を伴った，伸展した手指の回内姿位に注意。ほとんど連続して開かれた口と，瞬目の減少は特徴的である。回避性口唇反応（B）は常に解発された。この顔面ジストニアは2年間続き，臼歯を嚙み合わせる際，生じた下顎の変形のために前歯が咬合できなくなった（C）。

不可能な場合もある．しかし，手掌への接触で手を閉じることは促進される．通常レンズ核および関連した病巣において見られるこの型のジストニアでは，優勢な回避性の皮質下反射効果がみられ，意志の制禦から完全又は部分的に外れてしまう．手の典型的な姿勢は振戦麻痺（パーキンソン病）の後期においてみられる（図11E）．

ジストニアが優勢であるWilson病や嗜眠性脳炎のようなびまん性の錐体外路障害においては，ジストニアの回避性反応はしばしば口や眼を含み，Wilson病の若年型に典型的な，目を見開き開口した表情を呈する(図13)．下顎は疾患の進展期の間，積極的に開いたままとなるので流涎のみならず顎そのものの下方への変形が生じる．臼歯が相対している時ですら前歯は下顎の前歯に合わない（図12B）．発音は拙劣である．情動の過度の表現といった仮性球麻痺型の現象はジストニアとは無関係に，疾患後期に加わる現象である．若年性Wilson病の他のタイプでは，多分病巣の違いのため，図10B〜Fの患者に示すような磁性のジストニアが生じる．

これら2つの障害，ジストニア型把握とジストニア型回避反応は，一般的に錐体外路性姿勢とみなされる．接触性刺激に対する反応の観察により，それらは，皮質性失行と呼びならわされるものと同じ意味で，動作を妨げるより粗な皮質下性反応であることがわかる．全身の運動が反対側に偏っているために，患者は，運動を開始することができない．

「錐体路」機能　　"pyramidal" function

Magnusとde Kleynの頚部立ち直り反射はしばしば，あたかも合目的的意志的な運動から分離された神経機構のように語られてきた．そのような見方は，姿勢と運動は神経反応の全く分離される2つのタイプ，という今世紀（20世紀）初頭の運動機能の説に固有のものである．しかし，ヒトの片麻痺における現象の詳細な観察はこの2者が不可分であることを示している．本誌に以前掲載した論文で，我々はヒト中心前回の進行性病巣によりもたらされる運動能力の解体において，機能の喪失は磁性失行から反射性把握を経て，痙性片麻痺をきたす固有感覚反応（索引反応 traction reaction）の解発に至ることを示した．回復過程においては逆の順序となる．Twitchell[56]は，更に分析をすすめて片麻痺症例で，回復がこれらの段階を経て系統的にどのように生じるか，回復が不完全であればどの段階に留まるか，を明らかにした．彼はまた，我々が以前サルで観察したように，ヒトが，回復過程でみられる反射的反応を「意図」という合目的的な企てに適応するように速やかに学習することを示した．これらの研究は，我々が意図的運動と呼んでいるものが実際のところ，乏しい環境刺激に対する一次性反応を使用する，習得された能力であることを明らかにしたのである．

ここに報告した我々の観察はこの概念に変更を迫るものではない．それは単に，本能性把握が回避反応により修飾されることが，運動の完全な制禦のために必要であることを示すものである．もし反射の状態そのものが強く偏位しているならば，全ての目的を持った企ては相応して制限される，なぜならば，あるタイプの反射反応が刺激に対して不釣り合いだからである．

これが運動失行 kinetic apraxia の本質である。

1933年と1935年の Tower の研究の後では，合目的的運動を単に錐体路系の作用に関連づけたり，どの運動であれ錐体路系に属すると分類することは不可能である。ヒトにおける麻痺と錐体路障害の通常の関係は，確かに重要である。空間への探索的な運動はとくに中心前回と錐体路の統合に依存しているようである。その統合が失われた場合には，他のメカニズムのために足底部への moving contact に反応しての拇趾の背屈，時には手掌の遠位側に向かう moving contact に反応しての指の背屈を生じる。そのような反応の特殊な変異形はいわゆる Babinski 反応で，やや強い接触によって解発されるより定常的かつ信頼のおける徴候である。これらの変化を伴わずに皮質性の麻痺が生じることは驚くにあたらない。というのは，錐体路の無傷が確かめられた（皮質性麻痺：訳註）症例が Spielmeyer[54]，Rhein[49]，Finkelberg[18]そして Bielschowsky[7]により報告されているからである。この問題は最近 Lassek[29,30]により展望された。しかし，そのような麻痺の本態はこれらの著者によっても分析されていない。

ここで示された観察事実は，彼ら（当の患者たち）が一定して2種類の現象に陥ることを意味している。我々は前頭葉内側部が前大脳動脈分枝の閉塞又は腫瘍により損傷された磁性失行の患者を検討したが，最もよく検討された症例が剖検にふされるまでは詳細な解剖学的分析をするには病巣は大きすぎた。同様に，反撥失行の基本的特徴は最近の Denny-Brown と Chambers[15]の論文で示された形の頭頂葉内の軟化巣において見られるが，最も完成した病像は，生存中の患者や，解剖学的検索にふされるまでに広範な病巣をきたした脳腫瘍患者において観察されたものである。同様に，我々のジストニア性把握の最適の症例も側頭—蝶形骨縁腫瘍に罹患し，前部視床とそれに関連した線維束が早期におかされているということしか言えない。最も純粋な形のジストニア性回避反応は視床外側又は被殻の初期損傷の場合に観察された。正確な解剖学的検索は，厳密に限局した病巣を有する十分によく記載された症例を必要としている。マカクザルにおける実験的研究は運動失行の2つの主要タイプの一貫性と皮質性パターンを示している。

ジストニア姿勢とアテトーゼ姿勢の分析は，それらが頻繁に明らかな錐体路障害を合併しているために混乱をきたしていた。通常の内包病巣の結果，片麻痺の手は閉じて回外し，部分的に屈曲し内転した下肢を伴うか，又は逆に「視床性姿勢」，すなわち過伸展した中手指節関節と回内した手根部，そして外転した下肢と遠位指節関節の間代性痙性屈曲を合併する（図11F）。素早い間代性の反射は錐体路病巣の証拠となるが，Babinski 徴候は前者の型では容易にあらわれ，後者ではたといかなる運動も不能であっても，解発困難か，又は解発されない。固縮はジストニアと痙縮の混合体であり，後者の存在はわずかにみられる折れ込みナイフ現象と亢進した腱反射によってのみ示される。

又，Wilson 病や嗜眠性脳炎のようなびまん性病巣を有する錐体外路疾患は通常，例えば，一側手の回避反応と足のジストニア性の屈曲といった非対称性な解発を呈するか，又は，同じ手において回避反応と把握反応の拮抗が生じることとなる。この論文の課題は，本質的に一致す

る反応を解明することなのである。

　若し，我々が主張するように，ジストニア性姿勢が視床レベルで別々におかされ得る運動コントロールの片方の機能亢進を意味しているものであるならば，これらはいかにして錐体路運動システムに関連しているのであろうか？　Roland機能（錐体路機能）を含む皮質タイプの運動反応のおのおのにとって視床レベルの運動反応のメカニズムの存在を，全ての入手出来る根拠はさし示している。錐体路の皮質―脊髄の長い投射路は接触性探索の反応の高度に分化した，遠心性の主要な経路であり，間脳レベルで遠心性と求心性の皮質下性要素を有するようである。我々は，それ故に，運動行為の2個の一般的なタイプを弁別する。すなわち錐体路，錐体外路の要因を有する陽性探索性のものと，錐体外路性機構を有する陰性回避性のものである。相方の錐体外路性要素は皮質性及び皮質下性のレベルの操作を有している。これらのいずれの障害でも他方の過剰反応をもたらすことになる。

　半球切除の後に生じる，軽度の近位部の痙性収縮反応と大きく緩徐な腱反射を伴った，ぐにゃぐにゃで軟弱な手指は，磁性（把握性）及び回避性（反撥性）反応を欠く錐体路性の解放現象である。内包病巣を特徴づける強い痙性は，これもそのレベルの病巣によって解発される把握又は回避性反射の保続に起因すると我々は考える。脳病巣に基づく他の足趾の開扇現象を伴う拇趾の背屈という意味での明白なBabinski徴候は，探索的反応の全体か一部分の喪失による最高レベルの回避反応の解発のようである。先端の鋭いものでの中程度に強い刺激によってのみ放たれる足指の伸展反応はローランド皮質と錐体路のより特殊化された機能の障害の信頼できる徴候である。拇趾の背屈を含んだ全ての四肢の防禦性逃避反応の解発は低次レベルでの屈曲反射の解発の結果である。

結　論

　最高に発展した段階で，模倣的及び命題的行為は，優位半球の空間・対象・人物といった概念的有機体と関連づけられているというのが我々の結論である。そのような行為は外的刺激に対する直接の生理学的反応よりも病的変化に侵され易い。このようにして生じた障害が観念失行（ideational apraxia）である。同定の保続は同様の欠損の軽症な形である。遂行に利き手を要する後天性の特殊な運動機能は密に大脳半球優位と関連しているが，象徴機能とは独立に障害され得る。これはおそらく構成失行の背景となる概念的欠損に関連しているのであろう。関連した象徴作用と器用さは別々の大脳半球で操作され得る。そしてそれらは別々に一側病巣により侵され，そして独立に二つの側の皮質下の運動機構を担う。

　概念機能と関係のない失行（運動失行 kinetic apraxia）は，行為の生理学的側面に関連した感覚要因の異常な操作に帰すことが出来る。2つの一般的なタイプの障害があり，前頭葉性と頭頂葉性の運動失行で，それらの相方ともに感覚性効果の保続を示す。両側性の運動失行は，最も重篤な場合はまず歩行やその他の両側性運動行為を障害する。皮質性の行為の正常な平衡

状態が侵された場合，拮抗的効果を有する並行した刺激で振戦を誘導することが出来る。皮質下性の錐体外路病巣は持続性（ジストニア型）と同様の失行性反応を解発する。拮抗性反射効果による姿勢の不安定，アテトーゼ，振戦という混合型がよくみられる。そのような運動障害の静的（緊張性 tonic）側面は，感覚要因の遷延した作用（保続）と関連している。

文献

1) ADLER, A. Disintegration and restoration of optic recognition in visual agnosia : Analysis of a case. Arch. Neurol. & Phychiat., 51 : 243-359, 1944.
2) AKELAITIS, A. J. A study of gnosis, praxis and language following section of the corpus callosum and anterior commisure. J. Neurosurg., 1 : 94-102, 1944.
3) AKELAITIS, A. J. RISTEEN, W. A., HERREN, R. Y. AND VAN WAGENEN W. P. Studies on the corpus callosum. III. A contribution to the study of dyspraxia following partial and complete section of the corpus callosum. Arch. Neurol. & Psychiat., 47 : 971-1007, 1942.
4) BAILEY, P. A contribution to the study of aphasia and apraxia. Arch. Neurol. & Psychiat., 11 : 501-529. 1924.
5) BAILEY, P., BONIN, G. VON, GAROL, H. AND McCULLOCH, W. S. Long association fibers in central hemispheres of monkey and chimpanzee. J. Neurophysiol., 6 : 129-134, 1943.
6) BELL, E., Jr. AND KARNOSH, L, J. Cerebral hemispherectomy : Report of case ten years after operation. J. Neurosurg., 6 : 285-293, 1949.
7) BIELSCHOWSKY, M. Über Hemiplegie bei intakter Pyramidenbahn. J. Phychol. Neurol., Leipzig, 22 : 225-226, 1916-18.
8) BRAIN, W. R. Visual disorientation with special reference to the lesions of the right cerebral hemisphere, Brain, 64 : 244-272, 1941.
9) BREMER, F. Global aphasia and bilateral apraxia due to an endothelioma compressing the gyrus supramarginalis. Arch. Neurol. & Psychiat., 5 : 663-668, 1921.
10) BRUN, R. Klinische und anatomische Studien über Apraxie. Schweizer Arch. Neurol. u. Psychiat., 9 : 29-74, 1921 ; and 10 : 185-210, 1922.
11) CRITCHLEY, M. The Parieral Lobes. Edward Arnold & Co., 1953.
12) DENNY-BROWN, D. Disintegration of motor function resulting from cerebral lesions. J. Nerve & Ment. Dis., 112 : 1-45, 1950.
13) DENNY-BROWN, D. Positive and negative aspects of cerebral cortical functions. North Carolina M. J., 17 : 295-303, 1956.
14) DENNY-BROWN, D. AND BANKER, B. Q. Amorphosynthesis from left parietal lesion. A. M. A. Arch. Neurol. & Psychiat., 71 : 302-313, 1954.
15) DENNY-BROWN, AND CHAMBERS, R. A. The parial lobe and behavior. A. Res. Nerv. & Ment. Dis., Proc., in press.
16) DENNY-BROWN, D., MEYER, J. S. AND HORENSTEIN, S. The significance of perceptual rivalry resulting from partial lesion. Brain, 75 : 433-471, 1952.
17) DRINKWATER, H. Obligatory bi-manual synergia with allocheiria in a boy otherwise normal. Reports 17th Internat. Congress of Medicine, London, 1913. Section XI, part 2, 117-124.
18) FINKELNBURG, R. Partielle Rindenatrophie und intakte Pyramidenbahn in einem Fall von kongenitaler Spastischer Paraplegie (Little) Deutsche Ztschr. Nervenh., 46 : 163-170, 1913.

19) FOERSTER, O. Beträge zur Physiologie und Pathologie der Coordination. Die Synergie der Agonisten. Monatsschr. Psychiat. u. Neurol., 10：334-347, 1901.
20) FRAGSTEIN, A. VON. Über Synkinesien bei intactem Nervensystem an der Hand eines selbst beobachteten Falles. Monatsschr. Psychiat. u. Neurol., 10：348-358, 1901.
21) GOLDSTEIN, K. The Organism：A Holistic Approach to Biology. American Book Co., New York, 1939.
22) GOLDSTEIN, K. Language and Language Disturbances：Aphasic symptom complexes and thier Significance for Medicine and the Theory of Language. Grune and Stratton, Inc., New York, 1948.
23) HEAD, H. Studies in Neurology, Vol. II, p. 607. Oxford University Press, London, 1920.
24) HEAD, H. Aphasia and Kindred Disorders of Speech, Vol. I. Cambridge University Press, London, 1926.
25) HÉCAEN, H. AND DE AJURIAGUERRA, J. L'Apraxie de l'Habillage：Ses Rapports avec la Planotopokinésie et les Troubles de la Somatognosie. Encéphale, 35：113-144, 1942-45.
26) HERRMAN, G. AND POETZL, O. Über die Agraphie und ihre lokaldiagnostischen Beziehungen. S. Karger AG, Berlin, 1926.
27) JACKSON, J. H. Case of large cerebral tumor without optic neuritis and with left hemiplegia and imperception. Royal London Ophth. Hosp. Reports, 8：434, 1876. (Also in Selected Writings of J. Hughlings Jackson ed. by J Talor, Vol 2, p. 146. Hodder and Stoughton, London, 1931.)
28) KLEIST. Der Gang und der gegenwärtige Stand der Apraxieforschung. Ergebn. Neurol. u. Psychiat., 1：343-452, 1911.
29) LASSEK, A. M. The human pyramidal tract. XVIII. An analisys of its pathophysiological status. Brain, 73：95-102, 1950.
30) LASSEK, A. M. The Pyramidal Tract：Its Status in Medicine. Charles C Thomas, Springfield, Ill., 1954.
31) LEONHARD, K. Sur l'Apparition d'Agraphie et Apraxie dans les Lesions Cérébrales Droites. Report V th Internat. Neurol. Congress, Lisbon, 1953, Vol. 1, 225-226.
32) LHERMITTE, J. Des Rapports de l'Image Corporelle avec les Lesions du Lobe Parietal. Report V th Internat. Neurol. Congress, Lisbon, 1953, Vol. 1, 169-194.
33) LHERMITTE, J., LÉVY, G. AND KYRIACO, N. Les Perturbations de la Représentation Spatiale chez les Apraxiques：A propos de Deux Cas Cliniques d'Apraxie. Rev. Neurol., 2：586-600, 1925.
34) LHERMITTE, J. DE MASSARY, J., AND KYRIACO, N. Le Role de la Pansée Spatiale dans l'Apraxie. Rev. Neurol., 2：895-903, 1928.
35) LHERMITTE, J. AND TRELLES, J.O. Sur l'Apraxie Pure Constructive. Les Troubles de la Pensée Spatiale et de la Somatognosie dans l'Apraxie. Encéphale, 28：413-444, 1933.
36) LIEPMANN, H. Das Krankheitsbild der Apraxie. Monatsschr. Psychiat. u. Neurol., 17：289-311, 1905.
37) LIEPMANN, H. Motor aphasia, anarthria and apraxia. Trans. 17th Internat. Conngress Med., London, 1913, Section XI, Pt. 2, 97-106.
38) LIEPMANN, H. Apraxie. Ergebn. ges. Med., 1：516-543, 1920.
39) MARIE. P. AND FOIX, CH. Les Aphasies de Guerre. Rev. Neurol., 1：53-87, 1917.
40) MAYER-GROSS, W. Some observations on apraxia. Proc. Roy. Soc. Med., 28：1203-1212, 1935.
41) MAYER-GROSS, W. Further observations on apraxia. J. Ment. Sc., 82：744-762, 1936.
42) MONAKOW, C. VON. Die Lokalisation im Grosshirn und der Abbau der Funktion durch korticale Herde. Bergmann, Wiesbaden, 1914.
43) NIESSER Discussion of paper by Heilbronner. Alleg. Ztschr. Psychiat., 51：1016, 1895.
44) NIELSEN, J. M. Agnosia, Aprasia, Aphasia；Thier Value in Cerebral Localization. Los Angeles, L.

A. Neurol. Soc., 1936. 2nd ed., Paul B. Hoeber, Inc., New York, 1946.
45) PICK, A. Beiträge zur Lehre von den Störungen der Sprache. Arch. Psychiat., 23：896-918, 1892.
46) PICK, A. Studien über motorische Apraxie und ihr nahestehende Erscheinungen. Deuticke, Leipzig, 1905.
47) PÖTZL, O. Über die Bedeutung der interparietalen Region im menschlichen Grosshirn. Ruckbildung einer Apraxie nach Operation eines interparietal gelegenen Tumors. Ztschr. ges. Neurol. Psychiat., 95：659-700, 1925.
48) PÖTZL, O. Zum Apraxieproblem. J. Psychiat. & Neurol., 54：133-149, 1937 (quoted by Critchley).
49) RHEIN, J. H. W. Cerebral palsies without demonstrable anatomical findings. J. Nerv. & Ment. Dis., 40：639-650, 1913.
50) SCHILDER, P. The Image and Appearance of the Human Body. Routledge & Kegan Paul, Ltd., London, 1935.
51) SCHUSTER, P. AND PINÉAS, H. Weitere Beobachtungen ueber Zwangsgreifen und Nachgriefen und deren Beziehungen zu ähnlichen Bewegungs-störungen. Deutsche Ztschr. Nervenh. 91：16-56, 1926.
52) SEYFFARTH, H. AND DENNY-BROWN, D. The grasp reflex and the instinctive grasp reaction. Brain, 71：109-183, 1948.
53) SITTIG, O. Über Apraxie. Abhandlungen aus der Neurologie, Psychiatrie, Psychologie, und ihren Grenzgebeiten. Monatsschr., Psychiat. u. Neurol., 63：1931
54) SPIELMEYER, W. Über Hemiplegie bei intakter Pyramiden bahn. Klin. Wchnschr., 43：1148, 1906.
55) TOWER, S. Pyramidal lesion in the monkey. Brain, 63：36-90, 1940.
56) TWITCHELL, T. E. The restoration of motor function following hemiplegia in man. Brain, 74：443-480, 1951.
57) WILSON, S. A. K. A contribution to the study of apraxia with a review of the literature. Brain, 31：164-216, 1908-09.
58) WILSON, S. A. K. AND WALSHE, F. M. R. The phenomenon of "tonic innervation" and its relation to motor apraxia. Brain, 37：199-246, 1914.
59) WOLTMAN, H. Review of clinical and anatomic studies of apraxia, with special reference to papers by R. Brun. Arch. Neurol. Psychiat., 10：344-358, 1923.

解説

磁性失行 magnetic apraxia と反発失行 repellent apraxia

本村　暁

はじめに

　訳出した論文は，Denny-Brown（1958）による「失行症の本質」The nature of apraxia である。

　Derek Ernest Denny-Brownは，1901年6月1日，New ZealandのChristchurchに生まれ，Otago大学医学部を卒業。英国に渡り，Oxford大学およびQueen's SquareのNational Hopitalで神経生理学，臨床神経学の修練を受けた。その後1941年に渡米。Harvard大学の神経内科学教授およびBoston市立病院のNeurological Unitの所長を務めた。研究分野は排尿反射，末梢神経障害，Wilson病，acute necrotizing hemorrhagic leucoencephalopathy，筋病理，病的把握現象など神経学の広範な分野にわたっている。

　これらの経歴の細部は他に譲るが，高次脳機能障害についても，動物実験ならびに臨床例の研究から，独特な所論を展開する。1981年4月20日，米国Massachusetts州Cambridgeで逝去された。同年（1981年）9月京都で開催された第12回 World Congress of Neurology で Norman Geschwindが追悼講演を行ったのは，まだ記憶に新しい。

Ⅰ. Denny-Brown の失行分類

　Denny-Brown の失行分類（右表1）や失行理論は独特で論理的色彩が濃く，他の研究者の分類と必ずしも照応しない。現在の失行研究の中でDenny-Brown の占める位置はいかなるものであろうか？
　彼のいう運動失行 kinetic apraxia

表1　Denny-Brownによる失行の分類

観念失行（構成失行を含む）
不器用な失行 adextrous apraxia
識別の失行性保続
一側性失行
運動失行
皮質下性失行

は，失行分類の中では，一側性，分節性の失行（Hecaen & Albert, 1978）や，失行の辺縁領域（鳥居，1981）に含められている。失行との間に一線を画する意見（山鳥，1985）も強い。

本稿では，運動失行 kinetic apraxia (magnetic & repellent apraxias) を中心の話題として最近の研究動向に焦点を当てながら考察を進める。その前置きとして，Denny-Brown の失行論の全体を概観・展望する所から話を始める必要があろう。

失行は，本論文では，「運動，感覚，協調運動が保たれているにもかかわらず，合目的的な運動やその連鎖を遂行できないこと」（Wilson, 1908）と理解されている。失行研究に最も大きな影響を与えた Liepmann は，周知のように古典失行といわれる3類型を提唱した。肢節運動失行（運動記憶痕跡の消失），観念運動失行（運動企図イメージと運動記憶の間の解離），観念失行（運動企図イメージの消失）の3失行型である。

Denny-Brown は，運動記憶や運動企図といった心理学的な用語や「解離」という連合主義的解釈を排し，「Liepmann とは異なる，他の解釈が成り立つ」というところから議論を始めている。また，錐体外路性運動障害までも自らの失行論の射程に収め，可能な限り生理学的なアプローチを試みようとする。しかし，彼の失行論には，鍵となる重要な心理学的な概念が含まれている。それは，概念的機能 conceptual function と，無定型合成 amorphosynthesis という2つの心理概念である。

概念的機能 conceptual function とは，事物の具体性からはなれた象徴性や概念およびその系列をさし，Goldstein の範疇的態度 categorical attitude（抽象的態度 abstract attitude）にほぼ相当するものと考えられる。

無定型合成 amorphosynthesis とは，頭頂葉損傷による知覚抗争現象から導き出された概念で，外界から受容された刺激が特殊に統合，加算されたもの（spatial summation）の障害である。

しかしこれらの概念は検証が困難で，理論的色彩が濃い。Denny-Brown の失行分類の中で中心になるのは，概念的機能 conceptual function の障害によるとされる観念失行である。

1. 観念失行について

Denny-Brown の理解する観念失行は以下の定義であらわされている。「運動要素が混乱し，全体を包括できないが，言語障害によるものではない状態。」

彼によると，この障害は複雑な動作を要求された場合や抽象的状況であ

らわれ易いという。提示された症例をみてみよう。「空のコップから飲む（コップの機能を身振りでさししめす）ことが出来ないにもかかわらず水の入ったコップからのむことは可能であった」（図１C, D）

「テーブルの上の物品を指示することが出来ず，（鉛筆の）用途を示すこと，名称を述べることができない。しかし，紙を渡されて，何か書くようにうながされると鉛筆を取り上げて使用することができた。」（図１A, B）

物品の指示ができないのは（図１A），象徴としての名称と視覚イメージを含む概念的過程に問題があり，これが「観念失行」の症状であると述べている。

観念失行は，Liepmannによれば運動企図イメージの消失，障害によるもので，複雑な系列行為の障害と特徴づけられている。しかしこの症候の本態については現在２つの主要な考え方がある。

一つはLiepmannに端を発し，Poeckに受け継がれている複数の物品使用を含んだ系列行為の異常という説であり，他の一つはMorlaásに発しDe Renziに引き継がれる単数か複数かを問わない物品使用の障害という考え方である。最近の主だった論説に目を通すと，たとえば山鳥（1984）はMorlaás説に近い立場をとり，観念失行の診断，症候記載の一つの基準を示しているが，そのメカニズムにはあえて論究していない。大東（1986）はSignoretの失行論を重要視し，Geschwind & Damasio（1985）は観念失行そのものの他の神経心理症状からの独立性に対して，かなり留保を置いた記述をしている。このように観念失行の概念自体，十分に整理されているとはいい難い。

ここでLiepmann-Poeck流，Morlaás-De Renzi流の２つの学説があることを前提にして，Denny-Brownの症例を検討してみよう。臨床データの記載が十分でないので，細かい推論は困難であるが，まず第一に，失名辞と物品指示の障害（すなわち言語理解の障害）があり，失語症の存在は明らかである。第二に，鉛筆の用途を示すことができないにもかかわらず，紙を渡されると書くことができた。この現象は日常環境に結びついたautomatic activityであると彼は述べている。すなわち物品を用いないで，使用する身振りをすることができなかったが，自然条件下での実物の使用は可能であった。

しかし，観念失行についての二つの説，すなわちLiepmann-Poeck，Morlaás-De Renziのいずれの説をとっても，複数の物品の使用という行為の側面に誤りがみられないため，この症例を観念失行とみなすことはできない。むしろ，失語症に合併した観念運動失行である可能性が強い。

2．観念運動失行について

次に Denny-Brown の観念運動失行についての考えをみてみよう。原文を少々かみくだくと，問題となる動作を理解できないためではない（片側または両側の）複雑な運動障害，と要約することができる。彼は観念運動失行をこのように捉えるのであるが，このような運動障害が，その運動の企図とその遂行のいずれのイメージ，心像も保存されていて，両者が解離したために生ずる，という連合主義的な解釈に異議を唱えるのである。

そこで彼は，観念運動失行の代わりに，「不器用な失行」adextrous apraxia，「識別の失行性保続」apractic perseveration of identification という2つの独特な概念を提唱する。

不器用な失行　adextrous apraxia

象徴機能と運動の巧緻さが異なる半球優位性を持つ場合があり，表象機能が保たれる一方，運動の器用さが失われた状態を「不器用な失行」と呼ぶ。その典型例として右利き者の左大脳半球病巣で生じる読字障害のない失書症をあげている。

識別の失行性保続　apractic perseveration of identification

知覚の混乱により生じる運動障害で，皮質の受容メカニズムの部分的損傷によるものと考えられている。

例えば，櫛をみていた患者が次にタバコを渡された際に，タバコを櫛のように用いる，というものである。

「不器用な失行」では文字，数字などの象徴機能と運動巧緻性の半球優位性が別の大脳半球に形成されると述べている。例えば，引用した右利き左大脳半球病巣症例での失読のない失書では，読字の中枢は損傷のない右大脳半球にある，という議論を展開している。しかし，これは我々が現在有する知見には明らかに当てはまらないものである。また「識別の失行性保続」で取り上げた症候は，失行の枠で取り扱うのではなくむしろ企図性保続 intentional perseveration (Liepmann) に属する運動保続症状であろう。「一側性失行」，「運動失行」については次節で論じる。最後に「皮質下性失行」を取り上げているが，これは筋トーヌス異常を有する基底核の疾患（Wilson 病など）の運動障害に結びつけられているもので，通常，失行概念には含まれない。

3．一側性失行と amorphosynthesis

行為の概念過程 conceptual process の崩壊，すなわち観念失行（但し，彼のいう意味でのこの用語（観念失行）が記載された症例に用いられるの

が適切でないことは既に述べた）が失行のもっとも中核的なもので，この場合，障害は常に両側にあらわれる。

次に，Brainにより着衣失行として記載された，身体の一側にあらわれる現象について考察をすすめる。この状態では，患者は服の袖の一方にしか腕を通さず，髪をとかすのもひげをそるのも一側である。この場合，運動行為の概念全体は保存され，障害は一側の身体や身体外空間の無視 (amorphosynthesis) に基づくものである。すなわち行為概念の崩壊である失行より低次の現象であると論ずる。

4．運動失行について

一側性の失行症状の中で, 磁性失行 magnetic apraxia（把握反射 grasp reflex による巧緻動作の障害）と反発失行 repellent apraxia（回避反応 avoiding reaction による動作遂行の障害）をあわせて Denny-Brown は運動失行 kinetic apraxia と称し，Liepmann の肢節運動失行のすべて，観念運動失行の一部などを含むと述べているが，問題となるのは主に肢節運動失行との関係であろう。前頭葉に損傷のある場合，病的把握現象が生じる。病的把握現象は forced grasping と groping など二元的に把えられることが多い。Seyffarth と Denny-Brown によると①把握反射 grasp reflex（手掌に対する触覚刺激により生ずる把握反応）と②本能性把握反応 instinctive grasp reaction（触覚刺激に限らず，視覚的刺激でも生ずる把握反応，この場合手指の屈筋群のみならず上肢の筋群も動員した動き，となる）に二分される。

病的把握現象を示す患者では，手指の動きは対象のない場合でも拙劣となる。鳥居らも病的把握現象を呈した症例で手指の動作のぎこちなさを指摘している。ただし病的把握現象と失行を同列には論じていず，動作が拙劣化した体肢に病的把握現象が生じたことに注目している。

一方，頭頂葉病巣にともなう回避反応の報告は少ない（Appenzellar et al，浅川，Laplane et al，村田ら）。

浅川は回避反応を呈した4症例を報告しているが，全例に患側の身体図式障害と知覚抗争を伴っていた。Denny-Brown は前頭葉と頭頂葉は互いに拮抗的な働きを有し，前頭葉は対象から遠ざかる働き（avoidance），頭頂葉には対象を探索引する働き（attraction）をそれぞれ司り両者のバランスが成り立っていると考えた(図)。しかし肢筋運動失行の運動異常の本質をすべて approach-avoidance dysequilibrium に帰すことはできないであろう。とくに把握現象をもたらす前頭葉内側面は従来より言われてきた

肢筋運動失行の責任病巣（中心前回・中心後回）とも明らかに異なる。回避反応の症例報告は稀であることは前述したが，Denny-Brown らの症例をみてみよう。

　H.H. 59歳左利きの男性，麻痺を伴わず「混乱した行動」で発症。病識が欠如し，左一側の着衣障害，左半側無視がみられた。ここでこの患者は左手に回避反応，右手に同側性把握反応がみられた。頭頂葉損傷による対象からの回避という現象を Mesulam は方向性注意の障害である半側空間無視や病態失認，psychic hallucination と結びつけて考察している。すなわち頭頂葉は対象や周囲の環境に対する探索機能を有するが，この機能が脱落し，身体外空間の対象や自己の身体の欠陥からの回避をきたす，というものである。Denny-Brown & Chambers の症例にも半側空間無視が合併しており，回避反応は半側空間無視など広く頭頂葉症候群との関係で再検討すべきであろう。

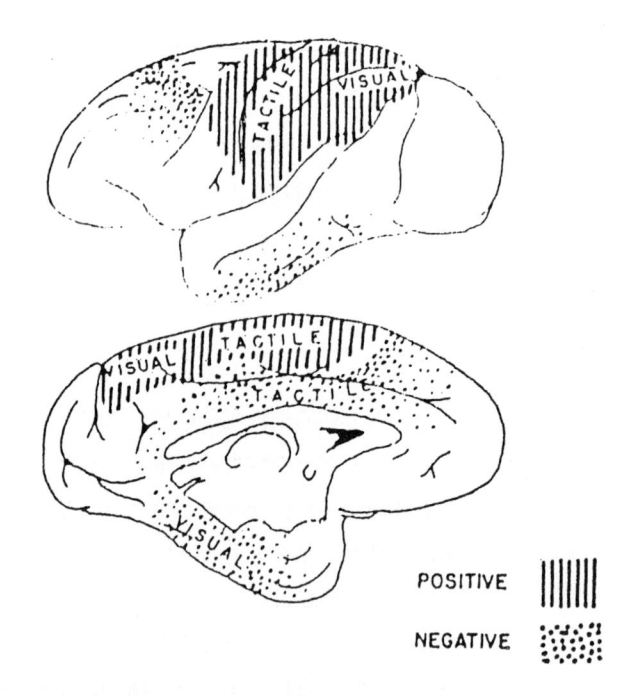

図1　Denny-Brown(1956)より引用
Denny-Brown D : Positive and Negative Aspects of Cerebral Cortical Functions. North Carolina Med J 17:295, 1956.

II. 関連した病態，とくに道具の使用現象について

このように，magnetic apraxia や repellent apraxia は失行から一線を画すべき病像と思われるが，近年前頭葉病巣による病的把握現象に関連した病像が関心を集めている。

ものに触れるか，見ることで不随意に（自動的に，時には自らの意志に反して）それを使用してしまう，という行動異常が1980年代に相次いで報告されている。森ら（1981, 1982）は，左前大脳動脈閉塞による左前頭葉内側面と脳梁膝部の損傷例で，眼前に提示された物品を右手で強迫的に使用してしまい左手でこれを制止するという症状を記載した（「道具の強迫的使用」compulsive manipulation of tools）。この現象の機序として，左半球運動領域に対する同側からの抑制と反対側からの脳梁経由の抑制のいずれも欠くこととなり，学習された運動行為が病的把握に続いて解放されたものと解釈した。

同じく1981年 Goldberg らは，同様の症例を「右手に生じた alien hand sign（Bogen）」として報告した。同様の症例は内山ら（1982），能登谷ら（1985）によって報告されている。

Alien hand sign とは Bogen により，「一側の手（左手）があたかも自らのものでないかのごとくに行動する現象」として捉えられ脳梁離断症候と考えられている。Goldberg らは彼らの症例の症候をこの症候のなかで捉えているが，Bogen の alien hand sign は左手の，無目的な行動であるという点で，道具の強迫的使用とは分けて考えねばならない。この点は能登谷ら（1985），森ら（1985）が強く主張している。

学習された運動が release されるこの現象はこれまでの報告例では右手にのみ生じている。森ら（1985）は「右手に持たれること」が道具の特性であることを指摘しているが，運動エングラムの左半球優位ということとも考え合わせて有意な所見かも知れない。症例の蓄積が望まれる。

III. 利用行動，模倣行動，環境依存症候群

1983～1986年にかけて，Lhermitte らは前頭葉損傷に基づく一連の神経心理症状を記載・報告した。一側性または両側性の前頭葉病巣を有する症

例で，眼前に示されたものを把握し使用してしまう症状を利用行動 utilization behaviour と名付け，この症状は前頭葉病巣により頭頂葉に対する前頭葉からの抑制がとれ頭頂葉の活動が解放されるために生じるものであると説明した。

次に，指示しないのに検者を模倣してしまう症状を記載し，模倣行動 imitation behavior と名付け，(Lhermitte ら，1986)，利用行動 utilization behavior の初期症状であると述べた。この模倣の動作は，全ての日常生活場面であらわれる訳ではなく，生活動作を妨げず，検者が自然でない身ぶりをしたときには従わないという特徴がある。患者によると「模倣しなけばならない」と思う，という。強迫的，自動的，または反射的な模倣でないところが反響行為 echopraxia と異なる点である，という。

さらに，前頭葉損傷の2症例において，通常の日常生活場面に患者が遭遇するとその場面に応じた行動をとってしまう（例えば庭の花を見ると水をかける，注射器をもった医者を見ると筋肉注射ができるように服を脱いでしまう！）という症状を観察し，環境依存症候群 environmental dependency syndrome と名付けた。患者は周囲の環境に対して依存的になり，自らの行動を選択することができない。主体的な行動決定の障害，すなわち自律性 personal autonomy の障害と要約することができる。これら3症状の背景はいずれも頭頂葉機能の「解放」による環境への過依存性である。これらの症例は，把握や探索反応のみならず，学習された運動パターンや日常行的動作も前頭葉病巣による release phenomenon として出現しうることを示すものである。

むすび

このように，Denny-Brown の失行理論を眺めてみると，現代の失行論の中ではやはり辺縁と言わざるを得ないようである。

しかし眼を失行研究から少し周辺の神経心理学の話題に向けてみると，compulsive use of things，道具の強迫的使用，利用行動，模倣行動，そして環境依存症候群へと展開・発展してきた前頭葉の神経心理症候学の最近の知見の集積が注目ををひかずにおかない。特に頭頂葉機能の"release"によるとされる環境依存症候群はまさしく Denny-Brown の思想の再興である。これらすべての研究の里程標になった，という点で本論文は"classic paper"（Sid Gilman）といえるであろう。

(附記．本稿は1987年に脱稿したものである．爾後の失行研究には触れていない）

文　献

1) Adie WJ, Critchley M： Forcd grasping and groping. Brain 50 ; 142, 1927
2) Appenzeler O, Hanson JC： Parietal ataxia. Arch Neurol 15 ; 264, 1966
3) 浅川和夫：一側失行―身体半側の回避反応と失行，失認について　精神経誌71; 527, 1969.
4) 浅川和夫：半側身体の回避反応と失認に関係ある一側性失行　精神医学23; 1001, 1981
5) Bogen JE The callosal syndromes in Clinical Neuropsychology (edited by Heilman KM Valenstein E) 2nd ed., Oxford University Press, N.Y., 1985, p.295.
6) Brain R : Visual disorientation with special reference to lesions of the right cerebral hemisphere. Brain 64 ; 244, 1941
7) Denny-Brown D, Chambers RA The parietal lobe and behavior. Res Pub Ass Nerv Ment, Dis 36 ; 35, 1958.
8) Denny-Brown D : Positive and negative aspects of cerbral cortical functions. North Carolina Med J 17 ; 295, 1956.
9) Goldberg G. Mayer NH, Toglia JU : Medial frontal cortex infarction and the alien hand sign. Arch Neurol38 ; 683, 1981.
10) Gilman S : D.Denny-Brown 1901-1981. Neurology(Ny) 32 ; 1, 1982.
11) Geschwind N, Damasio AR : Apraxia.in Handbook of Clinical Neurolgy(Edited by Vinken PJ, Bruyn GW, &Klawans HL), Elsevier Science Publishers, Amsterdam, 1984, vol.45(Revised series 1), P.423.
12) 小山善子，倉知正佳，鈴木重忠ら：前頭葉障害と強制把握　精神医学27; 647, 1985
13) Lhermitte F : Utilization behaviour and its relation to lesions of the frontal lobes. Brain 106 ; 237, 1983.
14) Lherrmitte F, Pillon B, Serdalu M : Human autonomy and the frontal lobes. Paet I : Imitation and utilization behavior : a neuropsychological study of 75 patients. Ann Neurol 19 ; 326, 1986.
15) Lhermitte F : Human autonomy and the frontal lobes. Part II : Patient behavior in complex and social situations : the "environmental dependency syndrome". Ann Neurol19 ; 335, 1986.
16) Laplane D, degos JD, Bilateral infarction of the anteior cigulate gyri and of the fornices. Report of a case. J Neurol Sci 51 ; 289, 1981.
17) Laplane D, Meininger V, Bancaud J et al : Contribution à l'étude anatomo-clinque des phénomènes d'évitement. Rev Neurol 355 ; 775, 1979.
18) Mesulam M-M : Frontal cortex and behavior. Ann Neurol 19 ; 320, 1986.
19) 森悦朗，山鳥重：右上肢にみられた道具の強迫的使用，強制把握との関連について　第22回日本神経学会総会（熊本），1981.
20) 森悦朗，山鳥重：左前頭葉損傷による病的現象―道具の強迫的使用と病的把握との関連について　臨床神経22; 329, 1982.
21) 森悦朗，山鳥重：前頭葉内側面損傷と道具の強迫使用　精神医学27; 655, 1985.

22) 村田真二，森悦朗，田淵正康ら：回避反応を呈した左頭頂側頭葉脳梗塞の一例（会）神経心理学 2；76，1986.
23) 能登谷晶子，鈴木重忠，倉知正佳ら：右手に物品の強迫的使用を呈した 1 例 失語研 5；764, 1985.
24) 大東祥孝：観念失行をめぐって 失語研 6；965, 1986.
25) Seyffarth H, Denny-Brown D : The grasp reflex and the instinctive grasp reaction. Brain 71；109, 1948.
26) 鳥居方策，小山善子，伊埼公徳ら：病的把握現象とその問題点―強制把握を呈した脳血管障害の 1 例を中心に― 脳神経 26：207, 1974
27) 鳥居方策：失行の辺縁領域―その概観― 精神医学 23；1047, 1981.
28) 内山伸治，吉野公明，大矢他喜雄ら：Alien hand sign を呈した左前大脳動脈閉塞症の 1 例 神経内科 18：396, 1983.
29) Wilson SAK : A contribution to the study of apraxia, with a review of the literture, Brain 31；164, 1908-9.
30) 山鳥重：古典失行の症候学―その分類上の問題点― 神経進歩 28：1032, 1984.

E 閉眼失行

M. レヴァンドウスキー：閉眼失行について

M. Lewandowsky：Über Apraxie des Lidschlusses.
Berl. Klin. Wschr. 44：921-923, 1909.

大橋博司　訳

　精神麻痺（Seelenlähmung）に関する諸観察と失行 Apraxie（Liepmann）の学説によって運動障害の症候論は著しく拡大された。これに関連した観察はこれまでは主として四肢に限局されていた。ただ例えば Heilbronner によって脳神経領域における一定の類比が示唆されてはいたが。
　さてこの領域から以下の報告で一つの症状が記述されねばならぬ。これについては僅かに散在的な陳述があるだけで，何らの評価も受けていなかった。同時に，この症状の出現が，これまで注意されもせず，期待されもしなかった損傷によって生ずることが報告されねばならない。
　この症状とはおよそ以下の如きものである。すなわち，眼瞼筋が末梢性ないし脳性の麻痺によって侵されていないにもかかわらず，眼瞼の意図的閉鎖が不可能なのである。文献中には次のような記述が見出される。Oppenheim[1]は小児性仮性球麻痺の1例を記述し，「けいれん的な涕泣にさいしては眼は閉じられるが，能動的には閉眼は困難で，一瞬間閉じられるにすぎない」ことを注目している。ここで Oppenheim にとって，主として眼瞼筋の運動が感情によるときと能動的意図によるときとの対立が重要であった。われわれが認めるように，意図的な閉眼が完全に不可能というわけではない。他の運動において眼瞼筋のとる態度について，さらに陳述はない。Roth の記載――これは終りに再びふれるが――以外には，私の知りうる範囲では，小児性仮性球麻痺における Oppenheim の症例に類似した，私自身[2]の報告しか文献には見当らない。私の記載になる患者（42歳）は閉眼が不能であったが，顔面神経麻痺はなく，むしろあらゆる眼瞼反射は自発的瞬目とともに保たれ，下方を注視するとき上眼瞼は下方向に下り，患者は閉眼して睡眠した。

　原註1）Oppenheim：Über 2 Fälle von Diplegiaspastica oder doppelseitiger Athetose. Berliner Kl. Wochenschr., 1905. この症例のうちの1例については神経病学教科書に彼の所見が述べられている。
　原註2）Lewandowsky：Über die Bewegungsstörungen der infantilen cerbalen Hemiplegie und Über die Athétose double. Dtsch Zschr.f.Nervenheilkunde, 1905, XXIX, S. 339.

上記の2例，およびRothの症例も大脳の両側疾患であるのに対し，私はこの同じ症状を，純粋に一側性の，しかも右側病巣で観察する機会があった。

64歳の夜警R.L.は1906年4月11日，突然，左片麻痺に冒されたが，そのさい完全な意識喪失は来さなかった。4月14日，彼はFriedrichshain病院に入院した。これまでには卒中発作を来したことはなかった。以下は4月16日の検査所見である。

意識は完全に清明で，言語障害はない。あらゆる器質的麻痺の徴候を伴う中等度の典型的左片麻痺。注目すべきは脳神経からの所見である。下部顔面神経領域にはわずかに左不全麻痺が見られる。口笛，呼気ともに可能。舌はやや左方に転位するが左右への運動は可能。上部顔面神経は左右均等。患者は開眼したままでベッドに寝ている。彼は眼瞼を，しかも両眼を命令に従って意図的に閉じることができない。彼はこのことをそれまで意識したことはなかったため，この閉眼不能に驚きを現わす。強くうながしても，また「貴方にはできますよ，全くひとりでに，確かにできますよ」と繰り返し話しかけても，眼瞼は閉じない。これに反して眼を大きく開くことは可能であるが，受動的に閉じられた眼瞼を，そのまま能動的に閉じたままにしておくことができない。自発的な瞬目は可能である。検者が，直接患者の眼に触れることなく，患者の眼前に手を急に近づけると，瞬目反射が直ちに生ずる。とくにそれぞれ威嚇された側の眼に著しいが，反対側の眼も一瞬つよく閉じられる。この反射ではとくに左右差はなく，また眼の上の額を強く叩いたり，眼と鼻の中間領域をこすると，眼瞼がとくに強く閉じられる。結膜反射，角膜反射はきわめて迅速かつ強度である。瞬目反射を抑えるように命じられても，患者には殆ど不可能で，単に手を近づけるだけでも両眼は殆どけいれん的に閉じられる。

一方の眼を閉じるように命じられる，患者は「射撃のときみたいですね」といって，右眼だけを一瞬閉じる。この作業は，松葉杖を小銃のように彼の手に持たせたとき，なお二度できた。しかし必ずというわけではなく，明らかに一定の状況に依存しており，たまたま患者の注意が「射撃しよう」と集中する場合にかぎり，しかも閉眼を持続させることはできなかった。

患者の近親者および姉妹は，彼が眼を閉じて眠ると証言している。

眼球運動は困難なように見える。上方への運動と右方への運動は良好である。下方を注視せよという命令に従うことができず，ただ一度だけ，たまたま眼が下方に向いた。そのとき不十分ではあったが眼瞼も下った。左方への眼球運動は，命令に対しても，左方の対象の凝視に際しても全く僅かに可能であるにすぎない。ただ一度だけ，何かが左方にあるではないかと，患者が注意を向けたときだけ，眼球は完全に左方に動いた。休止時には眼球偏位は認められない。

患者は右側を下に寝ており，命令に応じて左に身体を回転することができず，したがって左頬を枕に触れることができない。ただ正中線までは回転ができ，ただ一度，眼を自発的に左に向け，頭もまた左に回転した。

患者の状態は，片麻痺に関しては次第に軽快し，依然として典型的に強直性となったが，いずれにせよ歩行には努力を要し，眼球運動も同様である。眼球運動障害については，左方への完全な回転はなお不能であった。すでに入院数日後から眼球の上方ないし下方への運動が記録

されている。左方への注意についてはたえず所見が一貫せず，これは最初の検査のときから著明であり，命令に応じて左方を注視するとか，示された物体を左方に追跡することが完全にはできなかったが，彼の左にある何かに自発的に注意を向けようとするときには眼球は完全に左方に回転した。頭部だけの左方回転の障害はしばらくしてから消失した。

　1906年6月6日に退院するまで，恒常的に完全な閉眼の不能が残り，これは最初に観察され上に記述されたのと全く同様であった。

　それゆえまず第一にこの能動的閉眼不能という特殊な症状を考察しよう。患者は命令に応じて，あるいは自己の発動性をもって，両眼を同時であれ，あるいは右ないし左眼を片方ずつであれ，閉じることができない。そのさいきわめてとるに足りぬほどの一側性顔面神経不全麻痺があるけれども，両眼を閉じることの不能とは何のかかわりのないことは明らかである。ヒステリーは除外できると思うし，片麻痺の器質的なものであることにはいささかの疑問も存しない。ヒステリー症状は何ら認むべきものがなかったし，とくに瞬目反応の迅速さはヒステリーが加わっていることに反する症状である。閉眼できぬヒステリー症状の，全く心理的な成因によれば，ひとが彼の眼前に何かを近づけても閉眼はしない。しかしわれわれの患者では，能動的，自発的に閉眼する可能性は保たれているとともに，瞬目反射，反射的閉眼，を意図的に抑制する可能性が欠落している。瞬目反射は疑いもなく皮質と結びついている。顔面神経の皮質中枢は侵されていないにちがいない。そしてわれわれが欠落の原因と仮定する器質的損傷は，核上性のものであるだけでなく，——Wernicke の用語を借りるならば——超皮質性，よりよい表現を用いたならば超中枢性（transcentral）に存在するはずである。上部顔面への皮質中枢と，閉眼への刺激が発する他の皮質領域との，連合的結合が切断されているにちがいない。そしてそれはわれわれが他の領域における類比的障害によく対応している。つまりときとして，とくに生き生きとした表象との結合の影響によって能動的閉眼が生じること，例えばわれわれの患者は「射撃しようとするとき」というような自発的に生じた表象のもとでは，ときに一瞬，右眼を閉じることができたのである。注目すべきことに，なお保たれている顔面神経核と関係する皮質領域からは，このような場合，睡眠中の閉眼はなお遂行できるということである。

　このようなきわめて特徴的な障害を閉眼失行 Lidschlußapraxie と呼ぶとき，これがわれわれの直観にも対応していると私は信じる。なぜなら，四肢の運動性領域においても，私が他の場所で述べたように[3]，一方でいわゆる精神麻痺 Seelenlähmung を完全な失行として挙げねばならず，また——これと関連して——一般的行動と呼ばれるものと一般的運動と名づけられるものに関して鮮明な境界を引くことはできない。それゆえここでもまた，閉眼の精神麻痺というよりは閉眼失行というほうがより目的に適ったものでもあろう。

　原註3）M. Lewandowsky, Die Funktionen des centralen Nervnsytems. Jena, 1907，第20章。ここでも私は一側性病巣における閉眼失行についてすでに簡単に述べた（379頁，註）

ところで注目すべきことに、われわれの症例にあっては器質的損傷は右半球にあって左半球にはないこと、しかも障害は両側性だということである。さて剖検所見なしにはもちろん左半球の病巣を確実に除外できないにしても、言語とか、Liepmannによれば四肢の行為の一部などは左半球に結びついているとすれば、なぜ他の運動形式が右半球だけに結びついたらいけないのか。ここに記載した患者を見たとき、私はもう一人、私が1904年から1905年の冬、ビセートル病院のP.Marie病棟で観察した患者のことを想い出した。この患者は——その病誌をMarie教授は親切にも私のもとに送って下さった——やはり典型的な左片麻痺を示していたが、彼もまた意図的に閉眼することができず、瞬目反射の亢進をも示していた。ただ驚いたことに、彼はきわめてしばしば——先に述べた症状にはなかったことだが——右眼を閉じたのである。彼は、右眼が心ならずも閉じてしまうのだ、と訴えた。複視はなかった。その当時、われわれは上部顔面領域に現れる症候群はすべてヒステリー性の原因によるものと考えていた。今日になってみれば、この患者にも閉眼失行があったのだということを私は殆ど疑わない。この仮定によれば、ときに現われる右眼瞼の不随意性閉鎖も瞬目反射の亢進と矛盾するものではないと思う。多くの人々において両側の閉眼が右半球だけに結びついており、しかもそれに対する生理学的根拠がないとき、私は以下の事実を示唆したい。つまり軍人であって射撃を習った人々は、左眼だけを閉じることに熟練しており、しかも確かに右半球でこれを行っている。そして少なからぬ人々が——筆者もその一人だが——左眼だけなら閉じられるが、右眼だけを閉じることができないのである。しかしかかる一側半球優性の機能において、もろもろの機能が反対側の身体半側にいわば結晶されうるということは、Oppenheimの観察によれば、信じがたいことではない。つまり若年期に右手の使用を、その損傷によって妨げられた個体は言語中枢が右半球に移行した、というのである。大脳皮質の個人的可塑性は、この意味で、すなわち個人的に獲得した熟練性が限局性かつ局在性の解剖学的基体に結びついているという意味で、人々が一般に想定している以上に、きわめて大きいかも知れない。だから私は、閉眼という「行為」"Praxis"にとってこの基体をあらゆる人間において右半球に求むべきだという意見をもっているわけでは決してなく、ただ多くの人々においてそうなのだ、と考えているわけである。

われわれが閉眼失行と名づけた症候群が異質的根底をもつことに対しては何の疑いもありえない。小児性両側麻痺のOppenheimの観察と私自身の観察の他に、眼球運動の領域で上述の現象を文献中に求めていたとき、私はたまたまW. C. Rothの以下のような記録を見つけた(「眼球麻痺の患者供覧」Demonstration von Kranken mit Ophthalmologie, Neurol. Centralbl, 1901, 921頁):「症例Ⅲ、仮性球麻痺。63歳の楽士。眼を意図的に閉じることができず、だが瞬目および対象を眼に近づけたときには閉眼が保たれていた。」(これに眼球運動の障害が続く。) この例では両側性の病巣があった。Rothはこの所見に批評は加えていないが、この障害の器質的で局所的な基盤は明瞭であり、Rothの症例でもわれわれの場合と類似した眼球運動が侵されていた。

われわれの症例における眼球運動の障害は眼瞼閉鎖の障害と全く類似した性格をもっていた。

最初の時期がすぎると（右側病巣に対応して）左方への注視が侵されていた。しかしこれは完全な麻痺ではなかった。なぜなら，患者がある対象を生き生きと表象し，これをとらえようとするという如き幸運な状況が重なると，眼球は突然，完全に左方に転ずるけれども，眼前の手の運動を追うときには左方への中心点以上には動かせなかった。Roth の諸症例における現象は——両側病巣があるという事実に応じて——まず一つの注視方向に限定されたものでもなく，またその性質もここに引用されたようなものや，あるいはその他の「観念運動性分離性眼球麻痺」"Ophthalmoplegia dissociata ideomotrica" と呼ばれるものとも一致していない。しかしながら失行の領域に，しかもここでは眼球運動の失行にきわめて近い障害であるとは確かに言える。私はこの対象についてここで簡単に注意をうながすだけで満足したい。

J. ツット：閉眼状態を保つことの不能，閉眼失行か，あるいは強迫凝視か？

J. Zutt：Über die Unfähigkeit, die Augen geschlossen zu halten. Apraxie des Lidschlusses oder Zwangsblicken? Nervenarzt, 21：339-345，1950．

大橋博司　訳

　眼を閉じて，これをそのままの状態に保つことのできない一人の患者が，Lewandowsky によって初めて報告された。彼はこの症状を閉眼失行 Apraxie des Lidschlusses と名づけた。その後とくに Schilder はこのような閉眼失行を報告したが，1例は小舞踏病の症例であり，他の1例は Encephalitis periaxialis diffusa で，とくに前額脳と脳梁が侵されていた。私もたまたまこの症状に出会ったが，最近とくに観察した3例のうち2例は著しい強迫把握 Zwangsgreifen と追跡把握 Nachgreifen を示した。眼を閉じ，かつそのままに保つことの不能と，強迫把握および追跡把握とのこのような合併は，決して偶然ではなく，むしろこの特有な症状の理解にとって本質的意義を有しているように，私には思われる。

〈症例1〉E. W.
　42歳の男性患者に，X 線で証明された右内頸動脈瘤（6年前の頭蓋外傷による）からのクモ膜下出血が生じた。10日前に生じた急激に引き裂かれるような頭痛のため入院した。8日後，患者は頭痛のため新鮮な空気を欲したが，左脚を引きずり，左手から杖が落ちた。意識喪失は

なく，左側の麻痺が増悪したわけでもなかった。髄液は病因に一致していた。つまり黄色を呈し細胞は52/3まで増加し，総蛋白量は正常の位であった。内科的総合検査では病的所見はなかった。瞳孔は左右差はなく中等大，対光反応も輻輳反応も十分であった。眼底に異常所見なし。はじめ数日間は眼球と頭部が左方偏位を示していた。さらに左側全般に片麻痺が生じた。左口角は著しく下り，神経反射が低下した。左腕は弛緩性麻痺を示し，同様に麻痺した左脚にはすでに緊張性徴候が見られた。全身の表在性体感覚は正常であった。左手指の運動感覚は不確実だったが，左足の場合はより軽度であった。左腕の腱反射はやや減弱し，腹壁反射は左が右よりやや弱く，膝蓋腱反射にははっきりとした左右差はなかった。アキレス腱反射は左が右よりも活発だった。バビンスキー反射は左が明らかに陽性を示した。その他に錐体路徴候はなかった。左に著明な手掌－下顎反射を認めた。眼を閉じよ，と命令すると，患者は閉眼は可能であるが，即座にまた開眼してしまう。失語症状はなく，患者は一般の命令には注意を向け，これを遂行するけれども，眼はすぐに開いてしまう。患者は，自らこのことを説明できない，と訴える。角膜反射を検査すると直ちに閉眼するし，睡眠中にも眼は閉じられている。しかし患者はまた，口を開いたまま保つことも，肺の聴診に際して随意に深呼吸することもできなかった。

　経過を追ううちに，この現象は次第に後退していった。まず――数日後には――眼球と頭部の偏位が消失した。この時期に確認されたことは，彼の口に対象を近づけると，まるでこの対象を呑み込もうとするかのように口を開けた。しつこく，繰り返し口を閉じるように警告しても，彼は同じ態度をとった。口唇を叩くとはっきり口を尖らせた。患者は意図的に提舌状態を保つことができず，これが検査を困難にした。彼はこう言った。「舌がひとりでに引っこんでしまうのです」。このような運動困難とは逆に右腕は自由に動き，失行を示さず，あらゆる運動を困難なく施行した。強迫把握はなかった。しかし左腕は依然として弛緩性麻痺を示していた。

　その後，患者は肋膜性侵潤を伴う肺炎を併発したが，左片麻痺は殆ど軽快した。真の病識を欠き，多幸性だった。医師の勧告に反して，彼は頸動脈結紮を行うことなく退院してしまった。退院のさいには長い間随意に提舌状態を保つことは可能となり，また口も随意に長い間開くことができた。閉眼は可能で，以前より長く閉眼を保ったが，やはり短時間で開いてしまった。その理由を患者は説明できなかった。ただこの現象を驚いているだけだった。左の上下肢運動がわずかに回復したさいに，著しい把握傾向が生じたか否かは，検査されなかった。

〈症例2〉A. B.
　26歳の男性患者。やはりクモ膜下出血であり，おそらく動脈瘤によるものと思われる（患者は血管写の施行を拒否した）。入院の8日前，彼は夜中に立ち上ろうとしたが，頭部に「ぐるぐる回転するような感じ」をもった。朝になって彼は左側の運動麻痺を自覚し，歩行できなかった。夕方までは気分は悪くなかったが，翌朝嘔吐し，嘔吐はその後反復した。発病後8日して激しい頭痛が襲った。それ以前から頭部と頸部に硬直感を覚えており，頭部を直立させることができなかった。入院して8日経ってから腰椎穿刺が行われたが，その結果は血性の髄液で，

細胞数は著しく増加。梅毒反応は陰性。神経科に入院したとき，患者の意識はやや混濁していたが，質問にはよく反応した。上眼窩部はとくに圧痛が激しかった。脈搏は1分間48と遅かった。内科的一般検査所見は陰性であった。脳神経では瞳孔の限界がやや不鮮明だった。右瞳孔は左に比してやや拡大し，眼球運動は正常。眼振もない。その他の脳神経にも異常はない。ただ左口角の神経支配がいささか弱かった。舌はやや左に偏位していた。頸部剛直がありケルニッヒも陽性。上肘では手は麻痺をまぬがれていた。つまり肘関節と肩関節はほとんど運動不能であったのに，手と指の運動は可能であった。右側の運動性は完全に保たれていた。橈骨および三頭筋反射は左がやや低下していた。腹壁反射は両側均等。膝蓋腱反射，アキレス腱反射は左が低下。バビンスキー，オッペンハイム，ロッソリーモともに左に陽性。右側には錐体路徴候なし。体感覚はすべて正常。また位置覚も数字認知も同様。数日間で麻痺も軽快。患者はやがて拳を開くことも，書くことも，内転，外転も，肘を挙上することも可能となった。失行性現象を認めなかった。しかし左側に強迫把握と追跡把握が認められた。彼の手の前に置かれた反射ハンマーを彼は左手でどうしても把握「せねばならない」。──もちろんそのままにしておくように命ぜられても，そうである。患者はこう言う。「どうしてもそれを持たねばならないのです。」（しかしただ左手だけで！）彼がやっとこれをつかみ，左手でしっかり把握するまでは「全身がおかしな感じ」で，「だんだん不快に」なるのだという。手がまるで「クレーンか磁石のよう」なのだ。右手にはこのような現象はみられない。彼が追跡把握を中止するよう命ぜられると，右手が左手の把握運動を妨げようとし，また左手が一応つかんだものを右手が振りほどこうとすることさえある。患者の左手が検者の指を握ると，彼はこれを離そうとせず，指を引き抜こうとすると一層強く握るのである。患者はまた眼を長く閉じておくことができず，また新しい命令が告げられるや否や，すぐに何をおいても開眼してしまう。やがてこの状態は改善した。数週間後には強迫把握はもはや証明されなくなり，また眼もずっと長く閉じておくことができるようになった。

〈症例3〉S. O.

　次に57歳の男性であるが，約2年前から気脳写で証明された脳萎縮過程が進行していた。職業は仕立て屋であるが，はじめ仕事が投げやりになったことが目立ち，急に仕事を中止してしまった。というのも慣れた仕事を想い出せなくなってしまったからで（初期のピック病に典型的である〔Mallison〕）。多くのことを取りちがえ，忘れっぽくなり，外見にも気を配らず，無関心になり，仕事の意欲もなくなった。1948年12月末日，自転車から転落し頭蓋損傷を来した。おそらく（彼はひとりだった）数分間は意識を失ったものと思われる。妻の考え方では，それ以来，左半身の運動障害が増強したという。ほぼ1949年2月以来，妻と娘たちに対する病的な嫉妬が生じた。不眠となったが，発動性を示さず，ベッドに寝たままであった。食欲が次第に増加し，時にはまさしくガツガツと貪り食らった。性的にも衝動的に要求が強まり，妻にしつこく要求した。そのさい，以前に見られたような羞恥心は示さなかった。

患者は病院では単調な状態像を示した。彼はあちこちに寝たり座ったりしたが，何かが欲しそうでもなく，何も言わない。顔面表情は全く動かず，といってパーキンソン病ほど著しくはなかった。パーキンソン病とは逆に眼は大きく見開かれている。額にはそのために，浅い水平のしわが生じている。顔面には微笑さえみえる。話しかけられれば，すぐに注意を向ける。質問はすべて理解しているが，か細い声で答えるだけである。その際失語症状はないが，語間代性の綴りの反復がある。時間と場所に対する粗大な失見当がある。知識の空白は作話で埋める。たとえば左手が弱ったのでもう裁断ができない，と答える程度には病識は保たれている。自己の自発性を何ら必要とせぬ行為段階では，まだ乱れは見られない。身のまわりは清潔に保っている。あるときは活発に立ち上り，助けられれば自分で着衣し，他の人々とともに座り，彼らとともに食べ，食事も清潔に摂取する。目立ったことといえば，食事の際に，最後の残りまですっかり食べつくそうとすることで，もう皿には何も残っていないのに，なおもその動作を繰り返すのである。自分から他人には一言も話しかけない。全身の姿勢は著しく運動が少なく，硬い。ただ視線があちこちと動き，そのつど眼につくものに注意を向け，視線をそちらに移すような印象を与える。時には窓ごしに外を見やる。両手の動きには差があり，右手のほうが位置も運動も良好で自由である。左手はつねに何かをしっかり握っている（シーツ，自分の上着，もう一方の手）。命令するとやっとのことで立ち上り，動かずに起立したままである。歩行は歩幅がせまく，やや両足を広げている。その際右手は殆ど一緒に動かさず，左手は上腿の外側にぴったり附けている。ときには右手は身体の前の好きな場所に保たれている。瞳孔，眼球運動，眼底，その他の脳神経には正常所見しか見られない。四肢の栄養は正常である。筋緊張は右がやや亢進し，左はさらに著しい緊張を示すが，つねに同じというわけではなく，受動的運動にさいしては亢進したり減少したりする。手関節には著明な歯車現象が見られる。左手には，さまざまな意図——それも成功しないのだが——に際して指の振戦が生じ，運動がうまく行かぬと，もどかしそうな，手操りの不確実さが見える。力はきわ立って弱まってはいない。あらゆる運動は何とか遂行された。しかしながら左手の運動は著しく遅延し，他の四肢を自由に一緒に動かさないと困難である。反射は中等度で，両側に出現する。反射は左右差は殆どなく，錐体路徴候もない。すでに述べたように，左側の運動がやや不器用であるにせよ，本来の失行現象は見られない。

精神運動性行動はしかし種々の点で特徴的だった。患者は命令に応じて一瞬のあいだは閉眼することが可能である。しかしすぐに開眼し，そして視線は検者に向けられたままである。問いに対しては結局，自分は眼を閉じていられないので，と言う。口を開いてそのままの状態にしておくこともできない。それから舌運動とものを咬むような運動が起こる。口は再び閉じられる。ある対象を口に近づけると，口をその対象に向って開く傾向を示す。口にこの対象が触れると，口部が触れた対象に向けられる。口を叩くとはっきり口を尖らせる。両側に手掌・下顎反射陽性。両手には，右が左より著しいが，把握傾向が見られる。彼に命令を与え，手を動かさないように何回も反復した上で，握手のための手をさし出すと，右手が彼の意志に反して

反応してくる。右手にはまた，ある把握対象に注意が向けられると，著しい「追跡把握」が現われる。両手には，とくに右手に著しいが，さらに強迫把握が見られる。どちらの手も，その上に置かれた検者の指を力いっぱい握り，これを再び引き抜こうとすると，一層堅く握りしめる。ときにはからみつく自分の左手を振りはらおうとして，自分の右手を用いることもある。注目すべきことに，患者は立ったまま静止しているように命ぜられても，そしてその命令を反復理解した上でさえも，彼に手を差しのべると，彼自身の手を差し出し，また検者が遠く離れて立っているときには，こちらに向って歩いて来ようとする。驚いて，「どうしようとするのですか？」と尋ねると，彼は「静止しているべきです」と答える。（なぜ静止していないの？）「わかりません」。（貴方は相手の手を見ると，とにかくそちらに歩みよりたいのですか？）「そうです」。彼は座ると，どうしても立ち上りたい気持が抑えられない。そのさい，患者はたまたますばらしく合目的な操作を行うことがある。例えば椅子を左手で握ってまたはなしながら，椅子を正しい位置に置くのである。彼はローソクに火を点ずることはできる。手を洗うように命じられると，水を流しながら石鹸で正しく手を洗う。やがてコックをひねるが，うまくいかず，いつまでも単調に右手で左の手掌をこすりつづけ，右手はいつまでも水をすくっている。時たま彼は（右にある）タオルを，あるいは（室の反対側にいる）報告者を見る。20分間も手を洗いつづけ，その後やっとわれにかえる。

　ここで問題となる3例のすべてに共通する点は，閉眼の不能，ないし短時間閉眼できてもこの閉眼状態を維持することの不能であり，これはLewandowskyがはじめて彼の64歳の左片麻痺の男性患者において「閉眼失行」"Apraxie des Lidschlusses"として記載したものである。Schilderの論文を除けば，この症状は時たま言及されてはいるものの，あまり注意を惹いていない。私は，これはしばしば見逃されている可能性があると考える。ある患者が命令に応じて閉眼することにすぐ成功せず，あるいは直ちに開眼してしまうような場合，ひとはよくあるように些細な不注意か表情の不器用さだと思うかも知れぬ。そんなときには検査のルーチンに従って，二本の指で眼を受動的に閉じられてしまう。

　ところで私には，失行という名称はこの場合は正しくないし，またおそらくこの名称が用いられたのは，この症状が多くの場合見過ごされてきたからだ，と思われる。というのもその他の失行症状が欠如した場合，検者の注意がそこに向けられなかったからである。

　失行といってよいのは，ある意図された運動形態 Bewegungsgestalt が成立せず，無意味な，あるいは無定形の運動に，あるいは誤った意味の，ときには保続的に生ずる逸脱が生ずる場合に限られる。顔面運動領域においても，とくに口部と舌の運動にさいして，かかる失行性障害および逸脱は決して稀ではなく，しばしばいわゆる皮質下運動失語と合併して見られる。しかし眼を閉じたり，閉眼状態を維持することの不能は，運動形態の多くの可能性の中から瞬時に正しい，意図された運動を実現することの不能ではない。

　Schilderの患者が，瞼を閉じる代りに，眼球運動をしたり，額にしわを寄せたりしたという

陳述は必ずしも失行性逸脱を示唆するものではない。これは困惑運動の可能性もある。眼瞼そのものはおよそ二つの全く単一運動を施行するだけである。すなわち，瞼を閉じるか，開けるか，それによって閉眼するか開眼するかである。ただこの二つの可能性しかないのだ。この二つの運動の一つ，すなわち閉眼がわれわれの患者にあっては，ある一定の条件のもとで実現されないのである。つまり検査状況において閉眼の命令が伝達され，患者がこの命令に従おうとする場合がそれである。すべてそれ以外の，自発的ないし反射的瞬目や睡眠中の閉眼は侵されない。瞼を閉じることの不能が，条件として全く特定の状況に結びついているような事実そのものが——このような症状の単純性といえるでもあろう——これを失行性障害に関係づけることに疑問を生ぜしめる。この疑問は心理学的考察によってさらに強められる。

　この症状を失行として把握することを心理学的に基礎づけようとした Schilder は，閉眼の心理学について次のように述べている。「われわれは，いかなる運動，いかなる行為も一定の目的をもつものと前提せねばならぬ。この目的は，あるいは視覚的に，あるいは触覚的に，表象に則して，知覚に則して与えられうる。目を閉じようとする意図にあっては，明らかに目的は視覚的な形では与えられない。なぜなら閉眼は暗闇そのものを志向しているのではなく，暗闇はそれに伴う結果にすぎないからである。さらにまた，閉眼状態の視覚表象はいずれにせよ重要ではなく，明らかに運動目標は一定の触感覚に与えられるにすぎない」。閉眼が視覚的に表象されることが殆どないことは，例えば口唇運動が鏡の中で知覚できるようには知覚できないことと関連しているかも知れぬ。それゆえ閉眼は心理学的にも他の顔面運動に対して特殊な地位を占めているように思われる，と。

　実をいうと，私は Schilder のようにかくも着想豊かな研究者の心理学的考察に驚きの念を禁じえない。私は二つの考察に同意することはできないのだ。まず第一に，閉眼において暗闇が求められるのではなく，一定の触感覚が求められるという主張は決して説得的ではないように思われる。求められているのが暗闇であるか否かはひとまず置こう。しかしこの運動に内在する本質的な傾向，その目的が視覚的であること，つまり視覚的外界空間から自らをさえぎるということ，これは確かだと私には思われる。この自らを視覚的外部空間から閉ざすということは，またさまざまな特殊の傾向に役立つ。すなわち，視覚的外界印象にさまたげられずに聴覚的ないしその他の感覚印象に沈潜する傾向，あるいは眠りに入る傾向に役立つのである。この事実は偏見のない内省的経験からしても，閉眼の目的が決して本質的に触覚的なものでないという事実と同じく，確かなものと思われる。開眼と閉眼とが，見るというごく自然の生命的働きから分離されて，孤立した運動行為に変質させられていることが見逃されやすい[1]。明らかに，Schilder をこのように特異な心理学的構成に導いたのは，Liepmann の運動形成であり，これを眼瞼運動へと図式的に翻訳したためである。

原註1) J. P. サルトル：「閉ざされた門」5頁，劇，Rowohlt-Verlag, 1949.「幕が下りる」……「眼が涙に湿り，世界は無に帰する。」

閉眼だけでなく，同様に開眼ないししばらく開眼状態を続けることを，心理学的に考察して見るならば，上述のことがらがさらに明瞭となる。閉眼ないし閉眼状態を続けることの不能は，単にこの運動行為がその触覚的結果と共に消えてしまうというだけでなく，それは眼が開かれることを意味する。これは，失行のさいに，手が任意の，あるいは奇妙な位置に止ってしまったり，舌が口笛を吹く検査で口から外に出てしまったりするのとは，本質的に異なっている。瞼を閉じることに失敗する場合には，何らかの，無関心な，任意の状態が続くことはない。この拒否は，まず第一に眼が開かれたままでいること，そしてそれによって視覚空間，その広さと深さ，その光，空間に含まれたありとあらゆる相貌が開かれ，かつ開かれ続けることを意味するのである。たしかに，視覚的に与えられた環境の人間学的意義についてのこの短い示唆だけでも，閉眼や開眼の運動目的が単に，あるいはまず第一に触覚的なものでないということを理解せしめるに十分であろう。開かれた瞼，開かれた眼の体験に対してもつ無限の意義を考えると，むしろはたしてわれわれの患者で問題となるのは瞼を閉じることの不能にあるのか，それとも瞼を開いたままにしておくという強迫ではないのか，と問わねばならないのである。この症状の意味するところは，患者が視覚的に与えられた環境世界を「手放す」ことができない，ということかも知れぬ。だから眼を閉じることの不能なのではなくて，眼を開けたままにしておくという強迫こそが，この症状の心理学的理解にとって本質的だということも可能であろう。

　この見地に立ってこそ，簡単に述べた3例の患者の症候学が興味あるものとなる。すなわち，これらの症状では失行症状は全く欠如しているのに，失行とは関係のない，むしろより原始的な，個体発生的に早期の運動過程の解放と解すべき症状が共存しているのである。強迫把握，強固把握，追跡把握としての把握傾向の亢進，さらに口辺の諸症状——Oppenheimにより「貪食反射」"Fressreflex"と，SchusterとPineasにより「口部閉鎖自動症"oraler Einstellautomatismus"と，またMassionにより「脳性末端把握反射」réflex de préhension de l'extrêmité céphalique"と記載された——がそれらの原始運動である。把握諸症状は器官としての手に内在する把握傾向の特有な（ときには一側性でさえある）解放と解することが容易であるが，またもろもろの口唇症状も提示された対象を口で捕えるという関連で理解されうるもので，やはり同様に器官に内在する傾向性の解放と解釈しうる。把握Greifenという言葉がただちに，かつ自然に手の症状に支えられるのに対して，口唇症状には適切な言葉が欠如している。さしあたりSchnappen（パクリと食いつく，——man schnappt nach etwas何かにパクリと食いつく）という概念を名称に選ぶことができようか。ただし食いつきSchnappenそのものは瞬間的運動形式であるが，口唇の諸症状の時間的経過は刺激形態にしたがっており，それゆえ必ずしも突発的である必要はない。しかし手の強迫把握ないし追跡把握に対応して，口唇の反応が触覚刺激に対してであるか，視覚刺激に対してであるのかに応じてZwangsschnappen（強迫的食いつき運動）とかNachschnappen（追跡的食いつき運動）ということもできよう。

ここで私は全般的問題の総体にかかわっているのではなく（Massion-Verniory の「把握諸反射」"les reflexes de préhension" のような包括的な表現をここで参照されたい），むしろ開眼の障害をこれらの諸症状とその本質上関係させようとしているにすぎない。

　周知のように，握る，食いつく，口をあるものに向ける，吸引する，などはいずれも乳児のもっとも早期に現われる協調運動作業である。早期の運動複合体がある病的経験において「解放」されることは，要するに病的状態のもとにこれらの早期の遺伝的自動症（Jackson の意味での）が，一次的自動性（Zutt）の抑制がとれ解放されること，すなわち病的条件のもとで現実の刺激に向けて顕在化することである。それはたとえこの顕在化がその人物の一般的な，上位の精神運動性傾向に瞬間的には矛盾することがあってものことである。その人物の傾向性と器官の刺激への隷属との間の矛盾のうちにこの「強迫」"Zwänge" の本質が存するのである。このような独自の器官作能が解放されうること，しかもとくに追跡把握が明らかに一側性にしか出現しないのは，最も興味深いことである。「視覚刺激」は身体側とは何の関係ももたない。これらの諸症状が一緒に出現することは決して偶然ではなく，それらの個体発生的に同時的な，早期の存在と関係していることには何の疑問もない。

　乳児の把握と食いつくことが同様に外界への最初の協調的転向行為であるとすれば，笑いと泣きとは最初の表情運動である（原始的自動症）。したがって強迫笑と強迫泣の出現は，強迫把握と強迫的食いつき運動の解放同様に，原始的運動協調の解放にほかならぬ。一方は個体発生的に最も早期の表情運動（すなわちその形態が内的状態によって規定される運動）であり，他方は個体発生的に最も早期の目的運動（すなわちその形態(ゲシュタルト)が外界の対象から規定される運動）なのである。この意味で，私がかつて強迫笑と強迫泣について記載したとき，同じ意味で強迫現象として出現しうるような他の運動は存在しないとしたが，これを訂正せねばならぬ。思うに，強迫把握と強迫笑における「強迫」という名称で呼ばれる特殊な不能というものは同じであろう。ところで乳児の最も早期の運動協調には，把握，食いつき運動，吸引運動の他にあちこち見廻す Herumsehen 運動がある。手がはじめには目的物を見出さないように，乳児の視線もはじめには空間をあちこちとさ迷よう。次第に視線も把握も共通の目的物を共に見出す。乳児の外界への注意の転換はまず手と眼によって注視と把握によって行われる。それゆえ初期の形の把握がふたたび解放されると，そこに向けられていた視線も同様に「自由」となり，すなわち抑制を解かれて，全体の精神運動性全般傾向からはもはや正常な仕方では規定できなくなることは容易に想定できる。

　こうして，開眼ないし開眼状態を続けることの不能は，通常，抑制解除に関わるものであり，そのさい個体発生的に早期の運動協調が解放され，個人の精神運動性全体傾向に組入れられることなく，したがって強迫として体験されるのである。このように個体発生的かつ心理学的に関連した諸症状が同じ症例に共に見出されるという事実は，段階的作能退行の可能性に対するわれわれの期待と対応している。やはり原始的，かつ早期の運動協調の抑制解除ないし解放と解釈されうる他の病的運動過程（たとえばアテトーゼ運動）とは異なって，強迫凝視，―把握，

―食いつき運動などは心理学的説明が「たしかに」可能であり，かかる説明にかなった過程である。それらの親和性は，それらが個体発生的に同じ段階に属していることに基づいている。William Stern は，口，手，眼を幼児が外界を次第に支配するための発達の主要な担い手であると呼んでいる。この支配は食いつき運動，把握，注視によって生ずる。食いつき運動，把握，注視の中で生じる運動の意味は明らかである。つまり外界のもろもろの対象とのコミュニケーションとそれらの摂取ないし同化である。アテトーゼ運動の生物学的―心理学的意味については，多かれ少なかれ何らかの根拠のある仮説を設けねばならぬ。注視，把握，食いつき運動の意味を見逃したり誤ったりすることはありえない。上述の強迫諸症状の理解にとって重要と思われるのは，それらが様々な点で共通しているからである。つまり，人間の乳児の発育の初期に出現すること，その意味とは，それらがすべて「外界の原始的支配」に，すなわち外界の事象との原始的コミュニケーションに役立ち，しかもそれらは多くの症状で共存して現われるのである。

　閉眼してこれをそのまま維持することができず，しかもそれらが強迫凝視にもとづかぬ症例は存在するかも知れない。しかし他の強迫把握とか強迫的食いつき運動が同じ症例に見られるならば，閉眼失行という誤りやすい名称は避けるべきだと思う。そのときには失行ではなく，強迫把握とか強迫的食いつき運動のようにある器官に特殊的な外界に向けられた傾向性，つまり強迫凝視なのである。

　局在の問題に関しては，われわれの症例では確実なことは言えない。というのも部検所見が欠如しており，第3例では明らかに広範な脳萎縮過程（おそらく Pick 病）があるからである。強迫把握および追跡把握に対しては Schuster によって臨床解剖所見から証明され動物実験の経験によって支持されている，前頭脳の意義はわれわれの症例からも確認されうる。Pick 病の萎縮については言及を要しない。第2例では片麻痺から（口と手はただ軽度に一過性であり，下肢において強かった），前大脳動脈のいささか限局性の脱落が問題となるらしく，しかも失行現象の欠如は脳梁が保たれていることを物語っている。この症例において注目すべきは，第1例でもそうであったが，比較的重篤な障害にもかかわらず，ある種の多幸症が見られたことである。第1例においては病巣は疑いもなくさらに広汎で，最初に弛緩性の，次いで強直性の片麻痺が見られた（これによって強迫把握が抑制された可能性がある）。また運動感覚の障害は後中心回の中大脳動脈灌漑領域が関与していることを示唆している。この症例で興味あるのは初期の眼症状，つまり眼球と頭部の右方への偏位で，これは前頭葉第6野と第8野の関与している確実な徴候とみなされうるが，これはまさしく，Massion-Verniory の総論的叙述によると，この領域の脱落が強迫把握の出現に決定的な意味をもつ皮質領域であるということである。種々の精神運動的強迫傾向の成立が，それぞれに異なった大脳皮質領域の損傷から誘発されるか否かは，解剖学的所見を持たねばならぬ。一つの強迫傾向が他の強迫傾向の出現をまたずに生じうるという事実は（おそらく諸症状が共に出現することには注意が殆ど向けられていないとも思われるが），関係する大脳領域の身体的配置が関係するかも知れない。

とくに第1例と第2例は厳密に身体半側の症状を示したので，強迫凝視が半側性の病巣で発見しうること，また重篤な左側の強迫把握が右側の病巣でも出現しうること，はきわめて可能性が大であると思われる。このような両側障害が高い蓋然性をもって一側病巣から出現しうることに驚かれるかも知れぬ。(Lewandowsky はまたこの点において失行との関係を見てとった。右半球は眼瞼の閉鎖にとって，左半球が言語に対してもつのと同様な意味をもつ，としたのである。) しかしながら，Janischewski (1909) が最初に把握傾向の亢進,「把握反射」に注意して以来，あらゆる学者が把握反射と，作嘴―，貧食―，吸飲反応 (Janischewski のブルドッグ反射) との合併現象を強調したので，口唇諸症状も，とりわけ強迫的食いつき運動は一側性ではないということが想起さるべきである。いずれにせよ口唇―および眼症状の，つまり凝視とか食いつき運動などにかかわる心理学的説明を考慮するならば，ここでは半側性は何ら問題となりえない。それゆえ上述のごとく，むしろ追跡把握が，したがって「一つの解放された傾向」が半側性に出現しうることは瞠目に価いするものである。

なお一言しておかねばならないが，種々の患者における典型的に強迫的な症状は把握のみがしばしば述べられるが，食いつき運動とか凝視については殆ど言及されないということである。われわれの第2例には，彼の追跡把握が印象深く述べられた。彼はこれについて自分の手がまるでクレーンか，またはマグネットのようだと語った。彼は右手で「そばのものを持た」ねばならなかった。さもないと全身に奇妙な不快感がだんだんと激しく感じられるのだった。Kalinowski[2] の1例は右手で食べることができなかった。というのも左手がスプーンを把ろうとして追跡把握的に割って入るからだった。その障害は強迫として意識され体験されることが理解される。凝視や食いつき運動の場合には，とりわけそれらが自我に近い過程として，客観的にみれば把握よりは理解しにくいものかも知れぬ。

原註2) Massion-Verniory, 26頁より引用。

さらに注目に価いするのは，われわれの第3例における刺激拘束性の亢進である。つまり強迫凝視，食いつき運動および把握をこえてさらにその他の行動の仕方にも及ぶ現実の刺激への依存による患者の行為の自由の欠如である。患者は差し出された手を把えるために立ち上り，そちらにチョコチョコと歩いて出かけねばならず，一度はじめた食事ないし手洗いを外からの刺激なしには終了できないのである。このような症状の拡大には一種の人格解体のあることが示される。この刺激拘束性はこれらの器官特殊的，感覚運動的協調を現実の刺激状況に矛盾してさえ自由に使用するという健常者の能力を代償してまで拡大する。抽象的態度 (Goldstein の意味での) とはこの健常者の自由の表現である。対話者がいるのに眼を閉じること，何か把むべきものが手中にあるのに握らないこと，何か食物が近づいてくるのに口を閉じていること，あるいは食事が差し出されたときにのみ口を開くこと，これらすべては「抽象的」にふるまう自由の必要条件である。患者が器官特殊的諸傾向を自由に使用する必要条件を設定する，かか

る課題を遂行できないということは，たとえ患者がこの命令を内的に受入れたとしても，彼らはそれらを了解不能と感じ，ときにはとくに把握の場合には強迫と感じるのである。障害がさらに顕著になり，拡大すれば，刺激への拘束性に対する批評も消失する。強迫という体験は消失する。患者はこうして現実の刺激状況によって興奮され要求されたかに見える作業に内的抵抗なしに没頭することになる。彼らはかくて痴呆患者となるのだ。

最後にこれに関連して，第1例と第3例に著明に陽性であった手掌―下顎反射（Palmomentalreflex）について一言しておこう。この反射は第2例においては，ただ数日間だけ現れて，見逃された可能性もある（病歴には何らの記載もないが）。この注目すべき反射は，手掌と下顎領域に機能的関連があることを示しているが，1921年にMarinescu-Radwiciによってはじめて記載された。1935年，この反射はMagnussen, HenningおよびWernstedtによって新たに，いわば二度目に発見された。この反射が健常者においても50%に見られ，それがとくに容易に誘発され，しばらく継続する場合にのみ病的である，というMarinescuの陳述を，私は健常者の頻度に関しては，承認することはできない。興味があり，かつわれわれの場合に重要であることは，この反射が乳児において生後最初の数週間において一般に存在し典型的であるという事実である。その他に，私は現在，手掌―下顎反射が両側にこれまでに見たこともないほど著名に存在している1例を観察中である。これは女性患者で，完全な片麻痺（おそらく左手の強迫把握を覆いかくしている）と強迫的食いつき運動とともに，再三，きわめて強度の強迫凝視を示しており，患者はときとして，催促しても，彼女の前にいる検者から長時間にわたって眼を転向せしめることができないのである。反射帯の拡大はこの患者では認められなかった。この特異な反射の意味は，生理学的なレベルでの個体発生的発達早期において手掌と口唇部分との間に機能的連関があることを明かにするものであるが，殆ど注意されることはなかった。私はこの反射がここで述べた脱抑制諸現象と頻繁に共存する可能性がきわめて高いと思う。そうすると，手と口との早期幼児の運動経過の再現ないし脱抑制と，両者の生理学的―機能的親和性をさらに示唆しているでもあろう。

文　献

GAMPER u. UNTERSTEINER：Arch. f. Psychiatr. 71, 282(1924)．
JACKSON：Die Croon-Vorlesungen, S. 107, übersetzt von SITTIG. Berlin：S. Karger 1927.
JANISCHEWSKY：Dtsch. Z. Nervenheilk. 102, 177(1928)．
KONOWALOFF：Schweiz. Arch. Neur. 34, 280(1934)．(Hier auch die Literaturbis 1934)．
LEWANDOWSKY：Neur. Zbl 26, 720(1907)．
MAGNUSSON, u. WERNSTEDT：Zbl. Neur. 1935, 598. MALLISON：Nervenarzt 18, 247(1947)．
MARINESCU-RADWICI：Zbl. Neur. 1921, 254.
MASSION-VERNIORY：Mschr. Psychiatr. Suppl. 88(1948)．
OPPENHEIM：Lehrbuch der Nervenkrankheiten, 6. Aufl., S. 1354. Basel：Karger 1913.
SCHILDER：Arch. f. Psychiatr. 71, 327(1924)．
Dtsch. Z. Nervenheilk. 90, 172(1926)．

SCHUSTER u. PINEAS : Dtsch. Z. Nervenheilk. 91, 20(1926).
STERN, W. : Psychologie der frühen Kindheit, 4. Aufl. 1927.
ZUTT : Allg. Z. Psychiatr. 110, H. 1/3 (1939).

解説

大　橋　博　司

1．Lewandowsky と Zutt について

　1918年の"Monatschrift für Psychiatrie und Neurologie"誌の死亡記事によると，Max Lewandowsky 教授は同年4月4日，43歳の若さで戦病死した．第一次世界大戦の戦場で罹患した腸チフスの悪化によるものだという．

　悲劇的に幕を閉じられた短い生涯であったが，学問的には実り多い成果を生み出した充実したものであったと評価されよう．彼ははじめ Engelmann 教授の弟子として生理学を学び，次いで1904年以来，臨床神経学と精神病理学に転じた．以後，彼は精力的に多くの論文を書いているが，経験的な臨床事実の秀れた記載の背景には，生理学からの理論的基礎づけがなされ，臨床と理論の結合の努力がつねに試みられていた．

　この血気盛んな，鋭い批判精神の旺盛な同僚の死を惜しんで書かれた死亡記事の筆者はただ B. と記されているが，それはおそらくは K. Bonhoeffer だったろうか．

　一方，Jürg Zutt については1981年の"Nervenarzt"誌に，W. von Baeyer による追悼文が見られる．L. Binswanger, E. Straus, V. von Gebsattel らと共に，ドイツ精神医学会において「人間学的精神病理学」の一時代を画したこの高名な精神科医は1980年11月13日，その隠栖の地 Odenwald で88歳の生涯を終えた．代々，法律家の家族の一員として，1893年6月28日，Karlsruhe に生まれた彼は，幼なくして両親を失い，やがて Freiburg 大学において医学を学ぶ．途中1914年，第一次大戦に従軍し，除隊後は再び同大学において学業を終える．夙に精神科医を志し，国家試験の翌年にはすでに Burghölzli の E.Bleuler の下におもむき，次いで Berlin の K. Bonhoeffer の助手となり，長年にわたり彼のよき Mitarbeiter をつとめる．第二次大戦中は衛生部将校として召集され，Charité の精神科外来主任を勤める．1946年 Würzburg 大学に招かれ，さらに1956年 Frankfurt a. M. の

精神科・神経科主任教授となり1964年退官する。1937年から1970年まで"Nervenarzt"誌の編集委員として活躍し，同誌の名声の高揚に多大の貢献をしている。フランスの Henry Ey やその他ヨーロッパの代表的精神医学者と共に，World Psychiatric Association (WPA) の創設にも大きな役割をはたした。

Frankfurt の Nervenklinik では彼の下に C.Kulenkampff がいた。彼の師であり，かつ義父であった Zutt についての Kulenkampff の証言によると，彼は開放的で寛容さをもっていたが，Klinikchef としては厳格できびしい一面をもち，病棟での患者指導にもきわめて熱心であった由である。しかし自己の研究方向を弟子たちに強制することは決してなく，別の新しい考え方や研究プランにもつねに耳を傾け，喜んで議論し合ったという。

Zutt は一般に精神病理学者として，それもいわゆる「人間学的」精神病理学の推進者として知られている。哲学的にはハイデッガーやサルトルの著作からの影響も見られるが，必ずしも体系的でなく，やはり臨床的観察から得られた直観なしには，彼の学問は決して生まれないものであったといえよう。しかし彼は精神病理学者であると共にまた，秀れた神経学者，脳病理学者（今日の言葉でいえば神経心理学者）でもあった。したがってその論文集も，構成失行や思春期やせ症，痴呆，意識障害，内因性精神病，等々きわめて多岐にわたるものである。

今日，人間学的傾向をもつ精神病理学はドイツ語圏においても——Blankenburg などを除けば——きわめて少なくなった。しかし Zutt の諸論文は今なおその魅力を失っていない，と思われるがいかがなものであろうか。

Lewandowsky と Zutt の著書について附言しておきたい。

まず Lewandowsky の場合，彼の編著になる "Handbuch der Neurologie", 6 Bde (1910〜1914) が有名である[3]。さらに彼の書いた教科書 "Praktische Neurologie für Arzte" (1912) は生前2版を重ね，死後 Hirschfeld によって編集されて第3版 (1919) が出ている[4]。それからもう1冊，遺稿 "Die Kriegsschäden des Nervensystems und ihre Folgeerscheinungen" (1919) が Singer によって編集された[5]。

Zutt の場合は，その殊玉の論文集が "Auf dem Wege zu einer anthropologischen Psychiatrie" (1963) としてまとめられている[6]。彼の編著については省略する。

2．閉眼失行か，強迫凝視か？
―― Lewandowsky (1907) と Zutt (1951) の論文について

　Lewandowsky (1907) が閉眼（瞼）失行 Apraxie des Lidschlusses を記載した頃は，Liepmann による一連の失行研究 (1900～1920) がまだ完結を見ていない段階で，いわば失行論の初期の論文に属する。
　彼の症例は64歳の男子で脳卒中による左片麻痺を呈し――部位は同定できないが右半球病巣であることは確かである――加うるに一種独特の閉眼障害を伴っていた。患者は「開眼したままでベッドに寝ている。彼は眼瞼を，しかも両眼を命令に従って意図的に閉じることができない」。一方，自発的な瞬目や，瞬目反応は保たれており，睡眠中も眼瞼は閉じられている。彼には「能動的，自発的に閉眼する可能性は保たれているとともに，瞬目反射，反射的閉眼，を意図的に抑制する可能性が欠落している」。Lewandowsky がこれを閉眼失行と名づけたのは，自動的運動と意図的運動の解離を重視したためである。――このような「自動的運動と意図的運動の解離」（dissociation automatico-volontaire）はつとに Baillarger や Jackson によって記載されていたが，それは眼瞼の運動についてではなかった。Baillarger-Jackson の法則を Lewandowsky が知っていたかどうか，彼の論文を見る限りではその引用がないので明らかでない。
　いずれにせよ彼は自家例に類似した症状は Oppenheim (1895) と Roth (1901) の報告例しかないといい，また彼の自家例の右半球病巣に注目している。このような稀な現象を発見した Lewandowsky の慧眼は注目に価いするが，はたしてこの現象を「失行」と呼ぶことが妥当か否かが問題となる。
　Lewandowsky の考え方は後に身体図式の概念の展開に貢献することの大きかった P.Schilder (1926) によって肯定的にとり上げられた。(Schilder はまた開眼（瞼）失行 Apraxie der Lidöffnung についても語っているが，ここでは省略する。)
　Lewandowsky や Schilder が失行としてとりあげた上記の現象に反論を加えたのが，やはりここに紹介した Zutt (1950) の論文である。彼が報告した3例中，症例1，2はいずれも脳動脈瘤の破裂によるクモ膜下出血例で，右半球病巣例であり，第3例は両側性の脳萎縮例であった。Lewandowsky の症例と同様の閉眼障害を来たしたが，観念運動性-，ないし観念性失行などを示さず，より原始的な Zwangsgreifen や Nachgreifen，その他

の強迫（強制）現象を伴っていることが強調されている。Zutt が「失行」の語をさけたのは，失行とは「ある意図された運動形態 Bewegungsgestalt が成立せず，無意味な，あるいは無定形の運動に，あるいは誤った意味の，ときには保続的に生ずる逸脱が生ずる場合に限られる」からである。本文にみられる通り，Zutt の考察の精緻さは見事という外はない，と思う。

われわれとしてはこのような症例を観察する機会にめぐまれていないので，決定的な言表は避けるとして，やはり Zutt の主張に賛同したくなる。鳥居（1981）[7]も述べているように，Zutt の報告のあとには運動維持不能 motor impersistence (Fischer,1957)[8] という概念も表われ，また閉眼の障害についての Dehen et Cambier (1976)[9]，Rosati et al (1978)[10]などの報告があることを追加しておこう。いずれにせよ失行の辺縁領域にはさまざまな運動障害が存在するが，ここでは「閉眼失行」か「強迫凝視」かを巡って，Lewandowsky と Zutt の両論文を紹介するに止めたい。

文　献

1) B：M.Lewandowsky†．Mschr Psychiat Neurol43；270，1918．
2) Baeyer W von：Nachruf. Jürg Zutt in memoriam. Nervenarzt 52；371，1981．
3) Lewandowsky M(hrsg.)：Handbuch der Neurologie. 6 Bde, Springer, Berlin, 1910-1914．
4) Lewandowsky M：Praktische Neurologie für Ärzte. Springer, Berlin, 1. Aufl. 1912, 2. Aufl. 1916, 3. Aufl. (hrsg. R. Hirschfeld), 1919．
5) Lewandowsky M(hrsg. K. Singer)：Die Kriegsschäden des Nervensystems und ihre Folgeerscheinungen, Springer, Berlin, 1919．
6) Zutt J：Auf dem Wege zu einer anthropologischen Psychiatrie. Gesammelte Aufsätze Springer, Berlin・Göttingen Heidelberg, 1963．
7) 鳥居方策：失行の辺縁領域．精神医学 23；1947，1981．
8) Fisher M：Left hemiplegia and motor impersistence. J nerv ment Dis 123；201，1956．
9) Dehen H, Cambier, J：Non fermeture volontaire des paupières, impersistence et spécialisation fonctionnelle hémiplégique(A propos de 3 observations). Rev neurol 135；537，1976．
10) Rosati G, de Bastiani P, Granieri E, et al:Voluntary lid closing inability：Release of a compulsive reaction to the exploration of the environment. Arch Psychiat Nervenkr. 226；11，1978．

失認編

大藏經

第1章　視覚失認

A　統覚型視覚失認

R. エフロン：知覚とは何か

Robert Efron：What is perception? In：Boston Studies in Philosophy of Science. NewYork, Humanities Press Inc.：137-173. 1968.

山鳥　重訳

1．はじめに

　知覚 perception は人が自己をとりまく外界を認知する時の主要な形式である。すべての概念的知識はこの認知形式に依存し，あるいはこの認知形式から導き出されるものである。従って，知覚の研究はいつの時代にも哲学と科学にとって特別な重要性を持っている。

　しかしながら，残念なことには知覚の正確な本態は一度も正しく定義されたり，概念化されたことはなかったのである。このため，認知機能の障害の研究者たちは必ずしも常に研究対象たる認知障害が感覚過程の異常によるのか，知覚過程の異常によるのか，あるいは概念過程の異常によるのかを知っているとは限らないのである。感覚，知覚，概念についての現在の概念がいかに不適切なものであり，また，これらの用語を正確に定義することによって抽象的哲学的な問題を解決してゆくことがいかに重要であるかは，具体的な神経学的問題をとりあげることで一層明らかになる。次に取りあげる1症例は認識論の歴史における多くの重要な問題を明らかにしてくれる。

　本例は24歳の兵士で，一酸化炭素中毒によって，重篤な認知障害を生じた。事故後，S 氏は完全に視力を消失した。数週間後，視力は回復したが，その視力はきわめて特異なものであった。彼の視力は最低0.2はあったが，どんな対象をも呼称することが出来なかった。視力は対象に到達する能力，黒い背景に置いた白色の小さいボール紙を指さす能力（あるいは白黒を逆にして），そして，紙の上の細糸を指さす能力で推定した。

　これだけのデータだけから考えれば，S 氏は対象は知覚しているのだが，対象に名前をつけられ̇ない̇の̇だ̇ということになり，彼の脳損傷は概念機能の一般的損傷をひきおこしたのだという結論になるかも知れない。しかし，S 氏は，その呼称出来ない物品を手に持たされれば，呼称出来るのである！　これを知れば一般的概念障害などという解釈は全く成立しないことになる。触わることを許されれば，その対象は目隠しされた正常人と同じぐらい同定出来るのである。

彼はその対象物の名前を言えるだけでなく，言葉や身振りでその使用法を示すことが出来る。聴覚系を使う時も，対象同定能力は失われていない。

　例えば鍵束を見せると，彼は「それ」が見えると言い，鍵束の方向を指さすが，「銀のように光るもの」としか言えない。しかし鍵束を振ってみせると，彼は直ちに「鍵」と答えることが出来る。彼は声から看護婦，医師，病棟関係者を知る。視覚からだけだと，円と三角，母親の写真とガールフレンドの写真，男と女を区別出来ない。鏡の中の自分すら分からないのである！

　このようなデータから彼の主要な障害が視知覚 visual perception にあることが疑われる。けれども，既述の如く，彼の視力はさほど障害されていず，色も正しく呼称出来る。色相の差異がきわめて小さい時ですら（$1 \sim 10 m\mu$），二つの色フィルターの色相の異同を正答出来る。彼はまた二つの対象の大小を区別でき，きわめて小さい動きであっても，対象の動きを判別出来る。輝度差がきわめて小さい（0.1 log units）時でも，二つの光源のうち，より明るい方を指すことが出来る。このように，S氏は，二つの対象を区別する属性（色，明るさ，大きさ）のうち，どれか一つだけを変える場合には，その属性を分離して呼称することが出来る。

　さらに，S氏は比較の目標になっている二つの対象の属性のうち，いくつかの属性が同時に異なっても，それらを正確に弁別することが出来る。例えば，色相，輝度，大きさの異なる二つの光源（disc）を見せられた時，どちらが「より明るい」，「より大きい」，「より赤が深い」かを容易に指さすことが出来る。つまり，複雑な条件で，二つの対象の諸属性のうち，比較目標以外の属性が異なっているような場合であっても，それら二つの光源の持つ複数の属性を分離し，比較する能力を有していることを，これらのテストは示しているのである。

　より生理学的な視覚機能検査である空間加重（spatial summation）とフリッカー・フュージョン（flicker fusion）テストにおいても，正常からの偏倚はわずかなものであった（図1，図2）。この程度の偏倚が物体，描画，写真，幾何図形，文字，数字などの視覚的同定障害の十分な原因になりうる可能性は，現在の知識から言って，ないことである。周辺視野の狭窄（図3）や光感受性（light sensitivity）の低下（図4）も，中心視覚（foveal vision）によるS氏の対象認知障害を十分説明出来るものではない。ここに示した程度の異常は対象認知に何ら欠陥のない患者でしばしば経験するものである。

　ではなぜS氏は視覚性に対象を同定出来ないのだろうか？　S氏自身に何が悪いのかを尋ねると，彼は「はっきり見えないので，何なのか分からないのです」と述べる。しかし，現在神経学領域で可能な限りの生理学的検査によっても，彼の言う「はっきりしない視覚」を説明するに足る十分な異常を発見出来ないのである。

　このような珍しい症例は神経科医には古くから知られていた。すなわち1876年に Hughlings Jackson が同様の患者を記載し，その認知障害を表現するのに"imperception"（失知覚）という語を作っている。別の神経学者は記述的な"mind blindness"（精神盲）を用いている。大多数の神経学者は Sigmund Freud の理論を受け入れ，これらの症例を「説明する」のに彼の作った"visual object agnosia"（視覚対象失認）という記述的用語を用いている。彼らはS氏のよ

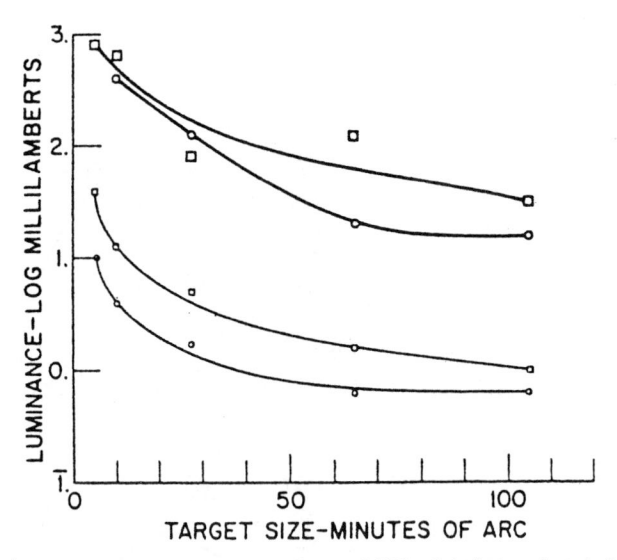

図1 四角は網膜中心窩より10°の点での空間加重を表す。丸は中心窩での曲線である。太線は患者の反応。細線は正常者の反応。露出時間40 msec。背景照明1.0milliamberts 患者は中心窩では正常者と同大の目標で完全な空間加重を達成している（つまり曲線がプラトーに達している）。summatainに有意の差はない。患者の曲線と正常者の曲線が垂直方向に分離しているのは光に対する患者の感受性の低下を表すだけのものである。

うな患者は正常，あるいは少なくとも十分な視機能を持っているのだから，その認知障害を知覚異常に帰することは出来ず，「認知異常」——つまり，記憶の特殊な一側面の欠損——に帰せざるを得ないと主張している。ある学派によれば，S氏の異常は対象についての「貯蔵性視覚記憶」あるいは「エングラム」の消失によるものだということになろう。視覚対象失認の認知障害説の代表はDejerine (1914), Von Monakow (1914), Nielsen (1936) である。Nielsen[1]は「従って，私はVon MonakowやDejerineが述べているように，失認とは一つの感覚器官を介しての認知障害であると主張する」と声高に断定している。

　別の神経学者は，このような例では視覚性記憶は保たれているが，対象知覚と名前を連合出来ないために，対象に正しい名前をつけることが出来ないのだと考えている。Geschwind (1965)はこの学説の現代の支持者である。彼は[2]「認知という単一の機能はなく，この語は一つの対象が喚起するすべての連合の総体をおおうものである」と主張している。彼の説明によれば視覚対象失認は大脳半球の多様な領域といわゆる「言語領域」の間を走る神経路の解剖的な分離による，「連合障害」である。彼は視覚失認症例の「大部分」は言語領域からの離断のために生じた「呼称過程 (naming) の高度に選択的な障害」（傍点，著者）であると主張する。彼は知覚障害は全く関与していないと考えている。

　Bay (1957) など少数の学者は全く違うアプローチをしている。彼らの主張によればこのような症例の障害は知覚性である。つまり，彼らの見解によればS氏が輝度，色相，大きさ，運動などの細かい判断が出来るのは彼が「視感覚」(visual sensation) を把持しているけれども，

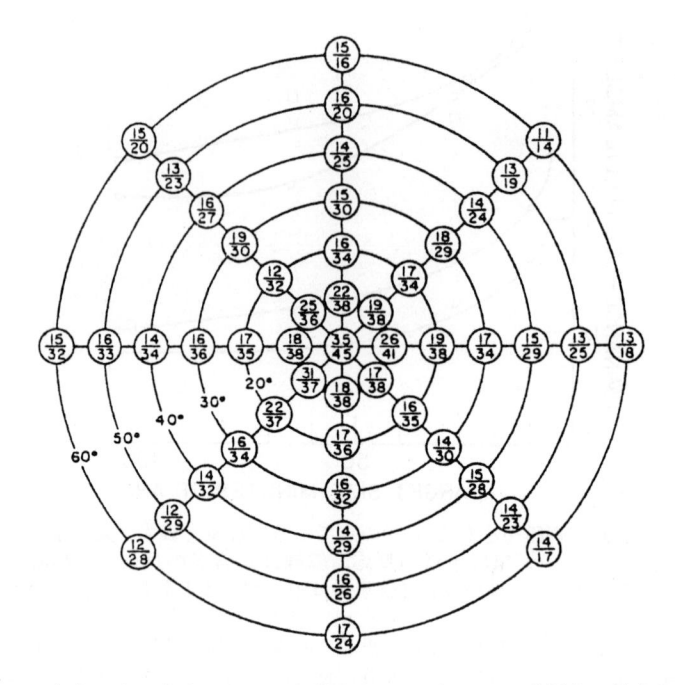

図2 各丸の中の数字はちらつき融合 flicker fusion に必要な1秒あたりのフラッシュの数。分子は患者の，分母は同じ年令層の正常対照者の数。本図にプロットしたのは左眼のもの。右眼も基本的に同じ結果が得られた。

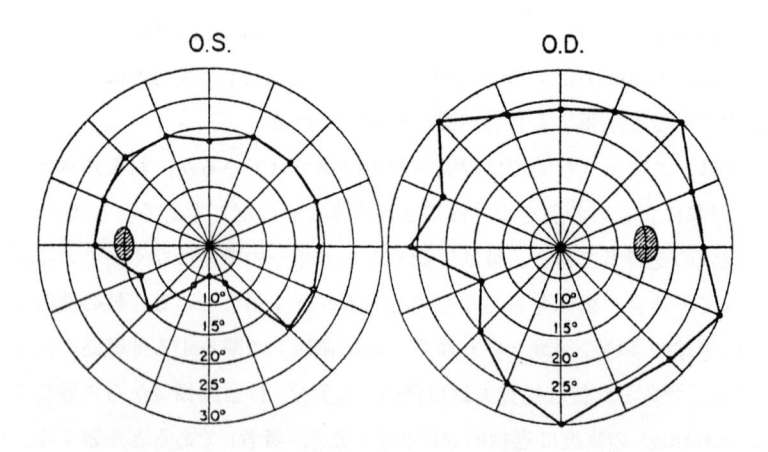

図3 36/1000（約2°）の白視標でプロットした視野。この視野は正常の場合2/1000の視標で得られるものである。繰り返すと，かなり反応に揺れが見られたので，信頼性は低い。患者の視野狭窄の程度に大体の見当をつけるのには役立つであろう。

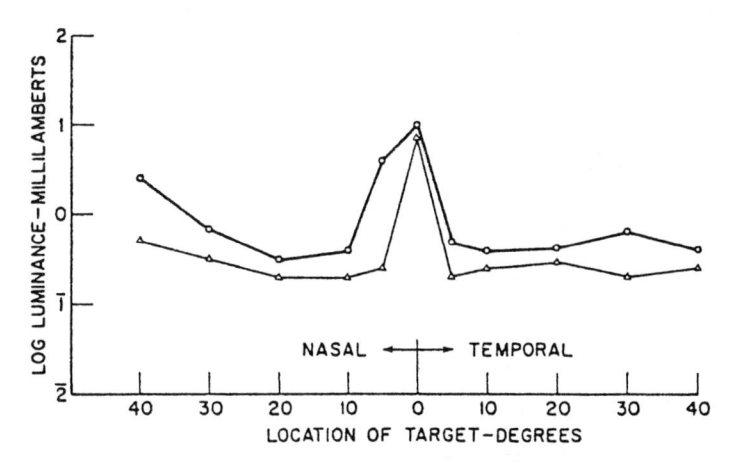

図4 丸印のある実線は患者，三角のある細線は同年令層の正常値をあらわす。視標は直径66分。露出時間40msec，背景照度は 3 milliamberts，患者のカーブは正常者と同じであることに注意（鼻側辺縁の上昇部分も含めて）。つまり，固視能力は正常。このテストに必要なこみ入った指示の理解能力も正常。本図のプロットに用いたのよりも，一段小さい指標でも周辺40°まで信頼性あるデーターが得られているので，（前図の）視野が信頼出来るものでないことはよりはっきりしよう。

「知覚（perception）」が異常であることの証明である，ということになる。彼らによれば「視感覚」とは光の属性（色相，輝度など）の意識的体験であり，一方，「知覚」とは対象に気づくことである。

ゲシュタルト心理学者も類似の考えを採用している。彼らはこのタイプの患者は「ゲシュタルト形成」の能力を失ったために，対象を実際に知覚出来ないのであると主張する。彼らの見解では，このような患者は「図（figure）」（対象）と「地（ground）」（その他の視覚入力）を区別する能力を失っているのである。

最後に，また別の理論家がおり，視覚失認患者の知覚は正常だが，その視知覚を「解釈する」能力に障害があるのだと主張している。この考えによれば視覚失認患者は生まれた時は盲目であったが後，視力を回復した人と本質的に同じである。このような人は自分が知覚したものの解釈法を知らないため，視覚によっては対象を直ちに認知出来ないのである。

視覚対象失認という奇妙な症候群に対する，現在言われている学説のいくつかをまとめたわけだが，このように見てくるとどの説も一般に受け入れられなかったことは明らかで，さらに知覚と感覚という用語の使用法にも共通性がないことが分かる。これらの学説のいくつかはもっともなものと思えるかも知れないけれども，知覚の本性についての明確な概念と，知覚と知覚以外の意識過程の区別についての明確な概念がない限り，これらの学説のどれ一つをも妥当と認める手段はない。

この論文は次の二つの問題を取り上げる。すなわち，(1)知覚とは何かという問題と(2)知覚

をどう探究するかという問題である。そして，これらの問題を解答したのち，その解答をＳ氏の症例にあてはめ，彼の認知障害の本性についての理解が以前よりもより明らかなものとなるかどうかを検討する。

2．知覚とは何か？

　まず，議論の出発点として，「知覚」は意識（awareness）の一形式を意味している，という事実を認めなくてはならない。現代生物学における哲学的傾向は意識 conciousness や意識から派生する諸概念を完全に排除し，人を含む生物のあらゆる行動を，還元的物質主義 reductive materialism の立場から論じようとしている。こうした思想傾向の結果，今日の多くの生物学者は用語「知覚」が意識の一形式を意味するという考えを放棄している。彼らは今やこの言葉（知覚）を有機体 organism あるいは有機体の一部分の，物理刺激に対する反応 reaction を意味するものとして用いている。

　もしも知覚が意識の一形式を意味せず，ただ物理刺激に対する生理的反応としてのみ定義されるのであれば，還元的物質主義者は，どのようにしてすべての刺激反応のうち，どの刺激反応が「知覚」であると知るのであろう？　彼は意識という概念にかかわるものを全て放棄してしまっているのだから，すべての生理的反応の中から「知覚反応」を分離する何らの原理や基準を持ち合わせないのである。この立場を論理的につきつめれば，結局，すべての有機体，あるいは有機体のすべての部分におけるすべての刺激に対するすべての反応は「知覚」であるということにならざるを得ない。

　このような知覚の定義は全く馬鹿馬鹿しいものであるにも拘わらず，還元的物質主義者は用語「知覚」を「生理反応」の同意語として用い続けている。例えば，ある植物生理学者が最近発表した論文の題名は「植物における重力知覚の機構」[3]となっている。彼が実際に研究しているのは植物の生長方向と重力場の方向の関係なのである！　同様にある分子生物学者は最近次のように主張している。「細胞がどのようにある特定の刺激を知覚するかという問題は細菌の化学走性（chemotaxis）を研究することによって分子レベルで追求できるかもしれない」[4]（傍点，筆者）。

　生命体のすべての行動を還元的物質主義の観点から規定し，研究せんとすることが，いかに素朴かつ野蛮であるかについては既に多くの哲学的批判があり，ここでは議論しない。筆者は既にこの問題を「意識抜きの生物学及びその結末」という論文で論じておいた[5]。

　従って，われわれは次の事実を確認することから始めたい。すなわち，「知覚」という語は受容器官がエネルギーを吸収することから生じる，外的実在についての直接，瞬間的意識に関する，多様なすべての形式を意味するのである。もちろん，受容器官のエネルギー吸収の結果生じる直接，瞬間的意識にはもう一つのカテゴリーが存在する。このタイプの意識 awareness は

外的実在についての直接的情報をもたらさず，ただわれわれの身体についての生理的状態あるいは条件を知らせる。この第二のグループの例には嘔気，飢餓，疼痛，痙攣の体験がある。この二種類の意識のうち，前者，すなわち知覚は「外にあるもの」の直接的意識をもたらし，後者は直接的，絶対的にわれわれの「内なるもの」として体験される。この心理的区別が決定的に重要である。知覚は外的実体 (entity) に関する情報をもたらし，もう一つの意識はわれわれの生理的状況についての情報をもたらす，という事実がこの二つの直接経験を認識論的にはっきりと区別するのである。

第二の種類の意識にどのような名称を与えるか（時により，「感覚」sensation，「感じ」feeling，「外感覚」enteroception などと呼ばれている）という問題はさておき，受容器由来の意識体験のこの二つの範疇が心理学的にも認識論的にも根本的に区別さるべきものである点からみて，当然違う概念を用いなければならない。しかし，本論文の目的からすれば，重要なのは知覚であり，第二の種類の名前づけに拘泥することはない。

ところで，知覚意識はどのような形であれ，すべてエネルギー吸収の直接的な結果であるけれども，人はエネルギーをエネルギーとして知覚するのではない。人は「識別された存在（物）」discriminated existents を知覚するのである。「識別された存在」という語で何を意味せんとし，また，何故，意識の多様な知覚形式の内容，つまり知覚されたもの，にこのような特別な名前をつけるのだろうか？　「存在（物）」existent とは単に「何か存在するもの」の意である。

今後の知覚の議論でこの用語を用いるのは，この用語だけがわれわれの知覚するあらゆる多様な事柄を包含するに十分なだけ抽象的であるためである。われわれは，見たり触ったりする物体も，小鳥の「さえずり」のごとき耳で聞く音も，物体の落す影も，物体の匂いや味も，それらすべてをあらわす語を必要としているのである。存在（物）という語は意識の多様な知覚形式のすべての内容に用いることが可能である。「物体」object とか，「実体」entity という語はそうはゆかない。実際，もし，鳥のさえずりや影を「物体」あるいは「実体」と呼ぶとしたら，話はおかしなことになる。慣用上，「物体」や「実体」という語は物質の空間的凝集体に使われる。

本論の知覚の定義に「識別された」discriminated という語を用いたのは，この語が知覚過程の最も根本的な特性に名を与え，かつ注意を向けさせるからである。窓外の一羽の小鳥の「さえずり」の知覚がこの特徴をよく例示する。その鳥の「さえずり声」は，頭上の飛行機の「うなり」や，通りの「ざわめき」や，空調機の「ひびき」など，同時に耳に達するさまざまの存在物（「音」）から識別された（分離された）存在物なのである。「さえずり」や，「ひびき」や，「うなり」は時空間に分布する圧力波の複合パターンの結果である。小鳥の咽喉に生じた圧力波は空調機や飛行機が生じる圧力波と物理的に混合する。これら物体のそれぞれから発した圧力波が物理的には完全に混合するにもかかわらず，そのそれぞれの波が，分離した，はっきりとした存在物として経験される，というところが知覚の際立った特性である。聴覚性知覚の最

も基本的な働きは，それぞれの物体が発する一組の波を，一単位 unit として分離し，扱うことである。この作用あるがためにのみ，われわれは「さえずり」や「ひびき」や「うなり」をはっきりと分離した存在（物）として意識し，それにわれわれの注意を随意に向けることが出来るのである。同様の分離過程は他の知覚様式にもすべて見出される。

　全体としてかたまりをなしている時間－空間的刺戟の中から，その一部を一単位として知覚的に分離し，処理する，という作用は，現実 reality を知覚することの心理的前提条件たるに止まらない。それは知覚を限定する特性でもある。

　今後われわれはこのように分離され，区別された，ひとかたまりの「もの」，つまり知覚物を「識別（性）存在（物）」と呼ぶことにする。われわれが見たり触れたりする物体，われわれが聞く旋律や楽音や人声，われわれのかぐ匂い，われわれの味わう味，これらはすべて「識別存在」である。用語「識別存在」はあらゆる形式をとる知覚対象や知覚内容を表現するのにちょうどよいぐらい十分に抽象的である。要するに，まさにわれわれが知覚するものこそ「識別存在」なのである。

　すべて，識別存在が知覚されるのは一群の受容器に衝突してくるエネルギーが作る，一定の勾配あるいは一定のパターンのおかげである。ここで言う「勾配」，あるいは「パターン」とは特定の受容器群に衝突するエネルギーの量あるいは質の，空間的および時間的変異のすべてをさす。もし受容器に達するエネルギーに何の勾配も存在しなければ，われわれは識別存在を知覚出来ないであろう。もしわれわれが識別存在を知覚しないなら，われわれの知覚もないのである。この点を明らかにするには，光の量にも質にも変動が起こらないようにして，半透明コンタクトレンズをかけた環境で生活する場合を想像してもらえばよい。半透明ガラスはすべての空間的勾配を消去し，変化のない照明はすべての時間的勾配を消去する。このような条件下では何も「見え」ない。つまり，意識の知覚性形式には何らの内容も与えられないわけである。さらに，眼の受容器はエネルギー吸収の恒常レベルに急速に適応して「静止」放電に戻るため，「光」すら知覚するかどうか疑わしい（技術的には視覚勾配の完全消去を実際に達成することは出来ない。しかし，現在の不十分な技術ででも，相対的に勾配のない照明下で数分たてば，「光」すら見えているのかどうかはっきりしなくなることを筆者とウィルソン博士は経験している。しかし，ただ1回の瞬目（時間的ユレの導入）がこの不確実状態を急速に変えてしまう）。この「感覚適応」sensory adaptation 現象は非常によく知られているものであり，特に説明の必要はないであろう。

　要約すれば，空間時間におけるエネルギー勾配あるいはエネルギーパターンが存在することが知覚成立の物理的前提条件である。もし，われわれの受容器に入るエネルギーが何の勾配も持たないならば，われわれの経験するものは分化しない，輪郭のない，位置のない，均質なものであって，要するに無 nothing である。すなわちわれわれは何も知覚しないことになる。つまり，分離し，取り扱うべき単位 unit がなくなってしまう。

　全エネルギー入力パターンのうち，どの部分が分離され，識別存在となるのかを決定するの

は神経生理学的要因と心理学的要因の両者である。神経生理学的要因が分離可能なものを限定する。つまり，検出可能なエネルギー勾配の限界を決定する。心理学的要因は，この限界内において，何を分離するかを決定する。たとえば，動物や物体の「隠し絵」において，この問題が最も見事に例示される。同じ隠し絵をくり返し眼にさらすことが出来る。見るたびに，同じエネルギー勾配が網膜にもたらされるわけだが，それでも目的の動物は木の葉に隠されたままである。もし，目的物が何であり，どこを探すかを教えられれば，その存在物の分離は遙かに容易になる。一旦，それが見えてしまえば，その後われわれは絵の件の場所を，「葉」とみるか，「動物」とみるか，どちらかだけをするようになる。従って，エネルギー勾配のあるなしが知覚を決めているのではない。勾配検出の能力は生理学的に既定のものである。その能力が，ある特定の識別存在の分離の目的に使われるかどうかを決めるのは過去の経験，現在の目的，観察者の注意能力なのである。

　哲学者や心理学者の中には，知覚のある側面が心理的に決定される，という事実を種に，知覚は完全に主観的なものであるという見解を展開する者がいる。彼らはしばしば，人は自己の欲するものを知覚し，命じられたものを知覚し，条件づけられたものを知覚するのだと主張する。この考えに立てば，知覚は完全に現実から切り離されている。しかし，本論文で展開した議論や，隠し絵の例は，このような考えを支持しない。厳然たる現実，すなわち吸収されるエネルギー勾配が，何が識別存在たりうるかを限定するのである。確かに，われわれは，経験により，あるいは，例えば，意識的意図によって，時間空間に拡がる輪郭のうち，あるものを捨てて，あるものを採用する。しかし，われわれが識別存在を分離するのに用いるある特定の輪郭は間違いなく存在するものである。われわれの欲望や願望や無意識的動機が創り出したものではないのである。

　「知覚とは何か」という設問に答えるには本質的なもののみで定義を与えなければならない。本節での議論を要約して次のように知覚を定義することが出来る。すなわち，知覚とは「受容器群のエネルギー吸収パターンの結果である，識別存在の直接かつ瞬間的感知」である[原註1)]。この定義は，この意識形式の最も本質的な特徴を明らかにし，かつこれに名前を与えるものである。本論文では，今後，この定義を用いてゆく。

原註1)「識別性」discriminated という語は，この定義では冗長である（どうして，識別されない存在（物）を感知出来ようか？）。この語を用いたのは単離現象に焦点を合わせるためである。

3．識別存在の属性

　知覚の科学は外的実在の意識経験の特性についての，厳密かつ系統的分析である。この科学

は外的実在それ自体の特性についての，厳密かつ系統的分析である物理科学と対比することが出来る。科学としての知覚研究は19世紀後半に始まったが，その初期から，当時既に非常に進歩していた物理学から強い影響を受けた。新しい科学に対する物理学の影響はその最初の名前――心理物理学――にも，その明白な目的にも表れている。初期の心理生理学の目標は存在(物) existents のある属性を知覚する形式と物理的単位で測定したこれらの属性の大きさの間に，量的な関係を打ち樹てることであった。

　初期の心理生理学者達の焦点ははじめ，実体の知覚経験の諸側面のうち，比較的定量化容易な面に向けられた。ある光は他の光より明るい。つまり，「明るさ」の経験と光源の出すエネルギーの大きさの間に存在する関係は容易に確立することが出来た。同様の関係は音の大きさと，空気の圧力波の大きさの間，音の高さと圧波の周波数の間で明らかにされた。

　しかしながら，そう容易には定量化出来ず，従って，最近まで心理物理学の領域が無視して来た，存在(物)属性もある。これからこのような属性の一つを分析してみようと思うのだが，その前に，次の事実を確認しておくことが重要である。すなわち，存在（物）自体の意識を離れて，その存在（物）の属性を意識することはないという事実である。たとえば，われわれは聴覚領域における識別存在を「音」として知覚する。その後で，われわれは注意を空気圧波の物理的周波数に関係する，その音の属性（高さ pitch）に向けることが出来るのである。そう望むならば，われわれは圧力波の大きさに関する属性（大きさ，loudness）に注意を向けることも出来る。もし，「音」を存在（物）として知覚しなかったならば，「この音の高さは？」という問いを発することは出来ないのである。大きさを持たない音はどんな高さ pitch のものであれ，聞くことは出来ない。同じく，明るさを持たない光はどんな色であれ，見ることは出来ない。また，場所を持たない（体表のどこにも存在しない）接触を感ずることは出来ない。

　われわれは識別存在の持つ属性のどれひとつをも，それ単独で知覚することはないが，そのどれかひとつの属性に注意を向け，その存在（物）の持つそれ以外の属性を心的に無視することは出来る。心理物理学者が，被験者に対して違う大きさを持つ二種の高さを比較させたり，違う色相を持つ二種の光の明度あるいは飽和度を比較させたりするのは，属性に向かうこの選択性注意の能力を利用しているのである。しかし，検査者は，被験者が問題の属性を分離出来ない可能性や，たとえ心的には分離が可能でも，その属性についての知識を概念化出来ない可能性のあることを常に心に留めておかなければならない。例えば，殆どの子供や驚くほど多くの成人は，最初大きさ loudness と高さ pitch を区別出来ず，高頻度音も高強度音も同じように「高い」とか「大きい」と呼ぶ傾向を示す。このような被験者は音の持つ，これら二つの属性をどちらも知覚しているに違いないことは明白である。さもなければ，そもそも音が聞えなかったはずである。彼らは音の二つの属性を知覚しているのだが，それら二つを分離したことがないのである。もしくは，それら二つを正しく概念化したことがないのである。もっと複雑なレベルになると，たとえば，習熟した音楽家はオーケストラの中の特定の楽器に注意を選択出来るが，こんなことは未経験の聴取者には出来ないことである。同じような現象は意識のそれ

それの形式についてみられる。たとえば，ワイン利きや，経験ある料理人や，色彩専門家がみせる微妙な鑑別能力は，非習熟者にくらべ，遥かに多数の，識別存在の属性に注意を絞り，これらを概念化し，記憶出来る能力に基くものである。ある属性を知覚出来ないこと（例えば色盲の場合），心的に分離出来ないこと（高さと大きさを区別出来ない子供の場合），あるいは概念化出来ないこと，を区別する方法については，後程もっと詳細に取り上げる予定である。S氏の認知障害の分析にあたっては，この三つの可能性すべてを心に止めて置かなければならない。

4．感覚 sensation とは何か？

　知覚が「識別存在の感知」だとすれば，「感覚」という語は何を意味するのだろうか？　残念なことに，「感覚」という語は実にさまざまな意味で用いられており，今日では混乱を招くことなくこの語を使うのは不可能である。この論文でことさら感覚に言及したのは，この語が知覚のすべての議論に用いられ，それも，同一の筆者による同一の文節の中ですら，あまりにもしばしば異なった意味に用いられている，という事実を指摘するためである。ここに，7つの最も多い意味を挙げてみよう。

(1)知覚の形式を意味して用いられる。多くの著者は「光の感覚」，「音の感覚」などについて語る。

(2)識別存在の持つ属性を意味して用いられる。多くの著者は「明るさの感覚」，「大きさ loudness の感覚」などについて語る。

(3)既に述べたが，外知覚 exteroception と対比的に内知覚 enteroception を意味して用いられる。多くの著者は外知覚から内知覚を区別して，痛み，飢餓，痙攣，嘔気の「感覚」について語る。

(4)ある瞬間に，ただ辺縁的に意識しているような，そのような識別存在を意味して用いられる。多くの著者は，われわれが何か別のものを知覚している時に辺縁で意識しているもの，たとえば「足趾の感覚」，について語る。この考えでは，われわれの注意の中心以外で意識するものの全ては「感覚」と呼ばれることになる。たとえば，ある音の高さという属性に注意している時は，その大きさは「感覚」だということになる。

(5)識別存在の知覚というところまでまとめられていない，受容器からの「粗データ」を意味するのに用いられる。人によっては，人間は決して「感覚」（この定義による感覚）を意識しないと主張している。この考えによれば，「感覚」という語は意識現象を意味せず，神経線維中の活動電位（生理現象）を意味する。別の見解によれば，人間が識別存在を知覚し始めると仮定されている年代に達する以前の，幼児期初期にのみ感覚（この定義による感覚）は経験されると言う。

(6)一瞬に消え，注意されず，把持されないタイプの統合されざる事象の意識形式を意味する

のに用いられる。

　(7)原始的，未分化，非局在性の意識形式を指すのに用いられる。半透明コンタクトレンズ使用者の経験は，この見解によれば感覚と呼ばれることになろう。

　本論文の目的からすれば，「感覚」という語に最も良いのはどの意味かを決めることは重要でない。この語の使用法の殆どすべては意識の実際的現象をさすのに使われている。従って，われわれは「感覚」という語が指示するさまざまなものは認めるが，語そのものの使用は避けることにする。「感覚」のかわりに，意識の形式あるいは様式，外知覚，識別存在，識別存在の属性，識別存在の辺縁意識，非把持性知覚，あるいは未分化知覚（下記参照）などの概念を使用する。歴史的には，これらの概念はいずれも「感覚」という用語に結びついているが，この点は無視することにする。

5．知覚を如何に研究するか？

　知覚を定量的に研究し，記述する方法はすべて測定measurementsを用いる。「測定」という語で，われわれが意味するのは，ある実体の持つ属性，作用，過程などを適切な基準あるいは単位と相関させて，その大きさを確定する過程である。例えば，ある実体の長さという属性をセンチメーターで，その量という属性をグラムで，その電荷という属性を静電単位で測定する。同様に，ある実体の作用や過程を定量化する場合には，その熱という属性をカロリーで，その仕事をグラム・センチメーターで測定する。属性の各タイプに異なる測定単位――測定対象の属性に適した単位――が用いられていることに注意してほしい。すべての知覚検査において，定量対象となっている知覚過程の属性は識別能力である（識別能力の測定に用いられる単位については後述する）。

　知覚の厳密で系統的な研究に必要なのは存在（物）existentsを分離し，存在（物）間の相異を識別する能力を定量的に分析することである。知覚研究には多種多様な方法が用いられているが，これらはいずれも究極的には基本的で，お互い密接に関連したただ二つの設問に環元出来る。

　すなわち，「存在（物）に気づいていますか？」と「存在（物）Ａと存在（物）Ｂとの差異を識別出来ますか？」という二つの問いを適切な形式で発しなければならない。

　この二つの問いは知覚過程の本質的に異質な側面に関するものであるが，いかなる知覚行為も常にこの両者を含んでいるのである。

　差異を識別するという（暗黙の）行為がなければ，分離は出来ない。また，比較対象となるべき存在（物）を分離せずして，存在（物）間の差異を（明白に）識別することは出来ない。第一の設問に対する答えによって，その有機体が識別存在を分離できていること，つまり何かを知覚している，という事実が明らかになる。第二の設問に対する解答によって，それら分離さ

れた存在（物）間の差異を識別する能力を有していることが明らかになる。

　知覚研究に用いられる様々の方法は，すべて，研究対象たる有機体とその知覚系に適合するような形式——つまり測定可能な形式——に，これら二つの設問を修正あるいは翻訳したものである。これら二つの設問を，適当でかつ定量可能な形式に変形させているために，しばしば，知覚研究に使われている当該の方法が実際に二つの設問のどちらかへ還元可能であることがすぐには明らかでなかったり（a），他の認知機能をも同時に検査することになっていたり（b），することがある。

　このような例のよく知られたものはSnellen視力表を用いる視力測定法である。被験者は一番大きいものから始めて，「字を読む」ように言われる。表面的にみれば，この課題は二つの基本設問のいずれにも無関係に見える。ところが，少し掘り下げて考えれば明らかなように，被験者に求められているのはまずある存在（物）（文字）を分離し，ついでこの識別存在を自己の把持する26文字の形態基準と比較することである。文字の大きさが識別能力の落ち始めるレベルになると，PはFやBと間違われることがあるが，O，I，Cなどと間違われることはない。文字がさらに小さくなると，形態識別は全く不可能となる。

　このように，Snellen視力表は識別能力を測定するためのものであるが，それが正しく使われるためには，知覚以外の別の過程の正常性を前提としていることを示している。この場合ではローマ式アルファベットに親しい被験者に対してのみ視力を測ることが出来る。当然ながら，この視力表で動物や幼児や中国人，あるいは視覚対象失認患者の視力をテストすることは出来ない。

　知覚研究の方法はすべて，最終的にはこの二つの基本的設問を含むのであるが，同時にこれら二つ以外の心的過程にも依存している（従って，それらの心的過程をもテストしていることになる）。すべての，いわゆる「知覚テスト」の持つこの複合性のために，それらテストのうちの知覚に関する部分は常にこれら二つの設問のいずれかを表わしているのであり，常に，知覚過程の一つの属性，つまり識別する能力を定量する試みを表わしているのだ，という事実が隠されて来たのである。

　さて，定量すべき知覚過程の特定の属性を明らかにしたわけだが，次に問題になるのは「どんな測定単位を用いるか？」ということである。

　分離isolation作用（または過程）はもっともしばしば次のようなエネルギー量を確定することで測定される。つまり，ある識別存在を意識する（気づく）には受容器が特定の形式を有するエネルギーを受けとる必要があるが，その量を確定するのである。このような測定はしばしば絶対閾値決定と呼ばれ，常に物理単位(ergs)で表わされる。この絶対閾値は識別存在を分離する能力の測定法の一つである。

　二つ又はそれ以上の識別存在の差異識別作用（または過程）は観察者に二つの同一の存在（物）を呈示し，ついでこの二つの存在（物）の差異をまさに気づかせる程度に，一方の存在（物）の属性の一つを変化させることによって測定される。この，対照存在（物）と当該存在（物）

をちょうど区別させるに足るだけの，その属性の変化の量（物理単位で測定）はこの属性の差異を識別する能力に関する定量的尺度となる。

識別能力をテストするこの方法のきわめて重要な点に注目してほしい。すなわち，この方法では変化している属性を心的に分離したり，比較の必要な二つの存在（物）の差異を概念的に同定する能力は必要でない。被験者はただ，好きな信号手段で，二つの存在（物）が「同一」か「同一でない」かを示せばよいだけである。提示する基本課題は概念的同定過程を含まないのだから，こうした知覚能力のテストは，動物，小児，それに概念障害のある成人（問題が把握でき，かつ記憶出来る場合）に適当である。この識別能力測定の基本パラダイムは微分閾値（differential threshold）と称される。

属性間の差異検出の知覚能力が高ければ，それだけ識別存在間での識別や区別の数は多くなる。ある特定の知覚様式で可能な区別の数が多ければ，それだけその認知的及び生物的価値は大きくなる。このことはわれわれの，揮発性物質の差異を知ることを可能にする知覚形式と，電磁波を知ることを可能にする知覚形式とを比較すれば明らかであろう。まだ，われわれはそれぞれの知覚様式について，それぞれ可能な識別単位の総数を正確に定量する手段を持ってはいないが，人間が視覚性に区別する区別の数（従って視覚の有用性）は嗅覚で区別する区別の数より遥かに多いことに疑問の余地はない。この，なお確定はしていないある知覚様式についての可能な区別の数[原註2]を指すのに，今後，「最大知覚容量」maximum perceptual capacity という表現を用いる。

[原註2] 「可能な」と表現したのは実際に達成される区別の数は可能な数よりかなり少ないかも知れないためである。経験や訓練（3節参照）は達成される区別の数を増加させるであろう。

どの知覚形式についても，われわれに可能な区別の総数を正確に測定することは出来ないが，微分閾値測定法を用いれば，特定条件下における，ある存在（物）の単一属性について，その差異識別能力の客観的で正確な見当をつけることが出来る。微分閾値は識別能力の，妥当で再現の容易に可能な文脈的な（contextual）測定尺度である。

次のことは重要なので指摘しておかねばならない。つまり，観察者は異なる観察条件やあるいは同じ条件下であっても，異なる観察では（微分閾値で測定した）自分の識別能力が変化することを直接に，知覚性には意識しないということである。この点はS氏の「はっきり見えない」という訴えを理解するのに重要なので，例をあげて詳細に論じることにする[原註3]。

[原註3] この例は著者のこれまでの論文[6]から引用した。

AとBという二つの異なる実験条件を設定して色相識別の微分閾値を測ることにする。条件Aでは，被験者は600mμ（オレンジ）のディスクを598mμと602mμのディスクから区別出来な

いが，597mμ と603mμ のディスクのからは区別出来る。つまり，彼の微分閾値は3mμ である。条件 B では，ディスクの面積，あるいはディスクの露出時間を変える。この場合，同じ被験者が600mμ の光を590mμ と610mμ の光から区別出来ず，589mμ と611mμ の光なら区別出来る。後者の条件では彼の微分閾値は11mμ である。

　実験結果を知らされない限り，この被験者には自己の微分閾値が二つの条件で変化したことを知る手段はない。彼はただある時には二つの色が異なって見え，ある時には異なっては見えないことを知っているだけである。自己の微分閾値の変動について，彼には何の知覚的手がかりもない。にもかかわらず，この二つの条件下では，彼の600mμ の光ディスクに対する感知の形式には差異があったはずである。もしなかったらば，二つの微分閾値に差異が出なかったはずだからである。

　自明のことだが，被験者は二つの条件のどちらの場合でも600mμ の光刺戟を「オレンジ」と呼ぶのがちょうど良い色のディスクとして知覚する。条件 A では彼の600mμ ディスクの知覚意識は603mμ のオレンジ色を区別出来るが，条件 B での600mμ の知覚意識はかなり異なっており，603mμ のオレンジ色を区別出来ないのである。微分閾値が測定するこのような差異の基礎をなす，知覚意識の形式の差については心理学にも心理物理学にもこれを表現する用語はない。そこで，この差を表す語として「特異性」specificity を用いることにする。そして，この被験者の，条件 A における600mμ 光オレンジ色の知覚意識の形式は条件 B におけるオレンジ色の知覚意識の形式よりも「より特異的」である，と表現する。「より特異的」と表現するのは，このような表現が条件 A における知覚意識の形成が，条件 B におけるそれよりもオレンジ色の知覚において，より細かなオレンジの色合いを弁別する，という基本点をはっきり伝えることが出来るからである。「より分化した」という表現でも，ある存在物の一つの属性に対する知覚意識の形成を表現することが出来よう。

　存在（物）（複数）の属性に対する知覚意識の特異性の変化は連続的なものである。視覚の領域を例にあげれば，最も粗で，最も分化の低い経験は，「光」の漠然たる知覚意識であり，場所や形は明らかではなく，色もない。こうした光の非特異的知覚は正常観察者が閾値条件で経験する。もっとエネルギー吸収の高いレベルでも視覚系の損傷を持つ患者では同じ経験を生じる[7]。正常の被験者では受容器に達するエネルギーが増加するにつれ，当該存在（物）の全属性に対する知覚意識の特異性が漸進的に増大する。器質的疾患による視覚障害患者では，回復に伴って，知覚意識の特異性が漸時増大する[8]。

　歴史的にみると，最も粗で，最も分化の低い知覚は「感覚」と呼ばれることが多かったが，実際には感覚と，最適条件下における最も分化の高い知覚とは連続したものである。従って，これら分化の低い知覚を人為的に別の範疇に分類して「感覚」と呼ぶ根拠は全くない。

　まとめると，「特異性」は知覚意識が弁別しうる，ある存在（物）の特定の属性についての，分化の程度を表す概念である。この，ある特定の属性についての知覚意識の特異性は，微分閾値の測定によって推定される。さて，ここで，この特異性概念とその測定法を視覚対象失認を

研究して来た神経学者や心理学者がこれまで研究したことのない，ある属性に応用してみよう。

私が意味するのは形態という属性である。

6．一視覚失認例の分析

本論文の冒頭で，珍しい認知障害症例について簡単に述べておいた。つまり，この患者は物体，幾何図形，数字，文字，人物を視覚だけでは同定出来ないのである。にもかかわらず，通例の臨床的視覚機能検査では，この障害を説明しうるだけの質的，量的な異常は検出されない。

視覚対象失認の如き現象の十分な説明は二つの基本的要請を満足しなければならない。つまり，その説明は当該患者の欠損能力を説明出来，同時に，当人の残存能力をも矛盾なく説明出来るものでなければならない。

S氏の認知障害の分析の最初は，彼に可能な行為と不可能な行為を一層詳細に叙述することである。

(1)既述の如く，S氏は目前に提示された物体を指さすことが出来る。但し，指示が可能なのは，眼前の物体が動かされた時のみである。物体が静止している場合は，何を見ようと云われたのか分からない様子で，目は部屋全体を見まわし，何かを「探している」ように見える。例えば，白いボール紙の上に歯ブラシを置く（置くところは見せない）と，彼は，ボール紙，歯ブラシ，ボール紙の置いてある机などを指さしたり，ただなんとなくぼんやりして，困惑していたりする。しかし，目標物体を動かすと，彼は「探しまわる」行動パターンを止めて，直ちにそれを指さすことが出来る原註4)。動きが背景から対象を分離することを可能にするのである。しかし，同定は出来ない。

原註4) 最近，同じ行動が有線野を完全に除去した猿で記載されている[9]。

(2)問題の物体を定位した後，彼は熱心に，かつ長時間それを見つめるが，何であるかは分からない。

しかし，色を尋ねると，速やかにその優勢な色相（それが黒や白でない時）の名前を言うことが出来る。「もっと他の色がありますか？」と追究すると，彼は次に広い面積を占める色を呼称することが出来る。彼が白色と黒色を命名するのは，たとえ白や黒の面積の方が大きくても，大抵他の「色」をすべて命名した後である。

(3)紙の上に二個の四角片をのせ，それらが「見える」ようにそれぞれを動かすと，彼はどちらが大きいかを言うことが出来る。この課題における彼の能力がどの程度正確なものであるかは定量的には調べていない。しかし，行動でみるところでは，大きさのわずかの差を見分けるのはいささか困難のようであった。

(4)物体を定位してしまえば，彼は指でその輪郭をなぞることが出来る（物体は触れないように，従って触覚性手がかりが得られないようにしておく）。彼の，この輪郭をなぞる能力については，いくつかの重要な留保条件がある。第一に，彼の手には不全麻痺があり，運動は拙劣で，遅く，失調性であるため，この課題の遂行にかなりの困難がある。第二に，彼は一つの単純な形態を何度もくり返してなぞり，課題を終えていることに気が付かないことがある。第三に複雑な対象をなぞらせた場合，彼は単一の色彩領域の輪郭だけをなぞるのが常であった。この種の輪郭なぞりを図5に示す。

検査者の手，あるいはカラー写真中の人物の手を見つけるように言うと，S氏は身体の外側の輪郭（シルエット）をたどり，最後に手の部分に達する（図6a）。時には彼はそこで止め，目的を達したことを示唆する。しかし時には彼はシルエットをたどり続け，手を通過したことに気がつかない。腕や手が伸展されていず（図6b），従ってシルエットに現れない場合は，彼は決して手や腕を定位出来なかった。

(5)既に述べた如く，彼は視覚的に提示された幾何図形を正しく呼称出来なかった。しかし，記憶からコイン，靴箱，パン，トランプなどの形を述べることが出来た。記憶からはまた，レタス（緑と白），トマト（赤），バナナ（褐色がかった黄色），電話（大抵は黒いが他の色もある）

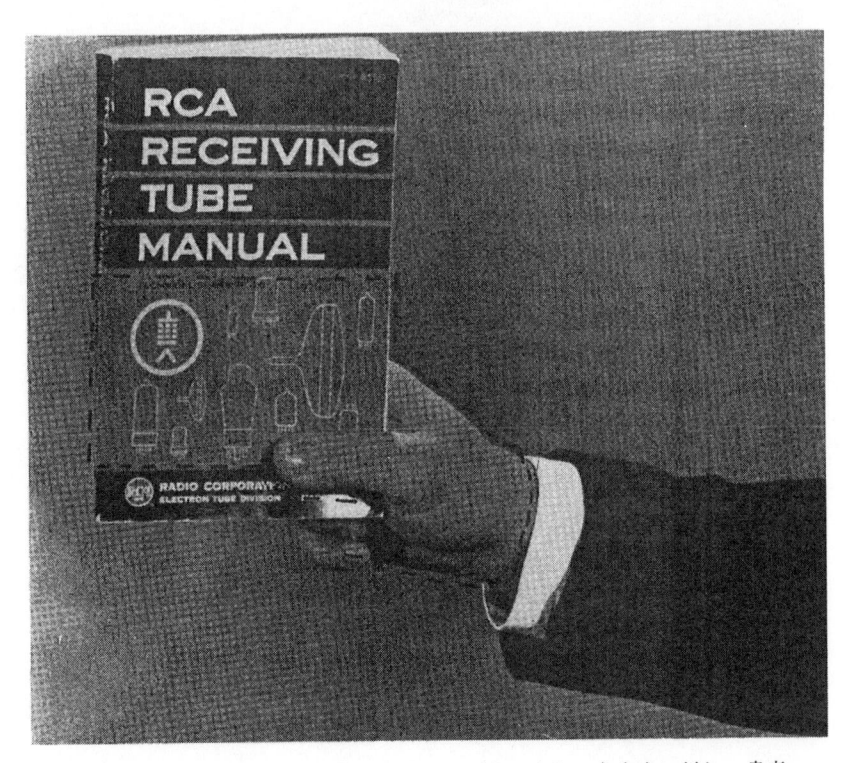

図5 「ここに持っている物をなぞって下さい」という命令に対し，患者がなぞった輪郭を写真の上に破線で表してある。

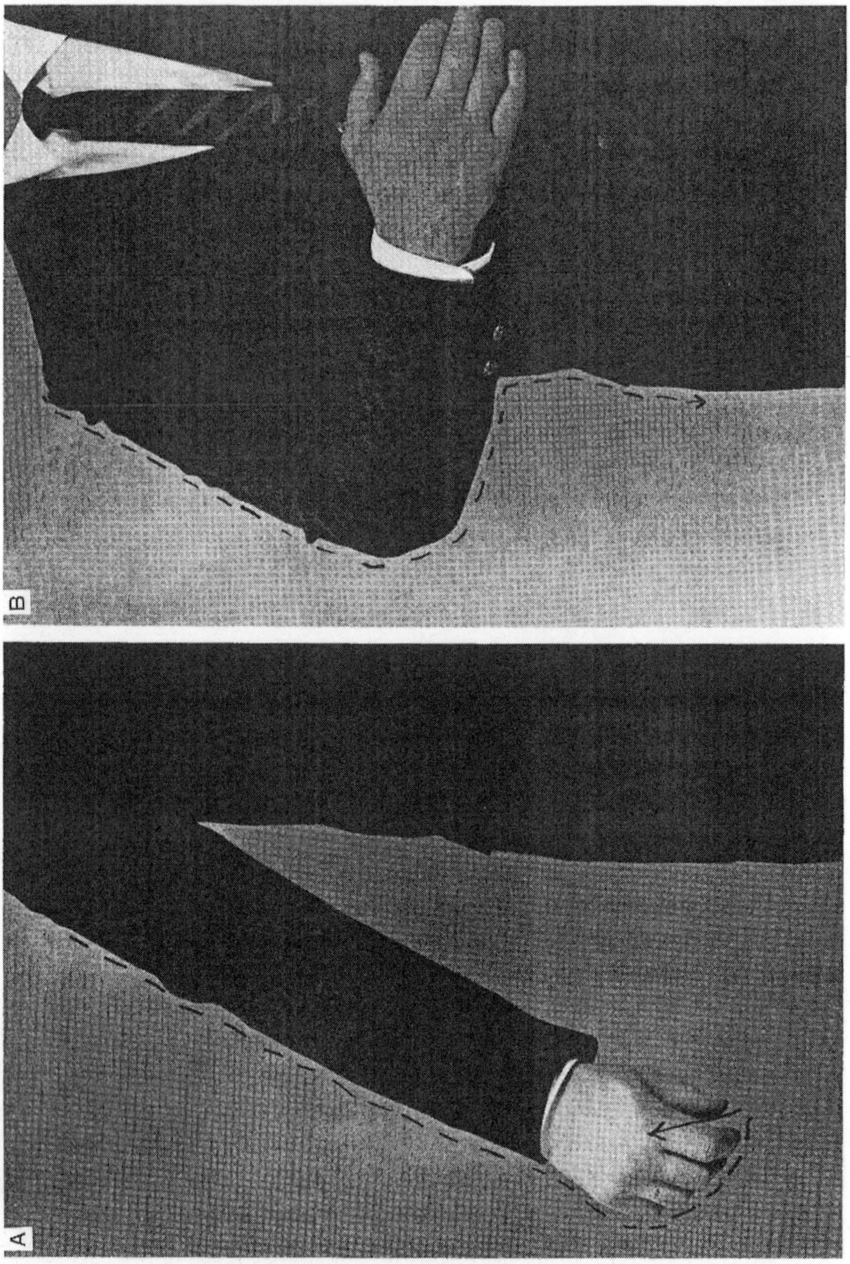

308 失　認

図6　Aは患者が手をなぞった時の軌跡を写真の上に破線で表した。Bは患者が手をなぞれなかった時の軌跡を破線で示してある。

などの色を述べることが出来た。彼はさらに，記憶から，郵便切手とエンドウ豆，本とトランプ，リンゴとぶどうの大小を正しく述べることが出来た。

(6)彼は紙の上に並べたコインの数を数えることが出来なかった。彼の言うコインの数は，同じコインを知らず知らずのうちに二度数えるため，実際より多いことが殆どであった（稀にコインを見落とすこともあった）。彼は光フラッシュの数，皮膚上のタップ数，トーン・バーストの数を正確に数えることが出来る。従って本障害は計数障害によるものではない。

(7)範囲を限った一定数の物品（30個以下）を1度に1個ずつ白紙の上に提示し，それぞれに名前をつけるよう訓練した。例えば，一枚の赤白模様のトランプカードの裏を何度も見せ，その度毎にそれが何であるかを教えた。そうすると，彼は後程それを見せられた時，「トランプ」と言うことが出来た。こうした訓練の後では，彼は容易にこの手の「同定」が出来た。それは，提示が数マイクロセカンドの時でさえ可能であった（暗室での光源としては gas discharge lamp を使用した）。

S氏が物品の名前を学習する能力を有するということは，読者の中には，S氏は対象知覚には問題なく，その名前の記憶か，形態の視覚記憶か，どちらかを失ったのだ，と考える人があるかも知れない。しかしこの結論は支持出来ない。以下の実験はS氏がこれらの物品を「推定」で同定していることを明らかにしている。まず第一に，赤白のトランプに「トランプ」と名をつけることを学習した後で，すべては同じだが色だけが青と白のカードを見せる。彼は同定出来ないのである。第二に，赤白の郵便切手を見せると，彼はこれを「トランプカードの一部分」と呼ぶのである（彼が大きさの違いを知ることが出来ることを思い出していただきたい）。第三に，真ちゅうの鍵を「鍵」と呼ぶように訓練した後で，真ちゅうの歯車を見せるとやはり鍵だと言う。最後に，鋏を鋏だと覚えさせた後では，ナイフ，ペーパークリップ，金属性定規など銀色の光るもの全てを鋏と呼ぶのである。これらの観察はS氏が，（範囲の限られた）対象物を数ある属性の中でも，限られたもの，すなわち，色，反射度，大きさのすべて，あるいはそのどれかに基づいて，正しく「同定」しており，それ以外の属性を用いていないことを明らかにしている。つまり，提示される対象物の範囲は決められており，それらを全て知っているわけだから，彼は自分の同定出来る限りの属性から前に置かれた物が何かを推定出来るのである。

(8)訓練によって正しい名前を出せるようになった後でも，彼が対象を知覚的には同定出来ていないことは彼が既に知っているはずの物品をなじみのない背景に置いて提示すると直ちに明らかとなった。白いボール紙上に物品を置くかわりに，カラー写真の上にそれを置く。そうすると，彼はその写真（及びその上の物品）を微細に調べるのだが，決してその物品を見つけることが出来ないのである。しかしながら，写真をゆすってやると，写真の表面に対してその物体が動くために，彼はたちまち，その物の教えられた名前を言うことが出来る。この課題を根気よくくり返してみたが，台の（背景の）写真を動かさなくても正しく呼称出来るようになった物品はこの限られたレパートリーのうちのわずか数個にすぎなかった。

(9)色覚用の仮性同色表 Pseudo Isochromatic Test Cards（図7）を見せると[10]，彼は常に色

310 失　認

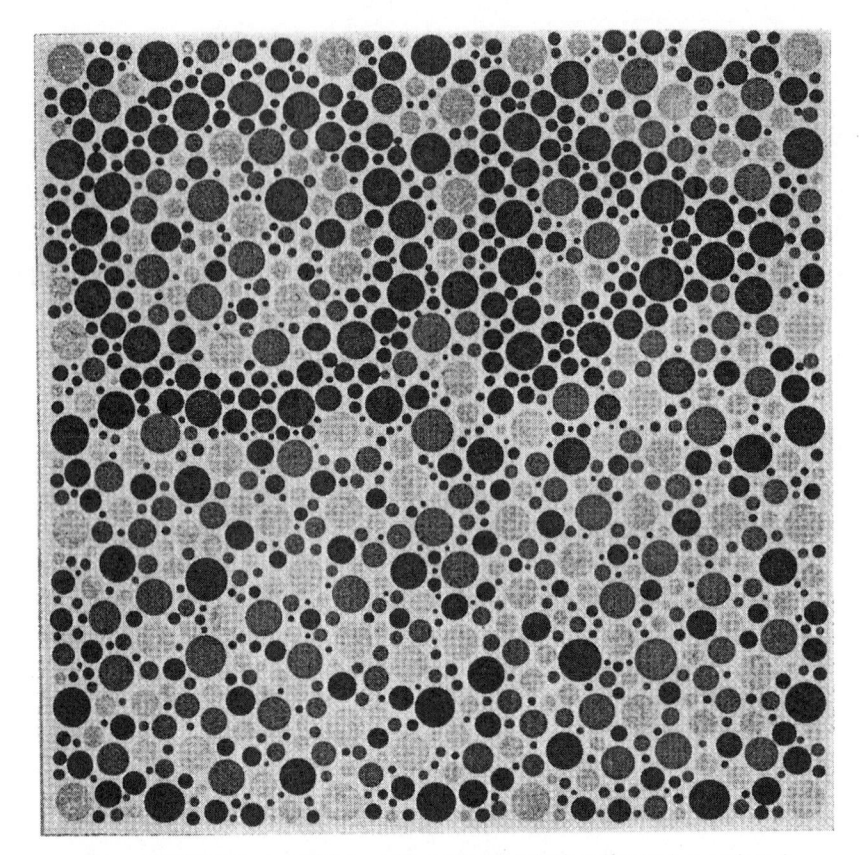

図7 仮性同色表の白黒再生。三角と円の形が輝度の差で明らかになるように撮影してある。実際のテスト刺戟では，輝度差はなく，スペクトル差だけがある。

名を正しく呼称したが，形は決して呼称出来ず，形態すらなぞることが出来なかった。彼は鉛筆の先で，個々の色点に触ることが出来た。ある時筆者が鉛筆でくり返し円の輪郭を示してみせたところ，彼はその形態を認めたようであった。しばらくの間彼の表情は喜びに輝き，その円が見えると言った。しかし，数分後，静止状態で見せてみると，同じ対象を認めることは出来なかった。

　ペンの動きが見えるように，彼の目前で，ゆっくりと単純な幾何図形を書いてみせると，彼はしばしばその形の名を言うことが出来た。しばらくしてその同じ形を見せると，彼はもはやそれを同定することが出来なかった。

　(10)何か物体を急速に顔へ近づけると，彼は瞬目した。彼はまた物体が自分へ近づいているのか，自分から遠ざかっているのかをあてることが出来た。しかし，自分の前に置かれた白いボール紙上の三個の静止物体のうち，どれが最も遠く，どれが最も近く，どれが中間かを言うことは出来なかった。彼はそれら物体に触った後ではその距離を正答したが，それは自分の手を

動かした後に限られていた。明らかに彼は腕の運動からの運動覚を手がかりに，それぞれの距離を正答していた。

(11)白紙の上に二本の大きい黒いテープを貼り，その方向が同じか異なっているかを聞くと，彼はそれぞれのテープの輪郭を頭を動かして慎重に追跡した。この方法で彼はしばしば正答した。頭の動きを禁ずると，彼はこのテストに答えることが出来なくなった。

以上の結果から，Ｓ氏は知覚している，つまり識別存在を視覚的に意識している，と結論出来る。彼は対象を指示出来，その輪郭をなぞることが出来，（困難はあるものの）対象をその他の知覚野から分離することが出来る。彼はそれらの対象の持つ属性に選択的に注意を向けることが出来，二つの存在（物）の類似の属性を弁別することが出来る。本論文の始めに述べた知覚分析の手法によれば，Ｓ氏に出来ない基本的な知覚作業は存在しないのである。

しかしＳ氏が異なったタイプの知覚作業を全て遂行出来ると言ったからといってそれは必ずしもそのような作業を正常に遂行しているということを意味するものではない。彼の視知覚が正常であることを確定するためには，まず彼がある識別存在が持つすべての（視覚知覚性の）属性に気づいているかどうかを知らねばならない。

ついで，これらの属性に対する彼の知覚意識の特異性 specificity が同一条件下で正常人が遂行出来る識別数と同じ数だけの識別を可能にするものであるかどうかを確定しなければならない。要するに，前節で定義した知覚能力が正常かどうかを確かめなければならない。

これまでの神経学者や心理学者が視覚対象失認患者は「正常」または「ほとんど正常」な知覚を有していると結論して来たのは，知覚過程はこれを全ての側面にわたって余さず調べなければならず，また，知覚能力はこれを定量的に調べなければならない，という原則を理解しなかった為である。しかし，今までの神経学者たちがこの原則に全く無知だったのではないことは強調しておかなければならない。ただ，彼らはこの方法論をある種の，単純な知覚障害を調べる時にだけ用いたのである。たとえばある患者が対象の色相や輝度を正確に弁別出来るにもかかわらず，路上の人物を認知出来ない場合，誰もだからこの患者は「認知」障害，あるいは「連合」障害を持っているのだという結論へ飛躍したわけではない。

彼らはまず患者の眼を調べ，強い近視のあることを発見し暗黙のうちにもせよ，彼の知覚能力が６ｍ以上の距離で顔を見分けるには不十分であると結論を下しもしているのである。ただ神経学者や心理学者たちは自分達の知覚研究の方法論を明示的に概念化することをしなかったために，もっと複雑でもっと微妙な認知機能障害を調べる時に，単純な障害を調べた時と同じ方法論を適用しないことが多いのである。その結果，彼らは視覚対象失認患者の物体認知障害が知覚能力の低下によって説明出来るのではないということを確認しないまま，その障害を認知，記憶，呼称，あるいは連合の欠損によるものと結論したのである。

Ｓ氏に出来ない課題は物体，幾何図形，文字，数字および人物の同定である。これら多様な存在（物）を同定するのに，必ず知覚しなければならない何かの属性があるのであろうか？　答えは避けようのないものである。つまり，これらはすべて形という属性によって同定されてい

る。従って，形を識別する知覚能力を有することがこれらを認知し同定する前提条件である。文字，幾何図形，数字は形によってしか同定出来ない。ごくわずかの例外を除けば，大部分の日常物品は形によって同定される。つまり色，大きさ，明るさは同定に不可欠の属性ではない。人物は彼らの特徴ある形によって同定される。皮膚の色や大きさはわずかしか役立たない。

　ところで，S氏が認知出来ない5種類の対象はすべて形によって同定される物であるという事実は動かないにしても，この事から直ちにS氏は形を知覚出来ないのだという結論を引き出すのは論理的ではない。論理的に言明出来るのは，ただ，形態知覚はこれらの物の同定に必要な前提条件の一つである，ということである。それは必ずしも唯一の前提条件ではない。S氏の形態識別能力が対象同定に十分なものであるかどうかは，われわれが経験的に決定しなければならないことである。もしその能力が十分でないのならば，（彼の認知障害の基礎に）記憶や呼称の欠損の存在を想定するのは，前述の，街の人物を認知出来ない近視の例の場合と同様，馬鹿げたことである。

　ではどのようにしてこの特別な知覚能力を測定すれば良いのだろうか？　前節で述べたように，識別存在が持つある一つの属性についての識別能力は「被験者が当該属性だけに差異がある二つの存在（物）を識別出来るかどうか」を調べることで測定する。ついで，この属性に対する微分閾値を決定する。これは被験者に「存在（物）Aは存在（物）Bと同じか違うか？」

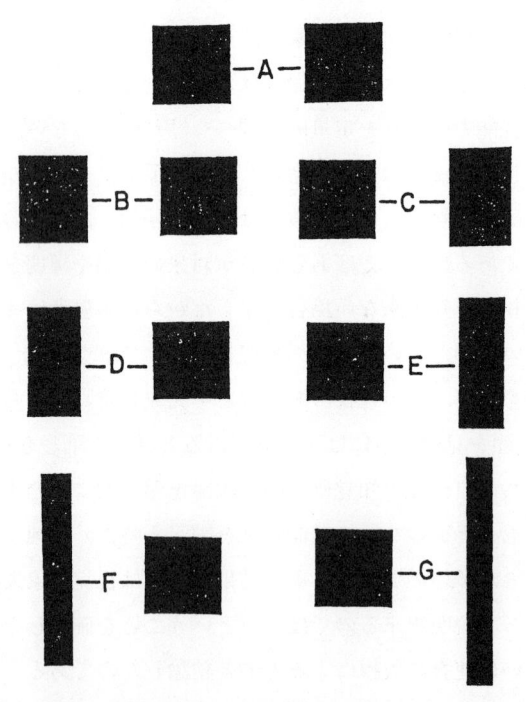

図8　テスト刺戟は両眼視させる。距離18インチ。正方形の幅は約6度の視角を持つ。Aでは二つの形は同一。縦・横の長さの比は1.0, BからGへと，一方の四角の縦・横の比は次第に増大させてある。

という基本的質問を繰り返すことで決めてゆく。

　S氏についても，二種の存在(物)間の唯一の差異が形態属性であるようにしておいて，その差を識別出来る知覚能力を調べた。実験は以下の如くである。

　一枚のカードに全く同じ面積と反射度を持つ，黒色の正方形と長方形を画いたカードを，一組用意した(図8)。それぞれのカードは二つの形態のうち一方が少しずつ長くなるように描いてある。S氏はこのカード上の二つの形が同じか違うかを答えるわけである。カードの提示順，正方形の位置の左右はランダム化してある。図9に示したのは彼の成績のグラフである。長方形が非常に長く，細い時でさえ(二辺の長さの比が8.65：1)，S氏が二つが異なると答えたのは全試行のうち90％に過ぎなかった。長方形の二辺の長さの比が小さくなるにつれ，彼の識別作業は困難を増した。全く同一の存在(物)を，提示回数の60％で「違う」と答えているが，この事実からみると90％正答の数値もこの傾向による汚染が考えられる。90％数値は見かけだけの高さである可能性も十分にある。

　識別能力のテストは全てそうであるが，この実験もさまざまの非知覚過程に依存している。例えば，本テストの有効性は被験者が自己のやるべき課題の性質を理解し，かつ覚えている，という仮定の上に成立している。この仮定が正当なものであることは，S氏が他のすべての視知覚テストに対する指示を理解し，かつ覚えているという事実が保証している。本実験の結果も

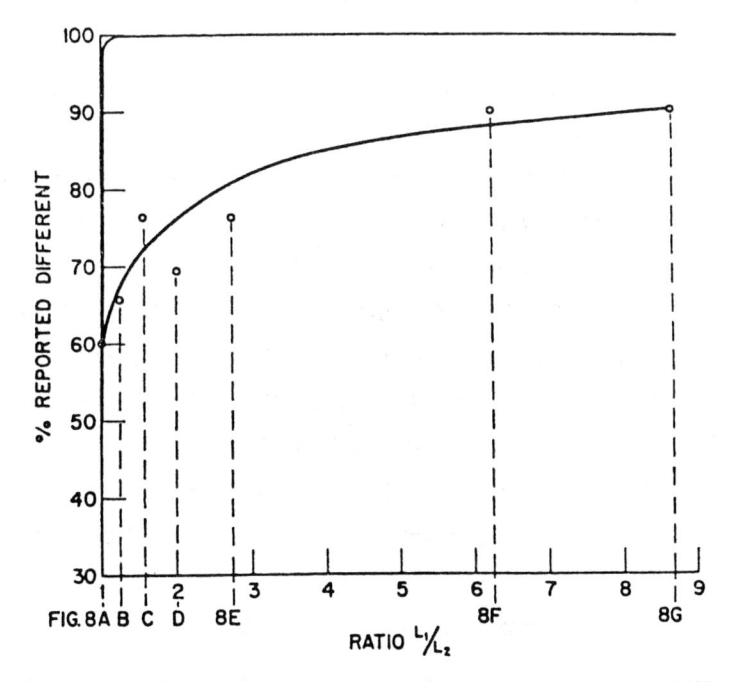

図9　図8に示したAからGまでのテスト・カードをそれぞれ40回見せた時の，患者が二つの形が「違う」と答えたパーセント。網膜中心窩での視力に問題のない正常者のカーブが細線で表わしてある。鋭い立ち上がりで100％レベルへ達する。

この仮定の正しいことを示している。つまり，二つの形の差が増えるにつれて，彼の正答数のパーセンテージも増加しているのである。本実験はさらに，Ｓ氏がこの識別テストに意欲を持ち，課題に十分注意を向けているということを前提にしている。彼が，他の視覚識別テスト（色相や輝度の識別，分光感度曲線 sensitivity profile ちらつき融合頻度 flicker fusion 空間加重テスト spatial summation）に意欲を持ち，十分に注意を集中したということからみて，この前提も，その前の前提も正当なものと考えられる。

　一方，識別対象たる二つの形態は同時に提示されているのだから，本実験は長期記憶や連合機能には何ら依存していないことになる。また，われわれは二つの形態がどこで違っているのかを尋ねていない。つまり，形という属性を分離し，それに選択的に注意を集中するようには要求していない。最後に，本実験は形を概念的に同定する能力にも依存していない。確かに，本実験に限れば，名前のつけられる形（「正方形」「長方形」）を使ってはいる。しかし，他の実験では特に標準的な名前のない形態やパターン（曲線図形）を使っており，その差異検出でも彼は同じ困難を示しているのである。前項の終わりに述べた原則にのっとって，われわれはただ二つの物が同じか違うかだけを尋ねており，分類，抽象，概念化の過程は要求されないのである。二対象の輝度（単位面積あたりの光量）は同一で，かつ二対象の全光量は同一（二形態の面積は常に同一）であるから，この二対象を区別する唯一の手段は形である。そして，Ｓ氏のこの識別能力は強く制限されていた。もし彼が図8 B−Eに示した対象の形態差を識別出来ないのであれば，彼が物体，相貌，文字，数字，それに幾何図形の認知と呼称が出来ないことに何の不思議もないであろう。もし彼が白地を背景にした単純な物体の形態差を識別出来ないのであれば，カラー写真の上にのせられた物体（色と輝度と大きさの属性によって呼称訓練を受けた物）を同定出来ないことに何の不思議もない。そのような複雑な背景の下では，物体の形態は正しい同定のための（白地の背景の時よりも）遙かに重要な属性となるのである。

　この形態差識別障害によって彼の視覚障害のすべてを説明出来るであろうか？　上述の5種類の存在（物）の同定障害については全く問題はない。しかし，彼の（視覚）計数障害（対象を数えることの障害）についてはどうであろうか？　この点については，一見，説明出来ないように見えるかも知れない。しかし，少し実験を追加してみれば，この計数障害すらも形態知覚の特異性の低下によるものであることを証明出来るのである。

　一組の物体を正確に数え上げるためには，その組の全物体の一々について，これは数えた，これは数えてない，ということを知る能力が必要である。コインの数を数える場合，われわれは数えたコインとまだ数えてないコインを分離する。例えば，数えたコインを別の山へ移動する。コインを動かしていけない場合には，心の中で，それらを数える順序に合わせた何らかの空間的形態に組み合わせ，それぞれを1度しか数えてないことを確かめる。例えばテーブル上に4個のコインが置かれ，それぞれが想像上の正方形や長方形の隅にあるとすれば，われわれはその四角形を「見」ており，計数に何の困難も生じないであろう。しかし，30個のコインが円形に置かれている場合には，その円のどこから計数を開始したかを，心の中でノートに取り

ながら，厳格に数えていかなければならない。出発点がはっきり印せない場合には，実に簡単に通り過してしまうことになる。何らかの形（空間形態）をその上に投影しない限り，空間に分布しているコインを正確に数え上げるのは不可能である。

　S氏は単一対象，空間凝集性対象，羅列対象（図7）のどれについてもその形態属性を知覚しない。従って当然，彼の計数は障害され，計数をいつ，どこで止めるかも分からないことが予想される。しかし，もし計数の対象が時間軸上に分布しているのであれば，計数の開始や停止について形態情報に頼る必要はないわけだから，正確な計数に何らの困難も生じないはずである。実際，彼は時系列上の光フラッシュを正確に数えることが出来た。従って，この彼の時間性計数能力と空間性計数障害は彼の計数障害が，計数という一般的知性障害に基づくものではなく，形態知覚の障害に基づくものである，という仮説が予想するところと完全に一致するものである。

　このように，S氏の認知障害を形態属性の知覚の特異性の低下に帰する仮説は彼が出来ないことすべてを説明する。ところが，仮説と矛盾するかに見えることが一つある。すなわち，彼は輪郭をなぞることが出来るのである。この矛盾は実際のものであろうか？

　この問題を解くには，まず輪郭 contour の知覚と形 shape の知覚を区別しなければならない。輪郭は網膜が吸収するエネルギーの量と質が作る空間勾配の結果である。つまり，輪郭とは何か物理的属性が異なる，二つの隣接領域間の境界（移行部）である。存在（物）の形態とは輪郭間の関係に関連する属性である。つまり，形態は特定の角度から見ることが出来る全輪郭の統合の結果として知覚される。S氏は輪郭が隣接領域間の輝度の差によるものか，波長の差によるものであれば，その輪郭を検出することが出来る。彼はこうして色相領域や輝度領域を分離し，識別存在を知覚する（5節2項参照）。けれども，脳損傷のために，彼は移行部すべてを統合して形となすことが出来ない。例えば図5のような本を見せられると，彼は赤の輪郭と手の輪郭をなぞった。（何故彼が手の部分はなぞり，カフスの部分はなぞらなかったのかは分からない。多分，手と背景（淡緑色の壁）の色相差の方が手と本の赤との色相差よりも，彼にとって重要であったのであろう）。

　彼が輪郭をなぞれることは，彼が明らかに移行部を知覚していることを示している。にもかかわらず彼は輪郭全部をまとめて，形態ある識別存在を作ることが出来ない。図8，9に示すように，単純な形であっても駄目である。

　形が知覚出来なくても，移行部の検出と輪郭の追跡は可能である。どのようにしてそれが可能かを図10に示してある。図10Aの対象の輪郭は，たとえば，輝度の異なる二つの領域を分かつ境界線を横切る走査（目の動きで）をくり返すことで追跡出来る。対象の輪郭線の周囲をこのやり方でつなげて行けば，輪郭を正しくなぞることは出来る。しかし，形態という統一性のある知覚意識は必ずしも出て来ない[原註5]。S氏の手は輪郭をなぞる時，拙劣なあるいは失行的な動きを示すことがあったが，これはこのようなやり方のためであったのかも知れない。このような推測を更に固める証拠がある。すなわち，S氏は紙に描いた一本の黒い曲線を追跡すること

が出来なかった。このような細い曲線（図10B）を横切って走査するために，彼は明らかに線の位置を見失ってしまい，それを探すのだが，今度は前回接触した部分からまるで遠い点で再発見するのである。こうした間違いの多い追跡運動では正確な追跡は実際上不可能である。

原註5）この方法が対象の形態についての知識を与えるのは，移行部を横切る1回の走査に関して，その距離および回転角を把持，統合する能力が存在する時に限られる。

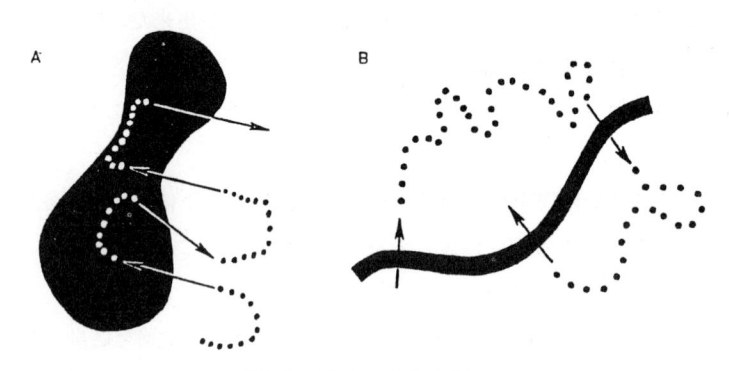

図10 詳細は本文参照。

　今取り上げた例では走査は眼球の一連の動きによって行われると考えられている。しかし，同じような走査過程が中枢神経機構に存在し，流入するエネルギーパターンに対して同様の働きをしている可能性もある。健常人が眼球を動かす暇もないマイクロ秒の露出ででも形を同定することが出来るという事実はこのような中枢性走査線メカニズムと矛盾しない。
　Ｓ氏が形の視知覚に低特異性を持っているということが分かってしまえば，彼が何故対象を同定出来ないかを理解するのは困難ではない。しかし，何故そのような障害が，複雑な背景におかれた物体の発見を困難にし，また，何故この困難が物体の動きによって克服されるのかを理解するのはそれほど容易ではない。
　この点を明らかにするためには，まず，健常観察者が多くの対象の中から特定の対象を見出す作業を考えてみなければならない。このような場合，観察者は色相や輝度勾配の複雑な組み合わせを目にしている。彼は一体どのような（暗黙の）手続きを使って，特定の勾配の組み合わせを分離し，「対象」を見るのであろうか？　どのようにして，彼は隣接する二つの物や重なる二つの物があることを知り，また，さまざまな色相領域から成るより複雑な対象がただ一つだけあることを知るのだろうか？
　われわれはもちろんこうした作業を決めている知覚過程の詳細な機構を知っていないけれども，この課題の遂行に対象の形態についての知識が決定的に重要な要因であることは確信出来る。この知識を過去の経験から引き出し，各種の勾配の組み合わせと比較して，正しい組み合わせを見出すのである。ある対象の発見に過去の経験が重要であることは隠し絵が証拠である。

目標物の形態についての過去の経験がなければ隠し絵から絵を発見することは不可能である原註6)。われわれは探しているものについての知識を持っていなければならない。そして，われわれが（暗黙のうちに）期待している形と現に知覚している形とを比較することが出来なければならない。

原註6）これは分離作業には生得的知覚過程が全く関与していないという意味ではない。明らかに，経験から独立した何らかの過程が働いているはずである。さもなければ新生児（あるいは動物）は最初の対象を絶対に分離出来ないはずであり，従って対象についての経験を絶対に獲得しないはずである。

　さて，S氏である。彼は対象の形態についてかなりの概念を持っていた（6節5項参照）。けれども，今や対象物の形を全く知覚出来ないので，なお残っている形の知識を形の知覚と比較することが出来ない。彼は複雑な勾配群をどう分割するか決めることが出来ない。「これがその物で，これは別の物の一部です」と述べることの出来る根拠を何も持たないのである。
　しかしながら，目標物がそれ以外の複雑な背景のなかで動かされれば，その対象を知覚的に分離する根拠となる情報が追加されることになる。この現象は正常人にも見られる。正常人も背景に対して物体が動くことで，特定の対象の知覚を助けられることがしばしばある。たとえば，部屋の隅のネズミはたとえ探していても，動くまでは知覚されないことがある。動きがあれば直ちに対象を分離出来るのである。正常成人と対照的に，S氏は数多くの対象からなる複雑背景に置かれた物体については，ほとんど運動から得られる情報だけに頼って，対象を分離している。
　S氏の世界は，動かない限り姿を見せない隠し絵ばかりから出来上がった悪夢の世界のようなものである。それに又，たとえそれらが動き，姿を見せたところで，形を知覚出来ない彼にはそれらが何であるかは分からないのである。
　まとめると，S氏の主要な欠損が形態知覚にあるとする仮説は彼の持つ障害の全てを説明するに十分なものである。この仮説は彼が把持している能力とも矛盾しない。この例に限れば，対象同定についての必要前提条件たる，形態識別能力の異常が証明されたのだから，記憶や呼称や連合の障害に関して推論をめぐらす理由は全くない。
　本論文の始めに，筆者は次のことを指摘しておいた。つまりS氏は物を認知出来ないことの理由を聞かれると，断固として「はっきり見えないのです」と主張した，ということである。この訴えは医学文献に報告されている視覚対象失認患者の多くに見られる。そして，この訴えは現在の視覚機能検査ではうまく説明出来ないために，わずかの例外を除けば無視され，退けられて来たのである。この訴えは自分の精神機能障害に対する恐怖をとるために患者の行う合理化であると説明されて来た。しかし，S氏の強度の視知覚障害を前にしては，彼の訴えを無視したり，あるいは心理的な防衛反応と片付けてしまうことは出来ない。はっきり見えないと言うことで彼は何を意味しているのだろう？　このような仕方ではっきり見えないとはどういう

ことなのだろう？

　さて，既に5節で指摘しておいたが，われわれはある存在（物）のある属性に対する自己の知覚意識について，その知覚意識そのものの特異性を直接知覚することはない。しかし，もし，過去の経験の結果として，二つの存在（物）を識別出来るはずだと思っているのに，今の状態ではその識別が出来ないことに気づいたとすれば，われわれは自分が最適な知覚をしていないと結論を下す。この状態をわれわれは「はっきり見えない」，「はっきり聞こえない」と表現しやすいのである。われわれがこの結論に達するのは，われわれが過去には出来ていた各種の識別作業について，その識別基準を今もなお把持している（覚えている）ためである，という点を理解することが重要である。「はっきり見える」という概念には最適条件下でやっていたと同じ数だけの識別作業をやる，という意味が含まれている。

　健常人がS氏の知覚条件と何か同等の条件を持てるとすれば，その唯一の方法は視覚性識別存在の諸属性に対する知覚意識について，形態属性だけ知覚特異性を低め，他の属性の知覚特異性は正常に維持する，という状態を作り出すことであろう。実験的にこれらの条件全てを作り出す方法は知られていない。しかし，網膜周辺部を使って物を同定してみれば，形態特異性の低下状態を経験することが出来る。網膜周辺部では色相識別や視力も落ちるけれども，ここで経験出来る低形態特異性は，S氏が彼の視覚障害を表現するのに「はっきりしない」という表現を用いた理由についていささかの洞察を与えてくれる。網膜中心窩より60〜70°周辺で正常人が図8の対象の形態を弁別するのと，S氏が中心窩で同じ物を弁別するのとは同じぐらいであるから原註7)，この部位でなら正常人もS氏と同じようにはっきり見えないと訴えるであろう。

原註7）60°〜70°の拡がりのある中心暗点を持つ人は機能的には盲目といえる。S氏は良好な中心視力と色彩視を持っており，これをある程度利用出来る。従ってS氏はこのような人とは類似していない。また，彼の他の属性（輝度，大きさ，波長）の識別能力は，彼が人物や障害物に突き当らずに車椅子で院内を動きまわるに十分である。

　健常人が周辺視で対象を見る時，「はっきりしない」（特異性が低い）と思うのは，中心窩で見る時に持っている識別能力と，今の識別能力を，暗黙裡に比較しているためである。同じようにS氏が自分の中心視を「はっきりしない」と思うのは，脳損傷以前に持っていた識別能力と今の能力を暗黙裡に比較しているからである。もし，自分はこれだけ見えるはずだ，という基準を把持していなければ，「はっきり見えない」とは訴えないであろう。

7．結論

　S氏は形態識別についての知覚能力に著しい制限を生じている。S氏の形態属性に対する知

覚意識は粗雑で未分化である。5節で定式化した表現を用いれば，特異性が低い。S氏という症例は，ある存在（物）の，特定の属性についての知覚意識の特異性が，他の全ての属性に対する知覚意識を正常，あるいは殆ど正常に残したまま低下しうる，という事実を見事に示している。われわれはこの事実から，神経損傷は知覚過程をきわめて選択的に障害しうると結論しなければならない。

　S氏が形態知覚の欠損を持つからといって，視覚対象失認はすべて同じ心理欠損を持つという結論にはならない。大雑把に視覚対象失認と呼ばれているものには異なった認知障害が多数含まれている。例えば数字，文字，幾何図形の認知は障害されず，日常物品や人物が認知出来ないという非常に稀なタイプがある。動きある対象は認知出来るが，動かない対象は認知出来ない，という症例さえ報告されている。S氏と他のいわゆる視覚失認との異同については D. F. Benson と J. Greenberg の論文で詳細に検討される予定である。

　Klüver と Bucy は両側側頭葉を切除した猿に生じた「視覚失認」症候群を記載した[11]。彼らが作り出した障害には触覚性「認知」や聴覚性「認知」の障害も含まれているものの，これらの動物の視覚行動はヒトの「視覚失認」と類似の側面を持っている。これらの動物は物品や顔（猿の顔さえ）や食料を視覚性には「認知」しないようである。ところで，これらの猿では形態知覚が冒されていると考えられる証拠があることは特記しておかなければならない。すなわち，Klüver と Bucy は何百回もの訓練を積むと，これらの動物が円と正方形を最終的には区別することが出来るようになったと述べている。ところがこのような課題は健常な猿なら2，3回の試行で覚えてしまうことなのである。

　本論文はヒトや動物の視覚対象失認は全て形態知覚の欠損によるのだということを主張するためのものではない。S氏の症例は以下の三つの事実を例示するために取り上げたに過ぎない。すなわち，(1)現行の知覚検査の方法では，S氏の知覚欠損は見つからなかった可能性がある。(2)検査方法が不適当だった結果，脳損傷による特異な認知障害例のうち，正しい検査がやられていないのに，「知覚障害なし」とされてきた症例は全て，この点を疑ってかからなければならない。(3)現行検査方法の不適切さは，結局，知覚の概念化と定義の不適切さに由来するものである。

　上記の結論は心理学的分析に基いたものである，という点が重要である。つまり，これらの結論はS氏の意識特性，すなわち，存在のある側面についての彼の知覚意識と関係している。脳損傷に起因する認知障害の分析に当たっては，生理学的分析に先立って，まず心理学的分析が必須である，ということを理解しなければならない。しかしこの考えはあまり受け入れられておらず，時にははっきり否定されている。まず始めに心理学的分析が行われなければ，このような患者の行動を説明せんとする生理学者はどのようなメカニズムを調べてよいのか分からないはずである。つまり何を説明するかが分からないはずだから，どこから初めて良いかも分からないと思われる。また，もし心理分析が誤ったものであれば，生理学者は的外れな神経メカニズムを研究することになるであろう。例えば，心理学的研究が視覚失認患者は認知障害を

持つ，と分析するなら，生理学者や解剖学者は，当然，それに基づいて，記憶に重要なメカニズムや解剖領域を研究することになるであろう．一方，心理学的研究が視覚失認患者は形態知覚に欠損を持つと分析するならば，生理学者は輪郭情報を統合して形態の感知に至らせるメカニズムを研究することになるであろう．知覚を研究するための十分に整理された方法論がこれまで発達しなかったのは，知覚の本態を理解出来なかったからである．知覚研究のための，明確に定式化された矛盾のない方法論が欠けていたために，視覚対象失認の如き障害に実に多様な「学説」が呈出されることになり，また，一度出された「学説」は決して捨てられないことにもなったのである．

　本論文の最も重要な目的は「知覚とは何か？」の如き抽象的，哲学的な疑問に正確に答えることが，知覚研究の正しい方法論を明確に作り上げることにつながるのだ，ということを示すことにあった．このような方法論はわれわれが視覚失認についての初期の学説の当否を検証することを可能にしたが，将来にわたっても，生理学者が正常知覚過程の神経メカニズムを解明するに当たっての導きの糸となるであろう．神経活動のレベルで意識現象を「説明」しようと思う前に，まず意識現象を理解しなければならない．多くの神経生理学者はこの順序を逆にしようと——つまり，知覚を正確に定義する前に，知覚の神経メカニズムを研究しようと——試みているが，このような試みは必ず失敗するであろう．

感　謝

　本患者を紹介していただいた Boston VA 病院，神経内科，F. D. Benson，視野テストをしていただいた神経生理―生物物理研究室の M. E. Wilson，ちらつき融合，空間加重，感度曲線を調べていただいた E. Wolf，図8，9に関する実験をやっていただいた Clark 大学の B. Klein の諸先生に感謝します．又，H―R―R―仮性同色表の一部の白黒写真の掲載を許されたアメリカ光学会社に感謝します．

文　献

1) J.M.Nielsen,Agnosia, Apraxia, Aphasia, Hafner Publishing Co.,New York,1962, P.51.
2) N.Geschwind,'Disconnexin Syndromes in Animals and Man', Brain 88(1963) 237-294, 585-644.
3) L.J. Audus,'The Mechanism of the Perception of Gravity by Plants',in Biological Receptor Mechanisms, Symposia of the Society for Experimental Biology, University Press, Cambridge, 1962.
4) M.W.Nirenberg, in Brain Functin：RNA and Brain Funcion in Memory and Learing(ed.by M.A.B. Brazier), University of Califonia Press, Berkeley, 1964. p.5.
5) R.Efton, 'Biologt without Consciousness- and its Consequences', Persp. Biol. and Med 11(1967)9-36.

6) R.Efron,'The Duration of the Present', Ann.N.Y.Acad. Sci.138(1967)713-729.
7) M.E.Wilson,(a)Spatial and Temporal Summation in Defective Fields of Vision, Ph.D.Thesis, Univ. of London,(b) Hue Similarity,1968.-(c) Vision Researeh (in press).
8) H.Klüver,'Visual Disurbances after Cerebral Lesions',The Psychol. Bull.24(1927)316-358.
9) N.K.Humphrey, and L.Weiskrantz,'Vision in Monkeys after Removal of the Suriate Cortex', Nature 215(1967)595-597.
10) G.H.Le Hardy, G. Rand,and M.C.Rittler,Pseudoisochromaic Plates, Copyright by American Optical Co,1957.
11) H.Klüver, and P.C.Bucy,'Prlminary Analysis of Functions of the Temporal Lobes in Monkeys', Arch Neurol. Psychiat.42(1939)979-998.

解説

統覚型視覚失認について

山 鳥　重

1. 統覚，知覚，そして感覚

　ここに訳出した論文 Visual Form Agnosia は視覚失認のなかでも視覚失認統覚型を扱ったものとしては代表的なものである。

　周知のように Lissauer (1890) は視覚失認を統覚型 Apperceptive Type と連合型 Associative Type に大別した。統覚型は知覚型とも訳されている。統覚 apperception とは哲学・論理用語小辞典 (1959) によれば「『知覚を統一，把握するもの』の意であるが，人によってかなり違ったものを指す，きわめて曖昧な言葉」ということである。同辞典は代表的な定義を二つ挙げている。第一は Wundt の言う『記述的意味』で「統一された知覚」を意味する。つまり，個々の知覚（字引なら字引の紙の色，印刷面，表紙の色など）に対し，これらの個別の知覚から統一合成された「明瞭に意識される高次の知覚」。第二は Herbart の『説明的意味』で，上のような「高次の知覚を成立せしめるところの，人間の精神機能にそなわった独特の作用」を意味する。しかし，Lissauer の定義はこのいずれでもない。彼は「感性印象の意識的知覚の行為 (Der Act der bewussten Wahrnehmung eines sinnlichen Eindrucks)」を統覚と定義している。上記哲学辞典では個別の知覚を統覚とは考えず，個別の知覚を統一・合成したものを統覚としているが，Lissauer は単一の感覚印象の知覚を問題にしているのみである。

　ところで，統覚の定義は Lissauer に拠るとして，「意識的知覚（統覚）」と「知覚 Wahrnehmung, perception」は区別出来るものであろうか。Lissauer は感性知覚 sinnliche Wahrnehmung そのものを特別な精神作用として理解しているようであり，その意味では Lissauer 自身この二つの用語を特に区別して使っているようには見えない。「意識されている」感性知覚という，知覚の高次な側面を強調することを目的として統覚という用語を選んでいるようである。したがって，Lissauer の Apperceptive Type を「知覚型」と訳しても，「統覚型」と訳しても特に意味に差はないと考えて良いかも知れない。ただ，哲学，心理学の領域では Apperception は統覚と訳されることが多いようなので，「統覚型」という訳語を用いることにす

る。

　さて，統覚が知覚とほぼ同じ意味だということになると，今度は知覚と感覚 sensation の区別が問題になる。岩波心理学小辞典（1979）によると，感覚と知覚は次のように区別されている。まず「知覚」とは「外部の物事（状況やその変化）を感官を通してつかむはたらき」である。これに対し感覚は「一定の光波に対して赤い色の意識が生ずる場合のように，外的および内的の感官に加えられた刺激によって直接おこされた精神現象」であると定義されている。つまり，「知覚のなかで生理的条件に直接条件づけられた状態を感覚という。いわば，知覚から記憶とか推理とかいった要素をのぞいた無意味なもの，感情的要素のないものである」。この区別は読者には明瞭であろうか？

　このような漠然たる用語は科学的思考の洗練には耐え得ないものである，というのが本論文の著者 Efron のラジカルな思想である。このような定義に換えて，Efron は正確な定義を試みる。彼によれば知覚とはある均質性を持ち，その均質性の故にそれよりいささかでも異なる対象を当該対象から区別する心のはたらきにほかならない。すなわち，知覚とは意識的弁別作用（識別作用）である。Lissauer は統覚の尺度として，「意識によって差異があると認められるのが可能であるための最小の知覚内容の変化量」（波多野ら訳）を想定した。これと Efron の「識別存在の感知」という知覚の定式化を比較してみると，その類似性におどろかされる。Efron の論文には Lissauer は引用してないが，彼は Lissauer を知らずにこの結論を引き出したのだろうか？　いずれにしても，知覚や統覚を考えるには意識の問題を除外出来ないことを銘記しておきたい。

　では感覚についてはどのような定義が可能だろうか？　Efron によれば「感覚」は意味のない用語だということになる。定義が人によって違いすぎて使いものにならないのである。たしかに，感覚と呼ぶ以上は心的体験，つまり対象感知という心理体験を意味に含んでいるわけで，感知量という視点からみる限りでは感覚を知覚からとりたてて区別するものはなくなることになる。実際，「感覚を知覚と同一視する考えの方が現在では一般的である」（岩波心理学小辞典）とされている。

2．視覚失認の定義

　次の大問題は視覚失認の定義である。
　失認という臨床的概念をまるで認めない人もある。そもそも失認とは認知の障害（つまり，知覚対象の意味把握の障害）であって，要素的知覚の

障害ではないとされている。しかし，実際に失認患者といわれる人達の知覚を丁寧に調べると，多かれ少なかれ要素的知覚の障害がある例が多く，要素的知覚障害を欠く失認例はきわめて稀である。したがって，失認と見えるのは実は失認ではなく，その前段階の要素的知覚障害の表現にすぎない，という議論が現れることになる。要素的知覚障害に知能障害が加わると，失認様の状態（失認ではなく）が生まれるというのである（Bay, 1953；Bender, 1972など）。

しかし，臨床的に視覚失認は間違いなく存在する。特に最近は視覚失認の症例報告も増え，否定的な見解は影が薄いように思える。いままでの報告に共通する視覚失認の定義を単純化すれば，「見えているはずであるのに，対象を理解しない」ということになる。問題は何を根拠に「見えているはずだ」という判断を下すのか，ということであろう。最も分かりやすいのが視覚表象 visual percept が成立していることが誰にでも納得出来る場合である。つまり，見せられた視覚対象の形態を十分な程度に模写することが出来，かつ，同一の形態同志を正確に対応させることが出来るのに，その対象がなんであるか分からない場合である。この場合だけに視覚失認という概念の適用が可能だとするのは，たとえば Teuber（1968）で，彼は視覚失認を正常な視覚対象が意味を奪われた状態と考えている。これは Lissauer の分類で言えば視覚失認連合型であり，Rubens ら（1971）以来相当数の報告がある。

しかし，「見えているはず」という臨床的印象を持つのは模写や対応が出来る場合に限らない。いわゆる視力と対象認知能力が平行しない場合にも「見えているはず」という強い印象が生まれる。たとえば古く Goldstein と Gelb の報告した症例がある（Goldstein ら，1918）。この症例 Sch は視力は右1.0から0.5，左1.0から0.3で決して悪くはなく，光や色の感知は十分で，さらに深さの知覚も良好であった。にもかかわらず，彼は多くの形態を認知出来ず，対象の模写も出来なかった。このような場合，患者は「物を見ているはず」と考えるのが自然で，事実 Goldstein らも Sch が「見ている」ことに疑いはない，と述べている。Adler（1944）の症例は視力が0.28あり，やはり視力的には問題がないことが強調されている。ここに訳出した症例 S は数値としては視力は測定出来ていないが，視力表上の文字 E の方向を指示することが出来ており，ある程度の視覚解像能力を持っていることがあきらかである。わが国の馬渡ら（1971）の例は紙の上の二本の髪の毛を別々に拾い上げることが出来ており，分解能力としての視力は十分保たれていると考えられている。われわれの報告した例は視力は両側1.2であ

り，全く問題がなかった（山鳥ら，1985）。

したがって，すくなくとも，視力が一応保たれている場合は視覚機能の総体が視覚表象を成立させるに遠い状態（臨床的には模写が出ない）であっても，失認という呼称が使われてきていることが分かる。これが Lissauer の用語で言えば視覚失認の統覚型である。

もうひとつ，視野の異常のないことが視覚失認の定義の前提として重視されることもある。たとえば Goldstein らの症例では始め視野の狭窄が強かった為，その症状は視野障害のせいだとする反論を招いたのはよく知られた事実である (Kleist, 1934 ; Brain, 1941 など)。しかし，Goldstein は視野障害によっては失認は説明出来ないと主張していた。事実，後，視野はかなり改善したのに失認症状は改善しなかった (Goldstein, 1943)。Adler (1944) の症例には視野障害はなく，Goldstein の主張を裏づけることになった。Efron, Benson らの例も視野障害はない。Brown (1972) の症例11も視野は正常である。また，Teuber は極端なトンネル視野で認知のよい例や，大きな中心部視野欠損で形態知覚が保たれている例などを記載している (Teuber, 1960)。すなわち，視野異常は必ずしも失認に必発とは言えず，失認の原因ともなり得ないことが分かる。

しかし，問題はここからややこしくなる。つまり，視力さえ保存されていれば全ての視知覚障害を視覚失認と呼んでいいのかどうかという問題が出てくる。Lissauer の分類法は理論的な要請から出発したものであり，しかもかなり古い。この分類の有用性が新たに見直されているのは事実であるが，それだけではすんなりゆかない事実も多いのである。

たとえば，色彩知覚が視力とは関係なく障害されることは古くから知られており，大脳性色覚障害 cerebral achromatopsia と呼ばれている。しかし，achromatopsia は色彩失認とは見做されていない（藤井，1982）。あるいは対象の空間関係の視知覚も独立に侵され得ることは Holmes (1918) の詳細な研究以来よく知られているが，やはり空間失認と呼ばれることは稀で，Holmes 自身空間性失見当 Visual disorientation という用語を採用している。運動に関する視知覚も選択的に障害され得ることが最近報告されている（Zihl ら，1983）が，ここでも運動「失認」という用語は採用されていない。さらに spatial contrast sensitivity が視力とは独立に侵されるという報告も出ている（Kobayashi ら，1985）。

このように対象の知覚には多くの要素的知覚が参加するわけだが，要素的障害だけでは失認という言葉は使われない傾向にあることが分かる。Warrington (1985) はこれらの障害をまとめるのに pseudoagnosia という

言葉を用いている。その判断基準としてWarringtonが用いているのは視野との対応性ということである。たとえばachromatopsiaは病巣反対側視野にのみ生じる。空間定位障害も視野との対応性が高い。この基準から言えばZihlらの運動視覚障害も視野内で差が見られており，網膜大脳対応関係(retinotopical organization)を有している可能性がある。retinotopical organizationがあるということは生理的に低次段階の機能であることが示唆されるわけで，より要素的機能と見做す根拠となっている。

したがって，筆者は統覚型視覚失認の範囲を「かたち」の視覚的認知につながる異常だけに限定しておくことにする。要素的知覚を越えた視知覚の機能の一つは対象の意味を弁別することにあり，それには「かたち」の理解が必須である。視力は保たれているのに「かたち」が認知出来ない状態が視覚失認である。そのうち，模写や対応が出来ず，視覚表象が成立していない段階が統覚型であり，模写や対応が可能で視覚表象が成立している段階が連合型である。ところで，このような視覚失認の「連合型」，「統覚型」という分類は機能的な分類であり，視覚対象については「かたちあるもの」という以外，なにも限定していない点に注意が必要である。臨床的にはもうひとつ，視覚対象の範疇による失認の分類がある。この立場からはこれまで物体失認，画像失認，相貌失認，純粋失読などが記載されてきた。これらのそれぞれに統覚型と連合型を区別することが理論的には可能である。これら対象の範疇による視覚失認についての問題はここでは取り上げない。

連合型および統覚型という分類法の妥当性は，左・右大脳半球機能差の研究からも裏打ちされている。すなわち，DeRenziら(1966)やWarringtonら(1967)の一連の研究によれば，右大脳半球損傷では錯綜図や部分図などの認知が悪い。つまり，「かたち」を知覚する能力が低下する（統覚障害）。これに対し，左大脳半球損傷では形態は認知しても意味を付与出来ない場合が多い（連合障害）。あきらかにこの二種の機能は解離しうるのである。

3．視覚失認統覚型の臨床症状

さて，統覚型視覚失認を「かたち」の認知の統覚レベルでの障害と定義するとして，その臨床症状を文献と自験例にそくしてまとめてみたい。「かたち」の認知がどのような段階を経て達成されるかについて古くにはWernicke (Liepmann, 1908より) は次のような仮説を立てている。まず，「かたち」の知覚が生じ(Perzeption)，この知覚が視覚性記憶像(Erinnerungsbild）と対応して知覚＝記憶複合を作る。この段階が第一次同定（primare Identifikation）である。ついで，この知覚＝記憶複合が様式内（この場合は視覚性）および様式外の多くの感覚記憶を喚起する。これが第二次同定（sekundare Identifikation）である。ところでこの第一次同定時に動員されるとされる記憶像は視覚限定性のものであって，意味との連合のない段階のものである。意味は第二次同定段階で始めて喚起される。Lissauer流に言えば，第一次同定は統覚の成立，第二次同定は連合の成立ということにほぼ対応するであろう。

　実際の生理学的メカニズムは当然はるかに複雑であろうが，心理水準に翻訳すれば（主観の側から言えば）このWernickeの仮定はそれほど誤ったものではなく，その骨格的考え方は現在もモデルとして使用に耐えるものである。

　このWernickeの仮説を参考にして知覚から認知に至る構造を考えてみると，ほぼ4種の過程が区別される。

　段階1；各種要素的知覚の成立 elementary perception
　段階2；「かたち」の結像 form perception
　段階3；視覚性記憶痕跡（図式）との対応（知覚＝記憶複合，あるいは
　　　　　知覚表象の成立）primary identification（percept formation）
　段階4；他知覚成分との連合（認知の成立）secondary identification

　このように認知の成立は階層の上昇として捕えられるが，情報の流れは決して下から上への一方向性ではなく，両方向性であり，絶えずより上位の段階からのfeed backを受けながら構造化されているものである。このうち，段階2と段階3での障害が統覚型視覚失認の症状を表す。段階3は入力された「かたち」が自己の持つ「かたち」の記憶と対応されることでなんらかの整理を受け，心理的に安定な「かたち」となる過程である。最近の概念で言う知覚性範疇化過程（perceptual categorization, Warrington, 1985）に近い。つまり，記憶を手がかりにして「かたち」に恒常性がもたらされる過程である。

　ところで，Efronの本症例は「かたち」の区別が全く出来なかった。そのことを彼は見事な方法で証明している。このテストに用いられた，全く同じ面積と反射度を持ち，形だけを少しずつ変化させた二種の形の異同判断テストは以後Efron Shapeと呼ばれ，多くの研究者の採用するところとなっている。Efron自身は「かたち」を「大きさ」，「方向」などと同じく知覚

の要素的属性のひとつと考えているが,「かたち」の知覚は模式にも表したように要素的知覚より一段高次の段階と考えておきたい。

「かたち」を結ぶためには「線」の知覚も重要である。この点で馬渡ら(1971)の症例は興味深い。彼等の症例は視力,色彩,面積の大小,方向,光の強弱などは正常に保たれているのに,「線」の認知に選択的障害があり,このため対象認知が強く障害されていた。線の長さや数,傾き,角度などが比較的よく判別出来るのに単純な一本の直線の認識(模写,対応)が出来なかったという。「線」の認知は「かたち」の結像に不可欠であり,段階2の異常と考えたい。GoldsteinとGelbの症例Schは実際の日常物品や着色した絵などは比較的認知良好であるのに,最も要素的な「かたち」である直線や曲線の認知が不可能であった。著者らは「直線性」あるいは「曲線性」の感覚印象の喪失がこの症状の原因ではないかと結論している(つまり,段階3の障害)。ちなみに,この例は著者らによってLissauerの統覚型失認に適合する最初の症例として報告されたものである。

Adler(1944, 1950)の報告した例は,文字を写すにも部分部分を少しずつ写し,決して全体を見ることが出来ず,模写に成功することも,対象認知に成功することもなかった。つまり,ひとつの単位性を持つ対象の全体を同時に見ることが出来ず,部分をしか見ることが出来なかったという。この,部分だけを認知して全体を見ないのはGoldsteinの例でも指摘されている。AdlerはGoldsteinにならい,Gestalt,つまり地から区別される図の全体を見ることの障害にその本質を見ている。この症例は5年後の報告があり,本質的症状は変化していないこと,文字は活字が読めるようになったが,手書きは読めず,「曲線からなるものが見にくい」ことが指摘されている。

Lhermitteら(1973)の症例もきれいな症例である。この例は要素的知覚は保たれているが,模写が不十分で,視知覚統合の水準に異常があることが論じられている。

われわれの報告した例(山鳥ら,1985)はさらに軽症である。この例は視力が両眼1.2あり,flicker fusion値も正常であった。さらに視空間定位能力,立体視能力も保たれていた。文字も日常物品も,日常物品のカラー写真もよく認知した。しかし,線画や相貌など形態が複雑なものは認知に強い障害を示した。単純な形態の模写は比較的可能であったが,複雑な形態になると模写出来なかった。本例の特徴をよく表すのは主観的輪郭の知覚で,患者は主観的三角の図を時間をかけて模写することが出来るが,錯覚として浮かび上がるべき主観的三角は決して知覚せず,形態をひとつの

まとまりある動的全体として同時に知覚する能力を失っていることが分かる。これはAdlerの例よりさらに高い水準の障害であろう。

　こうして見てくると「かたち」の知覚の障害にも様々な水準が存在することが明らかである。Efron, Bensonの例はほとんどなにも意味ある形を認知しない点で最も低次である。馬渡の例は着色した絵やカラー写真，一色に塗りつぶしたシルエットなどが比較的認知出来ており，やや程度が高い。GoldsteinやAdlerの例は日常物品などの認知は比較的良く，さらにレベルが違う。われわれの例は日常物品のほか，文字も認知出来ており，さらに高次と見做すことが出来る。さきの模式にあてはめれば，Efronや馬渡の例は記憶要因の関与しない，知覚の段階だけの障害の可能性がある（段階2）。Efronも「症例Sは対象の形を知覚出来ないので，なお残っている形の知識を形の知覚と比較出来ないのである」としている。それ以外の例は知覚＝記憶複合の段階に問題がある可能性が高い。この段階は単純かつ習熟度の高い「かたち」から，複雑で習熟度の低い「かたち」まで多様な形の受容に働く。したがってそのメカニズムは認知対象の「かたち」の複雑度，習熟度，あるいは範疇（文字など）に対応して相当に複雑な構造を有している可能性が高い。

　段階3の障害の最も程度の軽い場合は今までに述べてきたような，臨床的にあきらかな失認という症状は示さず，つまり通常の「かたち」の認知には異常を表さず，ただ「かたち」にある種の負荷をかけた時のみに異常を表す。すなわち，錯綜図や部分図を用いて隠された「かたち」を発見しなければならないような状況でのみ能力の低下が認められる。このようなレベルの認知障害は右大脳半球頭頂葉を中心とする病巣で繰り返し報告されている（De Renziら，1966；Warringtonら，1967など）。この場合は知覚せんとするものと記憶心像との対応が何度も試みられない限り，「知覚＝記憶複合」は成立しないであろう。Warrington（1985）は最近この段階の障害だけをapperceptive agnosiaと呼ぶことを提唱している。

4．統覚型視覚失認の随伴症状

　さて，統覚型視覚失認では「心理表象としての『かたち』が成立しないために視覚対象の意味が分からない」というのが中核症状であり，このことを証明する不可欠の症状が「かたち」の模写能力の障害であることは既に指摘した。しかし，そのほかにも必須ではないものの見逃すことの出来ない幾つかの症状がある。

　第一は保続perseverationである。

視覚失認における保続 perseveration の症状形成に果たす役割については既に Liepmann (1908) の指摘がある。彼は独自の視覚失認の分類論（解体型 dissolutive Agnosie と分離型 disjunktive Agnosie）を展開した際，保続要因が認知を混乱させることを指摘している。すなわち，ひとつの観念が想起されると，その観念が保続して感覚印象の同化に影響を与える，ということである。言葉を換えれば知覚経路からの神経興奮によって，ある視覚像が喚起されると，その記憶心像が抑制されないまま，興奮を持続し，次の知覚を規制することになる。つまり，知覚＝記憶複合の形成に異常が生ずる。

　Adler (1944) も認知異常に保続要因が関与していることを指摘している。この例は少女の図を描かされた後，家を描くように言われて，家の輪郭はあるものの，全体として人の相貌を思わせる絵を描いている。われわれの例 (1985) も保続が著明で，人形の絵を描いた後，花の絵を描いてもらったところ，花弁，花，茎などの部分は一応備えているが，全体として先の人物の骨格の持続した奇妙な図を描いた。描画による保続はもちろん，運動要因を排除出来ないが，運動保続の如く，以前の運動パターンがそのまま保持するのでなく，形の輪郭は課題の図「らしく」描かれているのに，骨格的な部分で前の課題の特徴を残存させる点，やや性格が異なる。やはり，運動的には次の課題に向かっているのに（つまり，運動保続ではない），視覚心像が保続して，図を歪めていると考えるのが妥当であろう。保続の影響は濱中らの統覚型と見做しうる Alzheimer 病の症例でも指摘されている（濱中ら，1969）。Lhermitte ら (1973) の症例のエラー分析でも，保続要因の重要性が見てとれる。

　次は視覚心像（視覚性記憶痕跡）の異常である。

　Adler の症例は夢についての記録が残されているが，はっきりした「かたち」を夢の中に見ることはなかったという。本例は夢を全く見なかったという (Benson ら，1969)。この例は終夜睡眠記録も取られているが，REM 期に覚醒させても，夢を見ていなかったと述べたと報告されている。馬渡らの例は夢を見ていたという。われわれの例も夢を見ている。

　夢とは別に視覚心像の喚起については Efron, Benson らの症例では解釈が別れているようである。Efron は形の記憶は残っていると考えているが，Brown (1972) の同例についての記録では，たとえば犬のイメージを聞かれて「尾と胴があって……家にいて……餌をくれる人が好きで……」などと述べたという事実を引用して視覚心像貧困化の根拠としている。Brown (1972) は統覚型の例として上述の Benson 例を含め，3 例を著書に記載し

ているが，あとの2例も程度の差はあれ障害があったとしている。Adlerの例はたとえば少女の像を構成的な障害はあるものの描くことが出来ており，かなり保たれている可能性がある。しかし，始めは良くとも，続いてのイメージの喚起となると保続によって干渉されることがあり（前出）正常でないことが分かる。われわれの例の場合，本人は視覚的形態の呼び出しに異常はないと述べているが，絵を描いてもらうと，スプーン，人，自転車，コーヒーカップなど大体の輪郭は保たれているが，かなりの歪みがあり，視覚イメージの貧困化が推定された。また，保続による汚染があるのも既に述べた通りである。これに対し，Lhermitteらの例は視覚心像は正常に保たれていたとしている。馬渡らの例も視覚記憶は良好であったと記録されている。しかし，この両例とも発表されている自発画の水準は正常と考えるにはかなり問題があるように見える。

　このように見てくると，夢と視覚心像の喚起能力に共通の傾向を見ることは出来ないが，視覚心像の意図的な喚起能力に限れば全例で低下している可能性は十分にある。ただ，このことの証明は方法的に困難である点は認めておかなければなるまい。患者の主張だけでは主観的にすぎて結論を下すわけにゆかず，描画能力に頼れば構成能力など視覚イメージ以外の要因も考慮しなければならなくなるからである。

　第三に運動要因について少し触れておきたい。Goldsteinらの例は「かたち」の部分しか見えず，特有の頭や手の動きによって部分をまとめることが出来る場合には「かたち」の知覚に成功することがあったという。これは運動が「かたち」のパターンを描くことによって無傷で保存されている「かたち」の心像に至るという意味ではなくて（たとえば純粋失読にみられるSchreibendes Lesenは運動パターンが「かたち」の知覚を保証する），偶然の動きがその時々に見る部分部分を加算して「かたち」を合成することに成功するという意味である。Goldsteinらはこの運動による知覚能力の向上を統覚型の重要な症状と見做したが，その後の症例では観察されていない。Efronらの例は視線を随意的に視覚対象へ定位することに異常を示したが，これも他の例では認められていず，必発の症状ではないようである。

　一方，視覚対象の方を動かすことで認知が改善する場合も知られている。たとえば，このEfronらの症例も眼前でゆっくりと「かたち」を描いてやるとか，写真の上にのせた物を，そのままでは認知しないのに，写真をゆすると認知に成功することがあったという。対象を動かすことで認知が改善する最もドラマチックな例はBotezら（1964）によって二例報告され，

彼等は知覚に静的な要因と動的な要因があり，静的な要因だけが障害されたものと解釈している。Denny-Brown ら（1976）は皮質盲の患者で目の前に立っているナースも見えないのに，窓から外を見ていて，通りを走るトラックの胴に描かれた煙草宣伝の黄色い広告が見えた例があると報告している。しかし，これも必発の症状ではない。

5．統覚型の病巣

この Efron らの例は一酸化炭素中毒例である。残念ながら正確な病巣は分らないが，脳波および脳室空気造影の結果から，両側後頭葉病巣が推定されている。Adler の例も同じく CO 中毒でやはり両側後頭葉病巣が推定されている。馬渡らの例は Schilder 病が疑われており，同じく両側の視覚領中心の破壊が予想される。

Goldstein らの例は戦傷例で後頭葉に二カ所の傷を受けている。一つは左後頭部毛髪縁の上部で 6×10cm，もう一つは後頭部中央部毛髪縁より約 3cm 上でほぼ同大。やはり両側病巣が考えやすい。

Lhermitte らの例は脳梗塞で病巣が限定しやすい。脳シンチでは左後頭葉に集積像があり，左後大脳動脈梗塞が疑われる。しかし，彼等は反対側に病巣が存在する可能性を否定はしていない。われわれの例も梗塞例で，CT データがある。病巣は両側後頭葉内側にあり，左では cuneus，右では cuneus と lingual gyrus 中心に低吸収域が認められた。

以上代表的な例は Lhermitte 例を除いて両側後頭葉に主要病巣が存在する。これに対し Warrington は右大脳半球に統覚型の責任病巣を帰しているが，彼女の統覚型はここで問題にしてきたような，行動上で既に障害の明らかな視覚失認ではなく，Street Completion Test, Ghent Test, Poppelreuter Test など特殊なテストでのみ検出可能な最も程度の軽い障害を意味していることは既に述べた通りである。

6．おわりに

視覚失認を統覚型と連合型に分類し，統覚型の臨床症状について概観した。それぞれのタイプの報告は決して多くはなく，当然のことながら実際には両者の要因が混合した例の方が多いものと思われる（Wapner ら，1978；Kertesz ら，1979；野上ら，1974）。しかし，症例の少なさはこのような分類の正当性を否定する根拠にはならないであろう。今後の症例の蓄積が期待されるところである。

文 献

1) Adler, A.: Disintegration and restoration of optic recognition in visual agnosia. Analysis of a case. Arch. Neurol. Psychiat. 51: 243-259, 1944.
2) Adler, A.: Course and outcome of visual agnosia. J. Nerv. Ment. Dis. 111: 41-51, 1950.
3) Bay, E.: Disturbances of visual perception and their examination. Brain 76: 515-550, 1953.
4) Bender, M. B.: The so-called "visual agnosia". Brain 95: 173-186, 1972.
5) Benson, D. F., Greenberg, J. P.: Visual form agnosia. Arch. Neurol. 20: 82-89, 1969.
6) Botez, M. I., Serbanescu, T., Vernea, I.: Visual static agnosia with special reference to literal agnosic alexia. Neurology 14: 1101-1111, 1964.
7) Brain, R.: Visual object agnosia with special reference to the Gestalt theory. Brain, 64: 43, 1941. (13より引用)
8) Brown, J. W.: Aphasia, Apraxia and Agnosia. Charles C Thomas, Springfield, 1972.
9) Denny-Brown, D., Chambers, R. A.: Physiological aspects of visual perception. 1. Functional aspects of visual cortex. Arch. Neurol 33: 219-227, 1976.
10) De Renzi, E., Spinnler, H.: Visual recognition in patients with unilateral cerebral disease. J. Nerv. Ment. Dis. 142: 515-525, 1966.
11) 藤井薫：大脳性色覚障害について，精神医学 24: 415-420, 1982.
12) Goldstein, K., Gelb, A.: Psychologische Analysen hirnpathologischer Falle auf Grund von Untersuchungen Hirnverletzter. Z. f. d. g. Neur. u. Psych. O. 41: 1-142, 1918.
13) Goldstein, K.: Some remarks on Russel Brain's article concerning visual-object agnosia. J. Nerv. Ment. Dis. 98: 148-153, 1943.
14) 濱中淑彦，中江育生，池村義明，大橋博司：物体失認などの視覚失認をきたした特異な初老期痴呆例について．臨床神経 9: 19-27, 1969.
15) Holmes, G. (1918): Disturbances of visual orientation. in Selected Papers of Gordon Holmes. Oxford University Press, 386-417, 1979.
16) Kertesz, A.: Visual agnosia: The dual deficit of perception and recognition. Cortex 15: 403-419, 1979.
17) Kleist, K.: Gehirnpathologie. Barth, Leipzig, 1934.
18) Kobayashi, S., Mukuno, K., Ishikawa, S., Tasaki, V.: Hemispheric Lateralization of spatial contrast sensitivity. Ann. Neurol. 17: 141-145, 1985.
19) Lhermitte, F., Chedru, F., Chain, F.: A propos d'un cas d'agnosie visuelle. Rev. Neurol. 128: 301-322, 1973.
20) Liepmann, H.: Uber die agnostischen Storungen. Neurologisches Centralblatt 27: 609-617, 664-675, 1908.
21) Lissauer, H.: Ein Fall von Seelenblindheit nebst einen Beitrage zur Theorie derselben. Arch. Psychiat. Nervenkr. 21: 222-270, 1890. (訳　波多野和夫，濱中淑彦：精神医学 24: 93-106, 319-325, 433-444, 1982)
22) 馬渡志郎，志田堅四郎，松永宗雄：視覚失認を呈した1症例．―視覚失認「知覚型」における神経心理学的考察；特に「線」認知困難について―．精神神経誌

73 : 801-808, 1971.
23) 宮城音弥：岩波心理学小辞典，岩波書店，1979.
24) 野上芳美，轟俊一，佐藤公典：皮質盲よりの回復過程で種々の視覚失認を呈した1例．精神医学 16 : 29-35, 1974.
25) Rubens, A. B., Benson, D. F. : Associative Visual Agnosia. Arch. Neurol. 24 : 305-316, 1971.
26) 思想の科学研究会：哲学・論理用語辞典．三一書房，1959
27) Teuber, H-L. : Perception. in Handbook of Clinical Physiology Section 1 : Neurophysiology Vol 3, American Physiological Society, Washington, 1960.
28) Teuber, H-L. : Alteration of perception and memory in man, in Weiskrantz L(ed) : nalysis of Behavioral Change. new York, Harper & Row, 1968（25より引用）
29) Wapner, W., Judd, T., Gardner, H. : Visual agnosia in an artist. Cortex 14 : 343-364, 1978.
30) Warrington, E. K., James, M. : Disorders of visual perception in patients with localized cerebral lesions. Neuropsychologia 5 : 253-266, 1967.
31) Warrington, E. K. : Agnosia : the impairment of object recognition. in Handbook of Clinical Neurology, Vol 1(45) : Clinical Neuropsychology.(ed by Frederiks, J. A. M), Elsevier Science Publishers, Amsterdam, 1985.
32) 山鳥重，大角幸雄，藤定英夫：失読，物体失認，空間失認を伴わない画像失認．臨床神経 25 : 744-750, 1985.
33) Zihl, J., Von Cramon, D., Mai, N. : Selective disturbance of movement vision after bilateral brain damage. Brain 106 : 313-340, 1983.

参考

Case S の紹介

from ：Visual form agnosia. A specific defect in visual discrimination.
D. F. Benson, J. P. Greenheeg. Arch Neurol, 20：82-89, 1969.

　症例の報告。
　25歳の兵士。ボストン VA 病院（在郷軍人会立病院）へ入院。事故による一酸化炭素中毒7カ月後。
　1966年11月，休暇中，風呂場で昏迷状態のところを発見された。原因はシャワー中ガスがもれたもの。最初の蘇生後，意識ははっきりしており親類と会話を交えるぐらいであったが，翌日再び昏睡に陥入った。その後数日間，強い痛み刺激にのみ除脳肢位で反応した。回復につれ，固い表情，パーキンソン姿勢，伸展手指の粗大振戦が明らかになった。発症1日目には，意識清明でよくしゃべる，と記録されている。しかし，この時点で視力はない（blind）と判断されている。以後，6カ月で振戦と姿勢異常は消失したが，他の症状は変化しなかった。
　発症7カ月後にボストン VA 病院へ入院。入院時周囲への注意良好で，車椅子で廊下を自由に移動した。彼は色彩が呼称出来，移動性視覚刺激を追跡出来るようであった。しかし視覚だけでは眼前の既知の物品を同定出来なかった。脱力，姿勢異常，筋緊張異常は認められなかったが，運動開始困難を認めた。起立，まわれ右，着席は拙劣であった。腱反射は両下肢で軽度亢進。両側バビンスキー徴候陽性。言語命令に対する顔面および四肢の運動は正常。立体認知を含む体性感覚はすべて正常。
　アルファベット文字を読むことも，その形を述べることも不可能。従って Snellen 氏視力表による視力測定不可。しかし，彼は文字「E」の方向を指示出来，標準距離にある小さい対象物の動きを知覚出来た。スクリーンの上にゆっくり書けば（小さい字），数字のいくつかを読むことが出来た。眼底検査の時，視線を固定することは問題なく，細かい1/8インチ巾のマークをつけたテープで，両側性に視運動眼振の誘発可能。眼底検査では視神経乳頭，網膜とも正常。10 mm と 3 mm の白色視標で視野正常（図1）。3 mm の赤および緑視標で軽度の下方部狭窄が存在。臨床テストでは眼球運動制限なし。しかし視線の方向は定まらず，一見ランダムに見える探索性あるいは放浪性の動きを示した。この眼球運動異常は目標対象を見ようとする時，特に顕著であった。
　近時記憶，遠隔記憶，自発言語，話し言葉の理解，復唱は正常。色彩の呼称可。しかし視覚性には物品，物品の写真，身体部位，文字，数字および幾何図形の呼称不可。しかし，触覚的，嗅覚的，聴覚的手がかりからの物品呼称は容易。視覚性同定では色彩および大きさを手がかりにした作話反応が認められた（安全ピンは「時計が爪切りみたいに銀色で光っている」，消しゴムは「小さいボール」）。青地に白のタイプ字で打った手紙の写真は，青地を指さして「海」，便箋の部分は「海岸」，小さいタイプライター文字は「飛行機からみた海岸の人々」と言い，全体

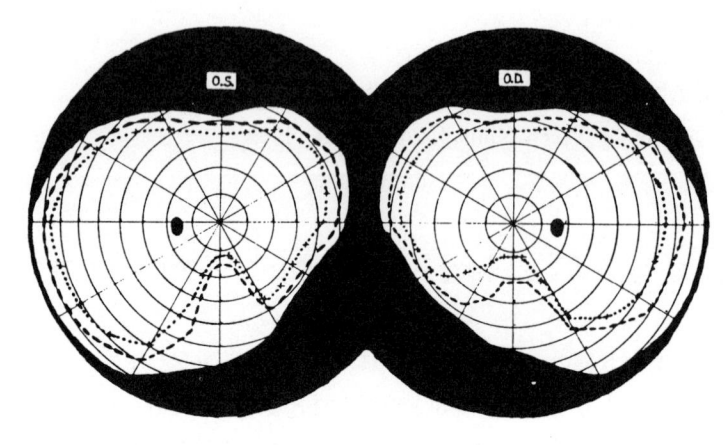

図1 10mm白色指標，3 mm白色指標では視野正常（最外側）。3 mm赤色指標では下方でやや狭窄（破線）。3 mm緑色指標でも下方でやや狭窄（点線）。

としては「海岸風景」と答えた。

　活字体大文字を同定することもマッチ（対応）させることも出来なかった。時折，直線性の数字を"読ん"だが，曲線を含む数字を読むことは出来なかった。拙劣な文字と数字をただ少しだけ書いた（X，L，1，4，7）が，それもしばしば前後，上下が逆転した。ゆっくり書いて見せたり，それらの文字を書いた紙をゆっくり動かして見せると，OとXは常に同定することが出来た。しかし，その後で読むことの出来た全く同じ字を紙を動かさずに見せると，もはや読むことは出来なかった。文字や簡単な図の模写は全く不可能であった（図2）。また，日常物品の外形を描写する（言葉で）ことも，外形をなぞることも出来なかった。彼の人物図は奇怪で，つながりを失っていた（図3）。2，3個の近接させたペニーやペーパークリップを正確に数えたが，数えている物が何であるかは分からなかった。実際の物体と物体の写真の対応には常に失敗した。目前の幾何図形を選び出すことは出来なかった。塗りつぶした，または外形だけを描いた幾何図形を対応させることも出来なかった（図4）。一群の物品のなかから類似の物品を選ばすと，色や大きさの手がかりが強い時のみ，選ぶことが出来た。すなわち，練習によっていくつかの日常物品を呼称出来るようになったが，それら物品の色と大きさを変えてやると呼称出来なかった。たとえば，赤い歯ブラシを呼称出来るようにした後，青い歯ブラシに代えると呼称出来なかった。同様に，赤い鉛筆を「私の歯ブラシ」と呼んだ。

　彼はグループの中から主治医や家族を見つけることが出来なかったが，彼らが声を出すと分かった。また複数の写真の中から家族のものを選び出すことが出来なかった。ある時など，彼は鏡に写った自分の顔を自分の主治医の顔と述べた。彼は自分の写真を見つけたが，それも軍服の色を手がかりにしてであった。着衣の少ない雑誌のカバーガールをじっとみつめてから，「腕に毛が生えてない」から女だろうと推定した。他の身体部分が全く同定出来なかったから，この推定は肉体の色を手がかりに行われたものと考えて間違いない。例えば目の部位をたずねられて，胸を指さした。

1章A　統覚型視覚失認　337

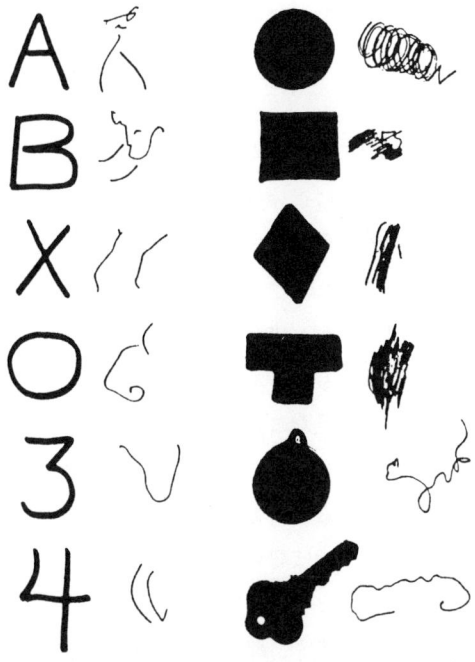

図2　本症例の文字, 数字, 図の模写及び輪郭のなぞり

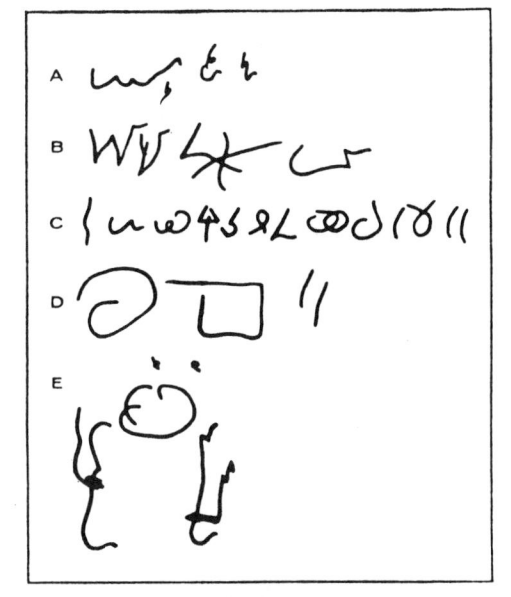

図3　本症例の課題書字および課題描画
A：本人の名前 "Manuel"
B：文字W, V, L, X
C：数字 1〜11
D：円, 四角
E：人物

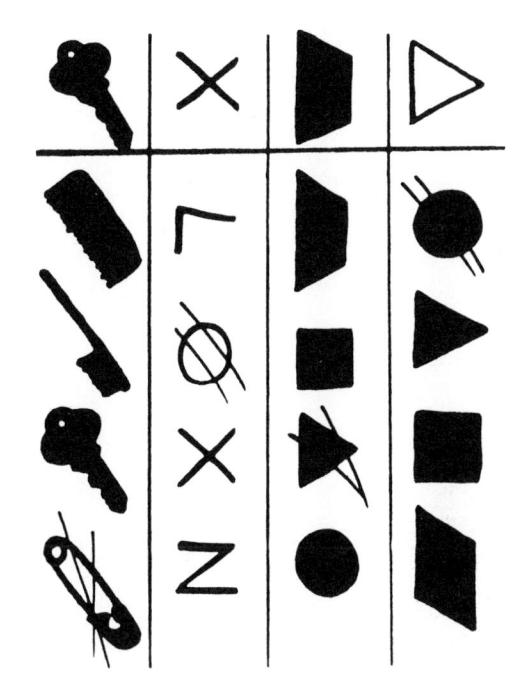

図4　本症例による標的図（上段）と同じ形態の選択（下段k 4個）
印のついているのが本人の選択。

検査データ。血液，尿，脳脊髄液の諸データ正常。単純頭蓋x線写真，ラジオアイソトープスキャン正常。脳波で両側頭頂後頭葉領域に持続性徐波。空気脳室撮影で脳室後方が両側性に拡張。

特殊診断検査。

眼球運動。アイカメラで写真を撮ったところ臨床検査の項で記述した現象が確認された。すなわち，患者は絵の重要部分を効果的に走査出来ず，ランダムに近い探索運動を行った。しかし，焦点を絞った細い光をスクリーンの背後からあてて図の外形をゆっくりなぞってやると，この光が彼の視線を導くようで，認知にいささかの改善が見られた。この事実は，彼が簡単な図形を，それが書かれている時に見せられると時に同定出来たが，書いてしまった後で見せられてももはや同定出来なかった，という既述の観察を裏づけるものである。

睡眠脳波研究。症状発現後1週間を除くと，患者は以後夢を見たことはないと述べた。この最初の一週間に彼は自分と母親が襲われる「恐い夢」を見た。しかしこの夢も暗いクロゼットの中で生じ，しかも，脅迫する声と叫びだけから成り立っているもので，視覚内容に乏しいものである。終夜脳波記録ではレム（Rapid Eye Movement）活動は認められた。しかしこの時期に覚醒させても患者は夢を否定した。

心理物理的検査。患者は約2°の視角を持つテスト細隙からの光を，輝度0.1 log unit，波長7〜10μまで弁別した。彼は輝度，波長，面積の小差異を弁別し，目前対象の小さな動きに反応した。しかし，二つの対象が同じ輝度，波長，面積を持ち，形態だけに差異がある場合にはこの二つを弁別することは出来なかった。

B　視覚失認

C. S. フロイント：視覚失語と精神盲について

C. S. Freund : Über optische Aphasie und Seelenblindheit.
Arch. Psychiat. Nervenkr., 20 : 276-297, 371-416, 1889.

相馬芳明・杉下守弘　訳

　言語障害の研究は，過去15年間に目ざましい成果をあげたが，その成功は主として以下のような理由による。すなわち，すべての失語学の文献が厳重に吟味され，また可能な限り明確かつ純粋な臨床－病理対応を有する症例のみが，詳細な臨床観察や局在論的な目的のために供せられたのであった。複雑な混合症例や，部分的症状を呈する症例は意識的に避けられたが，それはもともと錯綜した問題をさらに難しくすることを防ぐためであった。このようにして，臨床的あるいは解剖学的に，高度の独立性を有し，また症候論的に高度の理論的仮説を有するような病態像を創出することができた。こうして失語学は確実な基礎の上にうち立てられ，その後の症例報告は，それをさらに堅固なものにするために役立つのみであった。

　この論文において，著者はある部分的な言語障害の研究に歩み寄る試みをあえて行ってみたい。著者の課題は，失語と精神盲の境界例を報告し，それに関連して脳損傷による言語機能障害の問題を考察することにある[原註1]。

原註1）以下の研究は，1888年2月23日にBreslauで開催された東部ドイツ精神科医師連合会における講演内容から成る。

症例1

Carl Schluckwerder　錠前職人　57歳（1886年3月16日入院，1886年7月13日死亡。）
　遺伝性素因なし。これは夫婦ともに断乎として否定している。
　患者はすでに昔から，特有な話し方をしていたそうである。すなわち，適切な言葉が出てこないことがあり，その代わりに迂言や困惑表現を呈し，例えば「これこれ」とか「それ，その物」とか，「あれ」などと言う。彼は大層冗長な話し方をし，一つの文章を完成するのに沢山の単語を用いる。
　1885年8月以来，軽度の性格変化がみられるようになった。同時に言語表現の拙劣さが強ま

った。軽度の易怒性，易刺激性，かんしゃく持ちなどがみられたが，再びすぐにおとなしくなる傾向もあった。同じ頃より，時折口がゆがんだ。また時にある種の不器用さが出現し，食事の際に誤って嚙んだり，貨幣の扱いが不確実であったりした。

　1886年初頭以来，全身の衰弱が目立つようになった。つまり，局在不能の疾病感，びまん性の前頭部痛，食欲旺盛にもかかわらず進行するるいそう，明らかな麻痺はないのに不安定な歩行などである。1886年2月初めに，患者は慣れ親しんだ職を放棄せざるを得なかった。というのは身体的な力が不十分となり，また言語表現の拙劣さと冗長さのために，患者との意志疎通はほとんど不可能となり，その多弁と大声での話し方のために仕事が著しく妨げられたからである。その他の点でも著しい変化を示した。記憶力はかなり高度に障害され，気分は変化しやすく，意欲がないようにみえた。笑ったり，泣いたり，あるいは怒ったり，感激したりなどの感情表現が互いに急速に交替して出現した。また自分の言葉に活発な顔の表情と身ぶりをつけ加えた。親戚は彼が精神病になったと信じていた。しかし彼は静かに，礼儀正しくふるまえることもあり，状況に即した情緒を呈し，周囲を正しく認識していることを言葉で表現できることもあった。

　患者の入院に直接先行して急性興奮状態があった。すなわち患者はしらふの人を酔っぱらっていると思いこみ，周囲がそれに気づかないことに驚くと言ったらしい。またそれどころか，妻に対して攻撃的になった。往診した医師は患者を精神病院へ移送するように指示した。

　この長い病気の経過を2つの病期に分けることが可能であり，それら2つの病期は臨床症状において互いにはっきりと区別される。両者は一時的な寛解期によって分離されている。第1病期は1886年4月半ばまでであり，第2病期は5月より始まり1886年7月15日の死亡時までである。

　第1病期，すなわち入院初期の数週間の患者の状態は以下のようであった。

　中年期の終わりの男性であり，やや老け気味の外観である。身体のつくりは頑丈であるが栄養状態はあまり良くなく，顔色は淡黄色。胸部および腹部の診察では特記すべき異常なし。前頭部に軽度の頭痛を訴えた。感覚障害なし。四肢，顔面，眼筋のいずれにも麻痺徴候なし。やや遅いが介助なしで歩行可能。手の運動は少し不器用。膝蓋腱反射は保たれている。尿は蛋白陰性で正常。消化不良なし。睡眠，食欲ともに良好。

　病歴に記されている症状が確認される結果となった。患者の気分は変わりやすく，しかもその動機がはっきりしなかった。顔の表情や身ぶり動作は非常に生き生きとしていた。それはあたかも彼が自分の顔貌に対する支配力を持たず，自分の感情を全く抑制できないかのようにみえた。また何よりも患者の不明瞭かつ冗長な話し方が注意をひいた。彼の話の内容は当初は全く了解不能であった。したがって高度に混乱した印象を与えた。しかし，これらの所見と矛盾する点もあった。すなわち感情面において外面的な態度が失われず，その表情には成熟した知性がみられ，言われた言葉すべてに対して完全に正しい理解を示し，注意深く話題を追った。また真の精神病患者とは異なり，彼は明確なしかも同時に過大ではない病識を有しており，自

らの入院の必要性について十分な洞察力を持っていた。その他に若干の大脳症状が見出され，十分な確実さで器質性脳疾患が示唆された。

　まず最初に失語症に関する詳しい検査が行われた。

　患者の言彙は制限されておらず，それらを自由に駆使できた。また話された内容の理解も全く良好であった。話し方は速く，その際個々の単語はよく発音されており，つまずきはなかった。単語の復唱は正しく行われた。しかし，具体的な概念を表す名詞が，使用すべき時に即座に出てこないという点において，自発言語において記憶から見捨てられることがあった。彼は自分が表現したいと思っている内容を忘れたわけではない。その単語は「口まで」出かかっているのだ。彼は当惑の表情を示しながら，記憶をふるい起こして失われた単語を喚起しようと努め，長い文や迂言で意図した語の意味を表現しようと努力する。しかし，これはほとんど失敗に終わる。かえってこれによって理解が一層困難になるが，それは話の流れの中で常に新しい，自分から消えうせて表現されない概念へと注意が向けられるからである。こうして次第に増大する言語困難にまきこまれてゆく。この苦境から抜け出すために，患者は不正確で偏った同義語に逃避することが多く，時には，ただ何かを言い，会話中に長い休止や遅滞を生じさせない目的のためだけに，たまたま想いついた全く任意の名詞を使用する。多くの中断と挿入文と冗漫な迂言のために，患者の注意はしばしば他の方向へそらされ，患者は文脈から全く離脱し，文章の途中で中断するはめに陥り，思考を最後まで導くことができない。ちなみに，たった今想起できなかった単語でも患者の語彙から消失してしまったわけではない。別の機会に，しばしば数個の文の後に，それらの単語を大した苦労なしに自由に使用できるようになるが，これはおそらく他の消えてしまった単語についての迂言の中に生ずるのであろう。患者は，このような努力にもかかわらず自分が理解されていないことに気づいている。彼は仮病使いと見なされることを恐れ，しばしば宣誓文を挿入し，故意に誤った表現をしているのではないと誓った。時おり，彼の話し方が極度に速く性急になることがあった。

訳註1）279頁19行〜280頁13行：患者の表情や身ぶりについて記述されている。

　患者の独特な話し方を示すために以下の例をあげる。

　困惑表現：「そこ，ここ」，「それ」，「その物」，「ほら，あそこで」，「どう言ったらよいのかな？」「よくわからない」，「ええ何だって？　そうじゃないの？」

　宣誓型式：「神かけて」，「そうならば信仰を捨てなければならないだろう」，「そうならば私の腹には全く知識がないことになるだろう」，「誓って，そうなのだ」，「ああ，そうだとしたら，他人は私のことをどう思うやら」，「それは全く私が言った通りの意味なのだ」

　迂言：

　1）それはおそらくあれだよ。ちょうど，……えーと，どう言ったらいいのかよくわからない。ちょうど……，まあしかたがないから下手だけど描いてみせよう（自分の手掌に指で描

く）。ここはこう外側へ曲がるべきだ。かじ屋にやらせたようにね。いやはやどう呼ばれている物なのか急には言えないね。

　2）（立方体のスケッチを見て）：これを作るとすると，おそらく Schlappfeder のようだと思う。

　3）（円錐のスケッチを見て）：これは，そうですね，こういう物の上で穀物を打殻するのですよ。

　4）毛糸玉を彼は「布地の切れ端」と呼ぶ。「織物だがサテンではない。くつ下のようでもあるし，こういうふうにするとズボン生地のようでもあるし，メリヤス地かな」。結局多くの誘導尋問の後に「木綿」と答える。

　5）封じのりの場合は，彼は次のように言う。「封じのりだろうと思います。封印をするためのね」。

　患者に物品が呈示される。それらの約半数の名前は直ちには言えない。それらの一部の名前は決して言えず，一部は長い逡巡の後にやっと言えるが，その際には言い直しが多い。誤った名前を彼に向かって言ってやると，彼はそれが誤っていると言う。また患者は物品の使用法を知っている。また彼は物品それ自体はよく見え，決して変化して見えてはいないことをはっきりと申し立てている。

　以下は4月13日の検査の一部である。

　彼は箱（Schachtel）のことを最初は「かん（Büchse）」と呼び，次に「トランク（Koffer）」と呼び，「ひき出しではないようだ。それより少し小さいね」と言う。「筆箱と言うこともできない」。

　漏斗：ブランデーかビールのグラスであろうと言う。「この形でブリキ製か。多分漏斗だろうか」。

　ポケットブラシ：「これは鍵と例のあれが一緒になっているものだね」。そう言ったかと思うと，検者がそれを否定したわけではないのに，「いや別の物かも知れない。洋服ブラシのようなものかな」と言う。

　ローソク：「めがね」と呼称したが，もう一度よく見てから「かけるものだね。円筒状の」，続いて「いや，たぶんステアリンローソクかな」と言う。

　マッチ箱と石けん：直ちに正しく命名する。

　閉眼したままで手の上に置かれた物品は，即座に正しくその名を言うことができる。例えば硬貨，コルク栓，金属片などである。

　失語症の検査に加えて，失書の検査，続いて失読の検査が行われた。書字のすべての面において高度の障害がみられた。患者は自発書字，書取り，写字のいずれの課題においても正しく書けなかった。その中では写字が最も良好であったが，それでもどの単語にもひとつあるいは複数の誤った文字がまぎれこんでいた。文字は平らな線上にはなく，高さも不均等であり，ゆがんだ線が加わっていた。またしばしば綴り字の脱落があり，例えば，"Hospitalgarten"の代

わりに"Hospitarten"などという写字がみられた。印刷物からの模写はさらに不良であり，特にラテン文字の活字の場合に著しかった。ラテン文字とドイツ文字が不規則に入れ替わり，一つの単語を構成する文字は連結しておらず，文字の間には不均等なすき間がある。個々の文字が互いに交換されることもあり，誤って用いられた文字は時に抹消されたり，あるいは半分しか書かれていないことがある。患者はしばしば繰り返してひとつの単語を書きはじめる。写字の障害例としては，活字体の"Zerlumpter"を"Kelunzler"と模写したことをあげておこう。

このような誤りは写字よりも書取りにおいてさらに頻繁に見出された。個々の文字が正しい場所に配置されていることはほとんどなく，ドイツ文字とラテン文字が入り乱れて現れた。特に大文字の形態は不完全であり，誤って用いられている。

さらにみじめなのは自発書字の試みであった。患者は自分の名前さえも誤りなしに書けない。大まかな点においては，意図された書字形態とある種の類似性を示したが，詳しく分析すると，すべての文字に程度の差はあっても誤りが見出される。余分な画を含む文字もあり，曲線（状の画）が不足したり，誤ったところについている文字もある。患者は自分の名前である"Carl"を一度も終わりまで正しく書けない。その代わりに書かれるのは，ほとんど判読不能の鈎や線である。同様のことはその他の単語の自発書字についても当てはまる。例えばBerlinという書字は，患者による注釈がなければ判読不能であっただろう。

数字を書く検査は残念ながら1回しか行うことができず，またその実物は紛失してしまったけれど，報告によれば患者は順序通り正しく数字を自発書字することができたらしい。手本の数字を模写することもなんとか可能であり，書き誤りはなかったが，書かれた数字はしっかりしておらず，大層震えていた。数字の書取りはより強く障害されていることが判明した。「410」の代わりに患者は「310」と書いた。「756」の代わりに「738」と書いた。注目すべきは，この数字書取り検査の冒頭で，患者は「29」と書くべきところを，単独の大文字とその断片を書きつけた。しかも最初はドイツ文字の大文字のV，次にはラテン文字の大文字のKの半分を思わせる形を書き，次にはラテン文字の大文字Vに少し似ている形のものを書いた。同様に「9」の代わりに再びラテン文字の大文字Kを思わせる形のものを書いた。

字を書く時の患者の態度が特徴的であった。患者は会話の時と同様に困惑し，途方に暮れていた。彼はいろいろと考えこんだり，迷ったりしながらゆっくりと字を書く。彼は常に自分が正しく書いたかどうかを疑っており，各々の単語ごとに，あるいは時として各々の文字ごとに中断し，医師にそれが正しいか否かを問うているような不安げなまなざしを向ける。

活字体の写字において，羽根ペンを浸す前に，手本の活字が書けるかどうかを机の上に指でなぞって試してみた。患者は書取りにおいて特にひどく当惑した。彼は言葉を何回も繰り返して言ってもらい，いらいらし腹を立て髪に手を突ってこみ，指がうまく動かないからだと弁解する。あるいは次のように弁解する。「まるで魔法にかかったように字がうまく書けない」。患者はインクとペンが悪いのだと悪態をつく。注目すべきは，患者のペンの扱いが大変に不器用であり，ペン軸でインクびんの横にさわったりするという点である。

患者は読みの検査でも全く同様の反応を示した。彼は一つの単語や文字ごとに正しく読めたか否かを問い，自分自身では全くその判断ができなかった。彼はあれこれと推量し，彼がある文字や数字を正しく読んだとしても，偶然にあたったと見なす他はなかった。単語に関しては，彼は全く読めなかった。したがって彼は"Vater"をまず"Adler"と読み，次に"Datum"と訂正した。"alten"をまず"ich"と，次には"das"と読んだ。数字の読みも全く不正確かつ不安定であり，例えば4を4や12と読み，16を7と読んだ。目の前で数字を書いてみせて，それを読ませても誤りは多く，大層不確実であり，いろいろな読み方をした。例えば，63289を読めと言うと，5394，53284，30284，52394，43252，53268などと次々に答えた。

高度の失読の他に，粗大な視覚障害があることが容易に推測できた。これまでの診察やその他の観察から視覚障害が繰り返し疑われた。というのは，食事の際に患者は，しばしばスプーンを皿の真中にもってゆかず，皿の縁を通り過ぎて横にそらしてしまうからである。家でも時折貨幣を認識できなかったらしい。書字検査では，彼はまず最初にインクびんの横にペンをつけようとする。次にペンの反対側にインクをつける。字を書こうとしてインクのしみを作ってはじめて自らの誤ちに気づく。読みに際しては，患者は時折実際に読むつもりの場所よりも右側をさし示してしまうということがみられた。半盲の検査を繰り返し行ったが，当初は確実な結果が全く得られなかった。というのは，極めて鮮明な主観的光覚によって患者の注意はそらされており，固視が困難だったからである。この主観的光覚は患者の右視野内の注視点近傍で，患者の前に坐った医師の左耳と左肩の間にあり，あたかも「切断された蛇」のようにあちこちに動く。ほとんど毎日練習したにもかかわらず，注意を阻害するこの刺激を自ら遮断することを患者が学ぶには長い時間を要した。入院4週目（1886年4月14日）にはじめて，右同名半盲の存在を確実に証明することができた。

眼底鏡検査（1886年4月7日）では以下の所見が得られた，乳頭は両側とも灰赤色であり，血色はかなり良好である。血管怒張なし。血管蛇行も目立たない。乳頭の境界は完全に癒合している。混濁は網膜の中へ広がっている。乳頭部の著明な隆起は認められない。眼底出血はない。

これまで述べてきた病像は4月中旬まで続いた。その後ヨードカリウム療法によって目ざましい全身状態の改善がみられ，それは5月中旬まで続いた。体力は増強し，頭痛は軽快した。気分のむらはなくなり，大抵は快活となった。姿勢もしっかりしてきた。表現の拙劣さも少し軽減した。（相変わらず特有な障害を呈し続けてはいた。例えば「具合はいかがですか」と問うと，「えっ，そうだね，電光石火のようだ」などと答えた。）大脳症状に関する検査はより容易に行えるようになった。半盲の検査を終了することができた（上述）。書字障害も若干改善した。例えば姓を十分判読できる程度に書くことができた。しかし，その後あらたな病像の悪化が起こった。

時おり患者は泣きやすい傾向を示し，顔の表情も悲しげになった。話し方と運動の拙劣さが

増強した．食事やかぎタバコをかぐ時に何回も汚れてしまったが，汚れた着物のままでいた．5月21日以降，患者の左肩と左軀幹が右に比して下っており，また戸口やベッドや庭の木などの物に衝突し，しかもそれは常に患者の右側にある物であった．手はさらに不器用となり，それは特に右手で著しかった．そのために患者は何度も食器を落したり，着物ダンスのところまで行ってもズボンのボタンをとめたり，しっかり結んだりすることができなかった．右腕は大抵胸にもたれて中間位に保持されていた．指の動きは大変に不器用である．指の対立運動はもはや速やかに行えなくなった．患者の記憶力は著明に低下した．患者の言語表出は入院当初よりさらに悪化した．他の患者との意志疎通はほとんど不可能となり，彼らに嘲笑され，馬鹿にされた．従って毎日けんかになり，患者の感情は大層刺激された．患者が馬鹿にされることも防ぐために，個室に移した．

上述した光覚は存在しており，右完全同名半盲も同様であった．それに加えて左視野の大部分を占める視野欠損が生じてきた．したがって注視点に近いあまり広くない視野が保たれているのみである．右眼のほうが視野欠損が大きい．視野検査は大変な労力を要した．鼻尖 Nasenspitze（患者はこれを注視せねばならない）の代わりに患者は"Nasenpitze"と言う．また別の時には"Cigarrenspitze"と言った（1886年5月25日）．

1886年5月29日．この日に施行された読みと書き（+12の眼鏡）の検査で，患者はひとつとして単語を正しく読めないことが判明した．また単語を個々の文字に分解しても読めなかった．というのは，1文字ずつの読みが正しくできないからである．例えば，1文字（snellen XIV）に対して"Ax, ax, acht"と読み，Snellen XX では，d を n, i を e, e を a と読んだ．誘導尋問でも正しい返答を得られなかった．例えば，単語を構成する文字をひとつずつ読む場合に（Snellen XX），g を h と読んだので，誘導尋問を行った．「それは f ですか？」「はい」；「g ですか？」「はい，g です」．同じ単語の中の2番目の g は a と読まれた．続いてすぐに，最初の g を m と言った．（誘導尋問）「それは b ですか？」「いいえ」；「d ですか？」「えーと，そうです．でもこれも（と言って2番目の g を指して）そうです」；「それならば，それは何ですか？」「h です」．続いて自発的に「いや，ちがう」と言った．；「それは K ですか？」「いいえ」．間もなく「それは h です」と言った．

1から10までの数字の読みも，同様に不安定で誤っていた．いくつかの数字，例えば1, 2, 8などは確かに正しく読めたが，この場合には単なる当て推量がたまたまうまくいっただけであろう．検査は次のようであった．

患者は6を10と読んだ．（誘導尋問）「3ですか？」「3です」；「5ですか？」返答なし；「6ですか？」「ああそれ（と言って7を指し）は6だ」．6をペンで囲んでやると，患者は「そう，たしかに6だ」と言う．患者は単独の数字を文字だと思っている．例えば7を最初はcと読み，次にはtであると言い，6はhと読んだ．

書字検査では，もはやひとつの文字を活字体から模写することもできない．患者は氏名（Carl Schluckwerder）を書くべき場所に，長い間考えた後に，印刷体のドイツ文字"D"を想わせる

訳のわからない画を2つ書く。そして「さらに"werder"を書かねばならないですか？」と問うた。患者は両手とも不器用であるが，特に右手に著しい。ペン軸の把握は不確実であり，紙に対してほぼ垂直に保たれ，しばしば逆の端をインクびんにひたした。鉛筆で書かせたり，白墨で黒板に書かせても，字が上手になるわけではなく，書字障害の軽減は認められなかった。

食事の時の不器用さもますます高度になった。さじは左手でしっかりとにぎり，洋なべの中に斜めに入れて，不器用にすくうので，さじの底に汁がほんの少しあるのみだったり，さじの背が上に向いていたりして，さじは空のまま口に運ばれる。またしばしばさじは口の横のほうに運ばれる。まれに患者はさじを使うことを忘れ，手で大変粗野に物を食べる。患者は食事がおいしいと言って喜んでいる。

患者は自分の室の中でもよく勝手がわからなくなってしまい，たびたび室の中の物にぶつかる。患者は室の中に小便をもらしてしまうが，これは寝室用便器を見つけ出せないためだと思われる。その根拠としては，患者が夜中にベッドから抜け出して，同室者のベッドの中に排尿することがあげられる。

1886年5月29日。検査用の長い語句である"Dritte reitende Garde-Artillerie-Brigade"（第3近衛騎砲兵旅団）の復唱では，次のような明らかな障害が認められた。"Drittende…streidende…Ate…Reide…ottitri…etrtitri Brigade"

同じ検査をもう一度繰り返してみると，"Dritte reite Atiti Brigade"と言ったが，何回も患者に検査用の言葉を聞かせてやる必要があった。

1886年6月1日体系的な検査はもはやほとんど不可能となった。患者の状態はすべての点で悪化した。特に記憶力減退と注意散漫が著しかった。患者は会話中にしばしば物思いにふけったり，あるいは命令されないのに何回も椅子から立ち上がって運動したり，近くの物品に，当惑し途方に暮れた視線を向けた。検査中に患者はしばしば空腹を訴えた。物品を提示して見せたところ患者は次のようなおかしな答をした。

小さいブラシ（Bürstchen）：「それはBrustだね。おそらくそういうものだと思うね」。

誘導尋問：

1）それは櫛ですか？「それは最初の正しい表現だね」。

2）それよりももっと正しい表現はないですか？「全く思いつかなかった」。

3）それは小さいブラシですか？「ああそうです」。

札入れのことを患者はZehn Böhmerと呼称し，次にVase（花びん）と言った。

鍵：「ああそう，研ぐものの一種だね」。

南京錠を見せて，これは鍵かと問うと，彼は「おそらく大きいものなんだろうね。ここが少し欠けていますね。大きい物だね」。

鎖：「これは金かプラチナです」。

容貌に著しい変化あり。右の口角が更に下がった。右腕は安静時にはいわゆる中間位に保たれており，右手は尺骨神経刺激の場合と類似の形態をとっている。時折患者は右手に何か特別

な感覚があるかのように右手を見つめ、「手がどうかしたのだろうか？」とつぶやくが、それ以上は何も言わない——そして非常に明るい表情をする。

　嗅覚と味覚の検査では患者の注意力散漫のため確実な結果が得られなかった。しかし少なくとも著しい障害は存在しないようである。

　1886年6月11日。患者は目の前に提示された物品を呼称できない。物品とは全く無関係の言葉でそれを表現したり、あるいは全く新しい特別な呼称を考え出す。

　財布：「時計のかぎ」、次に「コンパス」。

　5マルク硬貨：同様に「コンパス」、次に「それはあれだよ、Totter だよ」（銀貨のことか？）

　耳を、まず "Inglio"、次に「手関節（Handgelenk）」と言う。

　膝のことを "Gelenkhitte"、次に "Gewitte" と言い、最後に「Gewidtmit のように私には思える」と言う。

訳註2）286頁41行〜287頁34行：1886年6月20日。感覚失語が顕著となり質問の多くを理解できず、食事の動作も失敗が多く拙劣である。また自分の病室の中でも正しくベッドに戻れない。

　1886年7月6日。症状はさらに悪化し、傾眠傾向を示す。単純な命令に対する反応も誤る。歩行不能。食事は左手のみを用いて可能。

　1886年7月13日。死亡前数日間で全身衰弱が進行した。顔面蒼白が著明で、眼光は鈍い。熱発はなかった。朝方より咽喉麻痺、熱発（38.4℃）が生じ、肺水腫も始まった。時間の経過とともに著しい高熱となり（39.2℃〜40.0℃）、午後4時に肺水腫によって死亡した。

　第1病期に観察された特有な話し方においては、まず一種の錯語がみられた。これは既に詳しく記述したように、患者がある具体的な概念を表現するための名詞を適切な時点で見出せず、大抵の場合、不正確で偏った同意語で代用することからなっている。このような障害は目の前に提示された物品を命名する場合に特に顕著である。しかし、真の錯誤（Verwechseln）はなく、文の正式な構造も障害されなかった。言語理解は完全に保たれていた。

　Wernicke[原註2]によって分類された失語型について検討してみると、本症例はそれには全く該当しない[原註3]ことが明らかである。

原註2）C. Wernike によって口演された Die neueren Arbeiten über "Aphasie", Fortschritte der Medicin, 1885, 1886.

原註3）伝導失語では、錯語は名詞だけではなく、その他の品詞にも生ずる。また本症例のように個々の単語が誤りなく産出されることもない。さらに伝導失語では、単語と単語の接続も障害される。

　伝導失語における書字障害は語性錯書 verbale Paragraphie（後述）の形で現われ、個々の文字には全く誤りがない。

　健忘失語は、Wernicke によれば、もっぱら記憶障害によって生じていることが明らかな言語障害に対しての

み適用されるべき診断名であり，病巣局在的意義を有さないものである(Lichtheim, "Über Aphasie", Archiv f. klinische Medicin, 254頁，と比較せよ)。

　確かにその特有な話し方と失書や失読の存在は，失語症の結果のように見えるけれども，上述のような理由からわれわれの患者は本来の失語症ではない。
　この複雑な症状の解明のために根本的に重要なのは，次の事実であろうと思われる。すなわち，患者は熟知した物品を閉眼のまま手で持ち，指でさわれば，したがって触覚表象が喚起されれば，物品の名を速やかにかつ正しく言えるという点である。それに対して患者の目前に物品を提示するだけの視覚検査では，患者は適切な表現を見出すことができない。
　このような理由から，われわれの患者の言語障害が視覚機能障害と因果関係を有するのではあるまいかという疑いが生ずる。Wernicke [原註4]は具体的概念と単語の間に成立する関係について詳しく論じているが，それを参照していただきたい。Wernickeの見解によれば，完全な言語理解と意識的な自発言語のためには，単語の概念だけではなく，それによって表現される物品についての概念も正常に保たれている必要がある。物品についての概念は，いくつかの構成要素，すなわち記憶心像から成り立っている。この記憶心像は，物品の重要な特徴からなり，各種の感覚領域に貯蔵されている。これらの記憶心像は互いに密接に連合されており，物品の「概念」という機能的統一体をなしている。個々の記憶心像が刺激されると，それは同じ物品に関する他の感覚種の記憶心像へ伝達される。この連合鎖は自発言語の際に機能するが，その際，表現しようと思う物品の単語概念が，連合鎖と線維連絡されている必要がある。

原註4) Fortschritte der Medicin, 1886, 371頁以下。

　したがって，視覚記憶心像の障害は自発言語に対して明瞭な影響を与えるはずである。われわれの症例にこの障害が存在することは，一連の根拠が示している通りである。すでに自宅にいた時から，患者はしばしばお金を認知できなかったことが指摘されている。また病院の中でも，落ちつくまでに大層時間がかかった。入院当初は，患者に誰も話しかけていない時でも，患者は周囲の物品や人間に対して驚愕し，当惑し，途方にくれた視線を向けていた。書字に際しては，ペン軸を逆向きにインクびんに入れるという誤ちを何回もおかした。物品を見せて呼称するように命じると，患者は物品をあらゆる側面から実に注意深く観察し，長い間ちゅうちょした後にやっと答える決心がつくようであった。また右の同名性半盲の存在が証明されている。
　さらに非常に特徴的な読みの障害と書字障害が存在した。これは失語の際に見られるような語性失書や語性失読ではない。というのは，そのような場合には，個々の文字は正しくかつ形態も完全に保たれて書かれており，単語の誤りはもっぱら誤った文字による置換や，過剰な文字の追加，文字の省略によるものである[原註5]。それに対してわれわれの患者は，個々の文字を正

しく読めないために読みが障害されているのである。個々の文字の大多数は，患者にとって珍奇かつ不可解なものとして写り，したがって患者は印刷された語を組み合わせることができない。同様の理由から患者は字を書くことができない。書かれた単語の全体の輪郭は意図された形態といくらかは似ているものの，詳しくそれを分析してみると，ほとんどすべての文字が正しい形態から著しく逸脱していた。この患者では，文字の概念が障害されていたに違いない。そして，それは視覚記憶心像の領域に限定されていたと思われる。

原註5）Wernicke はこれを「書かれた錯語」(geschriebener Paraphasie) と呼んでいる (Fortschritte der Medicin, 1886, 456頁, 参照)。

　上述した語性失書や語性失読が否定できることは明白であり，この症例に存在するのは書字言語の視覚性障害である。Wernicke は書字障害を理論的に可能な7種類に分類したが，それに従えばこの患者の場合は「皮質性失語」と呼ばれる型に一致すると思われる。
　したがって著者は，この患者にみられる特有な言語障害は次のように解明できると考える。
　すなわち，ある概念に名前をつけることが要求されるわけであるが，その概念の視覚的構成要素に欠陥がある。このことは会話の流れの中で次のような結果をもたらす。つまり患者は適切な表現を用いることができないか，あるいは表現そのものが全く不可能である。患者は同義語，迂言，困惑表現などでなんとかその場をしのごうとする。また顔の表情と身ぶり動作を盛んに用いて，自分の言葉に正確な注釈をつけようと試みる。しかし大抵の場合，自分の言うことを相手に理解させることができない。そして故意にこのようなことをやっているわけではないのだと宣誓型式で断言して，話を中断する。大変奇妙にみえたことは，患者は自分の症状に対する病識を持っているのに，何回失敗してもあきらめて沈黙したりせず，自分の言うことを相手に理解させようと繰り返し試みるのである（これはどうしてなのだろうか）。
　したがって，この患者において第1病期に観察されたあの異常な話し方が，大脳性の視覚機能障害に帰すことができるのではないだろうか。この解釈に対しては，患者が第2病期に呈した病像の展開が，主な根拠を与えている。つまり右半盲に左視野大部分の欠損が加わった。患者が認知できない物品の数は次第に増加した。見当識も次第に悪化した。最終的に患者は，完成された精神盲（失象徴）の明瞭な症状を呈するに至った。
　これまでの記述に基づいて，われわれの症例において観察された特有な言語障害に対して，「視覚失語」という名前を選択すべきことをあえて提案したいと思う。この言語障害はこれまでに知られている失語の類型のいずれにも組み入れることができないので，その点において「失語」という言葉は厳密には不適切である。しかし私はこの名称に固執してさしつかえないと信ずるものである。というのは，この言語障害は詳細な分析以前に臨床的に失語の印象を与え，またそれを認識し診断するためには既に認められた失語類型との意識的な対応が必要であるからだ。

この論文の先の方で，視覚失語という命名の正当性についてさらに詳細な検証を行う機会があるだろう。

訳註3）291頁9行〜295頁32行：ごく簡単な全身剖検所見（気管支肺炎，腎萎縮，心室拡大など）に続いて，脳の肉眼的ならびに顕微鏡的所見が詳細に記されている。

解剖学的所見の総括を以下に記す。
　a）右大脳半球：上述した肉腫病巣が頭頂葉に存在し，頭頂葉後頭葉の髄質には髄鞘変性所見がある。
　b）左大脳半球：側頭葉と後頭葉に広範な髄質軟化巣がある。放線冠の付着部 (Insertion) 後方に肉腫病巣あり。頭頂葉と楔前部の髄質は他の点では無傷であるが数個の肉腫結節がある。
　c）最後に，脳梁膨大部の肉腫様病変。

　このように広範な軟化を起こした原因について，私の思うには，これは腫瘍の成長から帰結した二次的現象であり，その腫瘍の成長に応じてゆっくりとこの最終的な範囲にまで達したのであろう。腫瘍の型や，その機械的圧迫や，炎症因子や，腫瘍による血管閉塞が，どの程度問題になるかは，ここでは保留しておかざるを得ない。腫瘍病巣の周辺にある小径あるいは中径の血管が，中腔の円柱型肉腫病巣によって分離されている像がしばしばみられる。血管を囲んでかなり定常的に観察されるこの堅固な腫瘍層が，血管腔を圧迫して，そのためにある範囲内の近傍脳実質に栄養障害を生じていることは想像に難くない。しかしこの因子は，肉腫病巣の近傍とはいえ，これほど広範囲な軟化巣を説明するには十分とは言えない。
　腫瘍について言えることは，腫瘍の発生部位や，その成長様式についてもあてはまり，後になって検索できることは多くはない。おそらく腫瘍は初め左半球に（そして多分脳梁にも）存在していたのであろう。というのは，長い間臨床症状からは左半球病巣のみが示唆されており，第2病期に入ってはじめて右半球に帰すべき症状が現れたからである。
　臨床症状の局在に関して問題となるのは，腫瘍それ自体の部位よりは，むしろ病理変化の総体，すなわち広範な髄質軟化のほうがはるかに重要である。
　したがって，第2病期に出現した感覚失語の原因は側頭葉の軟化であり，同様に最後の数週に出現してきた精神盲に対しては，両側後頭葉内の広範な変性をその責任病巣と考えるべきであろう。
　臨床症状の意義とその局在については，後に詳しく言及される。ただここである反論について検討したい。その反論はおそらくは私の局在診断の試み全体に対するものであろう。すなわち，腫瘍が問題になっている以上，その圧迫作用によって正確な局在診断の試みは無効になるという考えである。このような反論にはある程度の妥当性があるようにみえる。腫瘍による刺激現象か，あるいは腫瘍が十分な大きさに成長して全体的な圧迫現象を生じた場合に限って，

このことが問題となりうると思う．しかしこれは私の患者にはあてはまらない．なぜならば，頭痛，けいれん，嘔吐などはみられなかったからである．うっ血乳頭が示唆されたのは臨床経過の最後の時期になってからであった．

訳註4）371頁～387頁2行：症例2はC. Förster, 47歳男性であるが，精神盲ならびに高度の感覚失語の合併のため，視覚失語の純粋な症状を検討するには適していないとされているので省略する．
　症例3（C. Hellpap, 68歳男性）は，もともと，視覚失語はなく，精神盲のみが存在するとFreund自身によって記されている症例であり，省略する．

訳註5）387頁3行～389頁17行に関しては重要な部分のみを以下に訳出する．

　視覚失語は，大脳視覚伝導路の病巣によって生じ，その臨床的特徴は，具体的名詞を見出すことの高度障害と，同時に存在する大脳性視覚障害である．このような症状が成立するのは，視覚記憶心像それ自体が障害されている場合か（この時には精神盲の徴候が存在する），あるいは少なくとも視覚中枢と言語中枢の連絡が障害されている場合に限られるはずである．
　失語症の文献を詳しく検討した結果，視覚失語は，臨床的にいまだ独立した病態として確立されていないことがわかった．
　Naunyn原註6)は，言語障害患者において，時おり頭頂後頭領域の損傷が見出されることを指摘し，これらの症例を感覚失語の特殊型，すなわち感覚失語の視覚型あるいは語盲を伴う失語として分類した．ただし，Naunynはこの新しい疾患単位の臨床的特徴については詳しい検討を行っていない．

原註6）Verhandlungen des Congresses für innere Medicin, 1887.

　私は，自分が提唱した視覚失語に該当する症例を求めて文献を渉猟したが，記載の不備なものが多く，適当な症例は以下の5例しかなかった．

訳註6）389頁18行～398頁10行：
　1）Wilbrandの報告原註7)は，右半盲と物品呼称障害ならびに失読を呈したが，物品の使用法や用途は認知していたと記されている．触覚呼称検査は行われていない．剖検で左後頭葉を主体とし，左側頭葉底面におよぶ軟化・萎縮病巣が認められた．
　2）Jastrowitzの報告例原註8)は，復唱障害，物品呼称障害，失読を呈し，左後頭全体に及ぶ病巣が見出された．触覚呼称検査は行われていない．
　3）Bernheimの症例8原註9)，4）Reinhard原註10)の報告例，5）Luciani-Seppilliの報告例原註11)はいずれも精神盲を合併し，さらに5）は，高度の感覚失語も合併していたと記載されている．したがってこれらについては

省略する.

原註 7) Archiv für Ophthalmol. 31. 3. その概要については下記を参照せよ. Die Seelenblindheit als Herderscheinung und ihre Beziehungen zur homonymen Hemianopsie. Wiesbaden, 180−181頁, 1887.

原註 8) Centralblatt für practische Augenheilkunde. 1877. 254頁.──臨床所見は Naunyn の症例集計（症例79）から抜粋し，そのまま収録した.

原註 9) Contribution à l'étude de l'aphasie de la cecité psychique des choses. Rev. de méd. No. 8. 185頁. 私の記述は，Wernicke 教授の御好意によって与えられた抄述に基づいている.

原註10) この Archiv 18：244頁以下.

原註11) Die Functionslocalization auf der Grosshirnrinde（Fränkel 訳），182頁，症例36.

　症例の報告とともに，この問題に関連する文献を入手しうるかぎり十分に検討しつくす必要があるだろう．われわれのクリニックからの症例 1 （Schluckwerder 例）は，以下の症状を特に顕著に呈していた．つまり，患者は物品を見せられてもその名を言えないが，物品を指で触れればその名を正しく言うことができた．この症状は診断の主な根拠をなすものと思われ，また鑑別診断に重要な意味を持つのである．文献例については，その診断的価値について決定的な判断を下すことができない．というのは，残念ながらほとんどすべての症例において，触覚表象の検査が行われていないからである．ただ Reinhard のみは，比較的詳しくこの点を考慮しており，私の意に沿う報告を行っている．彼の報告した患者は「他の感覚を通して受容した印象（Eindruck）は表現できるが，視覚によって受容した印象は表現できない」状態にあった．ただ Reinhard の症例では，この症状は必ずしも恒常的には現れていない(既述)．Bernheim 症例では触覚表像も失われているように見受けられるが，これは視覚失語の特殊な型である（後述）．

　報告例中にみられる観察の不備は，おそらく以下のような事情で生じているであろう．すなわち，2，3 の症例に関してはわれわれの症例と非常によく似ているが，それを正確に記載できなかったと思われる．その理由は，その症状が麻痺発作後に急速に経過し消失するためであり，また剖検所見も問題となる症状が完全に消失してから長い間たって得られており，麻痺（Paralyse）に一般的な全般的脳萎縮を示すのみであるからである．このような症例は Stenger 原註12)によって報告されている．Stenger の観察は，その綿密かつ正確な検索という点で卓越しており，絶対的に信用できるという印象を与える．該当するのは Stenger の症例 2 と症例 3 である．2 例ともわれわれが関心を持つ症状とともに，右側の運動障害と「失語」症状，ならびに部分的な精神盲が混合していた．ただし，Stenger は半盲の存在を強く否定しており，この点が特異的であった．

原註12) C. Stenger, Die cerebralen Sehstöruugen der Paralytiker, この Archiv13頁.

症例2．「患者の知覚が保たれていること，つまり患者には見えていることは容易に証明できる．なぜならば，外から視野内に入ってくるどんな物体でも，患者はそれをただちに固視し，物体が移動するとそれを追視したからである．しかし，その見えているはずの個々の物体は，性質印象（Gemütseindrücke）を喚起しない．この点が正常人と異なる．患者はそれらの物品を認知（erkennen）できず，それら各々の物品が表象するところのものを知らないからである．患者は［体性］感覚を介して物品の性状を調べてはじめて，それらの正しい使用法と適切な情意運動（Gemütsbewegung）を示す．私が患者に提示した物品（火，ワイン，針）の認知は，患者が触覚を利用することを許されてはじめて可能となった．患者は靴をなくしたことがあり，床の上をあちこち探しまわったが，何でもかんでも手で触れていた．目の前に靴があり，視線がそれに注がれていたにもかかわらず，彼は最初にそれをつかまなかった．彼は靴を手でつかんではじめてそれが何であるかを認知し，満足してそれをはいた．染められた色や絵のように，視覚によってのみ認知できる物に対しては，彼は常に無頓着であった．その後も私は無数の検査を行いしんぼう強い患者をずいぶん疲労させたが，同様の結果であった」．

Stengerの症例3では，以下の記述が特に興味深い．「この患者は，視覚では認知できなかった物品であっても，触覚を介する認知テストでは，好成績を収めた．また不完全な言語能力も，触覚の助けを借りて改善した．患者は，思い出そうとしても思い出せなかった物品を，手でさわって詳しく調べることを許可すると，ただちにその名前を言えた．検査の1例を以下に記す：患者は針を手に持ち，それを認知しているという証拠として縫う動作をしたが，その名前は見出せなかった．患者は針で自分を刺し，その時突然「針」だと呼び，名前がわかったことに満足している様子であった．

文献例の中には，同様の症例がその他にも2例あり，1例はKussmaul[原註13]，他の1例はReinhard（症例15[原註14]）に由来する．しかし著者はそれらをここで引用することは差し控えたい．その理由としては，Kussmaulの症例は全く不確実であり，運動失語と感覚失語の合併により視覚失語の症状が認められにくく，また詳しい剖検所見もないからである．一方，Reinhardの症例15は，大変に複雑な混合症例であり，どのような型の言語障害であるかを厳密に鑑別することは全く不可能である．

原註13) Kussmaul, Die Störungen der Sprache, 168-169頁, 1885.
原註14) このArchiv 18：254頁以下

さらに著者は，Wernicke[原註15]がわれわれの症例と密接な関係をもつ2症例（Wernickeの自験例）を報告していることに言及したい．Wernickeはいわゆる孤立性の語盲（Schriftblindheit）について論じている中で，そのうちの2例が右半盲を合併していることを指摘した．「これらの2例は，眼前に提示された物品の呼称が非常に困難であった．彼らはその点を除けば失語的で

はなく，それらの物品の認知も可能であった。同様のことは Broadbend の1症例でも観察されている。またこの症状は解剖学的に説明しやすいと思われる。つまり，物品の認知は右半球で行われ，語概念はふつう左半球に局在している」。

原註15) Fortschritte der Medicin, 478頁, 1886.

　私はまず最初に，症例の集計から得られた統計的データを報告する。

　全体を理解しやすくするために，これらの症例には報告順の番号をつけることとする。われわれの病院から報告された3例(Schluckwerder, Foerster, Hellpap)はⅠ，Ⅱ，Ⅲ，Wilbrand の報告例はⅣ，Jastrowitz の報告例はⅤ，Bernheim の報告例はⅥ，Reinhard の報告例はⅦ，Luciani-Seppilli の報告例はⅧとおのおのの番号を付すこととする。

　視覚障害から始めようと思うが，その大脳性特質が常に問題となる。精神盲の徴候は4例(Ⅱ，Ⅵ，Ⅶ，Ⅷ)にみられた。2例(Ⅳ，Ⅴ)では精神盲は存在しなかった。症例Ⅰ(Schluckwerder)は死亡直前にやっと精神盲が現れた。

　ほぼ全例に同名半盲が証明され，しかも4例(Ⅰ，Ⅳ，Ⅴ，Ⅶ)は右半盲であり，左利きの症例Ⅵは左半盲を呈した。

　その他の例(Ⅱ，Ⅷ)では，高度の感覚失語のために，精密な視野検査を行うことが全く不可能であったが，病歴や患者の行動から視野狭窄の存在には疑いの余地がなかった。

　書字と読字についての記載はあまりにも不十分であり，個々の症例における失書や失読の型を正確に決定すること，たとえば Wernicke の分類に従ってそれらを類別することはできなかった。これは主として，検査が体系的に進められていないためである。症例Ⅰに対して，Wernicke の学説に基づいた検査を厳密に施行したところ，いわゆる皮質性失語(Wernicke)の存在が確認された(視覚性失読と呼ぶ方がさらに適切であると思うが)。同様のことはおそらく症例Ⅱについても存在すると思われる。既に述べた理由から採択をさしひかえた Reinhard の症例15には，皮質性(視覚性)失読が非常に明瞭に展開された形で存在することを，ここで指摘しておきたい。

　さてここで[口頭]言語の障害に目を向けてみたい。すべての症例で，言語障害は多かれ少なかれ明らかに視覚障害と関連していた。それらは，同時に存在するその他の失語的[原註16]症状に関してのみ，互いに異なっていた。そのような合併失語症状は症例ⅤとⅥにはなかった。これらの症例では症例Ⅰ(Schluckwerder)と同様に，視覚失語は単純かつ特徴的な状態で観察された。すなわち，言語障害は名詞を見つけ出す時と，視覚的に提示された物品を呼称する時にのみ顕著であった。ただしこれらの2例では，内容のない迂言や困惑表現の使用は，症例Ⅰほど頻繁ではなかった。

原註16) 症例Ⅰ(Schluckwerder)の臨床的記述に際して，その言語障害に分析を加えたが，それを参照された

い．その分析から，視覚失語は厳密な意味では失語と見なすべきではないことが結論された．

　同様のことは，症例IVと症例VIIでも観察されている．これらの症例では，実際に失語の存在を示す徴候がある．しかし失語は何らの重要性も与えていない．というのは，視覚失語とは完全に独立しており，その臨床像は失語によって何ら不鮮明にされるところがないからである．つまり症例VIIで運動失語は間接的な症状として一過性に出現したのみであり，症例IVも「復唱ができない」という記述を除けば，その他の点では純粋な病像を呈している．症例VIIでは，多くの視覚記憶心像が欠落しているために，[口頭]言語においても個有な特徴が認められる．症例IIとVIIIでは事情は異なっている．これらの症例では，視覚失語ははっきりとは証明され得ない．その理由は，検査時に合併症状が出現して，それによる障害を克服できないことにある．つまり，重症の感覚失語と精神盲が組み合わさって存在する．これは口頭言語では，全く理解できないジャルゴン（Kussmaulのchoreatische Paraphasieか？）として現れる．

　剖検所見を通覧してみると，症例VI（Bernheim）を除く7例全部に記載があることがわかる．それらの病理所見はいずれも綿密であり，専門の病理学者によって行われている．症例II，VII，VIIIは両側性病巣，症例IV，Vは一側性すなわち左半球の病巣であった．第1のグループつまり両側性病巣例においてのみ，精神盲の症状が観察され，第2のグループではそれがみられなかった．症例Iの剖検所見は両側性病巣を示したが，第1病期に観察された視覚失語に関する限りは，第2のグループに属している．もちろんこれは，識別性論証（epikritische Raisonnements）が適切であればのことであるが．

　その他の所見は以下のとおりである．

　全例とも病巣は大脳，しかもその後部にあるという点で共通している．大抵の場合，病巣は後頭葉あるいは後頭―側頭葉に存在する．この点に関して症例IIは例外であり，両側の側頭葉に広範囲な軟化病巣がある．また全例とも，限局性病巣ではなく広範な病巣を持つという点でも共通している．一部の症例では大脳皮質のみが損傷されており，しかもこれらは両側性病巣を有する症例と一致する（症例VII，VIII，ただし症例IIは違う）．他の症例は，髄質のみが損傷され（症例I，IV），しかもこれは左後頭葉にみられる．症例Vも同様に左半球病巣であるが，これは髄質だけではなく皮質にも損傷が及んでいる．

　上述の統計から，われわれの症例が，これまでに確立された失語症の範疇とは本質的に異なることが，十分に証明されていると思う．しかし，両者は互いに多くの類似点を有しているので，失語の特殊な一病型と見なすことが可能である．さきほど選ばれた名称を承認するとしたならば，従来の「感覚失語」よりももっと正確な名称の必要性が増大するであろう．上述のNaunynの命名法にならって，感覚失語（Wernicke）を聴覚性感覚失語（sensorisch-acustische Aphasie）とし，われわれの視覚失語を視覚性感覚失語（sensorisch-optische Aphasie）と呼び，両者を区別するのが適切かもしれない．

　われわれの症例をさらに詳しく互いに比較すると，明らかな相違点があり，視覚失語の病像

を3型に分類する必要が生ずる。

視覚性失語が次の3条件下で出現することが直ちに明らかになる。

Ⅰ．半盲を伴う視覚失語（症例Ⅰ，Ⅳ，Ⅴ）

Ⅱ．精神盲を伴う視覚失語（症例Ⅳ，Ⅶ）

Ⅲ．精神盲と高度の聴覚性感覚失語を伴う視覚失語（症例Ⅱ，Ⅷ）

私はこれら各病型の正確な症候論的規範を確立してはいないが，一応このように分類してみる。この複雑な関係をもっとわかりやすくするためには，図式の助けを借りるのが最善であろう。見通しをよくするために図式はできる限り単純にしよう（図参照）。

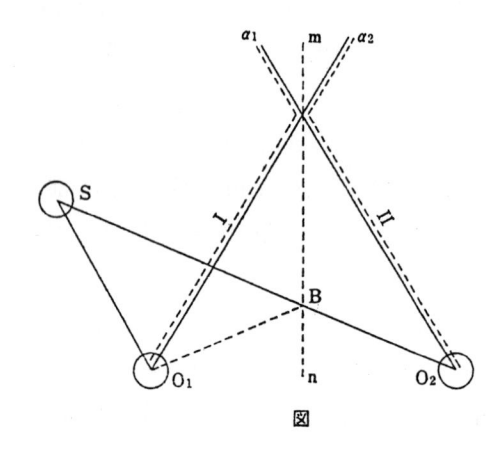

図

Sは言語中枢を意味し，これに音響心像中枢と発音運動表像中枢も含める。O_1は左の視覚中枢，O_2は右の視覚中枢を示す。すなわちO_1，O_2は左右の後頭葉皮質であり，視覚記憶心像はここに結びついている。線分はm—nは両半球を分割する矢状線を表わし，点Bは脳梁後部を表わす。O_1a_2とO_2a_1，ならびにそれぞれの逆の組み合わせで引かれ，一部交叉する線は，両側の視覚中枢とそれに属する同名性の判側網膜を表している。これらを簡略のために，Ⅰ，Ⅱと記す。SはO_1，O_2と線で結ばれている。

この図式と従来の失語図式の主な違いは，後者[原註17]では，1つの大脳半球しか示されていないが，前者には2つが示されている点である。したがって，構成要素の数も1つ多く，3つの中枢とそれらを結ぶ連絡が考慮の対象となるが，従来の図式では（われわれと同じ簡略化を行えば），常にただ2つの中枢のみが問題となる。

原註17）Lichtheimのみは，その論文"Über Aphasien"の図8で，両側大脳半球を表示しているが，その根拠は，この場合とは全く異なる内容である。

この図式で，理論的に可能な視覚失語のいろいろな型を明らかにするつもりであるが，すでに十分詳細に論じたように，これは以下の前提に基づいている。つまり病気の臨床像の基礎に，

視覚ないし視覚記憶心像と，これに連合した音響像との一体化を障害するような大脳視覚路の病変が存在するという前提である。

問題の大脳視覚路は，2つの大きな径路で表わされる。Ⅰ O_1S とⅡ O_2S である。われわれが問題としている障害を起こすためには，この2つの伝導路に損傷が存在する必要があることは自明である。そのような径路の遮断には，可能性としていくつかの場合があることも同様に明らかである。というのは，この2つの径路は，おのおのその生理学的機能の点で本質的に異なる3つの構成要素，すなわち，1）中枢 O_1 と O_2，2）伝導路 O_1S と O_2S，3）投射路ⅠとⅡ，から成っている。このように異なる部位が損傷されると，それによって生ずる臨床像にはおのおの重要な差異が認められる。この図式の6つの構成要素間には15通りの組み合わせが可能である。このうち6通りの組み合わせは，われわれの目的には適さない。なぜならば，その時には2つの経路のうちの一方にしか損傷が存在しないからである。そこで結局9通りの組み合わせが残ることになり，それらの各々を列挙するが，もとよりそれらの各々に対応する9種類の視覚失語が存在すると主張するつもりではない。列挙の順序は任意である。損傷部位は以下のとおり。

1. ⅠとⅡ
2. Ⅱと O_2S
3. Ⅰと O_1S
4. O_1S と O_2S
5. O_1 と O_2
6. O_1 とⅡ
7. O_2 とⅠ
8. O_1 と O_2S
9. O_2 と O_1S

このように2列に分けて記したのは，前者の4つと，後者の5つの間にある基本的な違いを強調するためである。つまり，前者はもっぱら伝導路のみが損傷されており，後者は中枢も損傷されている。したがって，前者では視覚記憶心像は十分に保たれているが，後者では多かれ少なかれ失われている。個々の場合における視覚記憶心像の状態が，その場合に発現する症状複合体を構築する中核となっている。このような観点から，図式の助けを借りて，先に記した視覚失語の9型についてそれに属する臨床像を組み立てることができる。誤解を避けるために私はもう一度強調しておくが，これはまず純粋に理論的な考察にのみ関わることであり，実際にこれらの場合を区別しうるか否かという問題はとりあえず考慮しないことにする。理論的な立場からは，この9つの場合を区別することは確実に正当化されうる。

言語中枢と視覚以外の感覚中枢のすべての構成要素は障害されていないことが前提とされる。

9つの病型のそれぞれに独立した病像を創出しようとするのは行き過ぎであろう。私は病型Ⅱ，Ⅴ，Ⅷをさらに精密に考慮することにとどめておきたい。

病型Ⅱ．Ⅰと O_2S における遮断

右側の伝導性（Leitungs）完全半盲。O_1 には新しい記憶心像が蓄積され得ない。半盲の出現前

に O_1 に蓄積されていた記憶心像は無傷であり，また，S との連絡も遮断されておらず，したがって言語的な目的に供しうる状態にある．O_2 に蓄積された記憶心像も無傷であり，また新しい記憶心像を貯蔵する能力も完全に保たれている．しかし，O_2 と S の連絡は遮断されているので，O_2 の記憶心像を言語的な目的に利用することはできない．したがって以下のような症状を呈する．

自発言語においては，時に名詞を見つけ出すことの障害が顕著に認められるであろう．これはその名詞が新しく貯えられる記憶心像，すなわち O_2 に貯えられる記憶心像であるか，あるいは瞬間的な知覚を表現する場合である．患者は目前に提示された物品の意味を認知することはできるが，それを正しく命名することはできないであろう．一方検者が物品の名称を言えば，患者はすべての物品に対して検者の求めに応じて正しくそれを指差することができるであろう．なぜならば O_2 から他の感覚中枢へ向かう連合線維路は温存されているので，患者には目で見えている物品の具体的な表像が無傷で残っているからである．同様に，例えば触覚などの他の感覚を介すれば，患者は物品を正しく認識し，正しく呼称できるのである．

病型 V. O_1 と O_2 の損傷

完全な皮質盲．完全な精神盲（すべての視覚記憶心像の喪失）．高度の思考過程障害．言語装置そのものは無傷であるが，表象が不明瞭であるため表現能力が著しく損なわれている．このような理由から触覚を介しても物品を正しく呼称できない．

病型 VIII. O_1 と O_2S の損傷

皮質性の右側完全同名半盲．部分的な（右側の）精神盲．O_1 に貯えられた記憶心像の完全な喪失．左側の視野欠損はない．中枢 O_2 は無傷であり，新しい記憶心像を蓄積することは可能であるが，S からは遮断されている．

O_1 においてのみその視覚記憶心像が保たれていた物品については，その物品の意味を知らず，呼称もできない．しかし，O_2 に視覚記憶心像が存在する物品については，その意味は認識できるが，呼称はできない．しかしこの場合でも，検者が物品名を言えば，患者は命令に応じてそれを正しく指すことができる．触覚の助けを借りれば，物品の呼称は可能である．患者が物品を正しく認識していることは，物品を正しく使用できる場合があることから推測しうる．

私が収集した文献例を含めた症例を，この図式の対応する症例群と比較してみると，それらはたしかに互いによく類似してはいるが，完全な一致は認められていない．また最初から，かなりの確実さで，実際にはそのように純粋に図式的な症例は存在しないと予言できる．皮質病巣が高度かつ完全であることは稀であり，単一の神経伝導路のみが遮断されることもあり得ないであろう．さらにこの図式では言語中枢と視覚以外の感覚中枢が無傷であるという前提があるが，このような前提条件は実際の症例ではごく稀にしか満たされないに違いない．さらにもう一つ考慮すべきことがある．つまり，私の図式には記されていないが常に考慮せねばならな

い一つの神経伝導路がある．それは両側の後頭葉を直接的に連絡する伝導路である．このような交連線維路が存在する可能性は十分にありうることだ．場合によると，この交連線維路はわれわれが論じている問題に対して重要な役割を果たしているかも知れない．というのは，それが右視覚中枢と言語中枢を結ぶ伝導路の一部分をなしている可能性があるからである（図式のO_2BO_1に対応する）．各種の視覚障害から生ずる書字や読字の障害は考察の対象から除外した．

さてここで，先に予告したとおり，この新たに得られた理論的仮説の助けを借りて，自験例（Schluckwerder）の第1病期に観察された視覚失語の詳しい病巣局在を試みたい[原註18]．

原註18) 第1病期に観察された視覚失語に関する症状のみが問題となる．

伝導性の右完全半球があるため，物品の知覚と認知はもっぱら右半球視覚中枢によって行われる．患者は目前に提示された物品を正しく認知できたので，右半球視覚中枢の機能は無傷であったといえる．右半球視覚中枢は感覚印象を知覚することができ，また視覚記憶心像を所有していた．また他の感覚領域に貯えられている物品の記憶心像は無傷であり，記憶心像相互間ま連合線維路，特にその言語中枢との連絡路も無傷であったに違いない．なぜならば，患者は他の感覚，例えば触覚の神経支配（Innervation）を通して，物品を速やかに呼称できたからである．しかし，患者はたとえ目前の物品を正しく認知できても，それを呼称できない．

著者の図式にのっとれば，われわれの患者には，Iの遮断とO_2Sの遮断が存在したはずである．伝導性半盲（I）の原因は，左半球内にて矢状方向に走る線維束が間脳から出るところで損傷されていることによる．両半球後方部の広範な病変が，O_2Sを遮断していることも想像に難しくない．しかし，病理所見が広範囲にわたっており，またO_2Sの経路が十分に正確に知られていないため，遮断部位をわれわれが望むほど正確に局在することはできない．

右の視覚中枢と左半球にある言語中枢を結ぶ伝導路は，容易に想像されるように，まず右半球髄質から発し，次に脳梁を通り，左半球内の髄質を経て，第一側頭回と第三前頭回に存在する言語中枢に達するという経路をとる．問題となっている遮断は，この3つの段階のどこで生じているのだろうか．視覚失語が早期に出現したことから判断して，より古い病理所見のみが視覚失語に関係していると考えねばならない．剖検時に右半球に見出された病的変化は，おそらく病気の後期に出現したと思われる．というのは，病気の初期には右半球損傷を示唆するいかなる種類の徴候も指摘されていなかったからである．また組織学的にも，肉腫周辺の軟化巣の範囲は，左半球と比較して右半球のほうが狭いので，右半球病巣は二次的に生じたと考えられる．脳梁に病変が存在したことについては疑問の余地はなく，特にその後部，つまり脳梁膨大は完全に腫瘍塊の中に埋没していた．脳梁線維の走行に関するわれわれの知識は不十分であるため，この所見の持つ意義を評価することは難しく，したがって上述の伝導路が脳梁膨大の病変によって遮断されているか否かについては保留しておかねばならない．

左半球では肉腫の本来の範囲と，それをとり囲むごく狭い軟化組織のみを考慮すべきであろ

う。剖検時に認められた周辺組織の軟化は問題としない。左半球内のどこでO_2Sが遮断されているかを正確に決定することは不可能であると思う。

　問題の場所は，おそらく矢状髄質束に非常に近接した病巣であり，したがって，一つの病巣によって，視覚失語が生じるために必要な2つの遮断が同時に引き起こされた可能性を容認したいと思う。もしそれらの解剖学的関係をより正確に知ることができるならば，Schluckwerder 例は容易に私の図式に一致することが，これまでの記述から明らかにされ得ると思う。

　われわれの症例の臨床的観察から，さらに次の結論が許される。すなわち，第1病期では，右半球視覚中枢と言語中枢の間の連絡遮断は完全ではなかった。その根拠としては，患者は一部の物品については，視覚提示された時に呼称が可能であり，他の大抵の物品についても，誘導尋問を繰り返せば，正しい表現，あるいは少なくとも非常に近い同意語的表現を見出せたことがあげられよう。自発言語でも，失われた表現は永続的に記録から抹消されたわけではなく，むしろ別の機会には何の苦労もなく口をついて出てくるという現象が目立つが，これは同じ仮説で十分に説明されうる。

訳註7）410頁3行～416頁：精神盲についての考察がなされている。論文の最後で，顕微鏡的検索における Lissauer の協力に対して謝辞が述べられている。

解説

C. S. フロイント著「視覚失語と精神盲について」

杉下守弘・相馬芳明

　Carl Samuel Freund はドイツの精神神経科医であり，Breslau 病院精神科で Wernicke に師事した。その生涯については，あまり知られていないが，1862年生まれ[13]であることからして，同門の Lissauer より1歳年少であり，Liepmann より1歳年長である。Freund の論文は40数編にのぼり，その内容は，錐体外路系疾患，脊髄疾患，眼球運動障害から健忘失語や神経症に関するものまで多岐にわたっている。最後の論文発表は1930年であり，少なくとも68歳まで第一線で活躍していたことが窺われる。

　Freund の名は，神経心理学では，ここに訳出した論文で論ぜられている視覚失語をはじめて記載した人として知られている。特に，この症状が，視覚的に提示された物品の呼称障害という純粋症状とも考えられることや，その発現機序が Sperry, Gazzaniga らの分離脳の研究から明らかになったことなどから，注目されるようになった。

　はじめに，Freund が述べた視覚失語の臨床症状をまとめてみる。

1．Freund の視覚失語

　Freund (1889) は，視覚失語には9種類の病型が理論的に存在しうると論じた。しかし，現在，視覚失語といわれる症状は，その9病型のうちの病型IIにあたる。

　病型IIは，1) 目の前に提示された物品を認知 (erkennen) できるが，2) それを正しく呼称することはできない。一方，3) 検者が物品の名を言えば，患者は検者の求めに応じて，すべての物品を正しく指すことができる。さらに Freund は，視覚失語では，4) 触覚などの他の感覚を介すれば，物品を正しく認知し，正しく呼称できる，としている (翻訳 p.358)。なお，原文のこの箇所では，1) の具体的な検査法は述べられていないが，彼の自験例 (症例1) の臨床記録の中で (翻訳 p.342)，1)—A 患者が物品の使用法を知っていることと，1)—B 誤った物品名を患者に向って言ってやると，誤っていると答えられることの2つを述べているので，多分これらがそれに相当するとみてよいであろう。ただし，1)—A は原文では，

"Der Gebrauch der Gegenstände ist ihm bekannt"（患者は物品の使用法を知っている）となっており，使用法を口頭で説明したのか，使用法を動作で示したのか，あるいは別の内容を意味するのか，不明である。

これ以外にも，Freundの視覚失語にはあいまいな点がある。すなわち，失読や失書（翻訳 p.342），そして，自発言語において具体的名詞を見つけ出すことの困難（翻訳 p.341）が，視覚失語の症状に含まれると述べている部分である。

2．視覚失語の定義の変遷

Bastian (1898)[1]は，視覚失語について次のように述べている。「通常の失語患者は，物品を見せられるとそれを認識でき，動作でそのことを表明できる。その物品を呼称することは困難であり，それはその物品を手でさわったり，においをかいだり，味わったりしても，やはり同様である。一方，視覚失語患者は，物品を見せられるとそれを認知でき，動作でそのことを示せるが，呼称はできない。しかし，患者に物品のにおいをかがせたり，味あわせたり，そして何よりも物品にさわらせると，たちまち呼称が可能になる」（原文 p.212）。これは，Freundの定義の1)－A，2)，4)を含んでいる。ここでは，1)－Aは動作で示すということが記されており，Freundの定義よりも具体的になっている。そこで，これを1)－A'とする。その内容は，物品を認知していることを動作で示せる，というものである。前後の文脈か考えると，物品にはさわらずに使用法を動作で示せるということと思われる。

von Monakow (1914)[14]は，視覚失語では，「物品が見え，1)それを認知しているはずなのに，2)呼称できない。しかし，4)物品にさわれば，ただちに正しく呼称できる」と述べている。視覚失語という症状の独立性に対して，Wolff(1904)[15]やGoldstein(1906)[5]が批判を浴びせかけた直後のことでもあり，von Monakowの視覚失語に対する立場は慎重であった。すなわち，それまでの報告例はいずれも記述が不十分であること，また視覚失語が，精神盲や感覚失語と合併せずに出現しうるか否かは不明であることなどを指摘している。しかし，Wolffのように，原理的に視覚失語は存在しえないとする立場とは異なり，将来，真に視覚失語とせねばならない症例が報告されるかも知れないと言っている。その場合に，物品の視覚認知に障害があるか否かを知るための鑑別点として，次の6点をあげている。これらの条件を満すものは物品の視覚認知が保たれており，したがって，精神盲ではなく視覚失語と考えられるとしている。1)－A″目の

前の物品を，あらかじめさわることなしに，正しく使用できる．これは，Bastianの定義した1)—A'と少し異なり，じっさいに物品にさわっているようである．1)—B' 正しい物品名を検者が言えば，それを正しいと認めることができる．1)—C 通常の健忘失語患者と同様に，目の前の物品を正確に説明したり，その特徴を別の単語を用いて述べることができる．1)—D 物品を，その性質や色（毛色試験）などによって，正しく分類できる．5) 熟知している物品と，そうでない物品とでは，呼称に差がある．6) 物品を見て，それを記憶できる．さて，視覚失語の定義として，われわれの知るかぎりでは，ここではじめて，1)—D，すなわち，カテゴリー化が可能であることがあげられている．

視覚失語に関する最近の研究としては，Spreenら(1966)[12]と，Lhermitte and Beauvois (1973)[6] Riddoch&Humphreys(1987)，Coslett&Saffran (1989) Manning&Cambell(1992)（続報として Campbell&Manning (1996)）などがある．

Spreenら(1966)[12]は，視覚失語を健忘失語の特殊な場合であると考えている．彼らがその自験例をFreundの視覚失語に相当すると考えた根拠は，2), 3), 4)であり，4)については，触覚だけではなく，音（例：飛行機，雷，口笛，犬の吠える音）を聞かせて，それに相応する物の名を呼称させる聴覚呼称テストも含まれている．この聴覚呼称テストは，ここで初めて登場しており，これを4)—Bとする．なおSpreenらは，視覚失語と視覚失認の鑑別にはふれていない．

Lhermitte and Beauvois (1973)[6]の研究は，視覚失語の定義としては，「目の前の物品の呼称錯誤であり，それ以外の言語機能はすべて正常に保たれ，誤って呼称された物品の視覚認知も正常である」と述べている．これは概念的な定義であり，直接的には1), 2)を述べているにすぎない．しかし，症例報告中では4), 5), 6)も確認している．6)はvon Monakowよりも具体的であり，物品を見てそれを記憶し，後にその絵を描くことで調べており，これを6)—Aとする．さらに彼らは，次の3条件を記している．1)—A' 物品を見て，動作でその使用法を示す．7) 物品を見て，それをスケッチできる．これは統覚型視覚失認を鑑別する意図で設けられたのであろう．しかし，連合型視覚失認では物品のスケッチは良好であるとされているので，鑑別点にはならない．8) 検者がことばで定義を言ってやり，患者に呼称させる．これは健忘失語との鑑別点としてあげられている．結局，Lhermitte and Beauvoisの症例は，その時点までに知られている条件の大部分，すなわち，1)—A', 2), 3), 4), 6), 7), 8)を

満しているが，1)—Dのカテゴリー化は検査されていない。

　最近，Endoら[4]は，視覚失語，触覚失語，および失行を合併した外傷例を報告している。この症例では，1)—D，2)，4)—B，9)が満たされ，視覚失語と診断されている。注意すべきは，触覚失語の合併のため4)は満たされていないことと，失行の合併のため1)—A'にも障害があることである。そして，物品を認知しているか否かを決定するため，1)—A'のかわりに，1)—Dの物品カテゴリー化課題を行なっている。Endoらの用いたカテゴリー化課題の具体的内容は，連合的カテゴリー化（例：電球とソケットのように対にして使うものを選ばせる）と，用途的カテゴリー化（例，マッチとライターのように用途の同じものを選ばせる）であった。このカテゴリー化という課題は，失行が合併しても検査できるので，視覚失語の診断には，1)—A'より1)—Dが有用であるという指摘は重要である。

　Riddoch & Humphrey(1987)は呼称できぬものでも動作を示せることがあった（呼称は45.5％正答なのに動作を示せたのが75％である）。

　Coslett & Saffran(1989)は1)—A'，呼称できぬものの動作を示すことは可能で50％の正答であった。カテゴリー化も可能であった（1)—D）。しかし，物品の説明については（1)—C）は記載されていない。

　Campbell & Manning(1996)の症例は1)—A'は可能で，呼称できぬものでも動作を示せるものがあった（呼称45.8％正答，動作を示せたのは75％）。1)—Cも可能で，目の前の物品を正確に説明できることが多い。1)—Dも可能でカテゴリー可ができる。

　ここで，視覚失語についてのわれわれの考えを述べたい。すでにみてきたように，視覚失語として報告されている症例であっても，その診断基準は一定していない。したがって，これまで述べてきたすべての条件について，それが満たされているか否かを詳しく検討することが望ましい。なお，視覚提示された物品の用途を動作で説明する課題は，入力される刺激を視覚モダリティーに限局するために，1)—Aよりも，1)—A'を用いるべきと考える。また1)—Dのカテゴリー化は，物品を認知できることを証明するための重要な検査法であることを再度強調したい。

　最後に，これまでの考察をふまえて，改めてFreundの症例について考えてみよう。Freundは，彼の症例1の第1病期は，視覚失語第II病型（すなわち，現在の視覚失語）であると述べている。この患者の症状は，Freundが述べた1)，2)，3)，4)のうち，2)，3)，4)を含んでいるが，1)については具体的な例をあげて論じられておらず，不完全な記述となって

いる。また，気をつけなければならないのは，目の前に見せられた物品を呼称できない場合，それに触れさせると呼称ができたという例はひとつも述べられておらず，視覚的呼称ができない物品が，触覚的に呼称可能であったか否かは明らかにされていないのである。したがって，この症例が，単なる健忘失語であった可能性を否定しきれない。

このように，Freundの症例そのものには，不明な点も多く，また剖検例所見も腫瘍であり，決定的な価値を持たない。しかし，その発生機序に関する考察は，今日の視点からみて，disconnection modelの模範ともいうべき内容であり，意義あるものと言わねばならない。

3．視覚失語の鑑別診断
a．視覚失認との鑑別

視覚失語では，精神盲[註]（視覚失認）との鑑別が常に問題となる。しかし，Freundは，その論文のタイトルが，「視覚失語と精神盲」となっているにもかかわらず，両者の鑑別点をあげていない。好意的に解釈すれば，1)―A物品の使用法を知っていることと，1)―B誤った物品名を検者が言うと，患者は誤っていると答えられること，ならびに，3)言われた物品を正しく指させること，などが鑑別点であろう。言うまでもなく，視覚失語ではこれらが可能であり，精神盲では不能である。しかし，すでに述べたように，1)―Aはその具体的内容があいまいである。

視覚失語と視覚失認の鑑別に関して，大層不思議なことがある。すなわち，Freundの論文発表の翌年，つまり1890年に，同門のLissauer[5]が，視覚失認（精神盲）を2つに分類し，その症状を詳しく記載しているが，Lissauerもまた，視覚失語と視覚失認の鑑別に一言も費していないという事実である。

註）精神盲は，後述する視覚失認とほぼ等しいと考えられているが，その他の視覚認知障害を含んでいる可能性がある．

von Monakow[14]は，視覚失語と診断するためには，視覚認知が保たれている必要があると述べ，6つの条件をあげているが，これは見方を変えれば，視覚失語と視覚失認の鑑別点を述べているといえる。具体的には，1)―A′物品を見て動作でその使用法を示す，1)―B′目の前の物品に対して，検者が正しい物品名を言えば，正しいと言える，1)―C目の前の物品をことばで正しく説明できる，1)―D目の前の物品を正しくカテゴリー化でき

る，5）熟知物品と非熟知物品の呼称の間に差がある，6）物品を見てそれを記憶できる，などの条件を記している．これらについては，すでに前節で，詳しく論じたとおりである．われわれの考えでは，5）と6），特に5）は，その意味がよくわからないが，他の4つは重要な指摘である．

われわれの見解としては，視覚失認ではなく視覚失語であると言うには，1）—A′，1）—C，1）—D，3）が重要であり，特に1）—Dのカテゴリー化が失行合併例などでは威力を発揮すると思われる．もちろん，失行のない例に対しても，今後ぜひとも行うべき検査である．6）記憶からの写生，7）見ながらの写生の両者には重要性を認め難い．なぜならば，上述の1）—A″，1）—D，3）によって，物品の視覚認知は証明できる．さらに6），7）は，連合型視覚失認では可能な場合があり，視覚失語との鑑別点にはならない．

ところで，Rubens（1979）[10]は，視覚失語と視覚失認を質的に異なる病態とは見なしておらず，両者は程度の差にすぎないと考えている．彼がそのように考えた根拠は，第1に，2自験例が，発症後数カ月は連合型視覚失認であったのに，慢性期には視覚失語に移行したことである．しかし，ある症状から他の症状に移行したから，両者は同質であるという論理には無理がある．Rubensの主張の第2の根拠は，一部の症例において，検査時の指示を変えることによって，ある課題に対して視覚失語的になったり，視覚失認的になったりして，両者の間を変動する，ということであるという．しかし，詳細が記されていないので，これだけでは，視覚失語と視覚失認は同質であるという裏付けとして不十分である．

b．健忘失語との鑑別

これに関しては，視覚モダリティのみについての呼称障害であることを明らかにすればよい．具体的には，Freundは，4）触覚モダリティ提示で呼称障害がないことを示せばよい，としている．実際には，この他に，4）—B聴覚モダリティ提示で呼称障害がないこと，8）ことばによる定義に対する呼称障害がないこと，などを示せば，健忘失語ではなく視覚失語であることが明確となるであろう．

c．視覚失語の責任病巣について

Freundの症例（Schluckwerder）の剖検所見は，左半球では側頭葉，頭頂葉，後頭葉，右半球では頭頂葉，後頭葉におよぶ広汎な髄質変性と肉腫性病変であり，また脳梁膨大にも肉腫病巣が存在した．Freundはこのうち，左半球後頭頭頂葉の病巣が，第1病期すなわち視覚失語のみられた時期の病巣であり，その後第2病期に肉腫の増大と髄質変性の拡大が生じた

と推測している。

Freundは,視覚失語を生ずる損傷として,①右同名性半盲と,②右視覚中枢と言語中枢の遮断を生ずるような損傷を考えた。なお,②が脳梁膨大の損傷に一致するか否かについては,態度を保留した。

Spreenら[12]の症例は,剖検がなされておらず,頸動脈写にて,左半球頭頂葉後部を中心とした腫瘍の存在が示唆されたのみである。Lhermitte and Beauvois[6]の症例も,同様に剖検例ではなく,血管写で左後大脳動脈の狭窄が認められたのみである。したがって,責任病巣について論じられない。

最近,Endoら[4]が報告した視覚失語と触覚失語,ならびに失行の3症状合併例では,CT所見から,①左後頭葉内側面の病巣,②左頭頂葉皮質下白質から側頭後頭葉の白質に向かう細長い病巣,③左側頭葉先端部の病巣,の3つが認められている。①,②によって,右半球に至った視覚情報が,左半球の言語野に到達することが妨げられていると思われる。

Sidtisら(1981)[11]によれば,左視野の視覚失語と考えられる症状は,脳梁後半部の損傷で生じるという。したがって,同名性半盲を起こす損傷と,脳梁後半部の損傷によって,視覚失語が生じるとみてよいであろう。Endoら[4]の症例の損傷②は,左半球内で脳梁後半部損傷が引き起こす効果(左視野から右半球に達した視覚情報を左半球内の言語メカニズムに伝達するのを阻害する効果)を生じていると考えられる。

文　献

1) Bastian HC : A Treatise on Aphasia and Other Speech Defects. Lewis, London, p. 212, 1898.
2) Campbell, R. & Manning, L.1996. Optic aphasia : A case with spared action naming and associated disorders. Brain & Language. 53, 183-221.
3) Coslett,H.,& Saffran,E. 1989. Preserved object recognition and reading comprehension in optic aphasia. Brain 112,1091-1110.
4) Endo K, Makishita H, Yanagisawa N,Sugishita M : Modality speciflc naming and gestur disturbances : A case with optic aphasia, bilateral tactile aphasia, optic apraxia and tactile apraxia. Cortex,32 : 3-28, 1996.
5) Goldstein K : Zur Frage der amnestischen Aphasie und ihrer Abgrenzung gegenüber der transcorticalen uud glossopsychischen Aphasie. Arch f Psychiatr Neurol 41 ; 911-950, 1906.
6) Lhermitte F, Beauvois MF : A visual-speech disconnexion syndrome. Brain 96 ; 695-714, 1973.
7) Lissauer H : Ein Fall von Seelenblindheit nebst einem Beitrage zur Theorie

derselben. Arch f Psychiatr Nervenkrankh 21 ; 222-270, 1890.
8) Manning, L., & Campbell,R. 1992. Note: Optic aphasia with spared action naming: A descnption and possible loci of impairment. *Neuropsychologia* 30,587-592
9) Riddoch, M.J.,& Humphreys, G.1987. Visual object processing in optic aphasia. A case of semantic access agnosia. *Cognitive Neuropsychology*, 4, 131-185.
10) Rubens, AB : Agnosia. In ; Clinical Neuropsychology, edited by Heilman KM, Valenstein E, Oxford University Press, New York・Oxford, p. 249, 1979.
11) Sidtis JJ, Volpe BT, Holtzman JD, et al : Cognitive interaction after staged callosal section : Evidence for transfer of semantic activation. Science 212 ; 344-346, 1981.
12) Spreen O, Benton AL, Van Allen MW : Dissociation of visual and tactil naming in amnesic aphasia. Neurology 16 ; 807-814, 1966.
13) United States Army : Index-Catalogue of the Library of the Surgeon-General's Office, Second Series, Vol. V, Government Printing Office, Washington, 1077, 1900.
14) von Monakow C : Die Lokalization im Grosshirn und der Abbau der Funktion durch kortikal Herde, Bergmann, Wiesbaden, p. 636-639, 1914.
15) Wolff G : Klinische und Kritische Beiträge zur Lehre von den Sprachstörungen, Leipzig, 1904.

C 相貌失認

相貌失認についての概説

濱中淑彦・兼本浩祐

　相貌失認とは，よく知った人の顔や有名人の顔が見ただけではそれと分からず，その人の声や足音を聞く等，視覚以外の感覚を用いて始めて特定の人物をそれと認めることができる病態を指し，1947年に Bodamer が Prosop-Agnosie（相貌―失認）という言葉を提唱して以来，100例を超える報告が現在（1991年）までになされている。相貌認知の障害は，他の視覚対象に対する認知能力の障害と必ずしもその障害の程度が平行せず，また，日用物品や文字等に対する視覚的認知障害が優位半球と密接な関わりを示すのに対し，劣位半球症状である地誌的失見当識等にしばしば合併することから，様々な異論はあるにせよ，臨床的には独立した神経心理学的一徴候として現在では認知を受けている。相貌失認は，神経心理学において古くから大きな主題の一つとなってきた症状であり，総説だけを眺めても古くは既に Hécaen（1952, 1962），Rondot（1969）の詳細な報告があり，Meadows（1974），Damasio（1980）ら等責任病巣を主題とした展望も複数存在する。本邦においても，1982年の濱中の包括的な総括を始めとして，後頭葉症状（鳥居ら 1984），未知相貌認知と既知相貌認知の対比（玉井ら，1987），性差（兼本，1990）等，様々な観点からの展望が行われている。また，1980年以降，Bruyer の症例報告を嚆矢として，相貌失認患者の一部に無意識的相貌認知が保持された症例が存在することが注目を浴びつつあり，この点も無視することのできない事項であろう。本概説は，基本的には現在（1991年）までに報告された比較的詳細な臨床症状の記載のある相貌失認例，155例（内本邦の症例は25例）を中心に展望したものである。正常人を用いた膨大な相貌認知過程の研究に関しては該当する幾つかの成書を参照されたい（Davies, 1981 ; Ellis, 1986 ; Young, 1989）。

1. Bodamer 以前の「相貌失認」

　相貌失認症状の最初の記載はイタリアの眼科医である Quaglino と Borelli であるとされる。Quaglino らによって1867年に報告された症例は，54歳の男性で，当初，左片麻痺と皮質盲を示したこの患者は，1年後，麻痺が回復し，視野欠損が左視野に限局した時点では，地誌的失見当と色彩認知障害に加えて，よく知っている人の顔が視覚的に認知できず，声によってしか同

定できないという症状を訴えたとされる。相貌失認の記載の二番手は，"imperception"という語を用いた1876年のJacksonの症例で，Charcot（1883）及びWilbrand（1887）の記載がそれに続いている。19世紀後半になされたこれら4例の報告は何れも他の視覚対象の失認（失読・物体失認）と相貌認知の障害を区別せずに記載しているが，Jacksonの症例とQuaglinoらの症例においては，より相貌失認の臨床像が前景に立ち，神経学的随伴症状から右病巣が主体であることが想定されるのに対して，Charcot及びWilbrandの症例においては，相貌失認と物体失認，純粋失読等の症状が並列的に記載され，Wilbrandの症例では，剖検によって両側病巣が確認されている。これに加えて，WilbrandとCharcotは，彼らの症例に視覚的記銘力障害の合併（Charcot-Wilbrand症候群）や，視覚的なイメージを想起できなくなったり，夢の中の視覚的心象が失われたりすることに特徴づけられる"irreminiscence"と名付けられた症状の記載を行っている。20世紀に入ってHeidenhain（1927）及びJossmann（1929）が相次いで相貌失認に相当する症例を報告しているが，何れも物品に対する失認症状と相貌に対する失認症状を特に区別することなく並列的に記載しており，19世紀末の症例報告との間に特に大きな差異は認められない。これに引き続いて1932年になされたMilianの報告は，相貌失認に相当する症状に対してcécité morphologique（形態盲）という呼称を提唱し，他の視覚対象に対する失認とは若干異なった位置を相貌失認に与えている点で進展がみられる。1937年に発表されたHoffとPötzlによる57歳の男性例は，純粋失読から相貌失認への症状変遷という形で捉えられており，相貌を他の視覚対象と区別した点で，Bodamerの相貌失認の概念に直接，先駆している。このようにして，日常物品の視覚認知障害から独立した徴候として捉えられるに到った相貌認知障害の本体として，Donini（1939）は複雑な視覚イメージの認知障害を想定し，Nielsen（1946）は，生物と非生物の違いを想定した。こうした症例報告の積み重ねを背景として，1947年にBodamerは2名の戦傷患者の「人の顔が認知できない」という病態に対して，物体失認から明瞭に区分された「相貌失認」という述語を提唱するに到るのである。

2．疫学的データ

性別では，男性が女性の3倍以上であり，圧倒的に男性が多い（Mazucchiら，1983；兼本，1990）。原因別では，原因記載のある症例の内，ほぼ半数が脳梗塞であり，脳腫瘍と頭部外傷が共に1割強で，脳出血，脳炎，一酸化炭素中毒等がそれぞれ数例でこれに続いている。稀な原因としては，てんかん発作に伴う発作性相貌失認（Agnetti, 1978；Hécaen, 1945），片頭痛（渡辺ら，1991），椎骨脳底動脈系の動脈瘤（Malone, 1982；中沢，1987），失語において知られているような緩徐進行性の限局性痴呆の相貌失認版（Tyrell, 1990；DeRenzi, 1986）等の報告がある。また，先天性の学習障害として，相貌の学習困難を示す症例が，左利きの男性に存在することが最近注目されており（Tranel 1989），後天性の相貌失認もまた，女性よりも男性に遙かに多いことを考えると興味深い事実である。年齢が記載されている125例の平均発症年齢は

51.8歳であったが，脳梗塞が原因の第一番であることに対応していると考えられる．しかし，North (1981)，Young ら (1988) のように小児例での相貌失認の症例も報告されている．

興味深いのは，梗塞例，頭部外傷等では男性例の報告は女性例の報告のほぼ10倍に及ぶのに対して，腫瘍，脳炎においては男性例と女性例はほぼ同数か，女性例のほうが却って多いことである．脳梗塞のような限局性の高い病巣において，女性例が非常に少数であることは，男性に比べて女性においては認知機能がより両側にまたがって存在していることと関連している可能性がある（McGlone, 1980）．

神経学的所見と解剖学的所見

相貌失認が，後頭葉病変と関連することは諸家のほぼ一致するところであるが，相貌失認の発現における右病変の主導的役割に関しては様々に議論が別れる．1982年のDamasio (1982) の総括以来，相貌失認の出現には両側病変が必要であることが強調される傾向があったが，画像診断上の進歩によって，右病変の相対的な重要さが再評価される傾向もみられる（Michel, 1990）．病変部位の議論は，視野欠損を中心とする神経学的徴候（Meadows, 1974），剖検所見（Damasio, 1982），CT・MRI等近年の神経放射線学的所見等から論じられており，それぞれの場合について文献上の検討を加えてみたい．

(1)視野欠損

Meadows (1974) による42例の文献例の検討では，左同名半盲と右同名半盲の比率は19：4 (4.75) であったが，視野の記載のある121例で再検討してみると，その比率は59：11 (5.36) であり，これから考えて相貌失認を有する症例において左同名半盲は右同名半盲の5倍前後の比率で出現することが分かる．また，何れかの視野の下半分に視野欠損が限局していた症例が11例であるのに対し，上半分に視野欠損が限局していた症例は57例であり，5倍以上の開きで上1/4半盲が多い．左上1/4同名視野の欠損がみられた症例の比率はMeadowsの検討では33/42 (79%) であるが，今回の展望では89/121 (74%) であり，相貌失認を有する症例の7〜8割が左上1/4同名視野に欠損を持っていることが確認された．右視野欠損のみを示した11例を検討していくと，その内6例 (55%) は物体失認を示しており，更に4例 (36%) では純粋失読が記載されている．物体失認・純粋失読を伴わず，右視野欠損を示したものは，総計で4例であり，しかもこの中には発作性の相貌失認が1例含まれている．左視野欠損のみを示した59例においては，物体失認は僅かに6例 (10%)，純粋失読は3例 (5%) しか記載されていないのと比較するとその比率の差異は明瞭である．

視野欠損を伴わない相貌失認例は少なくとも外国例が9例（Arseni, 1958；Benton, 1972；Bruyer, 1983；Faust, 1955；Hécaen, 1957；Macrae, 1956；Levin, 1976；Rizzo, 1986；Taylor, 1971；Tzavaras, 1973），本邦では5例（東谷, 1983；桧野, 1989；井村, 1960；北村, 1982；大東, 1975）存在しており，このうち，桧野の症例は多発性硬化症であって，記載だけからは人物の認知障害が視覚に限局していたかどうかがはっきりせず，またRizzo,

Tzavarasの症例は後に述べるように逆向性の相貌認知は可能であり（即ち家族・有名人等），発病後の相貌学習のみが困難であった特異な症例である。

(2)剖検所見

Damasioら（1982）の剖検例の検討は，8例の脳梗塞患者（Wilbrand, 1892；Heidenhain, 1927；Pevzner, 1962；Gloning, 1970；Lhermitte, 1972；Benson, 1974；Cohn, 1976）と3例の脳腫瘍の患者（Hécaen, 1962；Arseni, 1965；Bornstein, 1965）について行われている（但し，1962年のHécaenらの英語での報告は，多くの症例の総括であり，該当する詳細な症例報告は1957年のフランス語の論文に遡る。また，Bensonの症例の臨床所見の詳細は，1971年のRubensらの報告に記載されており，二つを併せて参照する必要がある。1962年のPevznerの症例も臨床症状の記載は，1959年のBornsteinの症例を参照する必要がある。さらに1965年のBornsteinの報告は剖検所見が直接には記載されていないことをDamasioらも指摘している）。いみじくも，濱中の相貌失認に関する総括も1982年に行われており，濱中は，Damasioらが剖検例に含めたBornstein(1965)の症例を除き，その代わりにCambier(1980)の症例，Albert(1979)の症例，Okada, S(1969), Okada, T(1971)の症例を含めて検討を行っている。Damasioらと濱中は，後頭・側頭接合部，紡錘回と舌状回の障害が，相貌失認の発現のために重要であるという点では一致しているが，Damasioらが両側病変が相貌失認の発現のために不可欠であると考えているのに対して，濱中は，右一側病変が相貌失認を出現させる可能性を否定していない。彼らの総説以降，詳細な剖検所見のあるものとしては1982年のNardelliの第一例，1983年の東谷の症例があり，いずれも両側の紡錘回，舌状回に病巣が認められている。

(3)神経放射線学的所見

CTまたはMRIで右一側後頭葉病変が認められた相貌失認例は，Landis（1986）の6症例を始めとして，本邦例，外国例を併せて計18例が報告されている〔Whiteley（1977）の第二例，DeRenzi（1986）の第四例，Small（1988），長沢（1987），高橋（1987），玉井（1987），高橋（1985），北村（1982），長田（1982），藤野（1982）の第一例，藤井（1982）の第三例，久保（1987）〕。これに対して，CTまはたMRIで左一側後頭葉病変が認められた相貌失認例は，渡辺ら（1991）の第二例とGalloisら（1988）の症例のみであったが，興味深いことにはこの2症例はいずれも女性例で，しかも，純粋失読と物体失認を合併していたことである。また，中でもGalloisの症例は特異的で，有名人や親戚等，熟知相貌の認知が当初できなかったにもかかわらず相貌の学習能力は保たれていた。まとめると，神経放射線学的には，一側病変が相貌失認を生じさせる場合があること，しかも，その場合には圧倒的に右一側病変が多く，左一側後頭葉病変が相貌失認を生じさせる場合は非定型的な症例であることが示唆されている。

(4)責任病巣

以上の検討から，神経放射線学的所見と視野欠損によって推定される病巣は相貌失認における右後頭葉の中心的な役割を示唆しているのに対して，剖検所見は両側病巣を示唆するという一見矛盾した結果が認められる。この矛盾の原因の一つは，剖検例の場合，検査時から死亡ま

での時間的経過が比較的短いために，より多くの重症例を含んでいるためではないかと推測される。また，剖検例を詳細に検討すると，右側においては，相貌認知において不可欠であるとされている紡錘回と舌状回のいずれかが損傷されているのに対して，左側においては，Wilbrandの症例の左病巣は後頭葉深部の白質，Bornsteinの症例の左病巣は角回であり，左病巣に関しては紡錘回と舌状回が回避されている症例が存在することは重要である。劣位半球の切除術後に，相貌失認が出現した例（Sergent, 1989）とともに，相貌失認が出現しなかった症例（Smith, 1969；Damasio, 1975）も存在することを考慮に入れるならば，相貌失認の発現には，右の紡錘回と舌状回の損傷は不可欠であるが，それだけでは充分でないというBenton（1990）及び濱中（1982）の結論が現時点では最も実態に沿っていると考えられる。

3．相貌失認における多様な相貌認知障害

相貌失認の成因に関しては，視覚コントラストへの鋭敏さの鈍麻といった純粋に視知覚的問題にその原因を見出そうとする方向が一方で存在するのに対して（Rizzo, 1986；Levine, 1989），他方の極端な例としては相貌に限局した学習障害といった相貌記憶の問題として捕らえうる症例も存在しており，相貌失認症状を構成する要因の多様さを示唆している。Hécaen（1981）やDeRenzi（1986）の相貌失認の記憶障害型と知覚障害型への類型区別の試みは，この多様さを表現しようとする一つの試みである。Hay & Young（1982）は，情報処理モデルを用いて相貌認知過程の理解のための一つの理論的枠組みを提供したが，相貌失認の発現機構を巡って提供されてきた様々な観察を整理するのにこの枠組みは有用である。例えば，範疇内識

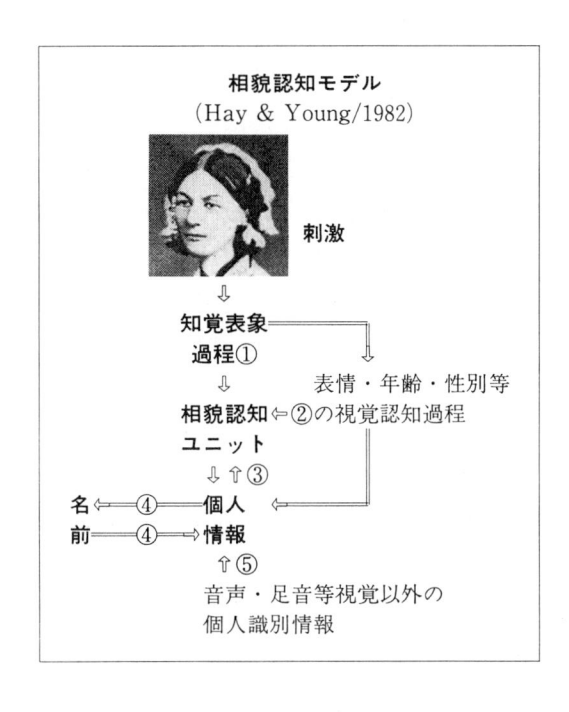

別障害の一部として相貌失認を捕らえようとする立場は，図における①の知覚表象過程の障害に相当するし，Assal (1981) が報告したような音声による個体識別障害は，⑤の部位における障害として整理することができる。また，Kertesz (1979) が報告したような相貌とその名前との離断症状は，④の位置における障害に対応する。以下，相貌失認の成因論と関連して展開されてきた議論を簡単に展望しておきたい。

(1)範疇内識別障害

相貌失認を，一般的な個性識別障害の一環であるとする Lhermitte ら (1972) の立場に対応するように，相貌失認例の一部には，様々な範疇内識別障害が合併することが知られている。障害される範疇としては，動物 [Hécaen (1957), Nielsen (1947), Landis (1986), Jossmann (1929), Gloning (1966), Lhermitte (1972), Macrae (1956), Pallis (1955), Gomori (1984), 大東(1975), 中江 (1971), Shuttleworth(1982), Bornstein(1963)]，乗物 [Rubens (1971), Lhermitte (1975), DeRenzi (1968), Glonong (1966), Lhermitte (1972), Macrae (1956), Davidoff (1986), Gomori (1984), Shuttleworth (1982)]，硬貨 [Bruyer (1983), DeRenzi (1968), Jackson (1876), DeRenzi (1986)]，花 [Hoff (1937), Davidoff (1986), 大東(1975)]，食物 [DeRenzi(1968), Gloning(1966), Pallis(1955), Shuttleworth(1982)]，紋章 [Hécaen (1957), Tzavaras (1973)] 等が報告されている。さらに，地誌的失見当識とも関連する建物に対する識別障害は，Quaglino(1867)を始めとして，幾つかの症例で報告されている [DeRezni (1968), Wilbrand (1892), Ross (1980), Gloning (1966), Gomori (1984), Shuttleworth (1982), Bornstein (1963)]。また，牧畜業等の動物の顔の一つ一つを人間の顔のように識別する必要がある人において生ずる特殊な動物の顔に対する相貌失認が1969年に Bornstein によって，1984年に Assal によって報告されており，これは，動物に関する範疇内識別障害とは区別すべき症状として銘記すべきであろう。

(2)既知の個人の同定以外の相貌認知

図の②に相当する年齢，喜怒哀楽の表情，性別，人種といった既知の個人の同定以外の相貌認知が，相貌失認例においてしばしば観察されることは従来の報告で確認されている。白人と黒人等，顔つきから人種の判別が可能であるかどうかを検査した症例においては，Bauer(1986)の第二例，Cole (1964), Shuttleworth(1982) の第一例で人種の区別がつかず，Cohn (1977) の第一例，玉井 (1987) の症例では顔つきから人種の判別をすることは可能であった。性別の弁別は29例において検討され，14例で弁別ができず(48％)，年齢の弁別は，記載のある22例中13例で弁別ができず (59％)，美醜の弁別は記載のある7例の内5例 (71％) で，喜怒哀楽等の表情に関しては，記載のある35例中30例で障害されていた(86％)。表情認知は，それだけで大きなテーマであり，表情認知だけが選択的に障害される場合も検討されている（Kurucz, 1979)。

相貌に関する変形視は，19例で記載されていた。こういった変形視は相貌に対する離人感と密接に係わっており，相貌を含めた視覚的対象が性的魅力を失う（Ross, 1980；Habib, 1987)

ことを含めて，相貌の情動的要素の喪失をもたらす場合がある．

(3)未知相貌失認を伴わない相貌失認

DeRenzi (1986)，玉井ら (1987)，また，Davidoff (1990) が指摘するように，右脳損傷者では相貌失認がない場合でも未知相貌の弁別能力は元来左脳損傷者及び正常者に比べて低下することが従来より知られており，相貌失認患者の未知相貌弁別能力を問題にする時には，右脳損傷者の平均的未知相貌弁別能力を比較の対象として選ぶ必要がある．未知相貌認知と既知相貌認知の問題は，その他にも Klatzky (1984) が主題として論じているが，相貌失認（即ち，既知相貌の認知障害）を示した症例で，Benton の検査や，同一の未知相貌同士をマッチングさせる検査で，未知相貌の弁別能力が保持されているのが確認された諸症例[Rondot(1967)，Assal (1969)，濱中 (1971)，Benton (1972)，Travaras (1973)，Ross (1980) の第一例，Dumond (1981)，Bauer (1982)，Malone (1982) の第二例，Assal (1984)，Rizzo (1986) の第一例，DeRenzi (1986)，Landis (1986) の第二例と第五例，高橋 (1987)，玉井 (1987)，Gallois (1988)，高橋 (1989)] の存在は，一般的視知覚の障害に還元することの困難な相貌失認が存在することの証左の一つであろう．

(4)相貌に限局した学習困難

有名人や親戚等，既知の人の認知は可能であるが，病気の発症後知り合った人，例えば，病院の看護婦や医者等の相貌を記憶することができない特異な徴候を示す患者がいままでに2例報告されている．1例は，動静脈奇形を原因疾患とする1973年に Tzavaras が報告した33歳の男性例で，もう1例は，1986年に Rizzo によって報告された単純ヘルペス脳炎の女性例である．興味深いことに，いずれの症例も視野欠損を合併してはおらず，また既知の個人の同定以外の相貌認知において最も高い率で相貌失認に合併している喜怒哀楽の表情認知も障害されていなかった．

(5)無意識的相貌認知と意識的相貌認知

相貌失認患者において，既知相貌と結びついた個人的情報への接近がある程度可能な患者と不可能な患者が存在するという所見も，いくつかの報告 (Bauer, 1986；Newcombe, 1989；Sergent, 1989) において，記憶障害型相貌失認と関連づけて理解されている．相貌失認患者において無意識的には一定の相貌認知が行われているという発見は，意識的には認知することができなかった有名人の相貌が，該当する患者の学習課題に，なんらかの形でその相貌の認知が行われていなければ考えることの困難な干渉効果を示すという Bruyer (1983) の検査結果に端を発しており，その後，DeHaan (1987)，Young (1988) 等の同様の検査によって追認されている．これと平衡する形で嘘発見器を用いた検討によって，意識的には認知できない顔に対しても，何らかの認知過程が生じていることが示唆されるようになった．例えば，Bauer (1984) は，正しい名前と顔の組合わせと間違った名前と顔の組合わせを示し，両者の間で自律神経の反応が異なることを指摘し，Tranel (1985) は知っているはずの顔を見せた時には，知らないはずの顔を見せた時には出現しなかった自律神経の反応が出現することを指摘している．こう

いった一連の1980年代の研究によって相貌失認患者のある者においては，意識的には全く相貌認知を行うことができない場合でも，無意識的には既知の相貌にまつわる情報の一部は患者の反応に影響を与えているという考えは一般的認知を受けるに到った。相貌失認における無意識的相貌認知の残存の問題は，記憶と意識の関わりという非常に大きな問いに連なっており，1990年代の相貌失認研究における主要な題材の一つとなりつつある（Debruille, 1989；Greve, 1990；Tranel, 1988；Renault, 1989）。

4．相貌失認に関連するその他の問題

(1)相貌失認に合併するその他の神経心理学的症状

道に迷う等の症状を含む地誌的失見当識は，69例において確認されており，非常に頻度の高い併発症状である。興味深いことに，相貌における変形視と対応するような，良く知っているはずの風景に対する離人感も報告されている（Assal, 1984；Landis, 1986；高橋，1987）。相貌失認に合併する頻度の高い症状としては，色彩認知障害も重要である（Meadows, 1974；Damasio, 1980）。

物体失認の記載のある症例は29例あった。この中で連合型の物体失認であることが記載より明らかなものは6例(Gomori, 1984；川端，1988；Levine, 1978；Mack, 1977；Rubens, 1971；Taylor, 1971)であった。また，物体失認を伴う相貌失認例で，未知相貌の認知がある程度保たれていた症例は2例（Rubens, 1971；Gallois, 1988）しかなく，物体失認を伴う相貌失認においては，知覚型相貌失認が比較的多いことが推測される。純粋失読を合併していた7例(Rubes, 1971；Gallois, 1988；Charcot, 1883；Cambier, 1980；Dumond, 1981；Shuttleworth, 1982；渡辺，1991）も同様に知覚型の傾向を示していた。また，相貌失認を示した症例で物体失認を伴わなかったという記載も，20例以上の症例において認められ，相貌とそれ以外の日常物品の視覚的障害の間には独立性が存在することが確認されている。

相貌失認に随伴するその他の神経心理学的症状に関しては，既に述べた地誌的失見当，色彩認知障害，情動障害を含めて，構成失行，視空間失認，着衣失行等右劣位半球損傷時に出現しやすい症状が合併しやすいことが強調されている（Hécaen, 1963；濱中，1980）。

(2)自己像認知

自己像認知の障害が確認された症例は，30例報告があった。1952年のHécaenの第一例と1957年の第二例は，有名人や家族に対する相貌失認があったが，自己像認知は可能であったことが確認されている。

(3)写真と実物の乖離

1952年のHécaenの第二例と1964年のSanguetの症例は，写真による相貌の認知ができるのに，実際の人の顔は認知することができない特異な症例であった。

(4)この他，濱中（1990）によって最近厳しく批判されているCapgras症候群と相貌失認の関

連の問題（Lewis, 1987；Ellis, 1990），左利き症例の問題（Aptman, 1977；Ross, 1980；Levine, 1978；Tzavaras, 1973；中江，1971；横山，1966）等が相貌失認に関連して論じられている。

文　献

1) Agnetti, V., Carrera, M., Pinna, L., Rosati, G. Ictal prosopagnosia and epileptogenic damage of the dominant hemisphere. A case history. Cortex 1978；14：50-57
2) Ahrens,R. Beitrag zur Frage der Prosopagnosie. Schweiz. Arch. Neurol. Psychiat. 1955；75： 4
3) Albert, M. L., Soffer, D., Silverg, R and Reches, A. The anatomical basis of visual visual agnosia. Neurology 1979；29：876
4) Aptman, M., Levin, H., Senelick, R. C. Alexia without agraphia in a left-handed patient with prosopagnosia. Neurology (Mineap.) 1977；27：533-536
5) Arseni, C., Botetz, M. I. Considerationes sobre un caso de agnosia de las fisonomias. Revista Neuropsiquiat 1958；21：583 (cited in Meadows)
6) Assal, G. Regression des troubles de la reconnaissance des physiognomies et de la mémoire topographique chez un malade opéré d'un hématome intracérébral pariéto-temporal droit. Revue neurol. 1969；121：184-185
7) Assal, G., Aubert, C. La reconnaissance des onomatopées et des cris d'animaux lors de lésions focalisées du cortex cérébral. Rev Neurol 1979；135：65
8) Assal, G., Aubert, C., Buttet, J. Asymétrie cérébrale et reconnaissance de la voix. Rev Neurol 1981；137：255
9) Assal, G., Favre, C. et Anderes, J. P. Zoo-agnosie ou prosopagnosie pour les animaux. Revue Neurol. (Paris) 1984；140：580-584
10) Bauer, R. M. Visual hypoemotionality as a symptom of visual-limbic disconnection in man. Arch Neurol 1982；39：702-708
11) Bauer, R. M. Autonomic recognition of names and faces in prosopagnosia：A neuropsychological application of the guilty knowledge test. Neuropsychologia 1984；22：457-469
12) Bauer, R. M. The cognitive psychophysiology of prosopagnosia. In：Aspects of face processing, ed. by Ellis, H. D., Jeeves, M. A. et al. Martinus Nijihoff, Dordrecht 1986：268-272
13) Bauer, R. M. Electrodermal discrimination of familiar but not unfamiliar faces in prosopagnosia. Brain and Cognition 1988； 8 ：240-252
14) Bauer, R. M., Trobe, J. D. Visual memory and perceptual impairments in prosopagnosia. J Clin Neuroophthalmol 1984； 4 ：39-46
15) Beck, U., Aschayeri, H., Keller, H. Prosopagnosie und Farberkennungsstörung beu Rückbildung von Rindenblindheit. Arch für Psychiatrie und Nervenkrankheiten 1978；225：55-66
16) Benson, D. F., Segarra, J., Albert, M. L. Visual agnosia-prosopagnosia：a clinicopathological correlation. Arch Neurol (Chicago) 1974；30：307-310
17) Benton, A. L., Van Allen, M. W. Impairment in facial recognition in patients with cerebral disease. Cortex 1968；4：344-358
18) Benton, A. L., Van Allen, M. W. Prosopagnosia and facial discrimination. J. neurol. Sci. 1972：15；167-172
19) Benton, A. L. The neuropsychology of facial recognition. American Psychologist 1980；35：176-86
20) Benton A. Facial recognition 1990. Cortex 1990；26：491-499
21) Beyn, E. S., Knyazeva, G. R. The problem of prosopagnosia. J Neurol Neurosurg Psychiat 1962；

25 : 154-158
22) Bodamer, J. : Die Prosop-Agnosie. Arch. Psychiat. NervenKrankh. 1947 ; 179 : 6-53
23) Bornstein, B. Prosopagnosia. In : Halpern, L. eds. Problems of dynamic neurology, Jerusalem, Hadassah Medical Organization, 1963 : 283-318
24) Bornstein, B., Kidron, D. P. Prosopagnosia. J Neurol Neurosurg Psychiat 1959 ; 22 : 124-131
25) Bornstein, B., Stroka, H., Munitz, H. Prosopagnosia with animal face agnosia. Cort ex 1969 ; 5 : 164-169
26) Boudouresques J, Poncet M, AliCherif A, Balzamo M. L'agnosie des visages : un temoin de la désorganisation foncionelle d'un certain type de connaissance des éléments du monde extérieur. Bulletin L'Académie Nationale Médicine 1979 ; 163 : 659-702
27) Bruce V, Young A. Understanding face recognition. Br J Psychiatry 1986 ; 77 : 305-327
28) Bruyer, R., Laterre, C., Seron, X., Feyereisen, P., Strypstein, E., Pierrard., E., Rectem., D. A case of prosopagnosia with some preserved covert remembrance of familiar faces. Brain and Cognition 1983 ; 2 : 257-284
29) Bruyer R. Covert face recognition in prosopagnosia ; a review. Brain and Cognition 1991 ; 223-235
30) Cambier, J. M., Masson, D., Elghozi, D., et al. Agnosie visuelle sans hémianopsie droite chez un sujet droitier. Rev Neurol 1980 ; 136 : 727
31) Charcot, J. M. Un cas de suppression brusque et isolée de la vision mentale des signes et des objets (formes et couleurs). Progrès Médical 1883 ; 11 : 568
32) Cohn, R., Neumann, M. A., Wood, D. H. Prosopagnosia : a clinicopathological study. Ann Neurol 1977 ; 1 (2) : 177-82
33) Cole, J., Perez-Cruet, J. Prosopagnosia. Neuropsychologia 1964 ; 1 : 237-256
34) Critchley, M. Acquired anomalies of colour perception of central origin. Brain 1965 ; 88 : 711-724
35) Damasio, A. R., Damasio, H., Van Hoesen, G. W. Prosopagnosia : Anatomic basis and behavioral mechanisms. Neurology (NY) 1982 ; 32 : 331-341
36) Damasio, A. R., Lima, A., Damasio, H. Nervous function after right hemispherectomy. Neurology 1975 ; 25 : 89-93
37) Damasio, A. R., Yamada, T., Damasio, H., Corbett, J., Mckee, J. Central achromatopsia : behavioral, anatomic and physiologic aspects. Neurology (Ny) 1980 ; 30 : 1064-71
38) Davidoff, J. B, Matthews, W. B., Newcombe, F. Obervation on a case of prosopagnosia. In Aspects of face processing. ed. by Ellis, H. D., Jeeves, M. A. et al. Martinus Nijihoff, Dordrecht 1986 : 279-292
39) Davidoff J, Landis T. Recognition of unfamiliar faces in prosopagnosia. Neuropsychologia 1990 ; 28 : 1143-1161
40) Davis, G., Ellis, H., Shepherd, J. Perceiving and Remembering Faces. London, Academic Press,1981
41) Debruille B, Benton E, Robaey P, Renault B. Potentiels evoqués cérébraux et reconnaissance conciente et non conciente des visages : application a l'étude de la prosopagnosie. Neurophysiol Clin 1989 ; 19 : 393-405
42) DeBusscher, J., Hoffman, G., Kluyskens, J. Agnosia visuelle temporaire pour les personnes et opticospatiale pour les objets à la suite d'un ictus unique. Acta Neurologica Belgica 1956 ; 56 : 162-176
43) DeHaan EHF, Young A, Newcombe F. Face recognition Without awareness. Cognitive Neuropsychol 1987 ; 4 : 385-415
44) DeRenzi, E. Prosopagnosia in two patients with CT scan : evidence of damage confined to the right hemisphere. Neuropsychologia 1986 ; 24 : 385-389
45) DeRenzi, E. Current issues on prosopagnosia. In Aspects of face processing. ed. by Ellis, H. D.,

Jeeves, M. A. et al. Martinus Nijihoff, Dordrecht 1986 : 243-252
46) Dumond, I., Griggio, A., Dupont, H., Jaquy, J. A propos d'un cas d'agnosie visuelle avec prosopagnosie et agnosie des couleurs. Acta psychiat belg 1981 ; 81 : 25-45
47) Ellis HD, Young AW. Accounting fol delusional misidentifications. Br J Psychiatry 1990 ; 157 : 239-248
48) Faust, C. Die zerebralen Herdstörungen bei Hinterhauptsverletzungen und ihre Beurteilung. Thieme, Stuttgart, 1955
49) Galli, G. Prosopagnosie und normale Gesichtswahrnehmung. Wien. Z. Nervenhk 1965 ; 22 : 28
50) Gallois, E., Ovelacq, P., Hautecoeur, J., Dereux, F. Disconnexion et reconnaissance des visages. Rev Neurol 1988 ; 144 : 113-119
51) Greve KW, Bauer RM. Implicit learning of new faces in prosopagnosia : an application of mere-exposure paradigm. Neuropsychologia 1990 ; 28 : 1035-1041
52) Glowic, C., Violon, A. Un cas de prosopagnosie régressive. Acta Neurologica Belgica 1981 ; 81 : 86-97
53) Gloning, I., Gloning, K., Hoff, H. Zur Prosopagnosie. Neuropsychologia 1966 ; 4 : 113-132
54) Gloning, I., Gloning. K., Jellinger, K., Quatember, R. A Case of "prosopagnosia" with necropsy findings. Neuropsychologia 1970 ; 8 : 199-204
55) Gomori, A. J., Hawryluk, G. A. Visual agnosia without alexia. Neurology 1984 ; 34 : 947-950
56) Habib M. Visual hypoemotionality and prosopagnosia associated with right temporal isolation. Neuropsychologia 1987 ; 4 : 385-415
57) Hay D.C, Young A. W, : The Human Face. In : Ellis AW (eds.) Normaility and Pathology in Cognitive Functions. New York, Academic Press, 1982
58) Hécaen, H., Ajuriaguerra, J., Magis, C., Angelergues, R. Le problème de l'agnosie des physionomies. L'Encephale 1952 ; 41 : 322-355
59) Hécaen, H., Angelergues, R., Bernhardt, C., Chiarelli, J. Essai de distinction des modalité cliniques de l'agnisie des physiognomies. Revue Neurol 1957 ; 96 : 125-144
60) Hécaen, H., Angelergues, R. Agnosia for faces (prosopagnosia). Arch Neurol (Chicago) 1962 ; 7 : 92-100
61) Hécaen, H., Angelergues, R. La cécité psychique. Etude critique de la notion d'agnosie. A propos de 415 cas de lésions cérébrales hémisphériques postérieures, dont 102 avec agnosie optique. Masson, Paris 1963.
62) Heidenhain, A. Beitrag zur Kentnis der Seelenblindheit. Monatschr Psychiatr Neurol 1927 ; 66 : 61-116
63) Hoff, H., Pötzl, O. Über eine optisch-agnostische Störung des 《Physiognomie-Gedächtnisses》. Z. ges. Neurol. Psychiat. 1937 ; 159 : 367-395
64) Jackson, J. H. Cases of cerebral tumour without optic neuritis and with left hemiplegia and imperception. R. L. O. H. Reports, 8 ; 434, 1976 (in Selected Writings of J. H. Jackson, ed. by J. Taylor, Hodder and Stoughton, London, 1932)
65) Jossman, P. Zur Psychopathologie der optisch-agnostischen Störungen Mschr Psychiatr Neurol. 1929 ; 72 : 81-149
66) Klatzky RL, Forrest FH. Recognizing familiar and unfamiliar faces. Memory Cog 1984 ; 12 : 60-70
67) Klein, R., Stack, J. J. Visual agnosia and alternating dominamce ; analysis of a case. J Mental Sci 1953 ; 99 : 749-762
68) Kolb, B., Milner, B., Taylor, L. Perception of faces by patients with localized cortical lesions. Can J Psychol 1983 ; 37 : 8-18

69) Korner, F., Regli, F., Haynal, A. Eine, durch Farbsinnstörung, Prosopagnosie und Orientierungsstörung characterisierte visuelle Agnosie. Arch Psychiatr Z ges Neurol 1967 ; 209 : 1 -20

70) Kurucz, J., Feldmar, G. Proso-affective agnosia as a symptom of cerebral organicdisease. J Am Geriatrics Society 1979 ; 27 : 225-230

71) Kurucz, J., Feldmar, G., Werner, W. Prosopo-affective agnosia associated with chronic organic brain syndrome. J Am Geriatrics Society 1979 ; 27 : 91-95

72) Landis, T., Cummings, J. L., Christen, L. Bogen JE., Imhof HG. : Are unilateral right posterior cerebral lesions sufficient to cause prosopagnosia? Clinical and radiological findings in six additional patients. Cortex 22 : 243-52, 1986.

73) Levin HS, Peters BH. Neuropsychological testing following head injuries : prosopagnosia without visual field defect. Diseases Nervous System 1976 ; 37 : 68-71

74) Levine DN, Calvanio R. Prosopagnosia : a defect in visual configural processing. Brain Cogn 1989 ; 10 : 149-170

75) Levine, D. N. Prosopagnosia and visual agnosia : a behavioral study. Brain Lang. 1978 ; 5 : 341-365

76) Lewis, S. W. Brain imaging in a case of Capgras' syndorome. Br J Psychiatry1987 ; 150 : 117-121

77) Lhermitte, F., Chain, F., Escourolle, R., Ducarne, B., Pillon, B. Etude anatomoclinique d'un cas de Prosopagnosie. Revue neurol 1972 ; 126 : 329-346

78) Lhermitte, F., Pillon, B La prosopagnosie. Rôle de l'hémisphère droit dans la perception visuelle Revue neurol. 1975 ; 131 : 791-812

79) Macrae, C., Trolle, E. The defect of function in visual agnosia. Brain 1956 ; 79 : 94-110

80) Malone, D. R., Morris, H. H., Kay, M. C. and Levin, H. S. Prosopagnosia : a double dissociation between the recognition of familiar and unfamiliar faces. J Neurol Neurosurg Psychiat 1982 ; 45 : 820-822

81) Mazzucchi, A. and Biber C. Is prosopagnosia more frequent in males than females? Cortex 1983 ; 19 : 509-516

82) Meadows, J. C. : The anatomical basis of prosopagnosia. J. Neurol. Neurosurg. Psychiat. 1974 ; 37 : 489-501

83) Meadows, J. C. Disturbed perception of colours associated with localized cerebral lesions. Brain 1974 ; 97 : 615-632

84) Michel F, Poncet M, Signoret JL. Les lésions responsable de la prosogagnosie sont-elle toujours bilatérales? Rev Neurol 1989 ; 145 : 764-770

85) Milian, G. Cécité morphologique. Bulletin de l'Académie de Médecine 1932 ; 107 : 664-666

86) Nardelli, E., Buonanno, F., Coccia, G., Fiaschi, A., Terzian, H., Rizzuto, N. Prosopagnosia ; Report of four cases. Eur Neurol 1982 ; 21 : 289-297

87) Newcombe, F., Ratcliff, G., Damasio, H. Dissociable visual and spatial impairments following right posterior cerebral lesions : clinical, neuropsychological and anatomical evidence. Neuropsychologia 1987 ; 25 : 149-161

88) Newcombe F, Young AW, DeHaan EH. Prosopagnosia and object agnosia without covert recognition. Neuropsychologia 1989 ; 27 : 179-191

89) Nielsen, J. M. Agnosia, Apraxia, Aphasia. Second Edition. New York, Hoeber, 1946 : 202-203

90) North, P., Cremel, N. Observation d'un cas de prosopagnosie chez un enfant. Société de Neuropsychologie de Langue Francaise, Paris, 1981

91) Okada,S., Higashitani,N. On prosopagnosia. Acta medica Kinki Univ. 1979 ; 4 : 459-464

92) Pallis, C. Impaired identification of faces and places with agnosia for colours. J Neurol Neurosurg Psychiat 1955 ; 18 : 218-224

92) Pevzner, S., Bornstein, B., Löwenthal, M. Prosopagnosia. J Neurol Neurosurg Psychiat 1962 ; 25 : 336-338
93) Pötzl, O. Zur Agnosie des Physiognomiegedächtnisses. Wiener Zeitshrift für Nervenheilk 1953 ; 6 : 335-354
94) Radulescu, G. Prosopagnosia-The Bald-Soprano Syndrome. Arch Ophthalmol 1987 ; 105 : 32
95) Renault B, Sergent JL, Debruille B, Breton F, Bolgert F. Brain potentials reveal covert facial recognition in prosopagnosia. Neuropsychologia 1989 ; 27 : 905-912
96) Rizzo, M., Corbett, J. J., Thompson H. S. and Damasio, A. R. Spatial contrast sensitivity in facial recognition. Neurology 1986 ; 36 : 1254-1256
97) Rizzo, M., Hurtig, R., Damasio, A. R. The role of scanpaths in facial recognition and learning. Ann Neurol 1987 ; 22 : 41-45
98) Rondot, T., Tzavaras, A. La prosopagnosie après vingt années d'études cliniques et neuropsychologiques. J Psychologie Normale Pathologique 1969 ; 66 : 133
99) Rondot, T., Tzavaras, A., Garcin, R. Sur un cas de prosopagnosie persistant depuis quinze ans. Rev Neurol 1967 ; 116 : 424-428
100) Ross, E. D. Sensory-specific and fractional disorders of recent memory in man : I. isolated loss of visual recent memory. Arch Neurol 1980 ; 37 : 192-200
101) Rubens, A. B., Benson, D. F. Associative visual agnosia. Arch Neurol (Chicago) 1971 ; 24 : 305-316
102) Sauguet, J. Les métamorphopsies au cours des atteintes focales du cortex cérébral. Thèse de Paris 1964 : 83
103) Sergent J, Villemute JG. Prosopagnosia in a right hemispherectomized patient. Brain 1989 ; 112 : 975-995
104) Sergent J, Poncet M. From covert to overt to recognition of faces in a prosopagnosic patient. Brain 1990 ; 113 : 989-1004
105) Shuttleworth, E. C., Syring, V., Allen, N. Further observations on the nature of prosopagnosia. Brain Cogn 1982 ; 1 : 307-322
106) Small, M. Visual evoked potentials in a patient with prosopagnosia. Electroencephal Clin Neurophysiol (Ireland) 1988 ; 71 : 10-16
107) Smith, A. Nondominant hemispherectomy. Neurology 1969 ; 19 : 442-445
108) Stollreiter-Butzon,L. Zur Frage der Prosopagnosie. Archiv für Psychiatrie und Nervenkrankheiten 1950 ; 184 : 1-27
109) Tranel, D., Damasio, A. R. Knowledge without awareness : An autonomic index of facial recognition by prosopagnostics. Science 1985 ; 228 : 1453-1454
110) Tranel D, Damasio AR. Non-conscious face resognition in patients with face agnosia. Behav Brain Research 1988 ; 30 : 235-249
111) Tranel, D., Damasio, A. R. Developmental prosopagnosia : a new form of learning and recognition defect. Soc Neurosci Abstracts 1989 ; 15 : 303
112) Tyrrel PJ, Warrignton EK, Frackowiak RS, Rossor MN. Progressive degeneration of the right temporal lobe studied with positron emission tomography. J Neurol Neurosurg Psychiatry 1990 ; 53 : 1046-1050
113) Tzavaras, A., Hécaen, H., Le Bras, H. Le problème de la spécificité du déficit de la reconnaissance du visage humain lors des lésion hémisphériques unilatérales. Neuropsychologia 1970 ; 8 : 403-416
114) Tzavaras, A., Merieene, L., Masare, M. C. Prosopagnosie, amnesie et touble du langage par lésion temporale gauche chez un sujet gaucher. Encéphale 1973 ; 62 : 382-394
115) Warrington, E. K., James, M. Disorders of visual perception in patients with localized cerebral lesions. Neuropsychologia 1967 ; 5 : 253-266

116) Warrington, E. K., James, M. An experimental investigation of facial recognition in patients with unilateral cerebral lesions. Cortex 1967 ; 3 : 317-326
117) Whiteley, A. M., Warrington, E. K. Prosopagnosia : a clinical, psychological, and anatomical study of three patients. J Neurol Neurosurg Psychiat 1977 ; 40 : 395-403
118) Whiteley, A. M., Warrington, E. K. Selective impairment of topographical memory. J. Neurol. Neurosurg. Psychiat. 1978 ; 41 : 575-578
119) Wilbrand, H. Ein Fall von Seelenblindheit und Hemianopsie mit Sectionsbefund. Deutsche Z Nervenheilk 1972 ; 2 : 361-87
120) Young AW, Ellis HD. Handbook of Research on Face Processing. Amsterdam, North Holland, 1989
121) Young AW, DeHaan EHF. Boundaries of covert recognition in prosopagnosia. Cogn Neuropsychology 1988 ; 5 : 317-336
122) Young AW, Ellis HD. Childhood prosopagnosia. Brain Cogn 1989 ; 9 : 16-47

［邦文文献］
123) 浅野猶一，山田享，浅野猶二他. Herdanfall の1例について. 精神医学 1960 ; 2 : 755
124) 井村恒郎，野上芳置，千秋哲郎他. 視覚失認の象徴型. 精神医学 1960 ; 2 : 797
125) 大橋博司，斉藤正己. 半側空間失認，一酸化炭素中毒の一例について. 精神経誌 1959 ; 61 : 1167
126) 大橋博司. 失語，失行，失認－大脳半球優位の問題を中心に. 精神経誌 1962 ; 64 : 890
127) 大東祥孝，石島裕. 同時失認，相貌失認など特異な認知障害を示した急性壊死性脳炎の臨床例. 脳と神経 1975 ; 11 : 1203-1211
128) 大東祥孝，濱中淑彦，波多野和夫，大橋博司. 相貌失認における左右両半球の役割について. 臨床神経学 1980 ; 20 : 1174（抄）
129) 岡田次雄，石川宏靖，鷹津俊麿他. Prosopagnosia の1例. 臨床神経学 1969 ; 9 : 476
130) 岡田幸夫，田淵健次郎，鈴木善之他. 相貌失認の症例研究. 精神経誌 1969 ; 71 : 266（抄）
131) 長田乾，荒木五郎，水上公宏他. 相貌失認例の検討. 臨床神経学 1982 ; 22 : 863（抄）
132) 兼本浩祐. 相貌失認例の性差について―114例の文献例の検討―. 失語症研究 1990 ; 10 : 191-197
133) 川畑信也，長田乾，河村満. 連合型視覚失認の1例. 脳と神経 1988 ; 40 : 253-260
134) 北村伸，吉井博，手塚博幸他. 相貌失認のみを呈した脳出血の1例. 臨床神経学 1982 ; 22 : 409-413
135) 久保浩一，佃一郎，安藤和弘他. 相貌失認と劣位半球症状を呈した脳血管障害の1症例. 脳と神経 1978 ; 30 : 203-209
136) 高橋晴美，河間明仁，神野雄次. 左視野の失読を伴った相貌失認の1例. 臨床神経学 1985 ; 25 : 854（抄）
137) 高橋洋司，田沢豊. 両側半球にわたる反復性脳出血の経過中に相貌失認を呈した1例. 失語症研究 1985 ; 5 : 903-910
138) 高橋伸佳，河村満，平山恵造. 右後大脳動脈閉塞症による相貌失認及び地誌的障害 神経心理学 1987 ; 3 : 143-144（抄）
139) 高橋伸佳，河村満，平山恵造，田川晧一. 非言語性相貌・地理視覚像の失認―相貌失認と地理的障害における「熟知」の問題―. 脳と神経，1989 ; 41 : 703-710
140) 玉井顕，鳥居方策，榎戸秀昭，松原三郎他. 相貌認知障害の症状分析―特に病巣部位との関係について―. 神経心理学 1985 ; 1 : 122-128
141) 玉井顕，鳥居方策，榎戸秀昭，松原三郎，三原栄作. 熟知相貌に対する失認と正常な未知相貌弁別能力を示した右後大脳動脈外側枝閉塞の一例. 失語症研究 1987 ; 7 : 160-166
142) 鳥居方策，玉井顕，倉知正佳. 後頭葉症状について―相貌失認の問題を中心として―. 神経進歩 1984 ; 28 : 1039-1049
143) 長沢新. 相貌失認を呈した top of the basilar syndrome の一例. 臨床神経学 1987 ; 27 : 828（抄）
144) 中江育生，濱中淑彦，池村義明他. 椎骨動脈写後に相貌失認などの視覚失認をきたした右後大脳動脈閉塞症の1例. 臨床神経学 1971 ; 11 : 415-421

145) 濱中淑彦, 池村義明, 守田嘉男, 大橋博司, 端和夫, 半田肇. 相貌失認その他の巣症状を伴った"cerebral arterial rete"例―"crerbral arterial rete"における神経心理学的症状について―. 脳と神経 1971；23：395-402
146) 濱中淑彦, 池村義明, 守田嘉男, 大橋博司. 相貌失認について―自験例9例の検討. 臨床神経学 1971；11：685（抄）
147) 濱中淑彦. 大脳半球優位論の進展よりみた「劣位」半球の症状学―相貌失認の問題を中心に. 神経進歩 1980；24：580
148) 濱中淑彦. 相貌失認の神経心理学―その多様性と物体失認との対比―. 精神医学 1982；24：399-414
149) 濱中淑彦.「脳器質性」精神障害をめぐる諸問題―Capgras症候群と器質性妄想症候群を中心に―. 精神医学 1990；32：1152-1162
150) 東谷則寬, 池村義明, 橋本重夫, 生村伍郎. 相貌失認の一剖検例. 近畿大学医学雑誌 1983；8：93-101
151) 桧野正俊, 飛田宗重, 中村裕子他. 神経内科 1989；30：189-194
152) 藤井薫. 大脳性色覚障害について. 精神医学 1982；24：415-420
153) 藤野貞, 井上浩彦, 市田忠栄子. 相貌失認を伴った左側同名半盲の3例, とくにその視野について. 眼紀 1982；33：123-126
154) 前田隆寛, 熊谷紀元, 末吉俊他. 相貌失認, 色彩失認, 失読を主症状とする脳血管腫の1例. 臨床神経学 1977；17：567（抄）
155) 横山茂生, 白髭郁子, 三井尚他. 頭部外傷后相貌失認を呈した1例. 臨床神経学 1966；6：71
156) 渡辺象, 上嶋権兵衛, 丸山路之, 鈴木美智代, 大塚照子. 稀な成因と病巣部位の相貌失認二例. 神経心理 1991；7：68-76

J. ボーダマー：相貌失認（相貌認知の失認）

Joachim Bodamer：Die Prosop-Agnosie（Die Agnosie des Physiognomieerkennens）. Arch. Psyciat. Nervenkr., 179：6-53, 1947.

兼本浩祐・濱中淑彦　訳

　以下において，私は失認の新しい下位分類――人の顔を認知する障害である相貌失認――を独立した形で描出し，他の失認の部分型に対して際立たせようと考えている。ペーツルは，1927年，彼の「視覚失認性障害」において始めて，失認の領域全体に対する包括的な展望を提供してくれたのだが，かれのこの仕命事によって，それ以前の業績は有用な名称をつけられ，区分されたのであった。彼の命名と区分によって，失認の下位分類の疾病論的な鑑別が個々において完成され，他方では，失認は，より大きな現象の複合体として，局在的，臨床的に明確にされ，その現象はあたかも一見法則性を持っているかのように説明されたのであった。
　ペーツルは次のごとく独立して現れる四つの失認型を区別している。
(1)具体的な物品とその描画に対する視覚失認（リッサウアーの精神盲）
(2)出来事或いはその描画に対する視覚失認（ウォルパートの同時失認）
(3)常に色彩失認と合併する純粋語盲
(4)空間的失見当識や視覚運動障害を伴う場合がある地理的視覚的失認
がそれであった。ペーツルのこの分類に対して，クライストは，物体失認と視空間失認の二つの分類類型しか認めていない。
　既にウェルニッケ及び彼に続くライヒャルトは「精神盲」として報告された障害は，失語と同様に幾つかの互いに独立した個別型に向けて解消されるべきだと仮定していたのであって，ペーツル自身も「将来の研究によってさらなる部分型が確認される」ことがありうると考えている。
　ペーツルの寄稿以前の失認研究の歴史は二つの時期に分けることができる。最初の時期は，なかんずく連合心理学に委ねられており，後半の時期はゲシュタルト心理学を志向した失認研究にとってかわられたのであった。現在は，第三期の始まりで，存在論的，階層論的に基礎づけられており，これは妥当なことであると我々は思っている。失認性障害への最初の言及は既に古代，紀元前429～430年にアテネで猛威をふるったペストについてのツキジデスの描写において見られる。相貌認知の障害の最初の言及もツキジデスにおいて示唆されており，彼は，病気が治癒した後に，突然自分と自分の身内のものが誰が誰か分からなくなってしまった患者を

記載している。このアテネの疫病は，最近新たに実証されたように，腺ペストではなく，発疹チフスであったのであり，発疹チフスにおいては大脳の巣症状は決して珍しいことではない（ハップス）。ヒポクラテスにおいてもまた，失語と同様に失認性の脱落症状に対して，その著者，「神聖病について」の何箇所かに，記載がみられる（ネッスル）。現代的要求を充分に満たす臨床的な失認の最初の記載は，しばしば言われているようにゴーゴルに端を発しているのではなく，クァリーノ（1869）に端を発している。ズィッティッヒは，かの偉大なジャクソンもまた，失認の最初の記載者の一人であるという事に注意を換起している。ヒューリングス・ジャクソンは，道を歩いている時にある日突然途方にくれて，自分の家に向かう道筋が分からなくなり，誰が誰かは分からなくなったのに，物品は正しく認知・命名できた患者の一症例を1876年に記載した。失認の疾病像に取り組んだ，ごく中心的な著者を挙げれば，次のごとくなる。

フィンケルンブルク（1870），ゴーゴル（1873），ムンク（1877），ウェストファール（1874），シュテンガー（1882），シャルコー（1883），ウィルブランドー（1887），ノースナーゲル（1887），フロイント（1889），ラインハルト（1889），リッサウアー（1890），ジーメルリンク（1890），フロイト（1891），ミュラー（1892），ウェルニッケ（1893），ザッハ（1893），デジェリン（1892），ラーブス（1895），ノーデット（1899），アントン（1899），クラパレード（1900），フォン・モナコウ（1902），ピック（1902），ペーツル（1907から），バリント（1909），ハイルブロンナー（1910），ニースル・フォン・マイェンドルフ（1911），フォン・シュトッケルト（1914），ホッペルロイター（1917），ビールショウスキー（1918），リープマン（1908），ゲルプーゴールドシュタイン（1920），ウォルパート（1924），クライスト（1934）等である。フィンケルンブルクは1884年，失認現象に対して，「失象徴」という名称をつけたが，この名称は失語症状を含んだものとして考えられていた。ウェルニッケにとっては，失象徴とは，たんなる「概念」の記憶心像の脱落を意味していた。有名な犬における切除脳の実験によって，失語学説における生態病理学的研究の幕を開けたムンクは，「精神盲」という名称をつくりだし，相貌知覚の為の記憶心像が脱落している例も精神盲に含めて考えていたのである。

ウィルブランドーは1884年，健忘性色盲（ペーツルの色彩失認）を記載し，1887年には尚完全に連合図式による把握の仕方ではあったが，最初の精神盲に関する論文を刊行した。彼の連合論的理解では，認知中枢と記憶中枢が区別され，失認は視覚記憶中枢の障害から生じてくるものとされていたのである。最初に失読を記載したのは，ウェストファールとデジェリンである。心像形式の能力，即ち内的視覚化の例外的障害をともなった失認の特殊型は，シャルコーに由来しており，またフロイントは，1889年，視覚失認から視覚失語を分離したが，視覚失語はペーツルによれば，真の視覚失認の不全反応形にすぎないものとみなされている。1890年に，充分良く定義された失認性障害の部分型を，視覚失認の内から取り出すのに最初に成功したのは，リッサウアーであたったが，それは彼のいうところの，所謂「連合型精神盲」，今日でいうところの物体失認と解されるべきで，即ち物体とその絵に対する失認であった。同様にリッサウアーによって記載された知覚型精神盲は，リープマンの溶解型（dissolutorisch）と分離型

(disjunktiv)の分類と同様にその後用いられなくなった。こういった用語上の，また定義上の混乱に終止符をうったのがフロイドであり，彼は「失認」なる概念を導入し，それによって古くからあるこの名称が再び日の目を見ることとなったのである。この失認という名称は，ここで問題になっている障害においては，認知過程における認知部分の障害が重要だということを明らかにしているのである。フォン・モナコウと彼の弟子のシュタォフェンブルクによって，連合心理学的傾向は，生物─生気学的（biologisch-vitalistisch）傾向にとってかわられる。生物─生気学的傾向は，記憶心象というあまりにもおおまかな単純さを克服することはできたが，複雑さを強調することによって，それまでの研究によって明確化されていた失認型を多かれ少なかれ一般的障害の内に散逸させてしまったのである。始めて世界大戦による大脳損傷の材料を研究したポッペルロイターもまた，連合心理学的な大脳病理学に鋭く反論を加えたが，彼の研究成果によれば，認知過程・把握過程においては，階層的に重なりあった操作が重要であり，この操作は，個々の認知行為おいては，複合体様に相互に入り混じって関連づけられているが，障害されると，病的に変化した個々の部分部分に向けてバラバラになってしまうのである。失認において問題となるのは，操作であって，記憶の所有ではないと，ポッペルロイターは言うのである。ゲルプとゴールドシュタインの症例 Sch. の刊行によって，失認研究の歴史に新たな段階が始まる。彼等は，自分達の症例の視覚的異常をあらゆる方向から詳細に分析したが，ゲシュタルト心理学の意味においてのみ（ヴェルトハィマー，ケラー）その異常を解釈することができた。即ち，彼等によれば，症例 Sch. において問題となっているのは「ゲシュタルト盲」であり，全ての現実のゲシュタルト印象の欠陥であり，与えられた視覚的材料を分節化出来ない事であり，地と図を構成する視覚・認知系の正常な力が思うようにはたらかないことであるということになる。彼等は，自分達の症例を，本来の失認としてではなく，リッサウアーの言う意味での精神盲の知覚型として捉えており，認知行為の知覚的部分，即ち，フォン・シュタオフェンブルクに従えば，「予備的形態統合」の内に，その障害の位置を固定しえたのである。ゲシュタルト理論的失認理解へのさらなる貢献は，ゲルプ─ゴールドシュタイン以外にも，ピック，ハイデンハイン，ファン・ヴォエルコム，ブーマン，グリューンバォムらによって提出されてきた。ハイルブロンナーとピックの予備的な仕事の後に，1924年，ウォルパートは，同時失認という失認の全体像におけるもう一つ別の下位型を取り出すのに成功した。同時失認という言葉によって，彼は，「物品の個々の部分，或いは，絵画の個々の部分を，関連する全体として知覚すること」の障害としての「全体把握」の障害を考えていたのである。彼等の言う所では，同時失認で問題になっているのは，良く特徴づけられ，厳密に限局され，特定の感覚領域の，（認知）活動の特定の部分にしか該当しない障害であって，単純に知能障害としては片付けることのできないような障害なのである。彼は同時失認をそれと良く似たピックの理解障害から区別した。ピックの理解障害は，彼のここの理解では，決して本来の認知障害ではなく，視覚行為の部分機能障害として想定されている。脳病理学的にその病巣を特定しうるかどうかは別としても，研究の進展に従って我々の知見は，なかんずく，幾何学的視覚失認の領域にお

いて広がったし（ペーツルとその共同研究者クライスト，ツット，シェラー，ザイデマン等），更に，失行失認（グリュンバォム，ランシュブルクとシール，クロール，シュトルブム，クライスト，シュレジンガー，ツット），視覚構成失認（フォイヒトワンガー），手指失認（ゲルストマン，シルダー，ランゲ，コンラード，フォン・シュトッケルト，ワーグナー），身体部位失認（ピック，シルダー，ペーツルとホッフ，ボネファー），身振り失認（コーゲラー）等の諸概念が提出されるに到ったのである。ランゲの，機知に富んだ，根本的な事象を深い洞察と鋭い批判力でもって把握した寄稿文は，臨床像に関する限り，新たなる失認性の障害型をもはや見出すことが期待できないことを確認し，従って今後の研究は既存の下位型を参照せざるをえないという事を我々に示してくれた。断片的とならざるえなかったこれまでの失認研究の歩みの展望の締め括りとして，更にワィツゼッカーの理解を思い起こさねばならない。深く掘り下げられた神経生理学的観察から得られた機能変遷という概念を失認に対してもまたワィツゼッカーは適応している。彼にとっては異常行動（認知障害の様式）は，研究の欠陥の故にそれまで無視されてきたと見なされている。ワィツゼッカーによれば，問題なのは，失認というよりは，作業行程の変化であり，無論神経生理学的には様々の仕方で成立しうるとはいえ，認知不全なのである。しかし，ワィツゼッカーは，本来の意味での機能変遷を証明できない失認は確かに存在する事，故に機能変遷の理論が作業変化と作業の欠陥の説明としては失認の一部にしか適応できないということを認めている。「様々の対象を，機能の様々の形式と様々の層に関して比較する」ことにこそ，失認研究の進歩はあるとワィツゼッカーは見ているのである。

　臨床的な下位型を提出する以外にも，視覚失認の原子価，即ち後頭葉領域の視覚的な個々の障害の輪郭を概括することが出来るような系全体における失認の位置も興味あるテーマに違いない。それはクライストがその大脳図において提出したような純粋の局在的分類という意味においてだけでなく，作業の構成と解体の生理心理学的な構造及び遺伝的階層という点でもそうなのである。
　というのも，他の全ての大脳感覚においてもそうであるように，後頭葉領域は，統一的でそれ自体で自足して作動する一つの全体なのであり，そこにおいては有機体の作業と環界の要請は言わばもつれあっており，障害を被った場合，部分的な障害を通して変化した機能の内に，それがどういった部分から構成されているのかを分からせてくれるのである。そしてその構成部分からは，適当な問を立てることができれば，その構造や作業法則への洞察がそこから生じてくる可能性がある。ペーツルはこの点については控え目にしか言及しておらず，彼のこの問に対して立てられた仮定に最早モデル理論としての価値を認める事はできない。
　物体失認と同時失認の全体像は，上に述べたような構造的な観察方法を要請しており，構造的な観察方法によって，同時失認がたんなる回復過程にある物体失認を記載している（ラング）のではなく，またしばしば同時失認に随伴している物体失認，色彩失認，失読の漠然とした組みあわせでもないということが分かるのである。他方，失行失認においては，失認型内部での

構造的な構成よりもむしろ，知覚と運動という二つの概念的に異なった機能圏相互の組み合わせとして理解するべきである事に注意を換起する必要がある。

故に，可能ならば，より新しい，より範囲のはっきりした，他のものからより良く区分された個々の型を提出し，それを，視覚認知の全体の体系の内における序列と原子価に従って秩序づけることは，失認研究における重要な問題なのである。

我々の本来の主題を議論する前に，我々の新たな失認型の定義を明確にしておこう。

物体失認は視覚世界における物品を認知することの障害であり，同時失認は感覚関連の障害であり，失読は特異な象徴把握が出来なくなることであり，幾何学的視覚失認は空間関係を認知することが出来ないことである。つまり全てのこういった失認の下位型は，分節化された知覚世界における一定の部分的複合体の選択的認知障害の在りかたなのである。こういった他の下位型と同様に，相貌失認は，既知の顔が把握できなくなるとともに，未知相貌をある特定の人の顔としては把握できなくなる選択的障害なのである。相貌失認は，他の失認型と同様に，様々の重症度で様々の他の失認型を随伴して起こりうるが，その他の失認型から直ちに区別することが出来るものである。故に，更にウォルパートの定義に従えば，それはよく特徴づけられ，厳格な境界を持ち，一定の感覚領域に置かれ，認知活動の特定の部分にしか関係しない，即ち相貌にしか関係しない障害なのである。他の失認と同様に，相貌失認は，そこに現れている障害を通して，正常な認知過程においては，通常は視行為全体や認知行為全体の内にとけこんでしまっているが，相貌視を保証している独立した機能層が含まれていることを，我々に分からせてくれるのである。

失認の文献において，相貌認知障害，あるいは完全な相貌認知の欠損に関する観察が見出されることは稀なことではない。これに関連した報告は，シャルコー，ウィルブランドー，フロイト，ラインハルト，グレヌブ，プロプスト，フォン・シュタォフェンブルク，ライヒャルト，ウェルニッケ，ボネファー，ポッペルロイター，フランク，バイヒェル，ピッヒラー，ピスク，ツァトマリ，フォィヒトワンガー，ベングセン，フォックとヘルマン，ハイデンハイン，ヨスマン等がある。

相貌失認を伴う多くの症例において，物体失認が視覚障害の前景に立っており，相貌認知の作業不全或いは相貌認知の完全な障害は，物体失認に包含されてしまっている。殊に，従来記載されてきた相貌認知障害の多くが新鮮例で物体失認性障害の存在が明瞭な場合だけであり，物体失認現象が回復するに従って，相貌失認の方も消失してしまうのが常であったことを考えればなおさらこの包含関係は明白である。シャルコー，ウィルブランドー，ハイデンハイン，ヨスマンの観察は，失認領域における相貌認知の障害の把握が純粋に取り出されているという点で，特記すべき価値がある。最近，ホッフとペーツルは，相貌認知障害が，特別な失認の部分型を構成する可能性を論じざるをえない程，失認性障害の中で突出していた症例の観察を提出した。そしてその失認の部分型においては，相貌認知ではなくて，相貌記憶が障害されているのではないかという可能性を彼らは表明している。ホッフとペーツルは文献中から，自分達

の症例より，より一層詳細にこういった障害について報告しているウィルブランドーの症例だけを引用している。

まず最初に自験例の記載を病歴の抜粋とともに掲示する。

症例 1

　Uffz. S. 24歳。既往歴，家族歴に特記すべきことなし。1944年3月18日，手榴弾の貫通によって負傷し，意識不明となった。

・3月24日の所見は以下のごとくである。

　左の耳たぶの上に，銃弾の口径大の貫入創があり，右の同様の部位に同大の貫出創があった。眼瞼には両側に血腫があった。

　レントゲン像：頭蓋内への骨片の転動を伴う下部頭頂骨陥没骨折，及び右後頭骨の第二の陥没骨折。骨折線は後頭骨の陥没骨折から上方へ向かっている。

　神経学的所見：意識清明。髄膜炎徴候なし。両側瞳孔散大。対光反射はぼ消失。両眼視によって，素早い運動のみを認知することができる。指の数は両眼視にても分からない。その他の神経学的に明瞭な病的所見はない。

　判定：両側後頭葉領域の損傷

　診断：精神盲を伴う左頭頂骨から右後頭骨にかけて手榴弾貫通創

・1944年3月26日：後方の野戦病院に移送

・1944年4月8日：トゥロパォの脳外科での所見。栄養状態及び身体状態は拙劣，視覚障害（視覚皮質の損傷？）を訴える。

　手術適応：後耳介部の頭蓋を横断する未処置の手榴弾貫通創。

　手術（クナイフェル博士，ヴィンクラー博士）：後頭下穿刺の後，耳介後部の両側の50ペニッヒ硬貨大の陥没部を完全に健常な硬膜が露出されるまで穿頭した。ほぼ直径0.5cmの貫通道が，両側から大脳鎌にまで到達しているのが見出された。脳の断片を吸引し，血止をした後に，大脳鎌まで両側からゴム・スポンジが押し当てられた。細状の包帯をその上にあて，その後の処置は，両側からスポンジを頻回に交換して入れ，右側には，暫くの間，髄液のろう孔をつくっておいた。

・1944年4月14日，病誌には次ぎのごとく記載されている。全身状態良好。意識・知覚清明。精神盲

・6月26日，次第に一般所見が改善するのに伴って，貫入・貫出創もスポンジ・タンポンがもはや不要なくらい，小さくなった。貫入創は，細状物で埋め，貫出創は閉じた。視力障害は改善していなかった。

・1944年9月11日，患者は脳損傷者のための特別野戦病院に入院した。我々が患者を観察する

こととなったのはこの時点からである。入院に際して彼は，怪我の後，数日意識がなかったと報告した。当初の失明状態は，ほぼ14日間続いたが，その後視力は徐々に回復した。しかし，彼によれば，その時点においても尚色彩は認知できず，全てのものがあたかもモノクロ映画の中にあるもののように白黒でしか見えず，肉体的に骨のおれる仕事をした時には，頭痛がするとのことであった。

入院時所見：良好な栄養状態及び身体状態。筋肉質の身長182cmで大柄な男性。内科的には呼吸性の不整脈及び軽い甲状腺肥大があるが，病的なものではない。右耳介部後方に，ほぼ一マルク硬貨大の穿頭術による骨欠損が存在し，非刺激性手術瘢痕を成している。頭蓋骨立体撮影により，右側面からの撮影では，両側頭骨の後下方，後頭部との移行部に，李大の周囲が滑らかな穿頭術骨欠損を認め，また穿頭術骨欠損を起始部とし，右頭頂骨をこえて前上方へ昇って行く裂溝を認める。後方からの撮影では，数個の左穿頭術による骨欠損下，表面近くの頭蓋内に骨片の存在が認められる。左穿頭術骨欠損部の高さに，中心線より五横指横の頭蓋内で，扁桃大の骨片がある。

神経学的所見：眼瞼裂は左右同大。対光・輻輳反射正常。眼振は終末性のみ。
角膜反射，正常。顔面神経，左右差なし。眼球運動に障害なく，他の脳神経にも特記すべき所見はなかった。右利き。左の足底反射が右より亢進しており，睾丸反射も同様であった。しかし，その他の反射の左右差や，クローヌスなどは全くなかった。左下肢において，足関節における明かな背屈力の減弱がある。小脳検査では，膝踵試験は左で確実さに若干欠けたが，指鼻試験ではほぼ素早く可能であった。明瞭な筋トーヌスの左右差はない。左足の指先に微かな感覚低下があるが，それ以外には感覚障害は存在しない。運動変換障害の障害はない。深部反射に左右差なし。指さし試験に問題なく，ロンベルク試験も正常。目隠し歩行正常であった。

精神的所見：動作の緩慢化は見られない。記銘力，知能，理解能力，注意力は全く障害されておらず，発動性の障害もなく，普通一般の知識には不自由せず（農夫），どういった要求にも時間をおかず正確に対応できる。失行の徴候は全くない。言語の障害もなく，失語の兆しは全くなかった。

眼科的検査（キルシュ博士）：視力は両眼とも5/15であり，視野は両側性辺縁性の半盲を呈していた。更に右眼においては，鼻側視野の完全な欠損があり，欠損領域は上から丁度黄斑部にまで達している。更に，小さな鎌状の視野欠損が上方へ延びて耳側へと移行している。左眼においては，大きな傍中心暗点が認められる。右眼では，耳側上部の小部分だけが，左視野では鼻側上部分の小部分だけが，障害されていない領域として残っている。色盲は尚完全なままで，回復していない。立体視は障害されていない。

・1945年1月9日：右視力，左視力とも5/15。両側視野の下半分は障害を認めず，上四半分は黄斑周囲まで欠損している。
・1945年3月28日のロールシュナイダー教授による視野の追試では，半盲は左上四半だけを占めており，焦点近くにまで達しているという結果であった。半盲視野内では，光指標が漠然と

した明るさとしては知覚されている比較的大きな領域が認められた。

　既に言及したように，S.は怪我をした後数週間は全く目がみえなかった。徐々に，ペーツルが記載したように，視力は一定の段階を経て，我々の患者においても回復してきた。こういった回復の仕方は，外傷に起因する視力障害に関してはあるいは一般性を持っているかもしれない。S.においては，全ての色彩印象が欠落していたことに加えて，明暗，白黒しか識別することができなかった。彼が言うところによれば，あらゆるものが，色あせており，独特な灰色で，映画か白黒写真のように見え，色彩に対する感受性が自分には全く欠けているとのことであった。しかし，彼は心の中である色をその色として思いうかべることができ，また夢の中では，いろいろな物品や出来事が自然な色を伴って現れるので，目が覚めて自分が色のない世界にいることが分かるとその度に深い失望を味わうのであった。我々がS.を観察し始めた頃には，尚S.は完全な色盲であった。彼は徐々に回復し，それに伴って色彩失認が現れてきたが，このことに関しては後に別途に触れる予定である。同様に観察の最初の数週間に限って，ペーツルが放射と名付けた症状が認められた。S.にはものの輪郭が容易に混ざりあってしまい，ぼやけてしまったりばらばらに見えたりしたのであった。S.によれば従って物はくっきりとは見えないが，しかしそのことは必ずしも見ることの妨げにはならないとのことであった。この現象は焦点近くまで達する暗点と密接に関連しているのは明らかであるが，視野の欠損はそのままであったにもかかわらず，輪郭の放射は数週間後には消失した。

　物体失認：通常しばしば用いられるような物体失認の検査によっては，物体失認性の障害は，当初は，非常に軽微であるという印象であった。S.はマッチ箱，ペン軸，インクつぼ等の一連の日用品を提示すると，即座にそれを認知することができた。他方，この一連の検査において安全ピンと紙挟みは認知することが出来なかったが正確に模写することはできた。しかし，患者が受傷後には一度も見た事がない事が明らかな物品だけを選択すると，常に典型的な物体失認的な仕方で障害を示すのが直ちに明らかになった。例えば，ある変わった形をした細い蠟燭の立ててある燭台を提示した時，S.は物体を正しく模写することは出来たのに，長い間考えあぐねたすえにその名前は絵筆だと言ったのである。この場合，彼は蠟燭の先端の芯によって錯覚したのであった。更に彼はチョークを見てもそれが何か全く分からなくなってしまっていたが，触ると直ぐにそれが何か分かった。歩兵として彼がしばしば手にしたに違いない物品であり，軍隊ならばどこにでもある08型ピストルの装塡した弾倉を提示すると，長い間様々な角度から見てから，次のような応答をした。「これはマスクです」「石が中に入っています」（どんな種類の材料からそのマスクは出来ていますか）「それはブリキかもしれません，黒いですから」更に彼はそれに続けて「材木からはこんなものは作れないし，材木は黒くないから私はそう思ったのです」と説明したのであった。触ってみると直ぐにそれが何か分かり，しかも自分がそれをそれまでにしばしば使ったことがあったのも分かったのであった。大体において，見て何か分からなかった物品でも触ると直ちにそれと分かるのであった。S.は「怪我をしてから長いこと，物品を認知するのが非常に困難だったが，だんだん周りにある物品をすこしづつ新たに

覚え直して，今では怪我をして以来一度も見たことがないものでないかぎり，滅多に間違わなくなった」と自分から報告した。物体失認的反応は，患者に，富くじに描かれていた雨傘やジョーロ，トランペットなどの挿絵を提示した時に，一層明瞭になった。この検査では，患者は，30の挿絵の内15しか答えることが出来なかったが，このことは既に繰り返し報告されてきた次のような経験を確認するものである。即ち，物体失認患者は，輪郭のみでえがかれた型にはまった対象を認知する事が，詳細に描かれた対象を認知することよりもずっと難しいということがである。というのも，明らかに物体失認患者にとっては，非常に目立つ部分構造に認知は固着してしまい，患者はいわばある一点を視覚対象から鋭角的に取り出し，残りの大部分を想像によって補完してしまうような仕方で認知行為が営まれるからである（ペーツル，バイデルス等）。その結果，我々の患者は顕微鏡を前にしてそれを測微ねじだと思い誤ったのである。彼に言わせれば，その理由は「実験室にある」からなのであった。しかし，物体失認者の障害された認知は，回り道を経てではあるが，正解に辿り着くことがあり，状況や，なんらかの記憶の契機や，或いは非本質的な特徴から，実際には認知されていない対象が，開示され，補完されることがある。たとえば，S.が自分の前に置かれた吸い取り紙の色を訪ねられた時，すぐさま緑と答え，「自分にはただ黒く見えるだけだが，吸い取り紙は普通緑だということをもともと知っているから」とそれに付け加えて言ったことなどがそれに対応する例として挙げられる。S.の病像は次のようにまとめる事ができよう。即ち，S.における物体失認性の障害は軽微な水準であり，後になって特別の検査をして始めて証明されたということである。このことに関して，同じく次のことも付け加えておきたい。我々の症例においては，視覚的記銘力と視覚記憶は非常に優れていたということである。彼は一度認知した対象は二度と見誤ることなく，富くじの挿絵からとった絵を六日後に見せても，その殆どを再認することが出来たのであった。最初の検査で認知出来なかった個々の対象は次の検査でも認知できなかったが，それらが一度検査で使われていたことは分かっていたのであった。同様に「視覚化能力」も障害されておらず，どういった種類の対象でも光景でも心の中で思い浮かべることはでき，「それらを描く」こともでき，検査をしてみると彼は色彩の印象は殆ど持っていなかったが，色彩さえも思い描くことが出来ると言っていた。

　以上に述べたような比較的軽度の物体失認性の障害に対して，S.においては顕著な同時失認が存在していた。S.には個々の部分部分を意味のある全体像として統合的に把握することが全く不可能であった。例えば，ルードウィッヒ・リヒターの絵を彼の目の前に置いたとしよう。リヒターの初雪の絵である。S.は個々の部分は多く認知することができるのであるが，絵の全体の意味は分からないのであった。絵の中の全ての個々の部分を説明した後でも尚，彼にはそこに存在する意味関連は隠されたままなのであった。別の例として，行来する人や車などと一緒にガソリン・スタンドでの日々が描いてある絵を提示した場合もある。「前には，一台，いや二台車があって，ここには交通標識があって……」（絵の中で起こっている出来事が分かりますか？）「わかりません。ここの前の所には人間がいます。後ろには自動車があります。その中に

は人が座っています。しかし，私には何が起こっているのかはっきりしません。」何が起こっているのかを説明すると「そうですね，そう言われた後では何が起っているかを心の中で思い浮かべることはできます。見えかたは前と変わりませんが，説明を聞いた今では，具象的に思い浮かべることができるようになりました。」と答えた。実際の状況に対しても，例えば駅で乗り換えをする時とか，映画館とかでも，患者は相当の認知困難を示した。彼はつねに特定の一点から全体の展望を得なければならないために，個々の人間や個々の行動から推定して，全体のオリエンテーションをつけねばならないのであった。同時失認に関してもまた，視覚的記銘力は障害されていないことが証明された。

　読字：失読に関しては，彼は1cm大のローマ字を一字一字は読むことが出来た。同大の亀の甲文字は，かなり読むのが困難であり，文字を辿っても読字は改善しなかった。普通の書体は，例外的にしかも診察の終了近くになって始めて認知することが出来たのであった。書取及び自発書字は，軽く右上がり気味の書体ですらすらと書けたが，自分の名前を除いては患者は自分の書いたものを一言たりと読めなかった。患者は，目の前にあるものを模写することも，記憶からなにかを描くことも，同様に障害されておらず，同様に系列言語，自発語，復唱なども困難なく，健忘失語を含め，失語症状は存在しなかった。同様に見当識，身体図式にも問題はなく，手指失認，時間失認，立体失認もなかった。他には，記憶，連合，記銘のいずれの知能作業の領域においても障害は見られなかった。クライストやポッペルロイターが後頭葉損傷に関して確認したのとは対照的に，両側に重度の損傷を受けているにもかかわらず，患者は人格変化や一般的知能障害は全く被ってはおらず，率直で，信頼に足り，単刀直入で，あらゆる検査に非常に興味を持って従ったのである。

　我々はS.における失認性の障害に対するこれまでの検査の流れから結論として次のような事を見出した。大部分は回復し，言わば代償された物体失認。非常に顕著な同時失認。失読，病初の完全な色盲が回復してきた後に始めて生じてきた色彩失認などである。

　こういった諸失認型以外に，我々の患者は，相貌認知の障害という意味で，もっと広く言えば表情認知の障害という意味で「相貌失認」という表現で我々が把握しようとしている失認型である。いままで挙げたのとは区別される失認型である「相貌失認」を呈したのであるが，相貌という言葉を，鼻，唇，口といった互いに無関連な相貌の個々の部分として解するのではなく，ある構造化されたそれぞれの個人個人の個としての全体に向けて組み立てられた像と解するならば，その像は一人の人間にとって他の人間のものとは交換ができないものであり，人間学的意味でまさにある人間をその人間として刻印するものなのである。だから，相貌失認患者は，まさにこの特異的に一回性で個人的な相貌という存在，静態における形態において，また動態における表情において現れてくる相貌という存在を視覚認知的に把握することが出来ないのである。更に自分自身の顔も同胞の顔も，程度はそれよりは軽いが動物の顔も視覚認知的に把握出来ないのである。こういった欠陥は，その欠陥を持っているものにとっては上述したような意味を持っているので，少し検査をすればただちにあらわになるように思えるのだが，我々

の患者が相貌認知障害を持っているということは長い観察を経た後に始めて分かったのであった。しかしながら，S.はゴールドシュタインとゲルプの症例と同様に非常に精巧で確実な補完作業系或いは迂回作業系を発達させていたので，彼自身にとっても適切な検査があてがわれるまでは，自分の障害がどういった種類のものでどの程度のものなのかが分からない程であった。つまり損傷された組織はその障害に気づかれないほど円滑に，その潜在的代償能力によって障害を補完していたのである。S.は顔を顔としては，即ち他のものと区別しては認知していたが，その顔が誰の顔なのかが分からなかった。彼は個々の顔の細部は全て認知出来たが，どの顔も同様に「気の抜けた」「味気ない」ものに見えた。顔は彼にとってはなんの表情も，なんの「意味」もないものであった。人が怒ったり笑ったりする時に，顔が動いているのは分かるのだが，それがいったいどんな意味を持っているのかは分からないのであった。たとえ誰かが彼に，これこれの人が目の前にいるのだと教えても，その人に典型的な表情とその顔の個々の細部は結びつかないのであった。男女の別は，髪や帽子で区別がつくものの，その場合ですら必ずしも確信をもってのことではなかった。

・1944年11月25日。自分の顔を鏡で見るように命じられて，最初患者は鏡を絵と見誤った。しかし，自分で自分の過ちを訂正し，長い間，まるで全く見知らぬ対象が自分の前にあるかのように，鏡に見入っていた。そして，「確かに顔があるのは見えるし，その顔の個々の部分も分かる。」と言い，顔の個々の部分を実際に記述することはできたのだが，「見えているのが自分の顔だというのは知識としては分かるのだが，本当にそうだと認知することはできない」と報告したのである。彼が言うには，鏡に映っている顔は，その顔自体としては女の顔でも男の顔とも思えるとのことであった。再び鏡検査を繰り返したところ，「長いこと自分の鏡像を見ていると，もしかしたら自分に似ているのかなとは思える」という程度は言うことが出来るようになったが，こういった答え方は，正常な視覚的体験とは全く異なった彼の体験を特徴づける答えであった。自分の顔を見る時に全ての人が感じるよく知っているという感じが，彼が自分の顔を見る場合には殆ど欠けていたのである。

・1945年11月25日。三人の同室者とともに写真を撮ったが，その写真が後からできあがってきたのを見ても，S.は自分が自分とは分からず，服の外観を手助けとしてようやく自分だと確認できた。

更に彼は数人の患者とともに同時に鏡を見た。その際，本人だけが，笑えとか話せとか命じられて，他の被検者は動かずにいた。そうすると，表情が動いているのは分かったのだが，そうしても自分の顔を全体像として認知できたわけではなく，自分の顔だと認知できたわけでもなかったS.にとっては，鏡に映っている自分の顔は全く未知の顔に見えたのであった。何回も検査を繰り返し，数カ月に渡って観察した後でも，彼にとっては自分の顔はより確かな手応えを持ったものとはならず，自分の相貌の特徴的な部分を見ても自分だとは分からず，何にせよ視覚的個々の部分の印象は彼には残らなかった。自分の最も近い身内，すなわち父母，姉妹

の顔も，実物であれ，写真であれ，他の人達の顔がそうであるように，彼には未知のものであった。外泊中に，偶然，母親が駅から出てくるところに出くわしたが，彼にはそれが誰か分からなかった。何週間も何カ月も同じ病室で過ごした自分の同室者の顔も全く区別出来なかった。同室者の顔は全く同じように見えたという訳ではなく，個々の部分部分では互いに異なって見えていたのであるが，じっと長い間注視していても，個々の顔に対応する特定の誰かの人格を見出すことはできなかった。彼が殆ど毎日のように検査を行うため会っていた私に関しても，彼は一度として顔で見分けたことはなく，眼鏡をかけていることで見分けたのであった。従って，私が眼鏡をはずすと，すぐに誰であるかがあやふやになるのであった。何カ月も一緒にいた後でも，白衣を着た三人の医者の内から著者を選びだすことが彼には出来なかったのである。検査室で私が何時も座っている場所に別の医者が座っていると，その人を彼は私と最初取り違え，その後その人の顔ではなくて，服装の外観からいろいろ類推して自分の過ちを訂正したのであった。白衣を着た医者を医者として，看護服を着た看護婦を看護婦として，モールを付けた将校を将校として認知することは簡単に出来たが，ある将校と他の将校を区別したり，自分の病棟の看護婦と別の病棟の看護婦を区別することはできなかった。

・1945年1月4日。この日の検査では，縁無帽をかぶり毛皮のマントを着た年をとった男が描かれたデューラーの絵が提示された。（これは何ですか？）「顔です」（どんなものが見えますか？）「ここに鼻，ここには目，ここには口があります」と指で一つ一つの顔の部分を指した。（これは男ですか，それとも女ですか？）と尋ねると長いことためらった後に「男でも女でもどちらでもありえます。髪が見えないし，女っぽい服を着てもいませんし」（年配の人ですか，それとも若い人ですか？）「わかりません。多分年配の方のような気がしますが，自信はありません」（この絵は，縁無帽をかぶって外套を着た年配の男性なのですが，そういえばそういうふうに見えますか？）「確かに，そうかもしれませんが，逆のことを言われたらやはりそうかもしれないと思ったかもしれません。」同じ絵を数日後再び提示したところ，彼は直ぐに答えて言った。「これは先日見せていただいた帽子をかぶった男ですね」（どこでそれが分かりますか？）帽子を指す。（顔では分かりませんか？）「わかりませんね。この顔を見ても何も私には思い浮かびませんね。だいたい顔は私には何も意味をなさないもので，全部同じに見えるんです。」同じ絵を再び数日後，今度は顔以外の部分を全て隠して提示した。（この顔を知っていますか？）「いいえ」（前に見たことがありませんか？）「いいえ，見たことはないと思います。」

・1945年1月4日。非常に有名な将軍の絵が提示された。この将軍の絵を彼は怪我をする以前は非常に正確に知っており，その外観をその時にも思い描くことができる程であった。彼は全ての個々の部分を満足すべき正確さで見分けることができたが，それにもかかわらず問題の絵に描かれた顔が誰の顔なのかを認知することはできなかった。記憶によって，その将軍の姿を思い浮かべ，いわば心の中で実際の絵の隣においてみるようにと命じたにもかかわらずである。そうしてみても，そうする以前と全く同様将軍の顔は彼には見覚えのないものでありつづけたのである。

いま提示した例は，非常に多くの記録の内から抜粋されたものである。どういうふうに検査しても細かい相違点を別にすれば，大筋では同様の経過を経て同様の結果が導かれた。つまり，患者は相貌を視覚的に相貌として把握することは出来るのだが，それだけしかできないのであった。そのため相貌はどの相貌も全く同一か，そうでなくても殆ど同一に患者S.には見えたのであり，決して顔を見てその顔の持ち主が誰かがわかることはなかったのであった。他方，しかし，S.は個々の顔に関して，その目はどうだとかその口は大きいとか小さいとか，笑っているか泣いているかとかは驚く程良く弁別できたのであった。

　このように，個々の顔の特徴は弁別できるのに，その顔が誰の顔かは分からず，また顔を記憶にとどめておくことも彼はできなかった。これとはきわめて対照的に，心の中で自分の記憶から顔を思い起こす能力は障害されてはおらず，故に外傷以前の記憶から，知っている顔を描出したり，いきいきと目の前に思い浮かべたりすることは出来たのである。S.自身の言葉に従えば，親類，勤め先の同僚，中隊長などははっきりとしかもいきいきと思い起こすことができるということであった。このことは，即ち，彼がこういった人々の相貌記憶をずっと失わずに持っていたということに他ならない。

　患者がある顔の本質的特徴的な個々の部分は完全に認知していたということは，次のことによっても証明できる。即ち，患者に顔の部分を描かせ，言葉でそれを陳述させると，彼によって描出された顔の部分部分を，S.は非常に細部に渡るまで，失認的でない仕方で完全に認知していたという結果が出てきたのである。更に，ここで後から推論したことではあるが，強調しておくべきことは，何度も繰り返された検査において，次のようなことを我々が確信したということである。即ち，S.は，ある相貌の全体の輪郭も細部の特徴もより詳細な特徴も視覚的に適切に把握できており，例えば，顔の特徴的なしわ，額のしわや鼻唇溝の独特の様子，上唇のカーブ，えくぼなど，結局人の顔というものを，顔として視覚的に成立させている微細に至るまでの個々の部分の特徴も全体も把握していたということである。だから，S.において欠けていたかないしは不十分にしか機能していなかった視覚認知的な能力は，まさに単に人の顔の凹凸の部分部分を見ることではなく，その凹凸の部分部分を見て全体を把握し，そして顔を顔としていきいきと能動的にゲシュタルト化する能力であったのである。この顔をいきいきとゲシュタルト化する要素の欠損が，S.が実際に障害を受けた後に相貌を見る見方に対応していたのである。「顔は，あまりにも，平板で，特徴的な黒い瞳を持った顔の白さも，まるで板に書かれたもののようで，白くて丸い皿とあまり変わりません。全ては同じに見えるのです。」と彼は自分が人の顔を見た時の視覚的体験を分かり易く表現している。

　この患者の相貌認知障害は，動物の顔にも及んでいた。

・1945年1月17日。目の前に正面から見た子犬の絵を置くとS.はその特徴的な耳から子犬だと分かった。彼は，要求に応じて，目，耳，口髭，胴をそれぞれ指し示した。（この動物の顔はどんなふうに見えますか，子犬のようですか）「いいえ，私には人の顔とこの絵の顔との区別はつ

きません。全部同じです。」
・1944年12月30日。座っている毛の長い犬を正面からみた絵を目の前に置く。「だいたいの輪郭はわかります。人間です。髪はちょっと変ですが。」彼は輪郭を辿り，目を指さすことが出来た。（こんな顔を前にも見たことはありますか。）「いいえ」（もしかしたら犬ではないですか？）「ああ，犬かもしれませんね。」（犬だと分かったら犬にみえますか？）「いいえ，やはり同じように見えるだけです。犬かもしれないとは思いますが，それでも同じように私には奇妙に思えました。」
・1945年1月2日。おんどりの絵を目の前に置き次のように尋ねた。（これは，何ですか？）「わかりません。頭が私には非常に奇妙に思えます。」（それが何か妨げになりますか？）「ええ。体の形からすれば，おんどりかもしれませんが，頭がね……ちょっと奇妙で，私にはわかりません。」「だけど，やっぱりおんどりですね，そう見れば，やっぱりおんどりに見えます。ここにあるのはとさかですね。」そう言ってとさかを指す。動物絵本に，牛，豚，鳥，馬などが大きく色を付けて描かれているのを指すと，動物の輪郭は辿れるし，模写することはでき，また個々の特徴は細かいところまで辿りうるが，幾つかの動物はやはり正しくは認知できなかった。これに加えて，彼はたとえしばしば見かける動物でも認知できないことに自分でも奇異な感じを抱いていた。最近，路上で大きな車に繋がれた動物を見て，長い事，馬か牛か迷ったあげく，横から見て初めて，それが馬だとわかったというエピソードもある。

　我々の患者が，他の人と交流する際，本来は彼を全く途方に暮れさせるであろう程の重度の障害を相貌認知に関してもっていながら，彼のそばにいる人達を区別し，それが誰か同定する事を，殆ど誤りなく行えたのは，彼が顔以外の個人を個人として特徴づける契機，なかんずく声でもって，人間を非常に確かに認知していたことに由来していた。医者，看護スタッフ，患者を，彼は，ほんのちょっと言葉を聞いただけで，完全な自信を持って誰か弁別でき，そればかりか廊下を歩く靴音や扉の止金ががちゃりと落ちる落ちかたを聞いても，その音をたてたのが誰か分かるのだった。また，眼鏡，髪型，髭の形，服装その他の付属品も，彼にとっては視覚的助けとなり，それを彼は相貌認知に利用することができた。非常に洗練された聴覚による代償的認知が，こういった迂回作業において前景にたっていたのである。

　映画においては，S.はおおよその筋には困難なくついて行くことができたが，それは視覚行為と相貌認知の欠陥によって，そのままでは理解できない状態であったものを，聴覚で補っていたからできたことなのである。逆に，ボーデン湖畔での田舎の生活を描いた文化映画は，無声で音楽だけで描写されていたので，完全に同時失認的となったのであった。彼には提示されたその映画の筋立てがどうなのか全く分からなかった。農夫が野菜畑で働き，野菜を積み込んだり，船に運搬する一連の映像が，彼には全く理解出来なかったのであった。少し質問すると直ぐに確認できたように，彼は提示された一連の出来事がどんなことかは完全に分かっていたのだが，互いに意味のある関連した事柄として捉えることは出来なかったのであった。互いに関連しあった一連の映像が，彼には無関連な意味のない個々の場面の視覚的な寄せ集めでしか

ないのであった。これと対照的に，S.は，その次に見た有声映画に関しては，一緒に映画を見た著者に，しぐさや映画の細かいニュアンスに至るまで再現することが出来たのであった。この映画体験は，次のような事柄をも示唆している。即ち，S.は声なき顔に対して相貌失認的であったのと同様に，音声無き映画に対しては同時失認的に反応したということである。いいかえれば，映像の相互関連と相貌に対する認知行動の障害は，両者とも同様に代償能力が使えなくなったことに由来しているのであって，逆に代償がきく場合には，障害された視覚的方法に代わって聴覚的方法によって認知は可能となるのであった。

　失認患者として，患者が世界をどのように見ているか，つまり彼にとって様々な視覚像は内精神的にどのように出会われているのかは，検査状況における患者の行動障害からは不完全にしか明らかになっていない。この問題を明らかにする上で，我々は部分的には相矛盾する患者の発言に依拠せざるをえなかったのであるが，どの程度患者が有意味な発言が出来るかは，部分部分の形の鮮明度と概念的明瞭度に依っていたのであった。ペーツルはこの現象を詳細に分析したが，その結果次のようなことを示唆したのである。即ち，失認患者の視覚的な誤反応は，即ち以前見た対象が執拗に心の中に浮かんできて知覚作用を逸脱させ，結局部分への反応が全体の把握を不可能なものとし，錯覚を引き起こす誤認，或いは知覚行動における脱中心化を促すことに由来するのである。例えば，視覚の辺縁で見えていた映像が別の場所に突出してきたり，個々の図の部分部分が互いに干渉しあったり，或いは別の部分が消えてしまったりして，要するにゲシュタルトの質が損なわれるである。「ゲシュタルトの重心」はこのため逸脱してしまい，物品の背景と混ざりあってしまうのである。これに対して，注意の障害や視覚記憶の障害は，物体失認や同時失認という形をとらないのである。

　表立って非常に目立つのは，失認患者が，自分が同定し損なった対象をあらゆる角度から見ようとする事，そして，より大きな物についてはその部分部分を触れんばかりにじろじろ見る事である。この事は失認患者が対象を全体としては見ず，大きかろうと小さかろうと対象の部分だけが失認患者には具象物として存在し，それぞれの物体現象に応じて分節化されており，残りの部分は漠として色あせた分節化されない背景に留まっている事と関連している。この既によく知られており（ペーツル，ポッペルロイター，ハイデンハイン），また最近再び確認された（バィデルス）現象は，我々の症例S.が次のように言う時，非常に明らかに表現されている。即ち，S.が言うには，彼は対象から様々な部分を次々にいきいきとした実体をもった物として取り出しては，次々に再び元の混沌の中に沈みこませてしまい，背景に対しては，色あせたとか，うすぼんやりしたとか，不明瞭とかそういった形容を使うのである。例えば，藤靴(とう)の絵を見せると患者は次のように言ったのである。まず，「ここに穴があります。黒いですね。」と言った後，それに加えて，長靴の上の開いた所を示して，それから少しの間の後に視線を移しながら，「ああ，長靴ですね。これは靴のかかとですね。」といった。この例から出てくる結論は敢えて理論化せずとも明らかであり，失認患者においては，あらゆる視覚的対象は言わば，その都度，一から認知活動を通してつくり直さねばならないこと，更に，正常人には存在し無

い，あるいはより正確に表現するならば，最早存在していない仕方で対象の背景から認知すべき視覚的対象を失認患者はその都度取り出さねばならないことである。しかし，しばしばこういった代償作用は不完全にしか成功せず，認知行為は不全なままとなるのである。視行為における図の図としての位置づけは正常人においては既に前もって与えられているものであるのだが，失認患者においては図の位置づけは，視行為と同時的継時的に起こらずに，視行為と交互にバラバラに生起しているように見えるのである。充全に分節化された図は，識別困難な対象すら明らかにする程図の本来の意味を活性化できるので，充全に分節化された視覚対象は，認知過程を短縮し，またより容易にするのである。

　この物体失認に関して当てはまる事態は，同時失認にも同様にあてはまるのであって，同時失認では物体失認で物体の部分が果たしていた役割を，同時失認では絵画の一断片が果たしており，更に認知の可，不可も同様の法則に従うのである。物体失認においてそうであるように同時失認においても患者はしばしば全くの偶然からしか，その対象全体の認知に最も相応しい絵画の特定の断片を見出せないのである。

　相貌認知の観察においてもまた，S.は最初の一瞥では顔の一部分しかはっきりと具象的には見る事が出来ず，残りの部分はぼんやりとしたままにとどまっていた。彼によれば，相貌が物体の観察と異なっている点は，はっきりと具象的に認知しうる範囲が常に大きい事で，いってみれば，目の大きさよりも大きいぐらいであった。だから，どの相貌においてもその相貌の目に彼は引きつけられ，全くその目に固着してしまい，自分の向かいに座っている人の目から視線を転じ，残りの相貌の部分に目を向ける事が困難になるという。この手探り的相貌観察，即ち一瞬の内に全体を展望する事が出来ない事が既にそれ自体で相貌認知を損なっているに違いないという批判は妥当ではない。と言うのは，強い視野狭窄を伴った半盲のある患者で失認を示さない例が今迄に充分多数観察されてきており，そういった人達は視野の一部分しか自分の自由にはできず，いわば，向かいあって座っている人の片目だけしか見えてはおらず，もう片方の目は見えない方の視野の側にあるにもかかわらず，相貌認知困難を示さないからである。S.が目に特に引かれた理由を，目が，人間の顔の中でもっとも表情豊かだからという事の内に求めるのは容易である。しかし，これに反する事実として，右側前頭骨の眉毛の縁から上方に一横指の丁度眼球大の深い穿頭術後欠損をもった同室の患者に対して，何度も繰り返しその窪みをその患者の目と取り違え，しばしば訂正するのに数分を要したことが挙げられる。故に，S.が引きつけられていたのは，人の目の表情や動きではなく，その深さや境界なのであり，要するに人の相貌の卓抜な目印である眼の位置と形態に引かれていたのである。

　以上のことから結論づけられる事は，S.における認知行為の障害は，程度においては，物体失認，同時失認，相貌失認の三つの失認型においてそれぞれその障害の強さが同じだとは言えないものの，現象的には，実際の認知行動を顧慮すれば，同じ法則に従って機能を失っているという事である。そうだとすれば，相貌失認の（他の失認に対する）基本的な相違点は，物品や，絵や，光景に対する視覚的記銘力及び視覚的記憶は全く損なわれていないのに対して，相

貌の記銘力は殆ど無いに等しいと分かった事に由来している。S. は，他の視覚的助けを借りない限り，前に見たことのある相貌を再認する事が一度も出来なかった。この所見は相貌失認の基盤として他の失認型とは独立した機構がある事を強く示唆しているが，他の所見によってもこうした独立の機構の所在は支持されている。

　後頭葉損傷においては，多彩な形でしかも比較的頻繁に見られるように，S. も初めは頻繁に，後にはより稀に視覚的刺激症状，即ち視覚発作を起こしていた。この視覚発作は，運動性，感覚性，そして運動性と感覚性の混ざり合った発作に加えて起っていたものであり，意識消失を伴わない，純粋に視覚領域に限局した持続の短い刺激状態が起こるという発作であった。ポッペルロイターはこの現象を後頭葉てんかんとして把握し，ジャクソニアン発作あるいは感覚てんかんとこの現象を対比している。視覚発作を患者が自発的に報告したときのことを叙述してみる。

・1945年2月24日。「すべての物の輪郭が，輪郭だけが，全く突然にちらちらとしだし，そして角や線や境界がまるでごちゃごちゃに素早くうごめいている細菌からできているかの如く体験されたのです。この現象はおよそ8〜10分続きました。奇妙な事には，この発作の最中に見た顔はどの顔もこのちらちら現象から免れていたのです。」

　この視覚的「振動」発作の非常に興味深い実験的な確認をウルバンが見出している。0.1ファラデイの直流電流で刺激を行い，かつ同時に刺激した場所と同側の耳を冷洗浄したところ，被検者に視覚的感覚が起こったのであった。この感覚は被検者には次のように感じられた。「まるで，壁も窓も家具もそして人さえもあらゆる物の輪郭が突然揺れ始めたかのようでした。それはちょうど放熱器の上の熱い空気のようでした。」ウルバンの症例では失認患者が問題になっているわけではなかったので，我々がその存在を想定している『相貌認知層』は障害されておらず，その為，相貌認知はこのちらちら現象から免れていなかった。

・1945年1月2日。「今日はまたちらちらがとてもひどいのであらゆる物が発光塗料で塗りたくられたかにみえます。」（色つきですか？）「いいえ，白黒です。色はついていませんが全ての物が前よりもはっきりと見え，物の輪郭も変化しませんでした。こういった事はおおよそ15〜20分の間，続きました。お終いに光る点が外から両方の視野の中へ浮遊してやってきました。しかし，人の顔はずっとこの鮮明化から免れていました。」

・1945年1月17日。「一昨日，私は町にいました。家路についてすぐ，殆ど何も見えなくなりました。最初は濃い霧の中か，ほ乳瓶の後ろにいるかのように，何もかもが白くなりました。それから，両眼にちらちらがきて，その後発作は終わりました。その後10分位は正常に物がみえました。色はもちろん不鮮明ではありますが，それでもともかく見えました。その時はよく物が見えて，殆ど怪我をする前と同じくらいでした。しかし，人の顔は，全く意味がないままで，いつもと変わりませんせんでした。」

　これとは逆に，S. は非常に独特の相貌視の発作性障害を報告した事がある（相貌認知の障害でない事に注意）。

・1945年2月16日。ある帰郷休暇の際，司令部に出頭した時に，S. が挨拶をしないというので，少尉から釈明を求められたことがあった。当該の上官は，S.の釈明（後頭葉損傷）をとりあおうとしなかったので，彼は非常に腹をたてた。四半時して，彼を取り巻く人々の顔が突然変化し，真白になった。顔はもはや顔のようには見えず，目は小さくなり，目，口，鼻孔はただの黒い穴のような印象を彼には与えた。表情の動きは彼には殆ど認知できなかった。こういった状態は20分間続いたが，その他の認知障害は出現しなかった。

　この発作の経過から，相貌失認が特殊な位置づけを必要とすることが仮定されるが，その際，後頭葉を構成している局所的，あるいは生理的と考えるべき固有の層が明らかに推定されるのである。

　S. が彼の回りにいる人の顔を見る時の様子は，ある程度までは見知らぬ人を見る時に彼がみせる表情に一致している。即ち，顔を見る時以外には頭部外傷に起因した表情の貧困化は全く確認されていないにもかかわらず，未知の顔を認知しようとすると，据わった目でじっと見つめ，動きがなくなり，ぼんやりとしてしまうのが目立つのである。また，彼の親戚の人達にも病前と違う状態として気付かれていた，単調で，抑揚に乏しい S. の声も，詳細は省くが，最も広い意味では，「表情」の精神層に由来する症状であると言えなくはないようにも思えるのである。この層は，それが障害されると，未知の表情や相貌を視覚的に理解することができなくなると共に，自身の顔の表情産出能力も同時になくなってしまうような層であって，だから言わば人間を包括し，そこに人間が根づき，人間を貫いて，確かにその根源的な層に属するような，存在的範ちゅうなのである。

　S. においては，単に視覚—認知的に相貌に対して自由がきかないだけではなくて，より広い意味で相貌と表情現象が問題となるあらゆる領域において障害がみられることも，上に述べたことの関連に，おそらくは属するのであろう。だから，風景もまた，実際の風景でも絵であっても，怪我をする前の彼の感覚とは明らかに対照的に，全く無表情で意味のないものとして，あたかも風景の中のあるいはその背後にある何かが欠けているかのように彼には立ち現れてくるのであり，しかもそれは，残存視野を通して，風景そのものはその細部にいたるまで展望し受容することは出来るにもかかわらずであった。しかしながら，こういった障害に対して患者の色盲も何らかの関与をしていたと考えられ，少なくともこの障害においては，色盲が重要な点として充分に評価されてはおらず，S. に関して全般的な「表情失認」があるといっていいかどうかは，今後の課題である。

症例 2

　H. A. 少尉は，1908年生まれ，農学士の学歴をもち，1937年に結婚し，健康な子供が一人ある。家族歴で注目すべきことは，患者の母親がうつ病にかかり36歳の時に自殺をとげたことで

ある。母親の姉妹の一人もながいことうつ病を患ってきた。それ以外には，家族歴に精神神経疾患の既往歴は認められぬように思われる。A. は，ありふれた子供の病気以外には，重症の病気には一切罹からず正常に成長し，小学校，中学校，高等学校を卒業し，卒業試験にも合格した。何年間か農業の実習生として過ごした後に，農業単科大学で研究を行った。妻によれば，彼は開放的で，精力的な，自然と芸術を愛する人であり，非常にふところの深い人ではあるが，それに加えて，天分として真面目で非常に倫理的な人であるということであった。夫婦仲は常に良かった。

・1944年10月22日，A. は東プロイセンの前線で，ちょうど情勢の協議が行われていた司令部にいたところ，命中弾を受けて負傷した。彼以外でそこにいた将校は全員その場で死亡し，何人かの体はばらばらになってしまった。A. 自身は弾の破片によって右の前頭部から頭頂部にかけて損傷を受けて，壁に後頭部と背中を打ちつけられ，すぐに意識を失ったが，数分で再び我に帰り，自分がこなごなになってしまった建物の外にいるのがわかった。そしてその場にすぐに駆けつけた看護兵が彼を連れ出したのであった。報告によれば，彼は，その後，非常に興奮しかつ混乱し，自分が怪我をしたことに気づかずに，再び建物の中に突入したが，彼の同僚の身の毛もよだつような有様を見て，すぐに再び意識を失った。野戦病院に向かう途上の車中で再び意識が戻り，それに続いて何度かおう吐したという。急ぎの車中では，天井にぶつかり，鉄棒に頭を打ちつけて，新たに意識を失った。野戦病院で覚醒した時には，左手足の麻痺が気付かれた。弾の破片は野戦病院で取り除かれたが，その後幾日ももうろう状態が続き，全ての物がベールを通して見えているようであったとの事である。幾つかの中間野戦病院を経て，1944年10月30日，後方野戦病院の脳神経外科部門に彼はやって来た。その時の所見は以下の如くであった。

前頭骨から頭頂骨の前部右側に，おおよそ7cmの縁がぎざぎざの非刺激性の傷跡があって，その傷の後ろの部分には圧痛がある。左側の側頭・前頭骨部には感覚麻痺が報告されている。左側の粗大な筋力低下がある。頭部単純レ線では，頭蓋骨の損傷は確認されなかった。脳外科的処置はとりあえず必要ではなかった。（シュリヒティンク博士）

・1944年11月25日，脳損傷者のための特別野戦病院に転院。所見は次のようであった。身長172cm，36歳の筋肉質の男性で，栄養状態及び身体状態に問題なかった。内臓的には全く疾病はなかった。子供の頃は左利きであったが，彼の申し立てによれば，現在は両手利きであり，また彼の姉妹の一人も左利きであるということである。右側の前頭部から頭頂部にかけて，二横指の右の眉にまたがる非刺激性の傷跡があるが，骨欠損は触れることができない。右側の前頭・頭頂部は，その領域全体に渡って，強い打痛がある。右上眼下圧痛点は陽性であったが，残りの圧痛点は陰性であった。頭部は左向きに固定されており，軽度の左側の顔面神経麻痺，左舌下神経麻痺，左側の臭覚減退がみられる。左顔面全体の知覚低下がみられる。左側の口唇裂は，右よりも左が幾分狭い。左の角膜反射は右よりも明らかに弱い。かなりの左方視の困難がある。対光反射及び輻輳反射に障害なく，眼振も存在しない。軽度の左外転神経麻痺あり。眼球を極

端に偏視させると眼窩に痛みがあると患者は訴えた。両眼の視力は6/12で，視野は両側性の半盲がある。左上肢に，軽い軽度の反射の増強と筋緊張の昂進をともなう麻痺がみられる。手関節，肘関節は，微かに動き，指関節の動きはそれよりも良い。左下肢は完全に麻痺していて，微かな股関節の屈曲以外の運動は認められない。下肢の深部反射は，右よりも左が微かに昂進しており，バビンスキー，ロッソリモー，オッペンハイム，ゴルドンなどの病的反射は，左で陽性である。左足の親指は背屈し，左下肢の筋緊張は明らかに昂進している。深部反射及び睾丸反射は左右同じである。膝かかと試験，指鼻試験は，左で失調性である。左側の位置覚の消失を伴った深部感覚障害がみられる。左半身全体に感覚低下がみられる。歩行は支え無しでは不可能であり，左足を引き摺り，回旋させて歩く。

　脳病理学的領域においては，患者は多彩な障害を示したが，その一部は暫く観察して始めて明らかになるようなものであった。障害の中心には，特異な頭頂―後頭葉症候群があって，それは我々の知る限りでは，これまで観察された事のないものである。我々は後で特別にそれに関しては叙述する。本報告において重要なのは，患者の相貌認知障害にかかわる事柄であるから，それに関連のない異常所見はざっと提示するに留める。

　第一に，運動感覚失語があったが，これは急速に回復し，後には残遺症状として，中等度の健忘失語が確認できるだけといった程度となった。この健忘失語も，ゆっくりと回復し，さらに目立たなくなっていった。また，最初は，非常に強かった記銘力及び記憶障害も，比較的速やかに消失した。視覚の領域では，ごく軽度の物体失認があったが，それは一連の絞切り型の描画を手本とした時，またタキスト・スコープ検査での視覚的反応の遅延としてだけ，証明される程度のものであった。加えて視覚領域では，かなり強い同時失認も存在し，ことに複雑な内容をもった線描画において目立った。A.はありふれたビネーの知能検査に使う絵においても同時失認的誤りをおかしたのであった。色彩失認的障害に関しては，古典的な緑盲症はあったが，それ以外には本質的には色彩認知及び色彩呼称の障害は確認されなかった。患者は，木々の緑色の葉がとりわけ青く見え，またほうれん草の緑色も，深青色に見えるため，食事の時に非常に嫌な気分になる程であった。要するに，視覚世界の全ての緑は青く見えたのであり，緑の平原もそうであった。患者は，色彩認知障害においてペーツルの症例フランツィスカに酷似していた。また，彼は，フランツィスカと同様に，「黄色までも含めた青系統のあらゆる色に渡って，青味がかっている」という主観的印象を抱いていた。我々は，この障害をクライストに抗し，ペーツルに従って，知覚の障害ではなく，真性の色彩失認と考えたい。この障害はポッペルロイターの『精神色弱』に対応している。これに関連して目立ったのは，A.が，緑と青が現れている絵画において，より一層物体失認的過ちを犯した事であった。例えば，青い水の中の緑の魚とか，青い背景に描かれた緑の木を誤認したのであるが，そういう状況でなかったら，一つ一つの対象は間違いなく認知できていたものであった。

　半年以上に渡る全観察期間中，幾何学的―視覚的障害，重篤な見当識障害，及び右左の見当識障害が存続していた。患者は左手足に失行があったが，それは観念失行であり，一過性の顔

面失行も加わっていた。観念失行は，構成失行と同様に，観察期間中ずっと同様の明確さで存続していた。身体図式の障害も同様に存在しており，患者は行為と運動に際して彼の左半身を使わない傾向があり，ひどい場合には無視したりした。更に，左半身の全体が彼には何か自分とは異質の物，自分の体では無い物のように感じられていた。この左半身に対する違和感は，丁度体の中心線でくっきり分かれていた。患者にとっては，彼の半身だけが身体図式的には現存していて，正確に自分の体の中心線で分割線が引かれているように感じられたのであった。失書に関しては，病前に比べ，書体が幾らか変化し小さくはなっているように思われたが，少なくとも明らかな失書はなかった。失読に関しては，行の変換障害を伴う軽い語性失読があった。A. は逐字的に読みを行い，その際，読み自体に非常に没頭してしまうため，読んだものの意味が始めは殆ど理解できないほどであった。計算は四則演算の範囲内では本質的には障害されておらず，生じた誤りは失算に依るよりもむしろ集中力，或いは注意力障害に帰せしめるべきものであった。運動視は完全に障害されていた。患者は対象が移動しつつ，あちらこちらに出現すると感じており，運動自体は決してそれと認知することができなかった。この点では A. はゴールドシュタインとゲルプの症例に完全に一致していた。更に顕著な早送り現象が存在する。患者にとっては，視覚的に全てのものが健常人と比べて早く運動するのであった。通りでは，人々が映画の中のようにロボットの如く素早く小股で歩き，また自動車その他の乗物は，法外に早く走っていた。患者用の車椅子に乗って出掛けると，自分の運動が異常に早く思われるので，彼はまだ実際には遠く離れた所にいる歩行者をひいてしまうのではないかとか，自分自身がひかれてしまうのではないかといった不安を常に抱いていたのであった。時間の経過もこの内精神的な加速のもとにあった。日，週，月とも彼にはたちまち過ぎ去ってしまい，彼の時間感覚は，幅に欠けていた。同様に A. には人の話は早すぎ，声は高い金切り声に感じられ肉体的に耐え難くなる程であった。

　更に，間隔はまちまちであったが，A. には，次のような発作が起こったのであった。即ち，死の感覚と胸部圧迫感を伴って出現する発作であり，その発作においては意識消失を全く伴わず，空間における自身の身体の位置に対する感覚を失ってしまい，自分が空間の内に漂っているように感じ，自分の体の位置を決めなおすために体を支えねばならないのであった。その発作においては，環界は，視覚的に形を変えぬままに，彼から退き，前より小さくなってしまうのであった。集中と努力とによって，この発作を頓挫させ，患者は，消失しつつある環界を再び視覚的に自らのもとに取り戻すことに成功する事もないではなかった。路上にて起った同様の発作では，家々は相互に傾き，全体の幾何学的－遠近法的関係は歪んでしまうのであった。時に彼は，発作中，空間の外に放り出されるような感覚を抱く時があり，この異常な空間体験を，患者は繰り返し我々に対して叙述しようと努力したが，明らかにそういった発作は稀にしか起こらなかった為に，不十分にしか表現できなかった。しかし，全体としては，この発作において問題になっているのは，ペーツルの観察例を通して我々が知っている，幾何学的－視覚的範ちゅうにおける障害の発作であったように思われる。症例１と対照的に，これに加えて患

者は顕著な展望を障害呈した。

　われわれは症例2の多彩な症状をとりあえず簡潔に述べた。そして個々の症状を互いに関連づけつつ，個々の症状にもう一度立ち戻ろうと思う。さて，A.には，右の頭頂葉と後頭葉の移行領域に辺縁の不鮮明な両側後頭葉を含む障害があった。この症例は左利きであったので，予想されるように，右利きであったなら左側の損傷が通常引き起こすはずの症状が出現したのであった。

　より狭い意味においてもより広い意味においても視覚領域のこの多彩で重篤な疾病像に加えて，A.には症例1に比べれば目立たないが鮮明な相貌失認が，見られたのであった。患者は，自分でも次のようなことに気づいていた。即ち，誰かが彼を訪問してくれた時に，部屋に入ってきた人が誰か最初は確信を持てない事，また医者や看護婦がベットの前に来ても，話し始めなければ，彼は自分の前にいるのが誰かはっきりとは分からないということである。

　相貌認知障害が，実際に，A.において存在しているのかどうかは，当初は不確かであった。しかし，幾つかの相貌認知障害に関してなされた検査とさらなる観察から，症例1との対比のもとに，それは明らかになった。患者A.においても聴覚が異常な程，研ぎ澄まされて，廊下を通りすぎた人が誰をベッドに寝たままで足音だけで一度も間違えなく当てる事ができると主張していたが，それは非常に印象的であった。患者は，いつもまえもって誰が部屋にいま入ってくるか分かっていたから，彼の相貌失認性の欠陥は長い間誰にも目に付かず，実際問題としてはなんの障害にもならなかったので，彼自身の意識にも殆どのぼることはなかったのであった。同時失認に関するより早期の検査においては，患者は次のような報告をしている。即ち，彼は自分がみつめている図版に対してなんの印象ももてない事，そしていつも最初に図版のどこかの部分を自分の手元に引き寄せて，視覚的にそれに集中し，「プリズム」を通して見るかのようにそれを見つめなければならない事，そうすると図版が自分にまとまりを持ったゲシュタルトとして見えてくる事などであった。故に，図版の関連のもとに，ある一つの対象から別の一つの対象へと目を移していく事によって，ようやく患者には図版の同時印象，即ち意味が生じるのであった。相貌においては，彼は目に彼の「プリズム」の照準を当てていたと言っており，顔の他の部分は彼に何事も意味しなかったということであった。

・1945年1月12日。「目以外の顔の残りの部分は私にはぼんやりとしか見えません。私はある顔の特に特徴的なところがどこか分かりませんし，顔の特定の表情も分かりません。私の視線はいつも顔の中で一番目立つ点に向かっていきます。そして生きている人間においては，目が一番目立つ部分だと私は感じるのです。顔の中で目の部分を見てから，他の顔の部分に私は視線を移します。けれど，顔の何か特徴といったものを捜すだんになると，なにも見つけることができないのです。」

・1945年4月4日。彼が言うには，顔の内で，彼がはっきり見えるのは，目の大きさよりも少し大きい位の領域であって，顔の残りの部分はぼんやりとしか見えないということであった。彼によれば，怪我をする前には，彼は非常によく人の顔を見分けることができたという。顔は

いつも彼の興味を引き，彼は顔だけで人を判断することがあり，また顔を非常によく覚えておくことができたということである。

・1944年12月30日。「特に私は顔が認知できません。私は顔で人の同定をする事ができず，顔に付随するもろもろの付属物で誰の顔かが分かるのです。ですから，顔の構造で誰の顔かが分かるわけではないのです。あなた（著者）を見る時，最初私は背の高さを見ます。それから眼鏡を見て，それから他の付属物をみます。私はあなたの顔を特徴づけようと思ってもそう出来ないように思えます。」（あなたは，ある顔が悲しんでいる顔か怒っている顔かわかりますか？）「分からないと思います。顔は私にはあまりにも僅かの意味しか示しません。目はそれでもそれ以外の部分よりは多くの意味を与えてくれます。」

・1945年2月27日。島の本を見た時のこと。「ナォムブルクの聖堂の彫刻です。」「私はこれらの絵を以前何度も見たことがありました。私は非常に正確にそれを知っていました。しかし，たとえそれを見てもいまではそうだと分からないでしょう。」（マリアの顔）「悲しいのですね。顔をしかめていますから。しかし，私は以前から私が知っていること，そしてこの顔が以前私にどんな印象を残したかということを熟慮してそれが分かったのです。」（ウタの横顔の肖像）「忘れてしまいました。いままで見たことがありません。」（ヒットラーの肖像を目の前に置く）直ぐにそれは分かる。（どの部分から分かりましたか？）「髭と髪の分け目で分かりました。」（顔も分かりましたか？）「いいえ，顔では私は全く誰なのか分かりませんでした。顔自体が大体私には全く分からないし，私には顔は一つの塊なのです。全ては全く同じです。しかし，それが顔であるということははっきりしてます。顔は千差万別であるのにそれでもやはり顔は顔だと分かるのですから。」

・1945年1月1日。（新兵達の写真が目の前に置かれる。大体十人程度。その中に患者もいる。）「これはこれは！ 知ってるんですけどね…良く知っている写真に見えるんですけど…ああ，あたりまえだ。ここにいるのは私ですね…。」（他の人の名前を言おうとしつつ）「顔は顔なんですがね。顔に何かが欠けています。ある人は眼鏡をかけていますし，ある人はかけていません。顔の表情は，どの顔もだいたい同じです。顔はやはり一つの塊にしか見えません。色々な顔があるんでしょうが，わたしには顔の区別がつきません。」名前が彼に言われる。（名前がわかると，顔も分かるようになりましたか？）「いいえ，やはり顔はただの塊にしか見えません。」

・1945年1月2日。患者が会ったことのない医師が白衣を着て診察室の著者の机に座っている。著者自身は，患者が著者を見ることが出来ないように，部屋に入ってくる患者の斜め後ろ右の部屋の角にいる。検査をする医者は全く押し黙って不動のまま行動し，他方著者は患者が席につくやいなや患者にいつものような言葉で話しかけ，あたりさわりのない質問をした。

　A. は検査者の顔をじっと見て，質問に対して答えた。何分かして始めて患者は不安そうになり，ためらいながら次のように質問した。「あなたは本当に先生ですか？」そして，最後にはもうすこし確信をもって，「違いますね。あなたは誰か別の人です。」と言った。問診の結果，A. は検査者を始め著者だと思っており，だから彼には未知の全く知らない顔だという印象は全然

なかったということが分かった。「最初に私は，目が違うと気づきました。最初に先生のとは違うと思ったのは目だったのです。」（声はどうでしたか？）「私は口には注意していませんでした。声が何処か別の場所からやってきているのは分かりませんでした。」後から考えてみて始めて，著者と検査した医師が入れ替っていた事に由来していた細部のつじつまのあわない点に，A. は思い致したのであった。こういった形での検査は，その前の検査から分かっていたように，患者が重度の空間定位障害と空間障害をきたしていたために可能となったのであった。その結果彼は聞こえた声が，自分の後ろから来たのか前から来たのか右からきたのかも，正しく空間に定位することが出来なかったのであった。

・1945年1月17日。婦長は，A. がこのような相貌認知障害をもっているということに疑問をもっていた。というのは，A. は彼女に遠くから声をかけ，挨拶することができたからである。彼女が言うには，だから，患者は彼女の顔を実際上は認知できているにちがいないというのであった。そこで，患者にとって毎日会っていて慣れ親しんだ人間である婦長と病棟看護婦を，互いに隣に並ばせて，患者の目の前に立たせたのであった。二人とも全く押し黙り，動かずにいた。そして同じ看護服を着て，体格・身長とも同じ位であった。病棟看護婦は，眼鏡をはずしたが，これは患者が眼鏡を見て見当をつける可能性を患者から奪うためであった。病棟看護婦と婦長は，互いに全く異なった顔立ちをしており，年齢は二十歳くらい離れていた。患者は前もってこの検査について知らされており，婦長がどちらか言うように命じられたが，彼自身が驚いたことには，完全に相貌失認的となってしまったのであった。質問によって簡単に確認されたように，向かいあって立っている婦長と看護婦の顔の個々の部分部分は全て正確に見えていたにもかかわらずである。彼は，両者に繰り返し視線を走らせつつ，暫くの間，完全に途方にくれていた。それは，しまいに，病棟看護婦が堪えきれずに微笑んでしまい，その特徴的な白い並びのよい歯でもって彼女が誰かわかるまでそうであったのである。

この二つの検査にもかかわらず，患者が彼の妻の顔を，視覚的に顔だけ示された時に，同様に認知できないかどうかは尚不明であった。妻の顔だけの提示は，彼の相貌認知障害にとって決定的に重要な実験なのである。というのは，妻の顔の場合には，よく知っているというだけでなく，他の相貌と比較できないほど，その形と部分部分の特徴と表情を熟知しているからである。患者自身は，全ての検査に大変興味を示し，かつ協力を惜しまず従ったが，自分の妻に対しても自分が相貌失認的になるだろうとは彼には思えなかった。そんなことは全く不可能だと彼は思ったのであった。検査の結果がおもわしくなかった場合，自分が前とはぜんぜん変わってしまったと患者が気づき，甚深な心理的動揺をもたらすおそれがあったが，彼の相貌認知を知る上で非常に重要だと考えられたので，妻に対しても相貌失認があるかどうかを調べるための検査を行うことに決めたのであった。

患者は，自分の妻が看護服を着て，患者の妻と背恰好が大体同じである他の何人かの看護婦と一緒にいる部屋に案内された。看護婦と彼の妻は同じ服を着て，動かずに完全に沈黙しつつ彼を見ていた。自分の妻を指さすよう命じられて，患者は注意深く視線を一つの顔から別の顔

へと移していったが，妻を妻と認知することはできなかった。何度もこの動作を始めから繰り返し，何度も一つ一つの顔を精査したが，五分間ぐらいは妻を選び出すことが出来なかった。何回かめに新たに一巡した時，彼は一人一人の前を歩いて行って，再び彼の妻の顔を前にしたが，すぐまた次の顔に移っていってしまった。しかし，視線を元に戻した時，突然彼は自分の妻を正しく指すことができた。どうやって認知出来たかを尋ねると，彼は次のように報告した。この最後の試行の時には，既に妻の顔を通り過ぎて次の顔に移っていたのだが，その前に見た顔の目の表情，即ち彼の妻の顔の目の表情が，慣れ親しんだ，よく知ったものに思われたのだった。そしてこの印象は，その顔，即ち妻の顔を彼にもう一度思いおこさせたのであった。明瞭にではなく，漠然となにか良く知っていると感じられた目の表情によって，自分は妻を結局認知出来たのだと患者は語っていた。

　ここで記載された観察と検査結果から分かることは，A. には明確な相貌失認が存在していたということであり，適切な検査を準備することで，完全にそれはあらわになったのであった。しかし，この相貌失認は，いかなる場合においても相貌認知が不可能になるほど重篤ではなく（検査3を参照），相貌認知を困難にするか或いは遅延させる程度であった。相貌認知の欠陥は，症例1と同様，代償的な聴覚認知の作業能力の上昇によって完全に補われていたので，患者にとってはその障害はけっして重大なこととはならなかった。患者が，自身の鏡像を目の前にした時の行動と体験は，非常に示唆に富んでいた。既に述べたように，A. には軽度の顔面麻痺があったが，この顔面麻痺は彼の顔を殆ど変化させておらず，病前の写真との比較して顔の変化はよくよくみないと分からない程度のものであった。にもかかわらず，患者は，鏡に映った自分の顔を見て，顔の左右の殆ど目にとまらないような区別，即ちごく軽度に左口角が下がっているのと若干鼻唇溝が弛緩しているのを見て取ることができた。相貌のこれほど些細な凹凸の変化を誤りなく視覚認知できることは，相貌認知障害と興味深い対照をなしており，失認の定義が要請するように，重篤な視覚認知障害においても抹消的視力は完全に機能していたことを示唆していた。

　このことから，患者にとって自分の鏡像は，独特に変化して見えていたことがわかる。即ちそれは「異質のもの」であったのである。「最近は，私はしばしば鏡を見ます。というのは，自分の姿が私にはあんまり奇妙に思われるので，頭では自分だと分かっているのですが，自分だとはもう思えないからです。しかも，なにかある種の違和感がそれに伴っているのです。」相貌に対する視覚的記憶と視覚的記銘力に関しては，A. は症例1と全く同じ振舞いをした。即ち，彼は，相貌だけに依拠せねばならず，写真の枠やその他の相貌以外の諸々のものによって記憶的，視覚的に見当をつけることができない場合には，決して一度提示された肖像を再認することはできなかったのであった。症例1と比較して，彼の物体失認性の障害と同時失認性の障害は明らかに軽度であった。症例2もまた，相貌を見る際，目の大きさの部分しか明瞭に見えず，その部分だけ若干明瞭でいきいきとして見えたのであった（A. はこのことを特徴的な仕方でプ

リズムと名付けたが）。そして A. は彼が相貌を見る見方を S. と殆ど同じ言葉で記述したのであった。いずれの症例においても，明瞭に見えるのが目の大きさの領域に限られていたのは，相貌視においてのみ，出現する現象であった。そして，目の大きさの領域以外の残りの顔の部分は，ぼんやりとして不明瞭なままであり，次々に視線を移動させることによってしか背景から浮かびあがらせることができないのであった。A. もまた，検査3で出現し，何度も患者によって確認されたように，未知相貌の目に強く引きつけられたのであった。

更に，A. は次のような報告もしている。自分は以前は大変自然が好きであったが，風景はもはや興味をひかず，風景には何のおもしろみも見出すことができなくなってしまったと。

症例 3

Ogefr. B は，22歳の男性。既往歴に特記すべきことなく，これまで怪我をしたこともなかった。1944年6月，ノルマンディーにおいて，左後頭葉を手榴弾の破片によって損傷した。患者は，怪我をした瞬間に，後頭部に鈍い衝撃を感じ，数秒間視野一杯に火が広がるのが見えたが，その後意識を失ってしまった。意識消失の持続は，およそ2〜3時間であった。二日間はまったく目が見えなかったが，数週間の経過を経て，ゆっくりと視野は明るくなってきた。術中報告によれば，左後頭部，中心線より二横指の所に，さくらんぼ大の大きさの陥没骨折があり，マルク貨幣大の大きさにそれを穿頭した。硬膜は，親指大に裂けており，その下に胡桃大の穴が開いていた。手りゅう弾の破片を除去し，その後，創傷治癒の経過に特に問題なかった。怪我をしてから二カ月たって，特別野戦病院に入院した際には，頭部単純レ線像では骨折線の見られない，はっきりと限局した穿頭術後骨欠損がみられただけであった。弾丸の破片は脳内にはなかった。気脳写では，左側脳室の軽度拡張が見られた。それ以外には病的所見は見当たらなかった。神経学的には，右同名半盲があった以外，特記すべき所見はなかった。視覚認知領域に関しては，それほど重要とは考えられない視力障害による読字困難以外には，障害を確認することは出来なかった。

対照的に，患者は，即ち怪我をしてから四週間前後の時期に，最初に認められた視覚の障害が完全に回復し，色彩視，形態視が正常になった時期に，独特の相貌視の障害を示したのであった。患者の報告によれば，全ての顔が独特に歪んで見えるというものであり，例えば彼の姉妹の鼻は，横に傾いているように見える事があった。片方の眉がもう片方の眉より高いところにあるように見えたり，口は斜めになっており，髪はあまり寸法があっていない頭巾のように頭から浮き上がって見えた。にもかかわらず，彼は自分の姉妹を顔で認知することができ，決して混乱することはなかったし，同様に顔は歪んで見えていた同室者を食堂で認知することも出来たのだった。相貌認知の混乱或いは完全な失敗は決して起こらなかった。親戚の人の写真においても，顔が，しかも顔だけが歪んで見え，顔の部分部分はお互いにずれており，方向が

外れていた。にもかかわらず，母親の写真はすぐそれと認知でき，一瞬たりとそれが母親であることに疑いは抱かなかったと彼は主張した。鏡で見た自分の顔もなんら例外ではなかった。物品，空間，色，輪郭など，一言で言えば相貌以外の全ての要素を，彼は怪我をする以前と同様の正確さで見ることが出来た。この状態は約八日間続き，それから次第に歪んだ見え方はなくなって，ちゃんと顔が見えるようになっていったのであった。患者が言うには，自分をにとっては重大な意味があったこの独特の視覚的現象に注意してくれるよう彼の主治医であった外科医に言ったということであるが，病誌にはそれに関する記載は見当たらない。患者はその時には熱も無く，傷は正常な合併症のない治癒過程にあると考えられていた。膿瘍或いは髄膜炎を支持する所見はなかった。

　相貌失認の病像に対するこの症例の意味は明らかである。この症例において問題になっているのは，一過性の脳性の変形視であるが，この変形視は顔だけに限局しており，それに対して他の視覚世界は変形視を被っていない。本症例は，相貌認知障害が引き起こされずに相貌視だけが障害されるような場合がありうるということを示唆しており，他方それとは逆に，我々の症例1及び症例2においては，視覚世界における相貌の領域において単に見ることは本質的には障害されてはいないのに，相貌認知は欠損しているか或いは障害されているのである。我々は症例3において，相貌失認は真の失認であり，広い意味での失認群の部分型であるという見解のさらなる支持を見出すのである。というのは，失認の本質として，知覚行為は正常で，認知部分に決定的な障害があることが要請されるとするならば，逆の現象，即ち認知障害がないのに見えるものが変形しているということが成り立つはずだからである。まさにこうした事態が，我々の症例においては相貌の領域に対して成り立っているのであり，それはちょうど他の視覚カテゴリーに関して観察される（物体認知は障害されていないのに物体が歪んでみえる）のと同様である。故に，我々の症例3に関して，次のような推測が必然的に生じてくる。即ち，相貌認知のみならず，相貌視もまた，特異な視覚認知カテゴリーの一部であり，視覚カテゴリーの確固とした部分型として視覚世界の構成においてその位置を占めているのではないかという推測である。他の視覚カテゴリーと同様，相貌認知のカテゴリーも，正常者においては，非常に微細な点に至るまで完全に構造化され調和して作用している視覚世界に，相貌認知の契機をもはや確認することができない程に一部の隙もなく組み込まれているので，相貌認知が実際には独立した存在であるということは，障害された場合にのみ明らかになるのであり，それはちょうど，自足しているように見える世界という存在において，存在論的諸カテゴリーが，哲学者の分析という目を通してしか見えてこないのと同じである。

　脳性の変形視は，ペーツルの定義に従えば，見られている線の輪郭の歪みであり，視覚世界の様々な部分が，選択的にこの障害の基礎となっている。大抵の場合，変形視現象は，幾何学的－視覚的カテゴリーの一部をなしており，そのためペーツルは脳性の変形視を外空間における視覚的見当識障害に含めているのである。オッペンハイム，ベルトハイマー，ヘンシェン，

レンツ及びペーツルが，変形視を伴った症例を記載したが，その中でペーツルが，変形視の出現における眼球運動刺激と迷路刺激の役割を示唆したのであった。こういった障害が，時には非常に限定的に特定の機能において出現することを，アォエルスペルクの観察が示している。彼の観察では，風景の遠景にあるものだけが歪みを被ったのであり，故に背景機能だけが障害を被ったのであった。我々の症例のごとく，変形視による変化が顔だけに完全に限局した症例は，文献を通覧した限りにおいては，いままでのところ観察されていない。ただし，レンツの症例（ペーツルによって引用されている）は，類似した観察である。レンツの症例では，親戚の顔が，「非常に大きく，異様で，お化けのように見える」ような視覚的欠損が生じたのであった。ピヒラーの観察例も我々の症例に近い。彼の患者は，右の頭頂・後頭葉に手榴弾による損傷を受けたものであった。患者は，怪我をしてから三日目に，奇妙な出来事を観察した。即ち，自分の周りにいる人達の頭の左側が偏平に見え，髪も「ちょうどカビにおおわれたかのように」左側では所々灰色に見えたのである。著者は，形態視におけるこの歪みを，後になって患者に出現した左上視野における傍中心暗点と関連づけているが，この説明は当然のことながら，頭に対してだけ変形視があったことの説明にはなっていない。ツァドールによる，メスカリン作用のもとで視覚的な障害を起こした被検者の所見も，これと関連している。ツァドールの症例3は次のようである。「おかしいですね。頭に口がありません。右側では，今，頬が大きくなって，まるで空気で膨らませられたみたいです。左側では，顔のちょっとした切れはしが見えるだけです。」ツァドールの他の症例と同様に，この症例では，顕著な顔の一部の歪みが起こったのである。ツァドールによれば，メスカリン変形視において問題なのは，明らかに対象の各部分部分が不安定に変形してしまう中枢性の機能障害であって，その結果，物体の視覚的な不均衡が出現するのである。視覚的幻覚もまた，相貌の領域に限局して展開することがあり，たとえばスツァトマリーの症例は，外傷性の後頭葉障害であり，視覚的妄覚をてんかん等価物として示していたが，その発作においては，顔が近付いたり遠ざかったり，大きさを変えたりするとともに，時に奇妙な形に変形したのであった。シュタォダーも同様の症例を記載した。彼の症例は，てんかん者であり，発作後医者の顔が斜めに歪み，鼻が異常に大きくなったと報告している。

　我々の症例に共通した点を挙げるとすれば，相貌失認においては，相貌を知覚することは障害されないで相貌の認知が障害されているということである。障害が重症であれば，この障害は人間や動物の相貌認知の障害だけでなく，より広い意味で全ての表情をもった対象を包括し，包括的な表情失認にまで拡張されるのである。かりに表情失認というものがあるとするならば，それは翻ってまた表情失認になった人の能動的な表情形成能力の障害をもたらすのである。相貌失認は表情失認の一側面であるとも表現できるのである。我々の相貌失認の症例においては両者とも，同時に軽度の物体失認と，比較的重い同時失認と，程度の差こそあれ明確な失読とが存在し，症例2に置いては緑―青の区別が障害されているという意味での色彩失認がみられ，症例1では最初は全色盲があったが，後に回復してくると色彩失認が生じてきた。

相貌以外の対象に対する失認性の障害に関しては視覚的記銘力や視覚的記憶力は障害されていなかったが，他方相貌に関しては視覚的記銘力，視覚的記憶力は完全に脱落していた。この違いは，相貌失認の本質にとって意味深い事に思われるので，後にまた取り上げる事にする。物体失認，同時失認，色彩失認の領域においては，認知されないものが記銘されるのに，他方，相貌失認は，以前に見た事のある相貌を内的に想起する事はでき，また個々の顔の部分や顔の形の知覚は障害されていないのに，視覚印象を記憶したり記銘したりするという事ができないのである。第二例においては，更に完全な一連の脳病理学的脱落が見られ，そのなかでも殊に身体図式の障害，左右失認，失行，触覚失認，構成失行，空間的見当識障害，程度の軽い眺望障害を強調しておきたい。

　相貌認知の障害は，両方の症例において，聴覚の代償性の先鋭化をもたらしたが，それによって彼等は，あたかも相貌失認者ではないかと思えるほど，自分達の周りにいる人を同定する事が可能となったのであった。こうした代償性の補完は，ここでテーマにしている相貌失認に特異的なことであるように思われる。そして，相貌失認に類似した現象は他の失認の領域においては，認められなかった。

　臨床的には症例1，症例2とも両側性の重度の後頭葉損傷があった。

　既に述べたように，失認の文献の古い著者達において既に散発的にではあるが，相貌失認的脱落症状の存在を推定せしむる言及が認められる。ただし，それらの著者達は通常，この疾病像を物体失認に分類し，物体を認知できない事と人物を認知できない事とを等置しているという問題はあるが。例えば，ラインハルトの症例では（症例4），患者は自分の妻を大抵その声によって認知していたが，同時に持続的な物体失認，失読，失書があった。臨床的には両側側頭葉の病巣があったとされる。フロイントは，彼の有名な視覚失語と，精神盲に関する研究において，その症例1では，人が彼に話しかけなかった場合，自分を取り巻く事物や人をその病初においては，驚いたような，当惑して途方にくれたような目付きで見ていた事を強調した。症例2においてもまた，患者が彼の近所の人を認知できなかった事が述べられている。いずれの症例においても，その叙述から我々がいう意味での相貌失貌の可能性のある脱落症状とならんで，視覚失語的，物体失認的，失書的，失行的な障害が併存している。我々の症例とずっと良く比肩しうるのはミュラーの観察で，彼の症例においては，両側性の半盲，重度の物体失認，そして我々の症例1と同様に初期の完全な色盲から生じてきた色彩失認が，明らかな相貌認知障害とともに存在していた。病初のまだ状態がよくない時期においても既に，患者は自分の前に人が立っているかどうかは分かったし，また男と女を混同したりは決してしなかった。しかし，その人の声を聞かない限り，自分の前にいるのが誰かを言う事は出来なかった。例えば，彼女は，自分の娘と自分の娘より頭一つだけが背が高い看護婦を，彼女の前に黙って立たせると，区別する事ができなかった。彼女はまた，何人かの男の人の中で自分の夫を声を聞くまでは同定することができず，そのため誰に対しても「あんた，カールなの？」と訪ねるのだった。笑うとか泣くとかいった表情事象も，彼女は把握する事ができなかった。これに加えて視覚的

記憶力の高度の障害と重度の見当識障害があった。ミュラーの症例の場合，相貌失認の独立性に関する次のような疑問に答える事を我々に促しているように思われる。即ち，彼の症例くらいの高度な物体失認があった場合には，それだけですでに相貌認知を不可能にしているのではないか，というのはこういった条件下での相貌認知は，まずは知覚される認知されるべき「物体」であって，物体世界の中の視覚対象の一つであり，「視覚―物体失認（クライスト）」の一つではないのかという疑問である。こういった疑問は，非常に重度の物体認知障害があるにもかかわらず，相貌の認知が可能であるような症例が存在していないならば，有効な疑問として通用する事になったであろう。しかし，既に物体失認の定義に関して規範を提供してきたリッサウアーによる最初の症例が，今述べたような所見を示しているのである。リッサウアーの患者は高度の物体失認にもかかわらず人物を認知する事はできたのであり，人物をその他の非生物的対象から区別する事はできたのである。例えば，目の前に置かれた認知できない一連の対象の中から驚く程はっきりとウィルヘルム皇帝の色付きの絵とかビスマルクの胸像とかを区別する事ができたのである。しかし，目や耳等を指し示すように命じられた時には「非常に奇怪な混乱」を示したのであった。シュタォフェンブルクの症例では物体失認と相貌失認の関係がより明瞭に表現されている（バォムガルトナー）。非常に明確な物体失認の存在にも関わらず，彼の患者は彼が時折見掛けた事のある人物を，たとえ話しかけられなくても認知する事ができ，その際迷う事もなかった。看護婦，男女の医者，患者を彼女は良く区別でき，たった一人の看護婦だけが区別しにくいだけであった。病棟医長は，たとえ不意に通常の白衣を着ずに近付いても，認知されたのであった。また彼女は病棟医長を3メートル離れた所からでも認知できるのであった。死の直前においても尚，自分を治療してくれた医師を彼女の親戚同様その患者は認知することができたのである。

　この著者においても（リッサウアーの症例と同様に），患者はともかくも相貌は正しく認知しているにも関わらず，相貌の個々の部分を叙述する事ができなかったと言う事が目を引く所見であった。こうした所見は，我々に相貌失認と物体失認が，独立的な現象である事をかなり確実に示しているように思われるのであり，この両者は，全く相異なる視覚認知の範ちゅうに属しており，互いに独立に障害されうるし，また上に挙げたミュラーの症例がそうであるように，相互に重なりあう事もあるのである。リッサウアーとシュタォフェンブルクの症例の反応の仕方から，次のような事が明らかになってきた。即ち，たとえ相貌認知は障害されていなくても，相貌を相貌として認知するのではなく，正しく認知された相貌の個々の部分を「物体」とみなす事が患者に要求されるやいなや，その時には物体失認が妨げとなるので，患者は失敗してしまうと言う事がである。

　面白いのは，シュタォフェンブルクの患者（物体失認が相貌失認なしで存在している）は，ありありと，彼女の亡くなった夫の顔を夢に見たということである。この例は，シャルコーが記載し，その失認が視覚的記憶像の喪失に基づくとされている患者の体験のまさに裏返しとなっている。シャルコーの患者は，病前には視覚的な夢を見ていたのに，病後にはもう会話しか

夢に見ないようになってしまった。故に，シュタォフェンブルクの症例において夢の中での相貌的なものの強調がみられたように，（言語が障害されていなかった）シャルコーの症例では，会話的なものが夢の中で優勢となったのであった。さらに，物体失認と相貌失認を重ねて持っていたミュラーの患者は，以前は稀ならずいきいきとした夢を見，しかもその時に，様々な顔や形を見たのに，病気になって以来夢を全く見なくなったのであった。しかしながら，様々なタイプの失認患者の夢体験は，何らかの正確な結論を下すには，これまで余りに僅かしか研究されていない。とはいえ，夢においても障害のタイプによる違いが目に付くのは，確かだと思われる。

物体失認と相貌失認の関係という問題に関して，最近の文献からバイヒェルの症例をもう一例引用し，リッサウアーとシュタォフェンブルクの症例と比較してみたい。バイヒェルの症例においては，右の後頭葉から左の側頭葉にぬける後頭部の貫通性の銃創が存在していたが，それに伴って，運動失語と健忘失語，方向と深さを同定障害を伴った視空間失認，さらには失読と物体失認の存在も示唆されていた。しかし，この物体失認は，相貌失認にまでは及んでいなかった。というのは，患者は傷を受けてから4週間後に，自分の親戚を純粋に視覚だけから，たとえその人が前もって患者に話しかけなくても，すぐに見分ける事ができたからである。

相貌失認の病像に関する聴覚的代償の役割に関しては，ボネファーもまた彼の該当する症例において指摘しているが，その症例は，側頭葉と頭頂葉に左右対称性に病巣をもっており，感覚失語と並んで，失行，失読，失書，物体失認性の障害を示していた。その患者は彼が以前から良く知っていた人達，妻や兄弟を，直ぐに認知する事ができた。「ここで実際的にどの程度まで視覚だけが単一の感覚として観察されたかということ，そして声の響きがある種の役割を演じて補助をしていなかったかどうかは，勿論，はっきりとは言えない事である。」

相貌失認は比較的稀な失認型に属する可能性が高い。次のような報告はこのことを支持するものである。即ち，ポッペルロイターは，彼の多数の良く検査された諸症例において，日用品や慣れ親しんだ人達さえ認知できなくなる事で表現される「精神盲の重症の症状」を殆ど見出す事ができなかったとしている。彼の症例の内で，二例だけ（ウォベンタールとビュットナー）が，条件付きで相貌失認を示していた可能性があるにすぎない。その両方の症例とも，不十分な所見から推察しうる限りでは，相貌認知の一過性の障害があっただけであった。この症例の内の一人は，負傷した後自分の息子をその声でしか認知できなかったし，もう一人は休暇から帰った時，家族の誰も認知できなかったと報告している。

これまでに引用してきた観察は，相貌失認を明らかに合併症状としてしか見なしていないが，ハイデンハインは1927年に精神盲の一例を論文にしており，その症例は相貌失認の病像に関して根本的な重要さをもっているので，触れておく必要があろう。勿論，ハイデンハインは彼の観察の中心にまず第一に彼の患者の物体失認と失読をおいており，この脱落症状において，彼の患者の障害は「感覚全体性の構築」の障害であると考えているが，しかし同時に非常に正確に始めて相貌認知の障害を記載しているので，我々は我々が言うところの相貌失認をハイデン

ハインの症例において困難なくそれと認めることができる。ただしハイデンハインは相貌失認性の障害もまた物体失認の内に分類しているが，彼は，失認性の欠損は相貌認知に関して最も強く現れた事を強調している。ハイデンハインに取り上げられているのは，45歳の男性で，両側後頭葉に脳塞栓巣をもっていた。神経学的には両側視野の右上部分の傍中心暗点と完全な色盲以外は，全く障害はなかった。色盲に関してだけでなく，物体失認，同時失認及び失読の強度からも，彼は我々の症例1と全く同じ所見を呈していた。また彼は物体や絵に対して視覚的記銘力がない事もまた我々の症例1と共通であった。視覚的想起も同様であり，彼の患者は自分の親戚の顔をはっきりと思い描く事ができた事がハイデンハインによって強調されている。それに対して，相貌認知は高度に障害されていた。患者は男と女の区別はつける事はできたが，これも相貌以外の要素による基準を通してしか大抵は成功しなかった。だから彼は病院の看護婦を他の女性から頭にある白い布切を通して区別していたのであった。「彼は彼の非常に近い縁者，例えば彼の妻とか娘とかを，同性の他人から区別する事が全く出来なかった。声の響きを聞くとようやく彼にはそれが誰かわかるのだが，時には足音を聞いて誰か分かる事もあった。」ある時，彼の二人の娘が彼の前を通り過ぎた時，年上の方が彼に話しかけてきたので，彼はその娘だけを認知できた。二番目も自分の娘だと言う事は，後になってようやく彼の意識にのぼってきたのであった。自分の妻が通りで彼を迎えに来てくれていると知っていても，彼は通行人の中から彼女を見分ける事ができなかった。彼にはまた，同一人物の色々な場面での顔を同一だとは把握する事ができず，彼には表情が何を表現しているのかが理解できなかった。

　同じく，相貌認知の欠損が他の失認性の障害よりも優位であった症例を，その後ヨスマン（1929）が，短く報告している。ヨスマンの症例は42歳の女性で脳炎の例であった。意識混濁が消退した後非常に目を引く現象として患者は人物を認知できなくなったのである。それに加えて中等の物体失認とかなり重度の同時失認が存在していたが，初期にはみられた失読はその後速やかに消失した。色知覚は障害されていなかったが，遠近関係の認知は重く障害されていた。相貌失認は同様の強さで観察期間中ずっと存続し，更に動物の顔にまで及んでいた。興味ある代償性の行動として，患者は動いている対象は良く識別できるという所見を示した。患者は犬と猫がじっとしている間は両者を区別する事が出来なかったが，動きだすとすぐに弁別する事ができた。人間もまたその歩き振りで彼は区別する事が出来るのだった。だから人が誰か分かるには動いてもらわねばならなかったのであった。ヨスマンは彼の症例の多様な失認を，視覚的空間的所与の一般的な分節化の欠陥としての幾何学的視覚的失認に関連づけているが，その説は筆者には承服しがたいものである。彼の症例はペーツルの分類の第三類と第一類の中間にその位置を占めており，故に幾何学的視覚的失認とリッサウアーの失認の中間にその位置を占めていると筆者は考える。

　最初に挙げたペーツルとホッフの症例に於いては，相貌失認の臨床像が臨床的叙述においても理論的考察においても中心となっているが，この症例は失認文献の中で相貌認知の障害を最初に純粋に観察したものである。この二人の著者の症例は一連の独特な点を持っており，それ

については後にもうすこし詳しく触れたいと思っているが，相貌認知の障害に関しては，彼等の症例は我々の症例について先程本稿において記述した欠損と同じ特徴を呈していた。ペーツルとホッフの症例は知性の高い患者で，何度かの脳卒中の発作によって両側性対称性の側頭—後頭葉の病巣を生じた事が，視野所見を通して推測される。失認性の欠陥として，患者はリッサウアータイプの物体失認を示しており，また，「絵に描かれた状況や事件の理解の障害があったが，それは必ずしも同時失認（ウォルパート）の特殊な病像として把握する事はできない」事が非常に印象的であった。さらなる失認性の欠陥として，かなりの程度の色彩障害があり，また自身の身体に関する見当識は障害されていないのに，空間の見当識は障害されていた。同時に「考えられる限り最も重症の相貌認知に対する障害」があったのである。患者は鏡の中にある自分自身の顔を認知できず，次のように言ったりしていた。すなわち「私は自分を見てはいるのですが，それが自分だとはわからないのです。自分の顔も，眼鏡も，鼻も区別がつかないのです。」また，他の機会には，「これは鏡，多分これは私ですが，私にはそれが分からないのです。」というように言う事もあった。彼は自分の娘を白衣を着た医者から区別する事はできたが，同じような体付きをした看護婦からは区別する事ができなかった。それに反してその娘が話しかけてきた時には常に認知することができたのであった。肖像に関してもホッフとペーツルのこの患者は全く同様の振舞を呈したのであった。時折，それも非常に不確かに，描かれている人間の性別を区別する以上の事には彼は決して成功しなかったのであった。また我々の二症例と同様に彼は一度彼に見せた肖像を再認する事ができなかった。ホッフとペーツルは，提示された絵の印象は，ちょうど重度のコルサコフ精神病の患者における記銘力の働きがそうであるように，非常に短い期間で失われてしまう事を強調している。顔や体の部分を正しく指し示す事ができかつその場所を同定する事ができ，更にある相貌と別の相貌が似ている似ていないの概念は完全に自分のものとして用いる事ができたという点でもまた，ホッフとペーツルの患者は我々の患者と全く同じだったのである。

　もう一つの類似点は，既に本稿において何度か指摘したように，「様々の人の声や話し振りに対する非常に繊細な弁別能力を患者は持っており，それによって患者は様々の人間を聴覚的な仕方で弁別する事ができるようになっている」という事の内にあった。

　しかし，我々の症例とハイデンハインの症例においては，相貌失認とともに出現した視覚的記銘力の障害は，相貌に限局しており，それと同時に相貌に対する視覚的想起は保持されていたのに対して，ホッフとペーツルの患者においては，あらゆるカテゴリーのものに対して，視覚的記憶と視覚記銘力の全般的障害が見られ，提示された物体の全体像を視覚化する能力も同様に障害されていたのであった。ホッフとペーツルの症例においては視覚的記銘力の高度の障害は，相貌に対してのみならず，あらゆるカテゴリーの視覚対象に関わっており，このことが，ペーツルとホッフをして，彼等によって見出された相貌に対する部分的視覚失認を，「視覚記憶障害」あるいは，「視覚的記憶或いは視覚的記銘力の範ちゅう的障害」と名付けさせたのであった。しかしながら，後に詳しく述べるように，この障害は相貌記憶の視覚失認的障害の一次的

原因ではなく，一次的なのはむしろ眺望の障害であると彼等は主張しており，しかもこの「眺望」なるものの特徴はどういったものかは，説明されぬままとなっているのである。視覚的記銘力と視覚化の高度の障害は，ホッフとペーツルによって，両側性の後頭葉障害と関係づけられている。

　さて，我々の症例を，文献例，殊にペーツルとホッフの症例と比べてみた場合，視覚的記銘力はいったい相貌失認の病像に対していかなる役割を果たしているのかということが問題となる。まず第一に，すべての視覚対象に対する視覚的記銘力の障害は，必ずしも相貌失認に必然的に随伴する症状ではないということを確認せねばならない。このことを我々の症例は非常に明確に示唆している。これに対して，相貌に対する選択的な視覚的記銘力障害は，我々の失認の欠くことのできない一部なのである。というのは，相貌に対する視覚的記銘力障害は，相貌認知が障害された場合には常に見いだされるからである。ベングシュテン，フォッグ，ヘルマンもまた，脳萎縮を伴った物体失認性の障害と同時失認性の障害をきたし，それに加えて相貌失認もきたしていた二症例において，このことを確認している。彼等の患者は両者とも，以前からの知り合いに話しかけられた場合には直ぐにそれと分かったが，視覚を通してのみでは前にいるのが誰なのかが決して分からなかった。ベングシュテンらはこの症状を，視覚的印象能力の欠陥と名付け，老人痴呆性の記銘力障害とは別物である事を強調した。彼等は更に，相貌失認を，この印象能力の衰弱に起因するものであると主張しているが，それは，相貌失認と相貌に対する記銘力障害という二つの症状の結びつきに対する充分根拠を持った説明とはなっていない。

　相貌認知は，完全に独立の様体を持った視覚認知行為であって，物体や，形や，色等の他の視覚カテゴリーの一部として考える事はできないという立場に立てば，この問題は解決されるのである。相貌における認知は，常に生きた表情の認知を意味しており，これは表情の物質的な成り立ちの認知とは同一視する事のできない事柄である。ペーツルは，人間の相貌の認知は，深い所に根のある非常に原始的な視覚区分であり，乳児にとって，人の顔こそが視覚世界の中で最初に固定された対象であると言っているが，その時彼はこの状況のことを示唆しているのである。小児心理学的研究によれば，乳児においての人間の相貌の認知は，対象認知に先行して生じる事，故に，乳児はその母親の顔を，たとえば哺乳瓶のようなものを視覚対象として認知する以前に，見分け，認知する事ができるようになる事を，確認してきた（シャルロッテ・ビューラー，カイラ）。このことは，認知世界の構成において，相貌と表情の認知が，特別な位置を占めている理由を明らかにしている。カッシーラは，シェラー，クラーゲス，ケーラー，コフカに倣って，表情機能は，基本機能であり，それ以上溯る事のできない「根源現象」であるとしている，このことは，相貌の領域においては，認知は単に見るという事に先行し，認知が逆説的な仕方で視機能の前に存在している事を意味しているのである。また，相貌認知のカテゴリーにおいては，認知機能はより深くより根源的な層であり，その障害は，「見えている相貌を無効にしてしまう」。これと対応して我々の相貌失認患者は，相貌の細部は見えているにも

関わらず，認知する事のできなかった相貌を，「顔のようには」見えないと体験しているのである．即ち，彼等にとっては顔は実際的には見えていないのである．見えていないものは，記銘する事もできないし，また想起する事もできないのである．失認が，印象形成の欠陥を引き起こしているのである．ここで筆者が展開した視覚的記銘力と失認の関係の理解は，相貌失認に関してしか成り立たない事が強調されねばならない．相貌失認においては，相貌認知障害は，常に相貌の視覚的印象形成の選択的障害と結び付いているのである．

　議論を要するさらなる問題は，失認，殊に相貌失認の疾病像において，視覚化，即ち「視覚由来で想起されたものを心の中で目に見える形にする事（ペーツル）」の果たしている役割に関連するものである．すでにリッサウアーが，「視覚的想像」が失認患者においてどの程度保持されているかに関して，適切な陳述をうる事がいかに困難かということを強調している．というのも視覚的想像というのは非常に多様であり，観察者はそれを検査する際には，患者の報告に完全に依存せざるをえないからである．しかしそれでも，「心像形成力」の高度な障害を伴った失認の確実な症例は報告されている．ペーツルは，こういった症例を，精神盲の特殊型（シャルコー・ウィルブランドー型）で，視覚的表象能力の特異な障害を伴ったものとして総括しており，視覚失認の大多数は，この障害を示さず，故にこういった障害は，精神盲の病像における合併症と見なされねばならない事を強調している．ゲルプとゴールドシュタインの症例Schn.は，その反応の一部が間違いなく内的に心象を思い起こす事ができない事にもとずいているので，シャルコー・ウィルブランドー型に属している．これに関連して我々の興味を引くのはなかんずく，相貌認知障害はその原因を，相貌に対する視覚化能力の喪失の内に持っている可能性があるかどうかという問題である．このことは，我々の二症例には当てはまらない．というのは，我々の患者は二人とも一般的な視覚世界に存在する対象を心の中で形として思い描く事が出来るだけでなく，相貌を自分の心に思い浮かべる能力も間違いなく無傷である事が示されていたからである．我々はこういった理由から，我々の症例を相貌失認のな純粋型として理解したいと考えている．明らかに相貌失認を示したミューラーの症例は，既述したように「以前に獲得した記憶心象の大部分を喪失していた」が，他方で，フォン・シュタォフェンブルクの物体失認の症例バォムガルトナーは，相貌認知障害において，我々の症例と同様視覚的表象の障害を示さなかった．ゲルプーゴールドシュタインは，彼等の症例Schn.に関して，相貌失認の存在が推測できるような事は何も報告していないが，他方で彼等は，Schn.がたった今話していた人の人となりに関して適切な描写をする事が出来ず，さらに，自分の親戚をもはや思い浮かべる事ができないという事を，Schn.の視覚的想起能力の重度の障害のとりわけ明確な証拠と見なしている．ポッペルロイターが記載したシュピラ，ヒンケル，ブロムボッチという3症例もまた相貌に対する表象能力の点で，同様の振舞をしたのであった．3症例とも，著者によって相貌認知障害の存在には触れられてはいないが，失認性の障害が経過とともに変化していく病像で，後頭葉には両側性の損傷があった．シャルコーの症例は，これまで観察されたあらゆる視覚カテゴリーに対する心像形成力の損傷の内でもっとも純粋なものである．注

目すべきことには，シャルコーの症例においては，ただ一過性に，病初にのみ，相貌失認が存在していたと推測される事である。シャルコーの患者は，自分の妻や子供の顔の輪郭を視覚的に思い浮べる事ができなかった。「最初の内は，彼は妻や子を見ても見分ける事ができなかったが，次第に彼等がその場にいると誰だか分かるようになった。しかし，彼等の顔を思い出したのではなく，新たに顔の輪郭と特徴をみいだしたのだと彼は主張していた」。ホッフとペーツルが自分達の相貌失認の例の比較対象としているウィルブラントの患者もまた,「視覚的内面世界」の障害と並んで，高度のものではないとはいえ，相貌失認的反応を呈していた。彼女もまた，病初にだけ彼女をとり巻く人々が誰だか分からなかったが，直ぐに声で誰が誰か分かるようになったのであった。自分の鏡像もまた彼女にとっては以前とは別人のように見え，「私は自分が自分ではないように見える」と彼女は言っていた。もっと後の時期において，しかしながら，彼女は次のように言っている。「私が以前知っていた人達の相貌は，以前とほとんど変わりません。けれど，病気になってから知り合った人達は，私の記憶の内に全く視覚的な印象を残してはいません。」(物体失認，幾何学的視覚的失認がこの時点では存在していたが，失読はなかった)。シャルコーとウィルブラントの例においては，故に，純粋の相貌失認は存在してはいないか，さもなくば，病初だけにしかなかったのであった。だから，我々の症例及び文献例に基づいて次のような事が言える。即ち，心の中で対象を思い浮べる事が出来ないと言うことが，相貌失認の必須の要素ではないという事をそれは物語っており，相貌失認という疾病像がペーツルの言う意味での真の独立した失認型である限りそれはそうなのである。視覚化の障害は，相貌失認に重なって起こる事はありうるが，そうであるからといって，相貌失認にとってそれは合併症以上のものではないのである。

　ホッフとペーツルは彼等の症例において更に，彼等の患者は病初字を読む事は出来なかったが，しかしその時でも尚自分の周りの物をそれと認知することはできたと強調している。患者の読字能力が改善するに従って(読字はホッフとペーツルが検査をした時には既に障害のない状態に戻っていたのだが)，人物の認知障害が現れてきた。彼等は，二つの現象の間に内的な関連があるのではないかと仮定している。即ち彼等は，ペーツルが既に他で記載したように，「回復過程における中枢のエネルギーの，大脳の巣症状間における移行」が，ここでは問題だと考えているのである。彼等の患者において，書字言語の視覚的認知が回復してくるに従って，同時に「相貌記憶」の悪化が，中枢エネルギーの奪取を通して引き起こされていると彼等は主張するのである。彼等は，ウィルブラントの患者においてもまた読字が障害されていなかった事を強調している。ワーグナーもまた，ペーツルとホッフの症例に引き続いて，「相貌記憶」の視覚失認的障害に関して同様の観察を記載したドニーニの症例を論じた際に，次の事を強調している。すなわち，ドニーニの場合においてもまた，未知相貌および自身の鏡像を認知する事はできなかったが，読字能力は保たれていたという事である。力動的エネルギー変遷という意味で失読と相貌失認の間の病態生理学的関連を把握するという点に関しては，我々の症例はそれを支持する所見を提供していない。我々の症例においては失読と相貌失認は，初めから，並存

していた。上述したハイデンハイムの症例においても事情は同じである。彼の患者は，脳損傷を受けた当初から読む事も人物認知もできず，二つの失認性障害が，全経過を通じて，エネルギーが相互交換される気配すらなく，同様の強さで観察する事ができたのであった。失読と相貌失認は，読字が次第に改善し，相貌失認はもとの強さのままであったと言う点を除けば，ヨスマンの症例においても最初から，同様の強さで出現している。より古い観察例の内では，ミュラー，フロイント，ボネファーの症例だけが，相貌認知障害と同時に失読を呈している。このように，ホッフとペーツルの見解は一般的に根拠を持っているとは言いがたく，むしろ我々には，自分達の仮説にあわせて，比較する事のできない者同士を，互いに関係づけてしまっているかのようにすら思える。というのも，失読と相貌失認は，元々異なった視覚カテゴリーに属しており，一方は，視覚的に高度に分化した象徴世界の領域に由来しているのに対して，他方は，我々が見てきたように，深部領域にある認知の基本機能の障害なのである。それに加えて，ホッフとペーツルの症例においては，患者の親戚達が，相貌認知障害を，聴覚的補完の為に見落としていた可能性を疑いうるのである。

相貌失認の独自の障害に，より接近しようという努力においてホッフとペーツルは二番目の仮説を構築した。その仮説においても，中枢性のエネルギーの移行は同様に役割を果たしていると彼等は主張している。彼等の患者は当初は，疾病否認を伴う片麻痺，即ち身体図式障害を示していたのであるが，これはすみやかに回復したのであった。しかし，ホッフとペーツルは，身体図式の遂行のうちにある種のぎこちなさが残存している可能性があると考えており，故に「身体図式を環界に投射する能力と傾向が，軽快さと直接性において障害を受けている」と考えていたのである。相貌の把握は生理学に認知行為として起こるだけでなく，自己の身体図式に起因する環界への自己身体の投影も同時に作用していると彼等は主張するのである。相貌把握の失認性障害において，身体図式の何らかの障害が影響を与えていると彼等は仮定している。なかんづく，これは，自己の鏡像を前にした時の反応において見られると彼等は主張している。

さて，我々の症例1は，極めて顕著な相貌失認を伴いながら，全く疾病否認ないし身体図式障害の徴候は示していない。一方，症例2では，症例1と比べれば軽度の相貌に対する失認に，かなり顕著な身体図式障害を伴っていた。また，本稿において引用してきた文献例の大半では，最大限の相貌認知障害を示しながら，全く身体図式障害は示していない。しかし，だからといって各人が自分自身の内に持っている身体の空間像という意味での身体図式と，環界の視覚的把握の間には一定の関係があるというシルダーの考えは，見過ごす事のできぬものである。既に，ピックが，彼の最初の仕事の中で，身体部位失認障害は，自分自身の体だけに限られているのではなくて，外界に向けても投射されうるという認識を示しており，ワーグナーが，身体図式の説明に際して，人は自身の身体を彼の認知対象に対する規範としていると言う時にも，同様の事が意味されているのである。この身体像と知覚像との間の推測上の統合関係においては，エンゲルス（そしてエンゲルス以外にもコンラッド，クライン，アンギュアール，ロラン
ド）が身体部位失認を持った患者に対して行った示唆に富む観察が，最も優れている。身体部

位失認というのは，これらの症例においては，顔やその部分，さらには手や指を認知し呼称する事に限定された障害で，身体については，他人の身体，絵，彫像の身体の呼称においても，出現する障害であった。さらに手や顔を描く事も，身体部位失認のある患者は同様に障害される事があるのが観察されている。すなわち他の物体を描く事に関しては良い成績であるのに，患者は手と顔を描く時には完全にうまくできなくなってしまうのである。臨床的には，左右の失見当，失算，手指失認，失読，見当識障害が様々の強さで見出され，それと並んで，視覚失認的徴候もまた存在していた。明らかに，たとえば，エンゲルスの症例2は，同時失認的障害と並んで，相貌の把握とゲシュタルト化の障害としての相貌失認的障害をも示しており，故に，著者は，視覚領域から身体図式への印象の流入が変質してしまったのではないかと仮定しているのである。身体図式障害と視覚失認の間には互いに移行するような関係があると彼は主張するのである。身体図式と身体的環界の認知の関係の研究は，今やっと端緒についたばかりであると彼が強調する時，エンゲルスは賛同をうるべきである。たとえば，手や或いは身体の半分全体の身体像の喪失が，いかにして可能なのかと言う事は，我々の考えでは，不明のままとなっており，ホッフとペーツが，彼等の症例において，「ある種の関係と比較の前意識的な基礎尺度」の障害によって，こうした認知障害が生じてくると説明している事を考え併せてもそれだけで充分な説明とはなっていないと考えられる。ユバは，ゲルストマンの考えに遡って，身体図式と失認の関連は，例えば手指失認において，容易に想像されうる事であり，手指失認においては，身体の「空間像」と分節化された手の中の指という部分心象とは別個のものとして分けられていると言う事を，非常に早い段階で詳しく論じている。この見解を，そのまま相貌失認に適用できないのは，相貌失認においては，相貌認知が他の視覚カテゴリーと比べて，視覚的環界把握の最も根源的で最も古い層を表しているという点で，まさに独特な価値をもった失認性の障害であるという事と関連している。相貌認知は，発達の非常に早い段階においてすべての視覚領域をつつみこんでいた視覚カテゴリーの「化石」なのである。これに対応するのは，原初的段階における人間，即ち小児期における人間にとっては，大人においてと同様，相貌が相貌として与えられているだけではなくて，原始人，或いは部分的には直観像把握者(Eidiker)がそうであるように，世界が相貌的に把握されているという事である。知覚対象は，この場合，象徴的にではなく，相貌的に把握されるのである。これが，視覚行為における世界の受容の原初的な形態である。人間の知覚構造は，その成長に従って，相貌的な知覚が優勢であったのが，圧倒的に象徴的な知覚へと変化して行き，この変化を通して始めて，人間は，彼の環界の把握と支配が可能となるのである。人類学的に見れば，その時に，「刺激の氾濫」（ゲーレン）からの「免責」と解放が完成されるのである。小児期おける相貌認知構造に対する極めて印象深い例の一つがヨハネス・ミュラーによって報告されている。

「小児期におけるこの想像の具象性は，しばしば私を困惑させた。その一つを私はいきいきと思い起こした。両親の家の部屋の窓から，ある箇所では石炭で黒くすよごれてしまっており，別の箇所では様々の形をした布切れがたれさがっている，それらの家では所々露出してい

た。どこか古ぼけた外観をもった通りの家を私は見ていた。私が玄関から出ずに，一日のうち何時間もいろいろな事をしながら，窓から隣家の崩れかけた壁を見ていた時にいつも，私は半ばはげ落ち半ば残った石炭の輪郭に何人かの顔を認める事ができるのであった。そしてその顔は，繰り返し観察すると，さらには話しかけてくるような表情をとるのであった。私が，他の人に，崩れかけた石炭に様々な顔がどうしても見えてしまう事に注意を換起しても，明らかに誰も私に賛同しようとはしないのは分かっていたが，しかしとはいっても私にはそれがはっきりと見えたのであった。後になって，もうその中に顔を見る事はできなくなってしまい，その時の顔がどんなだったかという事が今尚私の感覚の内にありありとありながら，そこからその顔が私に生じてきた輪郭の内に，顔を私はもはや見出す事は出来なくなっていたのである。(ヤスパースによる引用)」

　ある種の成人（女性，芸術家，夢想家）は，知覚対象を相貌的に見るこの原初的能力を，成人しても尚，保持しているが，直観的に物事を見る能力をさほど持っていない人達にとっては，全ての他の視覚カテゴリーと異なって，ただ相貌だけが，象徴化から自由なままで存在しているのである。

　我々の相貌失認の患者においては，相貌認知の障害は，徹底的なものではなく，視覚認知の部分的機能は，限定的で，例え不自然な形であろうと保持されているようであったという事実に立ち戻らねばならない。患者達は，彼らに向かいあっている人のおおよそ目の大きさをした一定の領域を常に，はっきりとそしていきいきとしたものとして見ることができ，図の背景から顔の一部づつなら，視覚的に取り出すことができた（症例2のプリズム）。我々の提示した2症例のいずれもが，目の部分に最も強く引きつけられ，そこから目を離せなくなり，A.においては，試行錯誤を繰り返した後で成功した認知は，目の部分から刺激を受け最終的に可能となったのであった。未知相貌の目の部分には，それほど重篤でない相貌失認においては，効力を発揮するような要素が内在しているかのように我々には思えたのであった。

　物体失認，同時失認においては，認知行動に対する図の持つ潜在力が，視覚対象の特定の断面に限られているとすれば，相貌失認においても同様の事態が見受けられるが，相貌失認においては図の潜在力と目の大きさとの関係に特殊性があるという点だけが異なっているのである。同名半盲において通常黄斑が回避されて残るように，「相貌的視野」の障害においては，目の部分だけが回避されるのである。すなわち，図の力が強い領域は失われずに保持されているのである。両方の患者とも，この「目」の回避を一致して示し，同時失認，物体失認において，ゲシュタルトの重心にある図の力の強化された特定の断面と同様に，その失認をまぬがれた目の部分は，歪んではいるが，それでもやはり「萌芽状態」の内にある認知要素によって，時に，障害された相貌認知を，再び作動させる事が出来るのである。恐らく，目現象は，原初的で原始的な物の見方への退行であり，脱分化であるのであり，相貌失認の病態像においては，既に述べたように，不自然な形であるとはいえ，再びこうした原初的認知が出現してくるのである。

　この目の役割に関する推測は，乳児の人間の顔に対する反応を研究しようとして，カイラが

行った実験と驚くべき一致を見出すのである。まず最初に，カイラは（これはシャルロッテ・ビューラーやヘッツァーと一致するのであるが）既に月齢二カ月の乳児が，他の人間の視線に，笑顔でもって応答するということを見出した。この際，乳児は彼に向かいあっている人の目だけを把握し，視線を目だけに固定し，目に対して表情で反応するのであり，しかもこれは，他の刺激によっては，乳児の笑顔が尚観察されない時点においてそうなのである。カイラは，向かい合った人間の視線に対して，この作用を乳児にもたらす契機はいったいなんなのか，「目の要素的視覚的特徴」なのか，それとも目の部分というまなざしの図としての契機なのかを，問として立てたのであった。一連の検査において，彼はまず，乳児が，色付きで光沢のある，紙にあけられた目の距離にある二つの穴の中で動くように設られた二個のガラス球と，実際の目に対するのとでは，全く異なった反応をしめす事を確認することができた。乳児は，人間の目を見る際には，視線の位置を真中に置き，決して片方だけの目に視線を固定したりしなかったが，ガラス球に対しては，あちこちに視線を動かし，片方の球ともう片方の球に交替々々に視線を固定させたのだった。更に，顔の向きを変えたり，視線を横に向けたりすると，笑っていた子供の顔は直ぐにしかめつらに変わってしまうという結果も得られた。この検査結果を根拠として，カイラは，子供がそれに対して笑顔で応答する「目の部分の契機」というものが存在する事，そして，目の部分のゲシュタルトは「分節化された，特徴的な個々の部分を包含した全体」として既に体験されているのだという事を仮定したのであった。

　この所見は，我々の相貌失認の患者にとっての目は，実際には，こうしたより早期の段階の相貌視への退行であるに違いないということを明瞭に示す所見である。シャルロッテ・ビューラー及び後にはシュルロッテ・ビューラーとヘルツァーは，カイラの検査結果を議論した際に，乳児にその最初の知覚反応である笑みをもたらすのは，目の部分の図としての契機であるという考えに反論し，物とか図とかであるような目ではなくて，むしろ他者の目の表情とその及ぼす作用が乳児を微笑ますのだと言っている。相手が目を動かした時に出現するある種の過程が，乳児の表出面受容面に非特異的な作用を及ぼすのであろうが，フォルケルトの研究によれば，生後五カ月になって初めて対象の把握は存在するようになるのであり，月齢二カ月の乳児においては，尚，対象把握と心契機は存在してはいなかった。

　両者の見解は必ずしも互いに相いれないものではない。明らかに，乳児が最初に見えるのは，表情の把握であって，それは「印象」による作用を受けることである。生後4カ月までの乳児にとっては，成人の意識の対象認知を構成しているような，厳密な客体と主体の関係は尚存在してはいないと考える。乳児は，故に，対象認知が形成される以前に，表情認知を行う事が出来るようになるのである。カイラの検査結果が明らかにしているように，この対象認知は，目の部分を認知すべく把握する事と，その図としての契機とともに始まるのである。知覚世界の構成において，最も原始的で最も深い層は，故に，表情認知の層であって，単純に考えられているように，個々の対象を把握する行為ではないのである。個々の対象の把握とは，むしろ，既に，視覚認知の最も高度な行為を表しているのである。乳児は，言わば，最初の数カ月，表

情を見るというこの層の内に，埋没しており，この層は，乳児とその視覚対象（表情）との間に，主体と客体が認知機能において分離する以前に，一貫した存在関連を形成しているのである。相貌失認の患者において，すべてのこういった契機が明瞭なわけでも明らかに目につくわけでもないが，しかしそれでもやはり，暗示的な仕方で，或いは歪んだ仕方で，この契機は立ち現れてくるのである。自身の表情を形成する能力の障害における相貌層との根源的な存在関連，認知できない相貌において目が相貌失認の患者に及ぼす牽引作用における最初の視覚及び表現対象としての目の持っている意味，相貌失認において時に目の部分だけが失認からまぬがれ，場合によっては相貌の認知を促すこともあるという点で最初の「図」として目の部分が持つ意味等として，その契機は現れてくるのである。故に，カイラー，ビューラー，ヘルツァーの研究と見解は，相貌失認においては，人の認知の中で最も深く最も発生的に原初的な視覚カテゴリーが脱落しているという，我々の主張に対するさらなる支持となるのである。そして，そういった視覚カテゴリーが存在し，機能し，意味を持っているという事は，陰画としてではあるが，相貌失認の存在を通して始めて我々にとって確かなものと成ったのであった。

　我々の患者の疾患像の臨床的現象像を叙述してみると，相貌を把握出来ない事が相貌把握できない主体に対して及ぼす作用，即ち相貌失認の患者は自身の欠陥をどのように体験しているのかという疑問が生じてくる。ペーツルは，シャルコーとウィルブランドの症例を論じている際に，シルダーに従って，シャルコーらの患者で問題になっているのは，離人現象に近縁の感情反応であるということを主張したのであった。離人症においては，周知の如く，既知感の質が障害されているが，それはハゥクによれば，特定の疾病像にも，特定の精神病理学的な個々の障害にも特別には帰せしめる事の出来ない離人感なのである。ハゥクが言うには，離人症とは，一般的には，「世界と自己を体験する個人個人の様式の特異に体験された変化」なのである。知覚世界の離人体験は，離人症が自己と自己身体と環界の把握に及ぶという点で，三つの方向に帰着するのである。それぞれに従って，幾分図式的に，自己精神離人症，身体精神離人症，外界精神離人症が，区別される。相貌失認の患者が，鏡像も含めて自分が認知する事の出来ない顔をよそよそしいものとして感じ，相応の表現を用いて自分の体験を明確化しておこうとするのは，当然の事である。我々はここでは正確には外界精神離人症を取り扱っているのではない。注目すべきは，自身の鏡像に対する離人症である。というのは，まさに自己の鏡像に対する離人症の内に，既知のなんらかの障害に還元できない失認が出現しているからである。同様の事は，麻痺した四肢における疾病否認での離人体験に関しても成り立つのである（エーレンバルト，シュトッケルト，パッペンハイム）。相貌失認の，離人体験患者の全精神をも巻き込む事があるのである。だから，たとえば我々の二人の患者，殊に第一例の患者は，なにかが内的に変化してしまったという感じを抱いており，自分はどんなものにももはや喜びを感ずることができない，時々自分がまるでロボットのように感じられるなどと訴えていた。これらの患者において相貌失認に合併した自身の表情形成能力の障害は，おそらくは離人症には属していないものなのである。というのは，その障害は患者によって内精神的に体験されてはいない

からである．相貌失認の全ての症例において，自己精神離人症が果たして出現するのか，それとも問題になっているのは多かれ少なかれ失認の偶然の合併症にすぎないのかは，現存する文献からは決定する事が出来ないことである．前者を支持する事柄としては，フランクが彼の大脳疾患における離人現象に関する仕事において，明瞭な自己精神離人症を示す相貌失認例を記載していることが挙げられる．即ち，彼の第二例がそうである．フランクによれば，その患者に自分が写っている写真を見せたところ，彼女は自分をそれと分からなかった．そこで，彼女を鏡のところに連れて行って，写真と鏡に映った自分の姿を見るように命じた．それを見て彼女は「アンヤ」（患者の姉妹の名前）と答えたのであった．失認性の障害には，相貌失認以外には，色彩失認，物体失認，幾何学的視覚的失認があった．それに加えて，患者は本当の感覚と感情がない，自分はロボットのように生のない存在だと訴えた．更に，フランクの第一例と第三例は，人の顔（親戚達は誰が誰かは分かるが，どこかよそよそしく以前と異なって感じられる）に対して特に目立つ離人体験は，離人症として感じられるような認知不全が非常に軽度の相貌失認の表現ではないかという考えを暗示している．

さらなる事実，即ち聴覚的代償は，相貌失認およびそれに関連した病態が，原始的，原初的，本源的な機能であることのもう一つの証拠であると我々には思われる．我々は，この代償を我々の二例においてのみならず，文献の内で引用されている全ての例においてもまた見いだしたのであった．そして，そういった文献中には，相貌認知障害の正確な叙述が幾分なりとも記載されていたのであった．我々はこの聴覚的代償が，相貌失認においてしか見出す事ができなかった事，そして更に，この代償機構は非常に確実で，円滑に作用するので，時に，患者は，自分の相貌に対する視覚認知的欠陥に気付かないことすらあり，ましてや観察者によって所見として記載される事はさらに困難であることを確認した．有機体はこういった安全装置を，原初的な，死命を制する重要さを持っている機能が問題となるような水準で作動させるのだが，「社会的存在」としての人間においては，明らかに，相貌認知はそれに該当しているのである．他方，知覚行為にとってのこういった安全装置の必然性は，「特定の象徴機能」（ワイツゼッカー）を基礎づけるものであって，特定の象徴機能から構成されるものではない．視覚認知機能は，故に，聴覚認知的機能に移行することで自己と環界の関係が主体を構成する一つの輪が逸脱しないように歯止めをかけ，自己と環界との間の安定した関係の保持を可能にするのである．ワィツゼッカーによれば，そういった主要諸感覚の移行において，感覚行為の最も重要な部分は，相互にいりまじって存在していると主張している．主要諸感覚の現前は，「共通感覚」の存在を前提とするが，この共通感覚が，「感覚間」の相互影響と交換を可能にするのである．この共通感覚は，ある種の全体統合感覚であるが，発生的には，有機体の非常に早期の機能である可能性があり，そこから様々な感覚カテゴリーが分化してくるのである．我々は，相貌失認の患者における聴覚的代償において，この共通感覚の残滓を体験することが出来るのである．

我々の二例は両方とも解剖には到らなかったので，局在に関しては全く陳述することは出来ない．我々が強調したいのはただ次の点である．即ち，全ての相貌失認の症例においては，両

側後頭葉の損傷が相当広範に存在していたということである。

　最後に，相貌失認を構成する契機を総括するならば，相貌失認とは，相貌と表情現象一般の認知に関する失認であると言うことができる。顔の形の部分自体の知覚は障害されていないのに，顔全体に対する認知過程は脱落してしまうか，あるいは他の失認に関しても我々が知っているように，不完全にしか成功しないのである。ある一つの視覚カテゴリーに限局している事が，失認の本質の一つであるが，相貌失認は顔に選択的に生ずるのである。相貌失認自体のみならず，幾つかの他の観察も（閃光発作，顔に対する脳性の変形視）相貌失認が，相貌視とともに相貌認知を包含するような，そして視覚世界の構成において確固たる位置が与えられてしかるべきような，独自の視覚カテゴリーの障害である事を示唆しているのである。相貌失認において問題になっていることは，原則的には，物体，意味関連，色彩，象徴的記号などの他の視覚カテゴリーにおいて問題となる事柄と同様の過程なのであり，それらの障害型においては，それぞれを基礎づける視覚的な個別のカテゴリーが表現されているのである。そういった範ちゅうごとの個々の形態に，臨床的現象としての失認が，下位に区分される事は，通常，単純に受け入れられているが，基本的には非常に謎に満ちたことなのであって，大脳にそれぞれの障害型に対応する個別の器官があってそれが障害されるという仮説によっても，全ての失認において失認を引き起こすゲシュタルト把握の障害があるとするゲシュタルト理論によっても説明できないことなのである。

　失認において出現する視覚的な個々のカテゴリーは，単に偶然に合併するものなのか，それとも，内的階層が認められるのかという問題に関する取り組みは，尚，端緒についたばかりである。その最初の手掛かりとして，相貌失認は，原初的な発生的に最も早期の知覚機能と認知機能をつかさどる視覚カテゴリーの障害型であるはずだという我々の所見は役立つであろう。相貌失認の障害型において，我々はこの最も早期の環界把握段階，即ち視覚世界全般の基礎機能，根本機能への退行を見るのである。失認の個々の契機，いわば「根」においては，我々はこの基礎カテゴリーを原初的に構成している要素を，たとえ歪んだ形においてではあっても，尚認めることが出来るのである。例えば，同胞の目に引きつけられる事においては最も早期の視覚体験行為を，自身の表情形成能力の障害においては相貌認知との一貫した存在関連を，そして顔に対する視覚的記銘力が永続的に欠落していることにおいては物体視より表情認知が時間的に先行していることを，それぞれ認めることができるのである。

　発達過程における視覚カテゴリーの時間軸にそったコード化（モナコウ）の問題に関連して，ペーツルは，同時失認は小児の絵本段階への，即ち対象を「と」で結ぶ段階への退行を表していると言う見解を表明した。それに従えば，同時失認は，視覚的意味カテゴリーの障害ということになるであろう。表情の視覚カテゴリーと同時失認の間には，物体と色彩の把握のカテゴリーが存在する可能性があり，その向こうに象徴記号の世界があるのではないか。我々がここで，単純化のために，ただ表情の層とか，物体の層，感覚の層，象徴の層というように呼んだ，実際には全く多様な諸カテゴリーは，お互いに連続的に出現してくるのではなくて，その発展

は飛躍的に生ずるのである。それぞれの層は，他の層から「不条理の裂け目」でもって隔てられている。上述した層のそれぞれでもって，なにか範ちゅう的に新たなものが始まってくるのである。視覚的に与えられた関連が同時に認知されるということは，けっしてそれに先行する視覚的幾何学的な物体の把握の単純な結果ではないし，また象徴記号は，その形態の把握の延長線上にはないのである。

　我々は我々の症例を通しての臨床的体験から，ニコル・ハルトマンにおいて最もはっきりと主張されている，近代の存在論が到達したのと同様の現象，即ち，世界は層構造の性格を与えられているという現象に突き当たるのである。世界の層構築においては，それぞれ層はそれ独自の法則を持っておりながら，しかし一つとして独立の存在はなく，常により高次の層は，より低次の層に依拠しており，そうでありながら，その自立的なカテゴリー内での自由な働きを阻害することはないのである。というのは，それぞれの層によって，範ちゅう的に新たなものが始まるからである。この最も一般的な層法則は，視覚カテゴリーについても当てはまるのであるが，視覚カテゴリーにおいては，我々の前にあるのは存在の範ちゅうではないということを見逃してはならない。というのは，接近とともに完成されていく物体の単なる表象としての「認知心象」においては，認知しつつある意識には，本来の存在の複写しか現れないのであり，失認においても当然そうなのである。失認における層性は，世界の層性を示す現象の一つにすぎず，世界内存在は人間にとって「それ自身」としてではなく，常に「写し」としてしか与えられないのである。

　このようにして，現象の分析によって，人間の本質とその世界における位置づけに関する人間学的な問題が不可避的に生じてきたわけであるが，それというのも，失語，失行，失認においてこそ，他のどんな領域におけるよりもずっと，全ての事実の探究は非常に密接に全ての科学を育むものとしての哲学的思慮と接しているからである。

文　献

ANGYAL, L. V. u. B. LORAND：Z. Neur. 157（1937）.
AUERSPERG, A. u. A. FRACH：Arch. Psychiatr.（D.）107（1938）.
BALINT, R.：Mschr. Psychiatr.（1909）.
BEICHL. L.：Z. Neur. 177（1944）.
BENGTSEN, K. G., M. FOG u. HERMANN：Z. Neur. 172（1941）.
BONHOEFFER. K.：Mschr. Psychiatr. 37（1915）.
BÜHLER, CH.：Z. Psychol. 132（1934）.
BÜHLER, CH. u. H. HETZER：Psychol. 107（1938）.
CHARCOT：Progr. med. 1883.
DONINI, F.：Note sichiatr. 68（1939）.
ENGERTH, G.：Z. Neur. 143（1933）.
FEUCHTWANGER.：Z. Neur. 151（1934）.

FRANK, D. B.: Z. Neur. 149 (1934).
FRANKL u. LISCH: Mschr. Psychiatr. 70 (1928).
FREUD, S.: Zur Auffassung der Aphasien. Leipzig u. Wien 1891.
FREUND, C. S.: Arch. Psychiatr. 20 (1889).
GEHLEN, A.: Der Mensch. Berlin 1940.
GERSTMANN, J.: Z. Neur. 108 (1927).
GOLDSTEIN-GELB: Psychologische Analysen hirnpathologischer Fälle, I: Leipzig 1920.
GROENOUW, A.: Arch. Psychiatr. 23 (1891).
GRÜNBAUM: Zbl. Neur. 61 (1932). —Z, Neur. 130 (1930).
GRÜNBAUM u. BOUMAN: Z. Neur. 96 (1925).
HABS, H.: Münch. med. Wschr. 1944, 91.
HAUG, K.: Depersonalisation und verwandte Erscheinungen. Handbuch der Geisteskrankheiten von BUMKE, Erg. -Bd. 1. 1939.
HEIDENHAIN, A.: Mschr. Psychiatr. 66 (1927).
HEILBRONNER: Mschr. Psychiatr. 17 (1905).
HOFF u. PöTZL: Z. Neur. 159 (1937).
HOFMANN, E.: Z. Neur. 177 (1944).
ISAKOWER u. SCHILDER: Z. Neur. 113 (1928).
JOSSMANN, P.: Mschr. Paychiatr. 72 (1929).
JUBA, A.: Psychiatr. -neur. Wschr. 1944, 46.
KAILA: Ann. Univ. Turku 1932.
KLEIST, K.,: Gehirnpathologie. Leipzig 1934.
KLIMES, K. u. A. MESZAROS: Arch. Psychiatr, 114 (1942).
KOGERER: Z. Neur. 92 (1924).
KROLL u, STOLBUN: Z. Neur. 148 (1933).
LANGE, J.: Mschr. Psychiatr. 76 (1930). —Z. Neur. 147 (1933). Handbuch der Neurologie von BUMKE-FÖRSTER, Bd. 6.
LAST, S. L.: Arch. Psychiatr. 99 (1933).
LAUBEN. THAL F.: Z. Neur. 162 (1938).
LIEPMANN, H.: Neur, Zbl. 13/14 (1908).
LISSAUER, H.: Arch. Psychiatr. 21 (1889).
MAYENDORF, NIESSL V.: Z. Neur. 59 (1937).
MONAKOW, C. V. u. R. MOURGUE: Biologische Einführung in das Studium der Neurologie und Psychiatrie. Stuttgart-Leipzig 1930.
MÜLLER, F.: Arch. Psychiatr. 24 (1892).
MUNK, H.: Über die Funktionen der Groß-hirnrinde, 2. Aufl. Berlin 1890.
NESTLE, W.: Hermes 73 (1938).
PAPPEN. HKIM, E.: Arch. Psychiatr. 107 (1938).
PICHLER, E.: Z. Neur. 1943.
PICK A.: Arb. psychiatr. Klin. Prag 1908.
Mschr. Psychiatr. 54 (1923).
PÖTZL, O.: Die optisch-agnostischen Störungen. Handbuch der Psychiatrie, von ASCHAFFEN. BURG, Bd. 5. Leipzig-Wien 1928. —Z. Neur. 160 (1938).
POPPELREUTER. W.: Die psychischen Schadigungen durch Kopfschuß, 1. u. 2. Aufl. Leipzig 1917/18.
PROBST, M.: Mschr. Psychiatr. 9 (1910).
QUAGLINO: Gi. oftalmolgia 1867.

RANSCHBURG u. SCHILL：Z. Neur. 139 (1932).
REICHARDT, M.：Allgemeine und spezielle Psychiatrie. Jeng, 1918.
REINHARDT：Arch. Psychiatr. 18 (1887).
SCHEID, W.：Z. Neur. 157 (1937).
SCHELER u. SEIDEMANN：Mschr. Psychiatr. 81 (1931).
SCHILDER, P.：Allg. Z. Psychiatr. 76 (1920). —Das Körperschema. Berlin 1923.
SCHLESINGER：Z. Neur. 17 (1928).
SIEMERLING：Arch Psychiatr. 21 (1889).
SITTIG, O.：Zbl. Neur. 49 (1928).
STAUDER, K. H.：Arch psychiatr. 102 (1934).
STAUFFENBERG. v.：Z. Neur. 39 (1918).
STENGER. C.：Arch. Psychiatr. 13 (1882).
SZATMARI, A.：Arch Psychiatr. 107 (1938).
THIELE. R.：Handbuch der Geisteskrankheiten von BUMKE, Bd. 2.
URBAN：Z. Neur. 158 (1937).
WAGNER, W.：Nervenarzt 16 (1943). —Fschr. Neur. 7 (1942).
WEIZSÄCKER, V. v.：Der Gestaltkreis. Leipzig 1940.
WERNICKE C.：Lehrbuch der Gehirnkrankheiten I, Kassel 1881.
WILBRAND, H.：Ophthalmiatrische Beiträge zur Diagnostik der Gehirnkrankheiten. Wiesbaden 1884. — Dtsch. Z. Nervenhk. 2 (1892).
WOERKOM, VAN：Mschr. Psychiatr. 59 (1925).
WOLPKRT, J.：Z. Neur. 93 (1924).
ZADOR, J.：Z. Neur. 127 (1930).
ZUTT, J.：Mschr. Psychiatr. 84 (1932).

解説

ヨアヒム・ボーダマー著「相貌失認」

兼本浩祐・濱中淑彦

ヨアヒム・ボーダマー Joachim Bodamer の著作と生涯

　ボーダマー Joachim Bodamer の生涯については，著者が Zentralblatt を調べて知り得た限りでは，既に死去していると推定されるにも拘らず，追悼文が見あたらないので詳細は不明である。彼の名を神経心理学史にとどめることになった「相貌失認」を著した1947年当時，彼は西南ドイツ地方のヴュルテンベルグ州立ヴィネンタール精神病院 Württembergische Heilanstalt Winnental（当時の院長代理は衛生局参事 Medizinalrat の H. Wildermuth 博士）に勤務していたこと，そして「相貌失認」に関するこの論文が，第二次世界大戦末期の脳損傷患者特別野戦病院において診療にあたった3症例に基づいて書きあげられたものであることが，僅かにこの論文や前後の著作から知られるのみである。

　彼は，Quaglino(1867) や Finkelnburg(1870)，Jackson(1876)，Charcot(1883) 以来の関連文献を余すところなく読破した大変な読書家であったと推定されるが，それのみならず「相貌失認」論文で言及されている幾つかの記述，例えば視覚失認症状と思われる記載が既に古代ギリシャの史家 Thukydides に見い出されること，今世紀前半ドイツの哲学の流れを——Husserl, Heidegger の現象学，Cassierer らの新カント学派と並び——代表する Nikolai Hartmann（1882—1950）の存在論——ちなみに先年世を去った神経生理学者 R. Jung（1967：Freiburg 大学）も Hartmann の階層論に繰り返し言及している——に，自己の視覚認知階層論を関連づけていることなどから，彼が残した著作は決して多くはないとはいえ，彼が並々ならぬ素養の持ち主であったことがうかがわれる。彼が「相貌失認」以外に神経心理学関係の著作を残した形跡は，筆者の知る限り殆ど見あたらず，むしろ「相貌失認」の結語として「この現象の分析を終えた後に，人間の本質と宇宙における地位に関する人間学的な問いが提起されるのは拒み難いのであって，医学における事実の研究が，失語・失行・失認の問題領域における程緊密に，全ての科学の基礎である哲学的省察と結びついている領域はない」と述べている通り，彼の本来の関心事はむしろ，神経心理学

的事実そのものだけではなくて，――晩年のC. v. MonakowやK. Goldsteinと同じく――神経心理学的事実を手掛かりとして人間存在を考察することであったのかもしれない。以下の著作表もまた，この点を如実に物語っているように思われるのであって，彼が当時既に現代の技術社会と神経症や精神障害の関連に触れる強い問題意識を抱いていたことも読み取れる。他方で彼はNervenarzt掲載の2つの論稿に明らかな通り，精神医学史に対する関心も少なくなく，Ellenberger (1970) 以来見直されることになったロマン主義時代の医師・詩人Justinus Kerner (Hamanaka, 1986, 1990; 濱中，1988参照，Peters, 1990)の主著の一つ「プレヴォールストの女透視者 (1829) の縮刷再版 (1958) への序文も著している。ちなみにBodamerが勤務していたWinnental精神病院は，Kernerの活動舞台であった西南ドイツ・ヴュルテンベルグ州の一角に位置する。

Joachim Bodamerの著作：

1) Über ein bei der Elekrokrampfbehandlung auftretendes Stirnhirnsyndrom. Nervenarzt, 18 ; 385-393, 1947.
2) Zur Phänomenologie des objektiven Geistes in der Psychiatrie. Nervenarzt, 19 ; 299-310, 1948.
3) Zur Entstehung der Psychiatrie als Wissenschaft im 19. Jahrhundert. Eine Geistesgeschichtliche Untersuchung. Fortschr. Neurol. Psychiat., 21 ; 511-535, 1953.
4) Gesundheit und technische Welt. Klett, Stuttgart, 1954.
5) Der Weg zur Askese als Überwindung der technischen Welt. Furche-Verlag, Hamburg, 1955.
6) Seele und Seelenkrankheit des Menschen von heute. Wesen und Sinn der Neurose. Furche-Verlag, Hamburg, 1956.
7) Der Mensch von heute. Seine Gestalt und Psychologie. C. E. Schwab, Stuttgart, 1956.
8) Vorwort zur gekürzten Ausgabe von "Die Seherin von Prevorst" (Justinus Kerner), J. F. Steinkopf, Stuttgart, 1958.

Joachim Bodamerについての参考文献：

1) Hamanaka, T.: Justinus Kerners Beitrag zur Psychopathologie des Doppelgängers――Zugleich zur Forschungsgeschichte des Doppelgängers und verwandter Phänomene. In: "Justinus Kerner Jubiläumsband zum 200. Geburtstag", Teil 2: Medizin und Romantik, Kerner als Arzt und Seelenforscher, pp. 376-392. Hrsg. von H. Schott, Verlag Nachrichtenblatt der Stadt Weinsberg, Weinsberg, 1990.
2) 濱中淑彦：近代精神医学の黎明期――ロマン派精神医学と詩人・医師ユスティヌス・ケルナーをめぐって．北野紀要，33；15-38，1988.

3) Peters, U. H. : Studies in German romantic psychiatry. E. T. A. Hoffmann as a psychiatric theorist, Justinus Kerner as a psychiatric practitioner. London, 1990.
4) Jung, R. : Neuropathologie und Psychiatrie. In : Psychiatrie der Gegenwart, Bd. 1/1-A, hrsg. v. Gruhle, H. W. et al., Springer, Berlin, 1967.

A. クワリーノ，G. B. ボレッリ：
半盲を伴った左麻痺──治療──色彩知覚と客体の形態記憶
の完全な喪失，アントニオ・クワリーノ教授の臨床的観察，同
上へのジャンベッティスタ・ボレッリのコメント

A. Quaglino, G. B. Borelli : Emiplegia sinistra con amaurosi-quarigione-perdita totale delta percezi-one dei clori e della configurazione degli oggetti. Osser vazione clinica del proffessore Antonio Quaglino-Annotazione alla medesina di G.B. Borelli. Giornale d'oftalmologia italino, 10：106-117，1867.

濱中淑彦　訳

クワリーノの記載

　大脳とは様々な特殊機能を統べる機能と同じ数の器官の集合であるとGallが説いた時，彼は新しい事実によって日毎に次第に確認されていくことになる生理学的真実を予告したのであった。しかし彼がこれらの各器官について，目に見える座と，これに該当する頭蓋の突出部を帰属せしめようとした時，この学説は臨床的に余りにも行き過ぎて適用されたことになり，彼が創始した頭蓋観術cranioscopiaは，先入見なしに様々な観察が行われた結果，間もなく誤りであり，堅固な基盤を欠いていることが証明されることになった。かくして，この原理の真実性は，過って適用されたのみならず，それ自体がより単純な他の機能的作用の結果であるに過ぎない機能を，恣意的に捏造したものであるが故に，多くの人によって攻撃されるに至った。
　大脳の諸機能は余りにも複雑であって，真に精確に分類されるには十分に規定されていないし，それだけに明白な外的局在を与え難いのではあるが，とはいえこの実質には様々な分かたれた領域と中枢があり，それらは様々に異なった独立した機能を司っていることを認めねばならない。もっとも互いに精神的および知的統一の目的を志向し結合されてはいるのだが。我々は精神の一時的な単一能力の各々について特殊な中枢があると信じている。それは消化，呼吸，循環，場所移動といった自動的または反射的運動を支配する中枢が存在するのと同じである。
　大脳のある特定の部分の限局性損傷の後に，盲，聾または他の何らかの感覚の喪失や，構音言語の消失，記憶喪失，何らかの知的もしくは本能的能力の混乱または消失が，他の全ての能力は全く，または殆ど障害されないままに，起こりうることを，何人といえども否定することはできない。（中略）
　去る冬に観察する機会のあった症例，つまり脳卒中の結果，色彩知覚の完全な消失をきたした症例（色盲に関する原註：略）は，このような視点から興味があり，生理学者達が注意するに値すると思われるので，彼らのために発表する根拠があると考える。

トリーノの銀行家 L.L.氏は54歳，頑強で優れた体質の持ち主であり，青年時代に何回か肺炎に罹患したが，全て5ないし6回の瀉血によって治癒・克服したが，片頭痛にいつも悩んでおり，それは毎月起って24時間持続し，最初の12時間は増悪し，次の12時間で軽快した。1865年2月28日に胃の調子が悪く，既にすこし以前より頭が重かったが，昼食後に火の傍で葉巻きを吸おうとして突然地面に倒れ，感覚を失い昏睡状態となった。ベッドに寝かせて4日後に瀉血と瀉下剤を用いて再び治療したが，両眼の盲と左側の片麻痺があった。片麻痺は1カ月のうちに緩徐に消失し，局部に用いる聖ヴァンサン水の使用によって視力は徐々に回復していった。私の診察にやって来た時には，脳卒中発作後，既に1年が過ぎていた。L氏は喜んで挨拶し，見たところ健康な人のようであり，左上下肢は右と同等の感覚も力もあった。しかし心臓は胸廓に対して強い衝撃を与え，左の脈拍12ないし14毎に，明らかな間欠がみられた。私には左心が肥大していると思えた。

　彼の視力は全ての距離で良好であり，最も小さな文字でも非常によく読むことができ，彼の主張では，木の上にいる小鳥でも打つことができただろうという。しかしながら，両眼の視野の中心（黄斑）は障害されていなかったが，左側に置いた対象は明瞭に識別できなかった（左半盲——両側網膜の右側の麻痺）。しかしベッドから起き上がれるようになるや否や，益々彼を驚かせたのは，全ての人の顔が色褪せて白く見え，白と黒以外の色はもはや何一つ識別することができなかったことである。様々な色の一連の大きな文字を提示した所，事実彼はどの色も識別することができなかった。そのような欠陥が彼には先天的にあったのかと尋ねると，最近の大脳疾患以前は全ての色を明瞭に知覚していたことを肯定した。更には同様に，様々な人の顔つきや家の正面，景色，一口でいえばものの形や姿を想起する能力をも失ったのに気づいたという。自分の友人達が見つかると，彼らの名前を言って認知するのだが，自分に背を向けてしまうと，もはや彼らの身のこなしや顔つきを想起することができないと言う。

　眼の外的部分は何らの変化をも示さず，眼底を鏡で注意深く観察しても，右網膜の極めて軽度の混濁を別にすれば何ら異常は発見されない。同じことは左網膜より若干太い右網膜の血管にも見られた。これは恐らく右脳葉の明白な出血があり，右側の血管が左側のそれより拡張していることによるものであろう。

　アテローム形成により変性した小動脈の破裂が引き起こした焦点性出血，小血管の閉塞ないし塞栓によって惹起された髄膜または大脳髄質の炎症，大脳の様々な部分に生じる種々の腫瘍，頭部打撲などが通常，大脳機能の全面的または部分的消失をもたらすものである。本例の場合には突発性発作，片麻痺の形態，心肥大の存在から考えて，我々の患者で観察された機能的変化は，右脳葉，右脳室，そして上丘，特にその右側を侵す脳出血によって引き起こされたと思われる。これらの部分を圧迫していた小塊が再吸収されると盲と片麻痺は消失したが，右視神経根の多くは損傷されていたかもしれないとはいえ，視束交差を介して一部は右網膜の外側に，そして一部は左網膜の内側に繊維を配分しているので，この網膜領域の麻痺は残存せず，従って左半盲または左側の視野の消失は起こらなかったのである。

色光線を知覚・識別する能力，そしてガルによっても既に特殊な器官に設定されていた能力，つまり様々な対象の形や姿を想起・再生する能力の喪失はおそらく，両側視覚中枢の神経細胞の同じ重篤な変化に帰せられるべきであろう。示唆された障害を引き起こした変化が，視覚中枢（四丘体）に生じたか，あるいはむしろ知性の知られざる働きに資する脳葉の脳回に生じたのか否かという問題は，我々には解決することはできない。このような課題は非常に困難であって，我々としてはデータが不足しているのでお断りしたいのである。今のところは，十分に証示された実証的事実を提示するだけで十分であろう。それはある時点までには，大脳がさまざまな特殊な中枢の集合であり，大脳の特定の部分の損傷の結果，特殊な機能の変化，弱化，もしくは消失は起こるが，他の機能は無傷に保たれていることがありうるという学説を我々に証明するであろう。――しかしこのような局在は，幾つかの機能については既に十分決定されているといえるが，他の多くの機能，特に精神の能力に属する諸機能については到底そうとはいえない。

ボレッリのコメント

上記の観察記録に示されている患者は，彼が最近の疾患の罹かった時期に私の所を受診していたが，この疾患ではその後も，卓越したパヴィア大学教授が記述した完全なドールトン症状 daltonismo または色覚喪失 acromatopsia が残存した。上述の脳卒中発作の時期には，患者はかかりつけのトリーノの優れた開業医，マネーロ Manero 博士の賢明な治療に委ねられていた。その後も完全な盲が続いていたので，助言医師として加わった私自身に診察を求め，私はその後今日にいたるまで，必要に応じて私の方からより適切な薬物を示唆しつつ，彼の病気の経過を追うことができた。

このような理由から，友人クワリーノ教授の，ちなみにこの上なく精確な観察記録に私の補足を加えさせていただけるものと思う。つまり本例は稀で重要な症例であるので，私自身が患者に教授のもとに行くように助言したのであった。そして教授が他でもないこの理由から，間もなくこの観察例をミラノの雑誌に発表することになり，若干の補足的事実を付け加えるようにと私に述べたのである。

問題の患者は，脳卒中発作後直ちに，最初の3日間に7回にわたる全身的瀉血の治療を受け，第4日目には昏睡状態は全く消失して，自分自身に気づくようになり，――ちなみに腕だけに限局して完全ではなかった――左片麻痺も全く消失し，当時失われていた言葉も遂には回復して，両眼の完全な盲だけが残った。どのような強い光も決して知覚されなかった。

発症第6日に私が初めて相談を受けた主治医と共に訪れた時に，患者はこのような状態であった。局所的軽減法と内的および外的誘導剤を続けるのが適切であった。（中略）このような治療の後，患者は穏やかに光を知覚しはじめたが，まだ知覚は混乱していた。（中略）このような

薬剤を数日用いた後，左半盲と色覚喪失，つまり全ての色彩知覚の欠如を別とすれば，視力は完全に回復した。このような事態は，様々な薬剤（詳細略）を中断しなかったのに，依然として2年間続いている。（中略）

（略）しかしながら，たった一度だけ稲妻のように青色が見えた以外には，如何なる色も患者には見えなかった。ある時，黄色がぼんやりわかったと言ったことがあるが，それは錯覚の効果であると思われる。何故なら白も認知できないのに，十分に明るい色を見て恐らく知覚を黄色の方に向けたように思えるからである。様々に異なる百回もの条件下でどのような実験をしてみても，彼に如何なる色も知覚させることはできなかった。とはいえ全ての色を極めて良好に想起することはできた，つまり知覚の精確な記憶を保持していて，色彩がそのすべての色合いで見えたことを証明した。また更に色彩を，知覚する明るさの程度に応じて判断する順序は保たれていた。まず第一に白があり，非常に明るく見えた。更に牛乳はたとえば白いという昔の本当の感覚を彼に与えるように思われたが，これも記憶の錯覚であると私は思う。次々に黄，緑，濃青，赤，灰などに見えるからである。

私見では，患者の色彩知覚の欠陥から，他の外感覚や知性の帰納的作用にも何らかの他の欠陥が生じると思う。患者は，家庭関係からよく知られていた人物の相貌をもはや認知することができず，見当識も失ってしまう。最初の年にはまだ，特定の人物の姿形が記憶の中に保たれていて，声が感覚されると想起され，誰であるかがわかるが，ある時からはもはや全く想起できなくなる。患者には写真に写った姿は更に見にくい。それというのも光が最大の印象性を備えていても，写真が形姿の最も細かい特徴を一つ一つ表現することは稀だからである。光は最も知覚し難い特徴まで全て写し出すのだが，患者の視力がこのような極端な所にまで到達することはなく，更には眼に最大の色彩的欠陥があるので，形姿の最も実質的な特徴のみしか知覚するに到らず，かの特徴の同様の混乱がそこから生じざるをえないので，人の姿を相互に区別することが不可能になってしまう。人の姿は一般に全て多少とも似てはいるのだが，その身振りには全て，ある人を他の全ての人の身振りから区別する特徴的な固有の外観がある。しかし彼には，殆ど屍体のような姿しか見えないので，他の全ての人の姿と混同されてしまう。

私見によれば，見当識の喪失に関しても，常に同じことが起こるのである。彼は東，西などがどちらであるかを極めて良く覚えているが，彼自身の住居で4つの主要方向がどちらであるかと尋ねてみると，それを示すことができない。しかしそのうちに，自分の部屋の窓が東向きであることに気づき，直ちにそのことを思い出した。患者は，低い囲壁の中，海岸，入り混んだ住居で何度もあちこちと曲がった後，見当識の手掛かりを失ってしまった結果，南と北，東と西がどちらかわからなくなる人と同様であった。色彩が物体に与える特徴を曖昧にし混乱させてしまうような色彩知覚の喪失が，このような現象の原因であるように思われる。彼が相貌と見当識を二つとも失ったのは，記憶の欠陥よりはむしろまさしく上述した原因に帰せられるのもと私は思う。何故なら脳卒中発作以前の彼の人生におこったことはどれも，最近のものも遠い過去のものも，最も些細なことに到るまで，想起する必要がある場合には，いかなる時で

も極めて明瞭に立ち現れたからである．更に，記憶が視力より良好であっただけに，半盲と色覚脱失にも拘わらず，実質的視力は残されていたといえよう．(以下略)

解説

濱 中 淑 彦

　本論文の著者 Antonio Quaglino と Giambattista Borelli については，前者が北イタリアの Pavia 大学教授，後者は Torino 大病院 Spedale Maggiore の外科医であり，開業医でもあったといわれるが，Borelli は本論文の掲載誌 Giornale d' Oftalmologia Italiano を創刊（1857）した人物でもあって，いづれも眼科医であったという以上のことは筆者には知られていない．ちなみに，本論文を神経心理学領域に最初に言及した L. Mauthner（1881）や，概略（濱中1982）を紹介した H. Wilbrand（1887）も眼科医であって，19世紀には神経心理学に対する眼科医の貢献は少なくないことを想起しておこう——他にも例えば Dejerine（1892）に有名な純粋失読患者を紹介し，彼が右同名半盲ではなく，左半側視野色覚異常を示したことを記載した E. Landolt(1888)，あるいは視空間障害例を記載した J. Badal（1888）などが挙げられよう．

　本論文の概略は Wilbrand の他に，相貌失認の概念を導入した Bodamer（1947）や，最近では Benton（1990）も言及しているのだが，上に抄訳した原典を検討してみると，ここに記載された症状は，初期に患者を診た Borelli の記述に従えば相貌失認のように思えるが，Borelli 自身は色覚障害による二次的要因も関連していると解釈しているふしがあり，Quaglino の記載では必ずしも相貌失認とも言いきれず，むしろいわゆる Wilbrand-Charcot 症状群，つまり視覚的記憶障害であったとも考えられる．ともあれ，相貌認知障害の研究史ではしばしば引用されている最も早い時期の詳しい論文であるので，邦訳して一読していただくに価するであろう．なお上記の邦訳にあったては Benton 教授のご好意で原典を閲覧する機会を得たので，ここに記して心からの謝意を表したいと思う．

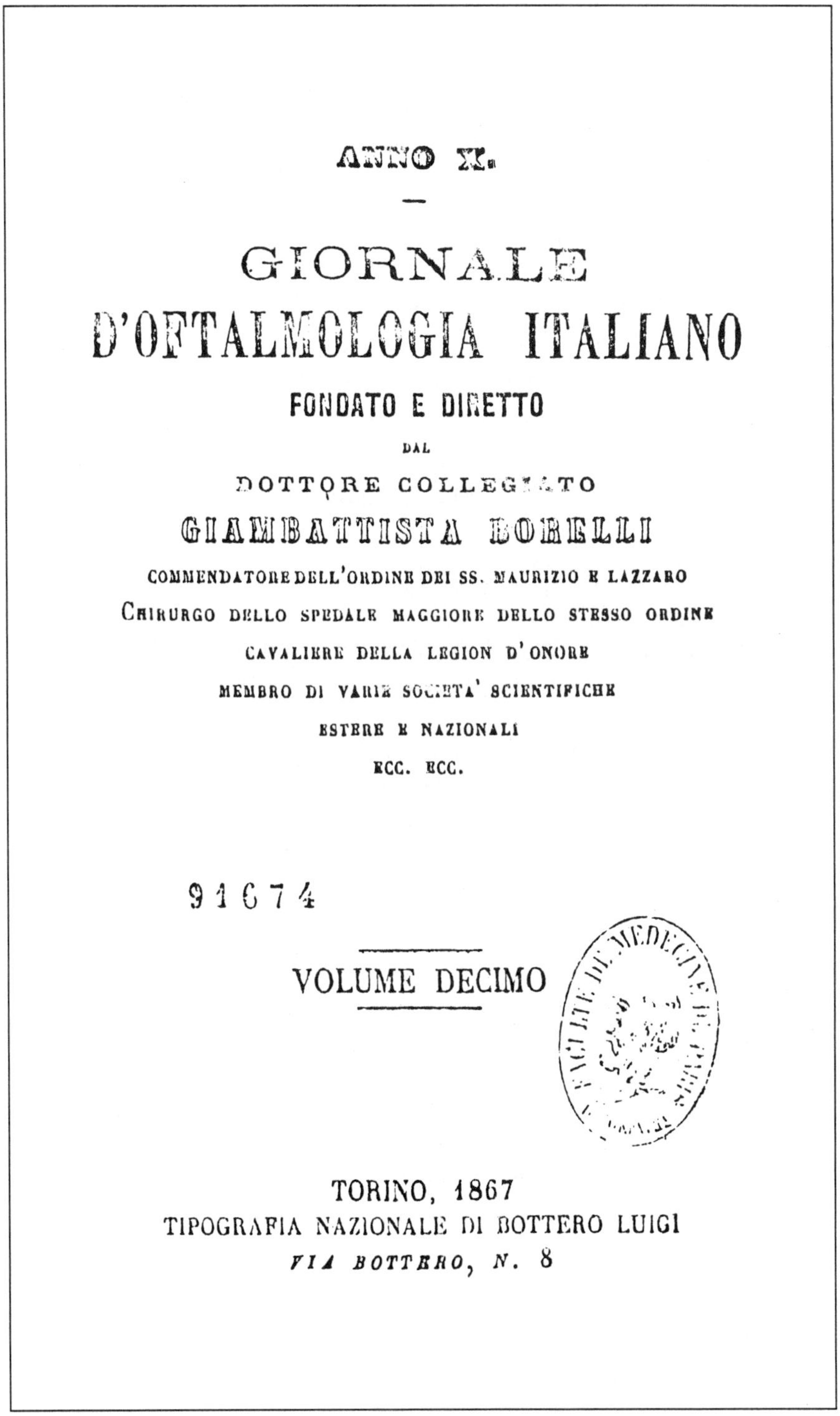

ANNO X.

GIORNALE D'OFTALMOLOGIA ITALIANO

FONDATO E DIRETTO

DAL

DOTTORE COLLEGIATO

GIAMBATTISTA BORELLI

COMMENDATORE DELL'ORDINE DEI SS. MAURIZIO E LAZZARO

CHIRURGO DELLO SPEDALE MAGGIORE DELLO STESSO ORDINE

CAVALIERE DELLA LEGION D'ONORE

MEMBRO DI VARIE SOCIETA' SCIENTIFICHE

ESTERE E NAZIONALI

ECC. ECC.

91674

VOLUME DECIMO

TORINO, 1867
TIPOGRAFIA NAZIONALE DI BOTTERO LUIGI
VIA BOTTERO, N. 8

図1 Quaglino らの論文が掲載された眼科雑誌の扉頁

> Emiplegia sinistra con amaurosi — Guarigione — Perdita totale della percezione dei colori e della memoria della configurazione degli oggetti — *Osservazione clinica del professore* ANTONIO QUAGLINO — *Annotazione alla medesima di* G. B. BORELLI.
>
> Quando Gall insegnava che il cervello è un aggregato di tanti organi che presiedono a speciali funzioni, annunciava una verità fisiologica che va ogni giorno più confermandosi per nuovi fatti. Egli però spinse troppo oltre l'applicazione pratica di questa dottrina allorchè volle assegnare a ciascuno di questi organi una sede visibile ed

図2 同上の論文題名，著者名など

文 献

1) Badal, J. : Contribution à l'étude des cécités psychiques. Alexie, agraphie, hémianopsie inférieure. Trouble du sens de l'espace. Arch. d'Ophthal., 8 ; 97-117, 1888
2) Benton, A. : Facial recognition 1990. Cortex, 26 ; 491-499, 1990.
3) Landolt, E. : De la cécité verbale. L'ésion isolée de l'image visuelle du mot, dissémination possible des centres visuels graphiques. et moteurs dans les deux hémispheres. localisation corticale du sens chromatique. Travail publie dans l'ouvrage dédie à l'occasion de son jubilé, Utrecht 27. Mai 1888 (cit. in Neurol. Centralbl., 7 ; 605-606, 1888.)
4) Mauthner, L : Gehirn und Auge. Bergmann, Wiesbaden, 1881.
5) Quaglino, A., Borelli, G. B. Emiplegia sinistra con amaurosi-guarigione-perdita totale della percezi-one dei colori e della configurazione degli oggetti. Osservazione clinica del professore Antonio Quaglino-Annotazione alla medesima di G. B. Borelli. Giornale d'oftalmologia italiano, 10 ; 106-117, 1867.
6) Wilbrand, H. : Die Seelenblindheit als Herderscheinung. Bergmann, Wiesbaden, 1887.
7) 濱中淑彦：相貌失認の神経心理学．精神医学, 24 ; 399-414, 1982.
8) 濱中淑彦：神経心理学的基本概念とその起源．Brain & Nerve, 35 ; 310-311, 1983.
同上の論文題名，著者名など

D 同時失認

I. ヴォルペルト：同時失認——全体把握の障害

I. Wolpert：Die Simultanagnosie — Störung der Gesamtauffassung.
Z. gesamte Neurol. Psychiat., 93：397-415, 1924.

池村義明　訳

　リープマンは「失語問題の現状について」（Neurol. Zentralbl. 1909）という論文の中で次の様に記述している：「失語研究者の仕事は全て，50年このかた，"知能"を分析し，それを種々の要素の組み合わせに還元することにあった，つまり，この（知能という）精神複合体は神経性基体の構築とその機能について我々が知っていること，あるいはそうだと判断したことと関係づけられるのであり，この仕事が"知能"という概念の分析に役立つであろうと思う。」即ち，私が指摘したいのは，表面的な観察ではおそらく単に知能の障害（痴呆の初期）と見ることも出来たかもしれないが，しかしこの障害は単に一つの感覚領域（視覚領域）のみを冒していたことから，認知の障害と考えられるような障害についてである。

　私がこの障害を認めた患者[原註1]は56歳の商人で，彼は1923年6月16日に私のサナトリウムにやって来た。患者はポーランド出身で，数年前からコペンハーゲンで生活している。患者は第六学年までロシア語のギムナジュウム（中等高等学校）に通ったが，経済的理由から中途退学した。彼はポーランド語，ロシア語，ドイツ語，デンマーク語が話せる。

原註1）この患者は1923年12月10日ベルリンの精神神経学会で呈示された。

　若い時も，成人してからも患者は著患を知らず，たくましくかつ肥満している。結婚しており，二人の息子がある。梅毒は否定される。

　患者は3～4年前から腎臓病をわずらっており，およそ2年前から喘息発作がある。最近になって体重が著しく減少し，日に何回となく喘息発作を来し，その都度 glycirenan 吸入やアストモリジン注射で抑えていた。

　検査により次のような所見が得られた：

　中等度の体格で，やや衰えてはいるがしかしまだまだ栄養状態は良好であった。軽度の甲状腺腫と認め，樽状の胸部。

　肺：下限は第一腰椎にまで達し，太鼓様の打音。蜂鳴音とギー音を両側聴取。

　心臓：右方と左方に拡大。心音は静かであり，脈は1分間に52，規則正しい。血圧140。

腹部はやや膨満，その他異常なし。

脚の浮腫。

神経系：瞳孔反応正常，眼球運動異常なし，顔面，舌下神経異常なし。

膝蓋腱，アキレス腱反射それぞれ正常。バビンスキー反射認めず。

尿所見：アルブミン1％，尿糖は認めず

　最初の頃，患者は日に何回となく喘息発作を来したため，日に3，4度アストモリジンの注射を受け，glycirenanを吸入した。状態は徐々に改善し，アストモリジンを止めることが出来た。患者に最初glycirenan吸入のため一日に酸素2ボンベを使っていたが，三日で1ボンベですむようになった。尿中の蛋白は0.5‰でわずかに消退していた。

　1923年10月22日夕方9時半に，偶然部屋にいた患者が，「わけの分らぬ」事を口にし，やたらと物をつかもうとするのに気付いた。患者はガラスコップを机の上に置く代わりに床の上に落した。呼ばれて姉がやって来た時，患者は意識を失って床の上に倒れていた。顔面はチアノーゼを呈して，口部に泡沫が付着，四肢をふるわせていた。瞳孔の対光反射は消失していた。30分後に意識が回復し，ややボンヤリしていた以外異常はみられなかった。麻痺はなかった。

　10月25日7時半，意識混濁を伴った重篤な喘息発作。午前中ずっと患者はボンヤリしていた。2時に突然のケイレン発作を著者は目撃する。意識は全く無く，顔面チアノーゼ，口部の泡沫付着，顔面右半分の連続ケイレン。間代性レン縮に最初右半身のみであったが，あとから弱いレン縮が左側にも出現した。尿失禁。瞳孔は散大し，対光反射消失。麻痺は無かった。バビンスキーも陰性。

　患者は発作後も2，3時間錯乱状態にあった。医師の顔も看護婦の顔も判らなかった。患者はポーランド語で悪態をつきながら立ちあがり，出て行こうとした。300cc輸血すると意識が回復し，再びまわりの出来事を了解した。続く数日間患者は談話に際して多くの言葉が浮んで来ず，デンマーク語やポーランド語を使用した。記銘力も障害されていた。さらに視力障害，とくに読書が出来ないと訴えていた。

　2回目のケイレン発作から1924年の1月26日の退院までくり返し行われた身体検査で分かったことは：

瞳孔反応正常，眼球運動異常なし，眼科学的検査異常なし。

視力：両側S=4／20；−2.5D=5／7.5。

視野：最初は注意力欠如のため，詳しい検査は出来なかった。しかし，おおざっぱな検査では半盲はみられなかった。1923年11月29日に行われた視野計による検査では中等度の中心性狭窄が判明した。狭窄は求心性検査に比べて遠心性の方が軽度であった。求心性検査では狭窄はせいぜい15°であった。のちのちの検査でこの所見は確認された。黄班周囲性弱視は存在しなかった。

色覚は終始異常なかった。

四肢のれん縮もなく，麻痺も無かった。上肢の反射は正常で，膝蓋腱反射，アキレス腱反射

正常，左右差無し。足趾反射は両側共屈側。

　知覚異常なし。失調もなく，立体失認や失行症も認めない。

　数や名前に対する記憶障害や記銘力障害が顕著であった，これは数カ月後改善されたが，患者が退院するまでは残っていた。例えば10月28日に患者は，自分でどこにいるのかも言えず，何という病院に入院しており，誰れがその病院の所有者であるのかも知らないといった。また，「私は今迄そんな事一度も気にした事がありません」とか「そんな質問には全く興味がありません」というような一般的な言いまわしで医者からのがれようとする。「あなたは今どこの町にいますか」という質問に対して，長い間ためらったあと，「ベルリンです」と答える。彼は日付を述べることも出来ず，いつ生まれたのか，何歳であるのか，いつ結婚したのかも知らなかった。さらに彼はこの記憶の欠損をべつに異常なことではない，と言おうとする。そんなことは全く知らなかったと主張し，そんなくだらないことを気にもしなかったと述べる。前もって言って聞かせた簡単な単語や3ケタの数字をすぐ忘れる。

　10月31日には患者は，自分がシュラハテン湖のサナトリウムにいることを認めた。しかしその病院がある通りとか家の番号は知らなかった。記銘力は依然として悪かった。

　1924年1月の初め患者は病院の場所と通りを正しく言えたが，家の番号は知らなかった。何月何日かは知っていたが，何年であるかは正しく言えない。問いに対して普通1905年とか「1915年」，「1919年」と答える。正しい年号を言ってやっても，数分後にはそれをすぐ忘れる。しかし記銘力については，患者が4ケタあるいは5ケタの数を2，3分間把持する限りでは良好であった。

　出来事についての記憶は良かった。患者は日常生活や歴史，政治に関する些事については雑談の中でよく思い出すことが出来た。しかし，一旦日付あるいは出来事の年代を訊かれると全く駄目であった。

言語

構音障害（一）

　言語了解にはいつも問題は無かった。

　自発言語では語彙に乏しく，ドイツ語の語彙の貧困さをロシア語，ポーランド語，デンマーク語あるいはさらに表情や身振りで補おうと努力した。文章構成に異常がないから，表面的なテストや通常の談話では障害は目立たなかった。それはせいぜいドイツ語の語彙に乏しい外国人ぐらいとしかいえないであろう。

　復唱も問題なし。

　系列言語10月31日：曜日，月の順唱は迅速でまちがいなく言えるが，逆唱は全く不可能である。数の逆唱はゆっくりではあるが正しい。11月6日：逆唱も正しいが，ゆっくりである。

446 失　　認

物体と絵図の認知

　呈示された個々の物体や絵図は認知出来たが，しばしば呼称出来なかった。忘れたドイツ語の代わりにポーランド語やデンマーク語が呼称のためにひんぱんに使用された。

　10月31日の記録：

　じょうご (Trichter)：「Liek（ポーランド語では Lejek）……Tericht。何かを注ぐためのものです。」

　ボール (Ball)：「何という名前か思い出せませんが，しかしそれが何であるか分かってます。」

　じょうろ (Gießkanne)：「何であるか分かってます。塗るもの……注ぐもの，水をかけるもの，夏に水をかけます。」

　11月6日にはメガネをカン詰め食品という。

　11月27日には次のような物体を正しく命名した：エンピツ，ボタン，クギ，カギ，マッチ，紙切りナイフ（しばらく間をおいてから），センチメートルサシ，定規，インクビン，インク，ペン軸，箱，カレンダー，灰皿，カン，ビン。

　打診用ハンマー：「それは知りません。考えても分かりません。うーんっ。分かりません。何ですか，教えて下さい。非常に知りたいですね。（ハンマーのゴムの部分を示すと，）ああゴムです。」

　「ハ……」と少しいいかけてから，「ハンマーです。」

　バンソウコウ：「指にハリつけるもの……ちゃんと言えればいいんですが，分かりません……（一分後）バンソウコウです」

　物体の絵の呼称：スプーン，トランペット，ムチ，ツエ，フォーク，ナイフ，ピンセット，ハサミ，ハンマー全て正解。

　篩（フルイ）：「Ssito（ロシア語）……篩の小さいの。」

　じょうご：「tericht……私の国では Liek と言います。」

　サラ：「Reller……サラ (Teller)」

　手斧：「エーと，ハンマーの小さいやつ……まさかりです。」

　じょうろ：「水をかけるもの，花に水をまくためのもの。」

　菓子型：「パンかご」

　この絵を患者は認知出来なかった。この場合は単にまちがった呼称だけではなかった。患者に塩，コショー，酢などの薬味入れの絵を見せると，その認知のまちがいがくり返された。最初，患者は鐘だと思った。そしてそれを否定してからやっと絵を理解し，ロシア語で ssudok（正解）といった。

　一つ一つの物体の絵をほぼ完全に認知出来たのにある行為をあらわす絵は認知出来なかった。患者は細部を認めはするが，それをまとめることが出来なかった。患者に何枚かの絵をくり返し呈示し，それらは何の絵であるかたずねた。

10月31日：一人の牧童が牧笛を吹いている。牧童の前に何羽かの鴨がいる。患者はカモと牧童をゆびさし：「ここに一羽のカモがいて，ここにも一羽のカモがいます。一人の少年がいます。」（少年は何をしているの？）「ねています。」（その少年はそこで何をしようとしているの？）沈黙。

11月2日：コペンハーゲンの住人が行き交っている一枚の街路の絵ハガキを患者に見せて，この絵には何が描かれていますかとたずねると，患者は通りを歩いている一匹の犬を示し，「犬が一匹います」と答える。

11月9日：Binet-Bobertagの知能テスト用の一枚の絵（図を見よ）。

「少年が髪の毛をひっぱられています」（何故？）「たぶん秘密をもらしたからでしょ。」（どうしてそう言えるの？）（かくれている少年を示して）「彼がそこで盗み聞きをしているからです。」

（でもこれは別の少年でしょ。）「そうです別の少年です。」

（では最初の少年は何故髪の毛をひっぱられているの？）「分かりません，そんな事一度も気にしたことありません。」

郵便局の窓口の前に人の列が出来ている一枚の風刺漫画を見せる。

（この絵は何の絵ですか？）「人物」です。

（どんな人物ですか？）「そうですね，子供と，太った男の人一人，女の人が一人います。たぶん芝居に出て来る人物ですね。」

（何故人物がそこに立っているのでしょう？）「そこに立たされているからです。生徒の様です，……太った男の人の様でもあり……女の人の様でもあります……分っています。」（この少年は手に何を持っていますか？）「この少年は手に……一枚の封筒……封筒ももっています。……（ためらいながら）郵便局で……ちがいますか？」

何枚かの絵が患者にくり返し見せられた。いつも同じ様な返答しか得られない。個々の細部は認知するが，その全体，行為が把握されていない。

一枚の港の風景の絵を8つの部分にちぎって，それを再び一枚の絵にまとめるよう要求すると，患者は全て失敗する。適合しない部分をくっつける。まちがいに気付き，もう一度やるが，うまくゆかない。患者は疲れ，もう止めてほしいとたのむ。

トランプの認知。11月6日に行われた，テストでは，患者は一枚も残さず全部のカードを認知出来た。患者は各々のカードを重要さの順に従って並べなければならない時には，カードを机の上に置き，カードを一枚一枚大声で読み上げたならば，その課題を解決出来た。「エース……キング……クィーン……」といって，正しいカードを取り上げる。しかし，患者にカードを渡してやり，読むことを禁じた場合には駄目だった。何枚かのカードを左手に取り，その中から一枚を右手で抜き出すが，当惑したままでそのカードを再び左手に持っているカードの中へもどす。この動作が数回くり返されたが，結局目的は達せられなかった。そして，「メマイがします」という。患者は熱狂的なポーカファンであるが，今ではもはやいろいろなポーカの組み合

わせを認知出来なかった。11月11日にはしかしこの症状は既に見られず，ゆっくりではあるが，患者はポーカの組み合わせを認知し，カードを大声で読みあげなくても選び出すことが出来た。

読み

　10月25日二回目の発作のあとすぐ，患者は読むことが出来ないのに気付いた。妻から手紙をもらっても，彼はそれを読んで聞かせてくれるようたのみに来る。10月28日，最初の詳しい検査が行われ，患者は一つ一つの文字は認知出来ることが分かった。勿論時々混同がみられた。たとえば，ドイツ語のhをbと言い，ドイツ語のrをcと言い，ドイツ語のBをVと言った。しかし，文字をよく見ればそれをちゃんと認め，あやまりを訂正した。テキストはまとめて読めませんといい，一体どうなったのでしょうか，教えて下さいと興奮してたずねる。「私は目が見えなくなったのでしょうか？　読めません。」しかし，彼にまとまったテキストを読めることが分った。但し，強くうながしてやると逐字読みで非常にゆっくりと読む。その際，指で文字を押えなければ再び分からなくなってしまう。単語の半分まで正しく逐字読みしてから，読み取るためにさらにつづける。読み終えてしまうと，読み取ったものは正しく理解していた。11月2日，患者に質問を書き込んだ一枚の紙片を渡す：「犬は飛ぶことが出来ますか」読み終えるまで2分間を要し，そして医師を見ながらほほえみ，「何故またこんな冗談を」いいたげに手まねをしてみせる。読めれば，患者は書かれた冗談を理解する。時折，患者は「駄洒落ですよ」と注釈をつけ加える。

　10月31日，読みのテストの際，患者に新聞を渡し読むようにいうと，突然隔字体（訳註：字間あるいは行間をあけた文字）や肉太の文字あるいは他の何らかの理由で彼の注意を引いた文字だけを正しく読む，しかし，時に語尾がまちがっている，例えばVerantwortlichkeitの代わりにVerantwortungの様に。医師が強くうながすと努力しながらゆっくりと正しく逐次読みする。その場合小さいあやまりがみられるが，のちに訂正する。少しスピードをあげて読み始めるとあやまりが増える；検者の激励が少なくなると，読み方は乱れ，語を省略したり，行をとばしたり，語尾をまちがえたりする。また患者は，全々読めません，と言うこともある。11月19日には如何にうまく読めたか一例を示そう。ベルリン日報（ドイツ文）の小さな記事であったが，それは次の様なものであった：

　"Ein ablehnendes Miß trauensvotum. Auch die Auflösung des sächsischen Landtags abgelehnt. Der sächsische Landtag stimmte in seiner heutigen Sitzung zunächst über den kommunistischen Antrag, der Regierung ein Miß trauensvotum auszusprechen, ab. Dafür waren Deutsche Volkspartei, Deutschnationale und Kommunisten, dagegen Sozialdemokraten und Demokraten. Der Antrag verfiel mit 48 zu 48 Stimmen der Ablehnung."

　（不信任投票否決さる。ザクセン州州議会の解散も否決さる。ザクセン州議会は本日の議会で，政府に不信任投票を表明する共産党側の提案について先ず投票を行った。賛成はドイツ国民党，ドイツ国粋党，共産党で，反対は社会民主党と民主党であった。提案は48対48で否決された。）

"Ein…ein ab…lehnendes Miß trauvotum…ja,Miß trauvotum…Auflösung des sächsischen Landtag, Landtag ablehn. Auch Auflösung des sächsischen Landtages,Land.と患者は読む。（ここで患者は中断する。abgelehnt という言葉を読むべきところをしかし）La,何ですかこれは一体？ Lein oder Beanlehnung（医師：そんな言葉はありませんよ。）でもよく見えないんです。Landtagsablehnung. Der sächsische Landtag nimmt an für heute,für heute, heutige Sitzung zunächst, zunächst komm……kommunistische（医師：単語を二つ三つ抜かしましたよ。）でも，まだよく見えないんです。der sächsische Landtag nimmt an,an,an die heutige Sitzung zunächst über den Kommunisten, Kommunisten…über Antrag, Antrag ab（ここで患者は一行とばす。それを注意すると再び前からやりなおす。）der sächsische Landtag an die heutige Sitzung zunächst Kommunisten Antrag…in der heutigen der Regierung…ein Miß trauensvotum ab… abzurechnen…aber dafür…dafür…dafür…waren deutsche Volks…Volkspartei, Deutschnationale…Komm…Kommunisten…da, Kommunisten daweg…Sozial…Sozialdemokraten,hier steht Sozialdemokraten,kommt noch einmal Demokraten…Sozialdemokraten und Demokraten（ここで患者は中断し，ふたことみことしゃべる。しかしどこで中断したのか分からなくなり，どこからでしたかね？ とたずね，しばらくさがしてから再び始める。）Sozialedemokraten…und Demokraten…dem Antrag fiel 480 Stimmen ab und…あとは見えません。めまいがして来ました。

　この読みのテストでは最初のそれと比べて進歩がみられたが，それでもまちがいが多くみられたから意味をふまえた読みとは言えなかった。努力しながら読み，よくつまり，多くの言葉を省略した。他方，次の語句を意識するための時間をかせぐかの様に，既に読んだ語をくり返した。完全に行を抜かしたり，注意をそらせると続きが分からなくなったりした。省略がくり返しみられる：音節の省略，例えば Miß trauensvotum の代わりに Miß trauvotum, 語尾の省略あるいは変更，例えば kommunistischen の代わりに Kommunisten,また文法的あやまり，追加もみられる，例えば abgelehntes の代わりに ablehnendes, ab の代わりに aber などである。さらに取りちがえもみられる，例えば stimmte in の代わりに nimmt an, dagegen の代わりに daweg, auszusprechen の代わりに abzurechnen。また Beanlehnung, Landtagsablehnung のような意味のない語新作もみられる。

　1923年12月5日には最初流暢に読むが，しかしすぐに疲れ，次のようなあやまりをする：Kultusminister の代わりに Kulturminister, Kirschenverfassung の代わりに Kirchenfassung, vor の代わりに vom，"die"とか"in"のような言葉はよく省かれる。指でたどりながらゆっくり読めば，あやまりは少なかった。あやまりを指摘してやれば，いつも訂正した。読みを一旦中断すると，もうすでに中断した箇所が分からなくなる。

　読みも次第に改善し，一方あやまりもうんと少なくなり，早く読めるようになった。

　黙読は音読と全く同じであった。

数字の読み

一ケタの数字はどれも認知出来た，二ケタ，三ケタではしばしばあやまりがみられ，四ケタあるいはそれ以上になると正しく読めない。

12月5日：2724「72と4と……」，634718，数字一つ一つは認知出来るが，判読に完全に立ち往生。12月10日のベルリンの精神神経学会で患者を紹介したときには，始めて六ケタの数を正しく読めた。

書字

書字では先ず行運びの障害が目立った。一行目が二行目にずれこむ。何故そんな書き方をするのかたずねると，「これがクセになりました。」と答える。病気になる前に書いたものと比較すると，この返答は言い逃れであることが分かる。患者は変音記号を忘れ，schönes の代わりに shones と書く。Moorizplatz の様に多くの文字を重ねて書く。spazieren の代わりに spaziereren と書く。Sanatorium の代わりに Samatorium と書く。病気前にはこんなあやまりは一度もみられなかった。興味あるのは10月28日つまり二回目の発作の3日後にみられたあやまりである。28の代わりに820と書いた。

描画

三角形，四角形，十字，円のような単純な幾何学図形の描画では形は正しいが，しかし正確に描けない。2，3度やりなおし，保続がみられる：円と四角形を描いてから，十字を描くはずであったのに，先ず円を描き，つづいて四角形を描いた。四角形は一部円にひっかかる。再び四角形を描きなおすが，また十字に重なってしまった。

人間，馬のようなより複雑な図形は描くことが出来ない。患者は描くべき対象とはほとんど似てもつかない2，3本の線を引くだけである。患者は，これまで一度も絵を描く機会がなかったと主張する。彼の主張を確かめることは出来なかった。

聴力

聴力は障害されておらず，歌をうたって聞かせたり，口笛でメロディーを口ずさむと，患者が知っている曲は全て認知出来た。

見当識

注目に価するのは空間見当識の障害である。これは，患者が11月4日に最初病室を出た時に分かった。彼は集会室に行く代わりに，となりの診察室に入っていった。診察室に入って患者は自分が見当違いをしているのに気付いた。庭に出ようとした，建物や庭のことはすでに数カ月前から知っているのに，庭に出るドアが分からなかった。ドアを教えてやると，二，三歩進むが，どうしてよいか分からず立ったままであり，丁度始めて見知らぬ場所にいる人のような

様子をみせた。次の日には昼食の時共同の食卓の他人の場所に座った。彼の席はすぐ隣にあったのに全く気付かない。

知能

何時間にもわたってくり返し談話したが，一般的知能障害の片りんすら認められなかった。すでに述べた様に，ユーモアも理解した。それが即座に機知に富んだものでなければ，彼はそれをけなした。11月2日，患者は船乗り，海，死そして百姓，町，ミルクから二つの文章を作るように言われた。問題をただちに解決した：「船乗りは海で死ぬ。」「百姓はミルクを町へ持って行く。」区別問題も正しく解答した。

その後の経過

その後身体状態の悪化がみられた。心搏動は不規則になり，脚の浮腫は増大し，喘息発作が頻回に現れた。尿中の蛋白量は4‰にまで増えた。

12月7日，患者は床に横臥した状態で発見された。錯乱しており，言語は全く不明瞭で，顔面はチアノーゼを呈していた。半時間後，患者は再び意識清明となり，全てを認知した。神経系の所見は不変のままであった。

1924年1月20日にさらにケイレン発作が起こったが，これは経過に対して何ら影響を与えなかった。ただ記銘力のみがやや悪化していた。

1924年1月26日患者はサナトリウムを退院した。言語には問題なかった。健忘性失語の痕跡もなかった。数と単語の記銘力は悪いままであった，これは最近のケイレン発作のあとさらに悪化した。Binet-Bobertagの絵の全体的行為を最近まで把握出来なかった。読みの際最初逐字読みには気付かれなかった。患者は早いテンポで読み始め，しかし文を一つか二つ読むと疲れてしまう。それから読む速度が少しずつ落ち，一音節ずつ断綴性に読む。結局逐字読みに移行する。患者はまた多くの語句をその関連から判読しようとして，上述のようなあやまりをおかす。見当識障害はもうすでにみられない。

上述の症例の所見をまとめると，次のようなことが分かった：この症例は慢性気管支炎，肺気腫，心筋変性それに突然二回のてんかん様発作を来した慢性腎臓疾患を伴った一男性である。以上につづいて次のような障害が証明された：1．あとで消退した軽度の健忘性失語，2．記憶と記銘力の障害，3．書字障害，4．描画障害，5．a) ある行為を表している絵を見ても，きまって，細部は認知されるのに全体を把握出来ない。b) 読書に際しては，語を即座に把握出来ないので，その文字一つ一つをおさえてから一つの語にまとめなければならない（つまり逐字読みである），そして逐字読みをしなければただちに多くのあやまりがみられる。c) 空間見当識の障害。

この症例では大脳に対する中毒性（尿毒症？）の影響が問題であったと思われるが，しかし私はこの問題に詳しく立ち入るつもりはない。病理解剖学的所見無しでは理論を立てても意味

がないから，ここでは如何なる解剖生理学的論述も，如何なる局在論的論述もさけたい．私にとって何にもまして肝腎なことは，我々の症例にみられた認知の障害，読みの障害，見当識の障害を分析し，それと類似の障害との関係を見出し，そしてこの障害の病理学的立場を明らかにすることである．この症例において何ら注目に価するものがみられない健忘性失語やたしかに興味はないことはない書字障害と描画障害には立ち入ることを断念しなければならない．

　絵図の中の行為の認知，読書，空間見当識の障害を一つの障害単位として把握するきっかけとなった共通項は，つねに全体把握が障害されている，つまり患者は全体を把握出来ない，一方細部，すなわち全体を構成している各要素は認知出来るという事実である．個々の物体に対する失認は無い．ただ二度ほど患者は一枚の絵を即座には認知出来なかった．その時彼は菓子用の鉢をパン籠，薬味台を鐘といった．しかし，このあやまりはやがて再び訂正された．障害が非常にハッキリみられたのはトランプカードによるテストであった．トランプ遊びには年期が入っていたので患者は一目で手にどんな組み合わせのカードをもっているか，言い当てることが出来るはずであった．しかし，その一枚一枚のカードは認知出来るのに組み合わせに関しては駄目であった．同じ障害が，一枚の絵の各部分を一つにまとめ上げることが出来ない場合にもみられた．読書に際しては各文字（各要素）を認めはするが，単語（全体）を認知出来ない．正常成人は単語を同時に読むのに，患者は単語を文字や音節に区切りながら読む．同時に読もうとすると，あやまりがみられる．空間見当識も，細部は認知されていたから，全体機能として障害されていた．

　細部は十分認知出来るのに全体を同時に把握出来ない状態を，全体把握の障害あるいは同時失認と呼ぶことが出来る．

　我々の症例の様に視覚性の同時失認の場合はそれが，他の障害のどれにも還元出来ないような独立した障害であることを先ず認めなければならない．つまり，これは知覚性の障害でも，視覚作用の障害でもない．臨床所見からこの可能性は除外される．患者には近視があるが，-2.5ヂオプトリーのレンズで3/4 (0.75) の視力まで矯正出来る．視野は狭窄しているが，狭窄はこの障害を説明するのには十分でない．黄斑周囲性の弱視も無い．色彩知覚は正常である．この障害を注意力の障害に帰することも出来ない．というのは聴覚刺激が作用すれば注意力は障害されていなかったからである．診察中ずっと患者は注意して聞き入っていた．視覚的把握のテストで注意力障害が見られても，これは単に二次的なものであった．正常人でも理解出来ないものだとか，ほとんど理解出来ないものを呈示すると注意力は落ちる．因みに患者が認知出来た物体を見る場合には注意力は減退しなかった．それと全く同様に記銘力の障害を同時失認の説明の為に利用することは出来ない．もしそうでなければ，同時失認は同時的（視覚的）作用におけるよりはむしろ継時的（聴覚的）作用，例えば説明などにおいて見られたかもしれない．また，患者は見たものを把握しているが，しかし語健忘のために自分の考えを表現出来ないのかもしれないという仮定も放棄しなければならない．患者が一個の物体や一枚の絵を見た時，それを認知するが命名出来ない時の患者の顔の表情や態度を見たはずである，あるいは会話を

交わしている時患者が言葉につまった場合，その表情と態度を，彼が呈示された絵の中の行為を見て理解に苦しんでいる目つきと比較すれば区別はつくはずである。

　文献を見わたしてみる限り，談話切迫，注意の転導性，執着性，観念奔逸のような症状のほかに，呈示されたものの全体を把握出来なかったような症例を記載したのはこれまでHeilbronner 原註2)だけであった。彼の症例は子癇性精神病に罹患した18歳の少女であった。百姓家の台所が描いてある一枚の絵を彼女に見せた。彼女が言うには；「ここに一人の女の子がいます，彼女は青い前かけをして，赤いスカートをはいており，手にはナベをもっています。髪の毛をうしろに垂らし，白い長靴下をはいて，そこから何か赤いものが出ています。」患者は長い間同様の細部描写に熱中しており，全体が何を意味するか言うように言っても全く動じない。またべつの機会に，一枚の百姓家の部屋の絵を見て言うには；「男の人が一人と女の人が一人と子供が一人，絵画が二枚と糸車が一台，そんなもんですね。」一方，沢山呈示された物体一つ一つの絵はみな認知出来た。勿論まちがいは我々の症例よりはるかに多くみられ，それは粗大な性質のものであった。読書に際してHeilbronnerが先ず気付いたのは「個々の部分表象（文字群）が結果に対して影響を与えること，つまり患者は一般的傾向としてその結果を既知の言葉にあてはめようとした。」その後，患者は部分印象に対してそれぞれを命名することで応じた：「患者は先ず知らない言葉を，次いで既知の言葉さえも単に文字に分解して逐字読みをするだけであった。」場所の見当識に関しては，病院内の各部屋をまちがえた。これについてHeilbronner は述べている：「患者は何カ月にもわたる病院生活ですでに一つ一つの部屋を正しく区別出来ており，しかも見当識障害は精神病消退後には再びよくなったのだが，それ故にこの事（場所の見当識障害）は重要視してよかろう。」Heilbronnerは当然のこととしてこの場所の見当識の障害を，我々が全体把握の障害と名付けた障害と関係づけている。見当識不全に対しては先ず前に述べたように，呈示される個々の印象を一つにまとめあげることの欠陥が問題になろう；浴室の構成要素全部が浴室の全体表象を喚起することがなければ，患者は当然，「わたしは浴室で横になっている。」という結論にも到達しない。

原註2) Monatsschrf. f. Psychiatr. u. Neurol. 17

　Poppelreuter 原註3)は後頭葉損傷後の同様の障害を観察した。一人の男性患者はBinet-Bobertagの絵を見て述べた：「ここに一人の男の人がいます。いや，これは全部男性です。」何が起こってますか，という質問に対して，「何も思い浮かびません」と答える。そして窓を示しながら：「壁に一枚の絵がかかってます。」べつの男性患者：「この上の方に部屋があります（しばらく沈黙）。一人の男の人と二人の子供がいます（いばらく沈黙），そして割れた鏡と一枚の絵があります（図版を回転させる）。学生帽や石盤そして本が見えます（棚のうしろにいる少年を示す）。これは一体どうなっているのか分かりません。」さらにPoppelreuterは我々の症例と非常に似た読書障害を有する症例について報告している。「この患者は印刷されたテキストを読む

際，丁度6歳の子供の様に自分の声に聞き入っている。スペルを言いながら一音節ずつ読み，再び最初からやり直す。一つ一つの文字に読みあやまりがある。」

原註3) 戦争による頭部銃弾創による精神障害　Bd. 1 1917 Z. f. d. g. Neurol. u. Psychiatr. XCIII

　精神盲障害はたしかに細部の認知は出来るが，全体のそれが出来ない[原註4]という一般的報告はべつとすれば，上述の障害を示唆しているような文献をほとんどみたことがない。その理由としては，この障害がまれであるということではなくて，このような患者は軽度の痴呆患者とみなされるかあるいは精神盲患者もしくは失読症の患者とみられ，それは検者が症例の正確な分析をする努力をしていないことに帰せられると思う。「重篤例」は詳しく研究されているのに，この病態の原因や病理の理解にとって重要な「軽症例」はしばしば無視されている。

原註4) v. Stauffenberg を参照せよ（精神盲について，1914）：「注目に価するのは，知覚されたものの形態を記載するに際して，しばしば本質的なものを見抜く能力に全く欠けていることである。一方，何らかのささいな細部は強調されている。形としての全体が注目されていない……」「空間—即物的装置におけるなめらかさの欠如」についての Rieger の興味ある論述も参照せよ。(Rieger, 脳内各装置について，イエナ　1909)

　偶然私は，私の症例の一つにおいて視覚性全体把握障害を観察する機会を得た。
　症例は63歳の男性で，彼は医師に対して不信感をいだいており，診察を受けるのを嫌う。したがって検査は社交的会話の形で行わなければならなかった。1921年11月患者は意識混濁と錯乱発作を来した。ケイレンはなかった。それ以来読むことが出来なくなった。家族の話では，主治医はこれを失読症といったという。状態は現在新聞を読める程改善した。患者は語を指でおさえながらゆっくり読む；"ist"，"wir"のような短い語を時々省略する。長い，むつかしい語は一音節ずつ区切って（断綴性）読む。読む時あやまりがみられる，例えば Galle の代わりに Gatte, Sepsis の代わりに Septis。しかし，そのあやまりを注意されたりあるいはその語がテキストに合わないと気付けばあやまりを自ら訂正する。患者によると，彼はたいてい文章の終わりを予想出来るが，まれな，未知の「合成語」は読みにくいそうである。以前は，彼が言っている様に簡単な語でも「音節を合成」しなければならなかった。
　Binet-Bobertag の絵の行為を把握出来なかった。これは息子を祝福している父親だという。それがちがっていることに気付くと，「それとも父親が息子を叩いているのですか」とたずねる。2，3分後患者は少年の頭から落ちている学生帽に気付き，言った：「帽子が頭から落ちてます，だから叩いているのですね。」男の人が何故少年を叩いているのかという質問には答えなかった。
　そのほか患者の知能には異常がないことを強調しておきたい。彼は最近まで仕事をしていたし，今でも名誉職としての任務も果たしている。

全体把握は個々の事柄あるいは個々の絵からなる複合体をまとまった全体として知覚することである。個々の事柄が認知出来るからといって，全体が認知されるはずであるとは言えない。人は，一枚の絵の各部分が無関係にバラバラに並んでいるのではなくて，一つのまとまった意味のある全体，つまり一枚の絵として見えるまでには，一定の精神的発展過程を経験しなければならない。5歳の子供はまだ一枚の絵を見て全体を把握することは出来ない。「この能力に対して特別な訓練を受けないで成長した5歳児の自発的な記載には，これは一本の木です，これは一軒の家です，これは一人の男の人です，これも一人の男の人ですというような常同的言いまわしとはちがった何かがまれならずみられ，描かれている行為は全て把握されないかあるいは全く不十分にしか把握されないで，事柄と人との相互の関係は，問いつめれば，全くまちがって報告される。」とBühler[原註5]は述べている。細部の認知だけがいまだ全体把握の条件とはならない様に，文字は知っていてもまだ熟達した読み方は出来ない。練習をつんだ人は語あるいはさらに語群を一度に（同時に）了解するのに対して，初心者は文字に分解して一字一字読まなければならない。全体把握能力は一度だけ獲得されればいいというものではない。何か新しいこと，未知の事を学び取ろうとする時にはそこでまた新たに獲得されねばならない。全体把握能力を獲得するまでの精神発達を経験するのは子供に限らず，成人が何か新しいこと，例えばモールス符号の解読を学ぶ時も同じことである。我々が現代絵画を観賞する際に，この能力（全体把握能力）を如何に習得するかを自らの例に即して知ることが出来る。絵が我々の目には色彩と線の単なる錯綜としか映らない段階を経験してから，はじめて，いまだ全体を把握することは出来ないが，細部を区別するようになる。現代絵画もくり返し観ていると全体把握が可能になる。そして，現代絵画の展覧会を何度も観賞している人は一目でその描写を把握し，「了解する」であろう。しかし，一方修練をつんでいない人や慣れていない人は細部を観ているので（全体が）分からなくなってしまう。従って，全体把握能力のテストでは患者の知識の程度，つまり教養を考慮しなければならない。

原註5）子供の精神発達　2版　1921

　全体把握能力の発展にとって訓練や記憶力が如何に大切かを実例が示してくれる。一枚の絵が先ず沢山のエングラム（記憶痕跡）をあとに残すような過程を考えてみる。絵をくり返し観ていると全体把握にとって重要ないくつかの細部は深い記憶痕跡を残すが，他方，重要でない細部は何ら痕跡を残さない，つまり看過されてしまうのである。これによってある程度細部の選択が行われるのである。結局，絵は沢山のバラバラの記憶痕跡を作り出すのではなくて，同時的記憶痕跡を生むのである。この過程を同時形成と呼ぶことが出来る。全体把握は認知の最終段階であり，即ち認知機能である。つまり，最高次の認知機能であり，そして同時に最高次の精神機能としての知的機能である。

　全体把握の障害（同時失認）は退行現象の一つであり，機能の解体である。病気になる前に

はその教養に応じて絵画描写を把握出来ていた患者は，今や絵の細部は正しく認知出来るにもかかわらず全体把握が出来なくなっている。患者は単に細部の羅列を見ているだけである。この意味で患者は再び子供にかえってしまっているのであり，もはや木を見ても森を見ることが出来ない。読みに際して患者は—子供か初心者の様に—語を文字に分解して逐字読みしなければならず，その際子供や初心者にみられるような特徴的なあやまりをおかす：取りちがえ，縮小，文法的あやまりなどである。これらのあやまりは，Messmer[原註6]が認めているように子供の年代にとどまっている。患者の読む速度は丁度子供のそれを想起させる。子供はせっかちに読む場合，最初がもっともテンポが早く，それから思いがけないテンポの動揺があり，結局は正常の読みテンポにかえる（Messmer）。

原註6）読書の心理について　Leipzig　1904

　我々の症例では全体把握の障害は視覚の領域に限られている。即ち，それは視覚性同時失認であり，聴覚性全体把握は障害されていなかった。しかし，聴覚領域にも同様の独立した障害，即ち聴覚性同時失認が存在すると思われる。私の考えでは聴覚性同時失認であると思われる文献例二例についてここで述べてみたい。

　第一例は1871年 Schmidt[原註7]の報告したものである。「いくつかの母音が区切って発音されるとこの女性患者はそれを聞き，復唱することが出来た。普通の方法で一音節語を聞かせたがそれは理解出来なかった。しかし文字一つ一つをハッキリ区切って明瞭に発音してやるとそれを復唱出来た。多音節語の場合では最初に一音節を明瞭に発音し，つづいて次の音節を同じように発音し，それから二つをいっしょに発音して始めて，患者は語を理解する。その後次第に患者は言葉を早く理解出来るようになったが，しかし，言葉をハッキリ，かつゆっくり発音してやるとくり返さなくても，それがたとえ短い文章でも即座に理解出来るまでには半年かかった。聴覚が改善するにつれて，言語能力も良くなったが，しかし談話の際にいつも何か努力が必要であった。のちに患者が語っている様に，談話の際はよく聞き取れたが，それがこみ入った雑音である時は何も聞き取れなかったそうだ。」Schmidt は患者が発音された語を理解出来ない理由として，「患者は個々の文字の音を十分な早さで連続して把握し，それを一つの語としてまとめることが出来ない」と考えた。

原註7）Allg, Zeitschr. f. Psychiatrie 27

　第二例は Liepmann[原註8]の観察による。それはある薬剤師であって，彼はほとんどあやまりなく読み，書けたが，話をするのはやっとであった。語聾であったがしかし短い言葉や一音節ずつなら理解出来た。「正しく知覚された言語要素を正しく組み立てることの障害が想定された」（Liepmann）。

原註8) Neurol. Zntrakbl. 1908　665ページ

　もし，Poppelreuter も言っている様に，知能を個々の精神的高次機能の総和，その場合純粋に心理学的尺度だけでなく，社会的尺度もその規準として考慮されなければならないのだが，と定義するならば，高次の精神機能の一つである全体把握の障害としての同時失認は知能障害といえる。しかし，同時失認は識別の障害に還元されるから，認知障害とも理解出来る。しかし，結局この障害に如何なる名称をあたえようとそれはどちらでもよいことである。大事なことは，これは十分な特徴をそなえ，厳密に区別出来，一つの感覚領域のみに関係し，行為のある特定の部分（認知，識別）のみを冒す障害であり，単に知的障害（全般性痴呆といったようなもの）として片づけてはいけないものであるということであろう。

　ここで私は同時失認の概念を Liepmann の観念性あるいは disjunktive Agnosie（分離性）失認と区別したい。Liepmann 原註9)は観念性障害を「個々の印象の合一が起こらない状態」と定義しているから，同時失認と観念性失認は同じものとみられるかもしれない。しかし，Liepmann の症例が明らかにしている様に，彼の症例にみられる障害は個々の印象の合一が起こらないことに基づいているのではない。Liepmann の患者はおもちゃのラッパをピストル，ハケを口ヒゲと言った。これらの例が我々のそれとちがうところは，そのあやまりが生じるのは，対象の認知には不十分な一部のみが認められただけであり，その細部各々全てにわたって識別されたのではないことによってである。しかし Liepmann 自身も述べている：「私の患者は最初このおもちゃのラッパの刺激複合体全体のうち，管状をした形と開口部があるという特徴と換気弁，これはたしかにピストルの撃鉄と似ている，をとらえ，この部分集合体が連想的にピストルのイメージを引き起こし，こうして連想的にひき起こされたピストルのその他の特徴はピストルとはちがった特徴をさらに評価する上での障害となった，と考えたい。」つまり，この誤認は認知した細部を一つにまとめあげることが出来ないのではなくて，細部を不十分にしか識別していないことによっているという考えである。

原註9) Neurol. Zentralbl. 1908

　ここで私は，Liepmann 原註10)が行った，同時失認は Pick のいう統握 Komprehension の障害の領分に属すると言えるかもしれない，という提言を立ち入って述べてみたい。統握と呼ばれるものは，ある全体の各部分部分をその空間的全体関連の中で意識の作用によって概観する能力の事である。この能力の障害が必ずしも認知した細部を一つにまとめあげることの障害と同じである必要はなく，我々が Liepmann の観念性失認の症例でみて来たように，細部の不十分な認知にもとづいていることがあるのをべつとすれば，私の考えでは，Pick 原註11)によって記載された症例ではそれを，ある全体の個々の部分を意識作用で以て概観するという能力の障害によって説明出来るとするよりは，はるかに複雑な障害である。より小さい病象ならしばしば迅

速に認知出来る患者でも大きな絵の中にみられる部分についてたずねられてもそれを認めることが出来ない。患者が見たものあるいは命名したものを少しずらしてやると、彼はさらにそれを追い求める。看護人を示しながら、あの人が見えますかと患者にたずねると、「この人ですか、よく見えます。」と答える。しかし患者は看護人の手を見つけることが出来ず、結局看護人を見失ってしまい、彼を目でさがす。60cmの大きさの半身像では患者には帽子の他は何も見えない。残念ながらいささか断片的にしか記載されていないこの症例では障害を十分に解釈することは出来ないが、しかしたしかにBalint[原註12]が記載した「注視」の精神麻痺との関係がみられる。ちなみにPick自身は統握を見る過程における一つの中継地、つまり知覚の一部とみている。「見るというこの部分機能が自由に働いて始めて、見る行為一般が実行されるのである、とPickは云っている。」逆に、見て来た様に全体把握は高次認知機能、即ち知的機能の一つである。Pickにとっては統握障害は運動性失行の一側面であり、一方、我々は同時失認を観念性失行の一側面とみている。

原註10) Berl. Ges. f. Psych. u. NervKr. Sitzg v. 10. XII1923 Ref. in Zatralbl. f. d. g. Neurol. u. Psychiatr. 35

原註11) 後頭萎縮の症候論について、プラハ大学精神科での研究、ベルリン 1908

原註12) Monatsschr. f. Psychiatr. u. Neurol. 25

　全体把握のように、行為もまた長年の発達過程の産物である。最初に個別に意識して実行されなければならない随意運動は訓練によって一つのまとまった行為にまで仕上げられ、機械化される。その結果実行の細部が機械的に駆使され、もはや意識による監視を必要としない。意欲における意識の働きは全く単純に行為全体に関係している（Semi Meyer）[原註13]。識別の領域において同時形成が対応するこの発達過程をSemi Meyerは機械化と呼んで、本来不随意的に起こる自動症と区別している。例えば、全体として意図され、つまり随意的であるが、しかし意識の関与無しに起こり得る消化活動、呼吸運動、機械化運動のようなものである。Semi Meyerによれば、機械化の本態と目的は実行作業の細部から意識の負担を軽くしてやることである。

原註13) Verhandl. d. ges. deutsch Nervenarzte 13 Jahressammlung

　観念性失行の中に私は機械化された行為の障害（解体）を認めるのである。単純な運動において何らあやまりをおかさなかった患者が、病気になる前に訓練したより複雑な行為、たとえば葉巻を切ったり、それに火をつけたりすることが正しく出来なければ、この障害は観念性失行と呼ばれる。葉巻を切ったり、火をつけたりするのは機械化された行為である。この行為の部分行為一つ一つは最初意識の全巾の関与のもとに行われなければならない、そのあと機械化

が起こる。人の頭に浮かぶのは目的だけであり，タバコを喫ったり，その他あらゆることは意識の関与無しに起こるのである。機械化された行為が障害されていれば，目的設定はもはや十分ではない。全体行為はそれを構築する部分行為に分割されている。行為の細部，つまり部分行為は実行される。しかしそれは正しい順番で行われない。短縮され，省略されて，いずれにせよ目的，例えばタバコを喫うことは全く達成されないかあるいは苦労してやっと行われる。Liepmann^{原註14)}はこの現象を次の様に表現している：「主目的表象の中間目的表象への分離がまちがって行われた。」と。しかし誰でも自ら確かめることが出来るように，ある機械化された行為の実行に当たっては主目的表象も部分目的表象も起こってこないのがつねである。誰かがタバコを喫おうと決心すれば，その他全てのことはいつも意識の関与無しに，部分行為の表象なしに機械的に行われるのである。もし十分に機械化されていない行為を実行しなければならない時に始めて，その行為を表象せざるを得ない。長い努力のすえ，やっと行為を正しく実行することが出来る患者ではしばしば，彼等は実行されるべき行為を先ず心の中に「思い浮かべ」なければならない様な印象を受ける。この目的表象と部分表象は，行為がなお機械化されていないということであれ，機械化された行為が脳損傷の結果解体したのであれ，いつも欠陥の徴候である。

原註14) 行為の障害について　ベルリン　1905

如何なる行為も機械化にゆだねられているから，人間の言語も機械化されている。Semi Meyer は言語を機械化の作用機構とその範囲を説明する為の好個の例と考えている。機械化された言語の障害は私の考えでは，失文法あるいは少なくともこの病態のある種の形態である。

注目に価するのは Simons ^{原註15)}の記載した書字障害の症例であり，これは機械化された行為の障害の領域に属する^{原註16)}。この症例は左の側頭葉に榴弾破片創を受けた27歳の画家である。この患者に書字障害がみられた。彼は文字を基線にそろえることが出来ず，いつもしり上がりになり，書かれた字も拙劣であった。彼は罫線の引かれたノートであっても同じように書く。視野は正常であった。患者は自らの書字障害を次のようにのべる：「Hamburg と書く場合にはいつも心の中で H-a-m-b-u-r-g と一字ずつ唱えなければなりません。」「m までくるとすでに H-a は忘れてしまっています。」当然の事として Simons はこの障害に子供が書字を習得する際の行動との類似物を見ている。上述の脳障害によるこの患者の書字に於ける内的条件は書字を学ぶ子供の場合と似ていた。患者も子供も語を文字や音節に分解し，それを視覚的文字像と比較させながらペンをすすめなければならない。一方，注意力の障害がこの障害の本来の原因であるとは私は思わない。これは機械化された行為（書字の）の障害，つまり同時失書^{原註17)}である。

原註15) Monatsschr. f. Psychiatr. u. Neurol. 54

原註16) 正常成人の書字は機械化された行為の一つであり Lissauer（Arch. f. Psychiatr. u. Nervenkrank. 21）が考えた様に空想による写字ではない。

原註17) 我々の患者もこの障害らしきものを示した。患者は28の代わりに820と書いた。病歴を見よ。

補遺

　Liepmann 原註18)記念論文集の中で Pick は「痴呆の分析について」というタイトルで論文を書いている。最初の文献展望の際，この論文は私の目にふれなかったが，あとで本論文を書き終えてはじめてそれに気付いた。論文で Pick は，その他の症状とともに Binet-Bobertag の絵のテストにより明らかな異常を示した一人の男性患者を記載している。患者は絵の細部は認知したが，しかし絵が全体として何をあらわしているのか言えなかった。患者の読みの能力と空間見当識についてはこの論文には何も記載されていない。Pick は患者の障害を全体把握の障害としてとらえ，正鵠を得たむだのない言葉で，「それが精神的発達の途上でみられる一段階と非常に似たもの」であるとしてこの障害の意義を示唆している。従って，彼の言っていることは，患者はある意味では再び子供にかえってしまったのだという言葉で我々が表現しようとしていることと同じである。

原註18) Monatsschr. f. Psychiatr. u. Neurol. 54

　Pick は論文の中で統握 Komprehension の障害の説明に関してちがった立場を表明している。それによれば統握 Komprehension の障害もまた全体把握の障害である。しかし，統握の障害は個々の対象に関係しているが，後者の場合（全体把握の障害）には状況絵図の全体状況，つまり全体印象の把握が障害されている。しかし私の考えでは一つの対象の全体把握の障害と多くの対象から構成される一枚の絵の全体把握の障害との間には何ら相違はない。さらにここでもう一度強調しておきたいのは，Pick によって統握の障害として記載された症例は，それを全体把握の障害によって徹底的に説明するにはあまりにも複雑すぎるということである。

解説

同時失認について

大 東 祥 孝

はじめに

訳出された Wolpert の「同時失認 －全体把握の障害－」は，雑誌 *Zeitschrift für die gesamte Neurologie und Psychiatrie* の，93巻, p.397-415 (1924年) に掲載されたものであり，今日，視覚失認の特殊型とみなされている同時失認 (simultanagnosia) の概念が最初に提起された論文として，よく知られている。

しかしながら，最近，とりわけ1980年代以降に使用されている同時失認の概念は，必ずしも Wolpert の記載に忠実にそったものとはいえず，むしろ Bálint 症状群においてみられる視覚性注意の障害をも含めてさすようになってきている。従って，当然のことであるが，場合によっては大きな概念上の混乱をきたす結果となっている。

そういう状況であるからこそ，Wolpert の最初の記載にもう一度立ち返ってみることの意義が強調されてよいのであろうが，事態は，必ずしも直截に Wolpert に戻ればすむというようなものではすでになくなっているようにも思われる。本稿では，主としてこのことをめぐり，これまでの経緯と現状についてふれることになるが，とりあえずは，Wolpert の論文の意義を再検討したうえで，その後の同時失認研究についてふれ，現時点において，同時失認をどう捉えておくのが適当であるか，また Wolpert の提起した同時失認を，どのように考えておけばよいのかについて，筆者の考えを述べておきたいと思う。

1. Wolpert 型同時失認

Wolpert の述べる同時失認は，視覚対象という見地からみた他の視覚失認（物体失認，画像失認，色彩失認，相貌失認，純粋失読など）とは基本的にその立脚点を異にする概念であって，問題とされるのは，認知障害の

対象というよりも，認知障害の様式である。すなわち部分と全体の把握という問題にかかわる論点を内包している。ごく形式的に言えば，同時失認とは，部分は認知されるのに全体の意味把握が困難であるような病態をさすが，認知様式のあり方という視点からすれば，これとは全く逆の事態，すなわち全体の把握は良好であるのに部分の認知が困難であるような病態も当然想定されることになる。

事実，Wolpert には，「字性失読の本質について」("Über das Wesen der literalen Alexie", Monatschrift für Psychiatrie und Neurologie, 75, 207-266, 1930）という注目すべき労作があり，これはまさに後者の事態を論じたものである。つまり，語の全体的把握は良好であるのに，その部分をなす文字の認知が不良であるような病態に論及している。そこで彼は，同時失認 vs 分化減弱（Differenzierungsschwäche）という明確な対立図式を提起している。Wolpert の同時失認論は，実のところこの後者の論文の出現をまってはじめて理論的にも完成されたものとなったように思われるのであるが，これについては，Weigl (1964) も指摘するように，何故かあまり着目されることがないまま今日に至っている。しかし，この1930年の論文をあらためて読んでみると，当時一世を風靡しつつあった Wertheimer (1880-1943)，Koffka (1886-1967)，Köhler (1887-1967) らを中心とするゲシュタルト心理学の影響を如実にうけていることを読みとることができ，「全体の知覚は部分の知覚の総和以上のものである」というゲシュタルト心理学の基本的テーゼが，Wolpert の同時失認概念の誕生を促す大きな契機の一つとなったことがよくうかがえる。

訳出された1924年の論文では，同時失認とは，「細部の認知が良好であるにもかかわらず，同時に全体を把握することが不可能」であるような病態であるとされ，(1)全体把握の障害が視覚領域に限られており，(2)従って一般知性障害そのものではないが，(3)視知覚としては最高水準の障害であり，視覚的認知の最終段階の障害である，と規定されている。

Wolpert の呈示した症例は，2回にわたるけいれん発作のあと意識障害に陥り，その後意識が晴明となったあと，軽度の語健忘，中等度の記憶障害，書字障害，計算障害などを示し，視覚的には次に述べるような障害がみとめられた。まず第一に，動作絵，風景写真，Binet-Bobertag の状況画などを呈示すると，細部の認知は可能であるのに全体としての意味把握が困難であった。第二に，読みに際しては，語全体を一挙にとらえることが困難で，一字一字を逐次的に読んでいって読み誤る（語性失読）。第三に，空間的見当識の障害がみとめられたが，約三カ月後には，第一の障害はほ

とんど不変であったものの，第二の逐次読みの傾向は少なくなり，第三の空間的失見当は消失していた。Wolpertは，この三つの視覚的障害を全体把握(Gesamtauffassung)の障害，すなわち同時失認(Simultanagnosie)として，統一的にとらえようとしている。

　今日では，同時失認は，原則として「情況画」の全体的意味把握の障害に対して用いられることが多いが，これについては，すでに，Head(1920)やPick(1923)による記載がある。Head(1920)は，彼の言う文意性失語(semantic aphasia)において，情況画の細部はすべて認知しているが，画の有する全体的な意味理解に到達することがない，という症状を示すことを指摘し，またPick(1923)は，情況画を呈示された際に，画の細部や部分を順次列挙してはゆくが，結局は列挙するのみ(Und-Verbindung)で，その画の有する意味を把握するに至らない病態を記載し，これを，全体把握(Gesamtauffassung)ないし把握理解(Komprehention)の障害であると考えた。

　そうした流れをうけて，これを「同時失認」として概念化したWolpertにとって，これは，同時に全体を把握する(das Ganze simultan zu erfassen)ことの障害をさしていたが，ここでいう「同時に」というのは，以前筆者が指摘したように(大東1982)，字義通り同時に複数の対象を知覚しえないという「時間的空間的同時性」のことではなく，いわば「認識論的同時性」であったと考えられる。そういう意味あいで「同時失認」という表現を使ったのは，Critchley(1959)も指摘しているように，確かに必ずしも適切であったとは言えないかもしれない。しかし，ここでいう認識論的同時性というのは，比較的限定されたものであった。むしろ，部分の認知が良好であっても全体の認知が必ずしも直ちに可能になるとは限らず，そこに全体認知を可能にする「何か」が必要になるというゲシュタルト心理学的な意味での「同時性」が問題となっていたことを，あらためて想起しておくことが重要であろう。

　そういう側面から「部分と全体」の認知の解離を問題としている「同時失認」概念は，昨今の認知神経心理学的動向とは別に，なお今日的意義を失ってはいないのではないかと思われる。ともあれ，彼が提起したような病型を，とりあえずは「Wolpert型同時失認」と称しておいてよいように思われる。

2. Luria と Kinsbourne & Warrington の「同時失認」研究

　Wolpert が意図していたそれとはかなり様相を異にする病態が，Luria(1959, 1963)によって報告された。彼のいう「同時失認」は，同時に複数の対象を見れないというのが基本障害の結果生じた病態であると考えられ，むしろ視覚性注意障害の一型であって，いわば Bálint 症状群の一部とみなしうるものであった。ともあれ，もし Wolpert の解釈をそのまま尊重するならば，大橋(1965)も指摘するように，これは「仮性同時失認」である，ということになるのであるが，時代の流れは，逆に「仮性同時失認」を本来の同時失認とみなす方向へと進んでいったように思われる。たとえば Damasio(1985)は，明確に Luria の流れにそって，Bálint 症状群を「同時失認」と考えようとしているのである。

　確かに，複数の視覚対象を同時に知覚できないという症状は，Bálint(1909)や Holmes(1918, 1919)によっても記載されていた。Bálint 症状群あるいは Bálint-Holmes 症状群と称されている病態は，精神性注視麻痺，視覚失調，視覚性注意障害の三徴候からなるが，最後の症状は，特定の視覚対象に注意がゆくと，新たな視覚刺激が現れてもそれに気がつかないというもので，これは同時に複数の視覚対象を認知できない，ということを意味する。この三徴候は，視線失行(gaze apraxia)，視覚失調(optic ataxia)，視覚的注意制限(restriction of attention)として捉えられているが，これらがどのような機序にもとづいて生じるのかはなおよくわかっていない。しかし，Damasio(1985)は，「視野を全体として捉える能力の後天的な障害の結果，視覚対象が急に消えたり現れたりし，また，視野の一部分しか認知しえなくなる」(acquired disturbance of the ability to perceive the visual field as a whole, resulting in the unpredictable perception and recognition of only parts of it)状態を Bálint 症状群と規定し，かつまた，それを「同時失認」(simultanagnosia)と等価なものとみなしたのである。

　そうした見解は，"Bálint Syndrome＝simultanagnosia＋gaze apraxia＋optic ataxia" という考え方につながり，同時失認を Bálint 症状群と一義的に結びつける見方を支えることになった。

　一方，Kinsbourne & t Warrington(1962, 1963)は，Wolpert の臨床記載にそった同時失認と失読を呈した症例を報告したけれども，タキストスコープで検索してみると，単一の対象であれば正常者の認知閾と変わりはな

いが，対象が二個以上になると，500msec以下の短呈示下では認知閾が明らかに上昇していた。また継時的に呈示した場合も認知閾が上昇することから，複数の視覚対象を認知する知覚機能が制限されている，あるいは複数の視覚対象を認知する際の「不応期」(refractory period)が上昇している，ことを，その発現機序として想定した。言い換えれば，複数対象の知覚過程が緩徐化してしまったために，情況画の認知障害や逐字読みを伴う失読が生じることになった，と考えたのである。こうした解釈は，Wolpertが想定していた「視覚認知の最終段階における障害」という見方とは明らかに次元を異にするものであって，この見解も，Luria et al(1959, 1963)のそれとならんで，同時失認についての新たな研究方向を基礎付けるものとなったのである。

3．その後の「同時失認」研究

1960-1970年代では，Kinsbourne & Warringtonの研究を受けておこなわれたLevine et al(1978)の研究，および，井村(1960)によって報告された，失読を伴わずに相貌失認と同時失認を示した「視覚失認の象徴型」として知られる症例や，それにきわめて類似した大東ら(1975)の症例の報告がある。

1980年代以降，同時失認関連の研究は次第に増加してくる。認知心理学が本格的に神経心理学の領域へ参入しはじめ，かつまた画像診断の著しい進展とあいまって，同時失認をあらためて見直す動きが活発化しつつある。以下に，主な研究報告を紹介する。

1) Levine et al(1978)

逐字読みの特徴を有する失読とともに情況画の認知障害を示した同時失認例を検索し，Kinsbourne & Warrington(1962, 1963)の研究結果を確認しつつ，その病態が，視覚的短期記憶障害と截然とは区別しにくいような，複雑な視覚対象の知覚的分析の障害とみなしうることを指摘している。

2) 井村ら(1960)

失読を伴わず，相貌失認と同時失認を呈した症例の報告で，「視覚失認の象徴型」として知られている。井村らは，「視覚の領域で知覚の示差的側面を通じてそこに個別的な意味をくみとる象徴機能の障害」を想定している。病因は明らかではないが，経過からみると何らかの変成疾患の可能性もあり，左後頭葉優位の後方領域の萎縮が想定される。

3) 大東ら(1975)

井村らの症例に酷似して，失読を伴わずに，相貌失認と同時失認を呈した急性壊死性脳炎の後遺症例の報告である。視覚的探索に問題はなく，複数の対象を普通の速度で見渡すことができ，図形の模写も極めて良好で，しかもそれは"line-by-line"的な模写ではなく，Farahの考えるような統覚型視覚失認様の側面はみとめられず，あえていえば連合型視覚失認のより高次な水準における同時失認と考えられた。

井村ら(1960)の症例と比較すると，両例ともに，相貌失認と同時失認が存在し，失読をともなわず，むしろごく軽度の語義理解の障害を伴う情況画の認知障害をみとめ，WAISでは絵画配列が際だって不良であった。病変については，井村の症例では確かなことはわからないが，この症例では，左優位の両側後頭側頭葉内側底面にCT上低吸収域をみとめた。いずれにせよ，同時失認の性質が，視覚領域に比較的限定された知性障害という性格の強いものであった点でも類似している。両例ともに，Farahのいう背側型同時失認にも腹側型同時失認にも合致しない。あえていえば，「視覚的意味障害性」同時失認ということになるであろう。

4) Gomori et al(1984)の報告は，両側後大脳動脈の梗塞の結果，当初，失読を伴わずに物体失認を示し，それが回復したあと，相貌失認，同時失認などを呈した症例である。同時失認については，「患者は個々の細部を同定できるが，絵画の有する意味を理解することができない」と述べられている。模写は良好で，連合型の視覚失認と考えられており，視覚失認の発現については，視覚－辺縁系離断(visuolimbic disconnection)によるという仮説が提起されている。失読を伴わずに相貌失認を伴った連合型の同時失認症例であり，その点だけをみると，Kinsbourne & Warrinton(1962)の症例よりは，井村ら(1960)や大東ら(1975)の症例に近い可能性もある。

5) Marks et al(1987)の症例1は左優位の両側性の後大脳動脈梗塞例である。純粋失読とともに同時失認，相貌失認がみとめられ，Boston失語症検査のクッキー泥棒の画を呈示すると，個々の対象は同定できたが，何が起こっているかを述べることはできなかった。この症例はむしろ，Kinsbourne & Warrinton(1962)の症例に類似している。

6) Rizzo et al(1987, 1990)の報告は，同時失認の発現機序を論じたものであるが，対象としている症例群は，Kinsbourne & Warrinton(1962)の報告例とはかなり異なっている。むしろLuria(1959)の症例に近く，患者の主訴は，「静止している対象が急に見えなくなったり現れたりする」，「視界にある対象が断片的にしか見えない」といった内容であり，全例に断片的視覚体験(piecemeal visual experience)がみとめられている。

彼らは，同時失認を「複数の対象からなる複雑な視覚呈示に際して個々の対象のすべてを発見することができない」病態であると操作的に定義している。病巣は，両側後頭葉上部の頭頂葉への移行領域である。Bálint症状群においてみられる視覚失調（optic ataxia）や視線の失行（ocular apraxia）はみられなかった，と記されているが，彼らの言う同時失認は，Bálint症状群においてみられる「視覚性注意の障害」に相当するものと考えられる。

こうした病態に対して論者らは，その発現に，「持続性注意（sustained attention）の障害」の関与を想定しているのであるが，その定義からも容易に推し量れるように，「細部の認知が良好であるのに全体の把握ができない」という同時失認の病態とは根本的に異なっている。後者では原則として部分ないし細部の視覚対象を見ることは可能なのであるが，前者では，それらのすべてを見ることができないのである。細部のすべてを見ることができるのに絵画の意味が把握できないという病態と，細部そのもののすべてを見渡すことができないという病態とを同一に論じることができないのは，明らかであろう。

Rizzo et al.のこうした捉え方は，さきに述べたDamasio（1985）の見解に依拠するところが大きいようである。この研究報告あたりから，Bálint症状群においてみられる視覚性注意の障害を同時失認とみなす立場が次第に優勢になってくる。

7) Riddoch & Humphreys（1987）は，模写やマッチングが可能であるにもかかわらず，従来の連合型視覚失認とはいえず，知覚過程に問題のあることが示された症例を報告した。患者は，同時に複数の部分を同定しえないという側面や，視覚対象の局所形態を統合して対象の全体像を形成できないという病態を示したのであるが，そこでは，「部分を全体に統合できない」という点において明らかに「同時失認」と類同の病理が想定されてはいる。しかし，彼らの症例では，絵画全体というよりは，単一対象の水準において，すでにこうした障害がみられていることや，「同時失認」という概念自体に問題のあること，複数対象に対する認知閾の上昇，というKinsbourne et Warrington（1962）の解釈では説明のつかない現象がある（呈示時間を無制限にしても患者は対象の全体像を認知できない場合がある）ことから，こうした兆候を「同時失認」概念に訴えることをせず，「統合型視覚失認」"Integrative Visual Agnosia"という新たな失認概念を登場させた。

8) Coslett & Saffran（1991）は，両側頭頂後頭葉梗塞の結果，断片視の訴

えがあって，やはり Bálint 症状群の一部とみなしうる症状を示した症例で，「単一の対象は認知できるにもかかわらず，複雑な視覚配列を解読することが困難である」ような同時失認の解析を行い，位置情報と対象情報とが分離してコード化される過程をモデル化することを試みた。そして，対象情報と位置情報の統合の過程において果たす頭頂葉の役割について論じている。これに対し，左半球後方病変でみられる「同時失認」は，同じように同時的形態知覚(simultaneous form perception)の障害のように見えはするが，対象の情報処理速度の緩除化によるものではないかと推測している。

9) こうした流れのなかで，Farah(1990)は，同時失認を背側型と腹側型とに区別した。背側型同時失認(dorsal simultanagnosia)とは，Luria(1959)の記載に代表されうるような，Bálint 症状群の一部としてみとめられる病型であって，「注意をある対象から別の対象へと移動させることの困難に伴って，同時に複数個の対象を検出することができない病態で，一般的には，両側頭頂後頭葉の病変によって生じるタイプ」であるのに対し，腹側型同時失認(ventral simultanagnosia)とは，Kinsbourne & Warington(1962)の報告に代表されるような病態で，「複数の視覚刺激をふつうのように早い速度で認知処理することができなくなるために，部分部分を逐次的に処理して認知することしかできなくなるタイプであり，刺激対象に応じて，物体を一部づつしか(object-by-object)認知できなかったり，単語を文字ごと一字ごとにしか(letter-by-letter)読めなかったり，複雑な非言語性の視覚対象を特徴ごとにしか(fearture-by-feature)認知できなくなるような病態であって，一般的には，左半球の後頭側頭葉下面の損傷によって生じる病型である」と考えたのである。

注意しておくべきは，Farah にとっていずれの型の同時失認も，広義には「統覚型視覚失認」(apperceptive visual agnosia)とみなされている，という点である。これは，井村ら(1960)や大東ら(1975)の症例が連合型視覚失認(associative visual agnosia)とみなしうるのと対照的である。この点については，後述する。

彼女の「同時失認」論は，基本的には認知心理学的視点に基づくものであるが，関連する解剖生理学的視覚システム(Ungerleidr & Mishkin,1982)を念頭においた，いわば認知神経心理学的な見直しであったことや，臨床との接点が比較的明確であったこともあって，以後の「同時失認」論に大きな影響を与えることになった。事実，背側型同時失認(dorsal simultan agnosia)，腹側型同時失認(ventral simultan agnosia)という術語は，その

後よく使用されるようになっている。

　しかし，こうした二分法を行うほどにはまだ期は熟してはいないとし，Farahが腹側型同時失認と称する型は，背側型同時失認の軽症型である可能性もある，として，Farahの提案に対して慎重な立場をとるRiddoch(1996)やHumphreys et al(1994)らの意見もある。

　10) Humphreys et al(1994)は，両側頭頂後頭葉に優勢な萎縮を示した2例において，同時失認症状（同時に複数対象を知覚することが困難）の基盤をなすのが，並行的特徴弁別(parallel discrimination of single features)の障害にあって，注意転換以前の段階において障害がみられたことを根拠に，Farahの二分法に疑問を投げかけている。

　11) Graff-Radford et al(1993)は，最初の徴候が同時失認であった変性痴呆10例を報告している。そこでの同時失認の診断基準は，両側頭頂葉病変によって絵画を全体としてみることが困難になるような障害とされており，絵画の複数部分を同時に見ることができなくなる。この研究報告の主眼は，こうした徴候ではじまる変性痴呆が独立の疾患単位をなすものかどうか，という点であるが，同時失認をBálint症状群の一部とみなす立場がここでも明確にみとめられると言ってよい。

　12) 比較的最近，同時失認と後部皮質萎縮(Posterior Cortical Atrophy)との関連を論じた，Ardila et al(1997)とMendez et al(1998)の報告がある。前者では，Bálint症状群の一部としての同時失認と逐字読みを伴う失読，および失書（語彙性，空間性），相貌失認を示したのであるが，彼らは，同時失認を背測症状と捉え，失読，相貌失認などを腹側症状と考えて，考察をすすめている。一方，後者では，経過とともに，逐字読みを伴う失読と腹側型同時失認からBálint症状群に伴う背側型同時失認へと移行していった病像の変化に注目している。同時失認との関係で興味深いのは，前者では，これをほとんどBálint症状群の一部と同義とみなしているのに対し，後者では，Farahに依拠して，腹側型同時失認と背側型同時失認を区別している点である。腹側型では複数の視覚対象を見つけることができるにもかかわらず複雑画の意味を捉えることが困難であるのに対し，背側型では同時に複数の対象を見れないことの結果として複雑画の理解が困難になることを述べ，両者が決して程度の差の違いによるものではないことを述べている。

4. 結語にかえて－同時失認の臨床的類型化の試み－

　以上のような同時失認の研究動向をふまえると，我々がとりあえず考えておかねばならないことは，一概に同時失認とは言ってもいくつかのかなり異なった症例群を対象にしている可能性が高いと思われる点であり，さしあたり問題となっている症例がどのようなタイプの同時失認であるかを，臨床的水準においてある程度まで区別できるように類型化しておくことではないかと思われる。すでにFarahの提起した背側型，腹側型の二分法は存在しているが，これにおさまりきらない症例が存在することも指摘されている(Humphreys et al,1994;井村ら,1960;大東，1975,1982)。また，そもそもWolpertの提起した同時失認がこの二分法に収まるか否かも問題である。

　筆者は，ごく最近(大東，2000)，現時点における同時失認の捉え方について以下のような提言を行った。まず第一に，臨床的水準においては，同時失認を，あくまで情況画の認知障害に限定して考えておくのがよいということである。同時失認を「複数の視覚対象の同時認知の障害」とみなすのは，理論的には興味深いが，臨床上はあきらかに混乱を招くと思われる。

　そして第二に，そうした同時失認を，とりあえずは以下の三臨床類型に分けておくのが実際上便宜ではないかと考えた。それは，(1)意味型同時失認(semantic form)，(2)知覚型同時失認(perceptual form)，(3)注意型同時失認(attentive form)，の三型である。

(1) 意味型同時失認(semantic form)

　この型は，失読をともなわず，複数対象の知覚困難や探索の緩除化傾向もなく，情況画の意味理解に必要な部分の認知が可能であるにもかかわらず，部分の有する意味を越えた絵画全体の意味を把握できないような病型である。典型的な場合には，図形の模写は良好で，"line-by-line"的な模写傾向もなく，連合型視覚失認の特殊型をとる。この型は，いわば情況画の意味そのものが活性化されないような同時失認である(大東，1999)と考えられる。

(2) 知覚型同時失認(perceptual form)

　逐字読みによって特徴づけられる失読を伴い，情況画を呈示されると，ふつうよりも遅い早さでではあるが個々の細部を見ることができる。しかし，なかなか絵画の意味理解に達することがない。時間をかけて必要な部

分の認知ができた場合には，情況画の意味を理解できることもある。このようなタイプの同時失認は，とりあえずは，複数の対象の知覚処理速度が低下していることと関連が深い可能性がある。こうした同時失認の類型はFarahのいう腹側型同時失認に概ね相当するもので，ここでは，いわば知覚水準における同時失認が問題となる。

（3）注意型同時失認(attentive form)

外界が断片的にしか見えなかったり，見えているものが急に消えたり現れたりするという自覚症状を伴うことが多く，同時に複数の対象に注意を向けることができないために，いわば二次的に情況画の認知が困難になる。絵画の複数部分を見ることができないが，見えた部分については，それが何であるかを認知できる。また，文の読みは困難となるが，眼に入った単語は原則として正しく読むことができる。この型は，視覚性注意の障害によって「二次的に」生じる同時失認であり，Farahのいう背側型同時失認に概ね相当する。

以上，試みに提起した臨床類型について，今少し説明を加えておくと，三類型のなかで言う「知覚障害」や「注意障害」というのは，あくまで臨床的水準におけるものである。認知心理学的には，知覚の障害と注意の障害の関係はかなり微妙である。筆者の意図は，臨床の現場で同時失認の診断を下す際に，実際上有用な基準を提供するところにあった。同時失認を疑われる症例に出会った際に，特別にタキストスコープなどの器具を使わなくても，鑑別可能な診断基準を共有していることが，混乱を少なくすることにつながると思われたからである。

ちなみに，上記三類型は，場合によっては混在してみられることもありうる。たとえばMendez et al(1998)の報告では，最初は（2）に近い病像を示していたが，経過とともに（3）の病像を呈するようになった。ただし，注意型が前景に出る場合には，たとえ（1）や（2）が混在していても，それを分離抽出することはむつかしい。また，（1）と（2）が混在する場合もありうる。逐字読みによって特徴づけられる失読を伴っているからといって，常に（2）のみであるとは限らない。（1）は，純粋なかたちであらわれることは少ないかもしれないが，他の症状に混在して存在していることは結構多いのではないか，と考えられる。しかしこの点については，なお慎重な検討が必要であろう。

最後に，こうした立場から「Wolpert型同時失認」を改めてみなおしてみるならば，理念としては，これは意味型同時失認ということになるであろうが，実際にWolpertが報告した症例が純粋に意味型であったとは必ず

しも断言できず，逐次読みを伴う失読を合併していたことなどからみて多少とも知覚型の要因を含むものであった可能性も否定できない。しかしながら，少なくとも同時失認を Bálint 症状群における視覚性注意障害と同義とみなす見解とはあきらかに相容れない症例であったことは確かであると思われる。訳された Wolpert の論文から我々が今くみとらねばならぬことがあるとすれば，それは，昨今の認知神経心理学的動向に押し流されて，「Wolpert 型同時失認」の存在を見逃すようなことがあってはならない，ということではないだろうか。

文 献

1) Ardila A,Rosselli M,Arvizu L,Kuljis RO:Alexia and Agraphia in Posterior Cortical Atrophy.Neuropsychiatry,Neuropsychology,and Behabioral Neurology,10,52-59,1997
2) Bálint R : Seelenlahmung des "Schauens",optische Ataxie,Raumliche Storung der Aufmerksamkeit.Mschr Psychiat Neurol,25,5-81,1909
3) Bay E : Disturbances of visual perception and their examination.Brain,95,173-186,1953
4) Baylis GC,Driver J,Báylis LL,Rafal RD : Reading of letters and words in a patient with Bálint's syndrome.Neuropsychologia,32,1273-1286,1994
5) Beversdorf DQ,Heilman KM : Progressive ventral posterior cortical degeneration presenting as alexia for music and words.Neurology,50,657-659,1998
6) Bornstein B,Kidron DP : Prosopagnosia.JNNP,22,124-131,1959
7) Boutsen L,Humphreys G : Axis-Alignment affects perceptual grouping : Evidence from simultanagnosia.Cognitive neuropsychology,16,655-672,1999
8) Coslett HB,Safran E : Simutanagnosia. To see but not two see.Brain,114,1523-1545,1991
9) Critchley M : The parietal lobes.Hagner Press,NY,1953
10) Damasio AR : Disorders of complex visual processing,agnosia,achromatopsia,Bálint's syndrome and related dificulties of orientation and construction. In Mesulam MM ed. Principles of behabioral neurology.Philadelphia,FA Davis,259-282,1985
11) Farah MJ : Visual Agnosia.MIT Press,Cambridge,Massachusetts,London,1990
12) Faust C : Partielle Seelenblintheit nach Occipitalhirnverletzung mit besonderer Beeinträchtigung des Physiognomieerkennenes.Nervenarzt,18,294-297,1947
13) Gomori AJ,Hawryluk GA : Visual agnosia without alexia.Neurology,34,947-950,1984
14) Graff-Radford NR; Bolling JP; Earnest F 4th; Shuster EA; Caselli RJ; Brazis PW : Simultanagnosia as the initial sign of degenerative dementia. Mayo Clin Proc Oct ; 68(10) ; 955-64, 1993

15) Head H：Aphasia and kindred disorders of speech.Brain,43,87-165,1920
16) Holmes G：Disturbance of visual disorientation.Britsh J Ophthalmology，2，449-468，506-516，1918
17) Holmes G,Horrax G：Disturbance of spatial orientation and visual attention, with loss of stereoscopic vision.Arch Neurology Psychiatry,Chicago,1,385-407,1919
18) Humphreys,-Glyn-W., Price,-Cathy-J.：Visual feature discrimination in simultanagnosia：A study of two cases. Cognitive Neuropsychology. Aug; Vol 11(4)：393-434,1994
19) 井村恒郎，野上芳美，千秋哲郎，後藤弘：視覚失認の象徴型。精神医学，2,797-806,1960
20) Kerkhoff G,Heldmann B：Bálint-Syndrom und assoziierte Störungen .Nervenarzt, 70, 859-869, 1999
21) Kleist K：Gehirnpathologie.Leipzig,Barth,1934
22) Laeng B, Kosslyn SM, Caviness VS, Bates J：Can deficits in spatial indexing contribute to simultanagnosia? Cognitive Neuropsychology. 16, 81-114,1999
23) Levine DN,Mani RB,Calvanio R：A study of the visual defect in verbal alexia-simultanagnosia.Brain,101,65-81,1978
24) Luria AR：Disorders of simultaneous perception in a case of bilateral occipitoparietal brain injury.Brain,82,437-449,1959
25) Marks RL,DeVito T：Alexia without agraphia and associated disorders：Importance of recognition in rehabilitation setting.Arch Phys Ned Rehabili, 68,239-243,1987
26) Mendez F,Cherrier MM：The evolution of alexia and simultanagnosia in posterior cortical atrophy.Neuropsychiatry,Neuropsychology, and Behavioral Neurology,11,76-82,1998
27) 大橋博司：臨床脳病理学．医学書院，東京，1965
28) 大橋博司：視覚失認論の展望。精神医学，24,361-366,1982
29) 大東祥孝，石島裕：同時失認，相貌失認などの特異な認知障害を示した急性壊死性脳炎の臨床例。脳と神経，27,1203-1211,1975
30) 大東祥孝：「同時失認」再考。精神医学，24,421-431,1982
31) 大東祥孝：同時失認。Clinical Neuroscience,6,1319-1321,1988
32) 大東祥孝：高次視知覚障害研究の問題点と今後の展望。失語症研究，18,288-292,1998
33) 大東祥孝：精神・脳・神経心理 —知るとはどういうことか—。「生きる論理・生きる倫理」，81-109,京都大学出版会，1999
34) 大東祥孝：同時失認をどう捉えるか。「認知リハビリテーション，2000」,19-28,2000
35) Onofrj M,Fulgente T,Thomas A：Event related potentials recorded in dorsal simultanagnosia. Cognitive Brain Research,3,25-32,1995
36) Pick A：Zur Zerlegung der "Demenz".Mschr Psychiat Neurol,54,3-10,1923
37) Rasch W：Zur Problem der sogennanten Simultanagnosie.Arch Psychiatr Nervenkr,198,39,1958
38) Riddoch MJ,Humphreys GW：A case of integrative visual agnosia.Brain, 110,1431-1462,1987

39) Riddoch MJ : Simutanagnosia.in Beaumont JG et al ed."The Blackwell Dictionary of Neuropsychology",pp666-668,Blackwell,Cambridge,1996
40) Rizzo M,Hurtig R : Looking but not seeing : Attention,perception,and eye movements in simultanagnosia.Neurology,37,1642-1648,1987
41) Rizzo M,Donald A : Simultanagnosia : A defect of sustained attention yields insights on visual information processing. Neurology,40,447-455,1990
42) Ungerleider LG,Mishkin M : Two cortical visual systems.In Ingle DJ, Goodale MA,Mansfield MA(Editors),Analysis of Visual Behavior.Cambridge,MA : MIT Press,pp.549-586,1982
43) Viader F : Percevoir dans l'éspace.Les aspets visuals de la perception spatiale.Rev Neurol,151,466-473,1995
44) Warrington EK,Shallice T : Word form dyslexia.Brain,103,99-112,1980
45) Weigl E : Some critical remarks concerning the problem of so-called simultanagnosia. Neuropsychologia,2,189-207,1964
46) Wolpert I : Die Simultanagnosie -Störung der Gesamtauffassung. Z. gesamte Neurol Psychiat, 93, 397-415, 1924
47) Wolpert I : Über das Wesen der literalen Alexie", Monatschrift für Psychiatrie und Neurologie, 75,207-266,1930
48) 山鳥重：神経心理学入門．医学書院，東京，1985

E 地誌的障害

Th. D. ダン：両側性半盲を伴う両側性片麻痺ならびに地理的中枢の喪失

Th. D. Dunn: Double hemiplegia with double hemianopsia and loss of geographical centre. Tran. The College of Physicians of Philadelphia,. 3 rd. vol. 17: 45-55, 1895.

松原三郎・鳥居方策　訳

　この論文で取り扱われる主題に関して，私の注意を殊更に惹きつけた本症例は，これまで活動的な生活を送ってきた68歳の既婚男性である。彼の両親はともに70歳近くまで生存した。4〜5人の兄と姉，そして4人の子供のうち3人は健在である。彼にはアルコールの嗜癖はなく，また，梅毒の既往もない。彼は良い馬を好み，乗馬や馬車を走らせることに多くの時間を費やしていた。

　1888年に彼は馬車から投げ出され，頭部に数カ所の外傷を負ったが，骨折はなかった。彼は数時間意識消失を呈した。この事故から彼は完全に回復はしたが，彼はその後数カ月にわたって非常に神経質であった。

　1890年の冬，フィラデルフィアにいる間に，彼は流行性感冒に罹患し，しかも肺炎を併発してDr. Woodの治療を受けた。この時を除いて彼は何らひどい病気に罹ったことはなかった。ただし，彼は頻回に急性の消化不良の発作をおこし，その都度激しい心悸亢進を訴えて私の診療を求めていた。脈拍は間欠的で不規則，拍動数はしばしば毎分130にも達していた。これらの発作はほとんど2日以上にわたることはなく，間欠期には心臓の活動に問題はなかった。彼は僧帽弁膜症，代償性の心肥大，および全身の動脈硬化を有していたが，呼吸困難を呈することはなかった。

　1891年5月2日の朝，彼はこの種の発作のために私の所を受診した。2〜3時間経つと症状はかなり改善し，彼は土地の友人と食事をするために8マイルの道を馬車を走らせた。彼はそこで満腹になるまで夕食を摂ったが，その後すぐに意識消失に陥ってしまった。

　この発作の2時間後の午後8時に私は患者を診察し，右下肢の部分的な麻痺，右上肢のほぼ完全な麻痺，顔面の軽度な歪み，ならびに部分的な右半身の知覚鈍麻を認めた。彼は「はい」「いいえ」以外の言葉を発することはできなかった。そこで，頭部を冷やしそして甘汞下剤を投与した。

　翌日には上肢と下肢の動きは改善したが，彼は頭痛と眼痛を強く訴えた。これらは臭化カリの投与ならびに後頸部放血法によって軽快した。

　第三病日になり，右側の同名半盲が発見された。これは疑いもなく発作の初期よりあったも

のと思われた。彼は人物や物体を認知したが，それらの名前を言うことはできなかった。右半身の動きは著明に改善し，知覚鈍麻も軽微となっていた。

約10日を過ぎると，片麻痺はほとんど消失し，顔の表情も正常となり，半側の知覚鈍麻もほとんど認められなくなった。膝蓋腱反射は亢進を示した。意識は清明で語彙も明らかに増加していたが，視野の改善は全く認められなかった。

3週目で彼はほぼ普通に歩き彼の全身状態は発作前と変わらぬ位に良好となった。視覚は改善のないままであった。また，歩行のさいには幾分左方に偏する傾向が見られた。失語は徐々に改善したが，物品名の想起においては著しい障害が認められた。時折起こる消化不良の発作を除いて，彼は健康な生活を送り，馬車や馬を普段通りに楽しむようになった。しかし，喚語の能力は完全に回復することはなく，また，視野の拡大も認められなかった。

1891年11月24日に Dr. G. E. de Schweinitz が患者の眼について施行した検査の結果は以下のように報告されている。

視覚：右の視力は20／40，左の視力は20／30。両眼とも＋3Dのレンズにより，正常者が50cm離れて読めるものを30cmの距離から読むことができた。眼球運動はどの方向も良好であった。つまり，どの外眼筋にも麻痺はなく，複視を訴えたこともなく，通常の検査では内直筋のごく軽微な機能不全しか認められなかった。

検眼鏡検査：（右眼）乳頭は不規則な卵円形で，その深部層は灰白色であった。乳頭周囲の耳側部には三日月状の色素沈着が認められた。静脈は充満して蛇行が認められたが，動脈は正常であった。上記以外の眼底そのものは良好な状態にあり，眼疾患の既往を示唆する徴候は認められなかった。（左眼）乳頭は不規則な卵円形で，僅かに灰白を帯びていた。その辺縁はやや突出を示すが境界は明瞭であった。静脈は充満し，動脈は正常。網膜および脈絡膜になんら異常を認めない。

視野：典型的な右側の同名半盲とともに，見える方の左側の視野に狭窄が見られた。その狭窄の程度は右眼の方が強かった。視野の見える部分と見えない部分との境界線は，半盲の場合は通常そうであるように，固視点を越えて半盲側に入っていた（図1，図2）。中心部の色彩知覚は正常であった。

瞳孔：光に対する虹彩の収縮は，見えない側の網膜と見える側の網膜のいずれに光を当てても同等に認められた。言い換えれば，半盲性の瞳孔の無反応は存在せず，従って同名半盲を決定づける障害は，一次視覚中枢（primary optic centres）により後方に存在することが示された。瞳孔は正円，左右同大。上記以外のすべての虹彩反応は正常であった。

1893年1月28日，暴食の後，彼はいつもの心機能障害を伴った消化不良の発作に襲われ，翌朝目をさました時，左片麻痺と左側の部分的な知覚鈍麻を認め，さらに完全な盲を生じていた。話し言葉に障害はなかったが，彼は左側の運動麻痺と視覚喪失を大変心配していた。しかも彼は自分が今何処にいるかも分からなかった。味覚，嗅覚は正常，声の主が誰かすぐ分かり，知的能力にもごく軽微な障害しかなかった。

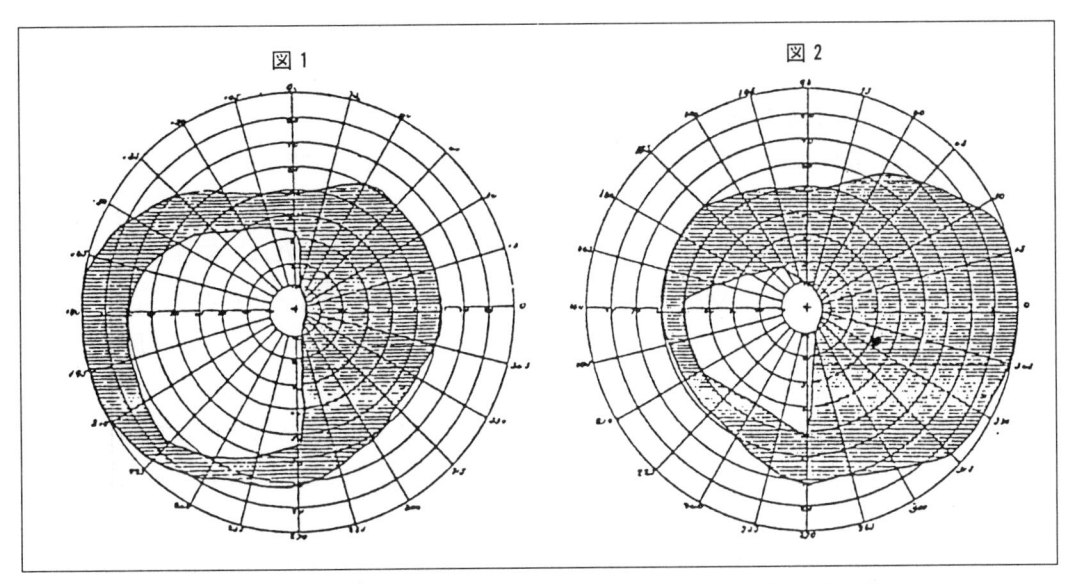

図1および図2 外側の実線は正常な視野の範囲を示し，内側の実線は検査された症例の視野の範囲を示す。白ぬきの部分は視野が保持された範囲を陰影の部分は視覚が失われた範囲を示す。

　その4日後には，最初の障害の時と同様に，運動と体感覚の急速な回復が認められたが，視覚および自分の居場所に関する知識には改善は認められなかった。彼の意識は清明で自分の状態について知性豊かな説明が可能であった。

　8日目に彼は窓からの光を認知し，蠟燭の火を彼の前に置くと彼はいずれの眼でもその方を見ることが出来た。しかし，部屋の中の物は何一つ弁別できず，また，声を聞かなければ個々の人物を認知することもできなかった。彼は今自分が何処に居るか，また，自分の家が何処にあるか分からなかった――彼はどの場所についてもその記憶像を頭の中に思い浮かべることはできなかった。

　4週目の終わりには，運動と体感覚は元通りに回復しており，彼は盲人と同じように誘導すれば歩行は可能であった。

　読書用の眼鏡を使えば，彼は通常の読書距離で文字を認知することができた。しかし，彼が頭の位置を動かさないで読めるのはごく短い単語だけであった。普通の活字の場合，彼は"constantly"という単語のうち6つの活字を見ることができたが，残りの4つは見えなかった。それでも彼は注意深く見ることによって，短い単語と長い単語の一部をゆっくりと読むことができた。場所の感覚についてはすこしも改善がなかった。彼は自分の家やいままで行ったことのあるどの場所についても地誌的な概念を形成することができなかった。彼は自分が2つの通りの角に住んでいることと，その2つの通りの名前を思い出すことはできたが，この2つの通りの相互の関係ならびにその他の通りとの関係については全く述べることができなかった。彼は

自分の家の各階の略図を見せられても，内部構造や主要家具などの位置関係を思い浮かべることはできなかった。彼はある場所の名前を聞けばそれを思い出すことができるが，その場所の位置や他の場所との関係については分からなかった。彼は声から個々の人物を思い出すことができ，また，その人の外見の特徴を正しく述べることもできた。

　Dr.de Schweinitz は1893年4月19日にこの患者の眼を再検査し，以下のような記載をしている。

　視力：右眼も左眼も通常の半分であった。＋3Dのレンズを装着すれば，普通の新聞の活字（ピカと小ピカ）を1語ずつ非常にゆっくりと読むことができたが，そのためには，その単語が正確に注視点に来るように頭の位置を固定することが必要であった。もし単語が長ければ彼は一度にその単語の一部だけしか読めなかった。

　検眼鏡検査：視神経，血管および一般眼底の形状は両眼とも前回の所見と同じであった。ただし，乳頭の深部層は両眼とも一層灰白色を強め，また，視神経先端の鼻側の輪郭が僅かにぼやけて見えた。

　視野：両側とも丁度中心部の歪んだ卵円型の小部分を除いて視野は消失していた。その見える部分の水平径は約10°，垂直径はそれよりやや大きかった（図1，2）。すなわち，前回の視野所見（図3，4）に左同名半盲が加わった状態である。両眼ともこの小さい中心視野が保持されていることは，黄斑部に情報を送る皮質の視覚中枢の部分が破壊されていないことを示すものである——この所見によって，黄斑部の皮質レベルへの再現が特殊なものであるという説

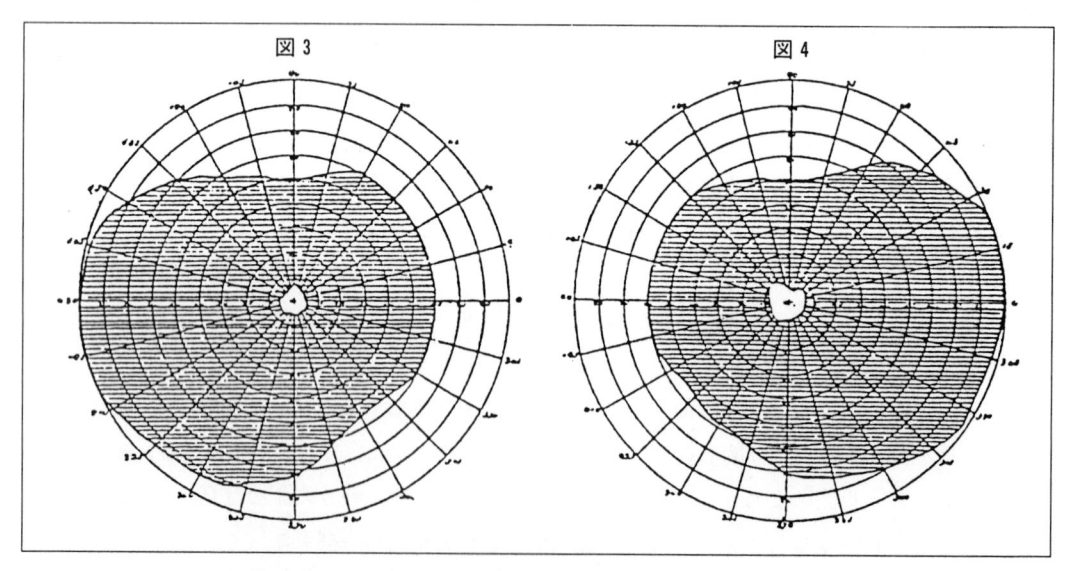

図3 および図4　2回目の半盲の発作後の視野。中心部の小さな白ぬきの部分は視覚が保持された視野の範囲（黄斑部）を示し，陰影の部分は視覚が失われたことを示す。

を，臨床的に今一度証明したことになる．

瞳孔：光線が黄斑部に当たるように瞳孔を照らすと，虹彩反応は正常であったが，光線がこの位置からどちらかにずれている時は，反応は敏速でなくなり，あるいは欠如した．

色覚：事実上障害されていた．赤色は「真鍮」のように，また，緑色は「灰白色」に感じられ，黄色は「金色，ただしあまり明るい色ではない」であり，青色は「もしかすると紫かもしれない色」であった．

1895年1月に彼は再び肺炎に襲われた．炎症の範囲は広くはなかったが，回復後に心機能の減弱と呼吸機能のかなりの低下を残した．

現在（1895年3月1日，2回目の片麻痺の発作から約2年が経過している．視野には明らかな改善はなく，床に落ちたピンを認知する程度の狭い視野が中心部にあるにすぎない．それでも彼は通常の読書距離で短い単語だけを読み取ることができた．彼は付添人とともに殆ど毎日，町まで馬車を走らせたり散歩したりしていたが，失われた場所の感覚はまったく改善を示さなかった．自宅内では，この点に関して2つの点で改善が認められた．第1は，散歩から帰った時，患者を正面のドアまで誘導し，家の内側に向けて立たせてやると，彼は30フィートの玄関ホールの反対側の端にある喫煙室まで歩いて行くことができた．しかし，入口で彼が外側に向けられたり，ほんの四分の一でも横に向けられた時には彼は迷ってしまった．第2は，居間にいる時，彼は時計のカチカチという音を頼りに自分の位置を確認し，そこから浴室に行くドアまたはホールへ出る別のドアを見つけることができた．ホールへ出れば階段の手すりづたいに食堂まで降りることができた．失語はほとんど消失していたが，いくつかの単語はなお思い出すことが困難であった．

彼の一般状態は良好であり，自分の病気について大いに興味をもち，内容の豊かな議論をしている．

この症例は眼科医，神経科医，および一般臨床医に対して多数の特別な臨床的問題点を提起するものである．両側性半盲を伴った両側性片麻痺の症例は稀であり，単一症例であっても注意深く記載するに値するものである．ここで，両側性半盲の報告例を簡単に引用するが，これはDr. de Schweinitzの御協力によるものであり，感謝の意を表する．

Förster[1]の症例では右同名半盲があったが，軽度の頭痛以外の脳症状を伴ってはいなかった．視野の境界線は垂直ではなく，視野欠損は水平線の上方にも下方にも，更には黄斑部にも認められた．視力は最初正常の三分の一であったが，間もなく正常に戻り，その後全盲に至った．さらにその後，中心部の小視野が回復し三分の一の視力を有した．色覚は失われていた．

場所想起能力の喪失もまたこの症例の際立った症状の一つであった．患者は長時間自分の部屋にいた後で，その在り場所を口述できる物品は何一つなく，また，まるで目の見えない人と同じで，動き回ることはできなかった．この点に関して明らかな改善は記載されていない．

Schweigger[2]の症例は1889年9月に突然，意識の喪失も片麻痺も伴わずに左の半盲性視野欠

損を呈した。中心部の視力に変化はなかった。1889年8月に右視野が，以前に左視野が失われたと同様に突然欠落し，小さな中心視野が残存した。Försterの症例とは異なり，この症例では場所の記憶や感覚についての障害はなかった。

Groenouw[3]は左の片麻痺の患者を1月に診療したが，この患者はその年の4月に左の同名半盲を呈した。その10カ月後に脳卒中発作を起こした後，顕著な失見当識が発現した。視野はどの方向にも非常に狭かったが，中心部の視力はほぼ正常であった。1カ月後に視野の改善が認められたが，視野右下四分の一は完全な欠損を示した。中心部の色覚は障害されていなかった。場所の感覚の喪失は，視覚像想起能力の喪失により説明された。

Vorster[4]は4年前に発作を生じ，右半身の体感覚の喪失と不明確な視覚喪失感を有する脳卒中の男性の症例を記載した。この患者はその後3回目の発作を起こし，意識障害，左顔面麻痺，左上下肢の麻痺，および視覚の全面的喪失を呈した。8日経って右視野の視力が回復した。4週間後に彼は幻覚を生ずるとともに，以前から熟知していた場所ですっかり土地不案内になっていた。左の半視野は完全に失われ，右の視野は狭窄を示していた。4カ月後に右視野の視力は三分の一，左視野は四分の一となり，色覚は回復されていた。注視点のまわりの中心部を除いては，両側半視野とも欠損していた。

Gaffron[5]は1890年12月に頭蓋骨骨折を受け，1891年1月10日に彼自身が診療した14歳の女性患者を報告している。骨折は右乳様突起の上方6.5cm，耳の後方5cmの所から始まり，正中線の左2cm，後頭隆起の上方4cmの所にまで達していた。最初は視力はほとんどなかったが，その後患者が自分で歩き回れるくらいにまで改善した。中心部の小視野が回復し，彼女は大きな白紙の上に書かれた短い単語を読むことが可能になった。

瞳孔の反応は正常。場所の感覚の喪失については述べられていない。Gaffronはこれらの症状を，血腫の圧迫による両側の後頭葉皮質の視覚中枢を含む皮質領野の破壊によって説明した。

Hoche[6]（Kneis[7]により引用）は不完全な両側性半盲の非常に興味ある症例を報告しているが，この症例では見える視野の中に幻視があり，見えない視野にも同様の現象が存在した。この症例は単に臨床例であったが，損傷部位は両側後頭葉と考えられた。

Edinger[8]（同様にKneisにより引用）は左右の後頭葉の軟化巣のいずれかに関係していると思われる症例について報告している。突然明るい閃光が現れ，続いて完全な盲が生じている。これは塞栓や出血などによる半盲が，片方ずつ交互に生じたか，あるいは両側同時に生じたものと考えられた。

Schmidt-Rimpler[9]の報告した症例は41歳男性で，1873年に頭部外傷を受けている。この症例では右同名半盲に先立って，頭痛と右上下肢の間代性けいれんを伴った麻痺が認められた。約1年後に視野の狭窄が認められ，その後突然，完全な盲に陥っている。その後，小さな中心視野が回復したが，その視野も後でさらに小さくなってしまった。場所の感覚の喪失は気付かれてはいなかった。剖検により，半盲は硬脳膜の血腫によることが分かった。右不全片麻痺は後中心回の広汎な瘢痕性収縮の結果であった。

後で生じた左視野喪失の原因として，この著者は右後頭葉後部の灰白質と白質の間に生じたチーズ状の変化を考えている。

SwanzyとWerner[10]の症例を彼らが最初に診察したのは脳卒中発作の数カ月後であった。この患者は左上肢の麻痺と右側の半盲を有していた。眼底は正常であったが，見えるのは両眼とも視野の左上四分の一だけで，残りの四分の三は欠落していた。失見当識の記載はなかった。

Magnus[11]が報告した52歳の男性患者は，13年前に突然左不全片麻痺と左同名半盲をもって発症した。この最初の発作の10年後に2度目の発作に襲われ，意識喪失を呈したが麻痺はなかった。さらに3年後に彼は3度目の発作に襲われ，麻痺はなかったが，完全な盲を呈した。2～3日経つと彼は小さい対象物が見えるようになり，老眼を矯正したところ，その小さな中心視野でSnellenテストの第3タイプを認知することができた。彼は自分の室内の物品を何1つ見つけることができず，また，最近のできごとについての記憶が失われていることが分かった。今回の発作の13週間後の観察では，上記以上の視覚の改善は認められなかった。色覚は正常であった。場所の感覚は19週間を経ても改善はなかった。

これらの症例における小さい中心視野の残存を，Förster[1]は次の仮説によって説明している。すなわち，最も鋭敏な視知覚つまり直接視を担当する後頭葉の小部分は，2本以上の血管の吻合によって血液を供給されているという仮説である。もしも後頭葉の皮質に栄養を与えている主要血管に血栓ができて，その皮質が血液供給を断たれると，最も鋭敏な視覚を受け持っているその皮質領域は第2の血管からその血液供給を受けるというものである。彼はこの仮説によって，同名半盲のさいに視野の境界線がしばしば欠損側に偏位する事実をも説明しようとしている。

Schmidt-Rimpler[9]，Vorster[4]，およびGaffron[5]の症例，それに本報告例のように，両側性半盲の症例が最初は全盲を呈するが，その後中心視を取り戻すという事実は，黄斑部が両側性の血管支配を受けているという見解を支持するものである。この見解は，Wilbrand[12]の剖検例によって支配されている。Schmidt-Rimple[9]は，この黄斑部が生理学的に重要であること，黄斑部神経線維が解剖学的に大きいこと，ならびに従来のすべての報告例に示された臨床的事実はいずれも，黄斑部に対応する皮質領域が二重の血管支配を受けており，侵襲に対する抵抗が強いというFörster[1]の説を支持するものであると考えた。

ほとんどすべての報告例において，半盲性の瞳孔反応は存在しない（見えない方の網膜に光を当てても縮瞳が起こる）という事実が気づかれている。このことから，視放線あるいは皮質視覚領野の病巣はいずれも対光反射弓に含まれてはいないことが分かる。

本症例においては，損傷部位に関する明確な情報がないので，すべての症状の原因については多くの推測に頼らざるをえない。ただし，ここでは若干の点について手短かに述べておきたい。1891年の発症においては，右の半盲を生じた皮質病巣のほかに，失語ならびに右半身の一過性の知覚脱出と不全麻痺を説明するような内包の後部の障害が含まれているに違いない。最初の発症で両側性損傷が生じたとは考えられない。なぜなら，1893年の2回目の発症は最初の

発症と同じであるが，左側の障害されたこと，および失語の代りに場所の感覚が失われたこと，の2点だけが異っているからである。

2回の発症の原因はたぶん塞栓であっただろう。急性消化不良に合併した心疾患の間に故障した弁から凝血塊が飛び出してきたのであろう。

場所の感覚の喪失は，両側性半盲に特有ではないとしても，その重要な症状であると思われる。この場所の感覚の喪失はFörster[1]，Groenouw[3]，Voster[4]，Magnus[11]および私自身の症例で認められている。Schweigger[2]はこの症状を観察はしていないが，彼の症例では半盲性の視野欠損は不完全であった。

場所の感覚喪失は，Schmidt-Rimpler[9]の症例では記載されていないが，この患者には左右の混同があり，記憶は貧困であった。Swanzy[10]の症例では場所感覚喪失には言及されていないが，両眼の視野の四分の一は少なくとも部分的に残存していた。Kneis[7]がHoche[6]とEdinger[8]を引用している中では，この症状には触れなかった。また，Gaffron[5]の症例でもこの症状は観察されなかった。

Groenouw[3]は両側性半盲における場所の感覚の喪失を，視覚的記憶像の想起不能によるものと考えたが，この説明は少なくとも見かけ上はもっともらしいものであった。しかし，私の患者は人物を想起でき，しかもその外見を言葉で正しく説明することができた。このことから，そのような記憶像の記録は脳の別の場所で行われることが示唆される。私の患者の場所の感覚の喪失は，1893年の二回目の発作のさいに生じたものであり，その時，左の半盲とともに左半身の一過性の不全片麻痺と知覚脱失が認められた。このことは便宜上，ここでは地理の中枢と呼ぶ一つの中枢が，脳の右側にあって，場所の視覚的語憶像の記録を担当していることを示唆している。このような中枢のあり方は，Broca領域が右手利きの人では脳の左側にあってスピーチの記録を担当していることとアナロジーをなすものである。

運動失語，一過性右片麻痺，および右半盲を呈した最初の発症から4年近くがたった。半盲は改善していないが，失語の症例が通常そうであるように，言語構音力はほとんど回復している。

二回目の発症から2年以上が経過しているが，場所の感覚について実際上改善は認められていない。ただし，聴覚を介して得られたことは例外である。例えば，居間の時計のチクタクという音によって，2つのドアの位置を知ることができたのである。

彼の失語については，視覚および聴覚を介して受容された情報によって初めて，発話能力の回復が期待できるのである。彼の中心視野は非常に小さいので，複数の対象の相互の関係を考えることができない。これ以上の理由が考えられないので，このことによって，この症状がほとんど改善しなかったことの説明としたい。

文　献

1) Förster, R.：Ueber Rindenblindheit. Albrecht von Graefe's Archiv für Ophthalmologie. 1890, 36, I, 94-108.
2) Schweigger, C.：A case of bilateral hemianopia. Arch. Ophthalm, 1981, 20：83-84.
3) Groenouw, A.：Ueber doppelseitige Hemianopsie centralen Ursprunges. Arch. Psychiat. Nervenk., 1892, 23(2)：339-366.
4) Vorster：Ueber einen Fall von doppelseitiger Hemianopsie mit Seelenblindheit, Photopsien und Gesichtstaüschungen. Allg. Zshr. F. Psychiat., 1893, 49：227-249.
5) Gaffron：Ein Fall von doppelsalbdger homonymer Hemianopsce. Beitrage zur Augen heilkunde, 1893, Beiträge zur Augen heilkunde, 1893, 1(5)：417-425.
6) Hoche, A.：Doppelseltige Hemiannopsia inferior und andere, sensorisch-gensible Störungen bei einen funktionellen Psychosen. Arch. Psychiat. Nervenk., 1892. 23(1)：71-87
7) Kneis：入手困難
8) Edinger, L.：Giebt es central entstehende Schmerzen？Mittheilung eines Falles von Hämorrhagie in den Nucleus externus Thalami optici und in das Pulvinar, dessen wesentliche Symptome in Hyperästhesie und furchtbaren Schmerzen in der gekreutzten Seite ausserdem in Hemiathetose und Hemianopsie bestanden haben. Dtsch. Zschr. nervenheilk., 1981, 1：262-282.
9) Schmidt-Rimpler：Bilateral hemianopsia with autopsy. (Translated by Dr. J. A. Spalding) Arch. Ophthalm. 1893, 22, 313-322.
10) Swanzy, H. R. and Werner, L.：A case of double hemianopsia. Trans. Opt. Soc. U. K.,1891, 11：183-190.
11) Magnus, H.：Ein Fall von Rindenblindheit. Dtsch. Med. Wschr., 1894, 20(4)：73-76（Jan. 25, 1894）.

解説

地誌的障害

鳥居方策・松原三郎

「地誌的障害」というのは実にあいまいな用語である。通常は「地誌的失見当識」と「地誌的記憶障害」の2症状がほぼ別々に論じられており、それは両者の本質がかなり異なっていると考えられているからである。但し、いわゆる視空間失認に属する諸症状の分類が一定の結論に達していないこととも関連して、「地誌的失見当識」及び「地誌的記憶障害」の用語として普遍性と妥当性には、決して小さくない問題が残されているといわざるをえない。

1. 視空間失認の分類、とくに「地誌的失見当識」と「地誌的記憶障害」に対する従来の取り扱いについて

これらの用語が十分に統一されていない状況について、ここで述べなければならないのであるが、話を円滑に進めるために、まずこの解説における用語を仮に統一しておきたい。この仮の用語は従来多くの研究者が最も頻繁に使用してきたものとほぼ同等である。

「地誌的失見当識」：topographical disorientation のことであるが大橋[21]は「地誌的失見当」と訳している。患者自身が熟知している筈の場所がどこか分からず、目的地に至る道を発見することができない状態である。

「地誌的記憶障害」：loss of topographical memory のことである。国の地図に主要都市の位置を示したり、1つの地点から別の地点への道順や旅行方法の説明ができない。自分の家の簡単な平面図や主要な家具の位置を示すことができない。

表1は今世紀に発表された主要な視空間失認の分類である。今世紀前半では英国学派のものが目立つが、Holmes[14)15]とBrain[4]の分類には「地誌的記憶」の障害ないし喪失の項がある。また、Critchley[5]の分類では「空間概念の障害」の項があるが、これは例えばHecaen[11]の分類の「地誌的概念の喪失」よりは総合的包括的であり、熟知した場所の説明、地図への都市名の記入、時計の読み、などの障害はすべて"Disorders of Interdimensional

表1 諸家の視空間失認の分類

Holmes (1918, 1919)
  Disorders of Absolute Localization of Objects
  Disorders of Relative Object Location
  Inability to Compare Dimensions of Two Objects
  Difficulty of Avoiding Objects while Walking and Defective Topographic Memory
  Impaired Ability to Count and Group Seen Items
  Inability to Perceive Movement of Objects in a Sagittal Plane
  Defective Ocular Movement
  Loss of Stereoscopic Vision

Brain (1941)
  Defective Visual Localization of Objects
    by Amblyopia
    by Displacement of Fixation Point in Lateral Homonymous Hemianopia
    by Agnosia for Spatial Relations, Bilateral or Limited to a Hemifield
  Loss of Stereoscopic Vision
  Agnosia for the Left Half of Space
  Visual Alloesthesia
  Loss of Topographical Memory
  Visual Disorientation Secondary to Object Agnosia
  Mixed Forms

Critchley (1953)
  Disorders of Spatial Perception
  Disorders of Concept of Space
  Disorders of Interdimensional Manipulation of Space

大橋 (1965)
  視空間知覚障害および変形視
  注視空間における障害
    Balint症候群
    半側空間失認
  地誌的 (場所的) 障害
    地誌的失見当
    地誌的記憶障害

Benton (1969)
  Defective Localization of Stimuli in External Space
  Defective Short-Term Memory for Spatial Location
  Defective Route Finding
  Reading and Counting Disability
  Defective Topographical Memory
  Visuoconstructive Disabilities
  'Simultaneous Agnosia'

Hecaen and Albert (1978)
  Disorders of Spatial Perception
  Disorders of Manipulation of Spatial Information
    Unilateral Spatial Agnosia
    Loss of Topographical Concepts (Mental Map)
  Loss of Topographical Memory (Spatial Orientation)
  Balint's Syndrome

Manipulation of Space"に入れられている。大橋[21]の分類はわれわれにとって馴染み深いものであると同時に，当時この領域で大きな業績を残したHecaenグループの見解[12]とほぼ一致している。Benton[2]の分類の"Defective Route Finding"はほぼ「地誌的失見当識」に相当するが，当然のことながら，必ずしも「地誌的記憶障害」を伴わずに単独で出現しうることが明記されている。Hecaen & Albert[11]の分類では，その基本的な態度は大橋[21]それと共通する部分が少なくなく，その意味ではわれわれにとって非常に理解し易いものであるが，用語の点では決して小さくない問題を残している。彼らの"Loss of Topographical Concepts (Mental Map)"が一般に謂う所の「地誌的記憶障害」に相当することはその記載内容から明白であり，Holmes[14][15]やBrain[4]の用語とも一致することから特に問題はない。しかし「地誌的失見当識」に相当する用語が"Loss of Topographical Memory (Spatial Orientation)"となっていることには困惑せざるをえない。記載内容は「地誌的失見当識」そのものであり，相貌失認との合併が強調されている点は斬新である。

2．地誌的障害に関する初期の研究

　Hughlings Jachsonは1874年に，右大脳半球後方部が物体，場所，人物などの認識に必要不可欠なそれらの視覚像の座であること，ならびにこの領域の損傷によって患者は自分の進むべきが分からなくなることを予言し，1876年には右後頭葉の腫瘍により家の近所の道を自由に歩けなくなった59歳の女性の症例を報告したという[17]。Badal[1]は1888年に，妊娠中に子癇の発作を反復し分娩後に顕著な視覚性失見当識を呈した若い婦人の症例を発表した。Badalの患者は家の近くのよく知っている筈の道に迷うだけでなく，Bordeauxの誰でも知っている主要道路に関する簡単な質問にも答えることができなかった。対象の大きさや対象間の距離の目測などが全く困難であり，音源の方向が分からなかった。また，位置覚など要素的な体感覚には異常がないのに，手指失認，左右障害など，身体認知の障害が見られた。Badal[1]はこれらの症状を，視覚だけでなく，聴覚や体感覚をも侵す「空間感覚の障害（trouble du sens de l'espace）」という単一の基礎障害に帰することができると考えた。Badal[1]は責任病巣について一切言及しなかったが，上記の症状ならびに両側半視野にまたがる視野狭窄の存在から，両側頭頂—後頭葉の外側面を侵す脳血管障害が疑われる。

　これに対し，Wilbrand[28]が報告した症例は相貌失認の最初の剖検例とし

て有名である。皮質盲からの回復途上において，相貌失認などの視覚失認症状および中枢性色覚障害とともに「地誌的失見当識」の症状を呈したものであり，剖検により両側後頭－側頭葉内下面の梗塞巣が認められた。Förster[9]の症例も2回の脳血管性発症により皮質盲を呈し，その回復途上において環境に対する失認とともに顕著な空間失見当識の症状を示した。また，自宅の部屋の配置や以前から熟知している街路の説明が困難であった。この症例は5年後に剖検所見が報告されたが，Wilbrand[28]の症例と同様に両側後頭－側頭葉内下面の梗塞巣が確認されている。

　Dunn[7]の症例が発表された時期は，ほぼ以上のような状況にあった。翻訳から明らかなように，この症例では「地誌的失見当識」の症状だけでなく「地誌的記憶障害」に相当する症状も観察されているが，Dunnはこれらの症状を「場所感覚の喪失（loss of sense of locality）」という用語を用いて集約している。なお，これらの症状は前後2回の脳血管性発症を経て発現したものである。地誌的障害に関する初期の研究の中では，Meyer[19]の3症例の報告を見過ごすことはできない。症例1と症例3では，それぞれ右と左の同名半盲が関連しており，また症例2では両側性半盲が存在し，剖検により両側後頭葉の梗塞性病巣が確認されている。

3．文献例における「地誌的失見当識」と「地誌的記憶障害」の区別

　初期の報告例では病巣部位が明らかな剖検例を含めて，多くの症例で2回以上の脳血管性発症が認められるなど，記載されている症状のすべてが大脳半球の限局病巣のみに由来するかどうか疑わしい場合が少なくなかった。このような症例においては，当然「地誌的失見当識」と「地誌的記憶障害」が明瞭に区別されないまま記載されることが多かった。

　その後の症例においても，右または両側の後頭－頭頂葉外側面が侵された症例では，多彩な視空間失認の症状が現れやすく，「地誌的失見当識」も「地誌的記憶障害」もその一部と記載されているに過ぎない。Paterson & Zangwill[23]は右後頭－頭頂葉に外傷を蒙った2症例を詳細に観察しているが，彼らの視点は主として，視空間知覚障害，半側空間失認，および視覚構成障害に向けられていて，地誌的障害に関する検査はやや不十分である。それでも，彼らの症例1では「地誌的失見当識」の方が「地誌的記憶障害」に比して軽症で一過性であること，ならびに症例2ではそれが逆の関係になっていることを窺い知ることができる。Hecaen & Angelergues[12]の多数例に関する観察においても，視空間失認に属する個々の症状が相互に合

併しやすく，それらがまた他のさまざまな劣位半球症状と合併しやすい状況が詳細に報告されている。

　自験例を報告するさいに「地誌的失見当識」と「地誌的記憶障害」を明瞭に区別した最初の論文は1950年に McFie et al[18] が発表したものである。彼らは視空間失認の8例を記載したが，これらのうち5例に「地誌的失見当識」が認められた。5例は自宅から病院までの途中で，あるいはその他の熟知している筈の場所で，道に迷い自分が進むべき方向が分からなくなった。しかし，この症状は原則的に一過性であった。一方，「地誌的記憶障害」は8例中2例において確認されている。患者は英国の地図や自宅の平面図を記憶によって描くことができず，また失語などが全くないのに熟知している筈の道を説明することができない。この2例のほかに「地誌的記憶障害」が疑われる患者が2例いたが確認はできなかった。

　一方，Pallis[22] は心疾患を有する51歳の男性において，脳塞栓により中枢性の色覚喪失とともに顔と場所の失認を呈した症例を報告した。相貌失認は「家族の顔が皆同じに見え，相手が喋るまで誰かわからない」典型的なものであったが，場所の失認は Pallis[22] にとっては稀な症状であった。患者は「どこの場所も皆同じに見える」ので病院の構造や様子が少しも覚えられず，いつも院内で迷っていた。ところが，地誌的記憶は良好で職場内の道路やレイアウトなどの説明は完全であり，病前に熟知した場所の地図上への記入は極めて良好であった。外空間の知覚障害も無視もなく，視覚対象の空間内定位も空間内操作も良好であった。Pallis はこの患者が中枢性の色覚障害と相貌失認を呈したことから，主病巣は両側後頭葉内側面にあるものと推定した。従って，病院内の道順が覚えられず廊下で迷ってばかりいたのは，視空間失認の部分症状としての地誌的失見当識ではなく，「場所の失認」であると考えたのである。その後，相貌失認の臨床例の報告が増加するに従って，相貌失認が「地誌的失見当識」または場所の失認を合併しやすいことが確かめられた[3][12]。われわれが経験した相貌失認の症例[25]でも，地図上の都市名の記入，熟知した道順の口述，時計の読み取りなどはすべて正常であるのに，熟知している筈の道路や家並みが全く見たことのない初めて見るものに思え，表札や道路表示などの言語性情報を手がかりに辛うじて正しい道を辿れることができたという。われわれ[25]もこの症状が視空間障害と関連するものではなく，熟知した場所，家並み，風景，建物などに対する視覚性失認であり，少なくとも部分的には相貌失認と共通する基盤を有するものと考えたのである。

　以上に述べたように，「地誌的記憶障害」は右または両側の後頭－頭頂葉

外側面の病巣によって生ずる視空間失認の部分現象であり，他の視空間失認の症状だけでなく，着衣失行や視覚構成障害のような劣位半球症状を合併することが多い。これに対し，熟知した筈の場所や通い慣れた道で迷う「地誌的失見当識」の症状は，右または両側の後頭-頭頂葉外側面の病巣に由来する場合のほか，右の後頭-側頭葉内下面の病巣によって生ずる場合がある。後頭-頭頂葉外側面の病巣に基づく場合の「地誌的失見当識」はあくまでも視空間失認の部分現象として生ずるものであり，ほぼ全例が「地誌的記憶障害」を合併していることが特徴である。これとは対照的に，右後頭-側頭葉内下面の病巣に由来する「地誌的失見当識」は原則として「地誌的記憶障害」を合併せず，むしろ相貌失認などの後頭葉症状を合併することが多い。この後頭-側頭葉内下面の病巣による「地誌的失見当識」は，実は地誌的障害ではなく，場所，家並み，建物などに対する視覚失認であるとの意見が少なくない。このように「地誌的失見当識」は少なくとも2つの起源を有する難解な症状であり，この症状に対しては実にさまざまな名称が用いられてきた（表2）。

このあと，後頭-頭頂葉性の地誌的障害と，後頭-側頭葉性の「地誌的失見当識」つまり場所の失認の，比較的新しい論文を一篇ずつ紹介しておきたい。

表2　「地誌的失見当識」の別名

trouble du sens de l'espace（Badal, 1888）
loss of sense of locality（Dunn, 1895）
topographical disorientation（大橋, 1965; De Renzi, 1977; Ratcliff, 1982; Habib & Shirigu, 1987）
environmental disorientation（Cummings et al, 1983）
topographical amnesia（Hecaen, 1972; De Renzi, 1977; Whiteley & Warrington, 1978）
impairment of topographical memory（Whiteley & Warrington, 1977）
loss of topographical memory（Hecaen et al, 1980）
defective route finding（Benton, 1969）
agnosia for place recognition or loss of topographical familiarity（McFie et al, 1950）
agnosia for place（Hecaen, 1972）
inabiligy to identify places（Pallis, 1955）
topographic agnosia（Paterson & Zangwill, 1944）
topographagnosia（Landis et al, 1988）
environmental agnosia or loss of topographic familiarity（Landis et al, 1986）

4．右頭頂-後頭葉病巣による場所の失見当識（Fisher, 1982）について

右の頭頂-後頭葉の病巣によって一連の視空間障害の症状（構成失行ま

たは視覚構成障害，地誌的失見当識，半側空間失認，眼運動症状など）が出現することは，すでによく知られた事実である．にも拘わらず Fisher[8] がこの論文を発表しようとした目的の1つは，従来これらの症状が報告された症例の大部分が頭部外傷または老化ないし脳萎縮によるものであるので，脳梗塞などの限局病巣に基づく視空間障害を詳細に記載することであった．

患者は72歳の建築業者兼小博物館管理人である．10年余り前に一過性虚血発作を呈した後，軽度の卒中発作を反復し，一年半前には左内頸動脈の endoarterectomy を受けたほか，抗凝固剤の投与をも受けていた．今回は脳卒中により左半身の筋力低下と構音障害を呈して Boston のマサチューセッツ総合病院に入院した．入院1週間後の頸動脈写により，以前から狭窄のあった右内頸動脈の閉塞が証明され，CT では右頭頂－後頭領域下部の分水嶺領野に3cm前後の梗塞巣が認められた．

患者は時間的場所的失見当識を呈した．自分の居場所については MGH（マサチューセッツ総合病院）と答えたが，地名はほとんどでたらめで，ロンドン，カリフォルニア，東京，など，そのたびごとに異なり，説明はほとんど作話的であった．時に重複記憶錯誤の傾向も見られた（患者が「Boston のフルーツ街の MGH」と正答するまでに1カ月あまりが必要であった）．

会話では言語障害は認められなかった．顕著な左同名半盲が認められたが，患者自身はそれに気づいていなかった．左の上下肢を無視する傾向はなかった．新聞を読む際各行の左約三分の二を省略するので理解はほとんど困難であった．絵も食事トレーも左側は無視され，12cm の線分の中点はかなり右の方につけられた．正方形のコピーは可能であったが，それより複雑な図形は模写できなかった．自宅の平面図を描かせたところ，10分かかって3カ所の壁と2カ所の扉を描いただけだった．患者は時計の時刻を読むことができなかった．時計の文字盤に数字を記入する課題は，左半分への記入は全くできず，右半分も数字の脱落や位置のズレなどがあり不正確だった．地図上で自宅から職場までの道を辿ることができず，また熟知している筈の2つの地名の間の道程を辿ることができなかった．水平または垂直の線分の数を目算することができなかった．

患者は第33病日以降は自分の居場所を正答したのであるが，この頃には上記の右頭頂－後頭葉症候群の諸症状はそれぞれかなり改善していた．患者が呈した場所の失見当識は，それ以外の自然で調和のとれた行動とはまったく不釣合であり，限局した梗塞巣と関連づけることにはそれ程問題はなかった．

Fisher[8]はこの症例のほかに類似の6症例をも同時に報告しているが，どの症例も右頭頂－後頭葉領域の血管性病巣を有したものである（ただし，症例4の1例だけは5年後にAlzheimer病の診断を受けている）。ところが，急性の血管性病変による視空間失認のこれらの症状はいずれも改善しやすく，7例中3例は約5週間で回復している。Fisher[8]は，場所の見当識（orientation for place）の機能局在を，もっぱら劣位側の頭頂－後頭葉領領域に決定することに反対する意見があるとすれば，急性病巣による症状が一過性で自然に回復する傾向を有することがその根拠になりうると考えている。

　なお，わが国では成瀬ら[20]の脳腫瘍の症例が報告されており，これらの症状が見事に描写されている。

5．右後頭－側頭葉内下面の病巣による環境失認（Landis et al, 1986）について

　Landis et al[17]は最近，右大脳半球後方部内側の病巣により，熟知した環境を認識・同定できない16例の自験例を報告した。患者は自宅から職場までの街並み，自宅近くの家並み，自分のアパートなど，以前から慣れ親しんだ環境に対する熟知感を失い，それらを初めて見る異様な対象に感ずるとともに，その熟知している場所で進路が分からなくなり道に迷ってしまうものである。Landis et al[17]はこの状態に対して，環境失認（environmental agnosia），地誌的熟知感喪失（loss of topographical familiarity）または環境熟知感喪失症候群（syndrome of loss of environmental familiarity）の語を用いている。

　Landis et al[17]の症例2は58歳の女性である。ある朝，出勤するために路面電車に乗るまでは全く異常はなかったが，突然，自分の周囲のすべてのものが全く分からなくなった。自分がよく知っている地名を呼ぶ車掌の声を聞いて急いで電車からとび降りた彼女は，毎日通い慣れた場所で道に迷ってしまい，何度も人に道を尋ねなければならなかった。帰宅してみると，20年前から住み慣れたアパートが全く見慣れないものに見えた。

　入院時，周辺視野計で左上四半盲などが認められた。患者はalertで見当識は正常，行動も周囲への関心も適切であった。彼女の言語機能，一般行為，構成行為は正常であった。彼女は医師も看護婦も声を聞かなければ相手が誰か分からなかった。また，よく知っているペット動物が認識できなかった。彼女は病院内で自分を見当づけるために言語性の手がかりを利用

した。例えば，自分の部屋は「非常口（fire escape）」の後の左側の最初のドアであると覚えた。CT scan により右後大脳動脈の領域に低吸収域が認められた。脳波では右側後方の誘導に徐波活動が認められた。その後，一過性に幻視と palinopsia を認めた。幻視は形のない光のフラッシュと左から右に繰返し歩く男の人の姿であり，palinopsia は患者がバスに乗った時，ある男の乗客の膝に犬を見た直後から，すべての乗客が犬の顔を持っているように見えたことである。

Landis et al[17]が報告した16症例の主要症状は熟知した環境を認識できないことであり，その背景にはその環境に対する熟知感(familiarity)の喪失が存在する。しかし，後頭－頭頂葉外側面の病巣に由来する「地誌的失見当識」の場合と異なり，熟知した環境を記憶によって説明する能力は完全に保持されており，地図上で重要な項目を定位することは十分可能である。また，総説の記載[11,26]に照らせば時計の読みや文字盤の作成も正常に行うことができる。これら16症例の合併症状は，相貌失認（7例），非言語性学習障害（6例），構成障害（5例），着衣障害（4例），左側無視（4例），幻視（3例），palinopia（3例），などとなっている。

病巣は16例中11例が右後大脳動脈領域つまり後頭－側頭葉内下面の梗塞である。3例では左半球にも病巣が存在していた。Landis et al[17]によれば，これまでに報告されている20例の剖検例中，両側半球後方部に病巣を有するもの8例，右半球の新生物8例，右半球梗塞4例となっている。彼らは種々検討の結果，本症状の発現には右半球後頭－側頭葉内下面の病巣があれば十分であると結論した。また，Landis et al[17]によれば本症状の本質は相貌失認と類似する種類特異的(class-specific)な視覚失認であると考えている。

なお，本症状は多くの研究者[3,12,13,22,25]によって報告されている。

6．高橋（1993）の「街並失認」と「道順障害」

1993年に高橋[24]は従来の地誌的障害に相当する2つの状態像を記載し，それぞれの責任病巣を明快に想定した。1つは，自宅内部の見取り図や自宅のある地域の地図を十分に把握・記述できるのに，熟知しているはずの家屋や街並が同定できない状態であり，これを「街並失認」と呼んだ。もう1つは，熟知している家屋や街並の認知・同定は容易にできるのに，自宅内部の見取り図，自宅のある地域の地図，病院の見取り図などの把握や記述が困難な状態で，これを「道順障害」とした。高橋[24]によれば，「道順

障害」は脳梁膨大後域から頭頂葉内側部にかけての病巣によって生じ,「街並失認」の責任病巣は海馬傍回後部に主座を有するという。また,「街並失認」がしばしば相貌失認を合併することも指摘されている[24]。これらの記載から,「道順障害」が視空間失認の1臨床型である地誌的記憶障害に相当し, 一方,「街並失認」が相貌失認と類縁の, 言語化できない視覚対象に対する視覚失認（場所の失認または地誌失認）であることは明白である。

文 献

1) Badal, J.: Contribution a l'etude des cecites psychiques: Alexie, agraphie, hemianopsie inferieure, trouble du sens de l'espace. Arch. Ophthal. (Paris), 8: 97-117, 1888.
2) Benton, A. L.: Disorders of spatial orientation. In Vinken, P. J. and Bruyn, G. W. (eds.): Handbook of Clinical Neurology, Vol. 3, pp. 212-228, North-Holland Publishing Co., Amsterdam, 1969.
3) Bornstein, B. and Kidron, D. P.: Prosopagnosia. J. Neurol. Neurosurg. Psychiatry, 22: 124-131, 1959.
4) Brain, W. R.: Visual disorientation with special reference to lesions of the right cerebral hemisphere. Brain, 64: 244-272, 1941.
5) Critchley, M.: The Parietal Lobes. Edward Arnold, London, 1953.
6) De Renzi, E., Faglioni, P., and Villa, P.: Topographical amnesia. J. Neurol. Neurosurg. Psychiatry, 40: 498-505, 1977.
7) Dunn, Th. D.: Double hemiplegia with double hemianopsia and loss of geographical centre. Transactions of the College of Physicians of Philadelphia, Ser. 3, 17: 45-56, 1895.
8) Fisher, C. M.: Disorientation for place. Arch. Neurol., 39: 33-36, 1982.
9) Förster, R.: Uber Rindenblindheit. Albrecht v. Graefes Arch. Ophthal., 36: 94-108, 1890.
10) Habib, M. and Shirigu, A.: Pure topographical disorientation: A difinition and anatomical basis. Cortex, 28: 73-85, 1987.
11) Hecaen, H. and Albert, M. L.: Human Neuropsychology. John Wiley, New York, 1978.
12) Hecaen, H. and Angelergues, R.: La Cecite psychique. Masson, Paris, 1963.
13) Hecaen, H., Penfield, W., Bertrand, C., and Malmo, R.: The syndrome of apractognosia due to lesions of the minor cerebral hemisphere. Arch. Neurol. Psychiatry, 75: 400-434, 1956.
14) Holmes, G.: Disturbances of visual orientation. Brit. J. Ophthal., 2: 449-468, 506-516, 1918.
15) Holmes, G. and Horrax, G.: Disturbances of spatial orientation and visual attention, with loss of stereoscopic vision. Arch. Neurol. Psychiatry, 1: 385-407, 1919.
16) Kase, C. S., Troncoso, J. F., Court, J. E., Tapia, J. F., and Mohr, J. P.: Global

spatial disorientation : Clinico-pathologic correlations. J. Neurol. Sci., 34 : 267-278, 1977.
17) Landis, T., Cummings, J. L., Benson, D. F., and Palmer, E. P. : Loss of topographical familiarity : An environmental agnosia. Arch. Neurol., 43 : 132-136, 1986.
18) McFie, J., Piercy, M. F., and Zangwill, O. L. : Visual—spatial agnosia associated with lesions of the right cerebral hemisphere. Brain, 73 : 167-190, 1950.
19) Meyer, O. : Ein—und doppelseitige homonyme Hemianopsie mit Orientierungsstorungen. Mschr. Psychiat. Neurol., 8 : 440-456, 1900.
20) 成瀬浩, 栗原雅直, 大熊輝雄, 徳田良仁：時計失認について. 精神経誌, 59：721-733.
21) 大橋博司：臨床脳病理学. 医学書院, 東京, 1965.
22) Pallis, C. A. : Impaired identification of faces and faces with agnosia for colours : Report of a case due to cerebral embolism. J. Neurol. Neurosurg. Psychiatry, 18 : 218-224, 1955.
23) Paterson, A. and Zangwill, O. L. : Disorders of visual space perception associated with lesions of the right cerebral hemisphere. Brain, 67 : 331-358, 1944.
24) 高橋伸佳：視覚性認知障害の病態生理. 神経生理学, 9：23-29, 1993.
25) 玉井顕, 鳥居方策, 榎戸秀昭, 松原三郎, 平口真理：劣位後頭葉損傷による相貌認知障害について. —右後大脳動脈閉塞症の1例における視覚認知機能の縦断的観察—脳神経, 34：1207-1216, 1982.
26) 鳥居方策, 玉井顕：相貌失認. 失語症研究, 5：854-857, 1985.
27) Whiteley, A. M. and Warrington, E. : Selective impairment of topographical memory : A single case study. J. Neurol. Neurosurg. Psychiat., 41 : 575-578. 1978.
28) Wilbrand, H. : Ein Fall von Seelenblindheit und Hemianopsie mit Sektionsbefund. Dtsch. Zshr. Nervenheilk., 2 : 361-387, 1892.

F　視覚失認の周辺

皮質盲

田川皓一・鈴木康裕・山口武典

1890年，Försterが，右と左の同名性半盲をあいついで生じ，対光反射が正常であるにもかかわらず全盲となった症例を「皮質盲」と紹介して[1]以来，本症候に関して数多くの報告がなされている[1〜11]。

中枢性の盲を考えるとき，厳密にいうと，cortical blindness は両側後頭葉視覚領野の限局性障害によるものであり，より前方の病変により同様の病態を示すものをも含んだ概念としてのcerebral blindness とは，区別すべきだとする意見[2]もある。しかし，実際の臨床において両者を区別することは，はなはだ困難であり，同義として取り扱われることが多い。

本稿においては，皮質盲に関し，その定義や原因疾患，責任病巣と発現機序，臨床症状，各種検査所見，鑑別診断などについて述べることとする。さらに，著者らが経験した皮質盲の6例の概要を解説し，代表例を呈示する。

1. 定義

Duke-Elder らの報告[3]では，皮質盲を，「対光反射が正常で，眼底所見にも異常のない全盲」と定義しているが，Bergman はその12例を検討した報告[4]の中で，具体的な診断基準として次の4点を挙げている。すなわち，(1)全盲であること，(2)網膜や視神経など眼そのものは，正常であるか，全盲の原因となるほど障害されていないこと，(3)瞳孔の対光反射は，保たれていること，(4)発症時またはそれ以前に，両側性大脳障害を示唆する他の徴候が存在すること，である。

さらに，Marquis は，突然に光や危険に曝されても瞬目反応がみられないことや，眼球運動が正常であることも，診断基準として加えている[5]。

2. 原因疾患

皮質盲の原因疾患はきわめて多彩である。これまでの報告[4][10]をみると，両側後大脳動脈閉塞症を中心とする脳血管性障害や外傷，脳腫瘍や悪性リンパ腫などの腫瘍性疾患，一酸化炭素や窒素酸化物，鉛などによる中毒性疾患，低酸素症の後遺症，空気塞栓，Schilder病，急性間歇

性ポルフェリン症，子癇，てんかん，尿毒症，梅毒や脳膿瘍，髄膜炎などの炎症性疾患，また，脳血管造影や脳室撮影，輸血，血液透析，電気ショック，コルチコトロピン療法などの後遺症などが記載されている．また，はっきりと原因が同定できないこともある．

原因疾患として，最も高頻度にみられるのは脳血管性障害であり，そのほとんどが両側性の後大脳動脈の閉塞による脳梗塞である．脳出血（皮質下出血）やくも膜下出血は例外的であるが，一過性脳虚血発作（TIA）で皮質盲をきたしたとする報告[6]もある．

3．責任病巣と発現機序

視覚路は，網膜から外側膝状体を経て視放線を形成し，後頭葉の鳥距回，すなわち，線条皮質と呼ばれる一次視覚野（Brodmann area 17）に終わる．この一次視覚野が両側性に障害されると，完全な皮質盲となる．そして，その原因として最も高頻度なのが，脳血管障害，とくに脳梗塞である．

脳梗塞による皮質盲は，一次視覚野が後大脳動脈の灌流域に存在するために，通常，両側後大脳動脈の閉塞によって出現する．剖検例による検討[4)7)8)]やCT scanの所見も，その事実を裏付けている．一般的に，全脳梗塞の中での後大脳動脈領域の梗塞の出現頻度をみると，約10%といわれている．著者らの検討では，CT scanで診断した全脳梗塞のうち，8.4%が後大脳動脈領域の梗塞であり，同じく脳血管造影で閉塞が証明された脳梗塞のうち，12%が後大脳動脈閉塞症であった[9]．両側性に後大脳動脈が閉塞し，両側性に一次視覚野に梗塞巣を生じたときに，皮質盲の出現をみることになる．

臨床上，半盲が前駆する場合もあり，突発的に全盲になる場合もある．前者の場合は，一側性の後大脳動脈閉塞が先行し，続いて対側の後大脳動脈が閉塞したために皮質盲が出現する．後者では両側後大脳動脈の主幹部や一次視覚野への分枝が同時に途絶したと考えられる．無論，両側後大脳動脈を分岐する前での，すなわち，より中枢側の椎骨動脈や脳底動脈の閉塞が関与することもあろう．

ただし，両側性に後大脳動脈が閉塞したからといっても，全例に皮質盲が出現するわけではない．症状の発現には，血管閉塞に伴って発達する側副血行路の働きが大きく関与することになる．後大脳動脈が閉塞した場合の主要な側副血行路は，前大脳動脈や中大脳動脈からのleptomeningeal anastomosesであろう．剖検脳における色素注入実験では，後大脳動脈の主幹部が閉塞した場合，後頭葉皮質部が中大脳動脈により灌流されている所見も観察されている[6]．後大脳動脈閉塞による梗塞巣の広がりには，側副血行の血流動態が大きく関与してくることになろう．また，後頭葉皮質部に対する血液の供給は，主として後大脳動脈によるが，線状皮質の外側縁は，一部中大脳動脈の分枝により栄養されている．これらの事実が，臨床的に皮質盲をみる機会が，比較的少ないことに関連していると思われる．

4. 臨床症状

皮質盲は，一側性の後大脳動脈閉塞による，同名性半盲が先行し，さらに，対側の閉塞が加わり出現する場合と，突発的に完成する場合とがある。ただし，突発的であるといっても，それに先だって視野障害や，めまいなど，他の脳底動脈―後大脳動脈系の虚血症状の出現をみることもある。また発症時に頭痛を伴うことも多く，原因疾患によっては意識障害をみることもある[10]。

視野障害のほかにも，皮質盲に伴って種々の神経症状が出現する。後大脳動脈は中脳の前面で脳底動脈より分枝し，中脳や視床に穿通枝を送り，後頭葉内側面を中心に，側頭葉下面や脳梁膨大部を栄養する。したがって，血管閉塞の部位や閉塞に伴って形成される側副血行路の発達程度により決定される主要病巣の局在やその広がりによって，随伴する症状をみることになる。すなわち，視床への穿通枝の閉塞を合併する場合には，知覚障害や片麻痺，その他の視床症候群を伴うことになるし，側頭葉下面で海馬などに障害が起こると[11]，記憶の障害や失見当識，などの精神機能の低下が出現することもある[9]。

また，皮質盲患者では，しばしば盲の否認（Anton症候群）や作話，Korsakoff症候群様症状が出現する。盲の否認としてのAnton症候群は，かって，中枢性の盲に特有な障害と考えられていた。しかし，RedlichとDorsey，さらには，Weinsteinらが，盲の否定は病気の否認（病態失認）の一種であり，中枢性であれ，末梢性であれ，盲と何らかの意識障害が合併した場合に起こるものであるとしている[4]。実際に，網膜症や白内障，視神経萎縮などでもAnton症候群をみることもある。

病態失認について，積極的に病気の存在を否認する場合と，病気に対し無関心である状態を示す場合が論じられている[12)13]。積極的に盲を否認するanosognosiaがexplicit denialであるのに対し，一方，盲という機能欠損に対して無関心なanosodiaphoriaはimplicit denialである。皮質盲の患者では，この両者が出現しうる。大橋は，Anton症候群を呈した4例に共通した特徴として，(1)健忘や作話症状が強く，心的水準の低下が著しい，(2)感情面で，多幸ないし無関心などがある，(3)全例に，活発な幻視がある，などを，挙げている[12]。

皮質盲の予後をみると，発症後，短期間のうちに死の転帰をとることもあるが，多くはなんらかの視力回復をみるという。Symondsらの58例の報告[7]では，全盲のまま経過した症例は14例で，そのうち4例が発症後3カ月以内に死亡していた。残りの44例にはなんらかの視野の回復をみたという。両側後大脳動脈閉塞症による皮質盲の予後は，血管の閉塞部位，閉塞に伴う脳循環障害や脳浮腫の程度，閉塞に際し形成される側副血行の発達程度などにより決定される[14]。回復の様式は個々の症例で様々に異なるものと考えられる。視野は中心視野のみが回復することが多いが，半盲や1/4盲となる場合もある。視覚は，一般的に明暗弁別能が始めに回復し，色彩弁別能や形態弁別能は遅れることが多い。いずれにしても，可視部分の視力は，通常良好に保たれている。回復に伴っては，種々の視覚失認症状や幻覚などの精神症状の出現も報告されている[4)7)10]。

5. 検査成績

　皮質盲の原因疾患は多彩であり，画一的に論じることは困難である。皮質盲は，両側後頭葉の障害により出現するため，器質的病巣の検出には神経放射線学的検査が有用となろう。最も頻度が高い両側後大脳動脈閉塞症についてみると，CT scan により同動脈領域の梗塞巣を証明すること，あるいは，脳血管造影により直接的に動脈の閉塞を証明することが，診断の根拠となる。しかし，Symonds と Mackenzie が指摘するように[7]，血管閉塞が塞栓によることが多いとするならば，閉塞動脈に再開通をきたし，脳血管造影で，閉塞を証明することが不可能になる症例も存在すると思われる（後述の臨床例を参照）。

　皮質盲の補助検査としては，古くから脳波が用いられてきた。一般に，先天的または後天的に，眼や視神経，視交叉の障害を原因として盲となった患者の脳波は，正常であると言われている[4]。一方，皮質盲の場合，両側性に後頭部には徐波化がみられ，α波は不規則になったり，消失したりする。また，眼の開閉や光刺激も脳波に影響は与えない。

　皮質盲の回復期では，盲の回復につれα波が出現してくる。また，開眼によるα波の抑制も見られるようになる。

6. 鑑別診断

　末梢性盲やヒステリーなどによる機能的盲との鑑別が重要になる。

　皮質盲患者では，盲の否認や精神症状の合併がみられたり，あるいは，原因疾患そのものに由来する意識障害などの存在により，必ずしも十分な診察ができないこともある。しかし，脳波上のα波の存在および開閉眼のそれに対する影響などにより，ある程度，客観的な診断も可能である。例えば，真の盲とヒステリーなどの機能的な盲の鑑別は，前者でみると，皮質盲ではα波は出現しないことが多く，末梢性盲では出現しても，開閉眼により影響を受けないのに対し，後者では，自覚的には盲を訴えてもα波が出現し，開眼によるα-supression がみられることにより，可能となることもある。ただし，もともと基礎波でα波が乏しく，出現しない者もいるので，α波の欠落は直接的に盲の存在には結びつかない[4]。また，optokinetic nystagmus (OKN) も，皮質盲の場合は消失する。全盲を訴えている患者に，OKN が出現している場合は，機能的盲を疑うべきであろう。視覚性誘発電位も視野の障害の客観的な評価に有用なこともあり，ヒステリー性盲との鑑別に応用されている。

　真の盲のうち，眼や視神経，視交叉の障害による末梢性の盲と，両側後頭葉障害による皮質盲の鑑別は，眼科的検査所見が重要となろう。また，脳波も有用といわれている。すなわち，前者では，通常脳波上α波の出現を認めるが，開閉眼により影響を受けないといわれている。一方，後者では，α波が存在しないか，存在しても非常に不規則であるといわれている。

7. 両側後大脳動脈閉塞による皮質盲（自験例）

　両側後大脳動脈の閉塞により永続する皮質盲を呈した6例を表1に示した。年齢は61歳から

76歳（平均68.3歳）で，全例男性であった。発症様式をみると4例は左右いずれか1側性の後大脳動脈の閉塞が先行し，引き続き対側の後大脳動脈の閉塞が加わり皮質盲が出現した。他の2例は皮質盲が突発完成した。しかし，CT scan 上の X 線吸収係数は左右で必ずしも等しくはなく，かって一側性の後大脳動脈の閉塞に基づく潜在性の同名性半盲が存在し，さらに，対側の後大脳動脈に新たな閉塞が加わり，皮質盲となった可能性は否定できなかった。後大脳動脈の閉塞は，症例1，6では，その発症様式や，基礎疾患としての心臓病の存在，CT scan での出血性梗塞の確認，脳血管造影での閉塞動脈の再開通現象などから塞栓性の閉塞と考えられた。しかし，他の4例は，閉塞が塞栓性か，血栓性かを明らかにすることはできなかった。

表1　両側後大脳動脈閉塞による皮質盲

症例	年齢	性	閉塞順序	病態失認
1	71	男	左→右 （10カ月）	否認
2	70	男	?→両側	無関心
3	76	男	左→右 （10カ月）	無関心
4	67	男	左→右 （1カ月）	否認
5	61	男	?→両側	否認→無関心
6	65	男	右→左 （1カ月）	否認→無関心 →点字の習得への意欲

　随伴する神経症状をみると，全例で記憶障害や見当識障害などのなんらかの精神機能の低下が認められた。後大脳動脈が基幹部で閉塞したことによる視床への穿通枝の循環障害に起因する視床症候群は3例に認められた。全例皮質盲が突発完成したため，また，その状態が永続したため，随伴する視覚失認症状の変化については言及できない。ただし，左右の後大脳動脈が時期を異にして閉塞したために本症の発現をみた4例中2例で，それぞれ純粋失読（症例1）や左半側空間無視（症例6）が先行して認められている。

　皮質盲に随伴する神経心理学的症状として重要な病態失認についてみると，4例で盲の否認（Anton症候群）が認められた。他の2例では明らかな盲の否認は観察できなかったが，盲であることに無関心（anosodiaphoria）であり，この状態を深刻に悩んでいる様子や，それに対し悲観している様子は見受けられなかった。Anton症候群を呈した症例は，盲であることを否認するゆえに，作話が目立った。この4例中2例では永続する盲の否認を呈したが，2例はやがて盲の存在を否認しなくなり，その中の1例は無関心の状態から，やがて積極的に点字の修得へと意欲を示した。

　以下，代表例を呈示し，皮質盲の病態生理について解説を加えたい。

症例 1. 71歳，男性，右利き[14]。

主訴：左の上下肢の脱力と左半身の異常知覚。

既往歴：昭和34年より心房細動と高血圧を指摘されていた。

現病歴：昭和51年3月26日，視野の右側で物が見えにくくなった。さらに，字も読みにくくなったため，同年4月9日，秋田県立脳血管研究センターに入院した。

入院時の神経学的検査で軽度の見当識障害や右の同名性半盲に加え，純粋失読と色彩失認が認められた。読みは字や語，文ともに高度に障害されており，字性レベルでは仮名に比し漢字で，特に字画の多い漢字で誤りが目立った。自発書字や書き取りは可能であったが，自分で書いたものが読めなかった。写字は高度に障害されていた。読みに際し，同時に書字運動（schreibendes Lesen）を行うことにより，読みの成績に向上がみられた。

発症21日目に実施した椎骨動脈造影で，左後大脳動脈の ambient segment での閉塞が証明された（図1-a）。左頸動脈造影も実施しているが，左の前ならびに中大脳動脈からの後大脳動脈領域への側副血行路は見いだせなかった。CT scan では左後大脳動脈領域に広範な梗塞巣を認めた。

以上の所見から，左大脳動脈閉塞症と診断し経過を観察した。見当識障害や色彩失認は改善したが，右同名性半盲や純粋失読には変化がみられず，重度の純粋失読を残したまま同年6月5日退院した。

以後半盲や失読症状に著変なく経過していたが，昭和52年2月8日，起床時，左上下肢に力がはいらず，うつろな眼をしているところを家人に発見された。しかし，患者からは物が見えにくいとの訴えは聞き出せなかった。同年2月12日再入院した。

入院時神経学的所見：意識は清明，時間や場所に対する見当識障害をみる。口頭言語に異常はない。視力は消失しているが，患者はそれを否認した。そのため会話に作話が目立った。瞳孔は正円同大，対光反射は正常で，輻輳反射も保たれていた。運動，知覚系では，軽度の左不全片麻痺と顔面を含む左半身の知覚鈍麻を認めた。また，左上下肢末梢部の異常知覚を訴えた。深部反射は左で軽度に亢進していた。病的反射の出現はない。

検査成績：椎骨動脈造影は再発作後4日目に実施した。右後大脳動脈の crural segment での閉塞が証明された（図1-b）。また，前回確認された左後大脳動脈の閉塞は認められず，完全に再開通していることが判明した。右の頸動脈造影も実施しているが，右の前ならびに中大脳動脈からの後大脳動脈領域への側副血行路は見いだせなかった。

再発作後8日目に施行したCT scanで左後大脳動脈領域の陳旧性梗塞巣とともに，右側では，視床後外側から内包後脚部，さらには後大脳動脈が灌流する後頭葉の新鮮梗塞を認めた。再発作後23日目に再検したところ，右後大脳動脈灌流域は出血性梗塞を呈していた（図2）。

脳波は再発作後10日目に記録した。基礎波は不規則な α 波で，θ 波の混入が多く認められた。徐波の出現は右側で優位であった。開眼による α-blocking，ならびに光駆動反応は両側性

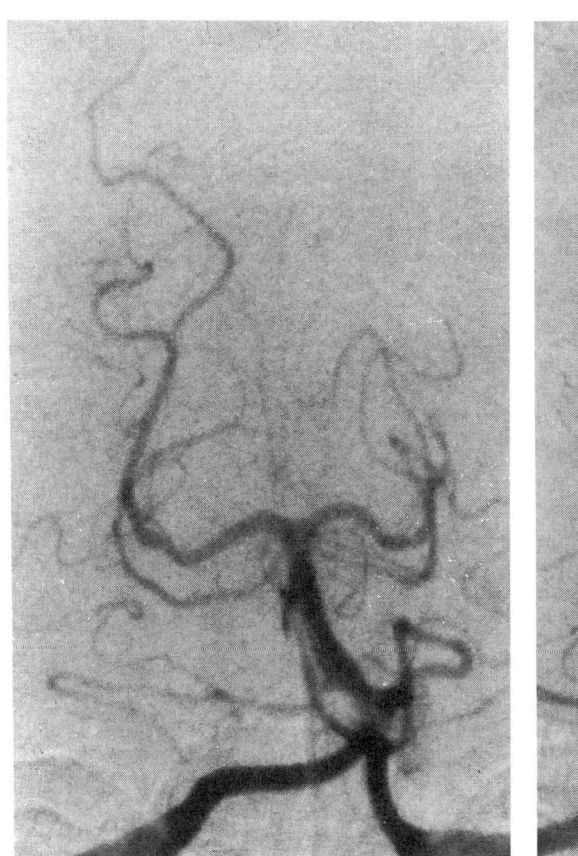

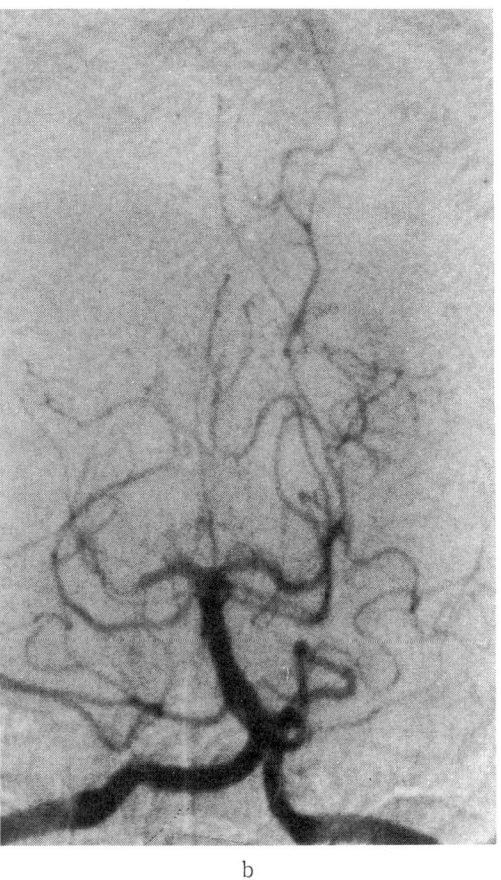

図1 症例1．椎骨動脈造影
　初回発作時（a）．左後大脳動脈に閉塞を認める．再発作時（b）．右後大脳動脈の閉塞を認める．なお，前回閉塞が認められた左後大脳動脈は完全に再開通していた．

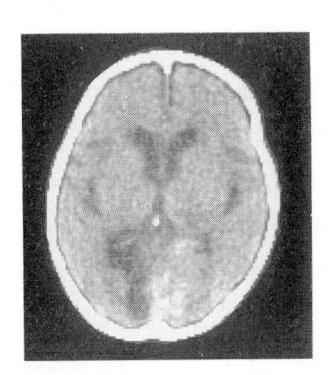

図2 症例1．CT scan
　左後頭葉の陳旧性梗塞と右後頭葉の出血性梗塞をみる．

に消失していた。

臨床経過：左片麻痺や左半身の知覚障害は徐々に改善した。しかし，皮質盲の予後は不良であり，その後1年以上にわたり経過を観察したが，著変は認められなかった。Anton症候群も，盲を否認するための作話も持続した。

症例のまとめ：本例は，当初，左後大脳動脈の閉塞により左後頭葉に広範な梗塞を生じたため，右同名性半盲や純粋失読，色彩失認を呈した。さらに，右後大脳動脈の閉塞が加わったために，両側性に視覚中枢が障害され，皮質盲をきたし，Anton症候群を呈するに至った。

再発作時，患者は左片麻痺や左の知覚障害を訴えたが，盲であることは訴えなかった。そのためか，家人も盲の存在に気づかず経過していた。再診時の指摘で，はじめて家人もその存在を知り，かつ，それに驚いたことが，病態失認を有する本例の症状を象徴的に物語っており，印象的であった。

経過中にみられ，また，再発作時の初発症状としてとらえられた左の片麻痺や知覚障害は，右後大脳動脈が視床への穿通枝を分岐する前で閉塞したために生じた右の視床梗塞によるものと考えている。

本例は時期を異にして，左右の後大脳動脈がその基幹部で閉塞した。脳血管造影上，前あるいは中大脳動脈からの両側の後大脳動脈領域への側副血行路の発達は極めて乏しく，そのため両側後頭葉に広範，かつ，重篤な循環障害が惹起され，永続する皮質盲の出現をみたものと考えた。心房細動の存在や脳血管造影での閉塞血管の再開通現象，CT scanでの出血性梗塞の所見などから，本例の閉塞は塞栓性であると考えている。

症例6． 65歳，男性，右利き。

主訴：左上下肢の脱力，意識障害。

現病歴：昭和55年6月25日，買い物中，急にしゃがみこむように倒れ，数分後には意識がなくなった。某病院に救急入院し，心筋梗塞と診断された。ショック状態からの回復後，4－5日は興奮状態が続いたが，7月初旬からは介助により粥食を摂取できるようになった。この間神経脱落症状に気づかれていない。7月7日になり，右の側頭部から後頭部にかけての激しい頭痛を訴え始めた。その後も同部の頭痛が持続していた。7月9日の夜になり，家人により左上下肢を動かさなくなっているのに気づかれた。7月10日になると，意識の障害が出現しており，興奮状態となった。同年7月16日，国立循環器病センター内科脳血管部門に入院した。

入院時神経学的所見：意識は傾眠状態で，かつ，cnofusion状態であった。瞳孔は正円同大で，対光反射は正常であった。左同名性半盲の存在が疑われたが，その意識状態から十分な視野の評価はできなかった。しかし，少なくとも盲目ではなかった。眼球は右へと偏位していた。顔面の筋力と知覚は左側で障害されており，構音障害も認められた。運動，感覚系では，左の弛緩性の完全片麻痺と左半身の重度の知覚鈍麻を認めた。深部反射は左で減弱，病的反射の出現はない。

検査成績：入院当日のCT scan（図3-a）で，右後大脳動脈灌流域の広範な出血性梗塞が認

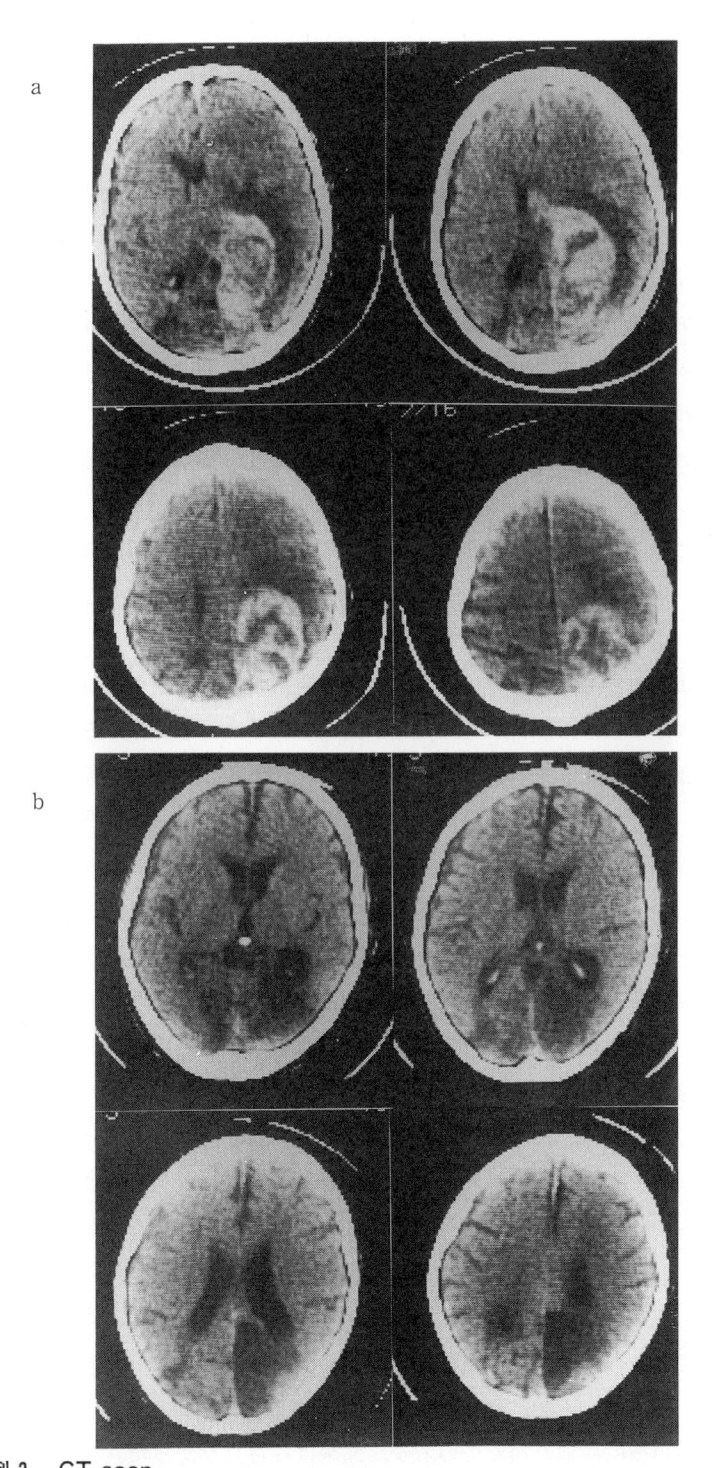

図3 症例2．CT scan
 急性期 (a)．右後大脳動脈灌流域の出血性梗塞を認める。左後頭葉にも淡い X 線低吸収域をみる。慢性期 (b)．両側後頭葉に梗塞巣をみる。

められた。その周囲には著明な浮腫もみられ，側脳室は圧排，変形されていた。なお，左の後大脳動脈領域にも，淡いX線低吸収域の存在が疑われた。

臨床経過：意識障害は徐々に改善した。それとともに，左半側空間無視の存在が明かとなった。また，見当識や記憶障害も認められた。片麻痺は順調に改善している。同年8月19日になり，盲であることに気づいた。患者は盲であることを否認した。

脳血管造影は8月26日に実施した。椎骨動脈造影では，右後大脳動脈の crural segment に狭窄像が認められたが，閉塞は見いだせなかった。左の後大脳動脈にも閉塞は見られなかった。左の総頸動脈に閉塞が認められたが，左の前大脳動脈や中大脳動脈領域は，前交通動脈や後交通動脈を介して造影されていた。右頸動脈造影では，血管の閉塞所見は見いだせなかった。なお，発症後2カ月のCT scan では（図3-b），両側後頭葉に梗塞巣が認められている。病巣は右でより広範であった。

盲の否認は9月になると，認められなくなった。しばらくは盲の状態に無関心な態度がみえたが，9月11日になり，自ら，「眼がみえないんですが，よくなりますか」と，訴えるようになった。この頃にはつたい歩きが可能となり，やがて，介助なしに歩行できるようになった。上肢の筋力の回復も順調であった。10月になると，しきりに眼の不自由さを訴え，回復するのかを，問うようになった。さらに，盲からの回復が困難であることを認識するなかで，点字への関心を示し，その修得への意欲を示すようになった。10月下旬になり，実際に点字の練習を試みている。しかし，その成果は十分得られないまま，昭和55年12月4日退院した。この頃になると強い光を与えると，光をかすかに弁別できるようになった。軽度の左片麻痺と左半身の知覚鈍麻を残していた。

退院後も点字の修得に励んだ。意欲は十分であり，「何かしないと，社会から取り残されたような感じがして不安だ」と，訴えた。昭和56年3月7日に再度神経心理学的検査を実施した。視力としては光覚の弁別がかろうじて可能な程度であった。見当識は比較的保たれているが，軽度の計算力，記銘力の障害をみた。口頭言語に異常はない。この間5カ月にわたり点字に意欲を示したが，「あ，い，う，え，お」がやっと覚えられた程度であった。患者は，「根気はあるのだが，すぐ忘れてしまう」と，話した。そこで，仮名のブロックや針金で作った仮名文字を指でなぞりながらの読みを試みた。しかし，時に「し」や「つ」，「く」などの簡単な文字がわかるのみで，概ね困難であった。患者は，「指に感じるのと，頭に浮かんでくるのが一致しない」と言いながら，課題の遂行にあたった。針金で作った数字の読みは，比較的良好であった。一方，書字は可能であった。見えないがために形のくずれはみられるものの，明らかな障害は認められなかった。

その後も，点字に積極的に取り組んでいるが，成果はみられなかった。視力の回復も認められなかった。

症例のまとめ：本例は，当初，右後大脳動脈領域の出血性梗塞に基づく，左同名性半盲や左片麻痺，左半身の知覚障害を示した。なお，左半側空間無視も観察された。その後，皮質盲の

出現をみたが，入院中でありながら，発症時期を明かにすることはできなかった。本例は皮質盲とその病態失認の関連でみるとき，他の自験例とは異なった様相を呈した。すなわち，他の5例は盲であることを積極的に否認するか，否認しないにしてもその存在に無関心であるかのようにみえた。しかし，本例は，その急性期に盲の否認を認め，また，無関心の時期もみたが，その後，点字の修得へと積極的な意欲を示したことが特異的であった。

しかし，点字の修得は困難であった。その可能性として，ひとつには両側の後大脳動脈領域の梗塞により，同時に両側性に側頭葉下面に循環障害が起こり，海馬ないしはその周辺に梗塞をきたし，このために記憶障害が出現し，点字の修得が困難となったことが挙げられる。もうひとつの可能性としては，左の後大脳動脈領域の梗塞により発現した純粋失読の存在が考えられる。

純粋失読の存在を確認するために種々の検索を試みた。患者は盲である。したがって，通常の読みの課題を与えるわけにはいかない。まず，患者に，漢字の「へん」と「つくり」を聴覚的に与え，その字を尋ねたが，ほとんど正答は得られなかった。次に，仮名のブロックや針金で作った仮名文字や数字を用いて，kinesthetic reading を試みた。しかし，この課題は困難であり，多くの仮名は読めなかった。数字の読みは比較的保たれていた。一方，書字は正常と考えられた。以上の事実は，本例には純粋失読が存在している可能性を示唆している。結論を得るためには，純粋失読例や皮質盲例を対象とした系統的な検討が必要と考えられるが，本例では schreibendes Lesen によって改善が認められないタイプの純粋失読が存在したために，患者は点字の修得が困難であったと推測している。

本例の血管閉塞の原因は，心筋梗塞に引き続き発症したこと，CT scan 上出血性梗塞を示したこと，あるいは，CT scan 上両側後頭葉に梗塞巣を認めながらも，脳血管造影で閉塞血管を証明できなかったことなどから，塞栓性によるものと考えている。

本原稿は1984年に提出した。その後，皮質盲に関する多くの報告をみるが加筆していない。症例は秋田県立脳血管研究センター，神経内科と国立循環器病センター内科脳血管部門で経験した。関係各位のご協力に感謝する。

文　献

1) Förster, O. : über Rindenblindheit. Albrecht von Graefes Arch. Ophthalmol., 36 : 94, 1890.
2) Walsh, F. B. & Hoyt, W. F. : The visual sensory system. Anatomy, physiolosy, and topographic diagnosis. In "Handbook of clinical neurology," North-Holland Publishing Co., Amsterdam, 1969, Vol. 2, p. 506.
3) Duke-Elder, S. & Scott, G. I. : Lesions of the calcarine cortex. Cortical blindness. In "System of ophthalmology," Henry Kimpton, London, 1971, Vol. 12, p. 489.
4) Bergman, P. S. : Cerebral blindness. An analysis of twelve cases, with especial reference to the

electroencephalogram and patterns of recovery. Arch. Neurol. Psychiatry, 78：568, 1957.
5) Marquis, D. G.：Effects of removal of the visual cortex in mammals with observation on the retention of light discrimination in dogs. Proc. Assoc. Res. Nerv. Ment. Dis., Williams & Wilkins, 1934, Vol. 13, p. 558.（文献2より引用）
6) Rosin, A. J.：Occipital blindness after strokes. Guy's Hosp. Rep, 119：61, 1970.
7) Symonds, C & Mackenzie, I.：Bilateral loss of vision from cerebral infarction. Brain, 80：415, 1957.
8) 山之内　博，東儀　英夫，亀山　正邦，ほか：アントン症候群の一剖検例，脳卒中，第2巻，にゅーろん社，1976, P. 109.
9) 田川　皓一：後大脳動脈閉塞症の神経学的，心理学的ならびに神経放射線学的検討，東北医誌，91：197, 1978.
10) 澤田　徹：脳血管障害による皮質盲，神経内科，5：429, 1976.
11) 田川　皓一，後藤　勝彌，阿部　憲男：後大脳動脈閉塞症と視床梗塞，神経内科，11：56, 1979.
12) 大橋　博司："疾病失認"（または疾病否認）について，精神医学，5：123, 1963.
13) 浅川　和夫，小浜　卓司，布施　雄一郎：AnosognosiaとAnosodiaphoria，精神医学，5：695, 1963.
14) 田川　皓一，沓沢　尚之：純粋失読に皮質盲をきたした両側後大脳動脈閉塞症の1例，神経内科，10：79, 1979.

小視症，大視症について

志田　堅四郎

1．はじめに―変形視について―

　物が見掛け上小さく見える micropsia（小視症，微視）と大きく見える macropsia（大視症，巨視）は共に変形視 metamorphopsia, dysmorphopsia の中に入れられている。また micropsia と macropsia を総称して，または，特に両者が一緒に存在するとき，dysmegalopsia と呼ぶこともある。

　変形視は具体的には，物の大きさ，形，位置，遠近や明るさ，色合などの物理的特徴の変化を総括的に呼ぶ場合と形態の変化に限って用いる場合とがある。

　ところで対象物体の物理的特徴が変化すれば，その結果として必ず認知困難が起こるわけでもない。

　一般に対象の視覚的な認知困難を視覚失認といい，空間的布置に関する認知困難を視空間失認と呼んでいる。

　これらの失認では物体の意味本質や空間布置の認知が困難となる。しかし物体や空間がゆがんで見えても，その物体の認知や空間把握はそれほど困難を感じないこともある。この場合を失認と区別して変形視 metamorphopsia と呼ばれている。

　変形視は視覚失認や視空間失認と異なって，形態の崩れや空間の見え方の異常を自ら訴える。たとえもし自分から訴えることがないにしても，尋ねられれば，その異常な体験を正確に説明することができる。失認ではそれができなくなる。

　変形視は網膜疾患など眼疾患で古くから知られてはいたが，中枢性大脳疾患でもみられる。一過性で発作的に出現することもあれば，永続的な症状となることもある。

　この物体の変形は視野の一部に限局していることも多い。また注視している物のみに限られ，周りの物は正常に見えることもある。時には人の顔のみゆがんで見えるのに，周りの家具は正常に見えるなど，ある種のカテゴリーの対象のみが選択的に変形することもある。

　変形視はあくまで主観的な体験なので，不幸にも患者の供述に頼らざるを得ない。その状態

の内容や程度についての供述は患者の知能や性格，洞察力に左右されて，正確に客観的に把握することが困難なこともある。また検査をする人の暗示によって，過度に強調されてしまうこともあると思われる。

　変形視が外界の視空間体験の障害とはいっても，あくまで視覚表象（視覚記憶像）の変形ではなくて視知覚 visual perception のレベルの障害である視空間知覚の異常な体験なのである。

　しかし Binswanger, L（1933）[9]の現象学的記述における主観的情意によって規定される「気分的空間（Gestimmter Raum）」の障害ではなくて，一般的にはより客観的な指標をそなえる「定位空間（Orientier Raum）―幾何学的，物理的空間―」の中での障害である。したがって通常この中には表象の障害としての幻覚（小人幻覚 Lilliputian Halucination など）は含まれてはいない。

　変形視の内容はその時，その時で変化し，種々のものが混在して出没し，よくいくつかのものが合併する。

　M. Critchley（1944，1953）[17][18]は特に「中枢性」の変形視を次のごとく分類している。

A．要素的変形視

　1）物体の大きさの変化。

　　（1）大きさの増大：巨視 megalopsia，または大視症 macropsia

　　（2）大きさの減少：微視または小視症 micropsia

　2）一次元に限定された大きさの変化。

　横に縮んだり，縦に引き伸ばされたり，平べったくなったりする。物の圧縮や伸展。例えば厚い本が薄っぺらに見える。

　3）垂直成分や水平成分の傾き，またはその両方の視覚座標軸の傾き。

　左半盲の症例で，店の看板の左端が下がり，道路がせり上がって見えたり，床が右へ下がって見えたりする（例 Lenz, 1949[37]の症例）。

　4）倒錯視，上下逆の180°回転してみえる。

　5）輪郭がぼやけたり，縁取りしたように輝いてみえる。

　6）物体の色の変化。

　　（1）物の褪色 achromatopsia

　　（2）色調の変化，例えば赤色視 erythropsia では赤っぽい色調を帯びて見える。

　7）輪郭の断裂，物の輪郭に裂目が入る。

　8）仮現運動，みせかけの運動視。

　停止している物が動いているかのように見える。動揺してみえる動揺視 oscillopsia，または一定の速度で運動しているものの速度が増大したり，減少したり，断続的で脈打つように動いて見えたりする。

　逆に動いている物が停止しているように見えたりする。

　物体の輪郭のみが脈を打っているように動いて見えることもある。

動いている物の速度が増大して，周りのものが，ひどく忙しく動きまわっているようにみえる時間感覚の障害を，時間加速度現象 Zeitraffer (time grabbing) phenomenon という。その逆にスローモーションの映画をみているようにゆっくり動いて見せるような時間感覚の障害を時間停止現象 Zeitlupenphenomenon という。

B. 複合的変形視

上記の要素的変形視に対して，より複雑な変形視がある。過去の視知覚体験に照して，より包括的に感知される複合的な視知覚的過程の障害まで含まれている。

1）遠近視障害。
　（1）遠視症 teleopsia，小さく，遠くにあるようにみえる。丁度望遠鏡を逆にして覗いた時のように見える。
　（2）近視症 peleopsia，物が大きく，近づいて見える。

2）立体視の喪失。

まるで描かれた絵のように平坦で，二次元的に見える。

逆に立体視の増大がある。近くの物はひどく接近して見えるのに，遠くの物は遠くに離れて見える。その結果，物の細部が強調されて見える。(本書 p.547〜参照)

3）視覚性保続，visual perseveration（反復視，palinopsia），陽性残像（本書 p.533〜参照）

4）視空間に於ける物体の空間定位の障害，この感覚は矢状面での空間的位置関係の混乱である遠近視障害，遠視症 teleopsia や近視症 peleopsia のみではなく，上下左右の前額面での位置の移動や定位，布置の障害が含まれている。

その最も著しい例は右半盲の患者の身体軸に関して，左のものが右側の半盲側へ移動して見える視覚的異所性感覚 optic alloesthesia がある。

5）背景機能 Hintergrundfunktion（Auersperg）の障害。

視覚的光景 landscope の一部が，例えば遠くにある背景のみが変化して見える変形視。

以上これらの変形視はお互いに単独で出現するばかりではなく，多くの場合種々のものが合併してみられる。例えば小視症はたいてい遠視症を伴っているなどである。

C. 変形視の種々相

変形視は時には，より複雑な情意障害を伴うこともあるし，また純粋に視知覚障害の体験のレベルに留まっていることもある。

1）現実感，親近感。

対象が何か見知らぬ神秘的で，まるで描いた絵のように非現実的なものに感じられる。現実性喪失の体験 derealisation, Mathothier や見なれたものの親しさがなくなり，何かそぐわない感じとなる未視感 jamais-vu などを伴っている場合もある。

逆に以前，どこかで見たように感じられる親しみの込もった感情の伴うこともある既視感 déjà-vu を伴うこともある。

この両者は Mullan and Penfield (1959)[44]の皮質刺激実験で再現性に半球間の差異が認めら

れている（後述）。

　2）美醜感。

　見ているものが醜く，不恰好で，気味の悪い恐ろしい威嚇的なものに見える kakopsia や逆に美しく優しく慰められるように見える kalopsia がある。

　3）含蓋性，意味性。

　見ている物が，ある特別な個人的な意味合いを持って見えることもある。

　時にはその意味が十分には分からず，捉え所がなく，確実ではないにしても，暗示的にほとんどその意味が分かっていること（presque vu）もある。

　4）相貌変形視。

　人の顔に限って複雑に歪んで見える。「病棟の看護婦の鼻が，みんな一方に片寄って見え，一方の眉がもう一方のよりも釣り上って見えた。口はゆがみ，髪はもぢゃもぢゃしている」（Bodamer, J., 1947の症例）[11]

　「人の顔が奇妙に大きく，まるで仮面舞踏会で仮面をつけた顔のように見えた」（Lenz, 1947の症例）[37]

　以上の変形視の二，三の症状については，この本の他の所で，詳しく論じられているので，本稿では小視症と大視症に焦点を合わせて詳述することにする。

2．歴　史——成因についての考え方の変遷——

　小視症 micropsia と大視症 macropsia の概念が，いつから確立されて用いられてきたのかは明らかではない。

　古い眼科医の文献の中に変形視 metamorphopsia の用語が現われたのは，Beer(1817)[5]以後であったと思われる。Beer は物体認知の崩壊した全体的な視知覚障害を一括した意味で用いたが，これは今日でも余り変ってはいない。

　小視症 micropsia，大視症 macropsia の用語も古くから眼科医の間で用いられてきた。

　von Graefe (1866)[26]が最初に記載したというわけでもないが，micropsia は網膜疾患の結果として大きさ知覚障害がみられると述べ，変形視より明確に分離して記載した。その後この von Graefe にならって，網膜疾患にみられる macropsia が記載された。

　de Wecker と Landolt(1887)[59]は大視症は縮瞳剤の使用した時の合併症としてみられ，小視症は散瞳剤の作用でみられると述べた。

　Fuchs (1893)[22]もまた同様に調節麻痺（眼の水晶体の屈折力を増加させて，近い所にある物体を明瞭な像として，網膜上に結像させる力—調節—が減弱している）の場合，小視症が生じるという。調節筋の麻痺のために調節努力を強く行うと物は近くにあると思う。ところがその割に像は拡大していないので，小視症が生じると説明した。

　Fuchs[22]と同様の説明はその後何度も取り上げられた。

しかし完全な調節麻痺の場合，動かない筋収縮から調節筋の努力をどうして感知するのかが，この説明では不十分である（Wilson, 1916）。[60]

　またアトロピン点眼をしたり，調節障害があると，小視症や大視症が必ず出現するわけでもないので，調節障害のみで説明することには無理があると考えられた。

　精神科医の文献の中に初めて dysmegalopsia の記載がみられたのは Ball (1880)[4]の教科書であった。この中で躁状態の人の大きさ知覚障害が記述されている。

　Pichou (1888)[51]はヒステリー患者の小視症を記載し，その論文の論旨に利用している。

　Charcot (1888)[16]はその，神経学講義の中で，5例の脊髄癆や外傷例で，大視症や小視症の症例を紹介した。

　De Bono (1887)[14]もヒステリー患者の多視症と大視症のみられた症例で，アトロピン点眼や凹レンズの眼鏡を掛けさせたりしてみたが，この大視症は消褪することがなかった。しかし暗示によって消すことができたと報告した。

　この当時は小視症や大視症は幻覚などの精神医学的症状の一つとして論じられていた。

　Veraguth (1903)[56]は「小視症と大視症について」という論文で，4例を報告し，神経学者として初めて，この症候を論じた。そしてこれらの症状は大脳皮質起源で起り，仮説的な皮質調節中枢の感覚運動中枢感覚部分で，感覚過敏や感覚鈍麻が起ると小視症や大視症が生じるのではないかと推論した。

　臨床神経学の中では，その後この現象はてんかんか症状の一つとしてみられることが次第に明らかとなってきた。

　先に Voisin (1897)[57]は「感覚前兆」と題して，てんかんの小視症や大視症を記載した。

　このてんかん発作の前兆として出現する小視症や大視症の症状を，てんかんの皮質起源の局在を論じるために利用された。

　このことは小視症や大視症が大脳の一定の部位と関係ある症状と考えられたわけである。

　Gowers (1902)[25]も大視症や小視症は恐らく視覚中枢の感受性が増減していることに関係すると考えた。網膜の興奮領域がより大きく感じられるか，または小さく感じられるかに相当する刺激が意識に作用して対象物体の大きさが増減すると考えた。

　R. Brain (1947)[15]は後頭部痛と一過性半盲，うっ血乳頭を伴う悪性高血圧の症例で，犬の頭や物がゆがんで見えたり，巨人の像が見えたりしたのは，大脳の浮腫が原因で，変形視が生じたのではないかと論じている。

　Van Bogert (1914)[12]はめまいと幻嗅に変形視の三徴候を伴う欠神発作の例を報告した。

　Wilson (1916)[60]は，右頭頂，後頭葉腫瘍の例で，幻嗅を伴う発作性大視症の例を報告している。また Laubenthal (1938)[36]の左側頭葉腫瘍の例でも同様に幻嗅を伴う大視症などいわゆる側頭葉てんかんとしての鉤発作（uncinate fit：uncinate という部位に焦点を有するてんかん発作）の特徴を有する報告が多いことから，Müller (1956)[45]は特に側頭葉てんかんとの関係に注目した。

しかし後述するように皮質刺激実験やてんかん例を除いて，大脳傷害例の大視症や小視症は後頭・頭頂葉病巣との関係が重要視されるようになっている。

Binswanger, O. (1899)[10]は物体の大きさの評価は眼球の調節運動や輻輳運動の際に意識中枢へ流れる筋肉運動感覚の大きさに関係した運動領域の障害であると述べた。しかし Wilson (1916)[60]の疑問の如く，抹消の調節運動の麻痺した筋から運動の情報が中枢へ上行することは考えられない所から，今日では Von Holst ら (1950)[32]の再求心性理論 Reafferenzprinzip によって説明されている。[30)55]

3. 臨床症状

ここで小視症と大視症の臨床的特徴について述べることにする。

A. 用語の説明

大視症 macropsia，巨視 megalopsia と小視症（微視）micropsia は共に「大きさ」視知覚異常症 dysmegalopsia と総称される。または両者が混在する時，例えば一側が大きく，他側が小さく見える時，特にこれをディスメガロプシー dysmegalopsia と呼ぶ。

しかし Wilson (1916)[60]はこの dysmegalopsia の用語に対しては，多くの人の反対もあるので，新しい用語として「大きさ」（視知覚）測定困難症という意味で dysmetropsia と呼ぶことを提唱した。しかしこの用語もまたその後あまり一般に使用されなかった。

いずれにしても，これらは注視している対象の物体が，見掛け上 (apparent) 大きくなるか，または小さく見える視知覚の障害 disturbance of visual perception である。

それは狭義の変形症 metamorphopsia の一種であることは前述した。

これら小視症や大視症は，その他の変形症と同様に，末梢視器の網膜などの眼科的疾患ではある程度持続的な症状となることもあるが，中枢性大脳性疾患では，多くの場合一過性，発作性に出現する。

1) 小視症（微視）micropsia

注視している物が，実在する対象物よりも見掛け上小さく知覚されているという「体験」のことをいう。スウィフトのガリバー旅行記にちなんでリリパット視 Lilliputian vision と云われる。このとき同時に対象が見掛け上，遠くに在るように見えて，感じられることを遠視症 teleopsia と呼ぶ。小視症は必ずしもこの遠近視障害としての遠視症を合併するとは限らない。遠くに退いて見えずにただ小さく見えているだけのこと (micropsia) もある。逆にまた大きさを変えずに，見掛け上遠くに「退いていく」ように見えているだけのこともある。この後者の場合を特に Heilbroner (1904)[29]は後退視症 porropsia ($\pi o \rho \rho \omega$ = fern) と呼んだ。両者が合併したとき，これを porromicropsia という。microteleopsia と呼ぶ人もある。

症例, 27歳, 後退視症, てんかん

学校で本を読んでいる時に頁の上の文字が遠くに見えた。しかし本の文字の大きさはいつもの大きさで, 読むのに不自由はなかった。

今直接注視している文字のみが遠くに見えているが, 本を持っている手が遠くに離れて見えることはなかった。この症状はその後, 度々体験され, 一緒にめまい発作を伴うことから, てんかんの一種の感覚発作と考えられた。(Heilbroner, 1904の症例)[29]

2）大視症（巨視）macropsia, megalopsia

小視症と対称的に注視している物が実際よりも見掛け上大きく見える知覚「体験」のことをいう。同様にガリバー旅行記にちなんで, プロブディンナグ視 probdignagian vision とも云う。

大視症では, 注視している対象が, 見ているうちに接近して, 次第に巨大に見えてくると体験される場合がある。

この注視している対象が, 実在する物体よりも見掛けの上で接近して感じられることを特に近視症 peleopsia と呼んでいる。

B. 錯覚 illusion との差異

小視症, 大視症および狭義の変形視などは視覚の錯覚 illusion である錯視の一種ではないかとも考えられる。しかし錯視はより生理的な状態でみられ, 小視症や大視症の変形視のごとく精神神経学的な異常体験ではない。

錯覚 illusion, 錯視では実在の知覚対象を観察者（主体 subject）が, 歪んだ形で知覚する場合をいう。このとき外界よりの感覚刺激は観察者（subject）によって再生された要素（実はこの時既に一部が生理学的に歪んでいる）と一緒になって, 直接の刺激感覚要素と, 再生された感覚要素が区別されることなく, 同じように知覚されてしまう。従って実在する形とは見掛け上違って知覚される。しかもその知覚の変化を異常とは気付いてはいない。「いつのまにか, そんな風に見えてしまう」という正常健康者での, より生理学的な現象を指している。

一方小視症や大視症の変形視では, 主体は実際の物が「そんな風に見える筈はない」という。その非合理性を強く意識している。実際の物と異なって見えていることを強く自覚し, 病態に気付き, その体験の異常性が強調される点は錯視と異なっている。

C. 視知覚障害としての小視症・大視症

―視空間知覚障害・視空間失認との差異―

小視症・大視症の変形視は視知覚障害に属している。

変形視は①要素的な知覚障害としての視力低下と②より高次な視覚認知 visual recognition の障害との中間に位する障害である。

Duensing (1952)[19]によると視覚過程は,

1）形態知覚 Gestaltwahrnehmung

2）形態認知 Gestalterkennen

3）物体把握（了解）Dingauffasung

の三つの段階にわけられている。

　変形視はもちろん主として形態知覚障害に属していはいるが，実際の症例では，例えば「猫が大きく見えたので，犬と思う」ように形態認知障害や物体把握に属させたが良いと思われる場合もあって紛らわしい。通常2）と3）の過程は失認と呼ばれている。

　Pötzl(1928)[53]は変形視を視覚失認の第3群視空間失認の項で論じている。変形視ではその病態を充分意識しているが，前述したように失認では病態に気付いていない点が異なっているという。

　視空間失認は変形視と同じく視知覚障害に属していて，対象の空間的布置や配置が誤って知覚される。

　二次元的には水平・垂直線（視軸）の障害，三次元的には奥行きや遠近の障害である。視空間における物体の空間的布置・配置が誤って知覚されるので，変形視の遠視症や近視症と同様に距離測定困難がみられる。視空間失見当または定位障害 spatial disorientation とも呼ばれる。この視空間知覚障害は対象の布置・配置が誤って知覚されるところから，その障害の存在は，その知覚障害を反映した行動異常を，主として検査によって客観的に証明できる。そればかりではなく，またその知覚異常に気付いていないことも多く，自ら訴えることもない。たまに「どうも違って見える」とか視覚誘導運動が「旨くできない」と行動の異常として訴える。その異常性の具体性は変形視ほど明確ではない。

　変形視では，輪郭が変形し，崩れ，歪んで見え，大きく拡大（macropsia）すると同時に接近して見えたり（pelopsia），小さく縮小（micropsia）すると同時に遠方に遠ざかって見えたり（teleopsia；porropsia）する。この変形視はあくまで，知覚的な異常な「体験」であって，末梢視器にみられる場合を除いて，特に中枢性変形視では空間的な距離測定困難を行動異常として客観的に証明することは多くの場合できない。一種の心像の障害である。

　したがって注視「空間」知覚障害や失認と異なって，通常の描画テストで容易に客観的にその行動異常が証明できないので，患者の内省に頼らざるを得ない。このことは変形視と同様である。患者の主観的な訴えであるために，その訴えの信頼性がいつも問題となる。ヒステリー患者の症状である場合は，それが検者の暗示によって出現したのではないかと疑われてしまう。

　注視「空間」知覚障害での距離測定困難症と心像の障害である変形視での遠近視障害とを，実際の症例で区別することは従って大層難しい。また合併することもある。大脳性変形症は一般にその出現が，一過性発作性のことが多く，視空間知覚障害は持続的な状態像のために両者は区別されている。

　次の例はこの注視「空間」知覚障害を基礎にみられたと思われる大視症の報告である。

　症例，Peter，55歳，倉庫係，外傷

　事故で顔面打撲，顔面骨々折，意識消失数時間，左眼球挫傷のため摘出，その後器質性精神症状が出現し，情動不安定で，より軽易な仕事に変更させざるを得なかった。

　事故後年に2，3回，大視症が発作的にみられた。突然顔の半分が割れる様に感じ，不安に

陥入り，頭重感がある。そのとき例えば，主治医の女の先生の顔が次第に巨人のように大きくなり，髪の毛は麦わらのように太く見えるようになる。庭をみると黒い犬の通るのが見えた。ところがそれは実は猫であった。患者は「こんな馬鹿気たことがあるか」と自問自答する。時には机の上の物が手に届く程に近く大きく見えたので，手を伸ばしてそれを取ろうとした所，それは手の届かない程遠くに離れていた。(Müller, C., 1956, 第4例)[45]

この症例では，大視症に伴って，明らかな注視「空間」における距離測定困難症がみられ，視空間知覚障害が合併していたことは明らかである。従ってこの例の大視症は，この視空間知覚障害を基礎にして成立していた可能性が充分にあるものと考えられる。視空間知覚障害は脳損傷の部位が同一なので，良く合併する。しかも大視症や小視症が一過性ではなく，ある程度持続的な状態像となる場合もあるので両者の区別は益々困難となる。

大橋(1960)[47]もその当初の教科書で，この両者は区別せず，視空間失認の項目の中の視空間知覚障害と併記して記載した。

しかしHecaenとAlbert(1978)[28]は，精神医学的症状としての変形視を除外した上で，視力低下，幻覚と並んで，体験の障害としての変形視を視知覚障害として記載し，視空間知覚失認や注視空間知覚障害は別にして論じた。

D. 小視症，大視症の検査

変形視は純粋な形では，患者の内省を通じてのみ出現するが，前述の如く視空間失認や視空間知覚障害を合併したり，その二次的障害としても出現することもあると考えられる。

理論的にはPick[52]によると器質的障害での小視症の患者は，自分の書いた文字も普通の文字より小さく見えてしまう筈なので，字を書かせると次第に大きく書いてしまうものと思われるという。つまり小視症では大書症macrographiaがみられると考えられる。逆に大視症があれば同様に自分の書いた文字も，実際より大きく感じてしまうので，次第に小さく書いてしまうものと思われる。すなわち大視症では小書症microgaphiaが出現すると期待される。

このように小視症や大視症の患者も内省のみに限らず，書字検査を試みると，その心像の拡大や縮小を客観的に視覚化して検出することができるようになる。但し発作性変形視ではその時期に行う必要がある。

症例，K. L, 29歳，女，ヒステリー

3年来ヒステリーの諸徴候がみられた，時にヒステリー性顔面けいれん，咽頭，口唇けいれん，単麻痺，感覚鈍麻に拘縮もみられた。

18カ月前より突然右眼の痛みと眼瞼けいれんが一，二時間続いた。数カ月はこの発作は消失している。数カ月前より右眼で物を見た時のみ大きく見える。およそ倍の大きさになる。右眼のみや両眼で見たときは，右視野半分のみが大きくゆがんで見える。右眼を閉じて，左眼のみでみると大きさの変化はない。

視力に左右差はなく，眼球運動，瞳孔，対光反射に異常はない。左右差もない。

両眼で，縦にしたマッチ棒を横に並べてみると，右側の棒が左側のものより大きくみえる。

丸を描かせると，きれいな円を描いてくれる。その円を縦に二等分させると初めきれいに二等分しておいてから，右側の半分が大きくみえると主張して，その半円の内側にもう一度小さく半円の弧線を描き加える。それでも患者はまだ「あら！おかしい，まだ左より右が大きいわ」という。（図1 (a)）

6フィート離れた所の眼の高さに物を置いて見せる。左眼に＋5Dの眼鏡を掛けてみるとそれが大きく見えるという。－5Dでは小さくなるという。しかし右眼に＋5Dの眼鏡を掛けて見ると大きく見えるといいながら，－5Dに掛け直しても，その大きさは変わらないと主張する。アトロピンを点眼して，瞳孔を散瞳させ，調節反応を弱めても，この大視症は消失せず，変化もしない。

この患者に自分の名前を書かせてみると，両眼を開いたときは上手に書けた。右眼を閉じて，左眼のみで書いても，その大きさは変らない。しかし左眼を閉じて，右眼でのみ書くと，書字は明らかに大きくなる。両眼を閉じて書かせてみても，その大きさは大きくなったままで，変わらない。（図1 (b)）

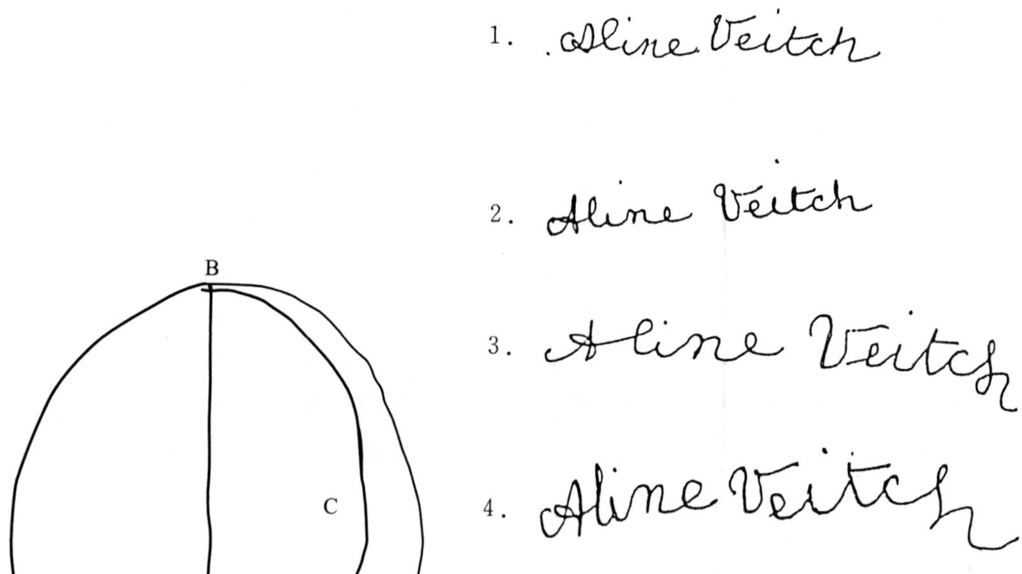

1. 両眼開眼
2. 左眼開眼のみ
3. 右眼開眼のみ
4. 両眼閉眼
Wilson (1916) 症例6より引用

(a)　　　　　　　　　　(b)

図1

両眼を閉じたまま，患者の右腕をとって，受動的にわずかに動かしてみて，左腕でそれを真似させてみると，左腕の動きは右腕のおよそ倍の大きさに振る。(Wilson, 1916, 第6例)[60]

この症例は前述した器質的障害にみられる大視症に似て，円の右半分が大きく見えると云って，小さく書こうとする所があった。

しかし書字はPickの理論とは異なって，大視症のみられる眼で書かせると，大書症がみられた。その書字の大きさは，眼を閉じたときも同様に大きく書いたことから，この患者の大書症は，精神的な心像の拡大を反映しているものと考えられる。そのために左眼に＋5Dの眼鏡を－5Dに掛けなおしても，心像としての大視症に変化はなかったものと考えられる。この患者の大視症はしたがって，視知覚刺激による異常体験ではあるが，表象（心像）の障害である幻覚にきわめて近いものといえる。しかし幻覚との違いは，幻覚は対象のない異常知覚体験であって，その異常体験に捉われて，その異常性が余り意識されないのに比べて，大視症や小視症では対象による知覚の変化であって，その体験の異常が強く意識されていることにある。

E. 小視症や大視症での心理的状況
——心因の関与——

精神疾患では上記のWilson[60]の例に似て，情動障害によると思われる幻覚体験に近い小視症や大視症が報告されている。

先に述べたようにHecaen and Albert[28]の教科書では，この情動障害に基づく二次的な視知覚像体験の変化した変形視は真の知覚障害ではないと考え，脳器質徴候としての巣症状とは考えられないものとして除外して論じてある。しかしながら中毒性脳器質病変などでの，Bonhoeffer[13]外因性反応型としての急性幻覚症やせん妄状態など，情動に関与しながら出現する幻覚や異常知覚体験もあることから，これを分離することは困難な場合もある。

症例，Josephine, G., 26歳，産褥期精神病

自分の主人と妊娠に対して，強い二価感情を有し，自己不全感の強い神経質な夫人が，難産の末，健康な一児をもうけた。

産後10日目に「子供は死んでしまった」と信じて，周りの人に「私の罪を許して下さい」としきりに懇願するようになった。そして自分も死ぬのではないかと恐れおののいていた。

子供を授乳している時に，子供の頭が突然大きくなって，そしてすぐに小さくなった。この異常な体験は激しくこの夫人の不安を高め，落ち着きをなくし，終々には疎通性を失い精神病院へ送られた。

この夫人は主人への気持から，自分の子供を怨み，その死を望んでいる自分の気持に怯えていて，その罪の償いとして自分の死を望んでいる様子であることが後に明らかとなった。軽快した後も長く，主人と子供が本当に生きているのだろうかと絶えず心配になったという。(Müller, C. 1956, 第8症例)[45]

本例は産褥期精神病に相当し，外因性反応型として中毒性要因が副次的な役割を演じているかも知れないが，精神心理症状の一つとして，見ているものがゆがめられてしまうということ

を如実に物語っている。

物が小さく見えている時，患者の心的状況はいろいろの場合がある。

ある患者は，自分にとってあまり重要でない出来事や馴染みのない人々が，非現実的に感じられるとき，小さく遠くに退いて感じられる。同時に実際小さく見えてくる（小視症）。

ここで「見る」ということは，その中で生き生きとして生活している体験から離れ，別の世界から，自分の周囲を，空虚で異質な世界として眺めることである。これは神経症や抑うつ状態の患者にみられる一種の離人症体験である。また Minkowski, E. (1929)[43]のいう「現実と生き生きとした接触（contact vital avec la realite)」の喪失と名付けられた分裂病患者の対人接触の消失する異常体験とも一脈通じている。

物が「小さく」見えることは，明るく，人形の様に可愛く，やわらかく，弱く，蝶のようにひらひらとして捉え所がないくらいに儚く，すぐに消えてしまいそうに感じられるときと，逆に控え目で，謙虚となり，暗く，打解けず，逃げ出したい気持ちや卑屈となったり，否認し，拒否し，敵意を感じて構え，ついには破壊したいという気持をも反映する。

対象を否認し，拒絶し，破壊したいと構えたときは，用心して自分からなるだけ遠ざけて，排除し，逃げだしたいと思う。しかしこの叶えられない希望は常に新らしく繰り返されて，物は小さく見えてくる。（小視症）

一方物が巨人のように「大きく」みえることは，強力で高いという概念から，眼前に大きく立ちはだかり，暗く，圧迫して，不気味で，物騒な，恐ろしいものと感じられたり，尊大で，高潔，思い上りや野心に満ちた気持を表わすこともある。逆にこの巨大な父のように大きな懐の中に逃げ込んで，小児的な退行を起したい無意識的な気持を反映していることもある。

このような情動障害や意識障害に伴う小視症や大視症では，本来合併することのない対象のない異常知覚としての小人幻覚（Lilliput 幻覚）が出現することもある。Lhermitte[38]が指摘するように小人幻覚でも小視症と同じように現実の世界で拒否された者にある種の代償としてそれが出現することもあるのであろう。

ここではもはや先に述べた Binswanger,L の「定位空間（Orientier Raum）―幾何学的，物理学的空間―」の枠を超えて，「気分的空間（Gestimmter Raum）の中へ入り込んでいく。Laubenthal(1938)[36]の脳腫瘍例は夢幻状態の中で，特に生き生きと関り合っている物や人物にのみ大視症や小視症がみられた，自己の空間は狭くなり，注意の向けられた対象のみが変化し，客観的空間機制から解き放たれて，現存在の一次的主観的変化が見られたと論じ，その結果として変形視が出現したという。そしてこの例では Binswanger, L.[9]の「気分的空間体験」の異常がみられたと論じた。

F．意識障害との関係

Glonning ら(1968)[24]の一連の変形視の症例で，夢幻様状態やてんかん鉤発作などの一過性意識障害に伴ってみられ，未視体験 jamais-vu や既視体験 déjà-vu は空間や時間知覚体験の退行が起こっているものと推測した。よく知られるようにメスカリン中毒など中毒性精神病障害

でも同様のことがみられる。

　小視症や大視症の発現に関与する意識のレベルが問題となる。

　健康な正常者の，特に小児でみられる時は，意識を集中し，熱中し，対象に没頭するようなある種の意識狭窄状態で出現する。この様な広義の意識状態の変化からもうろう状態まで，広い範囲の意識状態の変化も症状出現に無視できないという（Müller,1956）[45]。

　感覚遮断実験中にも変形視がみられる。一般に過去の知覚体験は常に現実の感覚体験によって再学習され，強化され，調整されて，生き生きとした空間図式の中で秩序が保たれている。然しこの感覚遮断の間は過去の知覚体験はパターン化され，図式的で死んだものとなり，次第に現実から離れた視体験となって秩序を失い空間図式は崩壊して，強い変形視が生じる（Freedman1961）[20]。

　意識障害の状態もこれに似ているものと思われる。

症例

　Walther Bühl 自己観察報告，局麻剤中毒・「私は扁桃摘出のため局性麻酔剤が誤って静脉内に入り急性せん妄状態を経験した。自分は早い速度で手術台から消えて，視野が狭くなり，深い穴に落ち込む様に感じられた。その時数百メートルの高さより遠くに手術台が見えた。私自身はせまい穴を通して，小さい手術台の上に小さく見える。執刀医の声も遠くから聞こえるので，返事がしにくかった。」そしてこの精神状態をしきりと弁解しようとした。（Müller, 1956 より引用）[45]

　この例は強い意識狭窄の中で，本来の意識障害はなく，自己の体験への批判的能力も保持している，「夢の様な出来事に引き込まれた」という明確な共感できる体験が語られている。

　ここでは，知覚障害と錯視や幻覚を区別することはしばしば困難となることははっきりしている。メスカリン中毒やLSD酩酊で報告される対象の大きさの変化は，まったく気まぐれに変化する。

　遠くに見えている物も，相応して小さく見えることもないなど，知覚障害というよりも意識障害と考えられる場合が多い。

　しかしてんかん鉤発作，中毒酩酊状態での変形視体験は後に想起可能で，現実と比較し，変形していると批判できる正常な判断能力が残っている。そしてそのためにその報告からこの異常体験の存在を知ることができる。ただその発作中患者はこの現象に強迫的に注目し，逃れることが出来ず引き込まれていく。そしてそれ程重大でもない小さな些細な出来事も暗示的で意味深長なものに変化してしまう。

　神経症や内因性精神病の場合みられる小視症や大視症も類似の過程をとるものと推定される。しかし精神病では錯覚的・現実誤認から，終には空間的な新しい創造物としての幻覚へと移行してしまう。

　内因性精神病障害でみられるこれらの小視症や大視症は，末梢視器でみられるものとはもは

やまったく異なった意義を持っていることは明確で，精神症状の一つとしてのすでに幻覚に属している。

4．原因疾患による種々相

A．健康正常人

　小視症は病的な状態と限らず，健康な人にもみられる。著者も小学生の頃，夕方近くに部屋の畳の目など凝視していると突然数分間小さく遠ざかって見えることに気付いたことがある。この状態は常ではないが，ある程度意識的に出没させることができた。

　Müller(1756)[45]も住民のアンケートを行い2例の健康成人で，娘の頃や学生時代に母親の顔や学校の教師が突然小さく遠ざかって見えたと報告する。

　これらは非生理学的な負荷もなく，器質的病変や眼科的な末梢視器や中枢性視機能障害もない人にみられる。神経症や精神病など小視症を出現させる要因は一切みられない。

　これら健康人に出現する小視症の場合は多少不安で緊張していたり，疲労で放心状態で一点を凝視しているときも多い。この症状を追い払うために，眼を動かして他の物を見たり，立ち上がって腕を振ってみたりする。

　Neuhaus(1926)[46]の健康で正常な人の症例では波の頭を見ていると，波が大きくなるのを感じたり，話をしている相手の男の人の姿が遠ざかるのに，頭だけは変わらなかったなどという。この例は注視している対象を除く他の部分のみに小視症が出現していることから，これを調節障害で説明できないという。

B．眼科的疾患

　1）網膜疾患

　網脈絡膜炎などの網膜疾患では，網膜に分布する視知覚要素の錐状体や杆状体の感覚細胞が，その急性期の浮腫などにより，その分布が分散し，単位面積当たりの視知覚受容細胞数が減少するので，小視症が出現する。一方慢性期になると網膜の上に瘢痕が生じ，退縮して，その分布がお互いに収斂して，密集し，単位面積当たりの受容細胞数が増加してくるので大視症がみられる。

　現代はAmsler chartという正方形の格子縞を沢山描いたものを見せて，軽度な初期の網膜浮腫の発見に用いられている。[3]

　網膜疾患では炎症状浮腫性病変による小視症の方が，瘢痕性病変による大視症よりも当然頻度が多いといわれる。(Amsler, 1956)[2]，Amsler chartは特にその黄斑部での浮腫の発見に役立つといわれている。(Frisenら)[21]

　この変形視の出現は健側眼を被った時のみ出現し，両側では消失するところから，健側眼が患側眼の変形視の出現を抑制していると考えられる。この変形視出現の抑制系には，中枢性機序が関与しているものと思われる。

網膜疾患では，網膜剥離のとき術前は勿論，術後にもみられる。Amemiya(1983)[1]は術前270眼中77眼（28.5％）に変形視を認め，術後306眼中78眼（25.5％）に変形視を認めている。術後視力の程度と変形視の出現との間には直接関係はなかったという。

2）調節，輻輳反応，末梢神経傷害

所定の距離にある対象物体を網膜上に鮮明に結像するためには，眼の水晶体の屈折力を増加させるために，水晶体につく毛様体環状線維を収縮させる。

調節麻痺があると小視症が出現する。これはFuchs (1893)[22]によれば「この調節に要する努力は，調節麻痺のため，それだけ強く必要となるので，対象物は実際の距離より近くにあると思い込む。しかしその努力に見合って網膜上の像の大きさが大きくなってはいないので，実際の大きさよりも小さく見えて感じるのだ」と説明する。

Fuchsはまた「正視眼（emmetrope）の人が凹レンズを掛けると，同様な理由で小さく見える。凹レンズの屈折に打ち勝って，調節運動をより強くせねばならないからである。この調節運動への努力は，明確に意識されているわけでもないので，対象がより接近して感じてしまう。しかしそれに相応した網膜像の拡大がないので，像はあたかも小さく縮小しているように見える。この逆の状態の調節けいれんでは，逆の理由で大視症がみられる。」と言う。

Wilson (1916)[60]はしかし前述したように，このFuchsの説明に二つの理由で反対する。

第1の理由は完全な調節筋が麻痺した場合，この動かない筋の努力が，どうして末梢で感覚されるかの説明が不十分である。当時運動神経に感覚系への出力があると信じられなかったからである。

このことは今日では前述したようにvon Holst(1956)[32]の再求心性理論Reaffernzprinzipで理解されている[30,55]。毛様体筋の下位運動ノイロンZ_1の遠心性発射の増加+Eと同じ量の随伴発射+EK（Coronally discharge, Teuber,1961[55]）が，この運動ノイロンZ_1自体から出ている。この再求心性の入力は運動ノイロン発射活動の遠心性コピー（Efferentkopie）+EKとして，毛様体筋収縮による「像が接近して大きくなるぞ」という情報（Meldung）$P_1 \to P_2 / P_2 \to B_1$を知覚中枢へ送る。通常の場合は網膜像は接近しただけ大きくなる（$B_2 \to B_1$）のを網膜よりの求心性知覚情報A-がこれを打ち消して，対象の大きさの恒常性が保たれている。しかしここでは毛様体筋の麻痺があるため網膜像は変わらない（$P_1 \to P_2 / B_2 \to B_0$）ため，見かけ上の大きさは縮小（$B_1 \to B_0$）して，小視症が生じる（図2）。

第2のWilson[60]の反対の理由はアトロピンを点眼して，調節麻痺が起こっても，必ず小視症が起こるわけでもないことである。

事実，眼科医は数えられないくらいの縮瞳剤や散瞳剤を日常の検査に用いてきたが，小視症や大視症をしばしば経験したという話をきかない。

また嗜眠性脳炎後のパーキンソニズムによる眼運動発作oculogyric crisisに対して，大量のアトロピンやその誘導体が与えられて来たにもかかわらず，小視症の報告は全くない。

ただモルヒネ中毒の治療に大量のアトロピンを数週間使用して，文字が一時読めなくなる時

K	命令	
Zn	皮質中枢	
M	Meldung	情報
Z_2		
Z_1	末梢中枢	
A	Afferent	求心路
E	Efferent	遠心路
EK	Efferentkopie	遠心コピー
+EK	網膜像接近の情報	
B	予想網膜像	
B_1	見掛けの網膜像	
B_2	実際の網膜像	

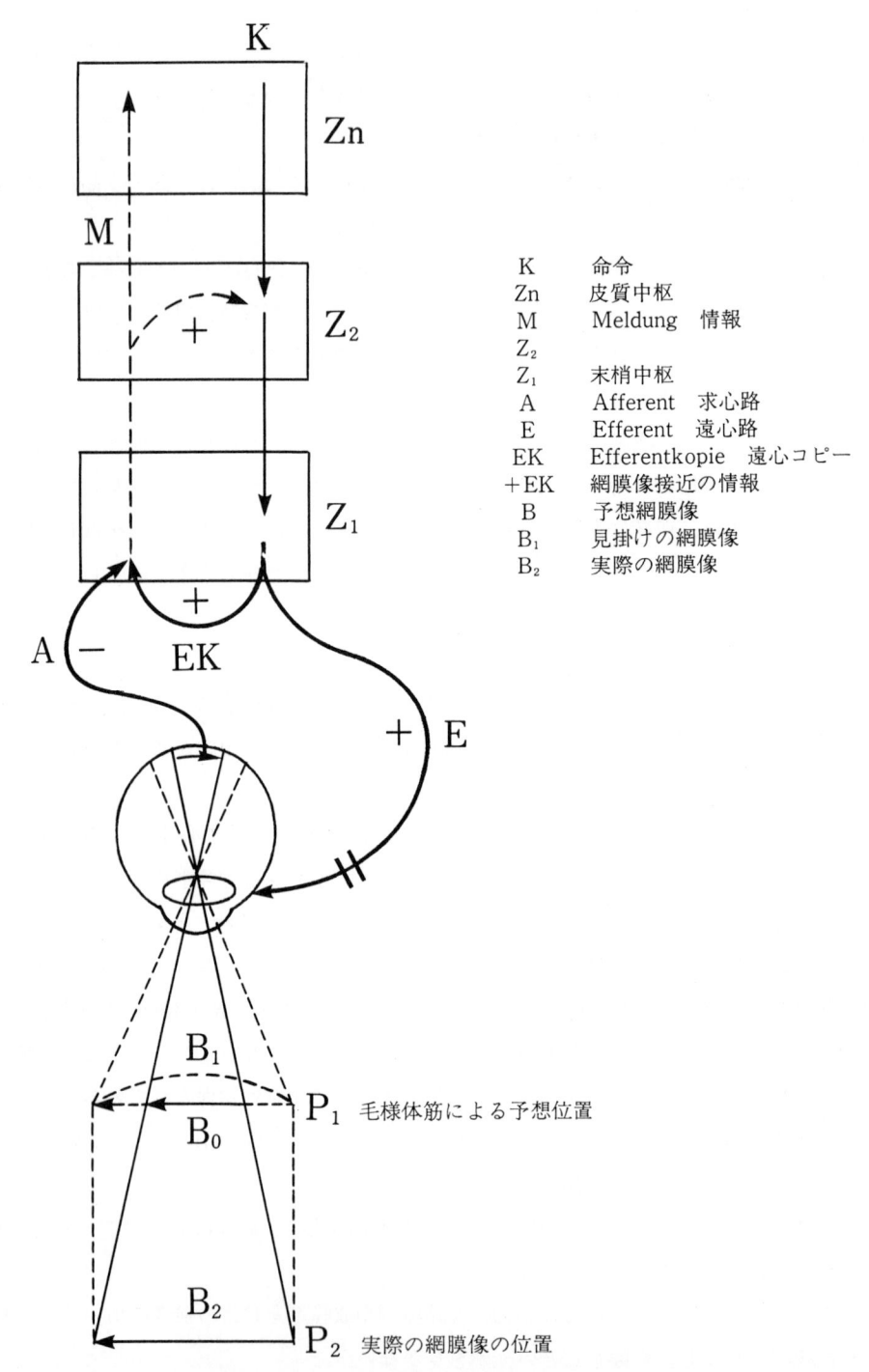

P_1 毛様体筋による予想位置

P_2 実際の網膜像の位置

図2 von Holst (1950) 再求心性理論による大きさ恒常性の末梢機序と小視症発性の説明図（志田改変）
　毛様体環状繊維Eの収縮による接近の情報+EK（P_2→P_1）は実際の網膜像の拡大（B_2→B_1）と一致すれば，知覚情報A-と打ち消し合って，見掛け上の大きさB_1は不変（B_2→B_1）で，大きさの恒常性は保たれる。しかし毛様体筋Eに麻痺があれば，A-の変化はなくB_2のまま+EK（P_2→P_1接近）の情報のみ中枢へ伝えられる。その結果見掛け上の大きさは縮小（B_1→B_0）する（本文参照）。

に，文字が小さく見えると強く訴えたという報告がある．投与中止で消失したという（Müller, 1956, 第1例）[45]．

また誰でも健康者なら，片方の眼を閉じて，開いた他方の眼で，自分の人差指を固視しながら，背景の頁の文字などを見ると文字が小さく見える．これらも調節筋麻痺と同様な機序によるとされている．

Bender and Savitistky (1947)[7]は類表皮腫による視神経交叉の圧迫でMautavuli and Sicard(1949)[41]は視神経交叉部のくも膜炎で，共に視力障害に伴って小視症がみられた．これらも同様に調節障害がその原因と推論されている．

C．大脳病変

種々の中毒性器質脳障害で，急性精神病のせん妄状態などで変形視が出現することは前に述べた．ブロム中毒，コカイン中毒，アルコール中毒，ズルフォナール睡眠療法や，メスカリン中毒，LSDの酩酊状態などが知られている．局所麻酔剤の中毒例もすでに述べた．

大脳局在病変では脳腫瘍，頭部外傷，脳血管障害などでみられ，機能的疾患ではてんかんや片頭痛にみられる．

これら大脳病変においても大視症や小視症の出現はまれで，頻度も少ない．また関連する病巣を正確に固定することも困難である．しかし古くから側頭葉，特に頭頂・後頭葉が関連が深いと考えられてきた（Hoff und Pötzl, 1935[31];Bender and Kanzer, 1941[16]）．最近では特にその右劣位半球傷害例に多いことが指摘されている．

Penfield and Jaspers (1954)[49]は島葉周辺皮質病巣で大視症や小視症を来すことを示し，後に側頭葉の視知覚体験での解釈の役割を強調した（Penfield, 1958）[50]．

Mullan and Penfield (1959)[40]は214例の側頭葉てんかん患者中70例の手術を行い，その術中皮質刺激を行って，右劣位半球の側頭葉は左側頭葉に比べて，小視症や幻視などは，既視感 déjà-vu, 親しみ（familiar）の感情を伴うことが多く，これに対して，未視感 jamais vuを伴う見なれない（unfamiliar）もの（strangeness）の幻視では左右半球間に出現の差異はなかったという．

Hecaen and Angelgues (1965)[27]は後ローランド溝（中心溝後方）病巣500余例の症例の観察から，83例の変形視を見出し，その21例（25％）に小視症や大視症を見たという．この著者らのシリーズでは，特に後頭葉病巣の頻度が高く，頭頂葉病巣の頻度は少ない．側頭葉病巣は更に少ない．しかも視野障害の合併も多いことから，変形視は視路障害と密接な関係が有ると考えられた．しかし視空間知覚障害は同様に劣位半球傷害に多いにもかかわらず，変形視との関係は少なかったという．そしてこれらの観察された変形視の多くは発作的エピソードとしてみられた．

古くからPötzl (1928)[53]やGloningら(1955)[23]が述べてきたように「視知覚皮質では前庭機能や体運動感覚からの刺激インパルスによって変形視が発現する」と推論されてきた．事実Stauder (1934)[54]は多数のてんかん患者の迷路刺激を行って，小視症のみられた例を報告して

いる。Mayrhofer (1942)[42]も頭頂・後頭葉の外傷例で，皮質盲回復期に変形症を来した症例で，軽快後冷水での温度眼振検査中に変形症を起こしたという。

脳腫瘍では，多くの報告がある。

Josefson (1913)[35]が左後頭葉の神経膠腫例で，右図名半盲と「人の背や顔が大きく，部屋が広くなる」と訴えたと報告し，Wilson (1916)[60]の第8例は左頭頂葉腫瘍で発作性大視症に幻嗅を伴っていた。Horrax (1923)[33]は左側頭頂葉腫瘍例で大視症を報告し，Van Bogert (1934)[12]は頭頂葉腫瘍例で小視症を報告した。Laubenthal(1938)[36]は26歳の左側頭葉神経膠腫で初発症状が小視症や大視症の発作であった。Bender and Kanzer (1941)[6]の例は右側頭葉前部より頭頂・前頭葉へ進展した腫瘍で，小視症と小人幻視を合併した。

Walther-Buel(1951)[58]は多数例の脳腫瘍の臨床症状を分析して，幻嗅を伴った発作性の大視症と，遠視症を伴った右蝶形骨稜髄膜腫の一例のみを報告し，術後これらの発作は消失したという。

脳血管障害では報告が少なく，Liebschen (1910)[40]の62歳例は眼球運動障害や瞳孔異常もない脳動脈硬化症の診断例で，しばしば小視症を体験し，左側が大きく見えたという。

同じ脳血管障害例でもHugnemin(1903)[34]の例は輻輳麻痺，垂直性注視麻痺や左外転神経麻痺があって，右眼の大視症，左眼の小視症をみた例であるが，この例では末梢性機序が考えられた。

Wilson(1916)[60]の第4例は片頭痛の症例で，小視症を来たした。この例は大脳の虚血が関与したと考えられる。

大脳病変による小視症や大視症の多くは末梢網膜病変と異なって，多くは発作性一過性である。持続性の状態像として出現することはほとんどない。著者の自験例はまさにそのような例であった。

症例，24歳，男性。3歳の時，煉炭コタツの中で昏睡状態で発見された急性一酸化炭素中毒例で，約7日間の意識消失，20日後より発語，6カ月後より歩行可能となった。7カ月後より「眼から火が出てこわい」と泣きながら母親の膝の上に走り寄り，寝込んでしまうという発作が，年に2，3回みられた。6歳より全身けいれん発作あり。13歳より観察しているが，軽度の知能低下，両下肢の痙性失調性歩行と深部反射亢進がある。

20歳の頃より真剣に物を凝視すると，特に強く感じるが，周りの光景がまるで絵に描いたようにみえ，見ているものすべてが自分の鼻先に近づいて，大きく見えてくるとしきりに訴える。またこのとき見ているものの中に吸い込まれてしまいそうで恐ろしい気分に襲われる。同時に一瞬フワーッとなったと思うと，次の瞬間一切のものが揺れながら急に遠ざかりながら小さくなっていく。このあいだ物は明瞭に見えていて，ぼやけることはない。その持続は10分から長くて40分である。精神が何かバラバラになったようで，自分の行動がおかしくなった様に感じるが，その間のことはすべて憶えているし，意識がぼんやりすることもない。この状態は一日中絶え間なく繰り返し続いている。発作を起す時は，この状態の程度が強くなり，すべての物

がすっと遠ざかると共に体が突然動かなくなり，意識が遠のいていくという。

失語，構成失行や視空間知覚障害はなく，視力，視野も正常で，眼球運動や瞳孔異常もない。脳波は明らかなてんかん性発作波はなく，低電位速波に少量のシータ波と低電位デルタ波を混じ，左前頭，左後頭葉に徐波の多い軽度の左右差を示す異常脳波である。脳コンピューター断層撮影では，両側頭及び後頭葉深部白質に低吸収域を認め，後頭葉皮質溝と側脳室体部に軽度の拡大を認める。

一般に大脳性大視症や小視症は次の二型が区別されている。一つは知覚型（perceptual）で，その基礎に視覚空間障害があって，他は心像型（imaginal）である。前者は後頭，頭頂葉が関与し，ある程度，持続的な状態像としてもみられるのに対して，後者は側頭葉に関与して，発作性に出現するのではないかと考えられている。しかし必ずしも実際の症例はそうなるとは限らない。

Bender and Teuber (1947)[8]はこの現象を大きさ恒常性が関与していると考えている。

正常者では視知覚における大きさ恒常性がみられる。すなわち距離のいかにかかわらず見ている物の大きさは体験的に変化しない。すなわち対象が遠く離れて，網膜像の大きさが減少しても小さくは見えず，また接近して網膜像が拡大しても大きくは見えないという大きさ恒常性の生理的機序が働いているからである。この恒常性に障害が起ると小視症や大視症が出現するのではないかと考えられる。

Wyke (1960)[61]は各頭葉の大脳病変で，この大きさ恒常性を検討して，頭頂葉傷害例に変化がみられた。この恒常性の変化は視野欠損とは関係がなかった。

いずれにしても後頭，頭頂，側頭葉での変形視の発現の様子から，後頭葉視知覚情報は頭頂葉で恒常性を賦与され，側頭葉で解釈されると考えられている。加うるに，前庭因子や眼球運動因子が，主として頭頂葉で両者の投射を受けていて，これを修飾すると考えられる。

5．分類

その傷害部位に従って，いくつかに整理し，分類することが試みられている。ここでは Müller (1954)[45]と Wilson (1916)[60]の分類を紹介する。

A．Müller (1954) の分類[45]

次の三型が区別されている。

1）末梢視器障害によるもの。

(1)症状経過の持続は病因となる網膜病変や眼鏡不適合などの作用する期間と一致する。

(2)病因が取り除かれれば直ちに消失する。

(3)明白な末梢視器の視力障害として，自覚される。

(4)広義の意識障害も存在しない。空間体験の異常に対しての気分的な変化は全く二次的なもので，従属的な意義しかない。

(5)時間的に一定の時に優勢になったり，定まった時期にのみ出没するわけでもない。
(6)病因とその結果としての症状との関係は一義的で，原因となる網膜病変や瞳孔調節障害があれば，いづれの場合でも発生し得るといえ，病因とは直接的に結びついている。（注，然しこのことに関して，同じ調節障害でも同じ程度に出現するわけでもないので，必ずしもそうであるともいえない。本人のもつ素因，精神身体医学的条件などもこれに関与するものと考えられる。）
(7)網膜病変では，一部の視野にのみ変形視が生じる以外は，調節障害などでは視野全体にその症状がみられる。

2）大脳器質性障害の表現として
(1)脳腫瘍，外傷，脳血管障害の特にそのてんかんの前兆ないしはその発作としてみられるもの。
(2)何らかの他の中枢神経症状の随伴症状がみられ，単一症状として出現することはほとんどない。
(3)何らかの意識状態の変化がみられ，気分変調がある。気分変調は多幸・夢幻様恍惚状態か，ある種の忘我の状態である。
(4)てんかん発作前兆や発作そのものとして発作の形で出現し，消失する。その持続は短時間で，数秒から数分間である。数十分というのは例外的である。
(5)大きさが変わる対象は，患者の心理的情緒的に注意が向けられたものに限らず，あまり重要でないものであることもある。
(6)時には半盲側に見える対象にのみに限局して見られる。

3）心理的要因による空間体験の障害
(1)末梢視器に異常なく，器質性病因も発見出来ない。
(2)内因性精神病，すなわち分裂病や心因反応，神経症による。正常健康者でも，特にその小児期に同様の機序でみられる。
　尚ムスカリンやコカイン中毒にみられる急性外因性反応型のような明確な外因性器質性精神障害はむしろ上記2)群に入れる。
(3)複雑な要因が関与する。自己と他者，周辺世界との心理的関係や環境の変化，気分的変化；注意して，注目している対象の持っている象徴的な意味の変化；没我，熱中している状況でのある種の意識狭窄に似た意識状態の変化などといったものが関与する。
(4)これらの機序は，明らかに大脳性中枢性のものかどうかも明確になってはいない。
(5)精神病理学的立場からすれば，明らかな病識があるといえないような幻覚との移行型が存在し，精神病の強い妄想の影響下では表象に対して批判的態度がとれなくなってくる。

B. Wilson (1916) の分類[60]
　正常者の大きさや距離の評価について考察する。
　注視している対象物の見掛け上の大きさ評価は通常1．網膜像と2．対象物体までの距離に

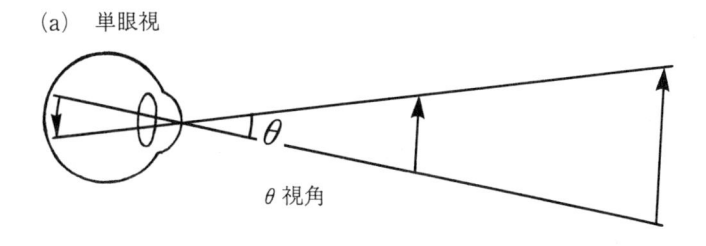

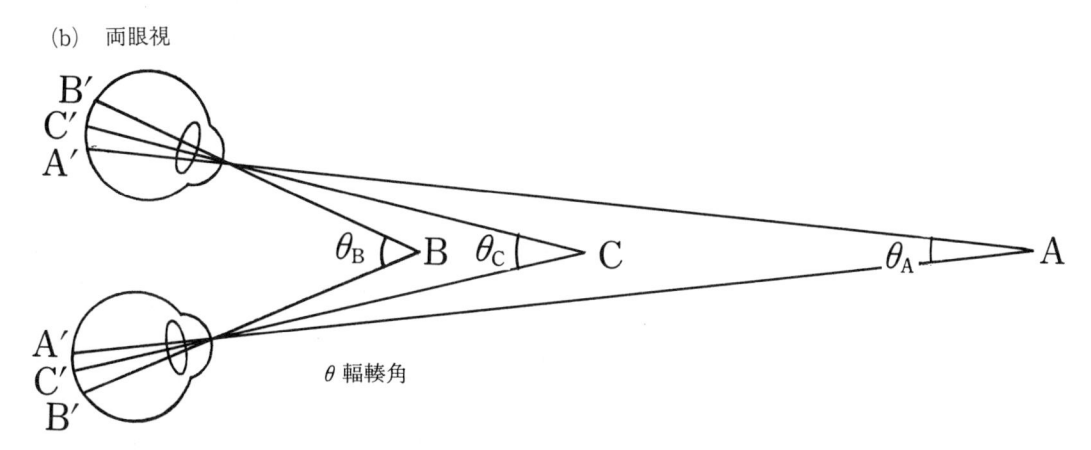

(a) 単眼視

θ 視角

(b) 両眼視

図3

よって決まる。

1) 単眼視では網膜像の大きさは，一定の距離にあれば，視角に対応する。視角は距離に逆比例する。(図3 (a))

2) 両眼視の場合は物体までの距離は両眼網膜像の非対応(disparity)点と両眼視差(parallax)による。この時網膜像は複像となるが，一般に一側が無視され像を融合することで一つの物体の位置が決められる。注視している物より遠い物体の網膜像の非対応点(A′)は離れ，近い物体では近づく(B′)，輻輳角(両眼の対象となす角)は逆に遠い所は小さく，近い所は大きい，輻輳努力が大きい程近い所にある。(図3 (b))

3) Fuchs[22]以来，距離判断の主役は，水晶体の屈折率を変える調整努力によるとされてきた。この調節努力の程度は今では運動神経細胞より出た神経インパルスと同じ程度の随伴発射か知覚側より，求心性に中枢へ伝えられるとされているが，Wilson[60]，は当時は末梢の毛様体筋を通過すると考えた。(図2，図4)

4) 視覚対象の大きさや距離の感覚は，網膜上の大きさ(視角)，両眼視差，輻輳，調節筋の運動感覚情報以外にも，明るい物は近く，暗い物は遠くに感じるような心理的要因が加わる。

現代では遠近感は遠近法的配列，物の重なり合いの方や陰影など複雑な要因が空間知覚に関与することが知られている。(大山, 1974)

最後にこれらの種々の要因の個人差がある。ある人では網膜像視差が，ある人は調節というように個人差がみられる。Wilson[60]，は従って次の三要因を考える。

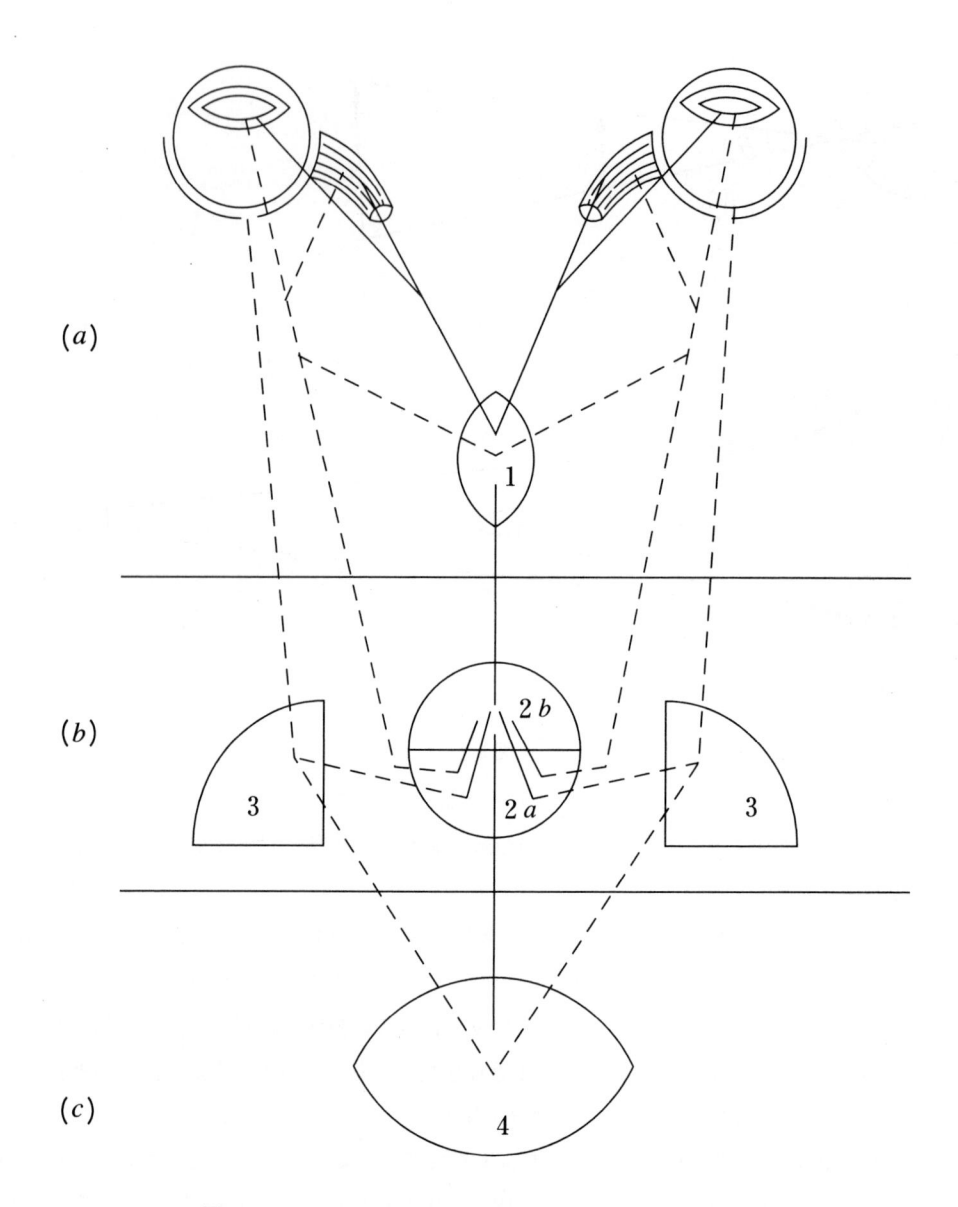

図4
(a) H. ジャクソンの「最下位レベル」; (b)「中位レベル」;
(c)「最高位」
1. 末梢調節中枢（動眼神経核）
2 a. 皮質調節中枢感覚側
2 b. 同運動側
3. 半球皮質視覚中枢
4. 超皮質または心的中枢
―――――――― 運動または遠心路
------------------------- 感覚または求心路
(Wilson, 1916より引用)

①網膜像の大きさ（視角），両眼の視差。
②調節，輻輳の努力。
③心理的要因。

ここでは解剖生理学的図式を考え，これらの三者はお互いある種の生理学的調和をもって機能しているという。（図4）

1）末梢機序（H. Jacksonの低位レベル障害）

a）終末視器官として網膜，入力求心知覚側の障害，網膜の炎症・浮腫による小視症，瘢痕収縮による大視症。

b）外眼筋，毛様体筋収縮による求心性インパレス，調節麻痺による小視症，調節けいれんによる大視症。

2）皮質投射系機序（H. Jacksonの中位レベル障害）

調節，輻輳運動の中枢を大脳皮質に存在すると仮定する。

皮質調節中枢の障害は下記の二つが考えられる。

a）末梢からの求心性知覚障害（投射系障害）；現代では下位運動ノイロンの随伴発射の遠心性コピーの求心性情報とされているもの。

b）仮説的なより高位の運動中枢である，精神運動ないし心理的中枢よりの連合路障害，この中枢はVeraguth（1983）[56]によって既に推定されていた。

皮質起源の小視症はこの皮質調節中枢の感覚運動中枢（2 a）に感覚過敏が起こり，逆に感覚鈍麻では大視症がみられると推定された。末梢視器と同様に求心性インパル（下位ノイロンより上行する情報）の存在が仮定される。この求心路では他に後頭葉視覚中枢(3)より，この皮質調節運動中枢へ至る連合路が仮定される。調節中枢（2）の興奮が視覚皮質中枢(3)よりの情報に対して不満足の時，大視症となり，逆の時小視症となる。

説明は何であれ，てんかんや片頭痛などではこの皮質調節中枢障害が考えられる。

3）超皮質連合機序（H. Jacksonの最高位レベルの障害）

ヒステリー患者の例（本稿で紹介：Wilson,1916，症例6）は，上記の仮説的な皮質調節中枢の障害では説明が出来ない。より高位（4）の心理的要因を考慮せねばならない。即ち大視症が存在するにもかかわらず大書症がみられ，閉開眼の影響は受けず，凹凸レンズいずれの眼鏡を掛けても大きさの変化がないからである。

6．おわりに

変形視としての小視症や大視症はいろいろの機序が考えられる。まず網膜病変によって網膜像が変形する。末梢調節，輻輳運動障害によっても変形する。後頭葉視覚中枢障害でも外界視覚情報は大視症や小視症を起こすことは容易に理解できる。また側頭葉やその皮質下辺縁系の視覚記憶像がてんかんや皮質刺激実験で励起されたように，情動変化や意識変化によっても視

覚情報は変化を受けるものと思われる。感覚遮断実験やLSD酩酊などでの意識レベル低下や注意の障害によっても，容易に視知覚記憶像が励起されて変形するのと類似の所があると思われる。

　頭頂葉は後頭葉視覚情報を対象への距離の増減に伴って起る視覚の増減を打ち消して，大きさ恒常性を維持しているものと思われる。調節麻痺や調節けいれんの時もこの中枢性代償は持続しているものと思われる。(Wyke, 1960)[61]しかし頭頂葉などの脳傷害では，この代償を不完全として，恒常性がTeuber[55]のいういわゆる錯覚に変化する。

　また1．網膜から視路後頭葉を介する視覚情報と，2．調節，輻輳下位運動ノイロンからの随伴発射は，再求心性インパルスとしての遠心性コピーの情報の両者が，皮質でいずれか一方が過度になったり不足して，大きさの判断を誤らせているものと考えられる。そしてそのほとんど同じ部位に，前庭神経よりの入力がこれを修飾する。

　いずれにしても大視症や小視症はこの様に障害のレベルによって，機序が様々であり，一つのレベルの機序で説明することはもはや出来ない。例えば末梢視器の網膜病変でさえ，変形視の出没は対側眼からの中枢性抑制や心理的要因が関与する。これら半球間や皮質からの抑制系が関与している。

　まとめると1．網膜像，2．後頭葉視覚再現像，3．調節，輻輳運動などの眼球運動調節機構とその再求心性随伴発射としての遠心性コピー，4．頭頂葉視空間知覚と前庭性要因，5．側頭葉，辺縁系などの視覚記憶像の励起や情動因子の関与，6．網様体，辺縁系の意識レベルや注意の調整，7．これら諸機構の間に存在する抑制系など，多くの機構が複雑に絡み合って，結果として，変形視としての小視症や大視症を発現させているものと思われる。

文　献

1) Amemiya, T., Y. Iida, H. Yoshida : Subjective and objective ocular disturbances in reattached retina after surgery for refinal detachment with special reference to visual acuity and metamorphopsia. Ophthalmology (Basel). 186 : 25-30, 1983.
2) Amsler, E. : Contribution a l'etude de la metamorphopsie. These, Zurich, 1951. cited from Müller (1956).
3) Amsler, M. : Earliest symptoms of diseases of the macula. Brit. J. Ophthal. 37 : 521-537, 1953.
4) Ball, B. : Leçons sur les maladies mentales. Asselin, Libraires. Paris. 1880.
5) Beer, 1817, cited from Müller (1956).
6) Bender, M. B. and M. G. Kanzer : Metamorphopsia and other psychovisual disturbances in a patient with tumor of the Brain. Arch. Neural. Psychiat. 45 : 481-485, 1941.
7) Bender, M. B. and W. Savitsky : Micropsia and teleopsia limited to the temporal field of vision. Arch. Ophthal. 29 : 904-908, 1943.
8) Bender M. B. and H. L. Teuber : Phenomena of fluctuation, extinction and completion in visual perception. Arch. Neural. Psychiat. 15 : 627-658, 1947.
9) Binswanger, L. : Das Raumproblem in der Psychopathologie. Z. ges. Neural. Psychiat. 145 : 548-

647, 1933.
10) Binswanger, O.: Epilepsie. 191, 1899. cited from Veraguth (1903).
11) Bodamer, J.: Die Prosop-Agnosie (Die Agnosie des Physiognosie erkennens). Arch. Psychiat. Nervenkr. 179: 6-53, 1947.
12) Van Bogert, L.: Sur des changements métriques et fromels de l'image visuelle dans les affections cerebrales (Micropsies, macropsies, metamorphopsie, teleopsies). J. belg, Neurol. 34: 717-727, 1934.
13) Bonhoeffer, K.: Die exogenen Reaktionnstypen. Arch. Psychiat. Nervenkr. 58: 58-70, 1917.
14) De Bono: Macropsia isterica. Arch. d. Ophthal. 4: 397, 1897. (Detch. Zeitshr Nervenheilk. 24)
15) Brain, W. R.: Some observations on visual hallucinations and cerebral metamorphopsia. Acta. Psychiat. Kbh.: Suppl. XL. VI. p28-40, Munksgaard, Kopenhagen, 1947.
16) Charcot：神経学臨床講義録．1888. Veraguth (1903) より引用
17) Critchley, M.: Metamorphopsia of central origin. Trans. Ophthal. Soc. U. K. 69: 111-121, 1944.
18) Critchley, M.: The parietal lobes. Hafner Press, N. Y., 1953.
19) Duensing, F.: Beitrage zur Frage der optische Agnosie. Arch. Psychiat. Nervenkr. 188: 131-161, 1952.
20) Freedman, S. J.: Sensory deprivation: facts in search of a theory, Peceptual changes in sensory deprivation: Suggestions for a conative theory. J. Ment. Dis. 132: 17-21, 1961.
21) Frisén, L. and M. Frisén: Micropsia and visual acuity in macular edema, a study of the neuro-retinal basis of visual acuity. Albrecht v. Graefes Arch. klin. exp. Opathal. 210: 69-77, 1979.
22) Fuchs, E.: Lehrbuch der Augenheilkunde. Deutike, Wien, 1893.
23) Gloning, I., K. Gloning und H. Hoff: Die Störung von Zeit and Raum in der Hirnpathologie. Wien Z. Nervenheilk. 10: 346-377, 1955.
24) Gloning, I., K. Gloning and H. Hoff: Neuropsychological symptoms and syndromes in lesions of the occipital lobe and the adjacent areas. Gauthier-Villars, Paris, 1968
25) Gowers: Epirepsie. 1902, cited from Veraguth (1903).
26) Von Graefe, 1866, cited from Müller (1956).
27) Hecaen, H. etd R. Angelergues: Neuropsychologie des dysfunctionnemente des lobes occipitaux Proc. 8th. Int. Congr. Neurol. Vienna. 3: 24-45, 1965.
28) Hecaen, H. and M. L. Albert: Human Neuropsychology. Jom Wiley & Sons, New York, 1978. 安田 一郎 (訳), H. エカアンとM. アルバート：神経心理学．上下二巻．青土社，東京，1983.
29) Heilbioner, K.: Ueber Micropsie und verwandte Zustande. Dtsch. Z. Nervenheilk. 27: 414-423, 1904.
30) Held, R.: Plasticity in sensory-motor system. Sci, Amer. 213: 84-94, 1965.
31) Hoff, H. und O. Pötzl: Ueber Störungen des Tiefensehens bei zerebraler Metamorphopsie. Mschr. Neural. Psychiat. 40: 305-326, 1935.
32) Von Holst, E. und H. Mittelstaedt: Das Reafferenzprinzip. Naturwiss. 37: 464-476, 1950.
33) Horrax, G.: Visual hallucinations as a cerebral localizing phenomenon with special reference to their occurrence in tumor of the temporal lobes. Arch. Neural. Psychiat. 10: 532-547, 1923.
34) Hugnemin, S.: Ein komplizierter Fall doppelseitiger Augenmuskellähmungen, Konvergenzlahmungen, einseitiger Facialisparese, Mikropsie Makropsie, verbunden mit Dyschromatopsie. Klin. Monatsbl. f. Augenheil. 41: 134-142, 1903.
35) Josefson, A.: Gehirngeschwulst mit Gesichtshalluzinationen und Makropsie. Dtsch. Z. Nervenheil. 49: 341-347, 1913.
36) Laubenthal, F.: Zur Pathologie des Raumerlebms, unter besonderer Berücksichtigung des Schraums. Z. ges Neurol Psychiat. 162: 202-232, 1938.

37) Lenz, M.: Ueber zentral bedingte Störungen des Grossensehens. Poetzl Festshrift. p316-323, Innsbruck, Wagner, 1949.
38) Lhermitte, J.: Les hallucination. Doin, Paris, 1951.
39) Lhermitte, J. et J. Ajurriaguerra : Psychopathologie de la vision. Masson, Paris, 1942.
40) Liebschen, C.: Ueber Sehstörungen nervösen Ursprungs. Mschr. Psychiat. Neural. 28 ; Ergänzungsheft : 147-166, 1910. cited from Wilsin (1916).
41) Matavuli, N. et F. Sicard : Micropsie symptome oculaire accessoire dans un cas d'arachnoidite opto-chiasmatique. Rev. Oto-Neuro-Ophthal. 21 : 249-251, 1949.
42) Mayrhofer, J.: Ueber konbinierte labrynthare und occipitale Symptome nach Hinterhauptsschuss. Z. ges. Neural. Psychiat. 174 : 613-625, 1942.
43) Minkowski, E.: La Schizophrénie. Payot, Paris, 1929.
村上 仁（訳），ミンコフスキー:精神分裂病－分裂病性格者及び精神分裂病者の精神病理学．みすず書房，1954．
44) Mullan, S. and W. Penfield : Illusions of comparative interpretation and emotion. (production by epileptic dyscharge and by electical stimulation in the temporal cortexs). Arch. Neural. Psychiat. 81 : 269-284, 1959.
45) Müller, C.: Mikropsie und Makropsie. S. Karger Basel, New York, 1956.
46) Neuhaus, W.: Makropsie und Mikropsie bei Basedowoiden, Ein Beitrage zur Kostitutionsforschung und Entwicklungsgeschite. Z. ges. Neural. Psychiat. 105 : 257-313, 1926.
47) 大橋 博司：臨床脳病理学．医学書院，東京，1965．
48) 大山 正：空間知覚，岡崎 京二，大山 正，樋渡 治二編 視覚情報処理-生理学，心理学，生体工学－．p256-295，朝倉書院，東京，1979．
49) Penfield, W. and H. Jasper : Epilepsy and the functional anatomy of the human brain. Little Brown, Boston, 1954.
50) Penfield, W.: Functional localisation in temporal and deep sylvian. Res. Publ. Assoc. Nerv. Ment. Dis. 36 : 210-227, 1958.
51) Pichou, G.: Des troubles de la vision dans l'hystérie. Encéphale 8 : 138, 1888. (Neurol, Centralbl. 1888).
52) Pick. cited from Wilson (1916).
53) Pötzl, O.: Die Aphasielehrevom Standpunkte der klinischen Psychiatre. I. Die optisch agnostischen Störungen (Die verschieden Formen der Seelenblindheite.) pp 193-213, Deuticke, Leibzig u. Wien, 1928.
54) Stauder, K.: Ueber, Trugwahrnehmungen in epileptischen Absencen. Arch. Psychiat. Nervenkr. 102 : 74-97, 1934.
55) Teuber, H. L.: "Perception". in J. Field, H. W. Magoun and V. E. Hall (eds.), Handbook of Physiology, Section 1, Neurophysiology, Vol. 3. p 1595-1668, American Phsiological Society, Washington, 1961.
56) Veraguth, O.: Ueber Maklopsie und Mikropsie. Dtsch. Z. Nervenheilk. 24 : 453-464, 1903.
57) Voisin, Aura sensoriélle. L'epilepsie. 59, 1987. cited from Müller (1956).
58) Walther-Büel, M.: Die Psychiatrie der Hirngeschwülste und die cerebralen grundlagen psychischer Vorgänge. Acta Neurochir. Wien, Suppl.II : 1-226, Springer, Wien, 1951.
59) De Wecker et Landolt,: Traité d'ophthalmologie. 3, 1887. cited from Veraguth (1903).
60) Wilson, K.: Dysmetropsia and its pathogenesis. Trans. Ophthal. Soc. U. K. 36 : 412-444, 1916.
61) Wyke, M.: Atterations of size constancy associated with brain lesions in man. J. Neurol. Neuropsurg. Psychiat. 23 : 253-261, 1960.

Palinopsia

清水昭規・鳥居方策

1. はじめに

palinopsiaとは、視覚刺激物体が除去されたあと、視覚像が持続またはある潜時を経て再現することである。それはしばしば極めてvividであり実物と区別できないこともある。palinopsiaはギリシャ語から由来し、palinはbackwardあるいはagainの意味であり、opsisはvisionを意味する。視覚刺激から視覚保続像までの潜時のほとんどないものをperseveration visuelleとし、ある潜時後に再現するものをpalinopsieとして区別したり[21]、あるいは潜時のないものをunmittelbar Perseveration、短い潜時のものをPerseveration nach kurzer Latenz (Palinopsie)、長い潜時のものをPerseveration nach langer Latenz (halluzinatorische Palinopsie) と分ける立場もあるが[12]、同一患者で両者がみられることもあり[1)11)]、特に区別しない方が普通である。

このような時間における視覚保続palinopsiaのほか、視覚像が空間的に広がる現象もありCritchley[3]はこれを空間における視覚保続としillusory visual spreadと呼んでいる。これに対し、空間での広がりが連続的でない場合、視覚重複visual re-duplication、視覚反復visual repetitionあるいは多視polyopsiaと呼んで区別している[3]。

palinopsiaはsomatosensory aftersensation[1]、palinacousis[10]、あるいは失語患者での言語保続と類似のvisual perseverationとも呼ばれる。

palinopsiaは稀な症状であり、これまでいくつか報告されているが、2～3例以下の症例を検討したものがほとんどである。多数の症例を検討しpalinopsiaについて詳細に述べたのはCritchley (1951)[3]が最初であり、時間における視覚保続をpalinopsiaとし、空間における視覚保続をillusory visual spreadと呼んだ。彼は論文の中でHolmesら (1931)[8]、Robinsonら (1947)[22]など1950年以前の視覚保続に関する文献もいくつか紹介している。もうひとつの代表的研究はBenderら[1]によるものであり、palinopsia発現の機序について詳しく論じている。日本では深田ら[6)7)]の報告が代表的である。

本稿では Critchley[3] 以後の文献を対象に検討する。すなわち，Bender ら12例[1]，Cleland ら1例[2]，Critchley 7例[3] Cummings ら1例[4]，Eretto ら1例[5]，深田ら4例[6)7]，Jacobs 1例[9]，Kinsbourne ら2例[11]，Kölmel 8例[12]，Kömpf ら2例[13]，Lance 2例[14]，Landis ら3例[15]，Lang 1例[16]，Lazaro 1例[17]，Le Beau ら1例[18]，Meadows ら3例[19]，Michel ら3例[20]，Mouren ら1例[21]，Swash 2例[23]，合計56例である。これらのうち palinopsia について記載の詳しい15症例をまず紹介し，次に palinopsia の性状について検討する。

2．文献例

palinopsia の症状が詳しく記載された症例のうち15症例を紹介する。

Bender ら[1]の症例1（46歳，女性）では，左同名視野欠損があり，他の視覚関連症状とともに間欠的な palinopsia を呈したものであるが，CAG で右後方部に脳腫瘍が判明した。目覚まし時計，人の眼，床の模様など見たあと，どこを見てもそれらの物体の保続像を見つづけた。その偽像 false image は常に注視点の左方にあった。例えば検者を見つめている時，検者の丁度右耳の下に偽像の眼があり，青色の虹彩とまつ毛をもち vivid であった。その像は目を閉じてもやはり見えつづけた。目覚まし時計を見たあとも実物の左方に別の時計を見た。時計が除去され注視点を逸らしても保続像は数分間注視点の左方に見えた。単眼視でも両眼視でも palinopsia は起こった。

Bender ら[1]の症例2（49歳，女性）では，最初の4年間は挿間性ないし間欠性に，その後は持続性に palinopsia が認められた。VAG で右後頭葉に髄膜腫が発見された。palinopsia は左視野に起こった。例えば左視野に水平に置かれた鉛筆の偽像が実物と注視点の間に出現した。鉛筆を90°垂直に回転しても像は変化せず水平のままであった。その後，鉛筆を注視点の方向に動かした時，鉛筆が像の前を横切って動いて見えた。錯視，例えば物体のゆがみ（変形視）や拡大（巨視）も左視野に起こった。時々，実物ばかりでなく偽像も大きさを増した。実像が大きくなって数秒後に偽像も大きくなった。この時患者と物体のみかけの距離は変化していないようであった。これらも左視野のみで起こった。palinopsia は病気の初期では刺激物体除去直後に起こり，その後数年間は除去30分以上後に起こった。左視野欠損が強くなるにつれ像もぼやけて稀になった。

症例3（67歳，男性）では，CAG で右頭頂・後頭葉に神経膠腫が発見された。palinopsia は病気の初発症状としてのみ起こり，症状が進行するにつれ左視野は見えなくなり像はもはや出現しなかった。カラー映画を見ていた時，前の場面で見たシカが映画の間ずっと縦縞をした実物大の透明なシマウマのように出現していた。最初は極めて vivid であったが徐々にはっきりしなくなり左方に消えていった。2～3分後には再びはっきりと現れた。映画からの帰途，明るく照明されたウインドーにシマウマが見えた。テレビで女優が両手で顔をこすっているのを見たあと妻の方を見たら，妻が両手を顔にあてていたので「何故顔をこすっているの」とたず

ねた。その時，実際には妻の両手は膝の上にあることがわかったが偽像は10～15秒間続き左方に消えた（図1）。そしてまたすぐに再現した。これが20分間続いた。

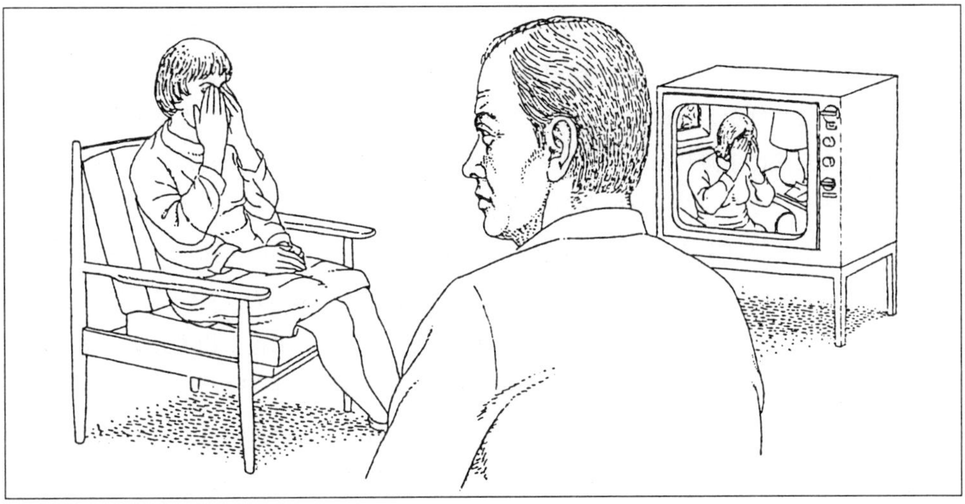

図1 Bender ら（1968）より引用

　症例12（50歳，女性）では，左同名半盲があり，右側の対象は普通に見えるのに左側の対象は白黒に見えると訴えていた。ある朝目を覚ましたら，あらゆる物に色がなく黒と白に見えた。偶然ピンク色の毛布を見たら，その後，家，壁，室内の物すべてがピンク色に見えた。10分間続きその後金色に変化した。左視野に変形視や巨視もみられた。

　Cleland ら[2]の症例（66歳，女性）は，左視野の閃光 flashes of light を伴う片頭痛の発作が16年間続いた後，3回の視覚保続のエピソードを経験した。最初のエピソードでは，男の人が彼女の部屋の窓の前を歩いており左視野にその男性を見つづけたが，歩行は速くなり，まるで間違った速度（約2倍の速さ）で放映されている映画を見ているようだった。2度目のエピソードでは手を振っている子供を，また，3度目のエピソードでは手で髪をなぜる自分の兄（または弟）を見たが，やはりそれらの動作は速くなって見えた。運動の振幅は変化しなかった。これらはいずれも約10分間続き，徐々に消えていった。左下1/4同名半盲があり，CTでは右後頭・頭頂領域に梗塞巣がみられた。

　Critchley[3]の症例3（47歳，女性）では，視野測定は困難であったが視野はかなりの狭窄があった。幻視，変形視，小視などのほか空間性に広がる視覚保続の発作が出現した。縞模様あるいはチェックの服を着た人を見た時，その模様が顔にまで広がっていたり，カーテンの模様が付近の壁にまで広がって見えたりした。タクシーで病院に行った時，Queen Square の庭園を囲んでいる鉄柵が道路にまで延長して見え，タクシーがその鉄柵を通り抜けようとしているように見えた。剖検により左半球に前頭葉から後頭葉にわたる腫瘍が確認され，右半球前頭葉にも

及んでいた。

　症例4（58歳，男性）では，右同名視野欠損があった。入院の1年半位前から，数分にも及ぶ意識消失を呈したり，一両日から数日間言語がまとまらなくなり読み書きが困難になることが再三あった。この間，独特の視覚体験があり，患者自身は次のように述べている。「映画の中で荒海を見た。好きでないので目を逸らし再びスクリーンを見たらジンジャー・ロジャースが踊っていたがそこにはなお荒海も見えた。まもなく荒海は消えた。イチゴを摘み取っていて8個全部摘み取り息子に手渡した。振り返るとやぶにもう4個見えたのでそれらを取ろうとしたがそこにはイチゴはなかった。ひげを剃り手指で触れてきれいだったが，まだひげが残っていることがわかり2度ひげを剃り手指で確認することがあった。右前頭・頭頂の大出血があった。右頭頂・後頭領域に梗塞があり，左頭頂・後頭領域には大梗塞があった。visual allesthesia（視覚性対部感覚）もみられた。多彩な神経心理学的症状——失読，失書，物体失認，同時失認，視覚的失見当，Gerstmann症候群，構成失行，着衣失行など——を呈した。

　症例5（33歳，男性）では，ジャルゴン性発語や口頭言語および書字言語の了解困難を伴う軽度錯覚の発作とともに，活字に関する錯覚や保続が約30秒間続く発作がみられた。患者は，運転中，前を走行している自動車の後方にブロック字体でPullman Springsと書かれているのにふと気付いた。そのあと同じ文字が往来のタンクローリーやバンにも書かれていた。運転中，店の出入り口の上の看板に書かれている文字が全く別の店にも書かれており，実際に書かれている単語と入れ替わっていた。人の話を（直接に，電話であるいは放送で）聴いている時，突然言葉が無意味になった。読んでいた文の内容が瞬間不明瞭になった。話そうとするとジャルゴンになった。左側頭葉に腫瘍があった。発作を認め，フェノバールで非常に改善された。印刷された文字や数字に限定された視覚保続の例であった。

　深田ら[6)7)]の症例1（61歳，女性）では，右下1/4同名半盲があった。脳卒中発作後の約1カ月間，次のような視覚性体験を認めた。すなわち，駐車場の車を見たあと視線を変えると，その視線の方向にその車と同型同名の車の像が列をなして多数見え，自分のベッドの枕元にまで続いていた。失読，失書，計算力低下，左右障害，手指失認などを認め，脳梗塞によるGerstmann症候群と診断された。

　Kinsbourneら[11)]の症例1（55歳，男性）では，右上1/4同名視野障害があり，左後頭葉に梗塞があった。妻が庭の手入れをしているのを明るい日差しの窓を通して見ていた。椅子に戻ったら部屋の片隅に妻が見えた。視線を逸らせても，どこを見ても妻が見えた。2〜3分続き徐々に消えていった。ある日曜の朝，テレビで礼拝式を見ていた。移動カメラが集会出席者の顔をとらえていたのでその表情を見ていた。その夜寝室で列席者の表情が再び鮮明に見えた。紅茶を飲んでいてカップと受け皿をテーブルに戻そうとしたが，真のテーブルは像と並行して（離れて）いたのでカップも受け皿も床に落としてしまった。動きのafter-sensationもあった。速く動いている物体が流星の尾のような軌跡を残した。錯視もみられた。

　症例2（56歳，男性）では，右前頭部外傷により左後方部にcontre-coup損傷をうけた。日

常見かける種々の物体が突然多重となり，その像は同形であり，規則正しく水平に並んで見えた。通常は全く同色であり，時々オレンジ色，青色となって数秒から数分続き，その後黒くなりバラバラになり消えていった。動いている物体はその軌跡に一連のスチール写真（静画）のように等間隔に配置された像を残した。

Kölmel[12]の症例2（18歳，男性）では右後頭領域に腫瘍があり摘出術を受けた。左下1/4同名半盲があった。掃除婦が病室を清掃するのを見物していた。彼女は1～2分で出て行ったが，突然部屋の隅々まで掃除を始めるのが見えたので，てっきり彼女が人目につかないで病室に戻っていたのだと思った。その後再び彼女が現れたのでそこを見たら，この出現は現実ではないことがわかった。すなわち，主として彼女の顔が見え，軀幹の方は小さく見えたが同じような容貌をしており同じ色の皮膚，同じ色の髪をしていた。まるで写真のように顔は動かなかった。遠くを見るか近くを見るかによって像は大きくなったり小さくなったりした。像は左方にあり，2～3分続いた。隣のベッドの男性が手を洗いに起き上がった。胴体には突然2つの頭があった。一方は頭の後方部であり他方は顔側であった。最初驚いたが後頭部の方が実物で左方に見えている顔は偽像であることがわかった。

症例5（67歳，女性）では，右後頭領域に脳梗塞があり，左同名半盲があった。夫と散歩していて，下を走る自動車を見るため橋の上で止まった。突然2台の自動車の走行様式に驚き，思わず夫の腕をつかんだ。一台の車がもう一台の車に非常に接近して追い抜こうとしたので衝突するに違いないと思った。夫に一台しかいないと言われ思い違いだとわかったが，2～3分後に再び似たようなことが起こった。コーヒーを入れようとした時，コーヒーポットは小さなテーブル上の左方にあった。それを取ろうとしたら消え，代わりに壁の棚の上に見えたりあるいは全く適切でない場所に見えた。ようやく自分の前のテーブルの上にあることがわかった（図2）。

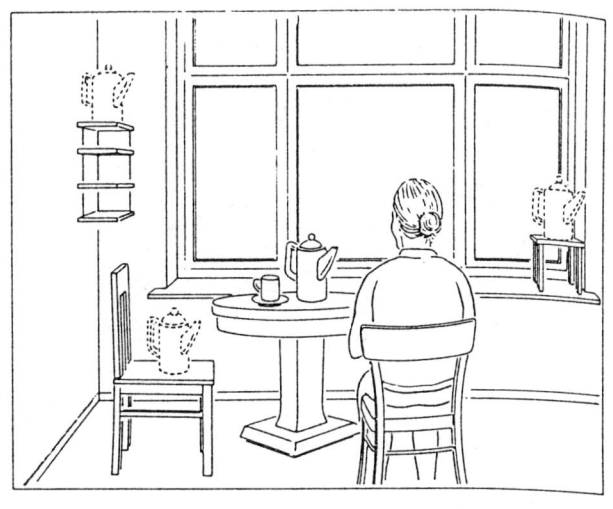

図2　Kölmel（1982）より引用

Lazaro[17]の症例（66歳，男性）では，数分間続く視覚保続を1回体験した。医院へ行く途中，歩道にいる男性を見た。医院に着くと，妻を含め待合室の人はすべてよく似ており，歩道で見た男性の顔とよく似ていた。妻でさえ声を聴くまで区別できなかった(図3)。右後頭領域に脳腫瘍があり，軽微な左同名半盲があった。

Michelら[20]の症例1（71歳，女性）では，バナナの皮をむいた直後から数分間多くの鮮明なバナナの像が壁に見えた(図4)。財布に1枚の20ドル紙幣を入れた後，いたる所にたくさんの20ドル紙幣が見えた。自分の姿を鏡で見た後，自分のまわりのすべての人々が自分と同じ服装をしていた。それらは偽像であり実物ではないことはわかっていた。CTで右後頭葉に梗塞像が見られ，軽度の左同名視野障害があった。

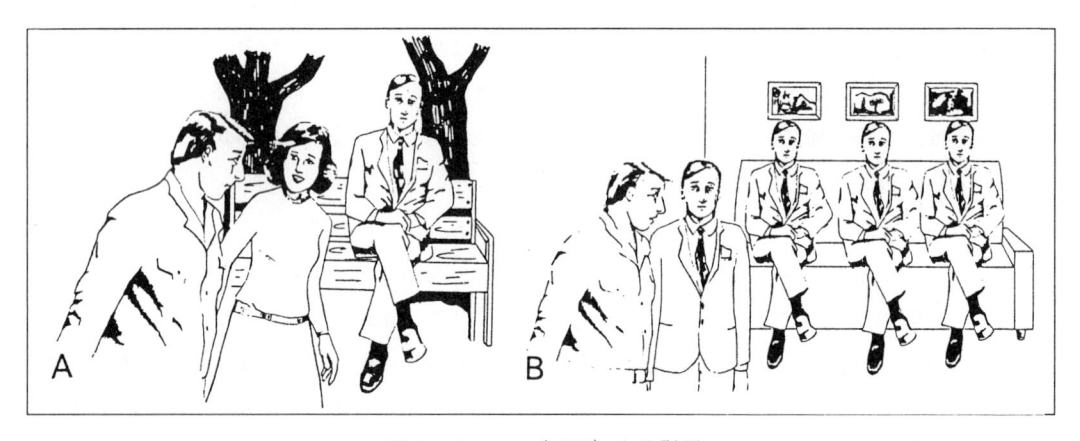

図3　Lazaro（1983）より引用

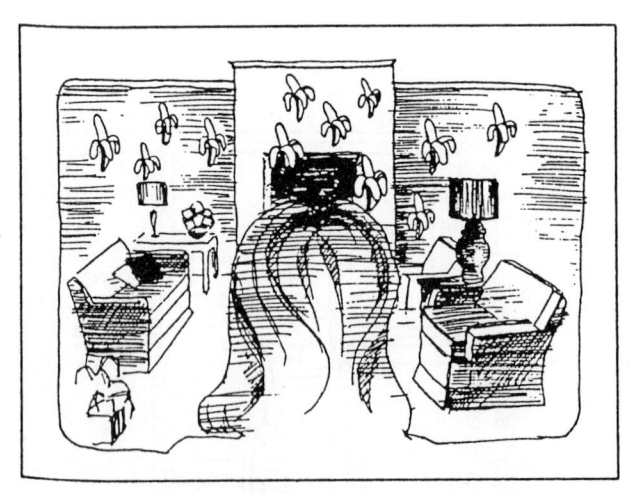

図4　Michelら（1980）より引用

次に visual allesthesia（視覚像が一方の同名半視野から他方の同名半視野に転位し，保続する現象）に関する症例を1例紹介する。

Jacobs[9]の症例（24歳，女性）では，右頭頂・後頭領域に動静脈奇形があり左同名視野障害があった。運転中，後部座席にいる子供を見ようと右方を見た。数秒後前方に注視を戻すや否や，自分の肩に登り，左方の窓から出て行こうとしている子供の像に驚き，止めようと手を出した。その後これが偽像であり子供は後部座席にずっといたことがわかった。次に，歩道を歩いている時，右方の真の歩道を歩けばよいか左方の偽像の歩道を歩けばよいかわからなくなった。左方を見た時，真の歩道は視界からなくなり偽像が続いていた。その偽像の歩道を歩こうとして左方に向きを変え芝生を横切って街路に入ってしまった。転位は発作中に起こり3～15分持続した。フェニトイン，フェノバール服用で脳波が改善され visual allesthesia も消失した。発作時の脳波検査で右頭頂・後頭部に徐波，棘波，鋭波がみられた。

3．Palinopsia の性状

1）palinopsia の典型

視覚刺激物体が視界から除去されたあと，その視覚像が持続または再現する。典型的な保続像は刺激物体と同形同色同大である。保続像は通常，刺激物体全体であるが，しばしば物体の一部分であることもある。例えば，顔全体でなく眼，足でなく指あるいは顔のひげなどの場合である[1,3,19]。

保続像は注視の方向に現れ，注視方向を変えてもその方向に持続する，あるいは再現する。この場合，注視方向を次々に変えれば多数の保続像を見ることもある[6,7,20]。眼球運動により保続像は動くが，眼球が受動的に動かされた時（例えば指で圧迫）は保続像は反対方向に動く[1,4,11]。保続像は単眼視でも起こり，単眼視で起こった保続像は両眼視でも見える[1,4,11]。そして閉眼しても持続する例もある[1]。

保続像はしばしば実際に知覚されている光景に併合される。例えば，クリスマスパーティで見かけたサンタクロースの白ひげがパーティ会場の人々の顔に付いていた[19]。さらに実在の物や人に組みこまれる（transposition）こともある。例えば，自分の妻を含め医院の待合室にいる人々の顔が，途中の歩道で会った人の顔とよく似ていた[17]。テレビで見た俳優の顔が5分後部屋にいる人々の顔に置き替えられていた[20]，などである。

2）空間的視覚保続

保続像が空間的に広がる場合もある。例えば，縞模様やチェックの衣服を着た人を見るとその模様が顔にまで広がって見えた。カーテンの模様が付近の壁にまで広がっていた。庭園の鉄柵が道路にまで延長して見えた[3]。これを illusory visual spread という。これに対し，前述の如く注視方向を次々に変えることにより多数の保続像が出現する場合，すなわち像が連続的で

ない場合は視覚反復あるいは多視という[3]。この場合，注視方向を変える，という時間に関係するので時間的視覚保続とも考えられる[6]。

3) 運動物体の視覚保続

動いている物体の保続像を見ることもある。例えば，流星の尾のように連続する線を生ずる[11)18)]。一方，動いている刺激物体の軌跡に沿って，一連の静止点が並んで見える場合もある[11]。

速度が速く見える症例もある。例えば，患者の前を歩いている人を左視野に見つづけたが，その人の歩行は速くなり，まるで間違ったスピードの画面を見ているようだったという症例もある[2]。

4) 保続像の色彩，強度，大きさなど

保続像は外界の刺激物体と同色 (positive) であることが多いが，時には補色 (negative) となったり，黒と白のみの場合もある[1]。例えば，Bender ら[1]の症例では明るい背景に対して見えた眼や赤信号の像は刺激物体と同色であり，Kinsbourne ら[11]の症例では像は補色であった。

視覚刺激物体の強度や持続は，一般に保続像の形成や持続時間に影響を与えない[1]。長い凝視は，通常，保続像を起こさない。Bender ら[1]の症例では，明るさ，照明，色彩，背景因子などはどの物体が保続されるかを決定しなかった。そして像の持続にも影響を与えなかった。まばたきしたり，手を振ったりしても保続像が長く続いたり，像を復活させることはなかった。これに対し Kinsbourne ら[11]の症例では，刺激物体の強度と持続に応じて保続像が vivid になった。さらに，まばたきしたり，眼前で手を振ったり，ストロボの光で像が長くなったり，弱まった像が回復した。Cummings ら[4]の症例では，保続像は明るい色彩の物体でより多く起こった。

保続像は，遠い背景に対して見えた時，大きくなる。すなわち Emmert の法則[11]に従い距離に比例して大きくなる症例もあった[1)6)11)]。一方，Cummings ら[4]の症例では，遠い背景に対して見えた時は小さく現れ，はっきり見えなかった。像が消える時，一連の色彩変化はなく，明るい背景で像の強度を増し，刺激物体と同色であった。

5) palinopsia の潜時，持続時間など

視覚刺激から保続像の出現までの潜時がほとんどないもの，あるいは2～3分以内のものが多い。30分から2～3時間に及ぶ場合もある。同一患者で潜時のない保続像と潜時30分後の像を体験したという報告もある[1]。潜時が数カ月から数年に及ぶ場合，幻視との区別が困難である[1)11)21)]。

保続像の出現から消失までの持続時間は数分のものが多く，ほとんどは10分以内である。起こり方は，挿間性のもの，間欠的に起こるもの，発作的に起こるもの，あるいは持続性に起こ

るものなど様々である。保続像の体験時間は一過性（1日）のものもあるが，多くは数日間から10日位である。数カ月間に及ぶ場合も時々あり，てんかんの場合，3～6年間も継続した症例もある[1)4)23)]。

保続像の消失は，通常色あせて徐々に消えてゆく，あるいは像が破片化して消える。急に消えることもある。

6）合併症状

palinopsiaは単独では起こらず，視野障害を含め他の神経症状と関連して起こる。

a．視野障害

ほとんどの場合，視野障害を伴う。通常は進行性視野欠損の初期または重症の視野欠損の回復期に起こり，視野障害が進行して強度の半盲になると起こることは少ない。Benderら[1)]は「palinopsiaはblindではなくdefectiveな同名視野に起こる」と述べている。普通は欠損視野に出現するが，全視野にも起こる[20)]。視野障害を伴わない症例も報告されているが，この場合，てんかんであることが多い[3)23)]。

b．錯視と幻視

変形視，巨視，小視を始め，対部知覚を含む位置変動，色彩変化，浮動あるいは動揺視などの錯視を合併することもある。palinopsiaと幻視が併発した場合，区別困難なこともある。

c．その他の合併症状

症候性てんかんを伴う症例もしばしばみられる。特発性てんかんの場合もある。幻聴，稀には幻嗅[1)]もある。失読，失書，失算，左右障害，身体部位失認，物体失認，同時失認，構成失行，着衣失行，空間的失見当などの神経心理学的症状の合併もみられた。

7）原因疾患と局在

剖検，CT，脳血管撮影，脳波，臨床診断で明らかにされた50例では，脳血管障害が最も多く27例（54%）であり，次いで脳腫瘍14例（28%），特発性てんかん7例（14%），外傷2例（4%）であった。そのほか脳膿瘍，脳炎，CO中毒，薬物中毒（メスカリン，LSDなど）などでも起こりうる[1)]。

左右大脳半球別では，右半球34例，左半球19例，両半球にまたがっているもの2例，不明1例であり，55例中36例（65.5%）が右半球に病巣を持っていた。てんかんの場合，7例中5例が左半球に病巣を持っていた。

局在では，後頭葉が圧倒的に多かった（52例中42例，80.8%）。

4．Palinopsiaの発現機序と責任病巣

palinopsia発現の基礎となる機序については現在のところ不明である。視覚刺激物体除去後

に継続する保続像とある潜時後に出現する再現像の発生機序も同じかどうかわかっていない。さらに，このような時間における視覚保続と，空間における視覚保続との発生機序の異同，そして Meadows ら[19]が指摘しているように，illusory visual spread という継時発生・付加的視覚像と，複視あるいは多視という同時発生・付加的視覚像とが類似の病理・生理機序をもつかどうかもわかっていない。

palinopsia と残像との関係が問題となるので，正常者での残像について Bender ら[1]および Kinsbourne ら[11]の文献を参照にして述べる。

残像は網膜で形成され，網膜や retino-geniculocalcarine pathway の病変による盲でない場合に残像が起こる。同名半盲あるいは同名 1／4 半盲の視野には起こらない[1)11)]。

正常残像の特徴は以下の通りである。

a. 残像の初期の強度と持続時間は視覚刺激の強度と持続による。写真のフラッシュライトのように非常に明るい物体を見ると著明な残像が起こり，消えてゆく時一連の色彩変化（flight of colours）をする。通常は刺激除去後 2〜3 秒間強く起こり，その後徐々に消えてゆく。

b. 残像は近い背景よりも遠い背景に投射された時大きく見える。残像の大きさはそれが見える背景への視覚対象物からの距離にほぼ比例している（Emmert's Law）。

c. 残像は明るい背景に見えた時は補色となり，明暗関係は逆転し，暗い背景での残像は同色であり，明るさや色彩は対象物体と一致している。

d. 眼前で手を振ったり，まばたきしたり，あるいはストロボ照明などで残像が延長したり復活したりする。

e. 単眼視の後その眼を閉じ，他方を開眼しても（dichotic viewing）残像は残っている。両眼視でも見える。

f. 残像は注視の方向に動く。眼球が受動的に動かされた時，残像は動かないかまたは周囲の動きと反対方向に動く。

g. 残像は中央視野にも周辺視野にも形成される。同時にいくつも存在することもある。

1) palinopsia 発現の機序

前述のごとく，palinopsia の発現機序は不明であるが，Bender ら[1]はその可能性として残像，感覚発作，幻視，精神的創作あるいは空想（psychogenic elabotation or phantasy）をあげている。

Bender ら[1]は保続像は大脳レベルで発生している残像である可能性はあるが，この場合頭頂・後頭領域に病変をもつ患者でのみ起こりうるとしている。一方，Kinsbourne ら[11]は保続像を，生理的残像の合成に必要な閾値が保続像では過度に低められているという生理的残像に病的に類似したものと見なしており，保続像は強調された残像であり，正常者に起こるものとは引き起こしの容易さや持続時間において量的に異なるとしている。しかし，保続像が消失する時一連の色彩変化を示さなかったり，明るい背景に見えた時同色であったり，遠くの背景に対

して像が大きくならないなど残像の特徴を示さない症例も多数ある[1,4]。保続像が正常残像の誇張であるとする考えでは，かなりの潜時後の視覚像の再現を説明しえない。

次に，palinopsiaが感覚発作あるいはpost ictal effectである可能性についてであるが，palinopsiaが発作の前兆である症例[1]や側頭葉てんかんの主症状である症例[23]もある。さらには抗てんかん剤投与によりpalinopsiaが消失または軽減した症例[3,14,23]もある。Meadowsら[19]の症例1は興味深い。この患者ではpalinopsiaは心筋梗塞で死亡するまでわずか5日間しか存在しなかった。もし，てんかんがある型のpalinopsiaの責任であるとするならば，この症例での遅い発生が説明される。focal epilepsyはその責任である脳の局在損傷後かなり長く経過して初めて起こるからである[19]。しかし，palinopsiaはてんかん現象の構成要素ではあるが，自動運動，意識変容，発作性脳波異常，抗てんかん薬が有効などを示す症例は全体からみれば少ない。Cummingsら[4]の症例では発作中に数回脳波が記録されたが，著変はなく発作波も認めなかった。抗てんかん剤投与で併発していた幻視は減少したがpalinopsiaには効果なかった。これらのことよりpalinopsiaが感覚発作をあらわしているとは言えないが，CTで異常所見なく視野欠損を示さず，脳波異常を示す症例[23]でのpalinopsiaは，古典的なpalinopsiaと区別すべきかもしれない。

次に，palinopsiaと幻視，特にpalinopsie hallucinatoireとの区別は困難である[21]。palinopsiaは幻視を伴うこともあり，両者が同時に起こった時，特に両眼視で全視野に起こった時は区別は大変困難である。しかし，保続像は，現在周囲で見られた物体の像であり通常は過去のものの像ではない。一方，幻視は実在する外的刺激物体によらない視覚印象であり，周囲の人々には観察することのできない何かを見えると主張する症状であり，この点で両者は異なる。

次に，palinopsiaは視覚的想像の産物である可能性もある[1]。しかし，これまでに報告された症例で精神症状の記載は1例もないと言ってよい。患者は保続像に騙されることはあるが，多くの場合，偽像であると知っており異常な行動を示すことはない。

2) visual allesthesia（視覚性対部感覚）

palinopsiaでは，通常，保続像は障害視野で知覚された刺激物体の像であり，同じく障害視野に持続する。これに対しvisual allesthesiaは視覚像が一方の同名半視野から他方の同名半視野に転位する現象であり，通常，正常視野で知覚された刺激物体の視覚像が障害視野に転位される。したがって真の物体が視界にある間は複視（正常視野に実像，障害視野に偽像）を体験することになり，物体から注視を逸らすと複視は消失するが偽像は保続像として障害視野に続く。

visual allesthesiaを示した4症例の病巣は右半球[9,15]，左半球[3,5]それぞれ2例ずつであった。転位機序は不明である。

3) 運動物体の視覚保続

動的物体は，連続する線を生ずる場合[11,18]と，運動物体の軌跡に沿って一連の別々の静止点に

見える場合[11]とがある。Kinsbourneら[11]はこれらの保続現象は残像の病的亢進による、としている。

速度が変化して見える場合もある。Clelandら[2]の症例では人の歩行速度が実際の約2倍に見えた。この機序は不明である。Critchley[3]のいう illusory visual spread の症例での静的な変形と，この症例での動的な変形との間に類似があるのかもしれない[2]。

4) 保続と再現

palinopsiaには，視覚刺激物体除去後に視覚像が持続する場合とある潜時後に再現する場合とがあることは既に述べた。その出現機序は不明であるが，Swash[23]によると，視覚像の再現は視覚記憶の貯蔵庫から像が不適切に再現したことを表しており，他方，保続は意識から視覚像が消滅することの失敗，あるいは意識から視覚記憶貯蔵への視覚像の転送の異常かもしれない，としている。さらに，側頭葉てんかんで起こる保続像について，意識から記憶貯蔵への転送には頭頂・後頭皮質から側頭への入力が必要であり，側頭葉てんかんではこの過程の一過性の遮断のため保続が起こるのかもしれないと推察している。

5) palinopsia の責任病巣

病巣の多くは劣位半球後方部にある。しかし両半球にまたがる症例や優位半球に病巣をもつ症例も報告されている。優位半球病巣の症例でpalinopsiaの報告が少ないのは，このような患者では失語があり，視覚症状を話せないためとも考えられるが，劣位半球病巣が仮に対称的に優位半球に生じたとしても後方部であるため失語にはなりにくいとする考えもある。実際，Benderら[1]の症例10など左半球に病巣をもつ患者では視覚体験を話しており，失語の起こらなかった症例も多い[17]。今までのところ，大脳の前方部のみに病巣をもつ患者や網膜，視神経，視神経交叉のみを病巣としている患者でpalinopsiaは観察されていない。

このように多くの症例では右半球後方部の出血や腫瘍のような大きな占拠性病巣がみられる。この病巣の大きさの故，正確な解剖学的局在は困難であるが，これまでの症例の剖検[3,19]，脳血管写[1,4,6,14,19]，CT[2,4,6,9,12-19]より後頭葉視皮質area17-19とするのが妥当であろう。利き手に関する記載は1980年以前の文献では少ないがそれ以降の文献から判断するとやはり劣位半球後方部ということになろう。

上述のごとく，palinopsiaが大脳半球後方部の病巣によることが多いことより，palinopsiaは後頭葉の視覚情報処理の欠陥，さらにはその視覚情報の一過性の合成の障害の結果，起こるのかもしれない。残っている正常な後頭皮質がまもなく統合の障害を代償し，その結果palinopsiaを比較的一過性の現象にしているのかもしれない[20]。

5. 終わりに

　palinopsiaの研究では，保続像についてはどうしても患者の陳述に頼らざるをえないという限界がある．検者は保続現象について患者の陳述に大きく左右されるのに対し，患者の陳述の正確さをチェックできないし，陳述に欠陥があってもその程度を測定できない．また視覚保続体験を積極的に話さない患者もおり，さらには失語症状のある時はpalinopsiaを見逃す可能性もあるため注意を要する．

文　献

1) Bender, M. B., Feldman, M. & Sobin, A, J.：Palinopsia. Brain 91：321-338, 1968.
2) Cleland, P. G., Saunders, M. & Rosser, R.：An unusual case of visual perseveration. Journal of Neurology, Neurosurgery, and Psychiatry. 44：262-263, 1981.
3) Critchley, M.：Types of visual perseveration: "Palinopsia" and "Illusory visual spread." Brain 74：267-299, 1951.
4) Cummings, J. L., Syndulko, K., Goldberg, Z. & Treiman, D. M.：Palinopsia reconsidered. Neurology (NY) 32：444-447, 1982.
5) Eretto, P. A., Schoen, F. S., Krohel, G. B. & Pechette, D.：Palinoptic visual allesthesia, American Journal of Ophthalmology 93：801-803, 1982.
6) 深田忠次，西川清方，藤本一夫，高橋和郎：視覚保続を呈した脳血管障害の2症例，臨床神経学20：516-521, 1980.
7) 深田忠次，高橋和郎：視覚保続 Palinopsia：自験4例および34文献例の検討．精神医学24：383-389, 1982.
8) Holmes, G.：A contribution to the cortical representation of vision. Brain 54：470-479, 1931.
9) Jacobs, L.：Visual allesthesia. Neurology (NY) 30：1059-1063, 1980.
10) Jacobs, L., Feldman, M., Diamond, S. P. & Bender, M. B.：Palinacousis：Persistent or recurring auditory sensations. Cortex 9：275-287, 1973.
11) Kinsbourne, M. & Warrington, E. K.：A study of visual perseveration. Journal of Neurology, Neurosurgery, and Psychiatry 26：468-475, 1963.
12) Kölmel, H. W.：Visuelle Perseveration. Nervenarzt 53：560-571, 1982.
13) Kömpf, D., Piper, H. F., Neundorfer, B. & Dietrich, H.：Palinopsie (visuelle Perseveration) und zerebrale Polyopie---Klinische Analyse und computertomographische Befunde. Fortschritte der Neurologie, Psychiatrie und ihrer Grenzgebiete 51：270-281, 1983.
14) Lance, J. W.：Simple formed hallucinations confined to the area of a specific visual field defect. Brain 99：719-734, 1976.
15) Landis, T., Cummings, J. L., Benson, F. & Palmer, E. P.：Loss of topographic familiarity：An environmental agnosia. Archives of Neurology 43：132-136, 1986.
16) Lang, C.：Palinoptic phenomena as an error mechanism in resolving alexia without agraphia---A case report. European Neurology 24：248-253, 1985.
17) Lazaro, R. P.：Palinopsia：Rare but ominous symptom of cerebral dysfunction. Neurosurgery 13：310-313, 1983.

18) Le Beau, J., Wolinets, E. & Rosier, M. : Phénomène de persévération des images visuelles dans un cas de méningiome occipital droit. Revue Neurologique 86 : 692-695, 1952.
19) Meadows, J. C. & Munro, S. S. F. : Palinopsia. Journal of Neurology, Neurosurgery, and Psychiatry 40 : 5-8, 1977.
20) Michel, E. M. & Troost, B. T. : Palinopsia : Cerebral localization with computed tomography. Neurology (NY) 30 : 887-889, 1980.
21) Mouren, P. & Tatossian, A. : Les illusions visuo-spatiales : Etude clinique. Encephale 52 : 517-573, 1963.
22) Robinson, P, K. & Watt, A. C. : Hallucinations of remembered scenes as an epileptic aura. Brain 70 : 440-448, 1947.
23) Swash, M. : Visual perseveration in temporal lobe epilepsy. Journal of Neurology, Neurosurgery, and Psychiatry 42 : 569-571, 1979.

立体視と遠近視

田丸冬彦・牧下英夫

1. はじめに

　立体視と遠近視という言葉は似たような意味で用いられている。その現象に本質的な違いがあるか否かは不明であるが，本論では仮に，立体視とは視覚によって得られた外界の情報から視覚対象の三次元的特性を認識すること，言いかえれば物体を厚みをもった実体として見ること，また遠近視とは視覚対象の相対的・絶対的な距離を判断することをさすものとする。これらはいずれも外空間を視覚的に認知する行為であり，関与するメカニズムは共通のものが多いと思われる。立体視，遠近視を支える要因についての研究は数多くおこなわれており，網膜像以外の要因と網膜像内の要因とに分けて考えられている。網膜像以外の要因とは，従来奥行き知覚の生理的手掛かり，あるいは一次的手掛かりなどとよばれるものであり，眼球での調節，輻輳，両眼視差(あるいは両眼非対応)，単眼運動視差があげられる。両眼非対応とは左右の目の位置の水平方向での差によって生じる左右の網膜像の違いをいう。単眼運動視差とは観察者自身の移動にともなって時間とともに視点が移動し，その結果継時的に生じる視差である。これらに対して網膜像内の要因には，網膜像の大きさ，線遠近法(linear perspective)，きめの勾配，大気遠近法，重なり合い(overlapping)，陰影などがあげられる。これらの網膜像内要因は観察者のそれまでの体験記憶に負うところも大きく，立体視にとってはやや補助的な位置づけであるとされるが，立体視は観察者の主観的体験という色彩の強い現象であるために，状況によっては網膜像以外の一次的な要因以上に大きな役割を占める場合がある。遠近視は眼球の輻輳や調節，両眼視差，網膜像の大きさなど具体的な物理量をパラメーターとして測定することが容易であるのに対して，立体視はそれらには依存しながらも，さらに複雑な要因を考慮せねば理解しがたい面を持っている。本章ではこれらの現象についての臨床的研究の成果について解説する。

2. 初期の臨床報告

　脳損傷によっておきる立体視の異常についての研究は，立体視検査手法の複雑さもあって，データの蓄積もさほど多くはない。立体視の喪失という現象について詳細に記述した最初の報告は，1917年にRiddochがおこなったものと思われる。その症例は左前頭部からはいった銃弾の為に左視野障害と右上下肢の麻痺を生じた。その後，左視野の部分的欠損は残ったが，右上下肢は感覚障害だけをのこして回復した。しかし患者は視空間における定位が正しく行えなくなっており，また視覚対象の距離についても評価できなくなっていた。さらに彼は視覚における立体的感覚を失っており，全ての物は同じ平面にあるように見えると述べている。物の形についての認知は正確であった。Riddochの論文は立体視の喪失という特異な症状について詳細に記載しているにもかかわらず，後頭葉損傷による視覚の異常全般についての記述を目的としていた為もあってか，責任病巣についての記載は不十分であり，またこの現象のメカニズムに関する考察は全く行われていない。その後の研究史において，これと同様の現象について触れているものとしてはHolmes and Horrax (1919)，Hécaen and Ajuriaguerra (1954) などごく少数であり，非常に稀な現象である。これらの報告の中ではHolmesらの報告がもっとも詳細に検討されており，現代においてさえ非常に示唆に富むものである。そこで，まずHolmesらの論文について，ある程度の紙面をさいて紹介したい。

3. HolmesとHorraxの症例

　患者は30歳の男性。1918年5月19日，銃撃されて後頭部に受傷した。射入口は外後頭隆起の6cm上方，5.5cm右方にあり，射出口の中心は外後頭隆起の10cm上方，5.5cm左方にあった。病院で頭蓋骨の骨片および挫滅された脳組織の吸引除去を受けた。半月後の診察では彼は意識清明で知性は保たれていた。運動麻痺，協調運動障害，筋緊張異常，感覚障害はなく，斜視や複視もなかった。瞳孔径は大きいが，対光反射は正常。聴力は両側正常。失語はない。注意，理解力，記憶は正常で，情動障害もなかった。受傷後5週間で両眼の視力は6/12となった。軽い近視・乱視があり，矯正により6/9となった。眼底・視神経円盤は正常であった。
　当初，全視野に高度の狭窄があったが，その後，両側上四半視野は正常限界に達した。しかし下半視野は永久に見えず，この下半盲は3カ月後にも続いていた。残存視野には暗点や弱視はなかった。指示された対象物を注視することは困難であったが，彼自身の身体部位は素早く正確に見ることができる。中心視野に入った物に視線を固定することには困難はなかった。見つめているものをゆっくりと動かされれば追視できるが，急速に動かされた場合，中心視野から失われる。形と色についての視覚的記憶は正常であったが地誌的記憶は障害されていた。
　この患者において最も目立つ徴候は，彼が見た対象を空間の中で正しく見当づけ局在させる

ことができないことであり，Holmes はそれを視覚見当識障害と呼んでいる。患者は物を摑んだり指さしたりする場合にほとんどでたらめな方向に手を差し出す。障害は上下左右いずれの方向にもあり，対象が中心視野にない場合，誤りはより大きい。この障害は彼の日常生活で視覚誘導に依存する全ての行為に見出された。

さらに著明な障害は目で見たものの距離についての評価の誤りである。患者は自分から対象までの距離についての感覚を完全に失っており，適切な長さだけ手をさしだすことは全然できなかった。また二つの物体の相対的な位置関係，すなわち遠近を判断することも不可能であった。この複数物品の相対的位置の把握の障害については患者は「自分は一度に一つずつしか見ることができないからである」と説明した。

以上に述べた病像は今日 Bálint 症状群として把握されている障害，すなわち精神性注視麻痺，視覚性注意障害あるいは複数の視覚対象の同時認知の困難，視覚失調をすべてそなえている。このような視覚，とくにその空間情報に関連した多彩な障害に加えてこの患者の示した極めて特異な障害が，立体視の喪失である。次にその症状についての記載を全文掲載する。

『発病当初から患者は３次元の物体を立体的に見たりそれらの奥行きを評価したりすることができないことは明白であり，それは我々の観察下にあった期間中，変化せずに持続した。たとえば18cm 四方で 8 cm の深さのあるボール紙の箱を見せられた際患者はそれをどの方向から見ても１枚の平らなボール紙の板であると述べ，彼の手にそれを置かれてそれが箱であることを知って驚いた。その辺が折たたまれた状態で彼が気付いた唯一の違いは，それが広げられた状態では存在しなかった「線」が現れたことである。同様に，彼は完全なマッチ箱と，すり板の半分のところで切って平らに広げられた同じマッチ箱の広いほうの面とを区別できなかった。ガラスのタンブラーは平坦なガラスのかけらにしか見えず，その形は彼に見せられた向きによって変化した。また彼の前に立っている人物については「私は彼の正面しか見えず，彼に厚みがあることがわからない。何についてもその奥行きはわからない。」と述べた。彼はとても客観的で正直な目撃者であったので，我々は，彼が３次元的であると知っている物体についてさえ，彼の視覚の性状を確かめることに困難はなかった。彼は完全に開かれた本と，２つのページが直角になるように半分閉じられた本との違いには全く気付かなかった。

ある時，彼は手をテーブルの上に置いてその横に立っていた時に，「これがテーブルだということは，それを見下ろしていてはわからない。私の目にはそれは私が立っている床と同じ高さに見える。しかし私はその脚とその縁をすでに見ているのでこれがテーブルであることを知っている。」と述べた。彼はしばしば「角」と「縁」のことに言及し，彼が物体の性状を認知できるのはそれらによってであると説明した。「私は何についてもそれが縁どられているために見分けることができるようだ。」階段の前に立っていても彼には単に「床にたくさんの線が引いてある」ようにしか見えず，床の影や色の違いを彼がつまづくかも知れない障害物や彼が落ちるかも知れないくぼみに結び付けることを学んでいたにもかかわらず，視線が地面に固定すると，

段や高さの差を認知しそこなった。斜面に立てられた家々は，彼には同じ距離にあるように見え，ひとつの屋根の上に他の家が立っているように見えた。

ステレオスコープでみると正常人には3次元的図形に見えるような絵や写真を，この装置で彼が見ると，概して平坦に見えたが，時には奥行きのある図形であると述べることがあった。しかしこのことは彼が単眼を使用した場合ですら生じたので，立体視というよりは，平坦な像に呈示された物体の概念が結び付いた為であろう。

彼は，目に前に掲げられた本が視線に直角であるか否かについて尋ねられればしばしば正しく答えた。しかしそれから彼は，それが斜めであることを単にその縁が見えることから知っただけと説明した。一枚の紙に置き換えられると，それが斜めであるかどうか決してわからなかった。ほとんど視線に平行に置かれた場合にはそれは「小さな紙切れ」であり，視線に垂直になると「より大きい」と述べた。』

この患者の障害についてのHolmesの考察は次のようなものである。前額面内での方向の評価の異常は，刺激された網膜要素の局在信号（local sings of retinal elements）を利用し，網膜の興奮した点の配列により判断することが障害されていること，さらに物体の絶対的な位置を決定する為の眼球や頭部の位置，および空間内での自分自身の身体の向きという情報の利用にも障害があるためとしている。距離の認知については，距離の計測は主として視覚を身体の触覚や筋肉の感覚という非視覚性体験と比較することに依存する知的操作であるとし，補助的な要因として輻輳と調節，見かけの大きさ，物体の両眼の網膜像の不一致，自分自身や物体の運動による視差，透明感などの経験的要素をあげている。この患者については，距離評価の障害は，見かけの印象を過去の経験に関係づけること，さらに続いて判断の根拠となるデータを意識へと供給することの障害に求めるとしている。そして方向づけおよび距離評価の障害の結果，空間定位障害が生じたと説明している。Holmesは1918年に，大脳後部に損傷を受けた6例の症状についての分析を行った。この6例はいずれも本例と同様に視空間定位と相対的・絶対的距離評価に著しい障害がみられたが，立体的視覚を失ったものはいなかったことから，本例の立体視喪失の原因として相対的距離評価の障害は決定的なものとは考えられないとしている。また調節と輻輳についても，患者は自分自身の指のように距離がわかっている場合には正常に行われていたことから，輻輳，調節の障害は原因ではなく，むしろ立体視障害の結果であるとしている。結論として，物体を浮き彫りに，あるいは遠近感があるように見ることの一次的な基礎は，固形の物体が両眼に造る不一致な像を，見た物体の深さについての情報を与え得る単一の視覚概念へと統合する課題であり，この患者の主な障害はこのレベルにあるとしている。責任病巣については，半球外側面の病巣が角回領域の皮質あるいは皮質下の経路を両側性に障害したことによって，視覚に関与する後頭皮質の部分と脳の残りの部分との連合路が障害された為であろうとしている。

以上が Holmes and Horrax の症例およびそれについての考察の概要である。この症例によって提起された問題点は立体視および遠近視に関する障害が絶対的・相対的な距離知覚の異常と立体的視覚の喪失という2つの異なった障害に分離されうる可能性があり，それぞれを異なったメカニズムによって説明することを試みる必要がありそうだということである。そこでこの2つの問題点についてのその後の研究の流れを別々にとりあげてみたい。

4．絶対的・相対的距離知覚についての研究

　Holmes が示した第一の異常である相対的・絶対的距離知覚の問題についてはその後いくつかの研究がなされている。まず臨床症例の報告について，その特徴をあげてみたい。距離知覚に異常をきたした症例のうち，Riddoch（1917），Holmes（1918），Holmes and Horrax（1919），Hécaen and Ajuriaguerra（1954）の症例は Balint 症状群と考えてさしつかえない視空間定位障害をともなっている。また Brain（1941），Paterson and Zangwill（1944）らは右半球障害によって左半側無視や構成障害にともなって，左視野内での空間定位や距離評価が障害された症例を報告しており，さらに，Bender and Teuber（1947, 1948）は右半球の外傷にともなって，左下1/4視野にのみ視覚定位の異常をきたした2症例を報告している。この2例では，左下1/4視野のみに，micropsia, teleopsia をともなう距離評価の障害を認めている。さらに興味深いことには，このような症状はタキストスコープを用いた瞬間的刺激によって消失したと述べている。また，ステレオスコープによっても左下1/4視野のみで，融像の障害および左右網膜像の抗争を認めている。このように，距離知覚の異常は視覚定位障害に伴っている症例が多く，さらに，視野の一部のみに見られることもあるという事実は興味深い。

　大脳半球障害患者群での病巣と距離認知の異常との関係について検討を行った最初の研究として，Birch, Proctor and Bortner（1961）は24例の片麻痺患者と10例の神経学的異常のない対象について，両眼視および単眼視での，二本の棒の相対的距離の異同の判断をおこなわせた。その結果は両眼視では左右片麻痺群と正常群のいずれの間にも差はなかった。単眼視では何れの群においてもその能力は低下を示したが，その程度は片麻痺群，とりわけ左片麻痺群において有意に低下していた。その結果について彼らは，片麻痺群では輻輳，調節といった距離判別の為の直接的な cue の利用は障害されないが，物体のかさなり，細部の明瞭さ，物体の相対的な大きさの変化といった間接的な cue の利用ができなくなっているものと判断した。

　次におこなわれた研究は Danta, Hilton and O'Boyle（1978）によるものである。かれらは54例の一側性病変をもつ患者群（右半球障害26例，左半球障害28例）と51名の正常対照群について，二つの方法を用いて検討した。第一の方法は Dropping bead method といって眼前300cmにつるされた玉の前後を目標刺激である玉が落下する装置を用いて，被検者が二つの物体の前後関係を正しく判定できる最少の距離を計測した。この時，目標刺激である球を落下させる方法をえらんだのは，基準刺激となる球から目標刺激へと視線を移動させる際に輻輳・調節が変

化することによって得られる情報をなくす為である。結果は正常群にくらべ左右いずれの半球障害においても相対的距離の評価に異常のあるものがみられたが，左右群間での有意差はなかった。第二の方法は，haploscope を用いて左右の目に別々に与えられた光点を融像させることにより得られる空間上の光点の位置について，対照物との遠近の比較を行わせるものである。この方法では右半球障害群が左半球障害群にくらべて有意に成績が悪かった。また右半球障害群においては dropping bead method と haploscopic method との成績は有意の相関をしめした。しかし半球内の障害部位と成績との間には特定の関係はみられなかった。結論としては左右いずれの半球の障害によっても距離知覚は障害を受けるが，それが症状として重大な機能障害に結び付くものではない。また一口に距離知覚障害といっても検査の方法によって，検出される異常は異なったメカニズムによって生じているものである可能性を論じた。障害の部位については，後頭葉や一次視覚投射系以外の部位も立体視に関与している可能性があることを示した。半球優位性は明らかではなかった。

　以上の距離知覚異常があきらかな臨床例と，半球障害群での研究の結果をあわせてみると，距離知覚能力の検査で正常域をはずれる患者は左右いずれの半球障害においてもみられるが，それが患者の日常生活での困難に結び付くようなものは視空間定位障害や半側空間無視など，高次の視空間情報処理課程の障害が存在する場合に限られることが示唆されるように思われる。そのことは，相対的距離評価についての著明な障害は，複数の視覚対象の同時処理がうまくおこなわれないことや，視覚による空間知覚の歪みなどが，重要な要因となっていることを推測させる。

　次に，単純な距離知覚自体の処理はどこで行われているのかについての回答は，部分的にではあるが動物での実験的研究が示している。まず，両眼視による網膜像の不一致の検出に関与するメカニズムとしては，Hubel and Wiesel (1962) をはじめとして多くの細胞内電極による細胞活動の記録によって，17野に存在する両眼視細胞，すなわち両側網膜に受容野を有する細胞の存在およびその特性が明らかにされてきている。これらの細胞の中には両眼網膜刺激の不一致がある場合に反応するものがあることが示されている。また Sakata, Shibutani and Kawano (1980) はサルの7a野に，刺激の距離および輻輳角の特定の場合にのみ興奮するものが存在することを明らかにした。Timney ら (1985) はネコにおいて脳梁を切断しても距離知覚には障害はおきないことを示している。これらの動物実験は，すくなくとも一次的な距離知覚については左右半球の各々において処理されており，左右の統合は必要としないことを示している。したがって，半球障害群において，一側視野における絶対的距離知覚の検索を行うことは意味があると思われる。

5. 立体的視覚についての研究

　Holmes の述べた第二の異常である立体感喪失のメカニズムについては，その後，ほとんど検

討されていない．その理由は，おそらく立体感がないという訴えをもつケースがほとんど無いためであろう．Riddoch, Holmes 以外にこのような記載があった Hécaen and Ajuriaguerra（1954）の Case 2 にも病巣についての記載はなく，臨床例からは両側の後頭・頭頂葉付近という以上のことはわからない．Riddoch, Holmes and Horrax, Hécaen and Ajuriaguerra の 3 例に共通することは，これらの症例がいずれも著しい視空間定位の障害を主とする現在でいう Balint 症状群を呈していることである．しかしながらその様な病巣をもつ症例はさほど稀ではないにもかかわらず，立体感の喪失を訴える症例は見当たらない．おそらくほぼ似通った病巣をもつと思われる Bálint 症状群の症例報告を見ても，Bálint(1906), Hécaen and Ajuriaguerra（1954）の Case 2 を除く 3 例，Luria（1959, 1963）などの古典的な症例においてもそのような症状の記載はない．立体視を支える神経機構が非常に多くのストラテジーを持ち，その解剖学的基盤も広範囲なものであるとすれば，比較的限局した病巣によっては出現し得ないとしても驚くにはあたらないと思われる．おそらくは基本的な視覚および視覚認知はほぼ保たれていて，空間の情報処理のうちの特定のいくつかが障害されたような，特殊な状況が必要なのであろう．

　立体視に利用される種々の cue のうち，最もよく研究されているのは両眼網膜像の不一致についてである．これについては視覚生理学の領域において実体鏡（ステレオスコープ），ハプロスコープなどの機器が考案され，立体視，両眼視などの研究に利用されている．ステレオスコープを用いた実験の特徴は，左右各々の網膜に与えられる刺激自体は 2 次元平面であり，注視にともなう調節によってもたらされる深さの情報を含まないことである．さらに刺激の与えかたによって，背景との比較による二次的な情報や図形の輪郭がもたらす奥行き感をも取りのぞくことが可能である．たとえば図 1 に示した Julesz の考案した Random dot pattern による刺激では，個々の目にはただランダムな点の集合が与えられるのみであるが，両眼視が成立すると，左右の像の非対応な部位の点は周囲とは異なった奥行きをもって知覚され，その結果，図形の一部に周囲からある奥行きを有する平面が認知される．この方法では単眼による形態 cue は存在せず，両眼網膜非対応のみが奥行き知覚のための刺激となる．このように，ステレオスコープを用いる方法は，立体視に関与する諸因子の統制が容易であるためによく使用される．

　一側大脳半球障害患者群について，ステレオスコープを用いて視覚刺激の要素についての検討を最初に行ったのは，Carmon and Bechtoldt（1969）である．Carmon らは，それまでの研究において脳損傷部位と立体視障害についての明らかな関係がでなかったのは，刺激のなかに形態刺激がはいっており，単眼 cue の利用による立体視が可能となるためであろうとして，純粋に両眼網膜像の非対応情報のみを与える方法として，Julesz の Random dot stereogram の個々の点を文字におきかえた Random letter stereogram（図 2）を用いた．この方法によれば左右いずれも単眼ではでたらめな文字の配列があるだけであるが，両眼で見た場合には左右網膜像の非対応な部位に背景から浮きあがった平面が認知される．このテストを左右いずれかの大脳半球に障害を有する患者に対して施行した結果，右半球障害患者群では左半球障害群や正

A. Random dot stereogram

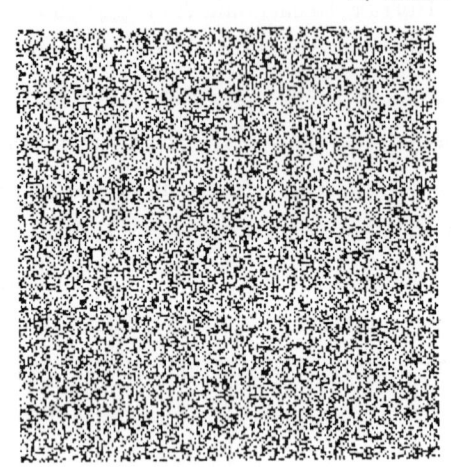

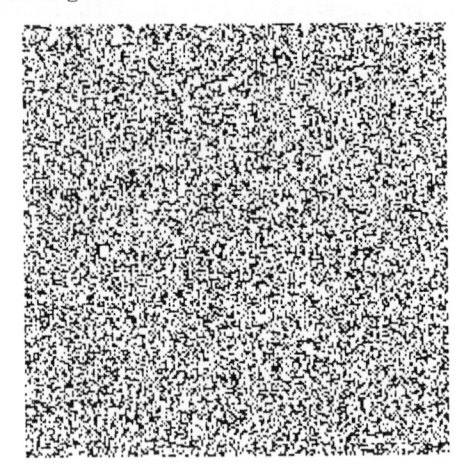

B. A を stereoscope を使用して見ると，図のように，一部が背景と異なる深さを持つように知覚される。

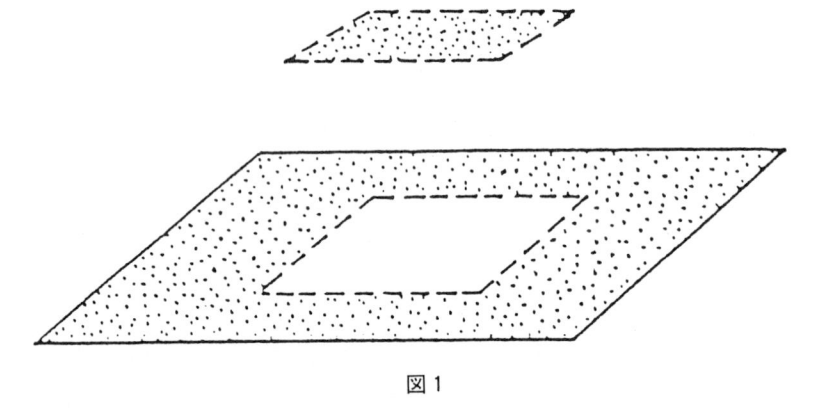

図1

常対照群とくらべて明らかに，網膜像非対応による立体視の能力が低下していることが見出された。この結果から Carmon らは右半球障害においては両眼網膜像の非対応のみでは立体視ができないと結論した。この結果について翌年の1970年に Benton and Hecaen が追試を行うとともに，形態 cue のあるステレオスコープ刺激である Keystone slide による立体視能力についても同時に検査を行った。その結果は Random letter stereogram での Carmon らの結果を追認するとともに，Random letter stereogram で障害のあった症例でも形態 cue も加わった Keystone slide の場合には異常は見出されないことを示した。

ところで，この random dot stereogram と通常の keystone slide などのステレオグラムと

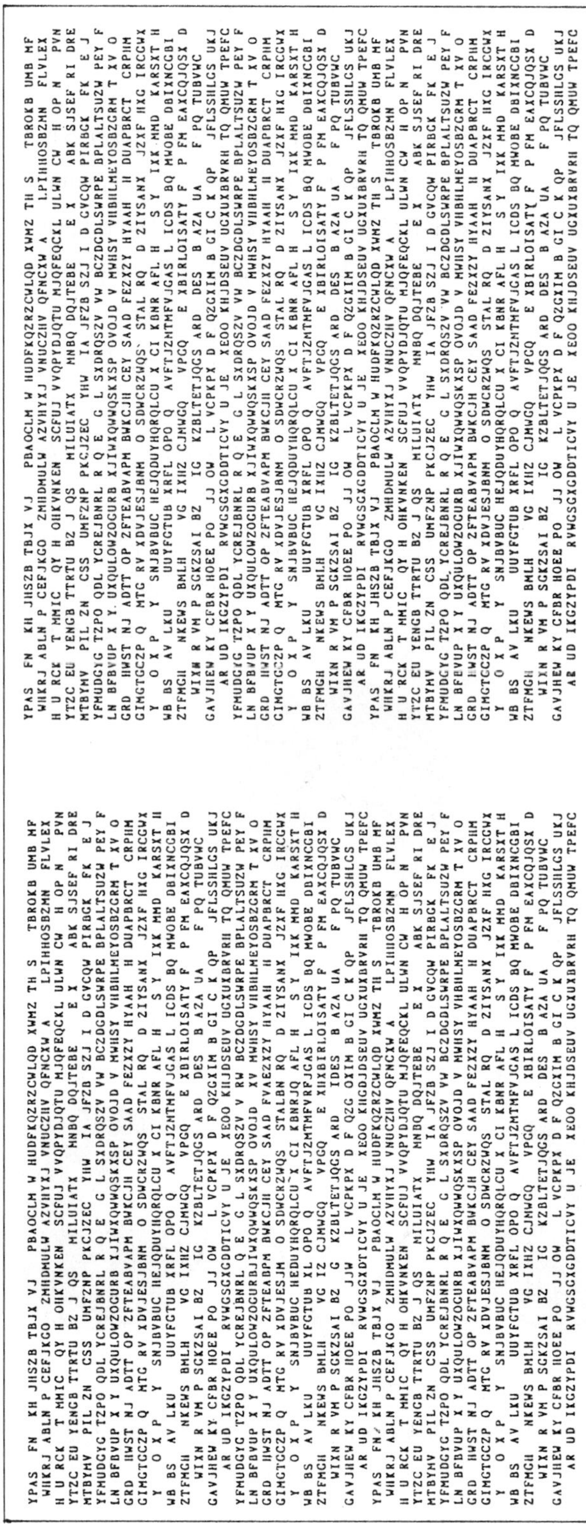

図 2 Random letter stereogram.
random dot stereogram の dot をアルファベットの文字で置きかえたもの。

の情報の違いは何かについては問題がある。いずれの方法においても立体感覚を与える一次的な要因は両眼網膜像の非対応であるが，Random dot method においては立体的に見える部位と形態についての cue は隠されており，両眼網膜像が融像され，非対応部位が認知されてはじめて形態があきらかになる。この最後のプロセスは，個々の点がとりうる種々の対応関係のうちからひとつのまとまりのある形態を抽出する課程と考えられており，Julesz はそれを global stereopsia と呼び，その前段階である網膜像非対応の認知を local stereopsis と呼ぶことで，ともに立体視のプロセスととらえている。しかし Julesz が global stereopsis と呼ぶプロセスが立体視にとって必要なものであるのか，あるいは全く異なる心理課程であるのかは不明である。random dot method で背景とは異なった奥行きを与えられた部位の特性として，そこを構成する個々の点がそれぞれある深さをもつようにみえるだけでなく，それらの点は背景から浮き出した，ある面に乗っているようにみえ，しかもその面の辺縁をなす境界線が明らかに知覚される。この現象は主観的輪郭（anomalous contour）とよばれるものであるが，このような現象は図3のような急峻な明るさの勾配のあるような図形において生じることはよく知られており錯視のひとつと考えられている。Coren（1972）はこのような anomalous contour を与える図形のあるものが，奥行き感をも与え得ることから，anomalous contour を知覚するメカニズム

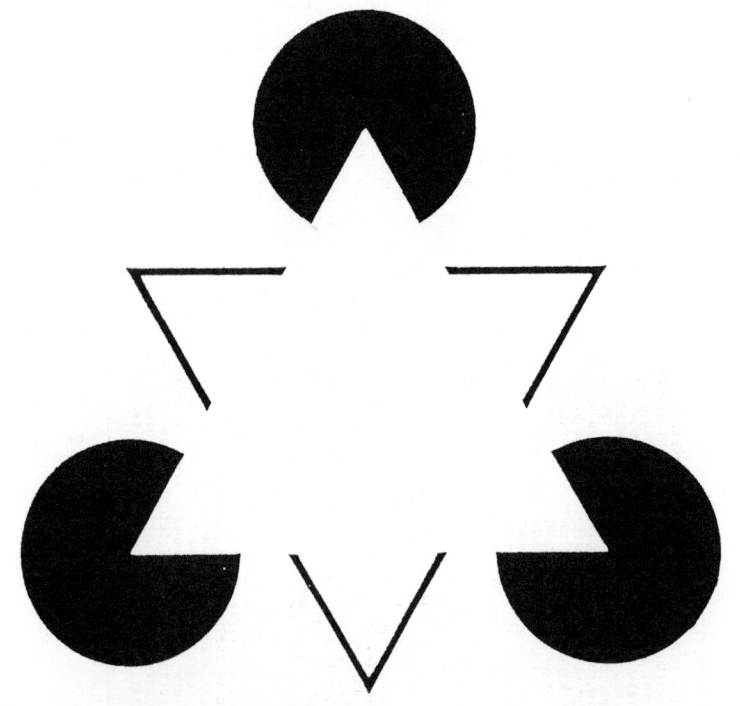

図3 Anomalous contour 図形の一例
中央の白い三角形が周囲の白地よりも白く見え，三角形の輪郭がはっきり存在するように知覚される。さらに三角形は背景の白地よりも浮き上がって見える。

と奥行き感を感じることとが共通の基盤を持つという仮説を唱えた。そこでHamsher (1978) は，右半球障害患者群についてRandom letter stereogramとAnomalous contour testを行わせたところ，右半球障害群においてこの2つのテストの成績には強い相関が見られた。それにより，両眼網膜像の不一致から奥行き感を抽出する能力と，anomalous contourを抽出するメカニズムが共に右半球にあり，共通の基盤を有するものであると結論している。しかしながら，anomalous contourはrandom dot stereogramに内在する性質ではあっても，それ自体が立体視にとって必要なプロセスそのものであるという結論については慎重であらねばならない。むしろ，anomalous contourの認知が障害されていたために，右半球損傷患者ではrandom dot stereogramで異常を示したのであり，この検査は右半球損傷患者の立体視検査としては不適当なものであると考えるべきなのかもしれない。

以上のように，ステレオスコープを用いた研究においても左右半球のいずれの障害が立体視を侵しうるのかについての明確な結論は得られていない。しかしステレオスコープは刺激の統制という面では非常に簡便かつ有用な方法であり，立体視異常についての臨床研究の手段としての価値は失われてはおらず，今後の成果が期待される。

6．まとめ

Holmesによって示された臨床的問題，すなわち絶対的・相対的距離知覚の異常および立体的視覚の喪失について，その後の展開を概説してきた。絶対的距離知覚については，一次的には一側半球内で処理されているものと考えられ，動物実験などによってその神経機構が明らかになりつつあるが，相対的距離知覚となると複数の視覚対象の同時的処理や空間概念などの高度な認知課程が関与している可能性があり，そのメカニズムの解析は困難である。また立体視となると，視覚対象の内的な視覚概念と視覚によって与えられる種々の情報との統合といったレベルが問題にされる複雑な課程であると考えられ，その機構の検討にはよりいっそうの困難がある。今後の検討課題としては，立体視機能についての適切な検査手段の開発がまず必要であろう。立体視を成立させる種々の要因についての検討はまだ十分になされておらず，したがって，今後の研究成果が待たれるところである。

文 献

1) Bálint R.: Seelenlähmung des Schauens, optische Ataxie, räumliche Störung der Aufmerksamkeit. Mschr. Psychiat. Neurol., 25；51-81, 1909.（森岩基，石黒健夫 訳，精神医学，19; 743-755, 977-985, 1977.）
2) Bender M. S. and Teuber H. L.: Spatial organization of visual perception fol lowing injury to the brain. Archs. Neurol. Psychiat., 58；721-739, 1947.

3) Bender M. S. and Teuber H. L.： Spatial organization of visual perception fol lowing injury to the brain. Archs. Neurol. Psychiat., 59；39-62, 1948.
4) Benton A. L. and Hecaen H.: Stereoscopic vision in patients with unilateral cerebral disease. Neurology, 20；1084-1088, 1970.
5) Birch, H. G., Proctor, F., and Bortner, M.： Perception in hemiplegia：III The judgement of relative distance in the visual field . Arch. Physic. Med. Rehabil., 42；639-644, 1961.
6) Brain, W. R.： Visual disorientaion with special reference to lesions of the right cerebral hemisphere. Brain, 64；244-272, 1941.
7) Carmon, A. and Bechtoldt H.: Dominance of the right cerebral hemisphere for stereopsis. Neuropsychologia, 7；29-39, 1969.
8) Coren S.： Subjective contours and apparent depth. Psychol. Rev., 79；359-367, 1972.
9) Danta g., Hilton R. C. and O'Boyle D. J.： Hemisphere function and binocular depth perception. Brain, 101；569-589, 1978.
10) Hamsher K. de S.： Stereopsis nad the perception of anomalous contours. Neuropsychologia, 16；453-459, 1978.
11) Hëcaen H. and Ajuriaguerra J. de： Balint's syndrome (psychic paralysis of visual fixation) and its minor formes. Brain, 77；373-400, 1954.
12) Holmes G. Brit. J. Ophthal. 2; 449- , 1918.
13) Holmes G. and Horrax G.： Disturbance of spatial orientation and visual attention, with loss of stereoscopiv vision. Archs. Neurol. Psychiat. 1；385-407, 1919.
14) Julesz, B.： Binocular depth perception without familiarity cues. Science, N. Y., 145；356-363, 1964.
15) Paterson, a. and Zangwill, O. L.： Disorders of cisual space perception associated with lesions of the right cerebral hemisphere. Brain, ；331-358, 1944.
16) Riddoch G.： Dissociations of visual perceptions due to occipital inurues, with especial reference to appreciation of movement. Brain, 40；15-57, 1917.
17) Sakata H., Shibutani H. and Kawano K.： Spatial properties of visual fixation neurons in posterior parietal association cortex in monkey. J. Neurophysiol. 43；1654-1672, 1980.
18) Timney B., Elberger A. J. and Vandewater M. L.： Binocular depth perception in the cat following early corpus callosum section. Exp. Brain Res. 60；19-26, 1985.

幻視

兼子　直・田崎博一

1. はじめに

1) 幻視の概念

　本稿は，幻覚，その中でも幻視という精神感覚性の病理現象を，局所性機能解体という側面から捉える立場より概観したものである。Esquirolによると，幻覚とは，感覚を知覚しているという確信を持ち，そのとき，この感覚を引き起こすにふさわしいいかなる外的対象も刻印されていない状態である。加えて幻覚は，感覚の錯誤でも，誤った知覚でもなく，また，抹消感覚器の異常でもない。すなわち，幻覚の持つ感覚性は心的活動の結果二次的に生じるものであり，本質的に心的なものとして，感覚器官の機能に依存する錯覚と区別した。このような観点からみると，本稿で扱う幻覚はEsquirolの定義したそれとは若干内容を異にし，むしろ後者の錯覚に近いものとなろう。

　今日，一般的に使われる意味での幻覚と錯覚という概念は，「対象なき知覚」としての幻覚に対して，錯覚は実際の知覚対象を主体が歪んだ形として知覚することである。また，幻覚と区別される概念として偽幻覚がある。これは，Kandinskyにより感官的な追想表象や空間表象の病的変種と定義された。Jaspers[77]は，知覚としての実体性を以て客観的な外空間に現れる幻覚に対し，偽幻覚を，実体性を欠き画像性を以て内部の主観的な空間に現れ，表象の性状を持つものとして区別した。一般に，精神分裂病などでみられる幻覚ではこの区別が容易でないと言われるが，脳器質性障害に基づく幻覚ではこの両者の区別は比較的明瞭である。

　Claude, Eyら[21]は，以前より幻覚症（hallucinose）と幻覚（hallucination）という対比する用語で幻覚体験の二つの成分を説明してきた。幻覚症は体験に対する病識を備えており，幻覚の対象の実在性を信じていないものであり。本稿で扱う現象もこの範疇に入る。最近，Ey[37]はドイツ精神医学で使われるHalluzinose（外因性精神病症状としての意識障害に基づく幻聴および追跡妄想を主徴とする精神病的状態）との混同を避けるために幻覚を，幻覚性エイドリー（les Eidolies hallucinosiques）と妄想性幻覚（hallucinations delirantes）という用語を用い，

前者は感覚器官と知覚分析器の解体であり，後者は妄想性知覚錯誤として区別した．神経学，あるいは，神経心理学で扱ってきた幻覚が前者であることはいうまでもない．

一般に脳器質性障害では，他の感覚要素に比較して視覚性の異常現象の起こることが多い．視覚の生理学的機構についての研究が進んでいることもあり，幻覚の中でも幻視は最も論じられている現象である．周知のように，幻視は，眼球，網膜といった末梢の視覚器から，視神経，視交叉，視索，外側膝状体，視放線，後頭葉視覚領，更に，高次の視覚連合野など，視覚に関する神経系のいずれの部位の障害においても出現し得る．脳器質性障害に関する幻視の系統的研究は1880年代に始まるが，幻視の臨床的特徴と中枢の病巣部位との相関を見出そうとする一連の試みの一方では，Weinberger (1940)[148]のように，幻視は視覚神経系のいかなるレベルの病巣においても出現し，いかなる局所診断においても局在的価値を持たず，その発現は局所の皮質の興奮性に基づくものではなく，精神の全体的，統合的活動を含む心理現象であると考える全体論的立場もあった．しかし，幻視の形式と内容を詳細に検討することにより，病巣部位との間に何らかの関連のあることを見出すのは必ずしも困難ではない．

Gloningら[46]は幻視の形式と内容を規定する条件として
 1．病変の局在
 2．脳の全体的状態
 3．背景的印象がいかなる状態にあるか
 4．精神力動的要因
を挙げている．この中で，病変の局在と，脳の全体的状態，特に意識状態とは，幻覚の形式を決定する二つの重要な軸となっていると考えられ，また，背景的印象と精神力動的要因とはその内容や主題を規定するであろう．

2）意識障害と幻視

病変の局在の問題は後述することにして，まず意識の問題に触れたい．この場合，意識の量的形態ばかりでなく質的形態も重要な意味を持つことは言うまでもない．軽度ないし中等度の意識混濁に加えて，知覚機能が障害され，外界が夢幻様に変容して錯覚が起こり表象は知覚的な性質を帯び幻覚となり，運動不安を伴う臨床像がせん妄（Delirium）として古くから記載されている．また，Mayer-Gross[95]は，多彩な幻視，錯視が前景に出て，これらによって形づくられるさまざまの情景を内容とする幻覚体験が，強い情動を伴って未完結のまま次々に交代する病像を夢幻様状態像（Oneiroides Zustandsbild）と呼び，その病態生理学的条件を脳の局所性変化にもとめた．Binder[7]は，せん妄を，脳幹障害が一次的で，これが大脳皮質に二次的に及ぶ上向性障害として捉え，大脳皮質から脳幹に下降性に障害の進む昏蒙と区別した．

次に，幻視を包含する幻覚と意識との関連について若干触れたい．Ey[36]は，意識の病理を意識野の階層構造の解体として捉えた．解体の各水準において陰性症状と陽性症状とが認められる．最も重篤な解体は錯乱－夢幻状態（Les etats confuso-oniriques）で，「意識していない」

という陰性症状と夢幻せん妄(delire onirique)という陽性症状を呈す．次に重篤な水準は，もうろう—夢幻様状態(Les etats crepusculaires et oniroides)で，視覚化された幻想的な体験が展開され，心像，観念，知覚の境界が不鮮明となり世界は変形する．すなわち，空間構造が混乱し，空間の区別が判然としないために，空間は無限に多様な鏡面，反射・反響となって屈折し反映する．この状態は世界に対して「半ば開かれている」ため，体験は観察者に「把握」され，同時に主体の記憶に「とどめられる」ことが可能である．次の水準は幻覚—妄想状態(Les experiences delirantes de dedoublement hallucinatoire)である．この状態では「清明性」が保たれ，知覚の対象としての世界が現在する．意識の変容は選択的であり，他者とのコミュニケーションの際の自己の思考体験を対象とする意識が侵され，自らの思考が他者の思考として体験され，「声」の形の幻覚意識となる．これは，観察者には「論理」の解体として把握される．Ey は更に，主体の世界の中心を占める対象であり，他者の世界との出会いの場所であり，また，実存的問題として生き続ける主体と客体の分節的つながりであるところの「自己の身体」を支える体感的感性の解体として離人体験(Les experiences de depersonnalisation)を，情動が侵された状態として躁うつ状態(Les etats ananiacodepressits)を，それぞれ意識の構造解体の中で捉えた．このように，Ey は，意識野の構造解体が進むと，知覚領域の解体が深まり，同時にそれは心的機能の低下とも関わり，錯乱—夢幻，もうろう—夢幻，幻覚—妄想，離人といった病的状態を呈すと論じている．

さて，意識障害が幻視出現の条件となり得ることは臨床的にも明らかであるが，すべての意識障害が幻視と結びつくわけではなく，そこに何らかの病態生理学的背景の存在することが示唆されよう．少なくとも，幻視を体験するためには，一次的な原因となる神経系の何らかの異常事態の存在とその体験を知覚する大脳皮質の活動が関与していることが条件であり，かかる中枢神経系の活動の不均衡が幻視出現の背景を成すと考えられる．先に述べたように，Binder[7]は，脳幹から上向性に障害が進行するとき，せん妄が出現すると論じた．また，Ey は，あらゆる体験の現実化には中脳—間脳構造が，経験の身体化の能力は視床—間脳諸中枢が，そして，時間—倫理的構造の統合には視床下部—嗅脳形成が，それぞれ重要な役割を演じているとして，彼の意識野解体理論の神経生物学的背景を説明している．

3）幻視と脳局在論

次に，幻視の形式を規定するもうひとつの要因である病巣の局在について述べる．幻視の出現様式や内容と病巣との関連を明らかにしようとする多くの試みがある一方，前述したWeinbergerらのように，その局在論的意味を否定する見解もみられる．Stanfordら[127]は，側頭葉と頭頂葉の脳腫瘍患者に出現した幻視の形式を比較し，両者に本質的な差がないとし，Tarachow[138]は幻視の内容と病巣部位の関連を調べたが，一定の傾向は得られなかったとしている．このように，幻視の発現が脳の局所的な特定部位の障害に起因するのではなく，視覚系の統合的，有機的な機構の障害によると捉える立場がある[39,132]．確かに，局所性の病巣に基づ

く幻視の症例をみても，その発現には病巣以外の脳内の機構が関与していると考えられるものが多く，単純な図式で説明することは困難であろう。

ところで，これまでの多くの臨床報告，あるいは，電気刺激実験などの結果，幻視の発現に脳内の一定の部位が関与しているという知見が蓄えられている[14)47)67)78)97)143)147)]。幻視を皮質性と皮質下性とに大別する考え方があるが，後頭葉，および，側頭葉は皮質性幻視の病巣として，間脳，中脳などの脳幹部は皮質下性幻視の病巣として知られている。表1は，Hecaen et Ajuriaguerra[54)]が，439例の脳腫瘍患者のうち，幻覚の出現した58例について，幻覚の種類と病巣部位との関係をまとめたものである。

表1 脳腫瘍と幻覚（脳腫瘍439例中幻覚をきたした58例の分析）

	前頭葉	側頭葉	頭頂葉	後頭葉	中脳間脳	天幕下
幻視	5 (6.3)	10 (13.3)	1 (1.33)	6 (24)	8 (13.1)	6 (7.1)
幻聴	1 (1.3)	6 (8.0)	0	0	2 (3.3)	0
幻味	0	4 (5.3)	1 (1.33)	0	0	0
幻嗅	1 (1.3)	7 (9.3)	1 (1.33)	0	0	0
身体幻覚	0	1 (1.3)	6 (8.0)	1 (4)	0	0
Dreamy state	0	5 (6.7)	0	1 (4)	0	1 (1.1)

（　）は%

(Hécaen et Ajuriaguerra : Trubles mentaux an cours tumeurs intracraniennes[54)]より引用)

大橋[106)108)]も，幻視をきたす病巣部位として，後頭葉，側頭葉，間脳－中脳領域を挙げ，それぞれ，要素的感覚機能の解体に基づくもの，記憶機能の解体に基づくもの，睡眠機能の解体に基づくものと位置づけている。これらの部位が幻視の出現に関与していることは，一般に認められているところだが，幻視の形式や内容が病巣部位により規定されるのかどうか，逆に言えば，幻視の臨床的特徴が局在論的価値を持つか否かがひとつの問題点となろう。本稿では，幻視を臨床的特徴によって分類し，その上で病巣との関連について検討してみた。

脳器質性障害に関連する幻視は，HécaenとAlbert[55)]により，表2のように分類された。これ

表2 脳器質性障害に関連する幻覚の分類

A. 要素的な幻視
B. 複雑な幻視
　1）知覚性幻視
　2）夢幻状態（dreamy state）を伴う幻視
　3）夢幻症（oneirism）
　4）眼科病変に合併した幻視

(Hécaen et Albert : Human Neuropsychology[55)]より引用)

は，幻視という精神感覚性の現象を，その臨床的な特徴をもとに分類したものである。これらは臨床的分類であり，必ずしも明確な解剖学的関連性を持つものではない。むしろ，脳内の病理現象を限られたひとつの部位に責任を求めるのは困難であることが多い。脳血管障害は，脳全体の血流動態の変化を伴う。脳腫瘍では，腫瘍部分の機能の脱落，その周辺の刺激症状，脳全体の機能低下などが起こり得るし，てんかん等，発作性の疾患では，発作発射の伝播の状態を厳密に知ることは困難である。また，病巣が重複することも稀ならずみられる。しかし，このような要因を考慮しながら，臨床的事実を積み重ねることにより，現象と病巣との相関はより明確となってくると言えよう。以上のような問題点を念頭に置いて，以下，Hecaenらの分類に従い論をすすめることにする。

2．脳器質性障害による幻視

1）要素的な幻視

　要素的幻視とは，瞬間的な光，閃光，突然の明るさや色（色彩視）の出現，光り輝く点や線，単純な形態視などの視現象を指し，立体的な物体，人物，動物，光景等の複雑な幻視（複合幻視）と区別される。幻視像はしばしば運動し，空間内を水平方向，ごく稀に垂直方向に動き，あるいは回転，振動運動などを見せる。これは，患者の眼球運動に基づくものが多いが，病巣の部位により規定されることもある。要素的幻視は，主として後頭葉（特にその内側面）の病巣と関係があるが，側頭葉の病巣でも見られることがある。病因は血管障害や腫瘍などの器質性脳病変の他，てんかん，偏頭痛においても，しばしば同様の現象が知られている。この種の幻視は，視野の半側，多くは半盲側に出現するが両視野を通じて見られることもある。側頭葉起源のものは視野全体に現れると言われる。また，半盲の健側視野に幻視が出現した報告も見られるが，これは，アロヒリー現象（allochiria），すなわち，感覚体側逆転と考えられよう。

　文献的には，Westphal (1881)[149]が，左半身のけいれん発作の後，左片麻痺と左側同名側半盲を呈した42歳の男性に明るい光，あるいは，剣が頭上を舞うという幻視が出現し，病理学的検索で左半球後半部に萎縮軟化巣が見られたと記載している。その後，Ingels[70]，Dejerineら[31]，Wollenberg[153]なども幻視と後頭葉病変との関連を示す症例の報告をしている。半盲部の幻視について最初の報告をしたのはSeguin (1886)[123]である。また，Bennetら (1887)[6]は，角回上方の皮質に頭部外傷による瘢痕のある患者がけいれん発作の前に光の感覚が発作性に出現したことを報告した。Penfieldら[112]，de Schweinitz[122]，Burr[17]などが，後頭葉の限局性病変によって幻視が起こり，その病巣と反対側の視野に出現することを示している。ただし，これらの報告の中には要素的幻視ばかりでなく次に述べる知覚性の複合幻視の症例がかなり含まれている。Horraxら[68]は，複雑な幻視に対して，「加工されていない幻視」として，後頭葉性の幻視の特徴を指摘した。

　病理現象としての報告以外に，20世紀前半より，大脳皮質の電気刺激による知見が蓄えられ

ている。Foerster[42]は，後頭葉の脳手術に際して皮質の電気刺激を行い，視感覚を生ぜしめた。まず，Area17の刺激では単純な光が出現した。後頭極と有線領の後半部の刺激では眼前に静止して動かない光が出現し，また，有線領の前半部を刺激すると光は視野の末梢部に現れ，それが中心部に向かって移動した。有線領の上唇部を刺激すると上方から出現したという。Area18の刺激では単純な形態視が出現し，Area19の刺激では光や色彩の他，種々の形態，人物，動物などの幻視の出現と対側への眼球運動が誘発された。その後，Penfieldら[114]は，てんかん患者の脳波と臨床的観察の結果に皮質電気刺激の結果を合わせて考察し，後頭葉の電気刺激では要素的な幻視が生じ，Area17の刺激では幻視は刺激と反対側に現れるが，Area18, 19の刺激による幻視は，よりきらめきやすく，脈動し，刺激の反対側に現れるとは限らず両側性に現れることが多いと述べた。彼らは，人物，動物，風景などの複合幻視は後頭葉の刺激では出現せず，これらの出現には側頭葉外側面の解釈皮質（interpretive cortex）の関与が必要であるとした。一方，彼らは，側頭葉の刺激によっても要素的幻視の生じることを報告している。ただし，この場合は，強い電流による刺激か，側頭葉深部の刺激が必要であった。最近では視覚障害者のための視覚補装具を考案しようという試みとして，後頭葉の電気刺激が，Brindleyら[12,13]，Dobellら[32,33]などにより行われている。Dobellらなどによると Area17の刺激が閃光感覚を起こすのに最も有効で，刺激の強度が増すと多数の閃光が生じたという。閃光の移動は眼球運動に関係があり，視野内の位置は皮質と視野との神経解剖学的関係に一致していたと報告している。また，Chapanisら[18]は，閃光感覚は，皮質のみでなく，皮質下の外側膝状体，有線領伝導路の刺激によっても起こると述べている。

要素的幻視は，てんかんの視覚発作としてもしばしば出現する[45]。これは，てんかん発作の国際分類（1981）[45]によれば，

I. Partial seizure

  A. Simple partial seizure

    2. with somato-sensory or special-sensory symptoms

      b) visual

に分類される。発作の内容は，輝光（phosphene）や閃光の形をとるが，暗視や暗点が出現することもある。兼子ら[81]は，右後頭部，側頭後部に限局した持続的な棘波様高振幅アルファ波を認め，両側視野中心部に黒点が出現，その周囲を白いものが渦をまき，黒点がしだいに大きくなるという発作を呈した症例を報告している。視覚発作は後頭葉の視覚領野におけるてんかん発射によってもたらされるが，患者の表現は必ずしも発射が生じる半球の反対側の視野に異常を示すわけではなく，両視野に出現することが多いようである。Russellら[118]は，視覚性発作の内容を次のように分けた。

① 持続的で動き回るいろいろの形や色の光

② 持続的で恒常的で動きのない光

③ 点滅する閃光

④ 陰性の現象（視覚が不鮮明になったり，消失したりすること）
⑤ 小視，巨視，動体の移動などの視覚の変形
⑥ 複雑な幻視

彼らは，視覚発作を呈した頭部外傷の症例60例について，その体験内容と病巣の関係を検討した。その結果，持続的で動きのある光の体験は鳥距溝の病変によって起こり，点滅する閃光は視放線の病巣と関係が深く，陰性の現象，視覚の変形，複雑な幻視は視覚連合野の病巣で出現しやすいことを示した。視覚発作は単独でも起こり得るし，全汎発作等，他のタイプの発作に先立って（いわゆる前兆として）出現することもある。また，稀ではあるが，重積発作として視覚発作が持続的に出現することも報告されている[26]。

類似の視覚現象は，偏頭痛の発作の際の視症状としてみられる。閃光(photopsia)，図形模様(fortification spectrum)，暗点，視野欠損として出現する。これらは，頭痛に先立ち前駆症状として起こるが，頭蓋内血管の攣縮による乏血によって生じるとされている[43,111]。

2) 複雑な幻視

知覚性幻視：この型の幻視が出現する際，意識水準はほとんど低下しない。幻視像は，物体としての大きさ，形，細部，色を持ち，患者はしばしば最初それを現実のものと確信するが，体験が常同的に反復されることにより，病的な体験であることを自覚する。これらの幻視は一側の視野に投射されるよりも視野全体に投射される方が多い。また，後述する夢幻状態(dreamy state)を合併する幻視と異なり，一次的な情動性の変化，認知の変容体験，追想体験などは伴わない。これらの幻視は知覚的体験であり記憶機能は関与しない。

知覚型の幻視の報告は多数[41,68,88,115,132,135,140]にのぼる。先にも述べたように，後頭葉病変に基づく，半盲部位に出現する幻視の多くがこれに含まれる。Seguin[123]が半盲部位の幻視として報告した症例も，右側同名半盲部に「いす」や「にわとり」が現れたというものであった。Foeresterをはじめとする，皮質の電気刺激の結果では，後頭葉の刺激は要素的幻視をもたらすとされ，Penfieldらにより複合幻視は後頭葉の刺激では出現しないとされていることは前述した通りである。しかし，これまでの報告を見ると，臨床的には，後頭葉病変に伴って出現する幻視はこの知覚型の複合幻視であることが多い。これらの症例の病因は腫瘍あるいは血管障害がほとんどであるが，幻視が必ずしも病巣によって障害された脳の部位の欠損症状として出現するのではなく，周辺組織も含めた機能障害，刺激症状，あるいは，視知覚の欠損により視覚系統合作用に変化が起こり，幻覚が出現するなどの機構が想定されよう。てんかんや偏頭痛によって出現する幻視が，比較的，電気刺激の結果に近いものであるのに対し，後頭葉の器質性の病変による幻視が異なった様相を見せるのはこのためであろう。最近，Lance[89]は，半盲患者の視野欠損部位に限局した知覚型の複合幻視を呈した13例を報告した。これらの症例の病巣は，後頭葉が8例，頭頂―後頭葉が3例，頭頂葉が2例であったが，彼はこれを頭頂葉の視覚連合野の刺激症状として報告している。幻視は，人物，動物，物体などで，常同的に繰り返され，その

内容は近い過去の知覚的体験と関係あることが多いが，記憶そのものではなく，以前の体験の断片に基づいて再構成されたものであったという。Penfield ら[114]による皮質電気刺激の結果では，19例の患者の38の部位で，聴覚などの他の感覚要素を伴わない，人物，物体，光景の視覚が出現したが，このうち14の部位が後頭葉と側頭葉後部であり，残りが側頭葉前端の上部か，島(insura)の直下深部であった。この2つの部位の間に，体験内容の質的な違いがあるかどうかは Penfield らの報告からは明らかでないが，後頭葉外側部表面が幻視の発現に関与することは明らかである。Russel ら[118]は，複雑な幻視は2つの異なった領域から起こると主張し，ひとつは側頭葉であり，他のひとつは頭頂葉後部か頭頂—後頭葉にあるとした。そして，後者による幻視を，視覚心像と視覚性記憶に関連するものとして，前者による幻視との質的な差異を指摘している。Hécaen ら[55]も，後頭葉の前外側部と側頭葉後部との間の移行帯は，記憶的要素と比較的関係のない複雑な視知覚処理に関与しているのではないかと述べている。Nielsen[104]は，後頭葉の外側面が体験の再視覚化(revisualization)に本質的な機能を持つと主張している。このような報告から後頭葉外側面の前方，頭頂葉あるいは側頭葉と境をなす部位（Area19）は知覚性の複雑な幻視の出現と何らかの関係を有すことは明らかであろう。

さて，このような臨床的事実に対応する生理学的機構についても徐々に明らかになっている。主にサル大脳半球の第一次視覚野神経細胞は視野の反対側のある決まった位置に受容野を持ち，視野と対応して整然と各半球に分布している。その第一次視覚野と視覚前野が，形，色，大きさ，奥行き等の諸特性知覚のための前駆的，要素的情報処理に関与すると言われている。一方，もうひとつの視覚中枢である下部側頭皮質においては，それぞれの細胞の受容の分布は，視野上の位置との対応関係を示さず，ほとんどの細胞で視野の注視点を含み，また，この部位の細胞は脳梁を介して反対側の半球からも視覚入力を受け，両側の視野からの刺激が入力している。この部位において，対象の全体的な認知や判断，形態知覚が行われ，更に，この部位の神経細胞の光刺激応答性は単に刺激の物理的な性質にのみよるのではなく，動物の過去の体験や刺激に対する反応の仕方によっても変化するといい，これらの知見は，先に述べた Russel ら，Hécaen ら，Nielsen などの考察と共通する部分が多いと考えられる。

関連する現象として，視覚連合野と呼ばれる部分の病巣で，しばしば，視知覚の形態的な歪み，変形視，逆転視，倒錯視など，視覚の変容の起こることが知られている。これについては，本書の中でも志田が詳述している。これらは，いずれも視覚に関係するものの，それのみでは症状を説明することは困難であり，空間認知，見当識，時間認知，記憶，重力受容機構，運動覚，平衡感覚など，視覚以外の感覚障害の関与があると考えられ，おそらくは，それらの統合の障害にその発生が求められよう。たとえば，逆転視について，兼子ら[82][83]は，種々の原因による脳の空間的，時間的認識活動の障害から，学習された脳内の統合過程に一過性の障害が起こることにより，生じるとし，広範な脳実質の障害を想定している。

夢幻状態 (dreamy state) を伴う幻視：Jackson[75]は，dreamy state を生の感覚 (crude sensation) から区別して，加工された精神状態 (elaborate mental state) として特徴づけ，

その臨床的特徴として，追想（reminiscence）を挙げた。更に，Jackson[76]は，意識の欠陥，および，「仮の寄生的意識」と「正常な意識の残存」を挙げ，意識の構造においてmental diplopiaがあるとした。mental diplopiaとは，異常体験を伴った高揚した意識に対して，残存の正常意識でその時の周囲の状況をある程度捉え，そして，自分の異常にも気がついている意識の状態と言える[124)151)152]。Penfieldら[113]は，てんかん発作の症状としてのdreamy stateを

① automatism（amnesia, confusion）
② interpretive signal（illusion, deja vu）
③ experiential hallucination（flash back）

の3型に分類して記載しているが，本来の意味でのdreamy stateとしては，解釈的錯覚と体験的幻覚が重要であろう。Hécaenら[55]は，この状態を既視感，未視感，既体験感を伴う奥深い非現実感として，これに伴う幻覚を次の2群に分けている。第1の群は，奇妙だという感じ，夢幻的な感じが幻覚に付随あるいは先行している。知覚成分は乏しく，感覚性は強くない。主体は，幻覚が非現実的であることを理解しており，表象との境界が不鮮明である。第2の群は，知覚成分がより顕著である。光景は明確で昔の形のまま再体験される。発作ごとに同じ光景が出現することもある。既視感，あるいは，未視感を伴うが，主体はこれが現実のものであるとは信じていない。Hécaenらの挙げた第1の群はPenfieldのinterpretive illusionに，第2の群はexperiential hallucinationにほぼ対応する。このように，dreamy stateに伴う幻視の特徴のひとつとして，それに付随する感情，すなわち，「なつかしい」「奇異だ」といった，親近感の変容が挙げられる。

　この型の幻視の報告はJacksonとBeever（1890）[74]に始まる。右側頭葉先端の腫瘍の症例で，「黒い服を着た小さな婦人の亡霊が台所のあたりを歩きまわるのが見える」という体験が記載されている。その後，Harris[52], Kennedy[84)86]などが同様の症例を報告している。Cushing[28]は側頭葉腫瘍59例中，幻視を呈した13例について報告し，Cushing自身は，これらを視覚路，あるいは，外側膝状体の障害による幻視と考察したが，Kennedy[85]はCushingの論文の中のdiscussionで，加工されていない，色彩の豊かな常同的な幻視は後頭葉の刺激症状であり，人物，光景などの複合幻視は側頭葉起源であると述べている。次いで，Horrax[67]はCushingの症例も含めた17例について，側頭葉病変の重要性を指摘した。その後，Mulderら[100], Russelら[118], Bingley[8]などが側頭葉起源の複合幻視の症例を報告している。

　先にも述べたように，Penfieldらは，大脳皮質の電気刺激により幻視体験をひき起こしているが，体験的，あるいは，解釈的な反応は側頭葉の上側部表面を刺激することにより出現した。Horowitzら[66]は，海馬部位の刺激で，また，Auerbach[3]は，サルを使った実験で，海馬後部の刺激で幻視の出現することを報告している。最近の知見ではdreamy stateを伴う幻視は，側頭葉皮質よりも辺縁系の刺激症状として出現するという見解が一般的となっている[24)44]。これに対して，側頭葉皮質の刺激症状として出現する幻視は，先に述べた知覚性の複合幻視であることが多い[35)64)71]。

次に，大脳側性化 (cerebral lateralization) の問題に触れてみたい。すでに Jackson ら[74]が dreamy state について，右側頭葉病変でより多いことを指摘している。以来，Horrax (1923)[67]，Kennedy (1932)[86]，Mulder ら (1952)[100]，Stevens (1957)[128]，Mullan (1958)[101]なども，側頭葉起源の視覚現象は右半球病変で多いことを述べている。一方，Bingley[8]は，90例の側頭葉てんかん患者について検討し，dreamy state に関しては優位半球側の24％，劣位半球側の58％に出現するとしたが，幻聴については同様の傾向があるものの，幻視については左右半球で有意の差はなかったと述べている。また Penfield ら[114]の電気刺激の結果でも，視覚性の反応は右半球の刺激でより多く出現し，更に，視覚的反応を起こす刺激の点の部位に，両半球で違いのあることが注目される。優位半球では第一側頭回の上部表面にほぼ限局しているのに対し，劣位半球では側頭葉全体に広範に分布しており，これは優位半球では側頭葉外側面が Wernicke 領野によって占められているためと考えられた。Hécaen ら[54]は，幻覚全体としてみると，左側に病巣のある179例中23例 (13％) に幻視があり，右側に病巣のある125例中26例 (21％) に幻視があるという結果を得ており，右側の病巣の方が幻視出現率が高く，幻視の内容を検討すると，知覚型の幻視において右半球で病巣が多い傾向がより明確であった。このように，複合幻視が右半球損傷時により出現しやすいことはほぼ一致した見解となっているが，これが，知覚型の幻視と dreamy state に伴う幻視の両者にあてはまる現象なのかどうかは，まだ，明らかでない。また，濱中[49]の指摘する如く，この左右差の原因が単に幻視を呈す皮質領野の拡がりの差に由来するのであれば，それは左右半球機能の質的差というより量的差にすぎぬということにもなろう。

夢幻症 (oneirism)：後頭葉，側頭葉とともに幻視に関連する部位として，中脳，間脳領域，すなわち脳幹部が挙げられる。前者を皮質性幻視と呼ぶのに対し，これは，皮質下性幻視として区別され，脳幹部の腫瘍，炎症，外傷，中毒，血管性障害，あるいは，narcolepsy (Gelineau syndrom) などの際に出現し得る。1949年，Morruzzi と Magoun[99]が脳幹網様体賦活系の概念を発表して以来，意識，あるいは睡眠に関わる部位として脳幹が注目されてきた。現在，なお意識，睡眠に関する生理学的機序については明らかになっていないが，今までのところ，覚醒は中脳網様体と橋の青斑核から上行する，noradrenalin 性ニューロンの活動によっておこり，non-REM 睡眠の発現には中脳から延髄にかけての脳幹の正中部位に存在し，serotonin 性ニューロンからなる縫線核群が[80]，REM 睡眠の発現には青斑核を含む橋被蓋の背外側部が重要な役割を果たしているとされる[79)94]。

このように，脳幹部は意識水準を統御する機能を持つので，脳幹性幻覚は，多かれ少なかれ意識の変化を背景に伴っている。幻覚の内容は夢幻症 (onirismus) として記載されてきたものに近く，視覚性で組織され，鮮明で豊か，外界と統合され，しばしば外界を歪めることもある。触覚等，多感覚的な幻覚が幻視と結びつき，主体の側に運動反応，情動反応をひき起こす。主体は，通常これらの幻覚を恐ろしい現実とみなす。この脳幹性幻覚の範疇に入る病態として，いわゆる脳脚幻覚症と narcolepsy の入眠時幻覚が重要である。

脳脚幻覚症は，1922年，Lhermitte[90]によりその臨床症状が記載された。この症例は，左動眼神経麻痺と右半身の運動失調を呈し，数日後「日暮れとともに，部屋の中を歩き回る動物が現れた。奇妙な姿のネコとニワトリのように見えた。それらは触ると感電でもしたかのようにピリピリとし，床から逃げた」という幻覚体験が出現する。やがて，この像は動物から人物に姿を変えて消失したが，最初，患者は，これを現実の対象として認知していなかったものの，しだいにそのとりこになる。続いて，van Bogaert[9]の報告した症例は，机の上に犬や馬が現れたり消えたりするのが見え，寝台の中に蛇がいて触れるとザラザラとした硬さを感じたというものである。剖検の結果，病巣は中脳被蓋に限局していた。橋被蓋に病巣を有し，同様の症状を呈した症例も，Alajouanineら[1]によって報告されている。Schilder[120]，Lafon[87]などの症例は幻覚体験の続いている間は幻覚の現実性を信じていたが，それが消えると非現実的なものと考えた。

これらの報告で記載された幻覚の特徴は，夕方から夜半，薄暮の頃に出現することが多く，おそらくは覚醒から睡眠への移行の頃に一致する。体験は数秒から数分間続き，数週間，数カ月，時には年余にわたり繰り返されることもある。一般に，幻覚は動物，人物の顔や姿で，その像は流動的である。幻覚は基本的には視覚性で，触覚性，稀に，聴覚性の要素が加わることもある。

わが国では，1955年，保崎ら[69]がFoville症候群とともに，夜間に著名な幻視，幻触，時に幻聴が出現，幻覚体験時にはその体験に支配されるが，日中は批判力が保たれ，また，体験に対する記憶もあるという精神症状を呈した3例を「脳橋幻覚症」として報告した。前田ら[93]はBenedikt症候群に加え，幻聴，幻視，幻嗅，幻味を呈した症例を報告した。幻視は考想可視の形をとるが，異質的体験を客観視し，思考的加工を加えることがなかったのが特徴的であった。末弘ら[129]は，Claude症候群と夜間に増強する動物幻視を呈し，剖検で中脳赤核下部旁正中部をおかす血管障害を示した症例を報告している。大橋ら[107]はClaude症候群に，有名人，虫，小動物などの幻視と音楽の幻聴を呈した症例を記載，また，最近では平井ら[59]が橋被蓋部に限局性の病変を有すした剖検例の詳細な報告をし，中島ら[103]は，一過性の幻視体験の見られた原発性橋出血患者5例を報告している。また，Hauge[53]は，椎骨動脈造影の1～24時間後に幻視を来した6例を報告し，椎骨脳底動脈の循環障害によってもこの種の幻覚が出現することを示唆している。注意深い臨床観察によれば，これらの症状を示す症例は決して稀ではないことをうかがわせる[63,73]。

このように，Lhermitte以来，脳脚幻覚症として記載されてきた症状は，中脳に限らず橋も含めた脳幹部障害患者において認めうるものと言えよう。Ajuriaguerra[2]によれば，中脳，間脳部病変の11％で視覚性の幻視が出現したといい，Hécaenら[54]は，この部位の脳腫瘍患者の13.1％に幻視が出現したと述べている。

脳脚幻覚症と類似した幻視体験を呈する病態として，narcolepsyにおける入眠時幻覚が知られている[145]。narcolepsyにおいて幻覚の出現する頻度については，Daly[29]が30％，Gonado[48]

は10％，Heyckら[58]は30％，石黒[72]は20％という数字を挙げている．入眠時幻覚の特徴は次の通りである．主として，夜間の臥床後の入眠時に起こり，実在感と鮮明な感覚性をもって体験される．多くは情景的な幻視で，体を抑えつけられたり，触られたり，皮膚を虫が這ったりという体感幻覚を伴うこともある．内容は，恐ろしいもの，奇妙で残酷なものが多く，不安，苦悶などの情動体験を伴う．異常な熱意をもって幻覚に相対し，怪しさ，恐ろしさや性的な冒険に夢中になっており，現実には注意を向けなくなる．幻の中の主役を演じる陶酔的な態度と，映画でも見ているかのような夢幻的な態度が特徴的である．自覚的には清明な意識と，ある程度の見当識を備えるが，他覚的には清明とは言えない．幻覚体験中にはそれが事実であることを疑わないが，覚醒するとそれが「まぼろし」であったことに気がつくことが多い．

最近の研究[60)61)62)136)]によると，narcolepsyの夜間睡眠は中途覚醒が多く，REM・non-REM睡眠リズムの乱れが著しく，入眠時にしばしばREM睡眠の現れる特徴がある．脱力発作，入眠時幻覚，睡眠麻痺の3症状は，入眠時に覚醒状態から直接REM睡眠に移行することに関連する症状であることが明らかにされ，入眠時幻覚はREM睡眠での夢に相当する現象，睡眠麻痺と脱力発作はREM睡眠に伴う骨格筋活動の著しい抑制が関係している症状であるとされる．

脳脚幻覚症についてLhermitte[91]は，睡眠調節機構の障害による睡眠の活動的成分の解放としており，幻覚の浮動する進展の仕方，視覚，触覚が相伴う出現を夢との類似性として挙げ，また，幻覚を体験する主体の態度も夢の場合と同じであるとしている．竹下ら[137]は，脳脚幻覚症の終夜ポリグラフィの結果，正常なREM睡眠の出現が抑圧され，REM睡眠の構成成分の一部が覚醒時などに侵入して，意識の変容や幻覚症状などを出現せしめた所見を得ている．江塚[38]も，REM睡眠の消失した脳幹障害例を報告しており，これらの結果から脳脚幻覚症が脳幹部障害による睡眠覚醒機構の異常を背景として出現していることが示唆される．

このように，脳脚幻覚症，narcolepsyの入眠時幻覚は，睡眠覚醒機構の異常に基づく幻覚であると考えられる．夢幻的状態で，光景的，場面的な幻視が現れ，形式，内容とも夢に類似することが多く，多感覚性である．特に入眠時幻覚では，脳が比較的高い活動水準を保っている際，夢成分が解離して意識に侵入したものと考えられよう．

ここで，健常者にみられる入眠時幻覚について触れておく．この現象は入眠時の意識水準低下に従って，自我の活動が減弱し，思考，知覚，表象などの秩序が失われ，体験は受動的となり，観念が影像化するために出現するといわれる．睡眠の第一段階から第二段階の初期にかけて幻覚が起こる点でnarcolepsyの入眠時幻覚とは区別され，幻覚像は開眼したり，覚醒や注意の度合いが強まると消えてしまうという特徴がある．感覚様式は，基本的には視覚で，稀に聴覚，触覚を伴うこともある．

眼科病変に合併した幻視：眼球，視神経，視交叉など，末梢の視覚路障害のために，比較的急性で，かつ重症の視力の低下が起こると，幻視の出現する場合のあることが知られている．これは，ジュネーブの博物学者の自己観察記録にちなんで，Charles Bonnet症候群とも呼ばれている．多くの場合，意識は清明である．

文献上，最初の報告はUthoff (1899)[144]のもので，彼が幻視の症例として報告した9例のうち，6例が眼球，あるいは視神経の病変を有し，高度の視力障害を呈していた。6例の年齢は40歳から67歳である。症例1は，両側性のatrophic choroidal lesionのため視野中心部の視力が低下し，その部位に一致して，舗装された中庭に葡萄の葉が生い茂る光景，鮮やか色彩の美しい花，ライオンの頭，友人の顔，闇夜に輝く星などが次から次へと現れた。症例2は，一側の眼球摘出の後，病側の眼に，浮雲，あるいは，黄色や青のはっきりしない形が現れ，それが島，次いで天使や人の姿に変化したという。続いて，Poseyら[116]が網膜出血後，動物や家具の幻視の出現した例，Ormond[105]はやはり網膜出血の後，開眼した時のみ，驚く程はっきりとした見るも恐ろしい顔，模様，光などの幻視を体験した症例を報告している。このような，視覚器の障害に伴う幻視の報告は，Flournoy[40]，Terson[142]，Claudeら[20]，Targowlaら[139]，Daumezon[30]，Balvet[5]，Brunerieら[15]など，フランス語圏を中心に数多くみられる[126)130)133)134]。Weinbergerら[148]は，下垂体あるいは旁下垂体部の腫瘍を有する223例の中から，幻視を呈した28例 (12.6％) について検討し，視神経あるいは視交叉部の圧迫により幻視が出現しうるが，その内容は光や星などの単純なものから，人物，光景などの複雑なものまで多彩であり，また，出現部位も欠損視野に限らず健常視野や視野全体に投射されることを指摘した。彼らは，幻視の内容や出現部位は，なんら局在的価値を持たないと考察している。最近，Cohn[23]の記載した幻影視覚（phantom vision）もこの範疇に入る現象である。

　これらの幻視は，色彩に富み，しばしば現実の視覚よりも明瞭なこともある。テーマは多種多様で，不定型の物体から種々の景色，動物，人物などが出現し，大きさを変えたり移動したりするなどの活発な運動を見せる。現実感を伴うが患者は病的な体験であることを自覚しており，閉眼，光刺激，眼球運動などによって幻視が開始したり，変化したりする。幻視は数日，場合によっては数年間にわたり持続する。White[150]の報告した症例は繰り返し出現する幻視の中の人物に，患者がニックネームをつけたという。

　このような幻視の出現する機構については現在なお明らかではない。Burgermeisterら[16]は17例の眼病変に伴った幻視の症例に関する検討より，眼病変が幻視の出現に対して必要ではあるにしても，はたして十分な条件であるかどうか疑問であるとし，このような幻視を呈する症例がほとんど高齢者であることに注目して，幻視の発現には，脳の何らかの機能障害，おそらくは，一過性の循環障害などの病態が関与しているのではないかと考察している。この種の幻視は，完全に視力が失われた状態よりも，急激に視力が低下し，わずかの未分化で漠然とした刺激のある時に出現しやすく，これは，いわゆる感覚遮断の状態に近いといえよう。加えて，急激な視力の低下への不安を中心とした心理的要因の影響も見逃せない。一方，視神経に対する電気刺激によって色彩，図形などの視覚が出現するという報告もあり[102]，視神経自体の刺激症状として幻視が出現する可能性も否定できない。このように，幻視の出現には，眼疾患という末梢感覚器の障害，それに伴う感覚遮断の状況，開放現象 (Cogan, 1973)[22]，視力障害に対する不安，更には，中枢の機能障害といったいくつかの要因が関与しているものと考えられる。

なお，この種の幻視は，身体図式障害として捉えられる幻影肢（ファントム現象）の出現する機構と共通する要因があるように思える。

3）外来性の病因に基づく幻視

脳の病変以外にも幻視の原因となり得る条件がいくつか挙げられるが，その中でも，遮断状況と薬物（いわゆる幻覚剤）の影響の二つが重要であろう。

遮断状況としては，睡眠遮断すなわち断眠と，感覚遮断が知られている。

睡眠遮断については，少なくとも72時間，多くは96時間の断眠で幻覚が出現すると言われる。光の明滅，色彩などの要素的幻視が多く，夢のような光景の出現することもある。

感覚遮断は Hebb ら[57]の実験以来，多数の報告がある[65]。視覚，聴覚，触覚等の刺激量の減少と同時に感覚刺激の均一，単調化を図ることにより，集中困難，思考の困難，不安，過敏などの出現することが知られている。幻覚の中でも幻視が多く，光の明滅や色のついた模様，あるいは，色彩の鮮明な運動性要素の多い複雑なものまで，種々の報告がある。感覚刺激は自我を現実世界と結びつけているものであるから，感覚刺激が極端に現象すると，自我が現実との空間的連続性を失い，表象が認知の世界に解放られうる。こうした時，皮質の興奮水準が十分な程度に保たれていれば，解放された表象は錯覚，夢，幻覚となり，覚醒の水準が高い程，生々しい幻覚となる[109]。最近では IUC（Intensive Care Unit）や CCU（Coronary Care Unit）に収容された状況での幻覚も報告されている。Hartmann[51]は幻覚の発現について，興奮性の因子と抑制性の因子との均衡という考え方で説明した。前者は願望，欲求，覚醒，皮質興奮などの要因で，後者は感覚流入とその現実性を判断する機能である。幻覚は興奮性の因子の増大，抑制性の因子の減少によって出現するという。

次に，薬物による幻視について簡単に触れたい。これらの問題は本稿の目的からはずれるため略述するにとどめる。幻視を惹起する化学物質としてはアルコールや有機溶剤などの他，日常使用される医薬品，および，幻覚剤などが知られている。

アルコール依存者が急に飲酒を中止した際の離脱症状として振戦せん妄が生じるが，この際の幻覚は幻視が主である。小動物幻視，小人幻視と情景的幻視の出現することが多い。すなわち，床，壁，皮膚上などに小動物や小人が多数見えたりするが，幻視が鮮明であるため患者はこれらのものを追い払う動作をしたり，自身が逃げ出したりすることもある。振戦せん妄より頻度は低いが，アルコール幻覚症の症状として幻視，錯視も出現する。これらの症状は飲酒中止により比較的速やかに消失する。

最近また濫用が問題となっているものに，シンナー，トルエン，ボンドなどの有機溶剤がある。有機溶剤を吸引すると軽い酩酊状態になるが，この際に幻視が出現する。小視，巨視，変形視を伴い，色彩に富んだ要素的，あるいは，情景的幻視がみられる。

医薬品として使用される薬剤の中では後述の抗コリン剤の他に，Amantadine hydrochloride が催幻覚作用を持つとして注目されている。本剤は，1969年 Schwab ら[121]によりパーキンソニ

ズムに有効であることが見出されて以来，広く臨床に使用されているが，使用開始当初からその幻視誘発作用を指摘されていた。Harperら[50]により小人幻覚の出現が，Postmaら[117]により本剤と抗コリン剤併用で幻視の出現が報告されており，本邦でも，本剤による幻視出現例が報告されている[98)141)154)155]。諸家の報告を要約すると，投与量が300mg／日以上で出現率が高くなり，抗コリン剤併用例，高齢者，身体的合併症例に出現しやすい[10]。小動物や人物の幻視体験，時には人の気配を感じたりその存在を確信するなどの知覚の変容が知られている。AmantadineはAmphetamine様の作用を有しており，脳波のarousal patternを増加させることから，中枢神経系に対し賦活作用があると考えられる。その作用機序として大脳基底核でのドパミン再取込みを抑制すること[56]が報告されているが，本剤がドパミン系のみに作用するか否かは不明である。

非麻薬性合成鎮痛剤であるPentazocine[34)131]，β－ブロッカーであるPropranolol[125]，気管支喘息に広く用いられているEphedrinによっても幻視が誘発される。

次に幻覚剤について述べる。幻覚剤とは，正常の人でも可逆的な急性の異常体験を惹起せしめることのできる薬剤である。これらの薬剤の一部は，数千年前から宗教的儀式に利用され，社会的統一を計る手段として用いられ，あるいは，嗜好品として用いられてきた。幻覚剤は，意識混濁を伴うことなく感情，知覚，認知，嗜好などの変化をもたらす群と，軽度ではあっても常に意識混濁を伴って精神変容を引き起す群とに分けられる。前者は，交感神経興奮性幻覚剤と総称されるインドールアミン系，カテコールアミン系の薬剤であり，後者はせん妄剤とも呼ばれ，抗コリン作動性薬剤やphenylcyclohexlamine系の麻酔剤が含まれる（表3）[92]。

まず，交感神経興奮性幻覚剤についてみると，mescaline, DOM (2,5-dimethoxy-4-methylamphetamine), LSD-25 (d-lysergic acid diethylamide)などが知られている。これらの薬剤の投与によって出現する症状は交感神経系の興奮による自律神経症状の他，気分，感情の変化，知覚の変容，幻覚，思考や自我機能の変化などが起こり，時に，錐体路，錐体外路障害などの神経症状を伴うこともある。知覚の変容としては，光度の増大，色彩の鮮明化などの視覚，聴覚の鋭敏化や，錯視，身体認知内容などが起こり，幻覚は幻視が多く，形，色が変転する極彩色の幾何学模様や，動きの少ない人物，動物，光景などが出現する。

抗コリン作動性薬剤は，主に医療の目的に用いられ，その副作用として錯乱やせん妄などの精神症状を引き起すことが多く，atropine, scopolamineなどのBelladonnaアルカロイド，benztropine, trihexyphenidylなど日常よく使われる薬剤の他，Ditraneなど幻覚剤として知られているものもある。臨床症状としては，抗コリン作用による自律神経症状の他，傾眠から昏睡に至る意識混濁，見当識障害，反射亢進，運動失調などの神経症状，情動の変化，幻視，幻聴などの幻覚症状が出現する。交感神経興奮性幻覚剤に比較して幻視の出現頻度は少なく，内容も色彩や動きに乏しく，また，不快感を伴うことがある。高齢者や脳器質性障害を有する場合，比較的低用量でもこれらの症状が出現するという。Phenylcyclohexylamine系の化合物は静注用の全身麻酔剤として開発された[19]。痛覚，触覚，その他，あらゆる知覚を遮断する作用が

表3　幻覚剤の分類

狭義の幻覚剤（交感神経興奮性幻覚剤）
　1）Phenylkylamine 系
　　1　Phenylethylamine 誘導体　:Mescaline, 2, 4, 5-trimethoxyphenylethylamine
　　2　Phenylisopropylamine (amphetamine) 誘導体:4-methoxyamphetamine,
　　　3, 4, 5-trimethoxyamphetamine (TMA), 2, 5-dimethoxy-4-methylamphetamine (DOM, "STP")
　2）Indolealkylamine 系
　　1　Tryptamine 誘導体　:N, N-dimthyltryptamine (DMT), Psilocin, Psilocybin
　　2　β-Carboline 誘導体:harmine, harmaline, 6-methoxyharman
　　3　Iboga アルカロイド:ibogamine, ibogaine, tabernanthine, ibogaline
　　4　Lysergic acid 誘導体:d-lysergic acid diethylamide (LSD, LSD-25)
　　　d-lysergic acid dimethylamide (DAM-57), l-acetyl LSD (ALD-52)

多幸剤
　3）Cannabinol 系:△-tetrahydrocannabinol (△-THC), △-THC, synhexyl (pyra-hexyl)

せん妄剤
　4）抗コリン作動性化合物
　　1　Belladonna アルカロイド:atropine, scopolamine
　　2　その他の合成化合物:JB-336, JB-318, JB-329 (Ditran), AHR-376, BAY 1433 (WH4849), benztropine, trihexyphenidyl, biperiden, procyclidine
　5）Phenylcyclohexylamine 系:phencyclidine (PCP, CI-395), cyclohexamine (CI-400), ketamine (CI-581)

その他の幻覚剤
　6）Isoxazole 誘導体:muscimol (agarin, pantherine), ibotenic acid (pramuscimol)
　7）Propenylbenzene 誘導体:elemicin, myristicin, asarone
　8）α-Pyrone 誘導体:Kawain, methysticin

（町山幸雄:幻覚剤，現代精神医学体系22－B[92]）より引用）

　ある．不安，抑うつ，思考の困難，離人症，体感異常，失見当，人物誤認，知覚の歪み，身体像および位置感の変容，入眠時幻覚類似の夢様体験，被害念慮などを示す．この薬剤は，新皮質，視床系に対しては抑制的に，辺縁系に対しては賦活的に作用するという特徴より，解離性麻酔剤と呼ばれている．

　いずれにせよ，各種幻覚剤による幻覚出現の生理学的機構は，それぞれの薬物により異なっているが，内容は幻視が多く，その性質は，脳器質性障害による幻視の項で述べた夢幻症に類似している．また，これらの薬剤に共通する生理学的所見を指摘する研究者も多く，大高[110]は，新皮質では律動的徐波が群発し，活動水準は覚醒時よりも低下していると思われるのに，海馬では覚醒時と類似した律動波が出現し，新皮質と海馬との間に解離がみられると報告している．Bridger[11]も新皮質の活動の抑制と辺縁系の興奮という活動性の不均衡状態が，表象と知覚の混同をもたらすのであろうと論じている．

これらの物質による症状の強さ，内容，発現可能性などは，それを用いる個人により異なる。しかし，これらの化学的物質による幻視発現の基本には，シナプスレベルでの神経化学的伝達物質が介在していることは事実であろう。例えば，amphetamine は脳内ドパミン作動性神経末端からのドパミン遊離を高め[146]，かつ再取込みを抑制し，Phenylcyclopentylglycolates アセチルコリンのムスカリン様作用に拮抗する[119]。抗コリン剤である atrpine もドパミン再取込みを抑制する[27]。そして，d-LSD, mescaline, acetyl-d-LSD, Psilocybin や tetrahydrocannabinol などの物質はすべて中枢のセロトニン代謝に対する作用を持っている。表4に幻覚剤のセロトニンに対する効果を示したが，d-LSD が脳スライスからのノルエピネフリン遊離を抑制した以外，他の幻覚剤にはノルエピネフリンに対するこの様な効果がなく，セロトニンに対する効果と催幻覚作用とがよく一致している。このセロトニン代謝転換の減少がラフェ（raphe）神経細胞に対する LSD 類似物質のセロトニン様抑制作用により引き起こされた negativefeedback で惹起されるか否かは未だ確認されていない。LSD, 2-brome 化合物を用いた微少電気泳動法による実験でもセロトニンに対しての結果は一定しておらず[119]，これらの幻覚剤の作用機序，更にはその責任病巣は，今後検討すべき課題であろう。何故なら，化学的物質により誘発される幻視も，脳器質性病変による幻視も，その発現機序には，幻視発現に関連する脳部位での化学的神経伝達物質の関与が推定されるからである。

表4　Correlation between effect and ability to inhibit 5-HT release or to raise brain levels of 5-HT

	Psychoto-mimetic	Inhibition of noradrenaline release	Inhibition of 5-HT-release or increase in brain level
d-LSD	+	+	+
l-LSD	−	−	−
Acetyl-d-LSD	+	−	+
2-Bromo-LSD	−	−	−
Psilocybin	+	?	+
Tetrahydrocannabinol	+	?	+
Mescaline	+	−	+

+ effective
− no effect
? effect not known

(Ryall, R. W.: Mechanism of drug action on the nervous system[119]より引用)

3. おわりに

　これまで述べてきたように，幻視の発現が脳の局所的な特定部位の障害に起因するのではなく，視覚系の統合的，有機的な機構の障害によると捉える立場がある。確かに，幻視という精神—感覚性の病理現象について，その形式，内容などの特徴と，原因となる病巣との明確な相関を見い出すことは必ずしも容易ではない。幻視は，単純な要素的感覚機能の障害として論じられるものではなく，感覚，認知，記憶，意識，睡眠など種々の神経・精神機能が関与する現象であり，当然，その解剖学的背景も広範囲に及ぶ。しかし，これまでの多くの臨床例の検討，実験的研究により，形式と内容に従って分類されたいくつかのタイプの幻視は，それぞれ，いくつかの脳内の機能系との相関があることが明らかとなってきた。また，徐々にではあるが，それらの臨床的事実に対応する生理学的機構についても明らかになってきている。本稿では，このような観点に基づいて，脳器質性障害による幻視をその構造から，要素的な幻視と複雑な幻視に分け，更に，複雑な幻視を知覚性幻視，夢幻状態，夢幻症，眼科病変に合併した幻視とに分類した。そして，それぞれについて病因と病理解剖学的背景との相関を検討した。また，狭義の脳器質性障害以外の原因（外来性の原因）による幻視，これは主に薬物に起因するものであるが，この範疇に属する現象にも触れた。薬物による幻視は，現在，脳内の生化学的動体が十分に解明されていない段階ではあるが，最近の神経薬理学的研究の進歩の状況をみると，近い将来明らかとなってくると考えられる。当然，それは解剖学的な脳の部位での動態を解き明かすものになるであろう。

　最近の神経放射線学的技法の進歩により，CT スキャン，ポジトロン CT，MRI などの脳の形態学的検査が普及しつつあり，また，脳局所血流量の測定など機能診断の技術も利用されつつある現在，脳の病巣診断は充実し，症状の出現している時点での脳内の病理変化を捉えることも可能となっている。これは，剖検による病理学的所見を中心に論じていた時代では，症状の出現と病巣の対応に時間的なずれを生じる可能性があったのに対し，大きな相違点であろう。

　幻視は他の精神—感覚性の病理現象に比較して，脳機能との関連についての多くの知見が集積されているが，今後，新しい検査手技を用いてより正確な病巣，および，機能の動的な異常を捉え，症例を積み重ねることにより，幻視という現象の発現機構が解明されることが期待される。多くの機能系の関与する現象であるだけに，そうして得られる知見は，人間の精神現象全体の解明にも寄与するであろう。

文　献

1) Alajouanine, Th., Thurel, E., Dupret, L.: Lésion protuberantielle basse d' origine vasculaire et hallcinose, Rev. Neurol. 76：90, 1944
2) Ajurriaguerra, J.: 剖検より見た意識障害について，神経進歩 2：468-470, 1958

3) Auerbach, A.: Experimentally-induced visual hallucination in the rhesus monkey. (Chivers, D., Herbert, J.: Recent Advance in Primatology, Vol. 1, Academic Press, New York, 1978)
4) Baldwin, M.: Hallucinations. p 327-339 (Vinken, P. J., Bruyn, G. W.: Handbook of Clinical Neurology, Vol. 4; Disorder of speech perception and symbolic behavior, North-Holland, 1969)
5) Balvet, P.: Hallucinations visuelles de type hypnagogique chez une femme de 73 ans atteinte de glaucome bilateral. Ann. Med. Psychol. 93: 518-522, 1935 I
6) Bennet, A. H., Gould, A.,: A case of epilepsy of six years duration; Complete recovery after surgical operation on the skull and brain, Br. Med. J. 1: 12, 1887
7) Binder, H.: Über alkoholische Rauschzustande, Schweiz. Neurol. Neurochir. Psychiatry 35; 209, 1935; 36: 17, 1936
8) Bingley, T.: Mental symptoms in temporal lobe epilepsy and temporal lobe gliomas, Acta Psychiatr. Neurol. Scand. 33 suppl. 120, 1958
9) Bogaert, L. van: L'Hallcinose Pédonculaire, Rev. Neurol. 34: 608-617, 1927
10) Borison, R. L.: Amantadine-induced psychosis in a geriatric patient with renal disease, Am. J. Psychiatry 136: 111-112, 1979
11) Bridger, W. H.: The neurophysiological accompaniments of sensory and sleep deprivation and their role in the production of psychological disturbances, Recent Adv. Biol. Psychiatry 6: 105, 1963
12) Brindley, G. S., Lewin, W.: The sensations produced by electrical stimulation of the visual cortex, J. Physiol. (London) 196: 479-493, 1968
13) Brindley, G. S., Donaldson, P. E. K., Falconer, M. A., Rushton, D. N.: The extent of the region of occipital cortex that when stimulated gives phosphenes fixed in the visual field, J. Physiol. (London) 225: 57-58, 1972
14) Brown, J. W.: Hallucinations; Imagery and the microstructure of perception. p 351-372 (Vinken, P. J., Bruyn, G. W. and Klawans, H. L.: Handbook of Clinical Neurology, Vol 1 (45); Clinical neuropsychology, Eliseiver, New York, 1985)
15) Brunerie, A., Coche, R.: Sur 3 cas d'hallucinations visuelles chez des cataractés. Ann. Méd. Psychol. 94: 166-171, 1936 I
16) Burgermeister, J. J., Tissot, R., Ajuriaguerra, J.: Les Hallucinations visulles des ophthalmopathes, Neuropsychologia 3: 9-38, 1965
17) Burr, C.: Visual hallucinations on the blind side in hemianopsia, Medicine 12: 491, 1906
18) Chapanis, N. P., Uematsu, S., Konigsmark, B., Walker, A. E.: Central phosphens in man; A report of three cases, Neuropsychologia 11: 1-19, 1973
19) Chen, G.: Sympathomimetic anesthetics, Can. Anaesth.Soc. T. 20: 180-185, 1973
20) Claude, H., Baruk, H., Vervaeck, P.: Syndrome hallucinatoire visuel et suditif au cours du dévellopment d'une syphilis héréditaire oculaire et labyrinthique, Ann. Méd. Physiol. 85: 152-153, 1927 I
21) Claude, H., Ey, H.: Hallucinose et hallucination. Les théories neurologiques des phenomenes psycho-sensoriels, Encephale 27, II, 576, 1932
22) Cogan, D. G.: Visual hallucinations as release phenomena, Albrecht von Graefes Arch. Klin. Ophthalmol. 188: 139-150, 1973
23) Cohn, R.: Phantom Vision, Arch. Neurol. 25: 468-471, 1971
24) Cole, M., Zangwill, O. L.: Déjà vu in temporal lobe epilepsy, J. Neurol. Neurosurg. Psychiatry 26: 37-38, 1963
25) The Commission on Classification and Terminology of the International League Against Epilepsy: Proposed for revised clinical and electroencephalografic cassification of epileptic seizures,

Epilepsia 22 : 489-501, 1981
26) Corin, M. S. : Visual status epilepticus, Neurology 23 : 434, 1973
27) Coyle, J. T., Snyder, S. H. : Anti-parkinsonian drugs ; inhibition of dopamine uptake in the corpus striatum as a possible mechanism of action, Science 166 : 899-901, 1958
28) Cushing, H. : Distortions of the visual fields in cases of brain tumors, Trans. Am. Neurol. Assoc. 1921, p 374
29) Daly, D. D., Yoss, R. E. : Electroencephalogram in narcolepsy, Electroencephalogr. Clin. Neurophysiol. 9 : 109-120, 1957
30) Daumezon, M. : Hallucination visuelles conscients et transitoires. Ann. Méd. Physiol. 94 : 257-262, 1936 I
31) Dejerine, J., Sollier, P., Auscher, E. : Deux cas d'hémaianopsie homonyme par lésions de l'ecorce des lobe occipital, Arch. Physiol. 2: 177, 1890
32) Dobelle, W. N., Mladejorsky, M. G. : Phosphenes produced by electrical stimulation of human occipital cortex, and their application to the development of a prosthesis for the blind, J. Physiol. (London) 2, 243 : 553-576, 1974
33) Dobelle, W. N., Mladejorsky, M. G. : The directions for future research on sensory prostheses, Trans. Soc. Artit. Intern. Organs. 20-B : 425-429, 1974
34) Edison, G. R. : Hallucinations associated with Pentazocine, N. Engl. J. Med. 281 : 447-448, 1969
35) 遠藤康：側頭葉皮質電気刺激，精神経誌　60：1027-1030, 1953
36) Ey, H. : La conscience, Presses Universitaires de France, Paris, 1963 ; 2e ed. 1968（大橋博司訳:意識 I・II, みすず書房, 1969/1971）
37) Ey, H. : Trité des hallucinations I・II, Masson et Cie, Paris, 1973
38) 江塚勇:脳幹障害患者のポリグラフ的研究，新潟医会誌　85：514-533, 1971
39) Fay, T. : Visual hallucinations in organic diseases of the brain, Arch. Neurol. Psychiatry 16 : 377-379, 1926
40) Flournoy, Th. : Le cas de Charles Bonnet ; Hallucinations visuelles chez un vieillard opéré de la cataracte, Arch. Physiol. 2 : 1-23, 1902
41) Foerster-Breslau, O. : Beiträge zur Pathophysiologie der Sehbahn und der Sehsphare, J. Psychol. Neurol. 39 : 463-485, 1929
42) Foerster, O, : The cerebral cortex in man, Lancet 2 : 309-312, 1931
43) Friedman, A. P. : Migraine and other type of headache. p825-843 (Merritt, H. H. : A Textbook of Neurology, 6th Edition, Lea and Febiger, Philadelphia, 1979)
44) 藤枝俊儀，高橋三郎：頭蓋内結核腫の症例にみられた経験性の幻視発作と脳波所見，臨床脳波　25：144-146, 1983
45) Gastaut, H., Zifken, B. G. : Ictal visual hallucinations of numerals, Neurology 34 : 950-953, 1984
46) Gloning, I., Gloning, K., Hoff, H. : Die Halluzinationen in der Hirnpathologie, Wien Z. Nervenheilkd. 14 : 289-310, 1958
47) Gloning, I., Gloning, K., Hoff, H. : Über optische Halluzinationen, Wien Z. Nervenheilkd. 25 : 1-19, 1967
48) Gonado, W. : The Narcolepsy Syndrome, Neurology 6 : 487, 1958
49) 濱中淑彦：大脳半球優位論の近年の発達，北野紀要　20：14, 1975
50) Harper, R. W., Knoffe, B. U. C. : Coloured lilliputian hallucinations with Amantadine, Med. J. Aust. 1 : 444-445, 1973
51) Hartmann, E. : Dream and other hallucinations ; An approach to the underlying mechanism. p77 (Spiegel, R. K. and West L. J. : Hallucinations ; behavior, experience and theory, Johnwilley and Sons, New York, 1975)

52) Harris, W.: Hemianopia, with especial reference to its transient varieties, Brain 20: 308-364, 1897
53) Hauge, T.: Catheter vertebral angiography, Acta. Radiologica, Suppl. 109: 1-219, 1954
54) Hécaen, H., Ajuriaguerra, J. de: Trubles mentaux an cours tumeurs intracraniennes, Masson, paris, 1956
55) Hécaen, H., Albert, M.: Human Neuropsychology, John Wiley and Sons, New York, 1978（安田一郎訳：神経心理学　上・下，青土社，東京，1983
56) Heimans, R. L. H., Rand, M. J., Fennessy, M. R.: Effects of Amantadine on uptake and release of dopamine by a particulate fraction of rat basal ganglia, J. Pharm. Pharmacol. 24: 875-879, 1972
57) Heron, W., Bexton, W. H., Hebb, D. O.: Cognitive effects of a decreased variation in the sensory environment, Amer. Psychologist 8: 366, 1953
58) Heyck, H., Hess, R.: Zur Naarkolepsiefrage Klinik und Elektroenzephalogramm, Fortschr. Neurol. Psychiatry 22: 531, 1954
59) 平井俊策，森松光紀，吉川政己，長嶋和郎:多彩な精神神経症状を呈した橋被蓋部限局性硬塞の一例，臨床神経　16: 357-362, 1976
60) Hishikawa, Y., Kaneko, Z.: Electroencephalographic study on narcolepsy, Electroencephalogr. Clin. Neurophysiol. 18: 249-259, 1965
61) Hishikawa, Y., Wakamatsu, H., Furaya, E., Sugita, Y., Masaoka, S., Kaneda, H., Sato, M. Nanno, H., Kaneko, Z.: Sleep satiation in narcoleptic patients, Electroencephalogr. Clin. Neurophysiol. 41: 1-18, 1976
62) 菱川泰夫，杉田義郎，飯島壽佐美，手島愛雄，清水徹男：異常な睡眠状態'Stage 1-REM'とそれに類似したREM睡眠の解離現象の病態生理――幻覚・異常行動を特徴とするせん妄状態のメカニズム――, 神経進歩　25: 1129-1147, 1981
63) 本多裕:間脳関連精神障害の臨床的研究，精神経誌，62: 297-325, 1960
64) 堀浩:側頭葉電気刺激と幻覚，精神経誌　64: 1010-1016, 1962
65) 堀浩，高階憲司，早坂啓，奥山保男:知覚遮断による精神機能の変化；正常成人に出現した幻視を中心として，精神経誌　70: 1019-1028, 1968
66) Horowitz, M., Adams, J.: Hallucinations on brain stimulation; Evidence for revision of the Penfield hypothesis, (Kemp, W.: Origin and Mechanism of Hallucinations, Plenum Press, New York, 1970)
67) Horrax, G.: Visual hallucinations as a cerebral localizing phenomenon, Arch. Neurol. Psychiatry 10: 532-547, 1923
68) Horrax, G., Putnan, T. J.: Distortions of the visual fields in cases of brain tumor, Brain 55: 499-523, 1932
69) 保崎秀夫，大内繁，野上芳美:脳橋幻覚症（Hallcinose protubérentielle）の3例，脳神経　7: 208-210, 1955
70) Ingels, B. C.: Par l'apparition des maladies incidents, Bull. Soc. Med. Belgique, 1882, No.2, p45
71) Ishibashi, T., Hori, H., Endo, K., Sato, T.,: hallucinations producedn by electrical stimulation of the temporal lobes in schizophrenic patients, Tohok J. Med. 82: 124-139, 1964
72) 石黒健夫:てんかんとその類縁疾患における幻覚，臨床精神医学　5: 1653-1663, 1976
73) 伊藤陽，山村定光，中村仁志夫，外山孚，内藤名明彦，澤政一:下部脳幹梗塞でみられた精神症状について，精神医学　25: 491-499, 1983
74) Jackson, J. H., Beevor, C. E.: Case of tumour of the right temporosphenoidal lobe bearing on the localozation of the sense of smell and on the interpretation of a particular variety of epilepsy, Brain 21: 346-357, 1890
75) Jackson, J. H.: Lectures on the diagnosis of epilepsy. (1879) p276-307 (Taylor, J.: Selected Writing

of John Hughlings Jackson, Vol. 1, Staple Press, 1958)

76) Jackson, J. H., Stewart, P.: Epileptic attacks with a writing of a crude sensation of smell and with the intellectual aura (dreamy state) in a patient who had symtoms pointing to gross organic disease of the right temporo-sphenoidal lobe. (1899) p464-473 (Taylor, J.: Selected Writing of John Hughlings Jackson, Vol. 1, Staple Press, 1958)

77) Jaspers, K.: Allgemeine Psychopathologie, Springer-Verlag, Berlin, 1913 (西丸四方訳:精神病理学原論, みすず書房, 東京, 1973)

78) Johnson, T. H.: Visual hallucinations accompanying organic lesions of the brain with special reference to their value as localizing phenomena, Trans. Am. Ophthalmol. Soc. 31: 344-394, 1933

79) Jouvet, M.: Recherches sur les structures nerveuses et les méchanismes responsables des differents phases du sommeil physiologique, Arch. Int. Biol. 100: 125-206, 1962

80) Jouvet, M.: Biogenic amines and the states of sleep, Science 163: 32-41, 1969

81) 兼子直, 大沼悌一, 福島裕:後頭部にSpiky alpha(?)を示したてんかんの一例, 臨床脳波 15: 452, 1973

82) 兼子直, 小波蔵安勝, 佐藤時治郎:いわゆるVerkehrtsehenの臨床;第一報逆転視について, 精神医学 17: 253-260, 1975

83) 兼子直, 石原修, 佐藤時治郎:いわゆるVerkehrtsehenの臨床;第二報 倒錯視について, 精神医学 17: 385-394, 1975

84) Kennedy, F.: The symptomatology of temporosphenoidal tumors, Arch. Int. Med. 8: 317-350, 1911

85) Kennedy, F., in discussion on Cushing, H.: Distortion of the visual fields in cases of brain tumor, Trans. Am. Neurol. Assoc. 1921, p374

86) Kennedy, F.: Symptomatology of formed and temporo-sphenoidal tumours, J. A. M. A. 98, 864, 1932

87) Lafon, R.: Le probleme de l'hallucinose pedonculaire, Paris Med. 41: 181-187, 1951

88) Lance, J. W., Cooper, B., Misbach, J.: Visual hallucination as a symtom of right parieto-occipital lesions, Proc. Aust. Assoc. Neurol. 11: 209-217, 1974

89) Lance, J. W.: Simple formed hallucinations confined to the area of a specific visual field defect, Brain 99: 719-734, 1976

90) Lhermitte, J.: Syndrome de la calotte de pedoncule cérébral. Les trobles psychosensoriels dans les lesions du mésocéphale, Rev. Neurol. 29: 1359-1365, 1922

91) Lhermitte, J.: L'hallucinose pédonculaire, Encephale 27: 422-435, 1932

92) 町山幸雄:幻覚剤, p139-167 (佐藤倚男, 高橋良:現代精神医学体系 22B;精神薬理学 II, 中山書店, 東京, 1979)

93) 前田昭夫, 中村芳正, 佐々木栄治:赤核黒質障害における幻覚について, 精神医学 1: 575-580, 1959

94) Matsuzaki, M.: Differential effects of Na-butyrate and physostigmine on brain stem activities of para-sleep, Brain Research 11: 251-255, 1968

95) Mayer-Gross, W.: Selbstschilderungen der Verwirtheit (Die Oneiroide Erlebnisform), Springer-Verlauf, Berlin, 1924

96) 三宅等, 増田邦夫, 望月保則, 小口徹, 原俊夫:後頭に限局せる発作波とその臨床症状, 脳神経 26: 67-78, 1974

97) 宮坂松衛, 大高忠, 石黒健夫:幻覚の身体病理学的研究;臨床脳病理学的研究 p43-58 (高橋 良, 宮本忠雄, 宮坂松衛 編;幻覚の基礎と臨床, 医学書院, 東京, 1970)

98) 三好功峰, 守田嘉男, 西谷裕, 松岡龍典:L-DOPA, Amantadine療法中にみられたパーキンソン病及びその近縁疾患における精神症状について, 精神薬療基金研究年報5, 195-200, 1973

99) Moruzzi, G., Magoun, H. W.: Brain stem reticular formation and activation of the EEG, Electroencephalogr. Clin. Neurophysiol. 1 : 455-473, 1949

100) Mulder, D. W., Daly, D.: Psychiatric symptoms associated with lesions of temporal lobe, J. A. M.

A. 150 : 173, 1952

101) Mullan, S., Penfield, W : Illusion of comparative interpretation and emotion, Arch. Neurol. Psychiatry 81 : 269-284, 1959

102) Nakagawa, J : Experimental study on visual sensation by electric stimulation of the optic nerve in man, Br. J. Ophthalmol. 46 : 592-596, 1962

103) 中島健二, 伊藤善太郎, 鈴木一夫:原発性橋出血にみられた幻覚症状;5自験例における検討, 脳神経 31: 1269−1275, 1979

104) Nielsen, J. M. : Occipital lobes, dreams and psychosis, J. Nerv. Ment. Dis. 121 : 50-52, 1955

105) Ormond, A. : Hallucinations in sane people, Br. Med. J. 2 : 376-379, 1925

106) 大橋博司:"巣症状"としての精神障害, 精神医学 3 :739−755, 1961

107) 大橋博司, 浜中淑彦, 池村義明, 河合逸雄:脳脚幻覚症について, 精神医学 10:108−112, 1968

108) 大橋博司:神経心理学領域における幻覚, 臨床精神医学 5 :1751−1755, 1976

109) 大熊輝雄:睡眠の臨床, 医学書院, 東京, 1977

110) 大高忠:各種幻覚剤の中枢作用に関する神経生理学的研究(LSD−25, DOM, Ketamine について), 精神経誌, 76:103−128, 1974

111) Penfield, R. C., Rose, F. C : Migrainous visual symtoms in a weman without eyes, Arch. Neurol. 38 : 46, 1981

112) Penfield, W, Rasmussen, T. :The Cerebral Cortex of Man. Macmillan, New york, 1950

113) Penfield, W., Jasper, H. : Epilepsy and the functional anatomy of the human brain, Little Brown and Company, Boston, 1954

114) Penfield. W., Perot, P. : The brain's record of auditory and visual experience ; A final summery and discussion. Brain 86 : 596-696, 1963

115) Peterson, F. : Homonymous hemianopic hallucinations, New York Med. J. 52 : 241, 1891

116) Posey, W. C., Spiller, W. G. : The eye and the nervous system ; Their diagnostic relations, J. B. Lippincot Co., Philadelphia, 1906

117) Postoma, J. U., Tilburg, W. V. : Visual hallucinations and delirium during treatment with Amantadine, J. Amer. Geriat. Soc. 23 : 212-215, 1975

118) Russell, W. R., Whitty, C. W. M. : Studies in traumatic epilepsy ; 3 Visual fits, J. Neurol. Neurosurg. Psychiatry 18 : 79-96, 1955

119) Ryall, R. W. : Psychotomimetic drugs, p 129-132 (Ryall, R. W. : Mechanisms of drug action on the nervous system, Cambridge University Press, Cambridge, 1979)

120) Schilder, P. : Medical Psychology, International universities Press, New York, 1953

121) Schwab, R. S., England, A. C., Poskeanzer, D. C., Young, R. R. : Amantadine in the treatment of Parkinson's disease, J. A. M. A. : 208 : 1168-1170, 1969

122) de Schweinitz, G. E. : Homonymous hemianopic hallucinations with lesion of the right optic tract, New York Med. J. 53 : 514, 1891

123) Seguin, E. C. : Acontribution to the pathology of hemianopsia of cerebral origin (Cortex-hemianopsia), J. Nerv. Ment. Dis. 13 : 1-38, 1886

124) 扇谷明, 清野昌一, 河合逸雄:精神運動発作における Dreamy state について, 精神医学 24:699−705, 1982

125) Shopsin, B., Hirsch, J., Gershon, S. : Visual hallucinations and Propranolol, Biol. Psychiatry 10 : 105-107, 1975

126) Smith, R. A., Gelles, D. B., Vanderhaeghen, J. J. : Subcortical visual hallucinations, Cortex 7 : 162 −168, 1972

127) Stanford, H. S., Bair, H. C. : Visual disturbances associated with tumours of the temporal lobe, Arch. Neurol. Psychiatry 42 : 21, 1939

128) Stevens, J. R., Ore, P. : The "March" of temporal lobe epilepsy, Arch. Neurol. Psychiatry 77 : 227-236, 1957
129) 末弘乾, 堀内秀, 西川喜作:Claude 症候群の一剖検例, 精神医学研究所業績集 6: 147, 1959
130) 杉本直人, 鈴木鉦一郎, 宮川健二:盲目患者における幻視の一例, 精神医学 11: 53-57, 1969
131) 杉田憲夫, 稲田隆司, 杉本直人:ペンタゾシンの注射とともに出現した幻視について(幻視の出現機制に関する一考察), 臨床精神医学 11: 1383-1388, 1984
132) 春原経彦, 向山昌邦, 里吉営二郎:脳血管障害に伴った幻視の2症例:臨床神経 21: 7-15, 1981
133) 鈴木節夫, 鈴木康夫, 杉田知己, 大原健士郎:眼科手術後に複合幻視を呈した一症例, 精神医学 26: 635-639, 1984
134) Swartz, B. E., Brust, J. C. M.: Anton's syndrome accompanying withdrawal hallucinosis in a blind alcholic, Neurology 34: 969-974, 1984
135) Symonds, C., Mackenie, I.: Bilateral loss of vision from cerebral infarcion, Brain 80: 415-455, 1957
136) 高橋康郎, 神保真也:ナルコレプシーの夜間睡眠;とくに逆説相と入眠時幻覚について, 精神医学 6: 442-451, 1964
137) 竹下久由, 狭間秀文, 川原隆造, 深田忠次:脳脚幻覚症が疑われた一症例, 精神医学 21: 407-414, 1979
138) Tarachow, S.: The clinical value of hallucinations in localizing brain tumors, Am. J. Psychiatry 97: 1434, 1941
139) Targowla, R., Picard, J.: Hallucinations visuelles élémentaires et conscientes dans un cas décollment rétinien. Ann. Méd. Physiol. 86: 136-142, 1928 I
140) 田崎博一, 渡辺俊三:脳器質性精神障害における幻覚, 青県病誌 25: 477-485, 1980
141) 田崎博一, 荒井紀久雄, 後藤昭, 立山興, 荒谷雅子, 華園壽英:Amantadine 投与に伴う精神症状について, 青県病誌 27: 186-191, 1982
142) Terson, A.: Hallucinations visuelles chez des ophtalmothes, Ann. Oculist. (Paris) 162: 649-655, 1925
143) 東京医科歯科大学神経精神医学教室:幻覚研究の歴史的展望, B, 身体病理学的方面, 精神医学 4: 279-301, 1962
144) Uhthoff, B.: Beitrage zu der Gesichtstauschungen bei Erkrankungen des Sehorgans, Monatsschr. Psychiatr. Neurol. 5: 241-264, 370-379, 1899
145) 臺 弘:ナルコレプシーの幻覚に就いて, 精神経誌 43: 373-395, 1939
146) 和知 学, 富樫俊二, 奥田正英, 澤 政一:精神分裂病の薬物治療に関する基礎的研究(メトアンフェタミンのドパミン作動性ニューロン終末に及ぼす影響) 精神薬療基金研究年報 13: 120-124, 1981
147) Wagener, H. P.: Visual hallucination, Am. J. Med. Sci. 215: 226-232, 1948
148) Weinberger, L. M., Grant, F. C.: Visual hallucinations and their neurooptical correlates, Arch. Opthalmol. 23: 166-199, 1940
149) Westphal, C.: Zur Frage von der Localisation der unilaterale Convulsionen und Hemianopsie bedingenden Hirnerkrankungen, Charite-Annalen 6: 342-366, 1881
150) White, N. J.: Complex visual hallucinations in partial blindness due to eye disease, Br. J. Psychiatry 136: 284-286, 1980
151) Williams, D.: The structure of emotions reflected in epileptic experience, Brain 79: 29-67, 1956
152) Williams, D.: Man's temporal lobe, Brain 91: 639-654, 1968
153) Wollenberg, R.: Zwei Falle von Tumor der hinteren Schadelgrube, Arch. Psychiatry 21: 778-805, 1890
154) 柳下道子, 鳥居方策, 平口真理:Amantadine 投与により幻視などを呈した Parkinson 症候群の一例, 精神医学 20: 71-73, 1978
155) 山崎正数, 岡田正範, 野村照太郎, 森川龍一:Amantadine 精神病と思われる一例 広島医学 33: 614-616, 1980

第2章 聴覚失認

A 聴覚失認の概説

中西雅夫・濱中淑彦

1．はじめに

　聴覚失認 auditory agnosia の概念は，視覚領域において皮質盲と精神盲とを分けたのと同様に，聴覚領域でも皮質聾 cortical deafness と精神聾 psychic deafness とを初めて区別した Munk（1881）にさかのぼる．彼によれば，皮質聾とは聴覚刺激に対する反応の欠除であり，精神聾とは音響の意味了解不能であった．後者が失認概念（Freud, 1891）の提唱後，聴覚失認と呼ばれるようになった．

　聴覚失認の定義は種々なされている．例えば大橋（1965）は，聴覚路を通じての対象の認知障害であり，精神聾，感覚性失音楽 sensory amusia, 純粋語聾 pure word deafness に分類している．田中（1982）は，人間の聴覚をいろいろな音響現象を知覚し，弁別し，認知し，理解する機能と定義し，このような機能は少なくとも①言葉の弁別・認知・理解に関するコード系，②音楽の認知・理解に関するコード系，③環境および聴空間認知に関するコード系に分けることができ，これらのコード系の障害は，①では純粋語聾，ことばの理解障害，②では感覚性失音楽症，③では狭義の聴覚失認，聴空間認知の障害，などの型で認められるとしている．また，Bauer ら（1985）は，聴覚失認を標準聴力検査では適切な聴力があるにもかかわらず，種々の音を認知する能力の障害とし，広義では，聴覚音失認 auditory sound agnosia, 聴覚言語失認 auditory verbal agnosia，言語と非言語音の両方において障害された混合グループに，狭義では，聴覚失認（非言語音認知の選択的障害）と純粋語聾（言語音認知の選択的障害）に分けられるとしている．聴覚失認を狭義に解し，言葉や音楽以外の有意味音の認知障害に限定（狭義の聴覚失認）して用いている研究者も少なくない（Spreen ら，1965；Barbizet ら，Vignolo, 1969；1969；Albert ら，1972；Heilman ら，1979；Hécaen ら，1978）．

　本稿では論題の主旨を考えて，広義の聴覚失認の立場をとり，さらにその周辺領域も併せて述べていきたい．

2. 皮質聾 cortical deafness

　皮質聾とは，日常活動や聴覚行動におけるあらゆる聴覚刺激に対する自覚 awareness が極端に欠如した状態で，一次性聴覚中枢を含む両側側頭葉皮質損傷により生じ，純音聴覚検査では域値が明らかに異常を示すが，聴性脳幹反応 auditory brainstem response では異常を示さないものであった(Bauer ら，1985)。しかし，近年主として神経耳科学の分野において，語音弁別などのより高次の聴覚認知障害に対しても皮質聾と呼ぶようになり，必ずしも聾という意味に限定せずに用いられる場合がみられるようになった。また，Vignolo (1969) は，過去の報告は聴力検査法が発達していなかったために auditory inattention と呼ぶべき状態を聾と混同した可能性や，急性期の diaschisis の影響が考えられることなどを指摘して皮質聾の存在そのものに疑問を投げかけている。Lhermitte ら (1971) も，皮質損傷後の聾は通例一過性で，内側膝状体の機能抑制から起こるのであり，このため皮質聾は存在しないかもしれないが，症候学的観点からは皮質聾という名称を残す余地はあると述べている。その後の報告も，聴覚失認や語聾を呈する症例の病初期に出現する聾状態をさして皮質聾と称している場合がよくみられ，いまだに概念と用語が統一されておらず，論議に混乱を招いている。

　平野 (1983) は，皮質聾として報告された症例の文献的考察をおこない，完全聾を示す例として Anton (1899)，Le Gros Clark (1938)，および平野 (1973)，平野ら (1976) の報告を挙げ，これらの例では聾の原因病巣が内側膝状体にあると考えられるため，単に皮質聾と呼ぶことを避け，「所謂」皮質聾という用語を提唱している。しかし反論もある（小林ら，1977）。また，杉下ら (1978)，北原ら (1979) は，両側聴放線の病変による一過性の聾を「皮質下聾」と称している。その他の報告として，多発性硬化症で両側側頭葉皮質下病変が想定され一過性の皮質聾がみられた例（長嶋ら，1979），一側性大脳半球損傷により皮質聾がみられた例（鶴岡ら，1980）がある。

　西川ら (1983) は皮質聾の経過を持続的な聾を呈して，疾病否認，作話，幻覚によって特徴づけられる Anton 症状を伴う型（完全持続聾型）と，聾は一過性で極期においても時に予想しがたい聴力の存在を示し，多くは後に語聾や聴覚失認に移行する型（不完全一過性聾型）とに分類しておくことが妥当としている。また責任病巣は，完全持続聾型では両側内側膝状体であるが，不完全一過性聾型では両側内側膝状体への直接的侵襲は考えにくいとし，両側側頭葉皮質が保たれている場合は，後に語聾や聴覚失認を残さず良好な経過をとるとしている。

　しかし，Tanaka ら (1991) は，両側被殻後半部に隣接した白質の病変で持続性の聾を呈した2例を報告している。

3. 純粋語聾 pure word deafness

　純粋語聾は，Kussmaul（1877）が，音の認知や自発語は保たれているのに，言葉の聴覚的認知だけが選択的に障害されている症例を reine Worttaubheit として Wernicke（1874）の感覚失語とは別に記載したのが最初とされている。reine という形容詞は内言語障害がないという意味で用いられている。Lichtheim（1885）は，失語図式の第7番目の類型として，末梢聴器（a）と聴覚言語中枢（A）の切断によるものを isolated speech-deafness と命名した。その臨床症状は，言語理解，復唱，書取は喪失するが，自発語，自発書字，書字理解，音読，写字は保たれ，概念中枢，運動言語中枢，聴覚言語中枢間の連絡路は障害されていないので錯語や錯書は生じないとしている。Wernicke（1886）は，類似症例を subcorticale sensorische Aphasie と名付けている。

　当時の研究は，いずれも失語との関連性において述べられており，実際，純粋語聾は全く単独で出現するものは少なく Wernicke 失語の初期や，多くは脳血管障害により発症し，その回復期に現れる（Buchman ら，1986）。

　その後1960年に入ると，純粋語聾を語音の知覚，弁別，認知の障害であると考え，これを失認の側面からとらえ聴覚失認のカテゴリーにいれる報告が英語圏でみられるようになった。例えば，auditory agnosia for speech（Goldstein, 1974），auditory verbal agnosia, subcortical acoustic verbal agnosia などの名称が使われている。

　純粋語聾が実際に存在するか否かについては Kussmaul（1877）以降百年以上経過した現在においても，必ずしも意見の一致を見ていない。平野（1982）は，純粋語聾の純粋性を，内言語障害を伴わないとする失語症状，難聴（聾），雑音失認，感覚性失音楽などに対して追求していくと完全に純粋な症例は全く存在しないことになるが，臨床的には「純粋語聾」と診断したほうがより把握しやすい症例は確かに存在するので，その「純粋性」は失語症状，聴力障害，雑音聾に対する相対的・原則的なものとしてとりあえず容認しておく必要があると述べている。Goldstein（1974）や Buchman ら（1986）も同様の見解である。

　Kussmaul（1877）は，左側頭葉損傷で純粋語聾が生じると信じていた。Lichtheim（1885）は左側頭葉皮質下を仮定し，聴覚受容中枢と聴覚語中枢との間の連絡路の離断により生じるとした。Bastian（1897）は聴覚語中枢の孤立化によるとした。Pick（1892）は両側側頭葉に病巣を有する症例をもとにして，両側の聴覚中枢の部分的損傷が純粋語聾を引き起こすと主張した。その後同様の報告があり，この見解が支配的となるかにみえたが，Liepmann ら（1902）は左側頭葉髄質（白質）の一側性皮質下病巣を有する症例 Gorstelle を公にした。以後，病変部位は，左一側性か両側性側頭葉損傷かの論争が続いた。Geschwind（1965）は，離断症状群 disconnexion syndrome の立場から，純粋語聾の症例の病巣は，ほとんどの症例は両側性の第1側頭回前方部の皮質—皮質下損傷（左の Heschel 回はほぼ無傷）であり，少数の左一側性の症例では，

聴放線線維と対側の聴覚中枢からくる脳梁線維を断続する皮質下損傷があり，聴覚入力の Wernicke 領野への離断で生じると述べている．後者の例として，Hamanaka ら（1980）は，左基底核後部とその隣接部の出血による純粋語聾の1例を報告している．平野（1982）は，これまでの文献から，左側頭葉を含む両側側頭葉（殊に第1側頭回）の皮質・皮質下の単独あるいは重複して（重複することが圧倒的に多いが）存在する可能性が強いとしている．Tanaka ら（1991）は，両側被殻後半部の外側部の部分的損傷により生じた1例を報告している．

純粋語聾の出現頻度はまれで，その経過は，一部の例外を除けば持続的であり，ほぼ長年にわたって不変のまま存続する（池村，1983）といわれている．しかし，Kanter ら（1986）は，約100例の左側頭蓋外—頭蓋内バイパス術をおこない，3例も一過性の純粋語聾がみられたと報告している．バイパス術がおこなわれたのは左側中大脳動脈の上側頭皮質枝で，術後3日目より純粋語聾が出現し数日間で改善している．この結果は更に検討を要すると思われるが，責任病巣と成因を考える上で興味ある報告である．

純粋語聾の語音弁別障害の神経心理的機序として，Auerbach ら（1982）は以下の2型を考えている．つまり，第1型は両側側頭葉損傷による前音素的で時間的な聴覚的鋭敏さ pre-phonemic temporal auditory acuity の障害（Jerger ら，1969；Albert ら，1974；Chocholle ら，1975；Auerbach ら，1982；Coslett ら，1984；Tanaka ら，1987；Yaqub ら，1988；Buchtel ら，1989）で，第2型は左一側損傷による音素弁別 phonemic discrimination の障害（Denes ら，1975；Saffran ら，1976）である．しかし，Praamatra ら（1991）は，左側頭葉損傷による Wernicke 失語に右側頭葉梗塞が生じることにより，聴覚的入力に関する検査のみに限定した欠損がさらに加わった一症例を検討して，その原因は全般的聴覚処理過程 general auditory processes のレベルの障害と音声的分析 phonetic analysis のレベルの障害の両方によるものと分析し，Auerbach らの仮説に異論を唱えている．

4．感覚性（受容性）失音楽　sensory (receptive) amusia

失音楽 amusia とは，脳損傷による音楽の表出，受容障害であり，Steinhals（1871）により用いられ，Knoblauch（1888）により用語として位置づけられた．Wertheim（1969）は，受容性失音楽 receptive amusia と表出性失音楽 expressive amusia に大別している．感覚性失音楽は，聞いた音楽のいろいろな特徴を識別できなくなること（Bauer ら，1985）であり，大橋（1965）は，音楽に対する失認，すなわちメロディー，リズム，テンポなどの認知障害と定義している．Kleist（1928）は，単一の楽音 Ton の認知のできない Tontaubheit と楽音系列 Tonfolge すなわちメロディーの認知できない Melodientaubheit に分かち，さらに楽義聾 Musiksinntaubheit をも理論上分離しようとした．

感覚性失音楽は，感覚失語に随伴することが多く，例えば，Benton（1977）は失音楽の約7割は失語を合併していると述べている．しかし両者は分離して純粋に出現することもあり，

Henschen (1920-1922) は, 65例の語聾のうち45例は音楽の認知障害を示さず, また語聾を伴わない失音楽も16例みられたと報告している。

病巣と症状の関連性について村井 (1983) は, 失音楽症の成立を, 全体論的に考えるか, 要素的機能局在的に考えるかという大きな問題がある, 病巣の局在は必ずしも機能の局在を意味しないが, 音楽の場合, 要素的な考えだけでは説明できないというのが大方の見解のようであると述べている。したがって, 失語と左半球損傷との間程には関連性ははっきりしないが, Wertheim (1969) は, 受容性失音楽と左半球の病巣はよりしばしば一致し, 表出性失音楽はより右半球の機能障害と関連している傾向があると述べ, Benton (1977) は, 受容性失音楽と失語の合併例では優位半球の第1, 2側頭回中央後半部および横回, 前部の損傷を, 失語を有しない例では一側あるいは両側側頭葉損傷を指摘している。

音楽能力の障害は, 環境音失認の場合と同様に, 日常生活にほとんど障害を与えない。また, 患者は失語を合併することが多いため失音楽についてあまり語らず, 音楽に関する所見を詳細に引き出すことは困難なことが多い。このため職業的音楽家を除いては研究対象となることは少なかった (村井, 1983 ; Bauer ら, 1985)。さらに, この障害の系統的な研究の主たる妨げは, 病前の音楽能力, 興味, 技術が非常に多種多様であることによる。これまでの検査法は, 熟練した音楽機能の高次なレベルの障害を取り扱ってきたため, 一般の患者には難しくて複雑なものが多く, 結果に信頼性のみられないものもみられた。今後は一般の患者の音楽機能を検出でき, 音楽機能の側性化が解明できるような使いやすい臨床検査法の開発が待たれる (進藤ら, 1984 ; 進藤, 1989)。

音楽の認知に欠くことのできない要素として, 音高, 音程, リズム, 拍子, 調子, 強弱, 緩急, 和音, 音色などの感覚がある。なかでも基本的なものは, 音高, 音程, リズム, 拍子であり, それらの集合により簡単な一本の旋律線が形づけられる。この旋律線に, 強弱, 緩急, 和音, 音色などの諸要素が付加されて, 現実の生き生きとした音楽的ゲシュタルトが生じる。失音楽症では, これらの諸感覚が, 種々の組み合わせ, 種々の程度で障害され, さまざまな病型を作りだしてくる (村井, 1983)。

音楽機能についての大脳皮質機能側性化の問題は, 古くは失音楽の臨床研究に基づいたものであり, 左半球, とくに左側頭葉が音楽機能に最も深く関与しているものとみなされていた (Henschen, 1925 ; Ustvedt, 1937)。しかし, 左半球損傷または切除により重篤な失語症を呈しているにもかかわらず, 音楽能力が保持されている症例の報告もあり, 言語と音楽機能に関し, 左右半球に機能的な解離があることが示唆され, 同時に音楽機能についての劣位半球の存在が注目されるようになった (北条ら, 1980)。

Milner (1962) は, 左右側頭葉切除例を対象として Seeshore テストをおこない, 右側頭葉損傷群の方が音高と音色の記憶が障害されていたと報告した。以後, 音楽に関する大脳機能の検査が盛んにおこなわれるようになった。両耳分離能検査 dichotic listening test (DLT) を用いた, 音楽認知の大脳側性化の研究は, Kimura (1964) に始まる (渡辺ら, 1985)。彼女は, 弦

楽器で演奏されたバロックメロディーを刺激として，左耳優位を報告し，言語認知との比較において音楽認知の右半球優位を推論した。以下にこれまでのDLTの結果について述べる。

1）音高 tone（ピッチ pitch）

Milner（1962）は，左・右側頭葉切除者にSeashoreテストの中の音高の弁別検査をおこない，その結果有意な左右差はなく，音高の弁別機能には両半球が関与すると推論した。以後，全体として左右差がないとする研究報告を多くみるが，一定の見解はえられていない（田崎ら，1983）。Sidisら（1978）は，訓練により右耳優位から左耳優位に変動すると述べている。

2）コード chord（ハーモニー harmony）

Gordon（1970，1978）は，音楽専攻の学生と音楽家では左耳優位，非音楽家で左右差なしと報告しているが，他の研究では左右差なしの報告が多い（田崎ら，1983）。田崎ら（1983）は，コードはいくつかの単音の集合で，コードの要素として当然トーンの変化も含まれており，認知に際し，音の高低に注目するか，全体的なパターンとして捉えるかで，認知過程に違いが生じてくる可能性を述べている。

3）リズム rhythm

Bogenら（1971）は，Wada法で右内頸動脈にsodium amobarbitalを注入し，右半球機能を一時的に抑制することにより，リズム感には著しい障害は認められなかったが，メロディーの障害は強く認められ，リズム機能の左半球側性化を間接的に証明した。DLTを用いた他の研究者も一部を除き右耳優位を報告している。音楽の一要素としてリズムを考えた場合，その特性は継時的配列としてとらえられるので，この分析機能が，より左半球に優位なのではないかと考えられている（田崎ら，1983）。また，Robinsonら（1974）は，言語認知とリズム認知の左半球内における階層構造を推論している。

4）メロディー melody

Kimura（1964，1967）によってメロディーの右半球優位が示されて以来，多くの研究者により検討が重ねられた。Shankweiler（1966）は，側頭葉切除術の前後で，メロディーのDLTをおこない，右側頭葉の重要性を指摘している。非音楽家を対象とした研究では，多くが左耳優位，一部が左右差なし，右耳優位はみられていない。しかし，音楽家などを対象とした研究では，結果は一定していない（田崎ら，1983）。Johnsonら（1977），Beverら（1974），田崎ら（1983）は，音楽教育によりメロディー優位半球が右半球から左半球に移行したと推論している。

Beverら（1974）は音楽家で，Gatesら（1977），Peretzら（1980），Peretzら（1987B）は非音楽家で，メロディーの局所的要素に注意が払われた時は右耳優位，注意が払われない時は左耳優位となると報告している。さらにPeretz（1987A）は，非音楽家を対象として，同じピッチレベルで，できるだけ速いスピードで聴かせたメロディーの弁別では，右耳優位となり，ピッチを異なったレベルに転置したメロディーの弁別では左耳優位となり，刺激条件により優位半球が異なることを報告している。

5）音色（timbre）

これまで一定の見解は示されていない（田崎ら，1983）。Gordon（1970）と Locke ら（1973）は左耳優位，Spellacy（1970）は左右差なしと報告している。Kallmann ら（1975）は，左耳優位の結果を得たが，刺激を繰り返すと左右差は消失するとしている。

以上の結果をまとめると，音楽についての特別の教育を受けていない場合，トーン，コードは左右差がなく，リズムは左半球優位，メロディーは右半球優位であるとする報告が多い。このことは，音楽の認知という作業が，かなり広範な脳の機能によりおこなわれていることを示している（田崎ら，1983）。そして，音楽の要素の側性化は，音楽の要素の刺激自体の持つ特性と呈示法，被験者となる各個人の音楽認知過程の相違（音楽の素養，経験，知識の程度）などの要因で変動することが考えられる。つまり，音楽的に熟練し，トレーニングを受けた個人はより分析的方法で音楽を知覚し，そしてより強く左優位半球をあてにしやすいということである（Bauer ら，1985）。また，失音楽の臨床的な神経行動学的研究は，一般に音楽家か，高度の音楽教育を受けた人についておこなわれてきた。一方，正常者か，脳損傷患者群の多くの神経心理学的な DLT は，音楽教育のレベルを考慮にいれないでおこなわれてきた。矛盾したデータは，被験者選択のこのような理由から説明できるかもしれない。

5．狭義の聴覚失認

狭義の聴覚失認とは，環境音失認 agnosia of environmental sounds, auditory sound agnosia, nonverbal sound agnosia とも呼ばれ，聴力がほぼ保たれているにもかかわらず，環境音（社会音）すなわち非言語性有意味音 nonverbal meaningful sound の聴覚的認知が障害されている状態で，かっての精神聾に相当する。この失認は純粋語聾より遙かに稀なものであるが，滅多に報告されない理由としては，患者は言語了解障害を持つ患者より医学的助言を求めようとしなく，純音聴力検査の閾値と言語弁別閾値が正常であるとき，非特異的な聴覚的訴えはしばしば割り引かれてしまう（Bauer ら，1985）という理由も考えられる。

ほとんどの症例において，言語音の認知障害を合併しており，非言語音と言語音の認知障害の相対的重篤差は個々の患者における，言語音と非言語音的処理の病前の側性化と，どちらの半球がより重篤で，一次的に傷害されているかに依存している（Ulrich, 1978）と言われている。非常に稀ではあるが，Nielsen ら（1939），Wortis ら（1948），Spreen ら（1965），Eustache ら（1990），Fujii ら（1990）は，非言語音の認知障害があっても言語音の認知は保たれている症例を報告している。

Spinnler ら（1966）は，失語症例での非言語性有意味音の認知障害は，知覚された音をその正しい意味に連合 associate させることの障害と解釈した。Faglioni ら（1969）は，右半球損傷では知覚—弁別的 perceptual-discriminative な障害，左半球損傷では連合—意味的 associative-semantic な障害が生じるとした。Vignolo（1969）は，agnosia for nonverbal sounds

には，右半球病巣と関連した音のパターンが正確に識別できない知覚—弁別型 perceptual discriminative agnosia と，左半球病巣と関連し Wernicke 失語と密接に結び付いた，音とその意味を連合できない連合—意味型 associative semantic agnosia の2つの異なったタイプがあることを述べている。前者は音—絵マッチングテストにおいて音響的誤り（例えば，鳥のさえずりを「人の口笛」と誤る），一方，後者のグループは主として意味的誤り（例えば，自動車のエンジン音に対し「汽車の音」と誤る）をするもので，この区別は Kleist（1928）の分類に従っている。彼は，孤立した音と雑音を知覚することができないこと（知覚的雑音聾 perceptive Gerauschtaubheit）と音の意味を理解することができないこと（雑音意味聾 Gerauschsinntaubheit）とを区別した（Bauer ら，1985）。また Curry（1967）は，聞き慣れた環境音をもちいて DLT をおこない左耳優位を報告している。しかし，Albert ら（1971）は，非言語性有意味音の認知はいずれの半球でも低下すると言っている。同様に，倉知ら（1983）も，環境音の認知は左半球損傷でも右半球損傷でも障害され得るようで，言語音に比べてより両半球的機能のように思われるとしている。

　加我ら（1987）は，環境音を vocalization（ヒトの発する声，動物や鳥の鳴き声）と non vocalization（楽器音，自然界のノイズ，人工的なノイズ）に分けて環境音のカテゴリー化をおこない，語音認知テストとともに検討している。その結果，内耳・聴神経レベルの損傷（4例）では動物や鳥の鳴き声が悪く，感覚失語（2例），全失語（2例），語聾（1例）ではヒトの発する声の認知が低下し，重い聴覚失認（1例）では全ての環境音の認知低下がみられ，環境音は左右の聴覚中枢のいずれでも認知されると興味ある報告をしているが，対象が少数例であるため今後の検討が必要であろう。また，橋本ら（1989）は，環境音認知テスト，直接応答法と間接応答法（1/4による絵の選択）を健常群と失語症群に施行し，前者でも，聴覚的な特長の違い，年代の相違による日常性の違い，知識の違い，また直接応答法では表現力の違いなどによって誤りが生じる可能性があり，認知障害の判定には誤りの要因を十分検討する必要があると述べている。

　Rapcsak ら（1989）は，senile dementia of the Alzheimer type（SDAT）と年齢をマッチさせた対照群に音—絵マッチングテストをおこない，SDAT グループでは有意の成績低下があり，auditory sound agnosia を認め，音の認知の誤りの質的分析では，非失語性 SDAT は聴覚的誤り，失語性 SDAT は意味的誤りが多く，perceptual discriminative type と associative semantic type に分けることができたと報告している。

　責任病巣は，失語または純粋語聾を伴うものは両側性で，伴わないものは一側性であり，後者の病巣は，Nielsen ら（1939）では右視床—頭頂葉，Wortis ら（1948）では右側頭葉—頭頂葉—後頭葉，Spreen ら（1965）では右前頭葉—側頭葉—頭頂葉，Eustache ら（1990）では右内包レンズ核と右前頭葉，Fujii ら（1990）では右側頭葉の後方1/4の部としており，今までのところでは症例が少ないため，右半球内の損傷は失語を伴わない auditory sound agnosia を生じ得る（Fujii，1990）と言える程度にとどまっている。

6．小児の聴覚失認

小児では，詳細な神経心理学検査施行時に協力が得られないことが多く，診断の難しいことが大きな特徴である。診断が確定すると，内言語を獲得するための critical age 以前に，先天性あるいは後天性難聴児と同様に，早期発見，早期言語教育が必要となる(加我ら，1983)。小児の聴覚失認は，先天性あるいは発達性と後天性の2つのタイプに分けることができる。

1）先天性あるいは発達性聴覚失認

Worster-Drought ら（1930）が，congenital auditory impercepion (congenital word deafness) という名称で報告以後，congenital verbal-auditory agnosia (Karlin, 1951), congenital auditory aphasia (Wolferman, 1955), developmental word deafness (Brain, 1961)などいろいろな名称で呼ばれてきた。本邦でも1960年代より，先天性語聾(黒丸ら，1962)という名称で報告されてきた。先天性語聾の臨床特徴は，①3〜4歳になっても全く話さない，②はずかしがり，引きこもり，社会的引きこもりの傾向，③知能は正常，④身体的と神経学的検査は通常異常なし，⑤外傷などの既往歴がない，⑥日常音にはよく反応するが，言葉の理解が悪い，などである（Karlin, 1954；加我ら，1983；八島ら，1983）。

2）後天性聴覚失認

Landau & Kleffner (1957) は，それまで正常に発達していた小児が，急速に，また進行性に聴覚理解が悪くなり，発語も障害され（失語），脳波に異常がみられる症例を syndrome of acquired aphasia with convulsive disorders in children として発表し，これが後に Landau-Kleffner 症状群と言われるようになった。その特徴は，①聴覚理解は非常に悪いが，純音聴力は正常である，②神経学的に異常所見は認めない，③脳波では一側あるいは両側の側頭葉を中心に棘波が出現するが，必ずしも臨床発作が伴うとは限らない，といわれている（永渕ら，1987）。X線CT，MRIでは，通常異常はみられないが，PETでは主として側頭葉のグルコースの取り込み異常がみられている（進藤ら，1983；Maquet, 1990）。Rapin (1977) は，本症状群では Wernicke 領域は損傷されず，それに至る聴覚路の障害であり，本症状群を aphasia というより auditory verval agnosia とする方が良いと提案している。しかしこれ迄の論文では聴覚的に検討したものは少ない（鈴木ら，1978；Gasconら，1973；永渕ら，1987；能登谷ら，1991）。能登谷ら（1989）は，聴覚言語障害の性質から，①純粋語聾を示す群，②聴覚失認を示す群，③失語症状を示す群，に分けている。原因は，てんかん性異常による言語機能の選択的抑制説（Landauら，1957）と限局性脳炎説（Wortster-Drought, 1971）があるが，現在のところ十分に解明されていない。予後については，Bishop (1985) は発病年齢と予後の関係は大きく，発病年齢が4歳未満の場合は言語機能の完全回復は困難であるが，6歳以上であれば良

好だと述べている．また八島ら（1982）は，本症状群を言語障害の持続の面から，①発病までの言語発達は正常で，急性に失語およびてんかん発作が出現するが，失語症状は数日から数週間で改善する，そして完全回復あるいは軽度障害を残す一過性予後良好群と，②急性あるいは亜急性に発病し，失語およびてんかん発作を主症状とする，そして，てんかん発作は抗てんかん剤で抑制され，脳波異常も改善されるが，失語症状は重度で持続する慢性予後不良群の2型に分類を試みている．しかし，これまでの研究をみると，本症状群の経過と予後は個人差が大きいと言える（永渕ら，1987）．

7．聴覚感情失認 Auditory affective agnosia

Heilmanら（1975）は，Hughlings-Jackson（1879）が失語症患者は命題的言語 propositional speech を使用することはできないにもかかわらず，感情的言語 affective speech は保たれていると述べていることから，感情的言語の了解に半球差があるかを検討するため，側頭頭頂葉損傷の患者を対象として研究をおこなった．検査は話者の情緒的気分（幸福，悲しみ，怒り，中立的なもの）と話の内容の判定によるもので，その結果は，右側頭頭頂葉損傷の患者では有意に感情的言語の了解障害がみられ，これを auditory affective agnosia と命名した．さらにTuckerら（1977）は，感情的言語の了解と弁別ならびに情緒的に強調された文章を表出する能力の検査をおこない，両者とも右頭頂葉障害を持った患者では有意に低下していると報告した．Ross（1981）は，左半球における命題的言語の対極として言語の感情的要素（プロソディーと情緒的ジェスチャー）は，右半球優位の機能であることから aphasia の対概念として aprosodia という名称を提唱した．プロソディーの感情的要素の聴覚的了解障害は auditory affective agnosia と同で，その責任病変は X 線 CT 上頭頂葉弁蓋てはなく側頭葉弁蓋としている（Ross, 1985）．Carmonら（1973）は，非言語的で情緒的な人の声の知覚に対する半球差を DLT で検討し，左耳優位を報告している．

8．人声失認 Phonagnosia

Van Lankerら（1988）が提唱した名称で，人の音声の認知障害である．これは，聞き慣れた人の音声の認知障害と聞き慣れない人の音声の弁別障害に分けることができ，前者は右半球（頭頂葉）障害と有意に相関し，後者は左右の側頭葉障害の両側のどちらとも関連していると彼らは報告している．Kreimanら（1988）は，正常な対象者に有名な男性の話者と言われた単語の同定検査を DLT でおこない，前者では左右の耳の優位差はなく，後者では有意な右耳優位がみられたことから両者は異なった脳メカニズムにより機能していると考えている．これらのことから，Van Lankerら（1989）は左半球は言語音声的情報の処理をおこなっており，右半球は同時に与えられた信号から話者の同定をおこなっていると結論づけている．

9. 聴空間認知障害
cognitive disorders in auditory sphere

　外空間の認知障害は，ほとんどが視空間を対象としており，聴空間における認知障害を対象とした検討は少ない。この責任病巣は右頭頂葉および側頭葉が重要視され，一部視床等の関与も指摘されている（田辺，1983）。

1）一側耳刺激で見られる現象

　聴覚無視 auditory neglect(AN)：一側耳（通常は左耳）への音刺激に反応しない現象。この用語を**聴覚消去 auditory extinction (AE)**をも含めて用いている研究者（Heilmanら，1972）もいるので注意を要する。Damasioら（1980）は，左前頭葉病変によるANを3例報告している。また，De Renziら（1989）は，責任病巣を右頭頂葉と視床とし，ANとAEやvisual neglectの出現関連性を検討し，否定的な見解を述べている。

　聴覚転位 auditory allesthesia(alloacusis)：一側耳（通常は左耳）へ音刺激が与えられたのに，あたかも反対側の耳（右耳）に音刺激が与えられたように感じる現象（Kochら，1935）。

　auditory synesthesia：一側耳（通常は左耳）だけに音刺激が与えられているのに両耳に音刺激が与えられたように感じる現象（Diamondら，1965）。

2）両耳同時刺激で見られる現象

　聴覚消去 auditory extinction (AE)：それぞれの一側耳刺激であれば，どちら側で音がしたかを正答できるのに，両耳同時刺激では一側耳（通常は右耳）だけで音がしたと答え，もう一方の耳（左耳）への刺激が消去される現象で，Oppenheim（1885）により失語症例で初めてを記載されている。右半球障害で半側空間無視を示す患者でよくみられ，片側性脳卒中患者の初期には約50％にみられるという報告（De Renziら，1984）もある。左半球障害で半側空間無視症状を伴わない報告も少数であるがみられている。

　刺激音は，以前は時計音，指スナップ音などの非言語音であったが，DLTがおこなわれるようになると，言語刺激によるAE現象が報告されるようになった。Tanabeら（1986）は非言語刺激でAEを示す場合と，言語刺激でのみ示す場合とでは，その発生機序が異なると考えている。責任病巣は，持続性のAEでは右半球病変，特に頭頂葉と側頭葉損傷とみられている（田辺ら，1981，1982；De Renziら，1984）。また，視床の限局性病変（Watsonら，1979，1981；De Renziら，1989），皮質下特に線状体黒質メカニズムの病変（Ferroら，1987）も報告されている。Castro-Caldasら（1984）は，言語刺激のDLTで一過性AEを示したものは，X線CTでHeschel回またはgeniclo-temporal路の損傷がなく，側脳室前角の側方の皮質下損傷を示すと述べている。

　Sparksら（1968），Milnerら（1968），Springerら（1975），Geffenら（1980），Junら（1985）

は脳梁切断例で，Alexander ら（1988）は脳梁体部最後部出血巣の一症例（partial callosal disconnection syndrome）で言語刺激による AE を報告している。しかし，脳梁膨大部の完全切断例でも出現しなかった症例もある（Damasio ら，1980）。また，左半球損傷で左耳の言語刺激による AE が生じる paradoxical ipsilateral extinction 現象も報告されている（Spark ら，1970；Damasio ら，1979）。

言語刺激による AE の発生機序は，左耳から劣勢な同側性経路を経て左半球（言語脳）に達する input が，右耳から優勢な交差性経路を経て左半球に達する input により抑制（suppress）され，左耳から右半球に達し脳梁を介して左半球に達する経路が断たれる（disconect）ため生じるという，suppression＋disconection theory が考えられている（田辺ら，1981）。

一側性聴覚皮質領域の損傷は，DLT では反対側の著明な AE を生じ，また聴覚誘発電位テスト auditory evoked potential test では，同側の電位の減少または消失が起きる。これを hemianopsia や hemianesthesia と同様な感覚障害と考えて，Michel（1973）は hemianacousia という名称を提唱している。本邦では，広瀬ら（1986）の報告がある。

auditory obscuration（graded extinction）：両耳同時刺激で両耳とも音は聞えるが，一側耳（通常は左耳）への音が，一側耳刺激の時と比べ非常に小さく聴こえるという現象（Bender ら，1965；西川ら，1982；田辺ら，1982）で，AE とは連続的な現象である。

auditory（contralateral）displacement：両耳同時刺激しても一側耳（通常は右耳）でしか聴こえないという現象（Bender ら，1948；Shapiro ら，1948；Diamond ら，1965；西川ら，1982）。

cross-modal extinction（CME）：modality が異なる刺激の組合せ（例えば，左手への触覚刺激と右耳への音刺激）で，病変と反対側への刺激（左手への触覚刺激）が消去される現象（Bender，1965；Diamond ら1965）。

transmodal displacement：CME と同じ刺激で，左手への触覚刺激が知覚されないかわりに両耳で音がしたと感じる現象（Bender，1965；Diamond ら1965）。触覚刺激が音刺激に変わったという意味で transmodal という言葉が用いられる。

binaural extinction：一側刺激では正しく答えられるのに両側同時刺激の際，両耳への刺激がともに消去される現象（Diamond ら，1965）。

以上の述べた現象の発生仮説としては，attention theory をはじめ種々の仮説が考えられている（Bender，1952；Heilman，1979）。田辺（1983）は，Pötzl（1943，1946），Seitelberger（1951），Heilman（1979）らの考えを参考にして，neglect から allesthesia を経て extinction へ移行する仮説を提唱しているが，反論もある（De Renzi ら，1989）。

impairment of sound localization：両耳による方向認知（方向感）は，両耳に入る音の強さの差と，両耳に音が入る時間のずれにより決定される。方向感検査はスピーカーを使用する方法と，レシーバーを両耳に装着する検査法とがあり，前者は外界にある音源の方向と外界に認知した音像とのずれを検査し，後者は頭蓋内での音像の偏奇を検査するものである。スピーカ

一を使用した場合の外界の音像を localization，レシーバーを使用する場合の頭の中にできた音像の側方への偏奇を lateralisation と呼び（設楽，1966），前者の障害は，病変と反対側に現れ（Klington ら，1966；Sanchez-Longo ら，1957, 1958），側頭葉との関連が大であり（Sanchez-Longo ら，1957, 1958），病変側としては右半球病変でより著明である（堀内，1981；Shankweiler, 1961）とする報告が多いが，反論もある（Walsh, 1957）。

　進藤ら（1981）は，聴空間を，音を聞く時その音源体の方向や距離などを聴覚を通じて成立する空間を定義して，聴空間認知テストを試作し，正常児について検討している。

文　献

1) Albert ML, Goldblum MC, Hécaen H, Benson DF：Mechanism of auditory comprehension, II. Cerebral dominance. Trans Am Neurol Assoc 96：132-135, 1971.
2) Albert ML, Sparks R, von Stockert T, Sax D：A case study of auditory agnosia；Linguistic and nonlinguistic processing. Cortex 8：427-433, 1972.
3) Albert ML, Bear D：Time to understand；A case study of word deafness with reference to the role of time in auditory comprehension. Brain 97：373-384, 1974.
4) Alexander MP, Warren RL：Localization of callosal auditory pathways；A CT case study. Neurology 38；802-804, 1988.
5) Anton G：Über die Selbstwahrnehmung der Herderkrankungen des Gehirns durch den Kranken bei Rindenblindheit und Rindentaubheit. Arch Psychiat 32：86-127, 1899.
6) Auerbach SH, Allard T, Naeser M, et al：Pure word deafness；Analysis of a case with bilateral lesions and a defect at the prephonemic level. Brain 105：271-300, 1982.
7) Barbizet J, Duizabo P, Enos G, et al：Reconnaissance de messages sonores；Druits familiers et air musicuax familiers lors de lésion cérébrales unilatérales. Rev Neurol 21：624-630, 1969.
8) Bauer RM, Rubens AB：Agnosia. In Clinical Neuropsychology 2 ed, ed by Heilman KM, Valenstein E Oxford Uni Press, New York, 1985, pp. 187-241.
9) Bender MB, Wortis SB, Cramer J：Organic mental syndrome with phenomena of exinction and allesthesia. Arch Neurol Psychiatr 59：273-291, 1948.
10) Bender MB：Disorders in Perception. Charles C Thomas, Springfield, 1952.
11) Bender MB, Diamond S：An analysis of auditory perceptual defects with observations on the localization of dysfunction. Brain 88：675-685, 1965.
12) Benton AL：The amusia. In Music and Brain, ed by Critchley M, Henson RA. William Heinemann Medical Books, London, 1977.
13) Bever TG, Chiarello RJ：Cerebral dominance in musicians and non-musicians. Science 185；537-539, 1974.
14) Bishop DVM：Age of onset and outcome in acquired aphasia with convulsive disorder (Landau-Kleffner syndrome). Develop Med Child Neurol 27：705-712, 1985.
15) Bogen JE, Gordon HW：Musical tests for functional localization with intracarotid amobarbital. Nature 230；524-525, 1971.
16) Brain SirR：Speech Disorders. Butterworths, London, 1962.
17) Buchman AS, Garron DC, Trost-Cardamone JE, et al：Word deafness；One hundred years later. J Neurol Neurosurg Psychiatr 49：489-499, 1986.

18) Buchtel HA, Sfewart JD : Auditory agnosia ; Apperceptive or associative disorder ?. Brain Lang 37 : 12-25, 1989.
19) Carmon A, Nachshon I : Ear asymmetry in perception of emotional and non-verbalstimuli. Acta Psychol 37 : 351-357, 1973.
20) Castro-Caldas A, Guerreiro M, Confraria A : Transient and persistent right ear extinction in dichotic listening ; Subcortical lesions. Neurology 34 : 1418-1422, 1984.
21) Chocholle R, Chedru F, Botte MC, et al : Etude psychoacoustique d'un cas de "surdité corticlé". Neuropsychologia 13 : 163-172, 1975.
22) Coslett HB, Brashear HR, Heilman KM : Pure word deafness after bilateral primary auditory cortex infarcts. Neurology 34 : 347-352, 1984.
23) Curry FKW : A comparison of left-handed and right-handed subjects on verbal and non-verbal dichotic listening tasks. Cortex 3 : 343-352, 1967.
24) Damasio H, Damasio AR : "Paradoxic" ear extinction in dichotic listening ; Possible amatomic significance. Neurology 29 ; 644-653, 1979.
25) Damasio AR, Damasio H, Chang Chui H : Neglect following damage to frontal lobe or basal ganglia. Neuropsychologia 18 : 123-132, 1980.
26) Denes G, Semenza C : Auditory modality-specific anomia ; Evidence from a case of pure word deafness. Cortex 11 : 401-411, 1975.
27) De Renzi E, Gentilini M, Pattacini F : Auditory extinction following hemisphere damage. Neuropsychologia 22 ; 733-744, 1984.
28) De Renzi E, Gentilini M, Barbieri C : Auditory neglect. J. Neurol. Neurosurg. Psychiatr. 52 ; 613-617, 1989.
29) Diamond SP, Bender MB : On auditiry extinction and alloacusis. Trans Am Neurol Assoc 90 : 154-157, 1965.
30) Diamond H, Damasio AR : "Paradoxic"ear extinction in dichotic listening ; Possible anatomic significance. Neurology 29 : 644-653, 1979.
31) Diamond AR, Chahg Chui H, Corbett J, Kassel N : Posterior callosal section in a non-epileptic patient. J Neurol Neurosurg Psychiatr 43 : 351-356, 1980.
32) Eustache F, Lechevalier B, Viader F, Lambert J : Identification and discrimination disorders in auditory perception ; A report on two cases. Neuropsychologia. 28 ; 257-270, 1990.
33) Faglioni P, Spinnler H, Vignolo LA : Contrasting behavor of right and left hemisphere-damaged patients on a discriminative and semantic task of auditory recognition. Cortex 5 ; 366-389, 1969.
34) Ferro JM, Kertesz A, Black SE : Subcortical neglect ; Quantitation anatomy, and recovery. Neurology 37 : 1487-1492, 1987.
35) Fujii T, Fukatsu R, Watabe S, et al : Auditory sound agnosia without aphasia following a right temporal lobe lesion. Cortex 26 ; 263-268, 1990.
36) Gascon G, Victor D, Lombroso C, Goodglass D : Language disorder, convulsive disorder, and electroencephalographic abnormalities. Arch Neurol 28 : 156-162, 1973.
37) Gate A, Bradshaw Jl : The role of the cerebral hemispheres in music. Brain Lang 4 : 403-431, 1977.
38) Geffen G, Walsh A, Simpson D, Jeeves M : Comparison of the effects of transcortical and transcallosal removal of intraventicular tumours. Brain 103 : 773-788, 1980.
39) Geschwind N : Disoconnexion syndromes in animals and man. Brain 88 : 237-294, 585-644, 1965.
40) Goldstein MN : Auditory agnosia for speech ("pure word deafness") : A historical review with current implications. Brain Lang 1 : 195-204, 1974.
41) Gordon HW : Hemipheric asymmetries in the perception of musical chords. Cortex 6 : 387-398,

1970.
42) Gordon H W : Left hemisphere dominance for rhythmic elements in dichotically-presented melodies. Cortex 14 ; 58-70, 1978.
43) Hamanaka T, Asano K, Morimura S, Seko K : Ein Fall von reiner Worttaubheit ohne akustische Agnosie. Stud Phonolog 14 : 16-24, 1980.
44) Hécaen H, Albert ML : Human Neuropsychology. Jone Wiley & Sons, New York, 1978. （アンリ・エアカン，マーチン・アルバート著，安田一郎訳：神経心理学上，下．青土社，東京，1983.）
45) Heilman KM, Valenstein E : Auditory neglect in man. Arch Neurol 26 : 32-35, 1972.
46) Heilman KM, Scholes R, Watson RT : Auditory affective Agnosia ; Disturbed comprehension of affective speech. J Neurol Neurosurg Psychiatr 38 : 69-72, 1975.
47) Heilman KM : Neglect and related disorders. In Clinical Neulopsychology ,ed by Heilman KM, Valenstein E , Oxford University Press, New York 1979.
48) Henschen SE : Klinische und anatomische Beiträge zur Pathologie des Gehirns. Nordiska Bockhandeln, Stockholm, 1920-1922.
49) Henschen SE, Schaller WF : Clinical and anatomical contributions on brain pathology. Arch Neurol Psychiat 13 : 226-249, 1925.
50) Jerger J, Weikers N, Sharbrough F, Jerger S : Bilateral lesions of the temporal lobe ; A case study. Acta Oto-Laryngol (Suppl) 258 : 1-51, 1969.
51) Johnson P R. : Dichotically-stimulated ear differences in musicians and non musicians. Cortex 13 ; 385-389, 1977.
52) Jun CL, Nutik SL : Surgical approaches to intraventicular meningiomas of the trigone. Neurosurgery 16 : 416-420, 1985.
53) Kallmann HJ, Corballis MC : Ear asymmetry in reaction time to musical sounds. Perception & Psychophysics 17 : 368-370, 1975.
54) Kanshepolsky J, Kelley JJ, Waggener JD : A cortical auditory disorder ; Clinical, audiologic and pathologic aspects. Neurology 23 : 699-705, 1973.
55) Kanter SL, Day AL, Heilman KM, et al : Pure word deafness ; A possible explanation of transient deterioration after extracranial-intracranial bypass grafting. Neurosurgery 18 : 186-189, 1986.
56) Karlin IW : Congenital verbal-auditory agnosia (word deafness). Pediat 7 : 60-68, 1951.
57) Karlin IW : Aphasia in children. Am J Dis Child 87 : 752-767, 1954.
58) Kimura D : Left-right differences in the perception of melodies. Q J Exp Psychol 14 ; 355-358, 1964.
59) Kimura D : Functionary asymmetry of the brain in dichotic listening. Cortex 3 ; 163-178, 1967.
60) Kleist K : Gehirnpathologische und lokalisatorische Ergebnisse über Hörstörungen, Geräuschtaubheiten und Amusien. Mschr Psychiat Neurol 68 : 853-860, 1928.
61) Klington GH, Bontecou DC : Localization in auditory space. Neyrology 16 : 879, 1966.
62) Koch J, von Stockert FG : Störungen des Körpershemas und ihre projection die Aussenwelt,mit besonder Berücksichtigung der akustischen Allästhesie. Klin Wschr 14(I) : 746-748, 1935.
63) Kreiman J, Van Lancker DR : Hemispheric specialization for voice recognition ; Evidence from dichotic listening. Brain Lang 34 ; 246-252, 1988.
64) Landau WU, Kleffner FR : Syndrome of acquired aphasia with convulsive disorder in children. Neurology 7 : 523-530, 1957.
65) Le Gros Clark WE, Russell WR : Cortical deafness without aphasia. Brain 61 : 375-383, 1938.
66) Lhermitte F, Chain F, Escourolle R, et al : Etude des troubles perceptifs auditifs dans les lesions temporales bilatérales. Rev Neurol 124 : 329-351, 1971.
67) Liepman H, Storch E : Der mikroskopische Gehirnbefund bei dem Fall Gorstelle. Mschr Psychiat

Neurol 11：115-120，1902.（平野正治訳：症例ゴルステルの顕微鏡的所見．神経心理学の源流　失語編　上，秋元波留夫，他編，創造出版，東京，1982, pp. 303-308.）
68) Locke S, Keller L：Categorical perception in a non-linguistic mode. Cortex 9：355-369, 1973.
69) Maguet P, Hirsch E, Dive D, et al：Cerebral glucose utilization during sleep in Landau-Kleffner syndrome；A PET study. Epilepsia 31：778-783, 1990.
70) Michel F, Peronnet F, Labourel D, Martin M：Confrontation entre les données du test d'écoute dichotique et les données de l'enregistrement des potentiels évoqués acoustiques dans divers cas d'aphasie. Rev Neurol 129：295-296, 1973.
71) Milner B：Laterality effects in audition. In Interhemispheric Relations and Cerebral Dominance, ed by Mountcastle VB, Johnes Hopkins University Press, Baltimore, 1962, pp. 177-195.
72) Milner B, Taylor L, Sperry R：Lateralized supression of dichotically presented digits after commussural section in man. Sceience 161：184-185, 1968.
73) Nielsen JM, Sult CWJr：Agnosias and the body scheme；Five clinical cases. Bull Los Angeles Neurol Soc 4；69-76, 1939.
74) Peretz I, Morais, J.：Modes of processing melodies and ear asymmetry in non-musicians. Neuropsychologia 18；477-489, 1980.
75) Peretz I：Shifting ear differnces in melody comparison transposition. Cortex 23；317-323, 1987-A.
76) Peretz I, Morais J：Analytic processing in the classification of melodies as same or different. Neuropsychologia 25；645-652, 1987-B.
77) Pötzl O：Bemerkungen zum Problem der kortikalen Vorgänge bei der akustischen Wahrnehmung. Monatsschr Ohrenheilk 77：422-430, 1943.
78) Pötzl O：Die Pathophysiologie der thalamishh bedingten Hörstörung. Mschr Ohren heilk 79/80：28, 1946.
79) Praamstra P, Hagoort P, Maassen B, Crul T：Word deafness and auditory cortical function；A case history and hypothesis. Brain 114：1197-1225, 1991.
80) Rapcsak SZ, Kentros M, Rubens AB：Impaired recognition of meaningful sounds in Alzheimer's disease. Arch Neurol 46：1298-1300, 1989.
81) Rapin I, Mattis S, Rowan AJ. Golden GG：Verbal auditory agnosia in children. Dev Med Child Neurol 19：192-207, 1977.
82) Robinson GM, Salomon DJ：Rhythm is processed by the speech hemisphere. J Exp Psychol. 102；508-511, 1974.
83) Ross ED：The aprosodias；Functional-anatomic organization of the affective components of language in the right hemisphere. Arch Neurol 38；561-569, 1981.
84) Ross ED：To the editor. Neurology 35：442, 1985.
85) Saffran EB, Martin OSM, Yeni-Komshian GH：An analysis of speech perception in word deafness. Brain Lang 3：255-256, 1976.
86) Sanchez-Longo LP, Foster FM, Auth TL：A clinical test for sound localization and its applications. Neurology 7：655-663, 1957.
87) Sanchez-Longo LP, Foster FM：Cinical significance of impairment of sound localization. Neurology 8：119-125, 1958.
88) Seiterberger F：Ein anatomisch untersuchter Fall von akustischer Allasthesie. Wien Z Nervenheilk 4：411, 1951.
89) Shankweiler DP：Performance of brain-damaged patients on two tests of sound localization. J Comp Physiol Psychol 54：375-138, 1961.
90) Shankweiler DP：Effects of temporal lobe damage on perception of dichotically-presented

melodies. J Comp Physiol Psychol 62 ; 115-119, 1966.
91) Shapiro MF, Teuber HL, Bender MB : Disturbance of body image and allesthesia. J Nerv Ment Dis 108 : 253-259, 1948.
92) Sidis JJ, Bryden MP : Asymmetrical perception of language and music ; Evidence for independent processing strategies. Neuropsychologia 16 : 627-632, 1978.
93) Sparks R, Geschwind N : Dichotic listening in man after section of the neocortical commissures. Cortex 4 ; 3-16, 1968.
94) Sparks R, Goodglass H, Nickel B : Ipsilateral versus contralateral extinction in dichotic listening resoluting from hemishere lesions. Cortex 6 : 249-260, 1970.
95) Spellacy F : Lateral preferences in the identification of patterned stimuli. J Acoust Soc Am 47 : 574-578, 1970.
96) Spinnler H, Vignolo LA : Impaired recognition of meaningful sounds in aphasia. Cortex 2 ; 337-348, 1966.
97) Spreen O, Benton AL, Fincham RW : Auditory agnosia without aphasia. Arch Neurol 13 : 84-92, 1965.
98) Springer SP, Gazzaniga MS : Dichotic testing of partial and complete split brain subjects. Neuropsychologia 13 : 341-346, 1975.
99) Tanabe H, Nishikawa T, Okuda J, Shiraishi J : Auditory extinction to nonverbal and verbal stimuli. Acta. Neurol. Scand. 73 ; 173-179, 1986.
100) Tanaka Y, Yamadori A, Mori E : Pure word deafness following bilateral lesions ; A psychophysical analysis. Brain 110 : 381-403, 1987.
101) Tanaka Y, Kamo T, Yoshida M, Yamadori A : 'So-called'cortical deafness ; Clinical, neurophysiological and radiological observations. Brain 114 : 2385-2401, 1991.
102) Tucker DM, Watoson RT, Heilman KM : Discrimination and evocation of affectively intoned speech in patients with right parietal disease. Neurology 27 : 947-950, 1977.
103) Ulrich G : Interhemispheric functional relationships in auditory agnosia ; An a nalysis of the preconditions and a conceptual model. Brain Lang 5 : 286-300, 1978.
104) Ustvedt HI : Über die Untersuchung der musikalischen Funktionen bei Patienten mit Gehirnleiden, besonders bei Patienten mit Aphasie. Acta Med Scand (Suppl) 86 : 1-186, 1937.
105) Van Lancker DR, Cummings J, Kreiman J, Dobkin BH : Phonagnosia ; A dissociation between familiar and unfamiliar voices. Cortex 24 ; 195-209, 1988.
106) Van Lancker DR, Kreiman J, Cummings J : Voice perception deficits ; Neuroanatomical correlates of phonoagnosia. J Clin Exp Neurol 11 : 665-674, 1989.
107) In Contributions to Clinical Neuropsychology, ed by Benton AL, Aldine Pub, Chicago, 1969, pp. 172-231.
108) Walsh EG : An investigation of sound localizaton in patients with neurological abnormalities. Brain 80 : 222-50, 1957.
109) Watson RT, Heilman KM : Thalamic neglect. Neurology 29 : 690-694, 1979.
110) Watson RT, Valenstein E, Heilman KM : Thalamic neglect ; Possible role of the medial thalamus and nucleus reticularis in behavior. Arch Neurol 38 : 501-506, 1981.
111) Wertheim N : The amusias. In : Handbook of Clinical Neurology, Vol 4, ed by Vinken DJ, Bruyn GW, North-Holland, Amsterdam, 1969, pp. 195-206.
112) Wolferman A : Congenital auditory agnosia. Arch Otolaryng 62 : 509-514, 1955.
113) Worster-Drought C, Allen IM : Congenital auditory imperception (congenital word deafness). J Neurol Psychopath 10 : 193, 1930.
114) Worster-Drought C : An unusual form of acquired aphasia in children. Develop Med Child Neurol

13 : 563-571, 1971.
115) Wortis SB, Pfeffer AZ : Unilateral auditory-spatial agnosia. J Nerv Ment Dis 108 ; 181-186, 1948.
116) Yaqub BA, Gascon GG, Alnosha M, Whitaker H : Pure word deafness (aquired verbal auditory agnosia)in an arabic speaking patient. Brain 111 : 457-466, 1988.
117) 橋本佳子, 進藤美津子, 田中美郷：環境音認知テストの検討. 失語症研究 9 ;227-236, 1989
118) 平野正治：「所謂」皮質聾について. 精神経誌 75：94-138, 1973
119) 平野正治：「所謂」皮質聾の剖検所見；その概念と臨床機能検査の再検討をも含めて（抄）. 臨床神経16: 962, 1976
120) 平野正治：純粋語聾について. 神経心理学の源流 失語編 上, 秋元波留夫, 他編. 創造出版, 東京, 1982, pp.308-329.
121) 平野正治：「Cortical Deafness」とは何か――文献的考察――. 精神医学 25：337-343, 1983
122) 広瀬棟彦, 奥田純一郎, 田辺敬貴, 他：聴覚性 extinction を呈する一症例の大脳誘発電位による検討 臨床脳波 28：703-709, 1986.
123) 北条 敬 渡辺俊三 田崎博一 佐藤時治郎：音楽についての Dichotic listening test――高校吹奏楽部生徒における検討――. 脳神経 32；1031-1038, 1980.
124) 堀内和之：片麻痺例の聴覚障害の特徴. 脳と聴覚障害, 太田文彦編. 篠原出版, 東京, 1981, pp.23-37
125) 池村義明：純粋語聾研究の発展. 精神医学 25：351-361, 1983
126) 加我君孝, 田中美郷：小児の聴覚失認の問題点. 精神医学 25：407-411, 1983
127) 加我君孝, 進藤美津子, 杉下守弘：聴覚伝導路の損傷と語音および環境音の認知. 電子通信学会技術研究報告 86：86-99, 1987
128) 北原孝雄, 早川巧, 神田直, 田崎義昭：脳出血による皮質下聾の1例. 脳卒中 1：360-364, 林79.
129) 小林逸郎, 杉下守弘, 東儀英夫, 他：皮質聾 (cortical deafness) の1症例. 臨床神経 17：361-366, 1977.
130) 倉知正佳, 鈴木重忠, 能登谷晶子, 山口成良：Auditory Sound Agnosia はあり得るか 精神医学 25：373-380, 1983.
131) 黒丸正四郎, 岡田幸夫, 花田雅憲, 他：先天性語聾およびその周辺領域. 小児診療 25：850-852, 1962.
132) 村井靖児：感覚性失音楽症とは何か. 精神医学 25：389-393, 1983.
133) 永渕正昭, 飯沼一宇, 山本克哉, 他：Diazepam で改善した小児の純粋語聾. 神経心理学 3 ; 98-107, 1987.
134) 長嶋達也, 田平武, 辻貞俊, 他：皮質聾を伴った多発性硬化症の1例. 臨床神経 19：616-622, 1979
135) 西川隆, 田伏薫, 田辺敬貴, 他：聴覚性認知障害における temporal oder discrimination の検討. 臨床神経 22：181, 1982.
136) 西川隆, 田伏薫, 奥田純一郎, 他：皮質聾の一症例――聴覚認知の能動的側面に関連して――. 失語症研究 3 ; 473-486, 1983.
137) 能登谷昌子, 鈴木重忠, 古川佋, 他：Landau-kleffner 症候群の2例. 失語症研究 9：1-8, 1989.
138) 能登谷昌子, 鈴木重忠, 古川佋, 榎戸秀昭：1純粋語聾例の語音弁別障害の長期経過. 神経心理学 7：187-193, 1991
139) 大橋博司：臨床脳病理学. 医学書院, 東京, 1965, pp.333-336
140) 進藤美津子, 田中美郷：聴空間認知テスト――正常児についての検討. 失語症研究 1：21-27, 1981
141) 進藤美津子, 加我君孝, 田中美郷, 他：小児語聾の一症例――聴覚認知の解離の回復過程――. 脳神経 35：1177-1183, 1983.
142) 進藤美津子, 加我君孝, 田中美郷：脳と音楽テスト――. その歴史とテストの種類―― 日本音響学会聴覚研究会資料 pp.753-760, 1984.
143) 進藤美津子：脳と音楽. 聴能言語学研究 6：1-11, 1989.
144) 設楽哲也：方向感検査法および一側歪語音検査法による感音性難聴の細別診断. 日耳鼻（補冊69）3：

51-69, 1966.
145) 杉下守弘, 溝渕真人, 高須成美, 他:脳血管刺激による一過性皮質聾の1例. 臨床神経 18：441, 1987.
146) 鈴木重忠, 能登谷昌子：小児の純粋語聾の1例. 音声言語医学 19：164-173, 1978.
147) 田辺敬貴, 西川 隆, 奥田純一郎, 他：右側頭・頭頂葉に梗塞巣を有する1症例の auditory extinction に関する検討. 神経内科 14；468-471, 1981.
148) 田辺敬貴, 西川 隆, 奥田純一郎, 他：Auditory extinction の発見に関する神経心理額的検討――右側頭・頭頂葉病変を有する1症例について――. 精神経誌 84；424-438, 1982.
149) 田辺敬貴：Akustische Allasthesie と聴空間認知障害. 精神医学 25：395-405, 1983.
150) 田中美郷：聴覚失認――その周辺も含めて――. 精神科 Mook No.1 失語・失行・失認, 大橋博司編. 金原出版, 東京, 1982, pp.92-103.
151) 田崎博一, 渡辺俊三, 北条 敬, 佐藤時治郎：音楽についての dichotic listening test――小学校女子合唱部児童における検討――. 脳神経 35：611-618, 1983.
152) 鶴岡はつ, 新井弘之, 桑名明治, 相馬博志：左大脳半球の広範な脳梗塞によって皮質聾をきたした一症例. 臨床神経 20：735-741, 1980.
153) 渡辺俊三, 北篠敬, 田崎博一, 佐藤時治郎：音楽と神経心理学――第2回――. 精神医学 27：6-14, 1983.
154) 八島祐子, 小野常夫, 石下恭子, 他："てんかん・失語"――語聾の2症例について――. 脳と発達 14：37-43, 1982.
155) 八島祐子, 石下恭子：小児の聴覚失認. 精神医学 25：413-418, 1983.

B 失音楽

S. スーク，H. バリュック：
ピアノ教師における（失語症を伴った）失音楽症の一剖検例

A. Souques, H. Baruk：Autopsie d'un cas d'amusie (avec aphasie) chez un proffesseur de piano. Rev. Neurol., 37：545-556, 1930.

渡辺俊三・小泉　明・津島孝仁・山本　正 訳

まえがき

　医学文献を見渡しても，そこには，失音楽症に関する明らかな報告例がないことに驚かされる。音楽言語の諸障害は，失語症障害と合併することがしばしばであるにもかかわらず，これに関してたんねんに研究が行われることはあまりなされないことが一般的である。観察例の大部分は，患者が歌を唄う事ができるか否か，あるいは，せいぜい，患者が楽器を演奏できるか否かということで，事足れりとしているだけに終わっている。また，中には，もう少し詳しく研究している者もあるが，本当のところ，このようなあいまいで不完全な観察に多大な重要性を払うことは難しい。例えば，Brazier は，一男性例を挙げているが，これは，偏頭痛の経過に症状の現れたもので，道を通行中の兵隊達が演奏していたラ・マルセエズを，それと認める事ができなかった。ピアノでそれを弾いてもとくに認知がよいわけではなかった。もう一例もまた，偏頭痛の男性例であった。患者は，発作中，音符を読むことが出来なくなり，分かるものといえば，八分音符や四分音符といったものだけであった。それも患者が，音符を再び見分けることが可能になってからのことである。これらの症例の著者は，以下のようにただ補足しているだけである。「音楽教師の二症例が，私に，音楽に関するあらゆる中枢の機能停止が急激に生じ得る事を示すという事実を教えてくれた」と。観察記録が価値を持つために，それが音楽家の症例であり，かつ，記録する医師もまた音楽家でなければならないということをもし認めるなら，使用し得る文献の少なさの理由もまた理解されよう。

症例

　われわれは，女性ピアノ教師における失音楽症を伴った失語症の一例を観察する機会を持っ

た。われわれは，四年前に，この症例の臨床研究の詳細を発表した。以来，解剖学的検証をも行うことができた。今，われわれには，臨床事実を剖検結果と比較する仕事が残されている。われわれは当論文においては，失音楽とその局在についての問題に関するいくつかの考察について，取り扱うことにする。

　まず，1962年に神経学雑誌（Revue neurologique）に発表した臨床観察例の概要を以下に挙げる。

　言語のあらゆる様式に関連する全体的かつ完全なウェルニッケ失語の患者が，われわれの症例である。失語症の絶対的で重度の障害とは対照的に，以下にわれわれが再録する検査結果が示すように，音楽言語に関しては比較的保持されていたことが証明されていた。

音楽機能の検査（Etudes des fonctions musicales）

　われわれは，当女性患者に，あらゆる音楽機能とピアノを操る技術の程度を知る目的で，一連の検査を施行した。

1）自発的演奏（Exécution spontanée）

　患者をピアノの前に座らせる。患者は，正確にダンスの曲を演奏する。リズムはよく区切られており，連結部は，すばやく演奏され，1，2のミスタッチと多少ぎこちない弾き方が認められるのみである。われわれが，この患者の病前の職業的能力を知っていないことは事実である。患者は，ピアノのレッスンのみで毎日を送っていた。患者がコンセルバトワールの入学試験に備えて教えていた生徒も持っていたことがわれわれに伝わっている。何回となくわれわれはこの検査を繰り返したが，患者は暗譜しているのはこの曲以外にはないように，この同じダンス曲だけ弾いた。曲はちょっと長かったようで，同じ主題を絶えず繰り返した。つまり自発的演奏は，比較的正確である。しかし，貧困であることが特筆される。

2）誘発的演奏（Exécution provoquée）

　患者は，完全語聾を呈しているので，これこれの曲を暗譜で弾くように頼むのは不可能事である。しかし，ピアノを使いながら，いろいろな音階の練習をさせることはできる。患者は，何をすべきかを理解しさえすれば，大部分の音階を長調でも短調でもほぼ正確に演奏することができた。つまり，患者がすみやかに対応する音階を自在に弾くためには，親指を鍵盤の一つの部分にあてがうだけで十分である。例えば，患者の親指をミの音の上に置かせ，音階練習をするように合図すると，ミの短調（ホ短調）を弾く。患者に指示したのはそれではないことを理解させ，ミの長調（ホ長調）を患者の前で演奏する。そうすると，患者はこの音階を自分でも弾いてみせるが，第一オクターブの終わりに指をシャープのドの黒鍵の前に滑らせ，それか

らナチュラルのドを叩くが，これは短調へ転調させることになる。患者はここで短調で上行下行のすべての音を弾く。

　このほかに，患者は音階練習をした後で，患者は対応する関係調を自発的に演奏した。つまり患者は自身で関係調の主音を見つけることは容易であったが，三度音程（tierce）の代わりに，長調の音階の四度音程（quarte），あるいは二度音程（seconde）と取り違える等の間違いが時々あった。シャープとフラットは，しっかりと把握されているのが普通であり，半音下がった音符はいつも正しく演奏された。患者はこのようにして，長調から短調へと大きな間違いをおかすこともなく，自動的にほとんど全鍵盤に指を走らせた。

　その次に，ピアノ教師達が生徒に行うことが習わしになっているようなリズムのある音階（gammes rythmees）を患者に演奏させた。それを，患者は上手に行った。このように患者は，4つの音符の群によって拍子を明確につけながら音階を演奏できた。つまり，患者は，強調されるべき音符に明確にアクセントをつけることができた。

　患者は，三度音程による音階を正確に，またまごつかずに演奏することもできる。しかし，六度音程または九度音程の音階をひくことはできない。例えば，六度の音階を弾くように頼むと，そのたびに患者はあやふやに三度で弾いてしまう。

　まとめとして，職業的自動症の基礎を構成する音程の演奏は総体的に長調，短調の全音調において，良好である。

3）音楽聴取力（Audition musicale）

　当患者におけるこの能力の判定は非常に難しい。しかし，これは著明に変化しているように見える。われわれは，残念ながら，かつて患者が特によく知っていた曲目が何であったかが分からなかった。われわれは「月の光」(Au clair de la lune)，「ラ・マルセエズ」(la Marseillaise)，グノーのファウストの数章など，誰でも知っている曲を患者に弾いてみせた。患者は，それらが分からなかった風で，視線もうつろなままに見えた。何度も患者に「月の光」を弾いてみせ，患者にもピアノでそれを演奏するように指示した。患者にはそれができず，別の曲を演奏したり，しまいには，「月の光」にリズムは近いが，音の誤りのある演奏をする。「ラ・マルセエズ」やわれわれが弾いて聞かせてみた他の曲についても同様である。

　いままでとは逆に，患者に誤った音で何度も音階を弾いてみせたところ，患者は誤りを完全に見つけ，「ちゃんとやりなさいよ」といった非難に満ちた調子でわれわれに注意する程，強く誤りを指摘した。ミの長調（ホ長調）を誤った音で患者に演奏してみせる。すると，患者はそれをみてとり，同じ音階を正確に弾いてくれる。それから，また患者に，ミの関係調であるドの短調（ハ短調）を患者に弾いてみせるかわりに，ドの長調（ハ長調）を弾いてみせる。患者は，不満げで，「それ間違っているわよ」と言う。そのため，短調のドを弾いてみせると今度は納得する。このように，患者は誤った音を見分けるだけでなく，長調や短調の音調をも同定できる。しかしながら，ここで一つの留保事項が浮かぶ。つまり，患者のこの批判力は特に患者

が鍵盤を見ている時に起こるように見える。そして，患者が鍵盤を見ていない時には音の聞き取りが著しく劣る。つまり，音楽聴取力は，総体的には，かなり障害されているように見える。

4）音楽読譜力（Lecture musicale）

音楽の読譜力は，逆に比較的よく保たれている。つまり一語も読めず，字の判読さえできないわれわれの患者でも，クレメンティ（Clementi 伊人）のソナチネを完璧に読み，適度な動きと良好なリズムで非常に正確に演奏することができる。患者はこのようにソナチネのほか（特にラモーのような）チェンバロの作曲家達の曲を何曲もたやすく読む。逆に，J. S. バッハの平均律の前奏曲をすぐに演奏することはだいぶ下手である。つまり，患者は，確かに努力し，前もって音部記号（clef）や拍子記号などに注意している。しかし，患者は問題の前奏曲をともかく演奏するのだが，まるで初心者が自分には難し過ぎる作品を演奏しようとしているように，非常にゆっくりと，またたじろいだ風に演奏する。

ソルフェージュもまた，かなり正確である。患者は音符をキチンと読む（時々誤りもあるが，まれものである）。患者は，シャープやフラットやナチュラルを区別するか，これは，それらがいわゆる臨時記号を構成し，音符に従っている時のみならず，五線紙に属している時にも可能である。つまり，例えば，患者は音部記号とフラット2つの調子記号のついたハイドンの歌をドレミで歌うか，全てのシとミは患者によって，フラットをつけられた形で読みとられる。音響も正しく各音符に対応する音調がとられている。リズムの間違いはない。つまり，患者は付点音符，休止符，四分休符，フェルマータなどに留意している。患者は，ソやファの音を自由に歌うことができる。ラの音を判別できないようにみえるが，このことはピアノにおいては当然のことである。最後に，患者が拍子をとりながらドレミファを歌い，また，書かれた音符を非常に正確に読みとることを指摘したい。

5）音楽写譜能力（Ecriture musicale）

音楽写譜能力もまた，著明に保持されている。患者は，音符を正確に五線紙の上に書くことができる。われわれは，患者にある曲を何行も写譜させた。写譜は，1，2の誤りを除けば正確であるが，この誤りは，注意力の欠如によるものである。逆に，患者は，高音部譜表から低音部譜表へ楽譜を移調することはできなかったが，この課題は難しいことだし，また理解され難いことでもある。

最後に，音楽の書き取りだが，これは可能である。この実行は，非常に複雑なもので，音楽の聴取力と写譜力の両方のことに関わっている。それ故，患者は耳である数の音符を聞き分ける能力があることになる。患者は間違いをおかすことは常であるが，これは，音楽の書き取りのメカニズムの真の障害というよりも，音符中毒（intoxication par la note）に帰因するもののように見える。

患者は，1927年に死亡した。剖検時，左半球にほとんど左半球側頭葉をおかしている大きな

軟化巣が認められた。組織片から，連続切片が作られた。ここに，切片の重要なものの写真を提示したい。これらの写真は，病巣の部位と広がりを示している。これらには，説明は必要ないであろう。右半球は健常である。

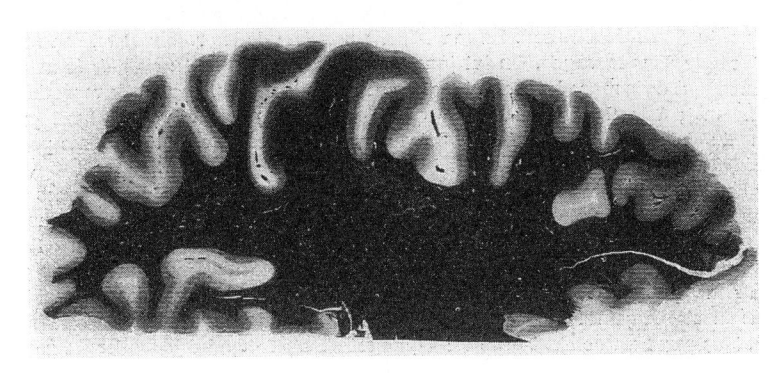

図1

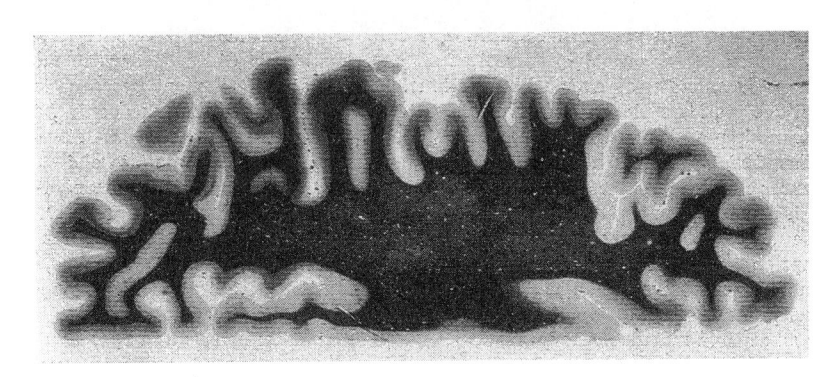

図2

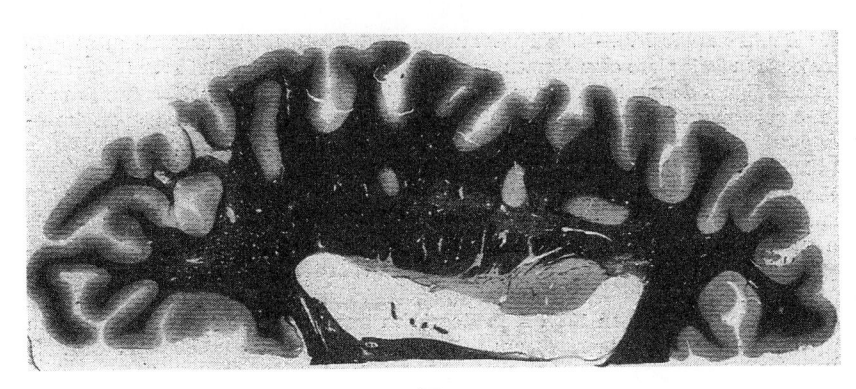

図3

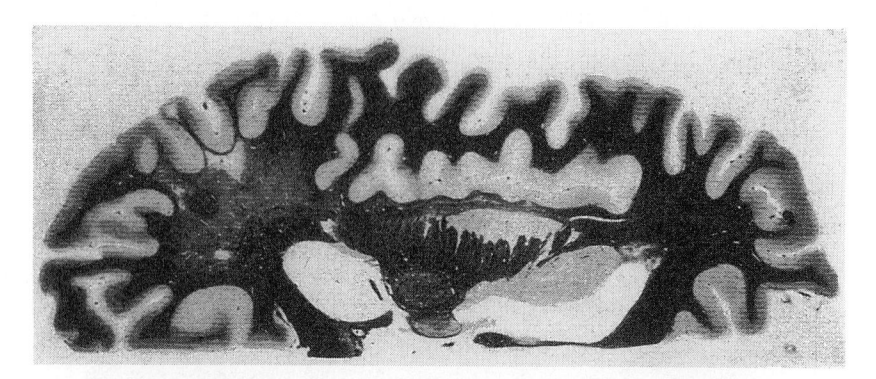

図4 左半球の病巣部位の検討。Pli courbe の部の白質における深い病変の出現。

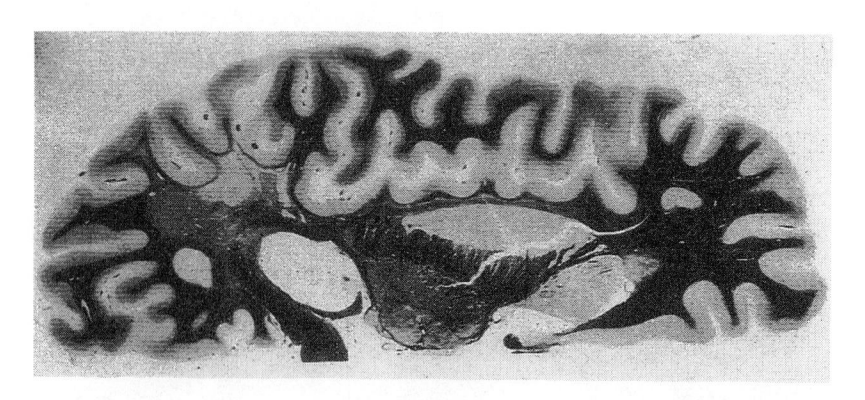

図5

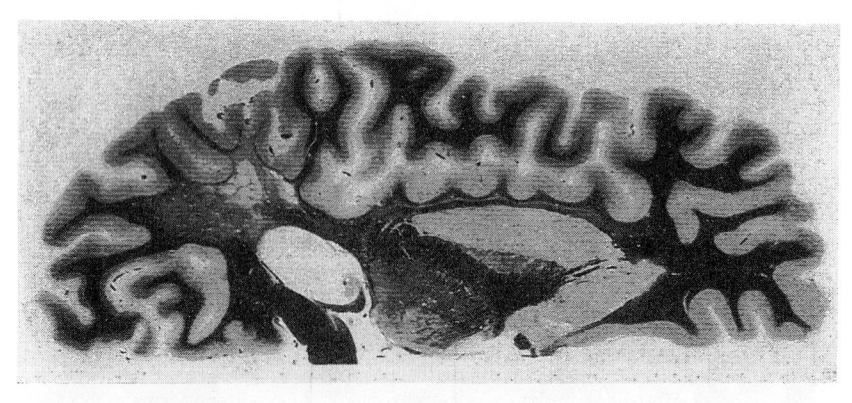

図6

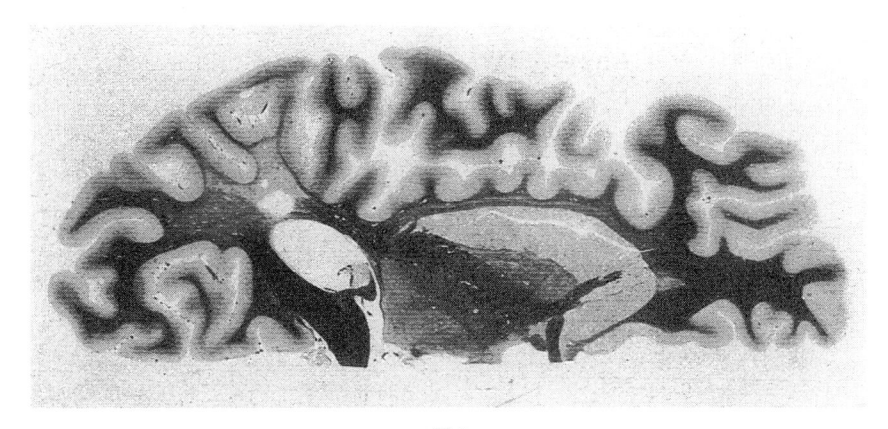

図7

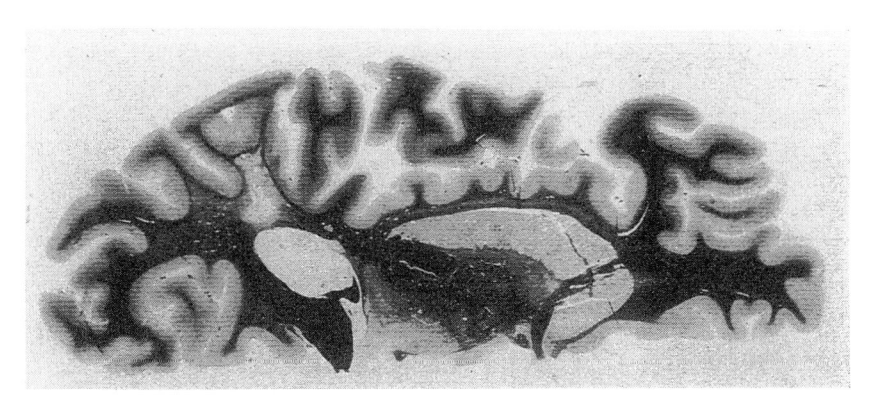

図8

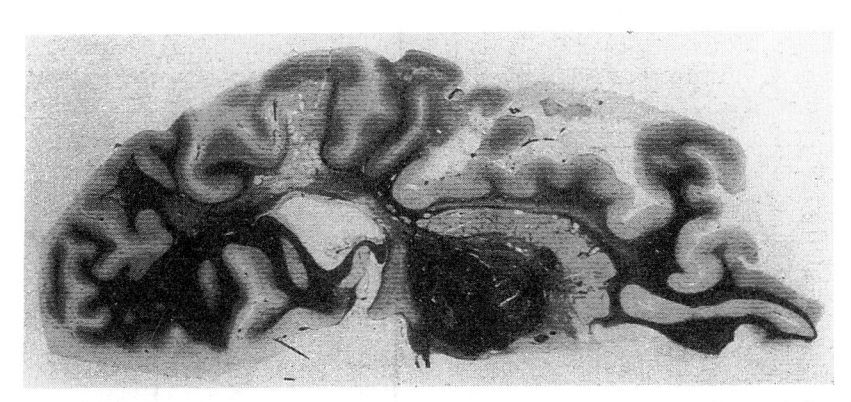

図9 第一側頭回転の損傷。以下の諸図においては，第一，第二側頭回転と第三側頭回転部の後部とが軟化巣によって破壊されている。つまり，写真によって示された限界においては，T1,T2,T3のPli courbeの部分の軟化巣が認められる。

610 失　認

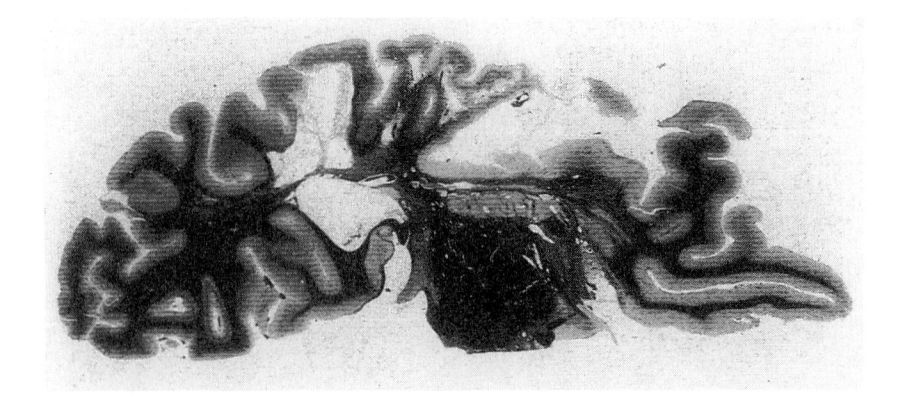

図10

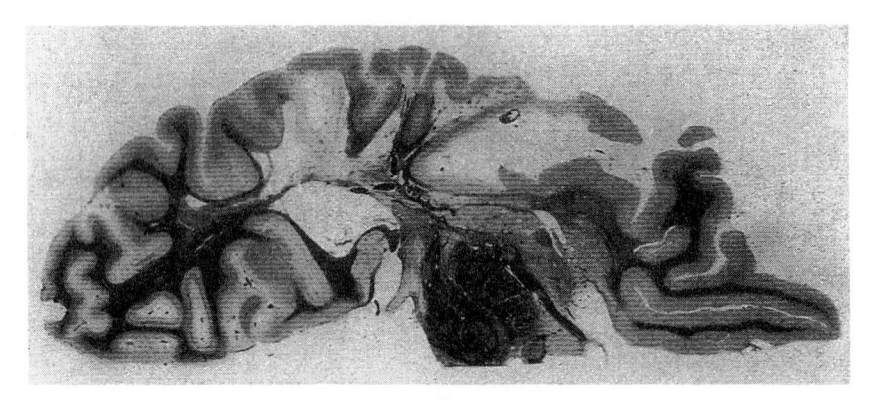

図11

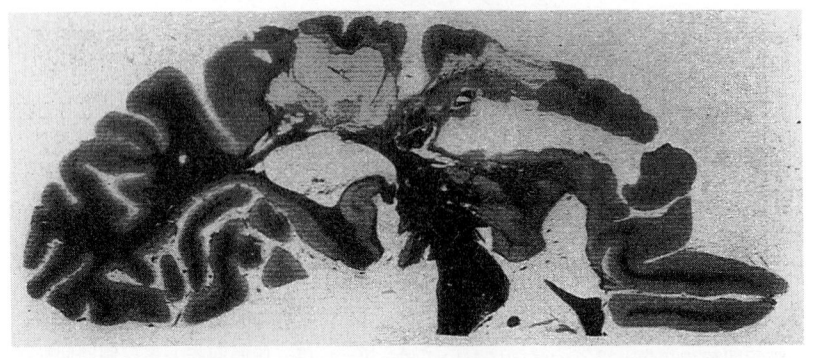

図12

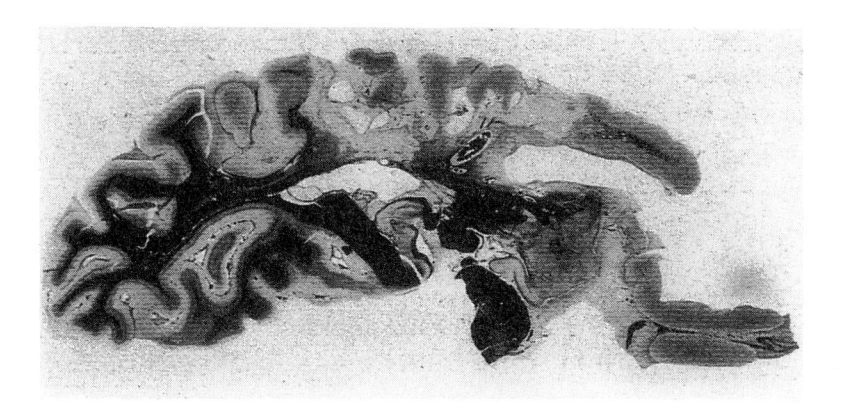

図13

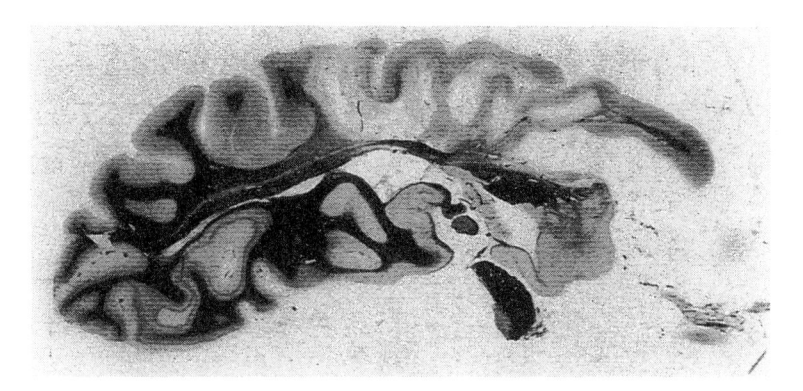

図14

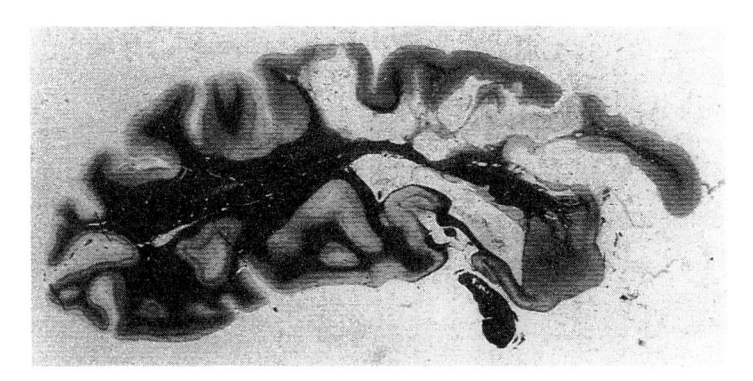

図15

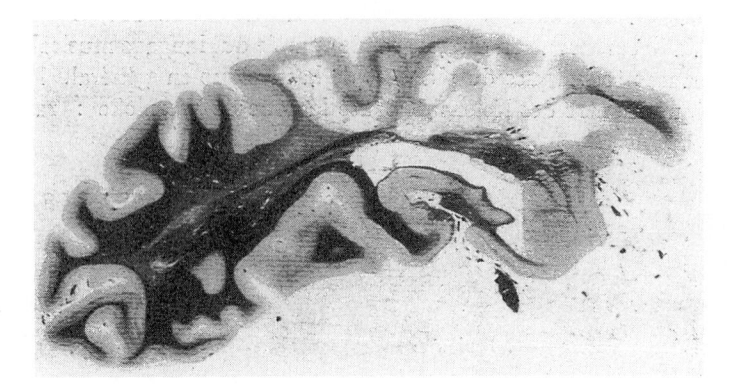

図16

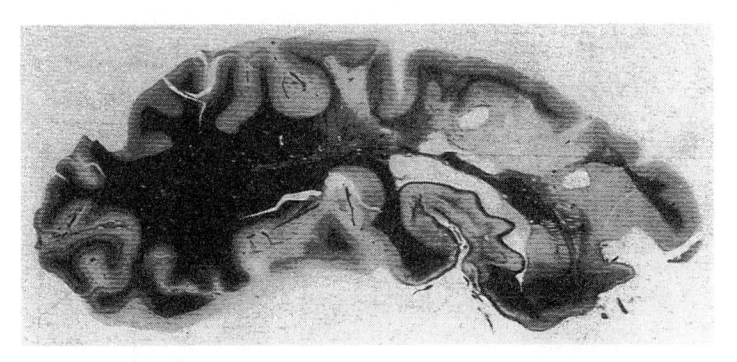

図17

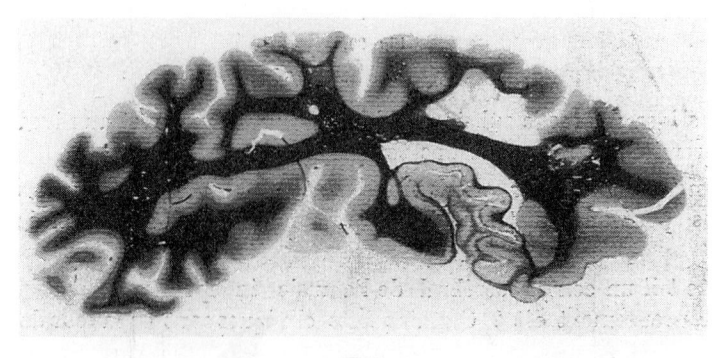

図18

まとめ

　われわれの症例は，明らかに完全な全失語の一例である．通常の言語の深い障害に比べて，この患者においては，音楽言語の大部分とピアノや音楽一般の技術的知識の保存が認められる．解剖学的検索により，全ウェルニッケ領野の病巣が認められる．つまり，pli courbe の白質と左側頭葉の最初の3つの回転部に位置する軟化がそれである．

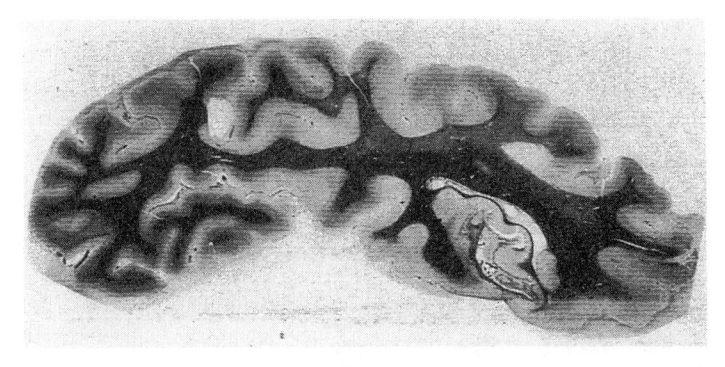

図19

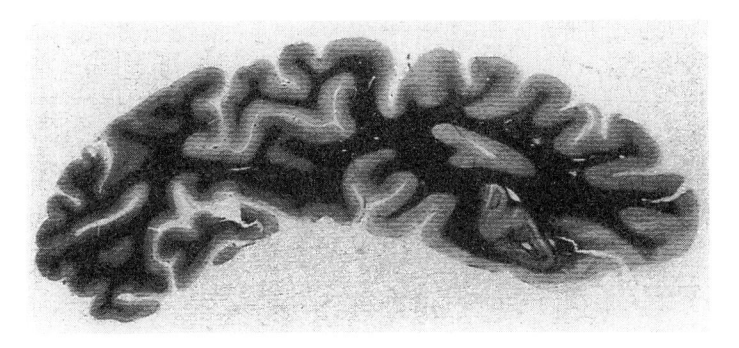

図20

　これらの臨床解剖学的データをどう読んだらよいのか？　そして，失音楽症の局在に関して，そこからどのような結論をひき出せるであろうか？
　いわゆる言語中枢から独立した失音楽症の大脳中枢といったものは存在するのであろうか？いくつかの事実はこの仮説にとって有利なものであるか？　それは音楽言語と通常の言語との間の非常に不均等な障害があることを示す事実である．われわれの観察例においても，これと

同様のことが言えることをわれわれは見てきた。他のいくつかの症例，特に Lamy [原註1)]の症例と，また Nathan [原註2)] によって研究された症例などがこのことに近いと言えよう。これについては，Dupre と Nathann [原註3)] の単行本や Henschen [原註4)] のそれにおいても，いくつかの症例が載っている。症例によっては，通常の言語の方が強く侵されている場合があるし，また，ものによっては，音楽言語の方の障害が強い場合もある。純粋失音楽症の症例があれば，なお一層仮説の証明にはよいのだが，あいにく，こういった症例は，かなりまれなものではないかと思われる。これに関しては，Miliotti によってイタリア語で発表されたシャルコーの非常に特徴的な観察例しかわれわれは知っていない。この例はフランスではほとんど知られておらず，またシャルコー全集にも載っていないので，この症例の重要部分をここで想起することもまた興味深いことのように思われる。

原註1）H. Lamy；元音楽教師の感覚失語症患者における失音楽症。読解，即興演奏，作曲行為の保持。Soc. de Neurol, 4 juillet 1907

原註2）M. Nathan；障害のごく軽度な感覚性失語症に羅漢した音楽教師における不完全失語について。Soc. de Neurol, 1er février 1906

原註3）Dupre et Nathan；音楽言語。Psychologie et Pathd, im vol. 1906 et Cougres de Lisboune

原註4）Henschen；言語，音楽，計算の障害。Revue neurol. 1902 p.1089 et tomes V et VI du recueil de travaux de cet auteur.

　症例は，45歳の男性であり，ある程度の一般教育レベルが認められたが，何よりもこの患者は職業として選んだ音楽に一生を捧げていることが特筆された。彼は，トロンボーン奏者であった。徴兵された時は，連隊の音楽隊に配置されたが，後には有名な共和国護衛音楽隊に編成された。彼は何年か後には，軍隊生活と最終的に決別し，いろいろなオーケストラで演奏するという音楽家としての自由な生活を開始した。これと同時に，彼は音楽の写譜をも職としており，音符を早く読み，書き，間違いを直すために音楽の深い知識が要求されるこの種の技術には卓越していた。彼は，パリでも有名な作曲家達，なかでもマスネーの下で，曲の写譜をつとめた。ある夏，彼はトルヴィルのカジノのコンサートに参加していたが，その時疲労困憊していた。それから，トルヴィルより戻ってまもなく，音楽を写譜できなくなってしまっていることに気づいてあわてふためいた。この音楽を見て，読み，彼のいうには心の中で歌ってさえみた。しかし，それを写譜することは不可能であった。手のいかなる運動障害も起こらなかったし，通常の書字に関しては，ささいな困難もなかった。これは音楽写譜不能症でしかも，完全なものであった。このように，音楽書字不能症に落ち入っていた頃，彼はある日，トロンボーンを手にしたが，演奏することができなかった。つまり，トロンボーンを引き延ばしたり，縮めたり，また，音符の要求するようにトロンボーンに唇や舌をあてがうことができなかったのである。トロンボーンから発せられる音は音楽的価値を持たない奇妙な騒音であった。この男

は，頭の中では音が完全に共鳴しているのを聞いたこと，また内的な音楽聴取とメロディーの概念を持ったこと，また書かれた音楽は見たがそれを演奏できなかったこと，などを語った。この患者には通常の失語症は認められなかった。

このような種類の事実は，失音楽症の中枢，つまり孤立して侵襲され孤立した中枢が存在することを想定させる余地を残している。

シャルコーのこの症例には，あいにく解剖学的検索がなされてはいない。医学文献をあたってみて，そもそも不完全でしかない文献検索してはみたが，解剖学的研究に裏打ちされた純粋失音楽症の症例をわれわれは見つけることができなかった。他方，剖検つきの失音楽症が合併した失語症例においては，あるものは臨床観察が不十分であり，あるものは病巣決定が不正確である。

われわれの症例では，病巣が非常に広がっているが，その広がり方があまりにも進んでいるために局在決定をすることができない。病巣は，ウェルニッケ領野を侵襲しているので，これによって失語症は，説明できる。しかし，この領野は一方向以上にあるいは他のある領野以上に広がってはいないのか？ この問いに答えることはわれわれには不可能である。確かに，ウェルニッケ領野の境界は，われわれの知るところでは，詳しくは決定されていない。この条件下では，病巣がとくに側頭回転を侵襲しているということを強調することしかわれわれにはできない。おそらくは，音楽言語中枢は，側頭回転部レベルで探すべきであるが，われわれの症例でかなり注意の払われた側頭回転前部を検索すべきであろう。これは仮説にすぎないが，しかし，軽度の失音楽症とこの側頭葉前部の軽度の侵襲とは一致している。さらに，音楽中枢は，ウェルニッケ領野自身の中に包含されているとすることは，不可能なことではなく，この領野において音楽中枢は，音楽教育という成果によって分化され特殊化されている。

通常の失語症と音楽言語の障害とが合併するということから，失音楽症はウェルニッケ領野付近に位置する病巣に帰属することが推定できる。しかし，われわれの現在の知識では正確なやり方で失音楽症の病巣の局在を決定することは不可能である。この問題について証明不能な仮説を発表することは非論理的と言えよう。

この問題を解くためには，剖検結果のついた純粋失語症例が1例あれば十分であろう。これがないので，音楽家における失語症のいくつかの例を検索したり，失音楽症を伴う失語症例や伴わない失語症例において観察された病変を比較したりすることによって，この問題点をしばることができよう。

われわれは，このような意図の下で，一女性音楽家における失音楽症を合併した失語症の解剖・臨床学的な一症例研究を報告した。もし，同様の事例が繰り返されれば，これらを失音楽症を合併しない失語症例と比較することによって，音楽言語の局在を決定することが，この間接方法によりおそらく可能となるであろう。

解説

ピアノ教師における（失語症を伴った）失音楽症の一剖検例

渡辺俊三・北條敬・田崎博一・大山博史・
小泉明・津島孝仁・佐藤時治郎

1. Baruk について

　この論文の著者の一人 H.Baruk は1897年8月15日，精神科医の父 Jacques Baruk と，母 Marie Brechon の間に，Sainte-Ave (Morbihan) で生まれた。彼は Angers の高校からパリ大学医学部を卒業した医学博士を授与されている。1947年12月29日に Suzanne Sorano と結婚している。

　その経歴をみると，パリ大学病院でインターン（1921～1926）を終え，同大学病院で臨床医長 (chef de clinique)（1926～1930）となり，国立シャラントン精神病院医局長 (médecin-chef de Maison nationale de Charenton de Paris)（1932）を経て，パリ大学医学部教授資格者 (Professeur agrégé)（1946）となり，その後教授 (Professur sans chaire)，名誉教授 (Professeur honoraire) を務めた。学会活動としては高等専門学校主任 (Directeur à l'Ecole pratique des hautes études)（1961～），国立医学アカデミー会員 (Membre de l'Académie nationale de médecine)（1965～），その外フランス国内，国外の学術会議会員となり（特にニューヨーク，ローマ），アメリカ国際アカデミー名誉会員となっている。

　業績をみると，著書は80，論文は750に上り，その内容をみると，脳腫瘍，精神分裂病の病因，動物の実験的精神病（カタトニー），社会精神医学，フランス精神医学史までに及ぶ。主な著者には著書 Des hommes comme nous (memoires d'un neuro-psychiatre) がある。

　賞罰としては，レジオンドヌール (Officier de la Légion d'Honneur)，軍功章 (Croix de guerre)，公衆衛生表彰 (Commandeur de la Santé Publique) を受けている。

趣味としてピアノを奏していたという。(以上, Larouse：Grand dictionaire encyclopedique より)

2. まえがき

　言語と脳の問題は神経心理学の最も大きな潮流の一つであり，その研究量は膨大な量に上る。その中にあって音楽と脳の研究の流れをみると，失語症との関連の中で研究されたにすぎず，研究者の関心の度合いはそれほど大きなものではなかった。
　音楽も言語も，聴覚的に，また，視覚的に受容され，一方運動系を介して表出されるが，両者へ交流する内容や，聞き手にとっての正確度と，解釈の幅には差異がある。このように音楽と言語は，ある種の類似点とある種の相違点を有しており，神経心理学上の興味ある課題といえよう。ここで取り上げた Souques と Baruk の論文は，失音楽に関する1例であるが，その臨床観察は詳細であり，剖検所見まで検討され，実に貴重なものと思われる。我々は以前，「音楽と神経心理学」の総説（精神医学　26：pp. 1250～1258, 1984；27：pp 6～14, 1985）を報告し，音楽と Dichotic listening test についても検討したことがあるが，そこからの臨床的な部分を抜粋する形で述べたい。なお，本論の文献については我々の報告と重複するので省略する。

3. 失音楽症研究の歴史

　脳損傷による音楽の表出，または受容の障害を失音楽症（amusia）と呼ぶが，この用語を初めて使用したのは Steinthal(1871, Wertheim による)といわれ，Knoblauch (1888) により医学用語として定着したという。Jellinek によると，失音楽症とは脳損傷の結果，音楽を知覚したり，楽しんだり，演奏したりする能力の喪失ないし退化した状態をいう。
　失音楽症の研究は，当初，失語症との関連の中で積み上げられた経緯があり，近代までは失音楽症と失語症の有無によって，次の三群に分けられていた。
　1）失語症状を有するのに失音楽症を有しない群，いわゆる失音楽の陰性例が第一群である。これに属する当時の詳細な報告が以下にある。

Dalin（1745）の症例は33歳，男性で右片麻痺，完全な言語の表出障害がみられたが，賛美歌のメロディー，歌詞を歌唱することができた。

Bouillaud（1865）は作曲家の失語症で，音楽の演奏，作曲，ハミングは可能でピアノ伴奏もできた症例を報告している。

Bernhardt（1872）の症例は52歳男性，右片麻痺と失語がみられ，軽度の発語，読みの障害があったがメロディーを歌い，楽譜を理解できた。

Wernicke（1874）の症例は59歳女性，言語面で聞く書く読む側面が障害されているが，歌の模倣はテキストなしで可能であった。

Gowers（1875）の症例は30歳，大工で右片麻痺（上下肢で強く，顔面で弱い）と言語障害がみられた。ある患者が歌っているのに加わり，自分自身で歌い続け，二番まで歌えたという。

2）失語症と失音楽症の両方を合併する群が第二群で，3つの群の中で最も多くみられるとされた。

Proust（1866）の症例は音楽家の失語症で楽譜の読みが障害されたが，音楽の認知・歌唱・演奏・書く面の保たれた例を報告している。

同じく Proust（1872）は2例の失語症のうちで，1例は曲のハミングができない例で，もう1例は相当な音楽家でメロディーの認知はできたが，作曲・ハミングが不能になったという。

Fischer（1867）の症例は音楽の教師で作曲もできたが，言語面は表出，受容面とも障害され，音楽面では演奏・歌唱・楽譜の読み書きが障害されていた。

Finkelnburg（1870）の症例は左利きの健忘失語（右半球障害）がみられたが，ヴィオリンでメロディーを再生できたが，ピアノではできなかった。

今回，訳出した Souques と Baruk の例は，失語を伴った失音楽の例であり，自発的演奏，誘発的演奏，音楽聴取力，音楽語講力，音楽写譜能力の詳細な検討が行われている。

3）失語症を有せず，失音楽症のみ，みられる群が第三群で，3つの群の中では最も少ない。しかし，この群は失音楽症の研究の上では貴重と思われる。

Mann（1898）の症例は有名な歌手であったが，右前頭葉を障害され，失語症はなく，音楽面ではメロディーの認知は保たれていたが，歌唱・口笛が不能となった。

Bernard（1889）の症例は49歳，右片麻痺があり，言語面で一過性の発

語，理解の障害があり，トーンの認知障害（Tontaubheit）がみられた。

Brazier（1892）は4例報告しているが，第1例がテナー歌手で，完全な音楽健忘症（musikalische Amusie）となり，歌を理解できず，トーンの発声もできなかった。第2例は優秀なピアニストであるが，音楽がわからなくなり，まとまりない雑音のように聞こえ，オーケストラの楽節（句）もメロディーもわからなくなった。失語症はなかった。第3例は36歳，音楽教師で，楽譜が読めなくなった。第4例は51歳，男性でトーンの認知の障害（Tontaubheit）がみられた。

Edgren（1895）の例は34歳，一過性の錯誤・語聾がみられた後，永続的なトーンの認知障害（Tontaubheit）がみられた。

以上のBernardとEdgrenの症例は剖検され，前者は左半球第III前頭回の中・後部，島，第I側頭回の全域が損傷され，後者は左半球第I側頭回前2/3，第II側頭回前半部が損傷されていた。

4．失音楽症系統的研究

失音楽症の症例検討が多くなると，それらを総合した系統的研究がみられるようになる。19世紀の終わりにかけてKnoblauch, Oppenheim, Brazier, Edgren, Probstの研究が，20世紀に入るとHenschen, Feuchtwanger, Ustvedtのものなどが重要と思われる。

近年の総説的な研究にはJellinek（1956），Wertheim（1969），Gateら（1977），Critchleyら（1977），Henson（1977），Benton（1977），Brust（1980）があげられよう。以上の文献の詳細については別稿（渡辺ら，精神医学26：pp.1250〜1258,1984；27：pp 6〜14, 1985）に譲る。

5．分類と症状

分類に関してはKnoblauch（1888），Probst（1899），Henschen（1926），Kleist（1928），Dorgeuille（1966），Wertheim（1969），Grison（1972），Benton（1977）のものがあげられる。

以上はすべて失音楽を運動性・表出性，感覚性・受容性に分けているが，これは，失語症の古典的分類に類似するものである。運動性・表出性の失音楽には歌唱・楽器演奏・楽譜書などの障害を，感覚性・受容性のものに

はメロディー・リズムの認知障害や，楽譜読の障害を対応させている 3 点が共通している。

中でも Kleist は運動性失音楽をトーン啞とメロディー啞に，また感覚性のものをトーン聾とメロディー聾，音楽意味聾と細分しているが，階層的分類で実際的というより理論的といえようか。この階層的考えをさらに飛躍させ，歌唱・曲の認知のみでなく，作曲とか音楽理解面などより高次のものに注目する分類もある。さらに分類として左・右半球障害，さらに部位によるなど病巣との関連によるにものもある。いずれにしても失音楽症の分類は失語症のそれと同様に，臨床面および理論面で完全に耐え得る絶対的なものは今のところないと言える。

失音楽の症状をみると，Wertheim（1969）によれば，表出性失音楽症（expressive amusia）として，楽音・メロディーの自発的発声・歌唱，既知あるいは未知のメロディーの発声・歌唱による再生，使い慣れた楽器の失行性の演奏障害，写譜の障害があげられている。受容性失音楽症（receptive amusia）としては音の高低の評価ができず，絶対音を有していた例は消失し，さらにメロディーの判別，誤りの指摘，音色による楽器の判別，和音の分析，聴音，リズム感，演奏上の緩急，強弱の変化の認知，楽譜・楽記号の読み，ソルフェージュなどの障害がみられるという。

Benton（1977）は音楽の障害を以下のごとく分類した。簡略に述べると，まず，口頭表出性・発声性失音楽症（oral-expressive or vocal amusia）は曲の歌唱・ハミング・口笛の障害で自発性と模倣性のものがある。楽器性健忘症（instrumental amnesia）は楽器演奏の障害をさす。音楽性失書（musical agraphia）は二型あり，聴覚的に入力したメロディーを楽譜になおす障害音と視覚的なメロディーを書写する写譜の障害がある。音楽性健忘症（musical amnesia）は既知のメロディーを同定できないものをいう。リズムの障害（disorder of rhythm）も表出と受容の二型に分けられる。受容性失音楽症（receptive amusia）はメロディー，音色，音高あるいは曲の感じの認知ができなくなる。音楽性失読（musical alexia）は楽譜・楽記号の読みの障害である。

6．検査法と病前の音楽性

失音楽症の検査法としては，Jellinek（1956），Wertheim（1959），Dorgeuille（1966）のものがあげられるが詳細については省略する。

Ustvedtも述べているように音楽は言語と違い，病前の音楽性は量的にも質的にも個人差が大であり，病前の音楽能力を充分に吟味した上で病後の検査成績と比較対照すべきであることが古くから指摘されている。

7．臨床

　失音楽症の臨床を文献的にみると，失音楽症の約7/10は失語症を有しているという。しかも，運動性の失語症では音楽障害も表出性のもので，受容性の音楽障害は語聾や，Wernicke失語がみられ，また，音楽性の失書7例中4例が失語面で失書がみられ，音楽性失読6例中3例に言語性の失読をみたという。健忘失語では音楽面はほとんど障害されていなかったが曲名を思い出せなかった例もある。

　以上は失音楽症と失語症の質的関連の高さを示す報告であるが，逆に質的に異なる関係のものが稀ながら報告されている。前述のEdgrenの第17例は失語面で語啞・失書・語盲を有しているが，失音楽症ではメロディーろうという聴覚的障害がみられる。Kleinら（1956）の語聾の例で復唱の障害があったが，聞きなれたメロディーはほとんど認知できた。

　言語面の障害があるのに音楽面は保たれている例をLuriaら（1965）が報告している。症例は51歳のモスクワ音楽院の著名な作曲の教授で，脳血管障害後，顕著な感覚性の失語症がみられたが，作曲面では病前からの仕事を完成させ，さらに全く病後からの作曲の創作もしている。作品の発表は57歳から61歳で亡くなるまで10曲をかぞえ，Schostakovitchらの高名な音楽家にもその作品は高く評価されている。

　Assal（1973）の症例は64歳のピアニストでWernicke失語であり，言語理解・復唱・読字・書字の障害がみられたが，音楽面の障害はなく，ピアノ演奏も病前と同様に可能であり，種々の音楽能力検査，すなわち歌唱・リズム・音高の誤りの指摘・和音構成の分析・合唱での音の違いの判断・楽器の区別・リズムの再生では優れていた。唯一，音楽記号の命名・音高の書取（調音）が難しかったという。しかし，この書取りもメロディーでは可能であった。

8. 失音楽症の局在について

失音楽の最初の病理学的検討を行ったのはLudwig Mann (1798, Ustvedtによる)であり，症例は右利きの失語のない運動性失音楽症で病理所見は右第2前頭回の嚢胞がみられた。さらにEdgren(1895), Brodmann (1914) の報告では，1側あるいは両側の側頭葉の病巣が指摘されている。

Henschen (1920〜1922, 1926) は音楽機能の中枢として，いずれも左半球のうち，歌唱の中枢として第3前頭葉回の三角部，音楽感覚の中枢として左側頭葉前極部，楽器中枢として第2前頭回の脚部をあげている。さらに種々の楽器の各々にその中枢を求めようともしている。

Kleist (1928) は失音楽を細分して，それに対する中枢を検討した。メロディー聾 (Melodientaubheit) は第1側頭回の中央部，音楽の意味性聾 (Musiksinntaubheit)は20, 37野，発声失行は左第6野，楽器性失行は第2前頭回の脚部，音楽失認はそれほど関連は高くないが，両側の20, 37野とした。

Kleist (1959) は，その後の報告で外傷性の受容性音楽障害の例を検討し，音階・音間隔の知覚はHeschl回と横回，メロディーの理解 (Melodienverstaendnis) はregio separans (Hopf)，メロディーの意味理解 (Sinnverstaendnes der Melodien) はsubregio magna dorsalis (Hopf) に局在を求めた。

Feuchtwanger (1930) は音楽失認はWernicke野の左右半球の対称性の損傷で出現し，音楽をやっている人は第1側頭回中央部まで拡がっていると述べた。

Ustvedt (1937) は音楽の感情的雰囲気には，視床——視床下部——線状体淡蒼球経路が関与し，皮質は連合的役割を果たすのみであると指摘した。

Wertheim (1969) は結論は早いとしながらも，受容性失音楽は優位半球側頭葉前部で，劣位半球第2前頭回では表出性失音楽のある種のものと関連があり，とくに楽器性失音楽と関連を有し，発声表出性失音楽は劣位半球前頭葉三角部との関連を指摘している。このように劣位半球の損傷で表出性の失音楽が出現するが，その場合，受容性の障害はみられないようである。

Barbizetら (1969, 1972) は右半球は音楽の一次的受容・表出の面に関

与し，認知・記憶，音楽の読み書きなど象徴的な処理過程さらに作曲などの高度の綜合機能により左半球が関与するのではないかと推察している．

その他，音楽的機能との関連障害とその局在に関する仮説には次のようなものがある．

Head (1926) は視床損傷患者ではある種の音楽を聞くと，ある種の耐え難い感覚が生ずることから，音楽と視床との関連性を強調した．

Critchley (1937) は音楽原性てんかん (musicogenic epilepsy) の症例を報告し，音楽が，てんかん発作の引金となりえるとしている．かかる反射てんかんは音楽に関与する皮質の存在を示唆するものとして注目される．

Penfield ら (1952) は第1側頭回の電気刺激で，声とか音楽の幻覚がもたらされることを報告している．

上述した失音楽の局在と失語症の関連について，Benton は次のようにまとめている．

①失語症を有しない表出性失音楽については Mann (1898)，Jossman (1926, 1927)，Botez ら (1959) によると，劣位半球前半部の損傷が関連しているらしい．

②表出性失語と表出性失音楽との合併例では優位半球前半部病巣との関連性が指摘されている．

上記の①および②を前提とすると，失語症の有無の要因を除外すると，表出性失音楽の責任病巣に関わる左右半球差はなくなる．

③受容性失音楽と失語の合併例では優位半球の第1, 2側頭中央後半部および横回・側頭葉前部の病巣が存在するとの指摘がある．

Dorgeuille の受容性失音楽・失語の2例 (No.19, 20) を示すと，3例とも流暢性失語を呈し，うち第1例では音高の区別・楽器の同定・音とリズムの再生ができず，側頭葉前半部に血腫を認め，第2例は音階の区別・表出性音楽の障害があったが，左側頭葉極部に血腫がみられたという．

④受容性失音楽があり失語を有しない症例では，Schuster ら (1926)，Pötzl (1937, 1939, 1943) によると一側あるいは両側半球の側頭葉損傷の存在が指摘されている．

③・④からいえることは，言語に対する左半球の優位性は音楽に対しては該当しないのではないかということのみである．

本訳出論文に明らかなように，A.Souques と H.Baruk は，早くから言語

と音楽の症状の異質性と病巣局在の差異に注目していた。彼らは，報告した失語症を伴う失音楽症例について，幅広く綿密な検討を言語と音楽の領域で行っていたが，その手法において決して臨床からかけ離れることはなかった。当時，その考察において，失音楽症が失語症から独立して生じることを指摘し，さらに，剖検結果をもとに両者の半球内局在の差異に言及していたことは特筆に値する。

　その後の失音楽症研究の潮流をみると，失音楽症の症候論が失語症の古典分類と類似する表出性と受容性といった分類法へ流れる一方，責任病巣については局在性がさらに徹底的に追及される方向を辿ったことは先述したとおりである。A.Souques と H.Baruk 以降の研究が，臨床を離れて理論の追求に盲進していったことと，現在，失音楽症の症状構成の理論と臨床が未だ十分に合致してはいない状況にあることは，決して無関係なことではない。

　A.Souques と H.Baruk が失語症を伴う失音楽症の報告で行った臨床所見を綿密に積み上げていく論考は，現在ある失音楽症の神経心理学においても，なお輝きを失っていない。本訳出論文を通じて，失音楽症研究における臨床観察の重要性が再認識されることであろう。

参考文献

　渡辺らの総説（精神医学26：1250-1258, 1984；27：6-14, 1985）を参照されたい。

C 聴覚失認の周辺

皮質聾

平野正治

1. はじめに

「両側側頭葉病変にもとづく聾の一症例 (Ein Fall von Taubheit in Folge von doppelseitiger Laesion des Schläfelappens)」という Wernicke, C (1883)[45]の報告以来, 大脳病変にもとづく聾症例の存在は, 聴覚中枢神経機構に関する臨床的検証の要として注目されてきた。

従来, 神経心理学の領域では, 聴覚系における知覚障害としての聾と認識障害としての聴覚失認とは区別されてきた。聴覚失認は, 「聴知覚障害のないこと」を前提条件として, その障害されている聴覚的内容の質的モダリティーの相違によって, (1)狭義の聴覚失認, (2)語聾（純粋）, (3)感覚性失音楽, (4)雑音失認 (Spreen[39]) と分類されている[44]。

このような分類が, それぞれの背景にある病態生理解剖所見にどの程度質的な妥当性を持っているかには疑問は残るが, 大脳機能の全容が明らかでない現状では, このような症候学的分類も必要であろうと思われる[16]。

ところで, 「皮質聾 (cortical deafness, Kortikale Taubheit, surdités corticales)」を文献的に考察する時の困難さは, (1)deafness という用語の多義性とその病態把握の曖昧さ, (2)cortical という用語にどの程度解剖組織学的意味を持たせるかについて, 諸家の意見が必ずしも統一されていないことにある。

deafness は「聾」あるいは「つんぼ」と邦訳され, 広辞苑（岩波）では「耳の聞こえないこと, またはその人」と簡単に記載され, 日本国語大辞典（小学館）では「両方の耳が80dB 以上の難聴のこと」,「耳が聞こえないことで日常生活に重大な支障があるもの」と記載されている。

これら日本語辞典から得られる聾の概念は, 音の知覚障害としての聴覚系の障害であり, 音は聞こえるが, その意味把握の障害されている聴覚失認のような音の認識障害とは区別されて然るべきである。ところが, 皮質聾として報告されている邦文論文での症例には明らかに聾ではないものが含まれている[17)20)41]。欧文論文になるとますますその傾向は強く[19)27], 殊に Pialoux (1971) のように皮質聾 (surdités corticales) の典型的臨床像は聴覚失認 (agnosie auditive）であるとさえ述べるものがある[6][36]。

しかし，medical dictionary (Dorland) や Medizinische Terminologie (Guttmann) でも deafness (Taubheit) は lack or loss of the sense of hearing, toup ; nichts hören (vgl. surditas) と記載され，deafness (Taubheit) は音の知覚障害を意味することが示されている。

むろん，聴覚失認（語聾や感覚性失音楽を含めて）を定義する場合には「聴知覚障害のないこと」を前提とするが，なんらかの聴知覚障害を伴なわない聴覚失認の症例は稀である[11][25][26]。中枢性（脳性）の聾と難聴を区別する必要の妥当性およびその境界をどこに設定するかの問題もある。さらに，聾を仮りに「純音聴力検査で90dB以上の聴力損失（障害2級に相当）」と定義しても，その場合には被検者がその検査に充分応じうる状態にあることが必要である。乳幼児のみならず，痴呆や意識障害などのより全般的精神症状を合併しやすい器質性脳疾患（殊にその急性期）患者の聴覚検査の難しさは従来から指摘され，客観的聴覚検査方法の開発の遅れとともに，そのことが deafness の定義とは別に，中枢性聴覚障害の病態把握をより困難にしてきたことは否定できない[14]。

また，cortical（皮質）という用語にどの程度解剖組織学的意味をもたせるかにも問題がある。Dorland の医学用語辞典には cortical deafness ; deafness due to a lesion of cortical brain substances と記載されている。しかし，Wernicke(1883)[45]の報告以来，極く最近まで，「皮質病変にもとづく90dB以上の聴力損失に相当する聾症例は確認されていない」とされてきた[44]。そして，そのことが逆に，皮質病変にもとづく聴覚系の障害は単なる音の perception の障害としての聾ではなく，音の congnition の障害としての聴覚失認であるとの意見を容認することとなり[6][36]，皮質聾の概念はますます混乱してきたのである。

さらに，巣症状として臨床症状を捉らえる場合，より全般的症状を伴いやすい発症後3ヵ月以内の変動期の一過性の症状を，当該症状消失後に剖検その他で明らかとなった脳病理解剖組織所見と照合するには極めて充分な慎重さが求められるが，その点でも必ずしも統一されているとはいえない。機能障害としての臨床症状と形態学的変化としての病理解剖組織所見とは次元を異にするものであり，安易な照合には飛躍があるといえる。

しかし，「音は聞こえるが，その意味把握のできない」聴覚失認や「音の意味把握はできるが，言葉のみが選択的に障害されている」語聾（純粋）に相当する症例とは別に，「音の知覚そのものが障害されている」中枢性（脳性）聾は確かに存在するのである。

ここでは，皮質聾（中枢性聾）の臨床像とその責任病巣について，過去の剖検例を中心として，若干の文献的考察をおこなう。

2．皮質聾の臨床像と剖検所見

臨床的に聾の状態を呈した症例は13例（表1）で，そのうち剖検で脳病変の確認されたものは10例である。純音聴力検査で90dB以上の聴力損失を示したのは5例である。

表1 皮質聾の剖検例と（非剖検例）

						Lesions in the brain					
						Gy. T1		Gy. transv.		M. G. B.	
Author	Age	Sex	Clinical events	Comment on deafness		left	right	left	right	left	right
1. Wernicke (1883)	43	F	1. rt hemiparesis, aphasia. 2. lt hemiparesis, deafness.	clinically total. (1 month)		+	+	*	*	*	*
2. Mills (1891)	46	F	1. word deafness, praphasia. 2. lt hemiparesis, deafness.	clinically total. permanent (9 ys)		+	+	*	*	*	*
3. Anton (1891)	69	F	psychic symptoms, paraphasia, perseveration.	clinically total. inattention to sound.		+	+	+	+	+	+
4. Mott (1907)	25	F	1. rt hemiplegia, aphasia. 2. lt hemiplagia, deafness.	clinically total. permanent (7 ys)		+	+	+	+	*	*
5. Berger (1911)	65	F	1. attack of apoplexy. 2. unconsiousness, deafness.	clinically total. (4 months)		+	+	−	+	*	*
6. Bramwell (1927)	62	F	1. sensory aphasia. 2. deafness.	clinically total. (1 month)		+	+	*	*	*	*
7. Misch (1928)	29	M	1. sensory aphasia. 2. rt hemiparesis. 3. deafness.	clinically total. (2 weeks)		+	−	+	+	*	*
8. Clark (1938)	44	F	1. lt hemiparesis. 2. deafness.	clinically total.		−	−	−	−	+	+
9. 平野 (1975)	59	F	1. lt hemiparesis. 2. deafness. denial of deafness.	over 90dB loss. permanent (4 ys)		−	−	−	−	+	+
10. Bahls (1988)	61	M	1. rt hemiparesis, aphasis. 2. lt hemiparesis, deafness.	over 110dB loss. permanent (2 ys) AVR；Pa 波は出現，V 電位は消失.		+	+	+	+	−	+
(11) Barraquer-Bordas (1980)	68	M	1. lt hemiparesis. 2. deafness.	scale out.		subcortical lesions suspected.					
(12) Graham (1980)	48	F	1. aphasia. 2. lt homo. hemianopsia. 3. deafness, paranoic.	110 dB loss. AVR；Pa 波 及び V 電位の消失.							
(13) 中山 (1986)	69	M	1. rt hemiparesis. 2. lt hemiparesis, deafness.	over 110 dB loss. permanent (2.9 ys) AVR；Pa 波 及び V 電位の消失.							

＋；病変あり．
－；病変なし．
＊；記載なし．

　(1) Wernicke ら (1883)[45] の症例は，18歳けいれん発作の既往歴のある43歳の婦人である．1879年9月左半身から全身に波及するジャクソン型けいれん発作が再発．1880年6月脳卒中に罹患して失語症状と右片麻痺が出現，失語症状を残して退院．同年9月10日左上肢の麻痺を生じて再入院．その時点で完全聾となり，1カ月後に白血病で死亡．剖検では，両側側頭葉にゴム腫があった．顕微鏡的には，左第1・第2側頭回および左外側後頭側頭回の皮質・皮質下の瘢痕化を認め，右第1側頭回後部，右頭頂葉下部，右角回の各皮質・皮質下に病変があった．

Wernickeらは，この病理所見にもとづいて，聾は両側側頭葉病変，殊に放線冠の切断によって生じたと推論し，人間では側頭葉に聴覚中枢があると述べている．内側膝状体の検索は記載されていない．

(2) Mills (1891)[29]の症例（46歳婦人）は，15年前に脳卒中に罹患して語聾と錯語・錯書・錯読を生じ，9年前に脳卒中を再発して完全聾と左片麻痺となり，聾はその後も持続した．剖検では，左第1側頭回後2/3-3/4，第2側頭回後部1/4に脳萎縮があり，右第1・第2側頭回に病変があった．

Millsは，第1・第2側頭回後部1/3に聴覚中枢があり，聴覚記憶全般はそれより広範囲にあり，完全な脳性聾（complete brain deafness）には両側第1・第2側頭回の破壊が必要であると述べている．聴放線や内側膝状体についての検索は記載されていない．

(3) Anton (1891)[1]の剖検例（69歳農婦）は，精神錯乱の治療のため精神科に入院．視覚的・触覚的・身体感覚的には外界を正しく認知でき，身体的愁訴が非常に多いにもかかわらず，聴覚的刺激には全く反応せず，完全聾の状態なるもその欠陥に無関心で，筆談で聞こえるかどうか問われると「良く聞こえる」と消極的ではあるが聾を否認している．その剖検では，脳血栓による両側第1・第2側頭回から後頭葉にかけて対称的な脳軟化巣があり，それらの皮質領域での神経細胞の脱落の他に，基底核や脳脚などの皮質下核に至る線維の変性や消失が記載され，両側内側膝状体の細胞変性と脱落が明記されている．

Antonは，それまでに報告された両側側頭葉病変の14症例を検討し，そのうち完全聾や聴覚刺激に全く注意を払わない聾症例は9例であると述べている．彼は，聾を否定するあるいはそれに無関心な患者の態度について，「この患者の態度こそが，聴覚皮質中枢がまさに罹患し破壊された証拠である．このようなことは末梢性聾では決して生じない．それは，聴覚皮質部位との連合線維が切断されたことによって，その機能的相互関係が失われ，その結果，単に聴覚中枢の機能的脱落だけでなく，聴覚刺激によって形成される思考も失われてしまう．患者は，以前には聞こえていた，そして口を動かして会話していたのだということを忘れてしまう．他方，保たれている皮質下では聴覚的知覚（下等動物におけるような）が漠然とした感覚を引きおこし，それが皮質性知覚の欠損の自意識を覆いかくす」と述べている．内側膝状体の所見については言及していない．

(4) Mott (1907)[31]の症例（25歳女性）は，数回の脳卒中を繰返して聾および両側下肢の痙性麻痺となり，約4年後に肺炎で死亡．その剖検では，左中大脳動脈領域および右中大脳動脈後方枝領域に脳塞栓があり，両側横回および両側第1側頭回に軟化巣があった．

Mottは，この症例の完全聾（absolute deafness）は聴知覚投射線維（聴放線）の終着する領域の両側性皮質病変（第1側頭回後部1/3，Heschlの横回およびそれと下頭頂葉や島との連合，第2側頭回後部）にもとづいて生じたと推論している．内側膝状体についての記載はない．

(5) Berger (1911)[5]の症例（67歳女性）も2度目の脳卒中発作後に全ての音に対して聾となった．その剖検では，左第1・第2側頭回後部2/3および右第1・第2側頭回と横回や右第3前頭

回に軟化巣があった。

Bergerは，左右対称性の側頭葉病変（T1・T2）が皮質聾に必要であると述べている。

(6) Bramwell (1927)[7]の症例（62歳女性）は，感覚性失語および錯語を呈した12日後に脳卒中を再発。完全聾となり，約1カ月後に肺炎で死亡。剖検では，左第1・第2側頭回の大部分と右第1側頭回上部・後部ならびに上縁回に比較的限局性病変を認めた。

Adolf Meyerは，この症例について，聴覚と側頭葉の関係や失語症と聴覚の関係についての正しい知識は今まだ明らかでないというP. Marieの批判を念頭において，横回やReil島からの投射線維損傷について充分検索する必要性を指摘するとともに，この症例の聾は急性期の一過性のものであるかも知れないと論じている。彼は，側頭葉の両側性血管障害では通常語聾（word deafness）のみの症状を呈し，聾（deafness）は存在しないと言及している。

(7) Misch (1928)[30]の症例（29歳男性）は，感覚失語症と軽度の右顔面神経麻痺を生じ，約1週間後に右完全麻痺となり，意識清明となった時点で完全聾と診断され，12日目に死亡。剖検では，左側頭葉の出血巣と右第1側頭回および横回の出血性梗塞を認めた。

Mischは，Flechsigの髄鞘染色法にもとづく聴覚中枢の皮質局在を考慮して，皮質聾は横回前方の中央部皮質および皮質下聴放線の損傷によって生ずると述べている。内側膝状体の検索は記載されていない。

(8) Clarkら (1938)[8]の症例（44歳女性）は，1937年4月右片頭痛と左片麻痺で入院。約1カ月後に少し歩ける程度で退院外来治療。1937年6月再発して聾となる。聾はその後も持続し，1938年1月橋出血で死亡。剖検では，両側聴放線の断裂と両側内側膝状体の崩壊を認めたが，横回や側頭葉皮質に病変はなかった。

Clarkは，皮質聾は内側膝状体の完全な変性によって生じたとし，視床の皮質連合のうえで中心内側核（centre median N）の完全変性に注目している。

ところで，Vignolo (1969)[44]は聴覚失認についての文献的展望のなかで，前述した(1)～(7)の皮質聾症例に疑問を抱く根拠として次のように述べている。

①従来の皮質聾症例は聴覚検査が不充分で，その診断は臨床的印象にもとづいている（Wernicke[45]，Mills[29]の症例）。さらに，両側側頭葉損傷にもとづくauditory inattentionと聾が間違われたと思われるものがある（Anton[1]，Berger[5]，Mott[31]の症例）。②急性期に調べられたため聾はdiaschisisによる一過性の影響かも知れない（Bramwell[7]，Misch[39]の症例）。③両側横回を破壊するかあるいは切断する両側側頭葉病変をもつ症例で聴力障害の軽度な陰性例がある（Mahoudeau[26]，Wohlfart[46]の症例）。

Vignoloの指摘は，各症例を再検討してみると，確かに否定はできない。しかし，著者は，生存中に各種聴覚検査や神経学的・神経心理学的諸検査をおこない，その症例が皮質聾であると診断し，文献的考察を踏えて，その責任病巣を両側内側膝状体を含む皮質下に想定し，約4年後の剖検でその推論の正しかったことを確認しえた症例を経験した[14)15)]。

最近Bahlsら (1988)[2]も純音聴力検査で110dB以上の聴力損失を示し約2年間聾の持続した

剖検例を報告している．さらに，剖検はされていないが，Barraquer-Bordas(1980)[3]，Grahamら(1980)[12]，中山ら(1986)[33]らの大脳病変にもとづく持続性聾症例が報告されている．次に，これらの症例を紹介する．

(9) 平野(1973)[14][15]の症例は，大正6年生れの元来健康な右利きの女性である．高女中退（成績良）．几帳面，勝気，外向的性格．48歳（1964年12月）突然脳出血で倒れて左片麻痺となる．その後経過良好で左不全麻痺を残すも独歩可能．55歳（1971年4月）突然昏迷状態となり，意識清明となった時点で完全聾となるも聾を否認する状態が持続．59歳（1975年2月）急性肺炎で死亡．経過中，失語症状や失行症状はなく，視覚失認や身体失認も認めていない．顔面を除く左半身の運動麻痺とその部位の表在性知覚鈍麻および左腱反射亢進以外に神経学的異常所見はなかった．客観的には聾であるがその聾を否認する態度は発症後死亡するまでの約4年間持続したが，自発語での音韻変化やくずれは特にみられなかった．

知能検査（WAIS）IQ74（言語性81，動作性72），異常減退率0%，クレペリン精神作業検査C．ベンダー・ゲシュタルト・テスト78点，ベントン視覚記銘検査平均値，ロールシャッハテストでは未分化・未成熟なヒステリー性格，精研式文章完成テストでは現実の苦痛や不安を抑圧・否認する心理機制がうかがえた．脳波検査および脳血管撮影では2度目の脳卒中発作初期には左被殻外側部後方に小鶏卵大の出血巣が推定された．神経耳科学的には，純音聴力検査は3カ月間に6回施行されたがいずれも90dB以上の高度難聴（聾），骨導聴力検査 scale out，言語聴力検査不能，条件詮索反応および驚愕反応聴力検査はいずれも反応なし．聴覚誘発電位では長潜時反応（V電位）は得られず，視覚誘発電位は正常．鼓室内誘導蝸電図正常，耳内筋反射検査正常．前庭機能検査（減衰振子様廻転検査およびカロリック検査）では中枢性障害を示した．

剖検所見では，両側横回や側頭葉皮質に病変はなく，両側島および横回直下の白質内に左右ほぼ対称性の錆色を呈する線状の古い出血巣を認めた．顕微鏡的には，両側聴放線の崩壊と両側内側膝状体の完全なグリア瘢痕化を認め，横回その他の皮質領域には病変を認めなかった．内耳蝸牛や脳幹にも異常所見は認められなかった．

(10) Bahlsら(1988)[2]の症例（61歳男性）は1977年，心筋梗塞に罹患のあと心房細動を合併，1年後に突然右不全麻痺と感覚失語となるもほとんど完全に回復した．1980年2月突然左不全麻痺と完全聾となり，1981年10月入院．聾と軽度失語症状（韻律障害と錯語）および左不全麻痺を示すも意識は清明で複雑な書字質問にも応じえた．4回の純音聴力検査では110dB以上でも両耳とも反応せず，その聾は持続し，1982年5月死亡．

その剖検では，(1)右下頭頂領域，上側頭回および下前頭回を破壊する5×11cmの軟化巣，(2)左上側頭回の中〜後部を含む2.5×5 cmの巣化巣，(3)右上前頭回に2.5×3 cmの軟化巣，(4)左下前頭回に小軟化巣を認めた．前額断では，両側横回（Heschl）とその周辺の白質を含む軟化巣が示され，右内側膝状体は極めて少数の神経細胞を残すのみで著しく萎縮し聴放線もグリア化していたが，左内側膝状体は良く保たれていた．

この症例では，経過中に聴覚誘発電位検査が施行され，短潜時および中潜時反応は両耳とも

えられたが，長潜時反応はえられなかったと記載されている．

(11) Barraquer-Bordas ら (1980)[3]の症例 (68歳男性) は，12年の間隔で 2 度の脳虚血性疾患により聾となり，CT スキャンでは両側 Heschl 横回よりも聴放線の破壊が推定されている．

(12) Graham ら (1980)[12]の症例 (48歳女性) は， 6 年来心疾患の既往歴をもち，1975年 5 月頭痛と昏迷に続いて重度の失語症となり，同年 7 月左同名性半盲となる．その後，1976年 3 月 2 回，1977年 5 月と12月に各 1 回の大発作を生じ，1978年 1 月の発作後聾となる．聾はその後も持続し，純音聴力検査で110dB にも反応しなかった．発病初期には妄想観念などの精神症状を認めたが，疾病否認はなかった．CT では両側側頭頭頂葉領域および右後頭葉に低収吸域があり，聴覚誘発電位では脳幹反応はえられたが長潜時反応および中潜時反応はえられなかったと記載されている．

(13) 中山ら (1986)[33]の症例 (69歳男性) は，1981年 6 月左被殻出血で右不全麻痺および右聴力低下を生じ， 8 月退院時に運動麻痺は著しく改善するも右耳は聾となった．1983年 6 月右被殻出血を再発して左不全麻痺と聾を生じ， 2 年 9 カ月を経過したあとも聾は持続している．純音聴力検査は骨導・気導とも scale out で，oculo cephalic 反射は陽性．聴性脳幹反応は両耳とも正常パターンを示すが，中潜時反応は右耳のみ P0波出現を認めるが，Pa 波は両耳ともに確認できなかった．

中山らは，CT スキャンや電気生理学的所見から，この症例の聾は両側被殻出血による聴放線の断裂と内側膝状体の障害によると推論している．

なお，Earnest (1977)[10]はリウマチ性心疾患をもつ27歳の左利きの男性で両側脳塞栓の結果，非流暢性失語症，口唇失行，聾を生じ，CT スキャンで両側側頭頭頂領域に対称性の病変を示した症例を報告している．この症例は発症初期には純音聴力検査でも明らかに聾で110dB の音にも反応していないが，約 3 カ月後に施行された聴覚誘発電位検査では閾値の上昇はあるが反応を認めている．その頃には，電話や飛行機の通過する音はしばしば判るようで，約 3 年半後には65〜80dB の聴力損失に回復している．

鶴岡ら (1980)[41]も，46歳女性が左大脳半球の広範な脳梗塞によって90dB 以上の聾状態となるも約 1 年後に50〜70dB の程度の聴力損失に回復した症例を報告している．

Earnest[10]，鶴岡[41]らの一過性聾状態から次第に回復する症例の存在することを考えると，Meyer[7]や Vignolo[44]の指摘する如く，Misch[30]，Bramwell[7]，Wernicke[45]の各症例は皮質聾と診断されて 1 カ月程度で死亡していることから，聾状態を持続した他の症例と同列に取扱うことに疑問が残るかもしれない．しかし，ここに皮質聾として列挙した13例はいずれも，ある一定期間を置いて 2 度以上の脳病的過程を経験し，全例が両側性大脳病変によって発症していることが共通している．

その原因は，閉塞性脳血管障害 9 例，脳出血 3 例，脳出血と出血性梗塞の合併 1 例である．Misch の症例以外はいずれも同一疾患の再発である．皮質聾として報告されているが，その聴力損失が極期でも60〜90dB の聾ではなく，また聴力障害の回復も著しい一過性の中枢性難聴

としては多発硬化[40]や肺炎球菌による髄膜炎の例[23]が報告されている。

皮質聾に随伴する神経心理学的症状として，失語症状（語聾，錯語を含む）は8例に記載され，そのうち感覚失語は3例である。著者の症例は，皮質聾の診断を確定するまでは，発症初期には感覚失語の疑いとして入院し，急性期を過ぎてから語聾の疑いであった。

神経学的所見では，両側運動麻痺4例，左片麻痺4例，右片麻痺1例の記載がある。その他，左同名性半盲や知覚障害などの記載もあるが，これら随伴症状は皮質聾の臨床像としての特徴ではなく，個々の症例に聾を生じた病変以上の脳損傷の拡がりの程度によって生じた2次的なものと考えられる。失語症状を合併したものは約60％である。

皮質病変の特徴として有名なAnton徴候（聾の否認や無関心な態度）を示した症例は，Anton[1]と平野[14]の2症例のみで，妄想観念を認めたGrahamの症例[12]は聾を自覚しむしろそのことで抑うつ的になっている。一過性の錯乱や昏迷などの精神症状は器質性脳疾患における急性期の一般的症状の範ちゅうである。

聴覚誘発電位検査では，中潜時反応（殊にPa波）の欠如が皮質聾の診断に有用であると報告されているが，その対象症例は中枢性難聴ではあっても聾ではないことに注意する必要がある[22,28,35,42]。殊に，純音聴力検査で110dB以上の聴力損失を示したBahlsの症例ではPa波の出現を認めている。皮質聾症例で聴覚誘発電位検査が施行された4例では，長潜時反応の欠如が共通してみられる[2,12,14,33]。しかし，前述したPa波を欠く聾ではない聴覚失認でも長潜時反応は欠如することから[27,28]，長潜時反応の欠如は皮質聾診断の必要条件ではあっても十分条件ではないといえる。

要するに，皮質聾の臨床像は，①2度以上の両側性脳損傷を生ずる病的過程（大部分が脳血管障害）の結果として，②純音聴力検査90dB以上の聴力損失を示し，③かつ，その聾は持続性（少なくとも3カ月以上）で，④聴覚誘発電位検査で長潜時反応を欠如するもの，といえる。⑤随伴する失語症状などの神経心理学的症状や神経学的症状は脳損傷の拡がりにもとづく2次的なものであり，⑥錯乱・昏迷などの精神症状は意識障害や痴呆などの器質性脳疾患に一般的なものである。アントン徴候は，患者の性格特性にもとづく反応性のものと思われる。その出現は2例のみで，むしろ偶発的といえる。

3. 皮質聾の責任病巣

聴覚中枢神経機構についてはいまだその詳細は明らかではない。聴覚神経伝導路としては図1のように考えられている[9]。理論的には，これらのいずれの部位でも聴覚に関与する神経線維あるいはその中継核を両側性に完全に切断・破壊すれば，聾を生じうると考えられる。ただその場合，臨床像のうえで聾がどの程度独立した症状として出現しうるかの問題がある。巣症状は，あくまでも他の臨床症状（神経心理学的・神経学的）との比較のうえで，できる限り独立した個有（病変部位との関係で）なものであることにこそ，その存在価値をもつからである。

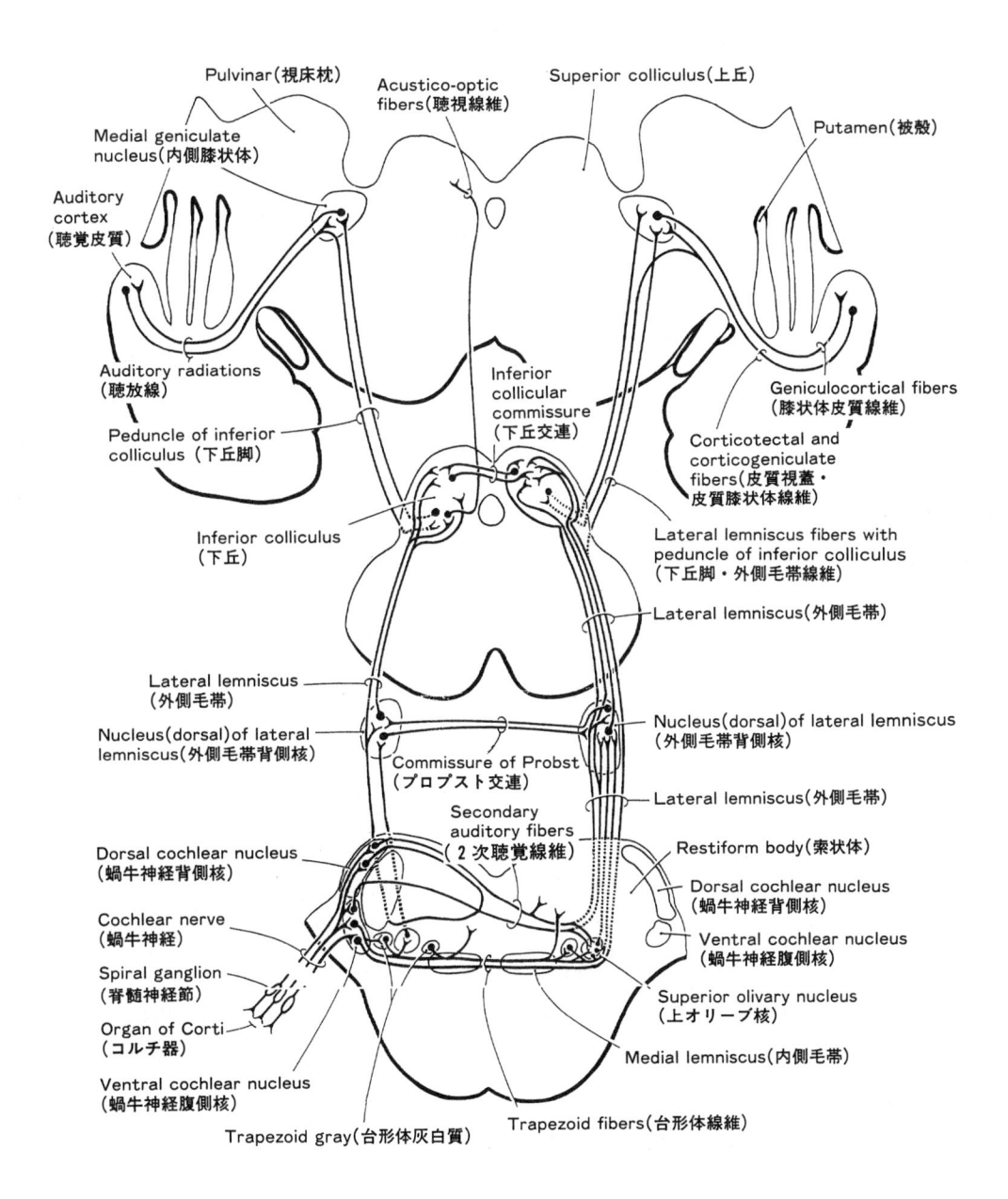

図1 聴覚神経伝導路 (文献(9) P.276より引用)

著者は，ある特定の機能が脳のある特定の部位に宿るとする立場をとるものではない。しかし，ある一定部位の脳病変はある特定の徴候を呈しうると考える。中枢性（脳性）に，巣症状として聾を生じうる部位はどこか？

Henschen (1917)[13]は「聴覚中枢について」と題する論文のなかで，横回の残存する両側側頭葉病変をもつ文献14例と両側横回に病変のある文献9例の臨床症状と剖検所見を検討するとともに，Ferrier や Munk らの実験生理学，Flechsig の髄鞘学的研究をも考慮して表2の如く，一次性聴覚中枢を横回に求め，両側横回の損傷が皮質聾を生ずるとした。

表2　Henschen の聴覚中枢（1917）

```
Gy. Trans.：Primary auditory center    → Pseudo-word-deafness
                                          1) labyrinthical origin
                                          2) conductional origin
                                          3) cerebral (cortical) origin
                                              └→ cortical deafness
Gy. T1       ：Word-sound-center → Perceptive word-deafness
                                          1) destruction of T1
                                          2) destruction of the conduction
                                             between Gy. Trans. & T1
                                          3) destruction of the conduction
                                             between T1 & T2 (T3)
Gy. T2 (T3)：Word-comprehension center → Associative word-deafness
```

しかし，剖検で両側横回に主病変が確認されて聾ではない陰性例は，Wohlfalt (1952)[46], Mahoudeau (1958)[26], Lhermitte (1971)[25], kanshepolsky (1973)[18], Oppenheimer (1978)[34], Leicester (1980)[24]と6例報告されている。これらの症例はいずれも語聾（純粋）あるいは聴覚失認の臨床像を呈し，純音聴力検査で10～80dBの聴力損失を認めるが聾ではない。その剖検所見では左右いずれかの内側膝状体が保たれていることに注目したい（表3）。

それに対し，皮質聾症例で内側膝状体の検索された Anton (1891)[1], Clark (1938)[8], 平野 (1975)[14][15]の症例では，いずれも両側内側膝状体に病変が確認され，後2者では横回を含む側頭葉皮質に病変を認めていない。

ところで，Landau(1960)[22]は，10～70dBの聴力損失を示すが聾ではない10歳の心疾患をもつ先天性失語症の剖検で，両側内側膝状体に病変の確認された症例を報告している。しかし，この症例は先天性失語症という特殊な状態にあり，その神経機構が聴覚系をも含めて通常一般と同じと考えて良いかどうかの問題の他に「内側膝状体に完全な萎縮があったかどうかいえない」と明記されていることから，皮質聾における両側内側膝状体損傷説に対する陰性例としては疑問が残る。

表3 横回を含む両側側頭葉皮質損傷を持つ皮質聾陰性例

Authers	Clinical symptoms	Comment on deafness	Gy. T1 left	Gy. T1 right	Gy. transv. left	Gy. transv. right	M.G.B. left	M.G.B. right
1. Pick (1892)	pure word deafness.	inattention to sound.	±	+	−	+	*	*
2. Dejerine (1897)	pure word deafness, sensory amusia.	rt deafness, lt intact → deafness.	+	+	+	−	−	−
3. Veraguth (1900)	pure word deafness. (trasicnt)	could hear but inattention to sound.	+	+	*	*	−	−
4. Henneberg (1906)	pure word deafness.	clinically no deafness.	+	+	+	−	+	−
5. Barret (1910)	pure word deafness.	h'-g" (Bezold)	+	+	−	+	−	−
6. Bonhoeffer (1915)	pure word deafness.	h'-g" (Bezold)	+	+	+	±	*	*
7. Henschen (1917)	pure word deafness.	clinically no deafness.	+	+	±	+	−	+
8. Wohlfart (1952)	pure word deafness.	20-60 dB loss.	+	+	+	+	−	−
9. Mahoudeau (1958)	auditory agnosia.	10-55 dB loss.	−	+	+	+	−	+
10. Lhermitte (1971)	auditory agnosia.	10-80 dB loss.	+	+	+	+	−	±
11. Kanshepolsky (1973)	pure word deafness.	20-65 dB loss.	+	+	+	+	−	±
12. Oppenheimer (1978)	auditory agnosia.	clinically no deafness.	+	+	+	±	+	±
13. Leicester (1980)	central deafness (?)	transient deafness. (complete or partial) 25-100 dB loss, could hear laud watch.	+	+	+	+	−	+

+；粗大病変あり．
±；一部病変あり．
−；病変を認めず．
＊；記載なし．

最近 Bahls ら (1988)[2] は，左内側膝状体が良く保たれ，両側横回の皮質・皮質下に主病変を確認した純音聴力検査で110dB 以上の聴力損失を示す皮質聾を報告している．この症例では，聾であるにもかかわらず聴覚誘発電位の中潜時反応 Pa 波のえられている矛盾は前述した．Wohlfalt[46], Mahoudeau[26], Lhermitte[25], Kanshepolsky[18], Oppenheimer[34], Leicester[24]らの両側横回に主病変のある皮質聾陰性例と Bahls[2]との責任病巣のうえでの相違はどこにあるのか．動物では，内側膝状体の腹側部が A 1 のみに投射しているとされているが[27]，人間の内側膝状体内部における機能的相違については明らかではない．Clark, 平野らの症例にみられる両側聴放線の断裂が内側膝状体や皮質病変よりも皮質聾の成立に重要といえるかどうか．

両側内側膝状体を中心とする皮質下病巣によって巣症状としての皮質聾が生ずるとしたClark, 平野らの報告は，それまで皮質病変にもとづく聾症例が確認され難く[44]，むしろ純音聴力検査の普及した1960年以降では，皮質病変にもとづく陰性例の報告が多く確認されたことから，それなりに説得力をもっているように思われた．聴覚生理学における実験的研究からの知識も皮質聾の皮質下説を支持しているように思われた[14]．

しかし，Bahls の報告によって，皮質聾の責任病巣（成立機転）の問題は，(1)内側膝状体内部における病変分布の相違，(2)聴放線断裂の範囲や程度，(3)横回皮質を含む側頭葉皮質および周辺皮質における病変の分布，などについて相互の関係を考慮して総合的にきめこまかく慎重に今後とも検討される必要があろう．

4. おわりに

　大脳の両側性病変によって，純音聴力検査で90dB以上の聴力損失に相当する持続性の聾症例は確かに存在するのである。その責任病巣についてはまだ結論はでていない。

　聴覚神経中枢伝導路のうえで，単一部位の両側性破壊（例えば，両側内側膝状体）によって生ずる臨床像と複数部位（例えば，左右いずれかの内側膝状体破壊と破壊されない側の聴放線の断裂や側頭葉皮質病変）の不完全あるいは完全破壊の集合された結果としての臨床像が，随伴症状を除外して，異なるものか否か。Clark，平野の2症例とBahlsの症例を同質なものとするか異質なものとするか。この問題は皮質聾の責任病巣や成立機転が明らかとなることによって解決されるであろう。

　また，聾と中枢性難聴との異同の問題もある。その相異は量的なものか質的なものか。

　さらに，概念的には存在しないはずの巣症状としての神経心理学的症状（失語，失行，失認）の背景に，程度の差こそあれ，現実には存在する知覚障害や一般的精神症状（痴呆，意識水準低下）と巣症状との関係が従来から指摘されてはいるが，さらに一層明確に分析統合される必要がある。その意味でも，一過性の聾あるいは中枢性難聴の回復過程で具現する臨床像の変遷（例えば聾（難聴）→聴覚失認→語聾（純粋））も神経心理学的に極めて興味ある問題である。

　なお，皮質聾診断の補助手段として用いられている聴覚誘発電位検査については，その各反応成分の背景にある神経機構の分析がまだ不充分であり，今後の研究に期待される。殊に，V電位の発生については内側膝状体から視床枕を経由する皮質投射系の関与が推定される。

　いずれにせよ，症候学的にできるだけ共通の基盤に立った症例を対象として，その臨床症状と背景にある脳病態生理や解剖組織について検証していくことが必要であろうと思われる。

文　献

1) Anton G : über die Selbstwahrnehmung der Herderkrankungen des Gehirns durch den Kranken bei Rindenblindheit und Rindentaubheit. Arch Psychiatry 32 ; 86-127, 1899.
2) Bahls FH, Chatrian GE, Messher RA et al : A case of persistent cortical deafness : Clinical, neurophysiologic, and neuropathologic observations. Neurology 38 ; 1490-1493, 1988.
3) Barraquer-Bordas L, Pena-Casanova J, Pons-Irazazabal L : Surdite centrale sans troubles aphasiques par lesion temporale bilaterale. Rev Neurol 136 ; 377-380, 1980.
4) Barret AM : A case of pure word deafness with autopsy. J Nerv Ment Dis 37 ; 73-92, 1910.
5) Berger H : Ein Beitrage zur Lokalisation der kortikalen Horzentren des Menschen. Monatsschr Psychiat Neurol 29 ; 439-449, 1911.
6) Bocca E : Clinical aspects of cortical deafness. Laryngoscope 68 ; 301-309, 1958.
7) Bramwell E : A case of cortical deafness. Brain 50 ; 579-580, 1927.
8) Clark WER, Russell WR : Cortical deafness without aphasia. Brain 61 ; 375-383, 1938.

9) Crosby EC, Humphrey T, Lauer EW : Correlative Anatomy of the Nervous System. Macmillan, New York, 1962.
10) Earnest MP, Monroe PA, Yarnell EW : Cortical deafness : Demonstration of the pathologic anatomy by CT scan. Neurology 27 ; 1172-1175, 1977.
11) Goldstein MN, Brown M, Hollander J : Auditory agnosia and cortical deafness : Analysis of a case with three-year followup. Brain Lang 2 ; 324-332, 1975.
12) Graham J, Greenwood R, Lecky B : Cortical deafness, a case report and review of the literature. J Neurol Sci 48 ; 35-49, 1980.
13) Henschen SE : über die Hörsphäre. J Psychol Neurol 22 ; 319-474, 1917.
14) 平野正治：「所謂」皮質聾について．精神神経誌 75 ; 94-138, 1973.
15) 平野正治：「所謂」皮質聾の剖検所見．臨床神経（会）16 ; 962, 1976.
16) 平野正治：「Cortical Deafness」とは何か．精神医学 25 ; 337-343, 1983.
17) 伊藤功，佐藤任宏，佐藤俊子：皮質聾の一症例．診断と治療 69 ; 679-682, 1981.
18) Kanshepolsky J, Kelly JJ, Waggener JD : A cortical auditory disorder ; Clinical, audiologic and pathologic aspects. Neurology 23 ; 699-705, 1973.
19) Kneebone CS, Burns RJ : A case of cortical deafness. Clin Exp Neurol 18 ; 91-997, 1981.
20) 小林逸郎，杉下守弘，東儀英夫，他:皮質聾の一症例．臨床神経 17 ; 361-366, 1977.
21) Kleist K : Sensory Aphasia and Amusia. Pergamon Press, Oxford, 1962.
22) Landau WM, Goldstein R, Kleffner FR : Congenital aphasia, a clinicopathologic study. Neurology 10 ; 915-921, 1960.
23) Lechevalier B, Rossa Y, Eustache F et al : Un cas de surdité corticale épargnant en partie la musique. Rev Neurol 140 ; 190-201, 1984.
24) Leicester J : Central deafness and subcortical motor aphasia. Brain Lang 10 ; 224-242, 1980.
25) Lhermitte F, Chain F, Escourolle R et al : Étude des troubles perceptifs auditifs dans les lésions temporales bilaterales. Revue Neurol 124 ; 329-351, 1971.
26) Mahoudeau D, Lemoyne J, Foncin JF, et al : Considérations sur l'agnosie auditive（a propos d'un cas anatomoclinique）. Revue Neurol 99 ; 454-471, 1958.
27) Michel F, Peronnet F : A case of cortical deafness : Clinical and electrophysiological data. Brain Lang 10 ; 367-377, 1980.
28) Mendez MF, Geehan GR : Cortical auditory disorders : clinical and psychoacoustic features. J Neurol Neurosurg Psychiatry 51 ; 1-9, 1988.
29) Mills CK : On the localisation of the auditory center. Brain 14 ; 465-472, 1891.
30) Misch W : über cortical Taubheit. Ztschr Neurol Psychiat 115 ; 567-573, 1928.
31) Mott FW : Bilateral lesion of the auditory cortical center : complete deafness and aphasia. Brit Med J 2 ; 310-315, 1907.
32) 永淵正昭，千葉健，白橋宏一郎:両側側頭葉損傷による聴覚失認．耳喉 53 ; 409-416, 1981.
33) 中山俊郎，信岡博済，和田伸一，松角康彦：両側被殻出血により両耳聾となった一症例．脳神経 38 ; 565-570, 1986.
34) Oppenheimer DR, Newcombe F : Clinical and anatomic findings in a case of auditory agnosia. Arch Neurol 35 ; 712-719, 1978.
35) Ozdamar O, Kraus N, Curry F : Auditory brain stem and middle latency responses in a patient with cortical deafness. Electroenceph clin Neurophysiol 53 ; 224-230, 1982.
36) Pialoux P, Fontelle P, Chouard CLH : Les surdites corticales. Minerva Oto-rinolaringol 21 ; 62-67, 1971.
37) Pick A : Beiträge zur Lehre von den Störungen der Sprache. Arch Psychiatr Nervenkr. 23 ; 896-918, 1892.

38) 進藤美津子, 加我君孝, 田中美郷:左右の側頭葉聴覚領野損傷による聴覚失認の一症例. 脳神経 33：139-146, 1981.
39) Spreen O, Benton AL, Fincham RW : Auditory agnosia without aphasia. Arch Neurol 13 84-92, 1965.
40) Tabira T, Tsuji S, Nagashima T et al : Cortical deafness in multiple sclerosis. J Neurol Neurosurg Psychiatry 44 ; 433-436, 1981.
41) 鶴岡はつ, 新井弘之, 桑名昭治, 他:左大脳半球の広範な脳梗塞によって皮質聾をきたした一症例. 臨床神経 20 ; 735-741, 1980.
42) Vedder J, Barrs DM, Fifer RC : The use of middel latency response in the diagnosis of cortical deafness. Otolaryngol Head Neck Surg 98 ; 333-337, 1988.
43) Veraguth O : über einen Fall von transitorischer reiner Worttaubheit. D Zeitschr Nervenheilk 17 ; 178-198, 1900.
44) Vignol. LA : Auditory agnosia ; a review and report of recent evidence, in ; Contribution to Clinical Neuropsychology, edited by Benton AL, Aldine Publ Co, Chicago, p172, 1969.
45) Wernicke C, Friedlander C : Ein Fall von Taubheit in Folge von doppelseitieger Laesion des Schläfelappens. Fortschritte der Medizin 1 ; 177-185, 1883.
46) Wohlfart G, Lindgren A, Jernelius B : Clinical picture and morbid anatomy in a case of "pure word-deafness". J Nerv Ment Dis 116 ; 818-827, 1952.

錯聴，幻聴，聴覚保続及び聴空間認知障害

田邉敬貴

　聴覚失認の周辺に含まれる現象は，皮質聾は別として，視覚失認の周辺現象に比べその報告ははるかに少なく，馴染みの少ない現象が多いと思われる。これは，一つには聴覚系の解剖学的特殊性や検査法の問題にもよろうが，身体外空間の知覚ないし認知障害の研究対象が，もっぱら視空間に向けられてきたためと思われる。筆者は，先に「Akustishe Allästhesie と聴空間認知障害」について若干の考察を加えたが[36]，ここでは聴知覚障害のうち錯聴，幻聴，聴覚保続の現象，並びに聴空間認知障害に含まれる現象につき，文献例を中心に解説を加えることにする。なお，以下解説する現象は，すべて器質性脳疾患に基づくものを対象としている。

1．聴知覚障害

A．錯聴 (Auditory illusion)

　錯覚とは，実在する知覚対象が変容して体験される現象であり，聴知覚体験の変容である錯聴とは，具体的には音が実際の音に比べ強く聞こえたり逆に弱く聞こえたり，リズムが変化して聞こえたり，遠くに聞こえたり逆に近くに聞こえたりなど，音質や距離感などが歪んで体験される現象である。

　錯聴は幻聴に合併することが多く，その場合は幻聴そのものも変容して聞こえる。また他の感覚様式の錯覚，つまり錯視などと合併する場合もあり，錯聴は以下述べる幻聴，聴覚保続と同様，一般に発作性現象であり，てんかんの部分症状としてみられることが多い (Hécaen 1972)[16]。

　Mullan and Penfield (1959)[25]の刺激実験によれば，図1[30]に示すように，錯視が主として劣位半球から生じているのに対し，錯聴は左右いずれの半球からも生じ，主として上側頭回の刺激により生じている。

B．幻聴 (auditory hallucination)

　幻覚とは，「対象なき知覚 (perception sans objet)」すなわちその場には実在しない対象が，あたかも実在しているかのように知覚体験される現象をいう。

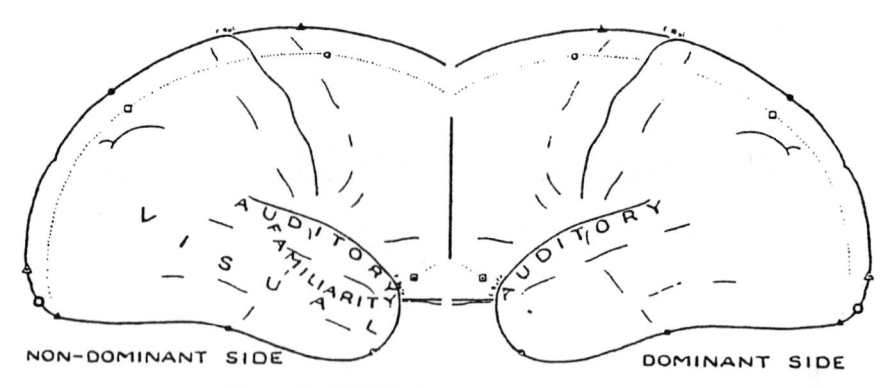

図1　解釈的錯覚 (Penfield and Perot, 1963)

　Hécaen et Ropert (1959)[15]は症候学的観点から，幻聴を要素性及び複合性の2型に大別し，さらに複合性の幻聴を音楽性及び言語性に細別している。要素性の幻聴とは，湯が煮立っているような音とか，何かつぶやいているような音など，明確に同定しがたい不明瞭な雑音であることが多い。対象の感覚性 (esthesie)，すなわち対象が生き生きと明瞭に体験される度合は音楽性でより強い傾向にあるが，感覚性が高い時には，その体験の内容を問わず，対象の音源をさぐる探索行動がみられる場合がある。幻聴に対する病識，すなわち実際に体験されている対象が現実には存在しないという認識は一般に保たれており，特に要素的幻聴が複合幻聴に先行する場合には，妄想的確信には至らないという[15]。Hécaen et Ropert (1959)[15]の経験した幻聴を有する症例34例中17例は要素的幻聴を有し，そのうち8例は複合幻聴を合併し，複合幻聴を呈した25例中6例は音楽性，16例は言語性単独，3例は両者が合併した幻聴を呈している。また合併症状としては，幻視，前庭幻覚 (hallucinations vestibulaires) などの他の幻覚現象や失語症状が多く，失語症状の合併は当然のことながら，病変部位の推定に役立つという。

　要素的幻聴は，Penfield and Perot (1963)[30]の刺激実験によれば，両側の Heschel 回及びその周辺皮質から生じているが（図2），最近の Halgren ら (1978)[14]の実験では海馬前方部の刺激からも生じている。複合幻聴は，図3[30]に示すように上側頭回外側上面の刺激によって生じ，推計学的には有意ではないが劣位半球から多く生じる傾向にあり，言語性，音楽性による半球優性は認められていない。なお図4[30]に示されている言語領野からは，錯聴も幻聴も得られなかったという。

　まれに幻聴が一方の耳もしくは聴空間から聞こえるという体験，すなわち幻聴の側性化現象 (lateralisation[15], unilateral auditory hallucinations[6]) がみられる場合があるが，この現象は幻聴側と反対側の上側頭回の病変を示唆する重要な臨床所見と考えられる[37]。

　なお，上記の脳の部分的機能解体による症状とみなされる幻覚と対比される，内因性精神病でみられる人格もしくは自我意識の解体によるとみなされる幻覚および妄想症状と，右半球後方病変との関連性を指摘する報告が最近みられるが[24)31]，左半球病変で分裂病様幻覚症状を呈

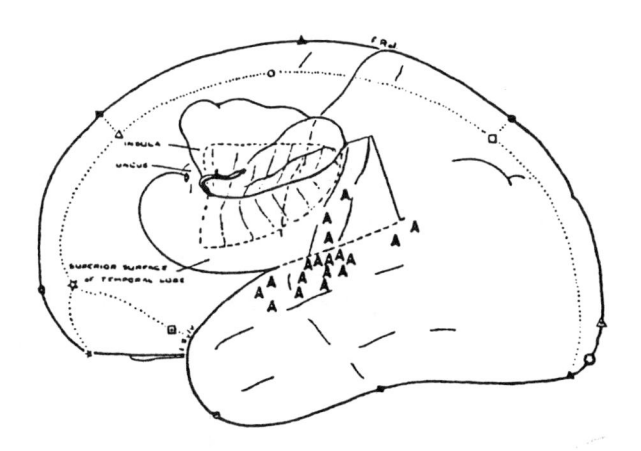

図2　要素的幻聴（Pentield and Perot, 1963）

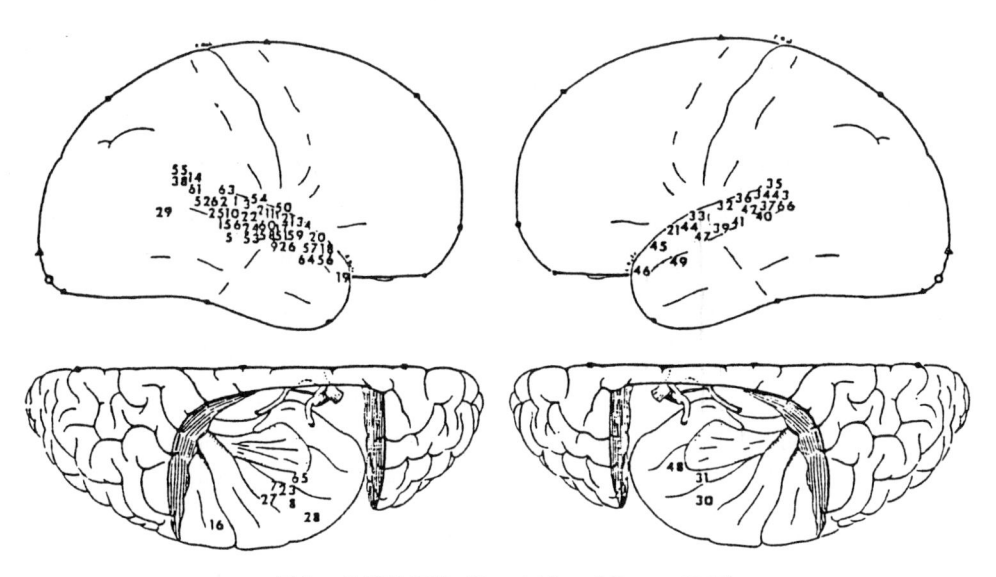

図3　体験性幻聴（Pentield and Perot, 1963）

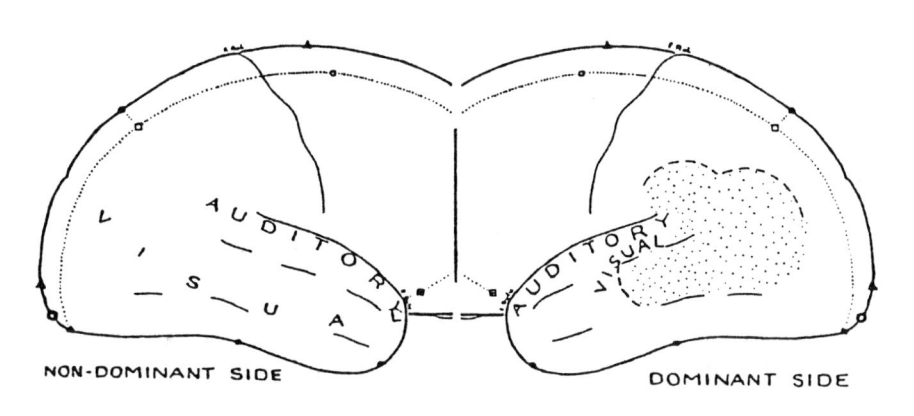

図4　体験性反応（Pentield and Perkt, 1963）

する場合もあり[22]，器質性脳疾患による精神症状と病変部位との関係は，慎重に検討されるべきものと思われる[37]。

C．聴覚保続もしくは反復聴（palinacusis）

実際に体験された聴覚対象の，多くは一部を幻覚的に，つまりもはやその聴覚対象は存在していないのに反復して体験する現象である。この現象は，実在した対象が反復体験されるという点では一種の錯覚とも考えられるし，反復体験時にはもはやその対象は存在しないという点では，一種の幻覚とも考えられる。この反復聴は，現実の会話の一部がそれを聞いたすぐ後で反復体験される場合が多いが，時には一日もたって体験され，幻聴との鑑別が困難なこともある（Jacob ら，1971，1973）[19][20]。

この現象の感覚性は極めて高く，そのためしばしば探索行動がみられ，また対象の側性化現象が多くみられ，その場合は幻聴と同様，病変と反対側の耳もしくは聴空間に生じるという[19]。合併症状としては，視覚保続（palinopsia）や既視感（déjà vu）などがあげられる。Jacob ら[19]は，反復聴が体験されている方の耳を患者が手でふさぐと，反復して聞こえている対象が不明瞭になり消失してしまい，手を離すと再び聞こえだすという興味深い現象を記載している。

責任病巣としては側頭葉が重視され，いずれの半球病巣からも生じている[19]。なお，一度体験された内容の再現であるという点で，図4に示す Penfield ら[30]の体験性の幻覚（"Flashback" あるいは "experiential response"）が思い起こされるが，この Penfield らの上側頭回皮質の刺激により得られた幻聴の内容は，かなり過去の体験の再現である場合が多い。

本現象はかなり稀なものと思われるので，側性化現象を伴う聴覚保続を呈した Hecaen et Ropert（1959）[15]の左側頭葉腫瘍例（obs. no10）を引用しておく。本例はある日，2人の人の魚についての会話を聞いていた際，会話の末尾の焼魚（poisson cuit）という言葉が，突然反復して病変と反対側の右耳に，約5分間続けて聞こえ，その間引き続きおこなわれている実際の会話は，両耳で正常に聞こえるという体験をしている："Un jour, il entend une conversation entre deux personnes, dans laquelle 《il était question de poisson》．L'une disait à l'autre：《Nous, aujourdhui, on fait du poisson cuit.》 Le sujet explique qu'alors brusquement 《Son idée s'est fixée》：les derniers mots entendus se répètent sans arrêt：《poisson cuit, poisson cuit...》, et très vite pendant environ cinq minutes. Tandis que la véritable conversation avait été normalement perçue par les deux oreilles, la terminaison hallucinatoire 《poisson cuit》 était uniquement entendue par l'oreille droite."

2．聴空間認知障害

図5[36]は，Bender（1952）[3]の定義に基づき聴空間認知障害に含まれる各現象を図示したものである。×は実際の刺激を，●は知覚を，矢印は知覚の転位を表し，この図では右半球に障害があり，従って病変と反対側の左耳に各現象がみられ，右耳への刺激は正しく認知され，これら

の現象はみられない場合を表している。ここでは各現象の定義を中心に解説するので、詳細については田辺(1983)[36]を参照されたい。なお、これらの現象には適当な訳語がないものもあるので、Bender の用いた用語をそのまま使用しておくことにする。

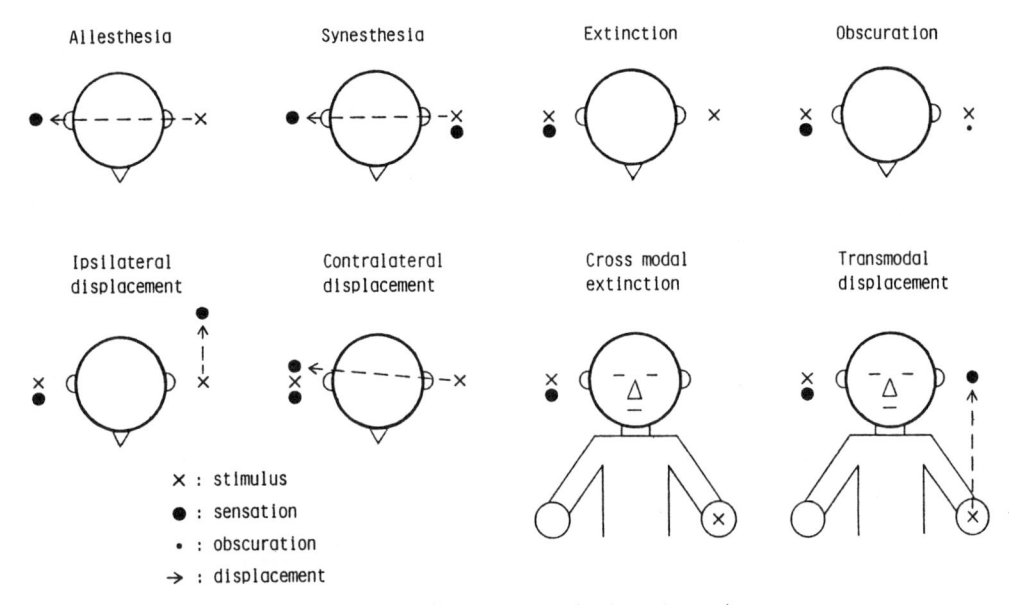

図5 聴空間認知障害の各現象 (田辺, 1983)

A. 一側刺激でみられる現象

1) Auditory neglect

この現象は図示していないが、一側からの音刺激に反応しない現象であり、半側空間無視症状と考えられるが、視空間の無視症状に比しその報告ははるかに少ない。なお Heilman ら (1972)[17]は auditory neglect を広く auditory extinction の現象をも包括する用語として用いているが、これらはやはり区別して用いるのが妥当であろう[36]。

2) Auditory allesthesia (alloacusis)

"Strictly speaking the term allesthesia applies to instances of displacement across the midline of the long axis of the body obtained by the method of single stimulation." (p. 55)。この Bender の allesthesia の定義に従えば、聴空間では、一側耳への音刺激が正中線をこえた部位で知覚される、つまり反対側耳で感じられる現象を alloacusis と呼ぶべきであり、これ以外の一側耳刺激での定位障害は、さしあたり音源定位障害と呼んでおくのが適当であろう[36]。

この allesthesia という用語の歴史的経緯について少し触れると、Obersteiner (1881)[27]が、"...though the sensibility is retained more or less completely, yet the patient is not clear, or is frequently, if not constantly, in error, as to which side of the body has been touched. I would term the phenomenon "Sensory Allochiria", or shortly "Allochiria" (ἄλλο s, χε i ρ) or confusion sides... The power of localisation is retained as to details, while doubt or error exists as to the side touched, the irritation being commonly referred to the corresponding part of the other limb." このように知覚は保たれているのに身体の一側に触られた時，触られた側が明確でなく，一般には反対側の対称部位に定位する現象を allochiria と名付けた（ちなみに allos, cheir というギリシャ語の語源は，それぞれ "他の""手" という意味である）。その後，Jones (1907)[21]は，一般的な定位障害の部分症状としてみられる場合を alloæsthesia，一般的な定位障害を伴わず刺激が対称部位に定位される場合を allochiria と区別したが，現在は上記の Bender の定義に従い allesthesia という用語が用いられるのが一般的である。なお，Seitelberger (1951)[33]や Bender ら (1948)[2]によれば，alloacusis の現象の記載は Gellé (1888)[13]や Bonnier (1904)[7]にさかのぼるとされているが，Gellé および Bonnier によりそれぞれ "allochirie aditive", "allochirie auriculaire" と呼ばれた現象を alloausis と呼ぶことに問題があることはすでに指摘したので[36]，ここでは Herrmann und Pötzl の "optische Alloästhesie" という用語にならい，独語の "akustische Alloästhesie" という言葉を始めて用いた[40] Koch und von Stockert (1935)[23]の1例を参考に呈示する。本側は，右中心後回から後頭部におよぶ脳腫瘍 (Gliom) の切除後，左半身身体部位定位障害および，両耳聴力や前庭機能は正常なのに左耳への刺激を右耳をふさいだ場合にも右耳へ定位するという典型的な alloacusis の現象を呈した症例である： "die patientin trotz beiderseitigen intakten Hörvermögens alle von links gebotenen Reize rechts lokalisierte, selbst dann, wenn ihr das rechte Ohr zugehalten wurde." [39]。

この現象の検査方法について Bender and Diamond (1965)[4]は，"The test procedure may involve the use of an earphone or stethoscope to insure monaural stimulation but usually simply occluding the ear on the intact side with a finger is sufficient." と述べているが，臨床場面では例えば一側からの呼びかけに対して反対側を向くというような形でとらえられ，筆者は一側の耳のそばで finger snapping を行うことにより検査している。

本現象は，右半球の頭頂葉，側頭葉病変および半側空間無視症状との関連が大である。

3）Auditory synesthesia

"Synesthesia is defined as a condition in which a single sensory stimulus applied to one region of the body evokes two sensations ; one at the locus of stimulation and the other all illusory sensation in a different region of the body." (p.72)。このように定義された synesthesia の現象の報告は体感覚性のものが多く，聴空間では図5に示す如く，一側の耳にのみ音刺激が与えられているのに両耳に音刺激が与えられたように感じる現象であるが，auditory synesthesia の現象については Diamond and Bender (1965)[12]の簡単な記載があるのみである。

B．両側刺激でみられる現象

臨床場面での検査は，一側刺激の場合と同様，音刺激としては一般に finger snapping が用いられ，被験者を閉眼させ，各耳よりほぼ等距離の位置で，同種の刺激をほぼ同じ強さでほぼ同時に与えられることによって行われる。この両側同時刺激法 (double simultaneous stimulation）及びそれに基づく extinction の現象は，共に Jacques Loeb が犬を用いた実験で初めて報告したものであり[5)29)]，この新しい知覚検査法を臨床にとり入れ，extinction の現象を人間で初めて記載したのが Oppenhein（1885）[29]である。

1) Auditory extinction

"Clinically speaking, extinction of sensation is defined as a process in which a sensation disappears or a stimulus becomes imperceptible when another sensation is evoked by simultaneous stimulation elsewhere in the sensory field." (p. 9)。Bender によりこのような定義を与えられた extinction の現象は別名，Brain（1941）[8]により perceptual rivalry, Reider（1946）[32]により sensory suppression, Critchley（1949）[9]により inattention などと呼ばれた現象と類同のものである（なお auditory inattention という用語が，聴覚刺激に対して無関心な状態に対して用いられる場合があるので注意を要する）。聴空間における extinction の現象は，各々一側耳の刺激であれば正しくどちらで音がしたか答えられるのに，両耳同時刺激では一方の耳だけで音がしたと感じられる現象で，日常の体験として，一側耳で電話が聴きづらい（他側耳にも音刺激が入る状態で）という訴えとしてみられることがある[35]。本現象も他の現象と同様，一般的には，恒常的にみられることが，現象を陽性とみなすための条件となる[12]。

"Patientin hört auf beiden ohren den schlag der Uhr, wenn jedes Ohr einzeln geprüft wird. Bringt man nun gleichzeitig zwei gleich stark schlagende Uhren in gleicher Entfernung vor beide Ohren (bei Augenschluss!), so wird constant nur die vor dem linken Ohr schlagende Uhr gehört, sobald letztere aber entfernt wird, wird die vor dem rechten Ohr wahrgenommen. Die versuche werden an den folgenden Tagen mit demselben Resultate wiederholt." このように Oppenheim（1885）[29]により，右片麻痺及び失語症を有する45歳の女性において臨床的に初めて報告された auditory extinction の現象は，その責任病巣としては側頭葉，頭頂葉が重視され，右半球病変半側空間無視症例で多く報告されており，図6[36]に示すように，neglect から allesthesia, allesthesia から extinction へと移行する経過でみられる場合がある。文献的には trimodal extinction (tactile, visual 及び auditory) を呈した半側空間無視症例が多く報告されているが，最近の de Renzi ら（1984）[11]の多数例での検討では，auditory extinction の現象は半球を問わず観察されており，visual extinction との相関性も認められていない。また，彼らも指摘する如く，重篤な半側空間無視症状を呈しながら auditory extinction を示さない症例もある。De Renzi らは，持続性の auditory extinction を有する症例が聴放線に共通病変を有していたことより，その発現要因として感覚障害性の基盤を考えているが，これに関連した報告として広瀬ら（1985）[18]の聴覚性誘発電位による検討があげられる。彼らは右側頭・頭頂葉病変を有し持続性の auditory extinction の現象を呈する症例において，聴性脳幹反応および中間潜時反応が正常であるにもかかわらず，頭頂部緩反応で異常が認められたことより，この現象の発現には中間潜時反応の generator よりも高位の音の受容認知機構の障害がかかわっているのではないか，と推測している。ただし，de Renzi ら及び筆者ら（1985）[38]の

持続性 auditory extinction を呈した症例のほぼ2/3が，聴放線にかかる病変の他に，頭頂葉後部病変をも有していたことも明記されるべきであろう。

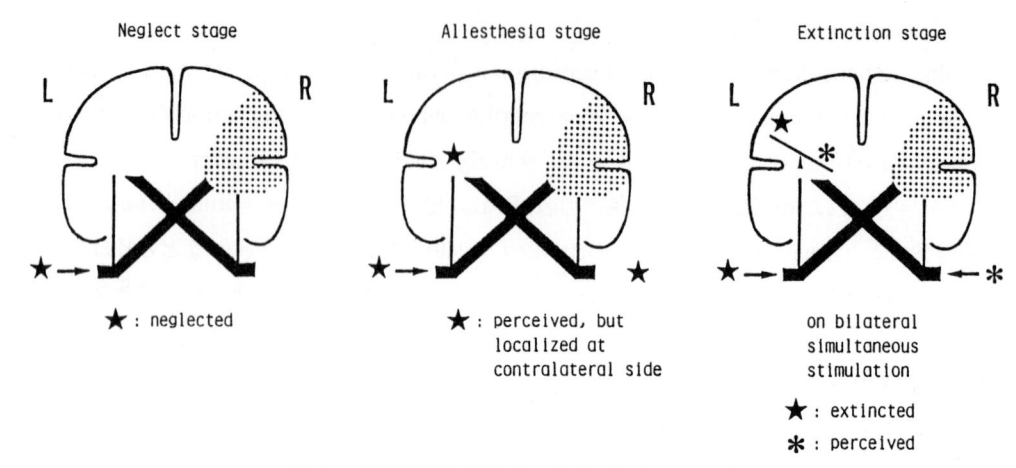

図6 半側空間無視症状の経過（田辺，1983）

以上述べてきた extinction の現象以外に，一側耳刺激であれば正しくどちらで音がしたかを答えられるのに，両耳刺激ではどちらの耳にも音はしなかったと答える binaural extinction の現象が，Diamond and Bender (1965)[12] により記載されている。

なお，dichotic listening test において左右耳の正答率に差がみられる現象を auditory extinction と呼ぶ場合があるが，finger snapping などの非言語刺激に対して extinction を呈さない場合には，Bender の定義に従うならば，extinction という用語を用いるのは不適当であり，このような現象は ear advantage もしくは ear superiority と呼ばれるのが妥当と思われる。(Tanabe et al, 1985)[38]。

2) Auditory obscuration (Graded extinction in audition)

"Extinction does not always imply a complete loss of sensation. Intercurrent stimulation elsewhere may lead only to a decrease rather than disappearance of the original sensation. This partial obliteration has been called "obscuration". Of course, there are different degrees of "obscuration". (p. 9, 10)。以上のように定義された obscuration の現象は聴空間では，両耳刺激の際両耳で音は聞こえるが，片方の耳への音が，その耳が単独で刺激された場合に比べ小さく聞こえる現象としてみられる。この現象は extinction とは連続的な現象であり，extinction の診断にも重要であるが従来あまり注目されていない。西川ら(1984)[26]は，temporal order discrimination の検査の際，auditory extinction の現象と obscuration の現象の移行を観察している。

3) Auditory displacement

"Another phenomenon which may be observed on double simultaneous stimulation is that of displacement. Here the subject perceives two stimuli but one of the percepts is displaced in a predictable direction"(p. 10). この displacement は，主として体感覚性の現象として報告されており，predictable direction とは，displace された刺激が定位される身体部位の優性位に基づいており，その優位性は顔面が最も高く，続いて体幹，陰茎，下肢，上肢の順であるという[3]。

① ipsilateral displacement　この現象は聴空間では報告されていないが，体感覚性の現象に対応して図示しておいた。② contralateral displacement　両耳刺激の場合の alloacusis とも呼ばれる現象であり[3]，Bender and Diamond (1965)[4]は alloacusis 及び auditory extinction を有する症例で，西川ら (1984)[26]は auditory extinction を有する症例の temporal order discrimination test の際，auditory　extinction が生じるか生じないかの境界時間差の付近で，obscuration の現象と共に観察している。西川らは，これらの現象を課題の複雑さの違いに基づく認知体制の差異の反映としてとらえている。

4) cross modal extinction

図5によってこの現象を説明すると，左手への触覚刺激と右耳への音刺激を同時に与えると，病変（この図では右）と反対側の刺激が，すなわち左手への触覚刺激が消去される現象である。つまり modality 様式が異なる刺激の組み合わせで生じる extinction の現象であり，視覚と聴覚の組み合わせでも報告されている[12]。

5) Transmodal displacement

この現象も図5に沿って説明すると，左手への触覚刺激と右耳への音刺激という異種感覚を組み合わせた同時刺激で，左手への触覚刺激が知覚されないかわりに両耳で音がしたと感じる現象であり，触覚刺激が音刺激に変わったという意味で transmodal という言葉が用いられている。なお cross modal extinction と同様，刺激の様式による優劣ではなく，病変と反対側の刺激が様式が変わって displace されるという。本現象と cross modal extinction の現象は，共に Diamond and Bender (1965)[12]により半側空間無視例で報告されている。

C．その他の聴覚定位障害

Arnold und Seitelberger (1949)[1]は，両耳に同時に音が与えられている際，音圧が小さい時は難聴耳（左耳）で聞こえ，音圧が大きくなると健側耳（右耳）で聞こえる現象を右視床病変例で，Denny-Brown ら (1952)[10]は両耳刺激の際，音は両耳で聞こえるがその音は右側から聞こえるという現象を右頭頂葉病変例で記載している。筆者らは[34]，右側頭－頭頂葉病変例のイヤホーン方式による方向感検査の際，頭の中に音源が定位されず頭の外右前方に音源が定位されるという奇異な現象を観察している。

筆者らは，以前 auditory extinction の発現に及ぼす刺激開始の時間差及び刺激の音響音声学的性質の影響について検討したことがあり[35]，類似の検討が，体感覚性 extinction において奥

田ら (1983)[28]) にみられるが, 以上解説してきた現象の多くは, 現在まで比較的関心が向けられることが少なかった現象であるとはいえ, 知覚・認知の過程に密接に関連した現象であり, なおかつ要素的アプローチが可能である点, これらの現象に関する今後の神経心理生理学的研究が, 知覚・認知機構の解明に大いに貢献をなすものと期待される.

文 献

1) Arnold, G. und Seitelberger, F. : Uber die thalamische Horstorung. Klin. Med., 4 ; 552-564, 1949.
2) Bender, M. B., Wortis, S. B. and Cramer, J. : Organic mental syndrome with phenomena of extinction and allesthesia. Arch. Neurol. Psychiatry, 59 ; 273-291, 1948.
3) Bender, M. B. : Disorders in perception. Charles C Thomas, Springfield, 1952.
4) Bender, M. B. and Diamond, S. P. : An analysis of auditory perceptual defects with observations on the localization of dysfunction. Brain, 88 ; 675-686, 1965.
5) Benton, A. L. : Jacque Loeb and the method of double stimulation. J. Hist. Med., 11 ; 47-53, 1956.
6) Bergman, P. S. : Unilateral auditory hallucinations. Trans. Am. Neurol. Assoc., 90 ; 226-227, 1965.
7) Bonnier, P. : Allochirie auriculaire. Rev. Neurol. (Paris), 12 ; 324-326, 1904.
8) Brain, W. R. : Visual disorientation with special reference to lesions of the right cerebral hemisphere. Brain, 64 ; 244-272, 1941.
9) Critchley, M. : The phenomenon of tactile inattention with special reference to parietal lesions. Brain, 72 ; 538-561, 1949.
10) Denny-Brown, D., Meyer, J. S. and Horenstein, S. : The significance of perceptual rivalry resulting from parietal lesion. Brain, 75 ; 433-471, 1952.
11) De Renzi, E., Gentilini, M. and Pattacini, F. : Auditory extinction following hemisphere damage. Neuropsychologia, 22 ; 733-744, 1984.
12) Diamond, S. P. and Bender, M. B. : On auditory extinction and alloacusis. Trans. Am. Neurol. Assoc., 90 ; 154-157, 1965.
13) Gellé. : Un cas d'allochirie auditive. Gaz. Hôp. (Paris), 61 ; 92, 1888.
14) Halgren, E., Walter. R. D., Cherlow, D. G. and Crandall, P. E. : Mental phenomena evoked by electrical stimulation of the human hippocampal formation and amygdala. Brain, 101 ; 83-117, 1978.
15) Hécaen, H. et Ropert, R. : Hallucinations auditives au cours de syndromes neurologiques. Ann. Méd. Psychol. (Paris), 117 ; 257-306, 1959.
16) Hécaen, H. : Introduction à la neuropsychologie. Larousse, Paris, 1972.
17) Heilman, K. M. and Valenstein, E. : Auditory neglect in man. Arch. Neurol., 26 ; 32-35, 1972.
18) 広瀬棟彦, 後藤守, 数井誠司, 奥田純一郎, 田辺敬貴, 西川隆, 白石純三 : 右側頭・頭頂葉病変を有し, 聴覚性の感覚消去現象がみられた症例の大脳誘発電位による検討. 神経心理学, 1 ; 63-64, 1985.
19) Jacob, L., Feldman, M. and Bender, M. B. : Palinacousis or persistent auditory sensations. Trans. Am. Neurol. Assoc., 96 ; 123-126, 1971.
20) Jacob, L., Feldman, M., Diamond, S. P. and Bender, M. B. : Palinacousis : Perisistent or recurring auditory sensations. Cortex, 9 ; 275-287, 1973.
21) Jones, E. : The precise diagnostic value of allochiria. Brain, 30 ; 490-532, 1907.
22) 河瀬雅紀, 小林豊生, 清水博, 橋本泰道, 森律, 中嶋照夫, 田辺敬貴 : Fluent aphasia に分裂症様幻聴を伴った1例 (会) 臨床神経, 25 ; 499, 1985.

23) Koch, J. und von Stockert, F. G.: Störungen des Körperschemas und ihre Projection in die Aussenwelt, mit besonderer Berücksichtigung der akustischen Allästhesie. Klin. Wochenschr., 14; 746-748, 1935.
24) Levine, D. N. and Finklestein, S.: Delayed psychosis after right temporoparietal stroke or trauma; relation to epilepsy. Neurology (Ny), 32; 267-273, 1982.
25) Mullan, S. and Penfield, W.: Illusions of comparative interpretation and emotion. AMA Arch. Neurol. Psychiat., 81; 269-284, 1959.
26) 西川隆, 奥田純一郎, 田辺敬貴, 白石純三:聴覚性および視覚性temporal order discriminationに関する研究. 大阪大学健康体育部紀要1; 89-107, 1984.
27) Obersteiner, H.: On allochiria. Brain, 4; 153-163, 1881.
28) 奥田純一郎, 西川隆, 田辺敬貴, 白石純三:電気刺激を用いた体感覚性extinctionの検討. 第7回日本神経心理学会総会予稿集, P. 61, 1983.
29) Oppenheim, H.: Ueber eine durch eine klinisch bisher nicht verwerthete Untersuchungsmethode ermittelte Form der Sensiblitätsstörung bei einseitigen Erkrankungen des Grosshirns. Neurol. Centralbl., 4; 529-533, 1885.
30) Penfield, W. and Perot, P.: The brain's record of auditory and visual experience; a final summary and discussion. Brain, 86; 595-696, 1963.
31) Peroutka, S. J., Sohmer, B. H., Kumar, A. J., Folstein, M. and Robinson, R. G.: Hallucinations and delusions following a right temporoparietooccipital infarction. Johns Hopkins Med. J., 151; 181-185, 1982.
32) Reider, N.: Phenomena of sensory suppression. Arch. Neorol. Paychiatry, 55; 583-590, 1946.
33) Seitelberger, F.: Ein anatomisch untersuchter Fall von akustischer Allästhesie. Wien. Z. Nervenheilked., 4; 411-423, 1951.
34) 田辺敬貴, 奥田純一郎, 白石純三, 西村健, 三好敏之.:右側頭・頭頂葉に梗塞巣を有する1症例のauditory extinctionに関する検討. 神経内科, 14; 468-471, 1981.
35) 田辺敬貴, 西川隆, 奥田純一郎, 西村健, 白石純三, 三好敏之.: Auditory extinctionの発現に関する神経心理学的検討―右側頭-頭頂葉病変を有する1症例について―精神経誌, 84; 424-438, 1982.
36) 田辺敬貴: Akustishe Allästhesieと聴空間認知障害. 精神医学, 25; 395-405, 1983.
37) 田辺敬貴:脳局在病変と幻覚―複合幻聴の側性化現象を中心に―大橋博司先生還暦記念論文集(掲載予定)
38) Tanabe, H., Nishikawa, T., Okuda, J. and Shiraishi, J.: Auditory extinction to nonverbal and verbal stimuli. (投稿中)
39) Von Stockert, F. G.: Störungen des Körperschemas und ihre projection in die Auβenwelt. Arch. Psychiatr. Nervenkr., 103; 310-313, 1935.
40) Von Stockert, F. G.: Zentrale Hörstörungen. Fortschr. Neurol. Psychiatr., 22; 457-472, 1954.

付記:本稿は1985年秋脱稿のものであることをお断りする. 脱稿後に気付いた報告, 並びに修正箇所を下記しておく.

* 刺激実験による幻聴に関しGloor Pら(Ann Neurol 12; 129-144, 1982)は, Penfield&Perot (1963)とは異なり, 扁桃体や海馬傍回の刺激で, 頻度はすくないが複合幻聴が生じることを報告している.
* auditory extinctionの別名のBrain WRによるperceptual rivalryという用語の出典は文献8ではなく, Recent advances in neurology and neuropsychiatry. 5th ed., Churchill, 1955である.

第3章　触覚失認

C. ウェルニッケ：記憶心像の局在について

C. Wernicke: Zwei Fälle von Rindenläsion: Ein Beitrag zur Localisation der Vorstellung. Arb. Psychiat. Klin. Breslau, 11 : 35-52, 1895.

古川壽亮・岩田　誠　訳

第1例

　21歳，仕立屋職人のヘルマン・ヤノフスキーは，1886年4月13日の前夜口喧嘩の際，突然頭部にステッキの一撃を被った。恐らくステッキの柄が頭蓋骨に当たったのであろう，意識は失われなかったが出血が激しく，また言葉が出なくなった事に気づいたため，患者はその夜のうちに当院の外科を受診した。私はフィッシャー教授の寛大な許可により，ここで以後退院に至るまで彼を観察したのである。
　患者の処置を行った当直医によると，彼は入院時極めて興奮し，自分の考えをわからせようと物狂おしいまで努力していたが，その言葉は「吃音性，断綴性」で理解できなかったという。しかし患者は身振りを用いたり，いくつかの単語の綴りを述べたりして，全ての質問を正確に理解していることを示そうとすることができ，また実際に良く理解していた。意識は清明。この他，右手の動きが明らかに拙劣であり，書字ができなかった。
　4月10日午前10時に，患者はフィッシャー教授の手術を受け，以下の所見が得られた。患者は蒼白で，やや疲労しており無関心である。言語は「断綴性」であるが，前夜には完全に失われてしまっていたという。左頭頂骨，耳と矢状縫合との中間に50ペニヒ硬貨の大きさの皮弁状の創傷がある。極めて不規則な辺縁を伴った皮弁の底辺は長さ1cmで後方に向いており，皮弁自体の長さは1.5cmである。皮弁を持ち上げれば脳の拍動が明瞭に見える。出血が続いている。また麻酔開始時に創傷部から大量の脳組織が漏出してくる。
　手術。十字切開。皮弁が押しのけられる。頭蓋骨には2マルク硬貨大のほぼ円形の欠損がある。この欠損部には前頭に向かって斜めに陥没した骨片があり，この骨片は縦走した亀裂により2つに分離している。その奥にもう1つの骨片があり，陥凹部の後部に深く埋まっている。さらに数個の小骨片が頭蓋骨表面に対してほぼ垂直につき立って存在している。欠損部の周辺を部分的に削除したのち，これらの骨片を除去。硬膜は骨欠損部の後方で損傷されており，50

ペニヒ硬貨大で鈍角が前方を向いた形の三角形の開口部を呈す。硬膜には血液の噴出している動脈があり，これを二重に挟み結紮する。その際さらに硬膜下で後方へ押し込まれた2個の骨片が見出された。創傷を洗浄後可能な限り骨片を再接合し，皮弁をその上にかぶせて縫合し，脳損傷上の中心部のみを開放創とした。

　まず創傷の経過について付記する。4月19日包帯交換。縫合部の術創は一次治癒しており，他の部位も健康な肉芽組織で被われていた。硬膜の欠損部位はまだ変化がなく，頭蓋骨陥没部の深部まで窺き込むことができた。4月22日第三回，24日第四回包帯交換。硬膜の欠損部位は小さくなり，20ペニヒ硬貨大の穴を残すのみである。5月3日の包帯交換の際には硬膜欠損部はペン軸よりやや大きいだけとなった。5月5日創傷の周囲が丹毒様に発赤し高熱をみたが，創傷は変わらず良好状態に見えたので，包帯はそのままにしておく。

　解熱後，硬膜ついで頭皮の創傷は極めて速やかに癒合し，頭皮上には深さ3 cmに達する，放射状に陥凹した瘢痕を生じた。この陥凹部では，7月18日の退院に至るまで特に階段登上等の労作後に脳の拍動を触知しえた。

　図は退院時に撮影した写真で，陥没した瘢痕を示す。黒鉛筆の線で囲まれた部位は開頭術の開口部である。

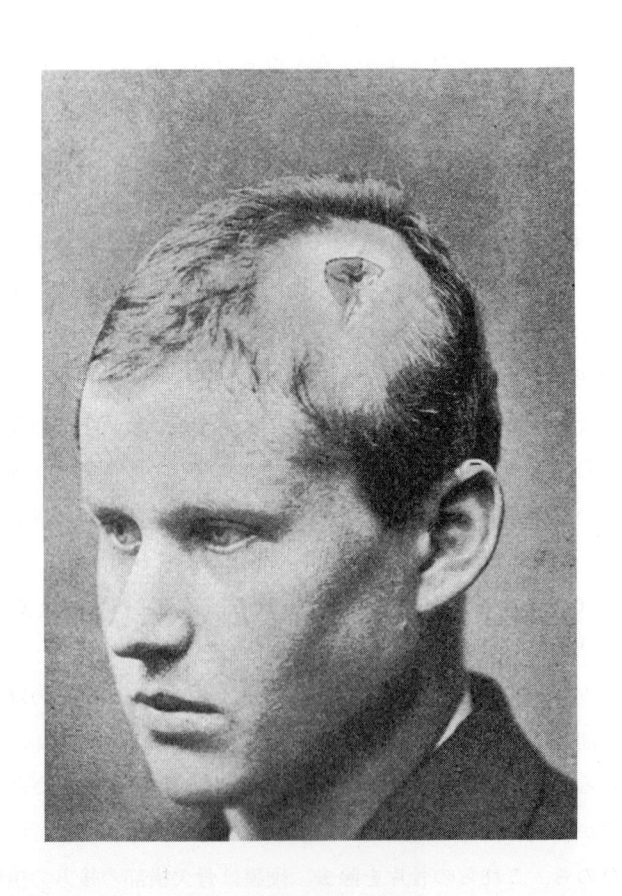

さて次に神経系の機能障害について記載しよう．手術の5時間後の所見は以下の如くであった．右側の手および手指の弛緩性麻痺があるが，前腕および上腕の運動は保たれ，肘関節屈曲・伸展の粗大力には左右差は見られない．手および手指の麻痺は完全である．被動性は，前腕を強く回外した際にわずかな抵抗を感じる以外は正常である．患者は，感覚は良好であると断言するが，検査してみると以下の所見が得られた．手および手指の関節運動時の位置覚は完全に消失，肘関節においては大きな運動は知覚されるが小さな運動は知覚されない，肩関節においては外転・内転が識別できる．触覚は，手指の背面では所によって完全に消失していたり，指ではなく手背に触れたと感じられるような定位の誤りがみられたりする．手背および前腕の弱い触覚刺激は知覚されない．全体として，上腕では極めてわずかな触覚刺激でも速やかに知覚されるが，明らかに前腕から手関節まで及ぶほぼ一様な触覚鈍麻が存在している．痛覚は全ての部位でよく保たれ，遅延もない．患者は右手指の痛覚刺激に対し極めて強い反応を示し縮み上がったりするが，痛みは左側でより強く，右側ではかゆい程度であると主張する．冷刺激と温刺激は，右手背でも速やかに識別できるが，左側では右側より明確で異常なほど感じやすいと言う．言語は障害されているが，厳密な意味での失語ではない．語彙はかなりよく保たれており，語の理解も完全である．いくつかの語で明らかに発語の渋滞と努力性の発語がみられ，語音の置換もみられる．これは進行麻痺でみられるのと同じ範疇の言語障害（吃音，つまずき，渋滞，自覚的なしゃべりにくさの混合）であるが，程度はより著しい．右顔面筋の下方領域は極めて強く障害されているが，閉眼は左眼とほとんど違わない．舌はまっすぐに挺出され，左右に自由に動かせる，またねじることもできる．fとlの発音が困難，wの発音もやや困難．顔面の痛覚には左右差なし．

　意識は完全に清明．自覚的には状態良好．患者はぐったりし，創傷周辺に局在した頭痛を訴える．読字は完全に保たれている．

　下肢は詳しくは検査しなかったが，患者の言では障害なし．

　要約．珍しく純粋な形での核上性顔面神経麻痺に加えて，大きな関節で区画される特異な分布様式を示す右上肢の単麻痺と感覚障害．

　4月14日の現症．患者は極端に衰弱しており会話も検査も困難で，非常に重篤感があり，死んでしまうと言い張る．衰弱のためと思われるが，患者は命令された時だけ不承不承体肢を少し動かすだけなのだが，下肢は脚も足指も左右同様に良く動かせる．右上肢の運動障害は増大し，肘関節ではほんの少し一時的に屈伸ができるだけで，肩では上肢内転が苦労の末にできる．舌はまっすぐに挺出され，厚い舌苔に被われている．開口は困難なようである（恐らく包帯のせいであろう）．閉眼力は両側とも弱い．顔面筋下方領域は不変，言語は昨日より更に困難で明らかにより努力性であると同時により理解しにくいが，やはり正しい語が意図されていることは声の抑揚等からはっきりとわかる．全く明瞭な単語も少なくない．注意を集中したり意図的に行為を行うことはすべて患者をひどく疲労させる．彼は低い声で一人うめいており，脈は遅く不整だが充実性で軟脈である．呼吸はやや促進し，呼気は延長している．患者は苦労なしに

首を左右に曲げる。斜視なし。包帯は痛くない。これ以上の検査は敢えて行わなかった。

　4月15日。気力も意識も改善し，動作はより精力的。顔面筋下半部の麻痺は極めて明瞭となる。舌は右方へ偏位する。眼球運動は検査により障害なく良好。言語はまだ遅いが，昨日よりはるかに良好で完全に理解し得る。右上肢の運動機能は再びほぼ第一日と同様，即ち手および手指に限局した完全麻痺である。本日は触覚刺激が少しの注意により全部位で知覚されるが，触覚の確実な定位は上腕でのみ可能で，前腕では誤りがみられ，手および手指での触覚定位は全く不可能。患者はともかくも触わられているということしかわからない。手および手指の運動感覚は完全に消失し，麻痺は弛緩性である。検査をしばらく続けると手指の律動的な屈曲運動が始まり，上腕の結繋后も軽減しない。この運動はほぼ一定のリズムを持っているが，速すぎて数えられず，時に2つずつ組になっている。この際母指と示指の動きが最も少なく，また骨間筋も無関係ではない。患者はこの不随意運動に気づいており，手指を受動的に伸展すると律動的に増強する抵抗を感知する。右側半盲なし。呼吸は正常で発熱なし。脈は整，52～56／分。下肢の運動には左右差なし。

　4月16日。昨日に比し著しい変化はないが，手のふるえが続いているのが観察され，しかも昨日記載した右手指の律動的運動はひとつひとつが全て多くのふるえから成り立っているように見える。また軽度の拘縮が始まっているが，回外に対しては極めて軽度にすぎず，強い被動的回外で多少痛い程度である。手指，特に第3・4・5指の拘縮は高度であるが，第2指では軽く，第1指ではほとんど認められない。手関節には全く強直は見られない。本日は歩行を試みたが，全く障害はなかった。言語はさらに改善している。前腕背側面および手背面の疼痛を訴える。骨間筋，短母指外転筋および外尺骨筋（Ulnaris externus）の電気反応を検査したが左右差なし。他に変化なし。

　4月19日。全身状態は極めて良好，自覚的状態はとりわけ改善している。脈60，整。言語はさらに敏捷かつ力強くなっている。患者は"Nein"と言うかわりに"Nei"と言うが，これは最初からである。しかし彼は懸命に努力すれば最後の"n"を付け加えることができる。この言語障害は舌の不全麻痺の結果と考えられる。舌は挺出時右側に偏位するが側方には可動で，患者自身が気づいているように下手ではあるが舌を裏返すこともできる。舌，頬，および口腔の右半分に感覚の鈍い感じを自覚しており，頬部には時に「ふるえるような感じ（Flattern）」がする。患者が言うには，右側口角が時にふるえるのだが，そしてこれは以前は手と一緒にふるえていたのだが，今は手のふるえが消失してしまい，口角だけがふるえる。手の運動性は著明に改善。2日前にはまず手関節の運動が可能となったが，手指はまだ完全に麻痺したままであった。前日にはこの他，手関節を固定すれば中手指関節での伸展・屈曲が極めてゆっくりではあるが可能となったと言う。本日は手を大体開き，手指をほぼまっすぐに伸ばすことができる。これは総指伸筋が完全に作動していることを示す。手関節の運動はかなり大きく，屈曲より伸展の方が可動域が大きい。被動運動の範囲は手関節では全く正常で，手指でも改善している。手指伸展は手関節を屈曲位にした方がやや良い。手関節では回旋運動も少しはできるようにな

り，握手も可能となっているがこの際に母指は関与しない。手関節の上方・下方への被動運動の知覚は本日は正確であったが，母指の位置覚はまだ消失している，肘関節の屈曲・伸展は右側でも強くなっているが，まだ左側に比べると弱い。手の触覚はほぼ完全に回復し，痛覚も正常である。触覚刺激の定位は手ではまだ極めて拙劣で，手指ではさらに拙劣であるが，前腕ではこれより良好である。上腕，より正確に言うと上腕の前面に感覚の鈍麻した部位が見られる。顔面では針頭による極めて軽い触覚刺激もよくわかり，正しく定位できる。

　4月20日。運動機能は手を完全に握ったり開いたりできるまで回復した。運動は緩慢で，母指はまだ殆ど動かないが，握力は既にかなり強い。鉛筆を手に挟んでやれば，拙劣ながらも要求されたこと全てを書くことができる。顔面筋の筋力はさらに改善，舌も同様。"Nein"の発語も今やずっと簡単にできる。全身状態極めて良好で，頭痛は全くない。触知試験（Prüfung der Tastempfindungen）では，右手で触れた物品—硬貨，スプーン，ワイングラス，書物，財布，時計，鍵，大きなパン一切れ—は認識されない。鍵束，小銭入れ，鼻眼鏡は認識可能であるが，これには明らかに触覚以外の感覚を利用している。とりわけ患者は物品が軽いか重いかを量り，かすかな物音にも注意し，冷温を識別する。手掌および手指の掌側の触覚は良く保たれており，軽い触覚刺激でも正しく知覚される。いずれにせよ，触知能力（Tastvermögen）と触覚（Beruhrungsempfindung）との間には大きな不均衡が存在する。冷温の区別のない物品でも知覚できる。触覚定位能も検査したが，手に触れたか，またはその他の部位に触れたかを「はい—いいえ」で識別することは可能であった。

　4月22日。全身状態良好。右手指の能動的可動性が増加しているが，小指と環指の障害はまだ残っている。言語はより明瞭となっている。上下肢の電気刺激性に左右差は認められない。

　4月27日。患者の指に鉛筆を挟ませて文字や数字を書く時のようにその手を動かしてやると，最初はどの字も全く認識できなかったが，やがてほとんどの字を認識するようになる。また彼は"H"や"g"の様に複雑な運動を伴う文字は認識できないが，小さな文字はよく認識できることが次第に明らかになってきた。幾何学的図形について同様の検査を行った際も同じである。患者は円と正方形とは認識できるが，十字や円柱等々は認識できない。総じて彼の手を検者が動かしてやるのは極めて困難であった。主として肘関節と肩関節を動かして行えるように鉛筆を手にしっかりと包帯で固定してやってはじめて，このような受動運動がかなりうまくできるようになった。

　4月30日。本日は，手指のいくらか大きな被動的運動は知覚できる。手に置かれた物品は，パン一切れ，読本といったかなり大きな物体ですらまだ認識できない。しかし患者は自分から「比較的長い物体」とか「堅い物体」等の一般的な記述を行う。右母指は昨日から可動性が改善している。両側の第二指との対立は拙劣ながらも可能だが，第5指との対立はできない。握力は母指の動きも加わってきて既にかなり力強くなっている。右上肢のその他の運動は，左側同様に力強い。舌の偏位はもはや見られない。自覚的には右側口腔の感覚障害がある。

　丹毒罹患中の患者の状態（上記参照）についてはあまり詳しい記録が残っておらず，ただ言

語障害の増強と舌偏位とが再び見られたことが記されてるに過ぎない。丹毒から回復した後は全身状態も急速に改善したが，ただ慎重を期すため患者の入院は継続された。7月21日には以下の様な所見が得られた。舌はまだ少し偏位し，言語は普段は正常であったが「砲兵旅団（Artilleriebrigade）」等の難しい語に際してはまだつまずき言葉（Silbenstolpern）が生じ，また上腕前面および内側の感覚脱失部位は不変であった。手および手指の触覚刺激定位は回復し，コンパスを用いた二点識別覚の検査でも明らかな左右差が認められない程であった。圧覚について比較的詳密な検査をしても同様の結果が得られた。手および手指の被動運動は，比較的小さなものですら例外なく知覚された。右手および右手指の粗大運動もまた回復したが，手の細かな運動はまだ全く不可能。触知能力も同上。普通にペンを持って書字を行うことはまだ全くできないが，黒板にチョークで書くことは一応できる。またペンを手で握れば大変苦労しながらも図に示した"病院"（Hospital）のごとく書くことができる。

患者の状態についての以下の記載（訳注：論文集125頁）はこの時期のものである。「（開頭術による）頭部創傷が治癒し，後遺症を残すのみの状態にほぼ達した現在，患者には厳密な意味での麻痺はもはや見られない。手指全体および手を敏捷かつ力強く屈曲させたり伸展させたりできるし，握力は正常で母指対立も可能である。しかし，細かな運動は不可能で，ペンを持って動かしたり，ボタンをはずしたり，縫ったりすることはほとんどできない。更に，細かな運動は視覚の助けがないと全くできないのである。閉眼状態では患者は手に持った物品を認識することはできず，例えばスポンジと鍵とを識別できないし，従ってそれらを取り扱うこともできない。しかし，今やその他にはあまり重篤な感覚障害は見られず，いわゆる筋肉感覚も回復しており，右手の触知表象と運動表象の障害が見られるだけである。手指の運動がまだ高度に障害されている時ですら，患者はチョークで黒板の上に，また握りこぶしに固定した鉛筆で紙の上に書字を行うことができたのである。」

7月18日，患者は退院したが，なお年内には度々診察にやって来た。11月20日の書字テストおよび1887年2月13日付の手紙から，患者が次第に再び書字できるようになったことがわかる。彼はまたペンを普通に持つことができるようにはなっていたが，後に私が確認した所によれば，主として握りこぶし全体の動きによって書字していた。患者は仕立て屋の職業に再び就くことはできなかったが，アイロンかけ職人として仕事を見つけることはできた。1887年の初頭に患者はベルリンへ転居し，数年間私の観察する機会がなかった。5年後の1891年8月4日になってようやく私は彼をベルリンに捜し当て，今一度診察する機会を得た。彼は今や結婚して一家

の父となり，アイロンかけ職人として１日12時間の厳しい労働により週24マルクを稼いでいた．

所見．健康，屈強な男子．頭部の瘢痕は髪の毛で被われ，最深部で深さ１cm，拍動はなお触知可能．圧迫により不快感あり．普段は苦痛はないが，風邪をひいた後だけ時折瘢痕から前頭へ広がる焼けるような感じを訴える．またそのような時には咳をすると内側から瘢痕へ押し上げるような感じがする．言語障害は全くなし．

患者が自覚する負傷の後遺症は，右手の感覚脱失，より正確には，手指（母指を含む）の掌側面および背側面の感覚脱失で，手掌および手背との境界ははっきりしていると言う．握力は左手よりも右手が少し弱い．痛覚は右側でも左側と同程度にわかるが，自覚的には感覚が鈍い感じがすると言う．温度覚は左右差なし．

右手の有用度はまだ異常に制限されており，書字程度ができるにすぎない．書字の際も手指は全く使わず，また極めてしばしば動作を中断せざるを得ない．どんな時でも視覚による助けが不可欠で，目で見ながらなら患者は物品を握み取ったり，時計を巻いたり，さらにはどうにかこうにかながらも母指と他の手指とで留め針を仕事台の上から拾い上げることができる．以前は針を左手で右手に押しつけるだけだったのに，今では少し縫うことすらできる．動作は明らかに拙劣で，あまりに指が無器用なため目で見ながらでも上着のボタンを留めることができない．母指と他の指との対立は可能だが，小指との対立が最も拙劣である．患者は右手では「何が中にあるのか感じない」ので上着の右ポケットからものを取り出すことができず，そのためには左手を使わねばならない．

空中に数字を書くことは，両手とも同じぐらい上手にできる．

現時点での右手の触知麻痺（Tastlähmung）の概略については，以下の試験からわかるであろう．

物品	患者の答え
絹の手袋	ハンカチ．
ハンカチ	（正解）
茎のついた洋梨	冷たい物，まん丸．
これを押しつぶすと	手ざわりが滑らかで柔らかい．（手掌では湿気を感じることができず，手背で初めて感じる）
封印	小さな物，少し曲がっている．
大きな鍵	先程のより少し長い，やはり封印のようだ．
封蠟の塊り	梨のような手ざわりだ．サクランボだろう，手ざわりが柔らかいし，小さいから．
はしばみの実	おそらく同じ物だ，そんな鋭い縁をしている．
側方が使われた消しゴム	大きな物，冷たくて角ばっている．一側は丸く，他側は平らなようだ．それから一側では鋭い縁にふれる．

携帯用のクシ	細長い物，一側には鉤があるようだ。(回転させようとしたらしいが，回しきれず，その際クシの歯の音が聞こえて) クシ。
クシ入れ	わからない。
ポケットナイフ	(偶然に手関節の手掌面へ押し当てて) ポケットナイフ。
鉛筆	どうも鉛筆のようです。(鉛筆を回転させることはできる)
厚紙のチケット	細長い物。

以上からわかる通り，触知麻痺はもはや完全ではないが，とは言えまだ極めて著明である。

軽い触覚刺激は右手の全部位で知覚されるが，患者の注意をそちらへ向けるのは少し困難である。

触覚定位能力はわずかに冒されているに過ぎない。第2から第4指の末節，中節，基節は正しく認知されるようだ。掌側では概ね正しく識別されるが，示指では基節が中節として認知されるといった混乱が生じる。母指では末節は常に正しく認知されるが，他の二節は確実には識別されない。極めて驚くべきことに，患者は全ての触られた部位を，誤って示された部位ですらほぼ確実に左手の示指で指し示す事ができる。この時患者は手探りをするようにして指し示すが，これは前腕や上腕で同じことをする場合には直ちに正確に指し示すことができるのと対照的である。

位置覚。母指では極めて小さな被動運動はわからない。やや大きな運動はわかるが，運動の方向は大抵誤認される。示指および小指でも同様である。皮膚が引っ張られたり，ふと筋が緊張して感じられたりした場合は正しい答えが得られる。この場合にも触覚定位筋の検査と同様の検査を行い，患者に左手の示指で右手と同じ位置をとるように命じると，完全に正確ではないが驚くほどうまく模倣できることが明らかとなった。

右手を被動的に様々な位置に置いて，左示指でこれを探させる試験を行うと，かなり確実に指し示すことができる。ただ，肩甲骨をやや強く挙上させた時には目標よりやや行き過ぎた所を探る。

軽度の失調が見られ，右示指を下口唇，喉頭隆起，あるいは左母指へ持って行くことを命ずると，やや的をはずれてしまう。

第2例

36歳の上級国境検査官，N地方出身のNは1893年1月26日から私の観察するところとなった。彼は1892年7月28日に並み足乗馬中急にもうろう (benommen) となり馬から滑り落ちたが，後頭部の皮膚にわずかな切創を受けた他には大した外傷を負わなかった。意識は間もなく完全に消失し，4週間後になって漸く次第に回復した。患者は最初の14日間，殆ど間断なく特

に顔面と右半身に間代性痙攣を生じ，また一過性に嚥下麻痺をおこしたと言う。意識回復後，右腕の筋力低下と高度の言語および書字障害が残った。その他，時折「めまい発作」を起こし，椅子の脇に意識を失って倒れているのを見出されたこともある。また患者自身の記憶では，1月の最初および1月26日の数日前にそれぞれ1回，自分では2，3分続いたと思われる，意識消失を伴わない右側顔面の攣縮発作があった。

患者の言によれば，この事故の2年前に既に「頭部うっ血」の発作が一日のうちに2回起こったらしい。それ以前は常に健康で，特に梅毒には一度も感染したことがないと言う。特記すべきは1886年のジフテリア急性発症のみである。

当時の所見は以下の通りであった。強壮，溌刺たる外見の男子で，明白な梅毒の痕跡はなく，自覚症状なし。顔貌はやや愚鈍で右顔面不全麻痺（口囲で）の存在が疑われる。高度の言語障害が見られ，進行麻痺に見られるのと同様のつまずき言葉(Silbenstolpern)を呈するが，より強くて殆ど吃音に近い程である。その他に患者が訴えるのは，書字障害のみである。舌はまっすぐに挺出され，運動は良好。握力は左右等しく，腕の粗大力もすべて左右等しい。書字は極めて緩慢だがかなり上手で，閉眼しても比較的上手にできる。患者が持参した手紙からわかる様に，音節を間違えて書いたり誤字を使うようなことはめったにない。全ての手指に対して母指対立が可能だが，閉眼すると失調様となり手指が合わない。眼が見えない状態での右手の動作は常に高度に障害されている。例えば，閉眼下で上着のボタンをはずしたり留めたりするのは困難で，極めて苦労してやっとできるに過ぎず，時計をチョッキのポケットから取り出すこともできないといった具合である。また患者は，右手を動かして，鉛筆，ペンナイフ，ハサミ，小びん，消しゴム，財布，ハンカチ等の与えられた物品を触知しようとしても，全くこれらを認知できない。

感覚。右手の痛覚はやや低下しているが，温度覚は正常ないし恐らくは少し過敏となっている。触覚刺激は，きわめて軽いものですら全部位で知覚されるが，触覚の定位はやや不正確である。ただ，手関節掌側部に極めて狭く斜向する感覚脱失帯がある。手指の位置覚の障害は次の様である。即ち，極めて小さな振幅のものを除き，被動的に動かしたことは常にわかるのだが，運動の方向はしばしば誤って報告される。

その他の点では，神経系の検査は嗅覚の完全脱失を除いて全て正常である。とりわけ下肢は全然障害されておらず，記憶・知能は全く正常，全身状態は何ら支障なし，頭蓋骨の叩打痛もみられない。

患者には体系的読字練習を指示し，大量のヨードカリを処方した。この結果，特に言語面でわずかな改善が得られるようだったので，退院となった。

1894年4月初め患者は再び来院した。これは，3月18日に右側顔面から始まり全身に広がり意識消失にまで至る発作が生じたためである。この状態は，不治のてんかんに進展する恐れがあると思われ，外科的手術の適応と考えられた。

すなわち，この症例では稀有なほどの確実な診断を下すことができたのであるが，その根拠

は以下の通りである。

1）運動機能が良く保たれ，感覚も比較的良く保たれているにも関わらず，触覚認知のみが麻痺している（Tastlähmung）という右手の症状は，脳の限局性病巣によるとしか説明できないものである。いかなる一般症状も存在しないことから，本例の病巣の局在は第1例，ヤノフスキー例の脳欠損部位と全く同じ個所，即ち中心前回と中心後回のいわゆる中1/3，さらに運動障害がごく軽度であることから考えると，特に中心後回の中1/3にあると診断される。言語障害がヤノフスキー例の病初期と全く同様であることは，この仮定を更に裏づけるものであると考えられ，またこのような言語障害は，隣接するブローカ回の中枢性神経支配が様々に巻き添えになっているかも知れない事を示唆する。嗅覚の消失については後述する。

2）発症状況から考えると，この限局性病巣の性質について考えられる可能性は実にただひとつしかない。患者が極めて明確に述べた病歴によれば，病巣が何らかの外傷性のもの，即ち落馬によって引き起こされたものではありえないのであって，むしろ逆に病変が生じたために落馬したことは疑いない。この様に急性に発症する病変としては出血または塞栓しか考えられないのだが，さらに発症後数週の重篤な全身状態を説明できないのは出血しかないのである。確かに患者が比較的若年であることより，出血を考えるに難があると思われるかも知れないが，よく知られているように高齢者に好発するのは脳内動脈の粟粒動脈瘤破裂による出血のみであり，他の原因による出血は何ら高齢者に多いとは言えないのである。若年者の脳出血の原因となるのは，主に比較的太い動脈幹の動脈瘤である。これが破裂すると普通二つの状態が平行して進行する。即ち，動脈瘤に近隣する脳実質が限局性の損傷を受けると同時に，クモ膜下腔に出血して髄膜卒中（Meningealapoplexie＝クモ膜下出血）がおこる。痙攣を伴った昏睡状態が週余にわたったが，やがて全身状態が回復し，そして極めて限局した巣症状が残存したことは，上記のような病態の組合わせによく対応しており，これ程ぴったりと適合する病変は他には考えられない程である。さらにこの仮定がとりわけ確からしく思えるのは嗅覚消失の残存による。と言うのは，軟弱な嗅球がクモ膜下出血（Blutung in die Maschen der Pia）によって大変侵されやすいため，持続的な嗅覚障害が残りやすいと考えられるからである。他のいかなる説明もこの症状を説明できない筈である。

病歴が必ずしも信頼できぬものであり，外傷性の脳出血があったと考えたとしても，明らかに全く同様の病態を考えねばならない。何故ならその場合にもクモ膜下出血（submeningeale Blutung）と限局性脳損傷との組合わせが極めて特徴的だからである。

動脈瘤だった場合には，問題となる血管領域は明らかに中心動脈（Arteriae centrales）である。

手術は1893年4月10日コラツェック教授により施行された。この場をかりて深く感謝する。手術に関する彼の報告は我々が共同で行った症例報告の際に以下のように述べられた[原註1)]。

原註1）Dtsch. med. Wochenschr. Nr 44. 1893.

「中心溝の下半分が丁度骨・皮膚弁の中央に当り，下方は島領域まで達するように開頭した．骨弁は長さ7 cm，最大巾5 cm，基部で巾3.5cm．骨弁を折り返そうとした際，骨と堅く癒着していた硬膜が裂けてしまい，脳の拍動が見えてきた．

硬膜に割を入れると，これがさらに内側で変性した脳実質と思われる淡黄褐色の軟らかな塊に癒着していることがわかった．この塊を正常の脳実質の色調をしたやや硬い層まで注意深くすくい取ると，長さ5 cm，巾3～4 cm，最深部で深さ約1.5cmの，ほぼ矢状方向に長軸を有する楕円形の陥凹が残った．その際，この塊を灌流していた2本の動脈から出血があったので，これを結紮した．開頭部の全周で硬膜は頭蓋骨と堅く癒合していた．上記の欠損部位は中心溝に隣接する脳回をこえてほぼ対称に広がっているが，島領域には明らかな病変の伸展が見られなかった．硬膜片を細かく縫合したのち骨と皮膚弁を再び置いたが，骨が沈下して硬膜表面の欠損部を少くとも一部塞ぐことができるように，骨の辺縁をノミ鉗子で細かく削除した．」

以上より診断はその本質的な点で確証されたことになる．何故なら，黄褐色の病巣は間違いなく脳実質の限局性崩壊を伴った陳旧性表在性出血による変化であるからである．2本の動脈幹はその方向からして前中心動脈と後中心動脈にそれぞれ対応していた．動脈瘤襄は発見されなかったが，おそらく細胞性の瘢痕組観に埋没してしまったのであろう．

患者は手術当日の午後激しい頭痛を訴える．右上下肢は一見自由に動かす．

4月11日．患者は流動食を摂取する．軽い疼痛のみ．患者は吃りながら話し，また語のとりちがえがある．右手足の触覚刺激は容易に知覚される．

4月12日．自覚的状態極めて良好で，手術部位のわずかな灼熱感と圧迫感のみ．右手の触知能力（Tastvermögen）は極めて強く障害され，患者は比較的小さな物品は全く触知できない．しかし冷たいか温かいか，柔らかいか堅いかは言い当てる．手指の被動運動は知覚されない．右下肢には全く障害なし．

4月13日．言語はさらに不明瞭になり，語性錯語が頻繁にある．右手の触覚刺激はどこでも知覚されるが，定位を誤る．夕方間代性の右顔面痙攣が始り，一晩中続く．運動性は保たれているにもかかわらず，右上肢の自覚的麻痺感がある．

4月14日．午前中，患者は極めて疲弊している．言語は極めて不明瞭で，難しい語は復唱できない．呈示された物品の呼称はしばしば間違うか，又は名前を想起することができず，大きなナイフの刃を大きな足指と呼んだりする．手指の位置覚は極めて悪い．触覚は昨日と同様．右下肢の障害なし．夕方，言語は再びより明瞭になり，呼吸も正確．復唱は"Assoziation"のように難しい語でも割と良くできる．

4月15日．言語および位置覚は改善．全身状態良好．下剤投与後3回排便あり．

4月16日．夕刻，再び軽度の顔面痙攣に引き続き強い言語障害と失語症状が生じる．患者は呈示された物品の名前は言えないが，その属性，例えば銀製であるとか，鉄製であるとか，とがっているとかは言える．温度計，グラス，指は促されても知らないので指し示すことができない．目の前で言われた語を復唱できない．手および手指の位置覚は再び強く障害されている．

下肢は障害なし。患者は上肢，特に手が鈍重だと訴えるが，運動は保たれている。夕方1グラムの抱水クロラールを投与。

4月17日。昨日の症状は消退し，現症は15日に同じ。包帯交換が行われる。全身状態は良好。

4月20日。右手の母指橈側に軽い触覚刺激に対する帯状の感覚脱失域がある。

5月3日。全身状態は引き続き良好。右手の前述の領域，すなわち母指末節掌側面，母指橈側，および手関節掌側面でしばしば触覚刺激が知覚されない。その他は以前と同じだが，小指の位置覚だけは回復したようである。

5月4日。患者は夕方3時間にわたり右前腕および右下顎に蟻走感を覚える。この蟻走感は手には及ばなかったが，終りには肩まで上昇し心臓部に不安感を伴った。その際前腕の軽い回外運動を生じた。意識は保たれていたが頭が重かった。患者は呼び鈴を手にしていたが，医者を呼ぶほどとは思わなかった。翌朝症状はなかったが，発作についてまだ少し興奮していた。

5月20日。発作は2度とおこらなかった。全身状態は引き続き良好。右側口囲から頬部にかけての自覚的感覚障害も3日来消えている。舌は偏位しない。右顔面筋の神経支配がまだ少し障害されていることが口を閉じたり話したりする時にのみ認められる。言語は確実に改善している。書字も改善しているが，まだ時々右手に軽い振戦がおこる。患者によれば，手術以来夕方には通例全身倦怠感と右前腕の鈍重な感じがあり，また手術以来初めて汗をかく傾向が出てきたと言う。右手の感覚脱出領域はもはや確認できない。触覚認知はまだ完全に不能であるが，触覚刺激の定位は大変良くなっており，5，6個の正確な反応に対して1個不正確な反応があるといった程度である。位置覚もまた改善しているが，まだ明らかに障害が残っている。

患者は退院し，自宅へ戻った。

考察

ここに報告した2症例の観察は種々の点から一般的にも興味深いものである。

1）2症例とも境界鮮明な，いわゆる皮質損傷である（このような場合髄質もまたほとんど常にある程度損傷されているので，"いわゆる"皮質損傷と呼ぶのである）。脳の損傷部位は2例とも同じで，中心前回および中心後回の中1/3，特に中心後回の中1/3である。但し症例Nの病巣の方が少し広い。2症例とも損傷は外傷性のもので，第1例では直接の外力により，第2例では体内からの動脈出血により生じた。損傷部位が同じであるため，症状固定期における主要欠損症状も同様である。即ち比較的軽度の感覚障害と巧緻運動障害を伴った右手の触知麻痺（Tastlähmung）である。ただ症例Nに見られたような言語障害はヤノフスキー例では症状固定期には認められなかったが，病初期，即ち外傷性軟化の段階ではヤノフスキー例でも症例Nと全く同様の言語障害が観察された。外傷性軟化の段階ではその後の症状固定期よりも病巣による障害部位が広いこと，および症例Nでは損傷部位がヤノフスキー例よりも少し広いことが

2症例の差を生み出したものと想定してよいであろう。

　以上よりこれら2例における言語障害は巣症状としての性質を有すると考えられる。これはすでに麻痺性言語障害との類似性からも推定されうるところでもあった。病巣がブローカ回の後方，かつやや上方に位置することから，私はこれら2例においては超皮質性運動性神経支配の障害によって言語障害が生じている可能性が最も高いと思う。

　症例Nの嗅覚消失がどの程度まで巣症状としての性質を有しているのか，またそれが半球外側面の病巣とは全く関係がないという点については上述した通りである。

　2）以上のごとく，これら2症例の相異は非本質的なものと見なせるのであり，主症状である手の触知麻痺という点では全く同一であると考えられるため，この触知麻痺という症状の責任病巣はここに見られた皮質損傷部位であることが証明されたと思われるに違いない。しかし臨床観察によって見出されたこの症状をもっと精確に言い表わすと，それは右手における触知心像（Tastvorstellungen），あるいはともかく何らかの範疇の心像（eine bestimmte Kategorie von Vorstellungen）の消失であると言うことができる。今日までのところ，ヒトの臨床観察では一定の範疇の心像が一定の脳部位の損傷によって消失することは2つの皮質領域に関して確定されているに過ぎない。即ち，言語の運動心像（Bewegungsvorstellungen）に対するブローカ回，および語の音響心像（Klangbilder）に対する左側第一側頭回である。今やこれらに加えて，この論文の2症例で損傷されていた大脳皮質領域，即ち中心前回および中心後回，とりわけ後者のいわゆる中1/3も挙げねばならない[原註2]。

原註2）触知麻痺があり手術が成功した類似の症例が，その後 O. Riegner によって報告された。Dtsch. med. Wochenschr. Nr 23. 1894

　これら2症例に見られた触知麻痺が心像の消失によるという主張は，哲学者の立場から反論される向きもあろう。事実，2人の患者とも手で触知した物体の心像が完全に失われていたわけではない。なぜなら，彼らは左手でこれらの物品に触れればこれらを正しく認識することが出来るからである。しかし，この事は単に，これらの心像が脳の左右の各々の側でそれぞれ右手ないし左手を介して獲得されていることを示すものにすぎないと私には思われる。このような理由から，私は，左右両半球においてこの同じ部位の皮質が損傷されるなら，純粋に哲学的な意味においても物体の触知心像は全て消失するであろう[原註3]と主張したい。このような主張の根拠として，いわゆる失象徴（Asymbolie）を呈した何例かの臨床経験を引用することができるが，これについては後に剖検所見とともに述べたいと思う。

原註3）即ち，物体の諸心像のうち触知心像が消失する。全く偏見を混えずにこの欠落症状を正確に表現するならば，触れるということによっては物体の表象がもはや呼びおこされないのだと言うことができる。どうしてこのようなことが生ずるかについては今後の研究を待たねばならない。

一方で私は，哲学者たちが心象（Vorstellung）という語を用いて，そもそも局在しえないような何か全く別のものを理解しようとする権利を否定するつもりは毛頭ない．ただ，我々もまた心象という語を我々なりの意味で用いる権利があると要求したいのである．何と言っても，この心像という語は哲学の専門語と限られているわけではなく，全ての教養ある人が使いうるドイツ語の表現であり，この語を我々なりの意味で用いたとしても言語慣用にもとるとは思われないからである．

　従って我々は触知心像（Tastvorstellungen）という語で（同一の物体に対しては）常に一定の空間的時間的パターンをもって反復される，具体的対象の触知体験の想起像（Erinnerungsbilder）を意味することにする．触知麻痺，即ち触れることによって対象を再認する能力の喪失は，症状にみあうような感覚障害が全くないか，もしくは余りにも軽すぎる時には，このような触知心像の喪失によるものと考えることができよう．ここに報告した2症例がこの条件を満足していることを，以下においてより詳細に説明しよう．

　触知麻痺をもたらすような感覚障害は，稀ではあるが時に遭遇するものである．しかし，このような事態は，感覚神経の伝導路がほとんど完全に遮断されてしまう程の極めて高度な感覚障害の場合にのみ見られるものであるため，稀にしか見られない．触知印象（Tasteindrücken）の再認には，主として皮膚における体部位局在感覚と手指の位置感覚が関与していることは明らかであり，従ってこれら2種類の感覚の障害はとりわけ重要となる．触覚および触覚定位機能の完全な喪失を伴った感覚脱失は，末梢神経幹の損傷の時に最もしばしば観察される．もしその時位置覚がこれらより保たれていれば，触知能力（Tastvermögen）はほんのわずかしか侵されない．即ち，特に大きめの物品ならほとんど全て閉眼下でも触れるだけで直ちに認知できる．このようなことから，再認能力は位置覚の残存によるものであると考える者もある．しかし，この考え方が正しくないという事は，現在私が観察している頸髄癆の一例によって証明できる．この患者では右手の触覚が高度に鈍麻し，位置覚も完全に消失しているが，触覚定位はかなり大雑把ながら何とか可能である．患者は右手で，比較的大きな物品ならまだ多くを認知できるが，いくつかの比較的小さな物品は認知できない．左手の触覚は右手より良く保たれており，位置覚もなお少しは残存しているが，この左手ではどんな物品であっても大きめのものであれば即座に認知できる．

　従って以下のような対比が可能であろう．即ち，頸髄癆では高度の感覚障害があるが，触知能力は比較的良好である．一方，皮質損傷ではわずかな感覚障害に対して，ほぼ完全な触知能力の喪失が見られる．よって，皮質損傷の2症例の触知麻痺を彼らに見られた感覚障害のみで説明することはできないという結論に達する．

　勿論，もしこれが感覚が消失していても触知能力が残存している状態と，感覚が保たれていながら触知能力が消失している状態との対比であったならば，もっとはっきりとした証明になっていたであろうが，そのような対比を求めるのは不当と言えよう．感覚が完全に消失すれば

当然触知能力も消失する筈である。なぜなら，触知器官から皮質，即ち触知心像の存する部位への交通が完全に遮断されたことになるからである。しかし一方，この感覚伝導路は皮質にまで達しているわけであるから，皮質に損傷を受ければ，触知能力が失われると同時になにがしかの感覚伝導路が遮断されることになるにちがいないのである。

　このような関係を考慮するならば，上述のように対比することによって，厳密な証明に必要な全ての条件が満たされることになる。

　次なる問題は「心像」の解剖学的基盤がいかなる皮質構造に存するかということである。この際考慮すべきことは，具体的物品の触知心像は疑いなく機能的に獲得されたものであり，触知行為の記憶に依拠していること，また同一の具体的物品に対しては触知行為が繰り返される毎に同一の感覚要素が常に一定の空間的時間的パターンをとって繰り返し再生されるということである。このような機能的グループへの感覚要素の結合を「連合」(Association)と呼ぶならば，連合線維（Associationsfasern）がこの結合の担い手であり，皮質の神経細胞は感覚要素に対応するものであることになる。手の触知心像は，神経線維によって互いに結合された神経細胞の機能的グループの形で，ヤノフスキー例およびN例で損傷されていた皮質領域に局在しているに違いない。

　3）さて次にいわゆる運動心像（Bewegungsvorstellungen）について考えてみよう。我々の2症例では，右手および手指の個々の運動および複雑な組み合わせ運動がほぼ全て再び可能となっており，決して運動心像が著しく損なわれたとは言えない。閉眼で手の運動の有用性が低下するのは，むしろ触知心像の喪失によるものと考えられる。触知できない物体を閉眼で正しく操作できないのは当然だからである。但し，上着のボタンをかける運動が極めて拙劣であることの一部は，相応する運動心像の消失のためであるかもしれない。少なくとも，閉眼で対立運動を正確に遂行できないのが運動心像の消失によることは確実である。何故なら，開眼では同一の運動を上手に行うことができても，またこの場合には触知心像は問題とはならないからである[原註4]。

原註4）触知心像と運動心像の関係の詳細に関しては，私の『精神医学概説』49および54頁を参照されたい。ここでは，触知心像の方がより複雑であること，およびより複雑な皮質機能の方がまず損なわれるというムンクの動物実験による知見がヒトの病態においても証明されていることを付言するにとどめる。

　とりわけ興味深いのは，2症例ともに書字運動がよく回復したことである。1887年2月のヤノフスキーの手紙はその社会階層からすれば素晴らしい筆跡と言わねばならないし，1893年5月25日のNの手紙は非の打ちどころなく書かれていた。Nは閉眼しても書字できた。このような書字能力の回復はあくまでも手および手指の一般的な運動能力の回復によるものである。しかし，さらにヤノフスキー例では，外傷後の軟化期にこの対応関係が証明されている。先の656

頁に示した書字のサンプルは，当時の運動機能の回復程度に正確に対応している。この頃ヤノフスキーは即に黒板を使えばこぶしでチョークを握って何とか書字を行うことができたし，それ以前，まだ手および手指の粗大運動しかできなかった時でも手に鉛筆をしっかり握って字を書くことができた。従って，「書字運動心像」(Schreibbewegungsvorstellungen)は全ての比較的微細な運動と同じ一般的運動心像に属するのであり，これと平行して失われたり回復したりするのである。故に，ブローカ回における言語運動中枢に相当する，書字運動に固有の中枢の存在は，シャルコーおよびその一門が提唱する模式図からはもっともらしく思えるが，全く考えられないものである。これとは別に，デジェリーヌ等の他の研究者によってもこの模式図は否定されている。

4) ヤノフスキー例は，外傷性軟化期においてさらにもう一つの点で極めて教示的であった。手術直後およびその翌日，右上腕および前腕の運動は障害されておらず，粗大力も左上肢とほとんど同じであったにもかかわらず，患者は右手と手指に限局した弛緩性麻痺を示した。経過中一過性に麻痺が肘関節および肩関節に及んだが，その後手関節の運動性も回復し，手指の完全麻痺のみが残った。すなわち，どの時点においても麻痺の分布は大体上肢の関節分節 (grosse Gliedabschnitte) に対応していたが，これは大脳皮質のいわゆる上肢領域に部分的損傷が生じた際に，大脳皮質からの運動機能の投射の有様が丁度示されたことになる。このような麻痺の分布は，特に抹消神経損傷による麻痺の分布と明らかに異なっている。ローガン[原註5]は大脳皮質のいわゆる下肢領域についても同様の運動機能の投射を証明すると思われる観察をしているが，その意図について私は既に10年前に注意を喚起したことがある[原註6]。彼の症例の麻痺の分布は下肢の関節分節に対応しており，私はこのことから「極めて限局した皮質損傷では，橈骨神経等の末梢神経幹の障害で見られる麻痺が特徴的な空間的分布を示すのと同じように特徴的な解剖学的分布を示す麻痺を認める」であろうと推測した。

原註5) Lancet, Sept. 29. 1883.
原註6) Fortschr. d. Med. II., S. 717.

ヤノフスキーにおける外傷後の軟化期には，運動機能と同様に感覚機能も特徴的な経過を示した。痛覚並びに温度覚は障害されていなかった。しかし，少なくとも手および前腕においては軽い刺激に対する触覚が消失していたのに対し，上腕の触覚は保たれていた。数日後，軽い触覚刺激はどこでも知覚できるようになり，前腕では触覚刺激のおおよその定位も再び可能となったが，手および手指では触覚の定位は全く不能であった。従って，限局性の皮質損傷では，皮膚感覚もまた運動機能と同様の形で障害される，換言すれば，感覚機能障害は，関節によって境される関節分節に対応した分布を示すのである。私が，皮膚感覚の皮質への特異的投射様式がこのようなものであろうと，ルグルーとドゥ・ブランの論文[原註7]を批評して述べた[原註8]後，

衆知のようにシャルコーも同じ見解を主張した[原註9]。私としてはこの機会に，このような時間的関係を明確にしておきたい。と言うのも，私の批評はシャルコーの知るところとなっていたであろうと考えられるからである。

原註7）L'encephale No. 3u. 4. 1884.
原註8）Fortschr. d. Med. III, S. 290, 1885.
原註9）Neue Vorlesungen über die Krankheiten des Nervensystems, フロイト訳, 1886, S. 265の註。

第4章 身体失認

A 概説

北條　敬

1．序論

「自我は第一にそしてどこまでも身体的自我である。それは単に身体表面全体であるというばかりでなく，それ自身が身体表面の投影である」　S．フロイト

　身体失認 asomatognosia とは，自己の身体に関する認知異常をいう。本来，「失認」とは要素的知覚や注意，知能といった一般的精神機能が十分保たれているにもかかわらず，対象の認知障害を示す一群について与えられた名称であり，その障害はある一つの感覚領域にのみ限定された「感覚様態特異的」なものである。しかし，身体認知には運動感覚性，視覚性，触覚性および前庭性といった多くの異なる感覚様態からの情報の統合が不可欠であり，身体失認という概念には視空間失認などと同様に，「感覚様態特異的」という規約をこえた認知の障害であるという極めて広義の「失認」として位置づけられねばならない曖昧さが常に伴う。また，われわれにとってあまりにも身近な自己の身体は，その近さゆえに日常生活場面ではその存在が意識にのぼることがほとんどなく，実際に働いているそのありのままの姿を捉えることがかえって困難である。そしてこれが病的状態に陥ったとき，つまり通常とは異なる姿で現れるときにより明瞭な形でわれわれの意識に入り込むことが，自己の正常な身体に様々な幻影をめぐらし，その正確な認識から遠ざけていることも事実であろう。さらに自己の身体は外界の事物と同様に外部から客体として把握されると同時にその内部から主体として把握されるものであり，われわれが自己身体について外部感覚とともに内部感覚も持ち得るということ[注1]，盲人の杖にみられるごとく道具の使用が習慣化され，やがて自己身体のうちに統合され一体化されてしまうという現象にみられるように，身体（空間）の広がりは必ずしも体表面と一致するものではないということ，さらに幻影肢現象にみられるように，実際の現実的身体からはすでに消失して

しまっているものが，習慣的身体の地平ではなおその姿を現出せしめることがあるということなども身体認知をより複雑なものとしている一因であると思われる。

註1）例えば，自己の右手で自己の左手に触れる場合，触れられる対象としての左手が，一方ではまた触れる主体としての右手と同様に感じられるという「二重感覚」が得られるということともいえるであろう。

本稿では，具体的な臨床観察にもとづいた身体失認および身体認知に関連する障害について諸家の分類を概観し，病巣部位について述べるとともに，身体図式概念を主とするこれらの障害の発現機構について詳述する。

2．臨床的側面と分類

「潜在的自我が盲目的に作った極めて多数の組み合わせ（分類）のうち，ほとんどすべては興味もなくまた実益もない。組み合わせのうちのただいくつかが調和的であって，また有用でもあり美しくもあり，特殊な感受性を動かし得る力を持っているのである」　J．ポアンカレ

身体の認知障害，あるいは自己身体意識の障害に関連した臨床報告は19世紀の幻影肢現象の研究にさかのぼる。切断された手，足等の身体部位を喪失後もまだ元通り存在するもの，と錯覚するこの現象は1872年のMitchell[1]らをはじめとしてCharcot[2], Pitres[3]らによって報告されている。

また同じ頃に，Von Monakow[4]は，皮質盲患者で自己の盲目に対する無自覚を報告し，この観察は後にDejerine[5]らによっても確かめられている。次いで，1898年Pick[6]は自己の麻痺の存在に気づかない左片麻痺患者を報告，Anton[7]はこれらの器質性障害にもとづく自己の病気，病態（片麻痺，皮質盲，皮質聾等）の不知覚ないしは否認を「自己の盲目に対する精神盲」と表現し，これを限局した大脳病巣に関連づけようと試みた。しかし，この現象が衆目の注意を引いたのはBabinski[8]が自己の左片麻痺に気づかず，これを否認した2症例の報告を行ってからである。彼はこの疾病に対する「知識（知っていること）」あるいは認知の欠如を病態失認anosognosieと呼び，片麻痺を認めることは可能であるが，これに無関心な態度をとる状態を病態無関知anosodiaphorieと呼んだ。

より狭義の身体失認に関して，Pick[9]は自己身体部位の命名が可能であるにもかかわらず，全身部位の口頭指示ができずに当該身体部位が存在しないと訴えたり，机の周囲を捜したり，検者の身体部位に定位したりする痴呆患者例を記載し，この自己身体についての見当識障害を自己身体部位地図Autotopographieの障害と呼んだ。これが後に諸家により自己身体部位失認

Autotopagnosie と呼ばれるようになったものであり,「身体図式」Körperschema という用語およびその概念が導入される先駆となった症例とされている。また1924年 Gerstmann[10]は自己および他人の指を認知できず,指の名前も言えないという患者を報告して,これを手指失認 Fingeragnosie と呼び,身体部位失認の特殊型と考えた。この患者はその他に身体の左右を取り違えるという左右障害および失書,失算を合併していたが,これはその後 Gerstmann 症状群として頭頂−後頭葉症状群の代表とみなされるようになったものである。

1928年,Schilder[11]らは,対象操作時にみられる一種の保続傾向と考えられる運動性態度障害 motorische Einstellungsstörung を伴う――他に感覚失語,神経支配性失行も合併――痛覚刺激に対する失象徴例を報告した。この患者は痛覚刺激に対して痛みを感じているようではあるが,それに反応を示さず,しかも検者が殴りかかろうと身構えても全く反応を示さなかったもので,彼らはこれを痛覚失象徴 Schmerzasymbolie と名付け,身体図式障害にもとづく自己身体の認知障害とみなした。

ところで,身体図式障害との関連で説明されてきた様々な身体認知の障害はその後,諸家により種々の分類が試みられている。上述したように,Babinski は病態失認 anosognosie と病態無関知 anosodiaphorie を区別し,van Bogaert[12]は自己イメージ image de soi の病理に関して,これを幻影肢や運動幻覚を含む体位モデル（模型）の障害による algohallucinose,病態失認（Babinski 型）および失行にみられる空間的思考障害に区分して説明しているが,病態失認についてはこれをさらに半側（患側）身体の無関知およびこれに対する苦悩を表現しない anosognosie vraie と,逆に半側身体の病態を明らかに意識し,これに対する苦痛,苦悩を表現する anosognosie douloureuse とに区別している。また,von Stockert[13]は身体半側の無認知 Nichtwahrnehmung 症状を,半身の身体感情の喪失を知覚し訴える意識される身体半側分割 bewußte Abspaltung der Körperhalfte と,自己の片麻痺を認知できず,しかも患側におけるいかなる運動志向 Bewegungsintention も認められない意識されない身体半側分割 unbewußte Abspaltung der Körperhälfte に分類している。

さらに Hoff ら[14]は表1に示したごとく,異なる病巣部位に対応する身体図式の障害を4症状群に分類している。第一は一過性の切断感 vorübergehender Amputationsgefühl を伴う症状群で,身体図式から一側の手,足等が痛みを伴わず明確に分離されるものであり,「身体図式の切断」Verstümmelung des Körperschemas と名付けられた。第二は左半身への身体図式の広範な制約 Einschränkung des Körperschemas を伴う症状群で,切断の感情ではなく「非所有」

表1　Hoff ら（1935）の分類

1. 身体図式の切断
2. 身体図式の左側の制約
3. 病態失認（Babinski 型）
4. 左半側への過少注意

Nicht-Habens の感情，つまり左半身の喪失感と結び付いたものである。しかし，これは明らかな静的または動的ファントム現象へと発展することはないとされた。第三は Babinski の病態失認 Anosognosie の症状群である。ここでは身体図式の意識的な再構成傾向 Regenerationstendenz が優勢であり，正常な肢体を有するというファントムが形成される。第四は右利きの左片麻痺患者にみられるもので，挿間性におこり，片麻痺に気づかないという症状群である。これは切断感やファントム形成を伴わず，右利きの人がその左半身，特に左手にもともとあまり注意を払わないというより減弱した注意 geringere Beachtung で説明される軽微な無関知症状といえる。次いで Gerstmann[15]は，「身体性変化の認知行動はそれがどのようなものであれ，感覚性インパルスが身体図式の生理学的，心理学的諸性質と完全な関連を有して意識内に入り込む時に生ずるもので，その関連は無意識のレベルで行われるが，しかし，意識的認識の平面に反映されるものである」と述べ，身体図式が左優位半球の損傷によって直接的に障害される場合と，劣位半球の病巣によって大脳皮質と身体末梢間の機能的連鎖に亀裂が生じ，左半球から右半球が孤立してしまうことによる身体図式の間接的障害とに分類した（表2）。このうち，直接的障害には，身体自我 somatic self とその構成物における失認，つまり各身体部位およびそれらの空間的相互関係についての見当識あるいは認知能力の一次的障害であり，患者はそれを自発的に意識することのない身体部位失認 somatotopagnosia——Pick の自己身体部位失認 Autotopagnosie——と，個々の手指に対応する視覚－触覚－運動覚イメージが全体の身体イメージから切り離され，「あたかも手指図式が全体の身体図式から分離されているかのごとき」印象を受ける手指失認が含まれる。間接的障害には，第一に劣位側の感覚障害を伴う片麻痺や皮質盲，皮質聾，失語性障害のあるもの，幻影肢等にみられるように機能において病気または欠陥の不知覚 imperception を示すもの，第二にその存在の忘却またはその所有の無認知 nonrecognition を伴う身体の障害側あるいは欠陥部位の不知覚を示すもの，第三に身体の障害肢または障害側の消失体験に特殊な幻覚性，作話性あるいは自己の麻痺肢が誰か他人のもので

表2 Gerstmann (1942) の分類
1. 身体図式の直接的障害
    A. 身体部位失認（Pick の自己身体部位失認）
    B. 手指失認
2. 身体図式の間接的障害
    A. 病気または欠陥の不知覚
        1) 完全型 (anosognosia)
        2) 不完全型 (anosodiaphoria)
    B. 存在の忘却または所有の無関知を伴う身体障害側あるいは欠陥部位の不知覚
        1) 自己身体健忘 (autosomatamnesia)
        2) 自己身体失認 (autosomatagnosia)
    C. 幻覚，作話，妄想性観念を伴う障害部位あるいは身体側の消失体験
        身体パラフレニー

あると確信するような妄想性観念の随伴するものが含まれる。このうち第一のものは広い意味でのBabinskiの病態失認であり，第二のものはさらに，身体の欠陥部位又は障害側が記憶から解離する自己身体健忘autosomatamnesiaと意識的認知から解離する自己身体失認autosomatagnosiaに分けられるとされた。また，第三のグループはある身体部位の消失体験というnegativeな状態と，身体図式に関連する領域でのpositiveな精神病理学的現象が併存することから身体パラフレニーsomatoparaphreniaという用語が適切であると説明している。そしてこれらの障害の発現には，病巣部位の広がりや重症度よりもその発症の様式modeが重要であり，発症が急激である程これらの症状が発現しやすいと述べている。

Nielsen[16]は，身体図式は一連の記憶痕跡，エングラムとして両大脳半球皮質に再現されているが，左右対称ではなく，劣位半球病巣では自己身体についてのみの図式を侵し，優位半球病巣では他人の身体をも含む身体の全ての概念を障害すると述べている。そして彼は身体図式に関連する障害を，表3に示すとおり身体部分の忘却や身体がもはや正常ではないという錯覚あるいは妄想を抱く解剖学的身体図式障害と，身体の障害後になおその生理（学的機能）が正常に維持されているという妄想をもつ生理学的身体図式障害とに区分し，さらにそれぞれを病巣部位の違いから細分している。すなわち，劣位半球病巣における解剖学的身体図式障害には挿間性に身体部位を単に忘却する劣位側肢（通常左側）の健忘，より障害の重篤な劣位側肢のpositiveな消失感覚，つまり消失幻覚，さらには完全な確信を持つに至り，精神病者の妄想と見分けがつかない状態に達することもある消失妄想が含まれる。また，劣位病巣半球にもとづく

表3 Nielsen (1946) の分類

1. 解剖学的身体図式障害
    A. 劣位半球病巣
        1) 劣位側肢の健忘
        2) 劣位側肢の消失幻覚
        3) 劣位側肢の消失妄想
    B. 優位半球病巣
        1) 生物体についての視覚失認
            (1) 全般性視覚性自己身体部位失認
                a. 左右についての視覚失認
                b. 手指についての視覚失認
        2) 無生物体の再視覚化障害
            (1) 自己身体の再視覚化障害
                a. 左右の再視覚化障害
                b. 手指の再視覚化障害
        3) 身体とその部位についての失語
2. 生理学的身体図式障害
    A. 劣位半球病巣
        劣位側麻痺肢の認知障害
    B. 優位半球病巣
        語聾の認知障害
    C. 両側半球病巣
        盲や聾の無関知，否認

障害が身体の劣位側にのみ限定されるのに反し，優位半球病巣によるものでは例外を除いて両側の身体概念に障害を及ぼす。この優位半球病巣による解剖学的身体図式障害には感覚特異的認知障害，つまり真の失認とみなされる生物体を対象とした視覚失認，身体図式に関連した再視覚化または追想の障害，身体とその部位についての言語領域における障害，つまり失語症が含まれる。次に生理学的身体図式障害ではこれを劣位半球障害に由来し，妄想や作話を伴うことの多い劣位側麻痺の認知欠如，優位半球障害に由来し，ウェルニッケ失語に合併することの多い自己の語聾の認知欠如，さらに両側半球障害にもとづく作話を伴う盲や聾の無関心，否認に分類している。

　Hécaenら[17]は，身体の認知障害をまず右半球又は左半球のどちらの病巣によってもたらされたかによって大きく二つに大別している（表4）。そして右半球病巣についてはこれを半側身体失認 hemiasomatognosie，病態失認および半側身体の消失感 sentiment d'absence の三つに細分して，これらの現象をその原因疾患（脳血管障害，脳腫瘍，頭部外傷，痴呆，感染や中毒）にもとづいて別々に詳述している。また，ゲルストマン症状群，自己身体部位失認および痛覚失象徴を左半球病巣による身体認知障害に含め，さらに発作性身体認知障害として，身体の一部が喪失あるいは欠損したように感じられたり，他人に所属すると感じられる身体部位の消失感 sentiment d'absence d'une partie du corps，マリファナやLSDなどの幻覚惹起薬物の服用時にもみられる身体の大きさ（巨大身体認知 macrosomatognosie，微小身体認知 microsomatognosie），重量，密度が増大あるいは減少して体験される身体変形感 illusions de transformation corporelle [注2]，古くから運動幻覚と呼ばれていた現象，あるいは身体部位の分離感や位置の変化などが体験される身体変位感 illusion de deplacement corporel，過剰な肢節を有するという幻影肢 illusions de membre fantome――第3幻影肢 phantom third limb あるいは余剰幻影肢 supernumerary phantom とも呼ばれる――，そして鏡に映った自分の顔を見るように第2の自己像（二重身）をみる自己像幻視 hallucination heautoscopique を分類した。

表4　Hécaenら（1952）の分類

1. 右半球病巣による身体認知障害
    A. 半側身体失認
    B. 病態失認
    C. 半側身体の消失感
2. 左半球病巣による身体認知障害
    A. ゲルストマン症状群
    B. 自己身体部位失認
    C. 痛覚失象徴
3. 発作性身体認知障害
    A. 身体部位の消失感
    B. 身体変形感
    C. 身体変位感
    D. 余剰幻影肢
    E. 自己像幻視

註2）これに関連した障害として Todd[18]は,「自分の頭の大きさが本来の2倍になった」,「背がだんだん縮んで背丈が半分になった」と感じられたり,「身体が軽くなり, 風船のようにフワフワ浮かんでいるようだ」などと訴えられる身体の変容感, 浮遊感および外界の事物が実際より大きく（巨視症 macropsia), または小さく（小視症 micropsia）見えたり, 歪んで見えるといった変形視 metamorphopsia を主症状とする障害を, 不思議の国のアリス症候群 Alice in wonderland syndrome—Lewis Carroll の有名な同名の童話の中で主人公アリスがよく似た身体変容感を体験している——と呼び, この症候群の原因疾患として, 偏頭痛とてんかんを重視した.

Critchley[19]は, その書「頭頂葉」The Parietal Lobes の中で体感 coenaesthesia あるいは自我意識 awareness of self 障害の程度, 範囲は患者によって著しく異なるが, それには(1)大脳病巣の発現が急速であるかまたは緩徐であるかという時間的要因, (2)感覚性障害の有無, (3)運動性障害の有無の3要因が影響すると述べ, それらの障害がお互いに明瞭に区分されるものではなく, いくつかの障害が合併したり, 交替し合うことが稀でないとした上で表5に示すように身体イメージ（身体図式）の障害を分類している. Frederiks[20]は身体図式障害の分類について, そのあるもの（手指失認, 自己身体部位失認等）は失認と考えられるものであり, 他のもの（幻影肢, 運動幻覚, 自己像幻視等）は錯覚あるいは幻覚群に属するものであり, さらに一部のもの（意識されない半側身体失認およびその関連現象等）はより要素的な知覚障害に近縁な現象であると述べ, しかもこれらの現象間にさまざまな重複が認められること, ある一つの症候（現象）に例えば失認的側面と失語, 失行的側面あるいは他の精神病理学的側面との併存が少なくないことをあげて, 身体図式障害の論理的分類はほとんど不可能であるとした上で表6に示すような分類を行っている. このうち半側身体失認に関しては, 患者が自己の半側身体（またはその一部位）を喪失してしまったという体験を自発的に訴えるもので, 多くは発作

表5　Crichley (1953) の分類

1. 半側無視
    運動性, 感覚性, 視覚性
2. 片麻痺の存在に対する無関心（病態無関知）
3. 片麻痺の病識欠如（病態失認）
4. 合理化を伴う片麻痺の認識障害
5. 片麻痺の否認
6. 作話を伴う片麻痺の否認
7. 半側身体意識の喪失（麻痺を伴うことも伴わないこともある）
    身体失認, 半側離人症
8. 半側身体の過重, 失生命感（過大図式）
9. 片麻痺を伴う第三幻影肢

表6　Frederiks (1969) の分類

1. 半側身体失認
    A. 意識される半側身体失認
    B. 意識されない半側身体失認
2. 片麻痺の病態失認
    A. 言語性病態失認
    B. 病態失認性行動障害
3. 自己身体部位失認
    A. 自己身体部位失認と手指失認
    B. 左右障害
    C. ゲルストマン症候群
4. 痛覚失象徴
5. 幻影肢現象
6. 巨大・微小身体認知
7. 自己像幻視
8. 精神疾患における身体図式障害

性，一過性にみられる現象であり，Menniger-Lerchenthal[21]によって「切断体験」Amputations erlebnis と名付けられた意識される半側身体失認 conscious hemiasomatognosia と，患者は自分自身を身体の半側切断者として体験することはないが，半側身体に全く関心を示さず，これが存在しないかのごとくふるまう意識されない半側身体失認 nonconscious hemiasomatognosia とが区別された。また，病態失認については，これを特定の機能の欠陥のみに適応すべきで，Weinstein ら[22]によって，記載された疾病の否認 denial of illness [註3]とは区別すべきであると述べ，片麻痺の病態失認を自発的に否認しないが，ある特殊な質問がなされた時のみ麻痺という事実を否認し，運動幻覚を伴う本質的に知覚の障害とみなされる言語性病態失認 verbal anosognosia と，身体半側の行為における無視，つまり麻痺した身体半側に関する（それが存在しないかのように振る舞う）意識されない半側身体失認である病態失認性行動障害 anosognosic behaviour disturbance とに分類している。

註3）Weinstein らは否認症状を，盲目患者が「見えます」と述べ，片麻痺患者が「普通に歩けます」とか「それは私の足ではなく，看護婦さんのです」と述べるなど，あからさまに疾病による自己の欠陥を否定する明白に表現された否認 explicit verbal denial と，軽度の嗜眠状態から無動無言症に及ぶ寡動状態で，不快な外界状況からの引きこもり withdrawal，半側の不注意 inattention，痛覚失象徴 pain asymbolia などを含む暗々裡の否認 implicit denial に大別し，これを主に病前性格の差異という観点から論述している。すなわち，explicit verbal denial の患者は良心的，実直で，独立心が強く野心家，プライドが高く名誉を重んじ，伝統的であるという性格特徴を有するが，implicit denial の患者は情緒的，依存的であることが多く，機知に富み，より創造性の豊かな傾向を認めるという。

本邦では大橋[23]が主として Hécaen ら[17]の分類を参考に，身体失認（身体図式障害）を優位半球病巣と関連する両側性身体失認と，劣位半球病巣との関連がより強い半側性身体失認に大別し，表7にあげたような分類を行っている。同様に近年，山鳥[24]は仮定された概念である身体図式あるいは身体心像といった用語を退け，記述的な立場から身体意識 corporeal awareness の異常を半側性身体意識の異常と非半側性身体意識の異常に大別し，このそれぞれを表8のように分類している。このうち半身無視の項目には体性感覚障害を伴う半側無視，つまり古典的な半側身体失認の他に，体性感覚障害を伴わない半側無視すなわち片麻痺を伴わず粗大な筋力低下を認めないにもかかわらず，自発的に患側肢を用いようとしない運動無視 négligence motrice（Castaigne ら[25]），および両側同時運動を行わせた時にのみ一方の動きが低下する運動消去 motor extinction（Valenstein ら[26]）をあげている。

また，身体失認あるいは身体図式障害に関連すると思われる諸現象に関しては，与えられた感覚刺激を身体反対側——多くは健側対称部位——に定位する感覚対側逆転 allochiria（Obersteiner[27]）や，刺激された部位と異なる部位に定位する異所感覚 allesthesia [註4]，身体一側を別々に刺激した場合には障害を認めないが，両側の同時刺激で一側（患側）の知覚が様々

表7　大橋(1965)の分類

1．両側性身体失認
　A．ゲルストマン症候群
　B．身体部位失認
　C．痛覚失認（痛覚無認知）
2．半側性身体図式障害
　A．半側身体失認（狭義）
　B．病態失認
　　1）片麻痺の否認（Babinski型）
　　2）盲，聾などの否認（Anton症状）
　　3）手術その他の否認
　C．意識された半側身体心像の変化
　　1）消失感（切断感）
　　2）変形感
　　3）運動幻覚や幻影肢

表8　山鳥(1985)の分類

1．半身性身体意識の異常
　A．半身無視
　　1）体性感覚障害を伴う半身無視
　　2）体性感覚障害を伴わない半身無視
　　　　運動無視(négligence motrice)
　　3）運動消去
　B．片麻痺無視
　　1）片麻痺無関心
　　2）片麻痺無認知
　　3）片麻痺否認
　C．半身幻覚および半身妄想
　　1）半身幻覚
　　　（1）半身喪失感
　　　（2）半身変容感
　　　（3）半身異物感
　　　（4）余剰幻肢
　　　（5）半身運動幻覚
　　2）半身パラフレニー
2．非半身性身体意識の異常
　A．手指認知障害
　B．左右見当識障害
　C．ゲルストマン症状群
　D．自己身体部位失認
　E．幻肢
　　1）切断端に生ずる幻肢
　　2）麻痺肢に加わる幻肢（余剰幻肢）

な変化，抑制を受ける知覚抗争 perceptual rivalry (Denny-Brown ら[29])や，一側の知覚が無視される消去現象 extinction (Bender ら[30])あるいは（触覚）不注意 inattention (Critchley[31])などのような，より要素的感覚障害に近縁の現象と考えられるものから，自己の麻痺肢を「○○ちゃん」と呼んだり，ニックネームを付けたりするという Juba[32]や Critchley[33]によって記載された麻痺肢の人格化 Personifizierung，麻痺肢に対し極度の嫌悪感を表す片麻痺憎悪 misoplegia(Critchley[34])，健側肢に過度の注意を払い，その能力を過大評価する病態失認的過大評価 nosoagnostische Überschätzung (Anastasopoulos[35])などといった明らかに器質性基盤の上に心因性要因の関与が示唆されるもの，さらに自分を含め既知の人がよく似た瓜二つの人物と入れ替わっていると確信される Capgras 症候群あるいはソジーの錯覚 illusion des sosies,「自分の手足が自分のもののようではない」と訴える離人症など身体性意識面に関連した精神病理学的症状まで，きわめて広範で多彩な症状（群）をこれに含めることも可能であろう[36]（図1）。

註4）Jones[28]は明らかな感覚障害の認められないもの——ここではヒステリー性のものをいう——を Allochirie と呼び，器質性疾患に伴う身体側の取り違えを異所感覚 Alloästhesie と呼んでいる．そして彼は Allochirie を，一側に与えられた刺激が他側に知覚される狭い意味での感覚対側知覚 Allochirie と，与えられた刺激がどちらの身体側であるかを決定できない感覚側性定位不能 Achirie, および与えられた刺激が両側の身体側に定位される感覚両側知覚 Synchirie とに分類し，これら全てを包括する概念として感覚側性定位障害 Dyschirie という用語を提案している．

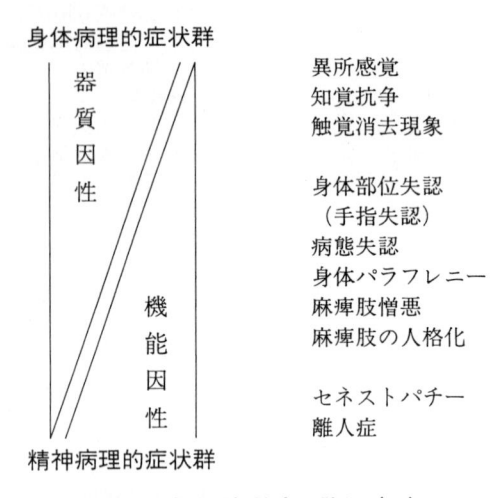

```
身体病理的症状群
 ＼  ＼
 器  ＼
 質   ＼          異所感覚
 因    ＼         知覚抗争
 性     ＼        触覚消去現象
         ＼
          ＼      身体部位失認
           ＼     （手指失認）
            ＼    病態失認
         機   ＼  身体パラフレニー
         能    ＼ 麻痺肢憎悪
         因     ＼麻痺肢の人格化
         性      ＼
                  ＼セネストパチー
                   離人症
精神病理的症状群
```

図 1　身体認知障害の諸相（I）

　以上，身体失認または身体図式障害に関連する症候およびその分類について概観したが，例えば病巣部位との対応から，例えば臨床症状における純粋に記述的立場から分類されるなど諸家により視点が異なるため統一された包括的分類がなされていないといえる．もちろん，神経心理学が対象とする身体認知障害（身体図式障害）に分裂病などいわゆる機能性精神病 funktionelle Psychose にみられる純粋に身体性意識面での障害を含めてしまっては，この概念は拡散してしまい，焦点が不明瞭となるきらいはあるが，われわれが問題としている現象が，脳の器質性変化による身体の認知異常であって，患者の言動を通して把握される病態である以上，要素的感覚障害などにみられる一義的な脳損傷の反映ではあり得ない．それは患者のおかれた身体的状況，社会的状況，およびそれらに伴う心理的要因が複雑に絡み合った複合的，総合的病像といえる．そこで，Critchley[19]らが指摘したように，身体図式に関連する諸症状がそれぞれ明確に区分されるものではないことを容認した上で，次に簡単に関連諸現象の包括的位置づけを試みたいと思う．後述するように，「身体図式」という用語自体が曖昧なものであり，時には意識下の過程であって機械的な標準という意味での生理学的解釈が，また時には体験にもとづく視覚的，心的あるいは記憶心像として心理学的意味がこの言葉に付与されているが，現実的にこの両者を区別することは困難であり，正常の身体認知にはこの両者の相互交渉的過程が不可欠であると考えられることから，ここでは一応この両者を包含する概念──身体意識 corporeal awareness（Critchley[34]）とほぼ同義——としてこの身体図式を定義し，説明することにしたい．まず，このように定義された身体図式に関連する障害を，主に脳の器質性障害に伴う身体図式障害と機能性障害に伴うことの多い精神病理学的症状としての身体図式類似障害に大別し，さらに身体図式障害をGerstmann[15]が用いた意味での身体各部位またはその空間的関係の認知障害である身体図式の直接的障害と，疾病にもとづく身体の機能的欠陥に対する認知障害である身体図式の間接的障害に区分けする．これを図示すると，身体図式関連病像は図2のように把握することが可能であり，これまで筆者の経験した症例を含め，種々の身体認知障害はおおむねそれぞれ図2に示した位置を占めることになる．

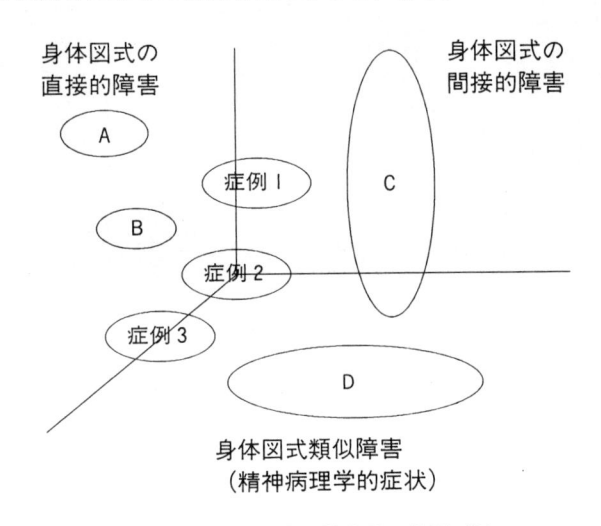

図2　身体認知異常に関する諸症状の位置づけ
A：触覚性消去現象
B：自己身体部位失認（手指失認を含む）
C：病態失認（Babinski型）
D：離人症

例えば症例1（図3）は出血性脳梗塞により左不全麻痺をきたしたものであり，明らかな意識障害は見られなかったが健忘，失見当識を認め，病初期には「昨日は少し頭が痛かったが，今日はもうすっかりよくなりました．点滴をしたら前より（病前よりも，の意味）も手足に力が入ります．」と述べ，麻痺を指摘されても頑強にこれを否定した．このいわゆる explicit anosognosia は3〜4日間で消失し，その後は麻痺の存在を認めるようになるが，今度は，「左手を出しなさい」との口頭命令に右手を出したり，食事や着衣時に患側身体に注意が払われなかったり，両手を使用する行為において左手の無使用が目立つようになったもので，この半側身体失認はかなり長期にわたって認められた症例である．

症例2（図4）は右後頭部に発作焦点を有する部分てんかん重積状態で，視覚異常，左半側空間失認と左半身の身体認知障害が認められた．すなわち「左半身，特に左手が自分のもののように感じられない．なくなったように感じてしまう．」と述べ，時には左手が「冷たく，重

680 失　認

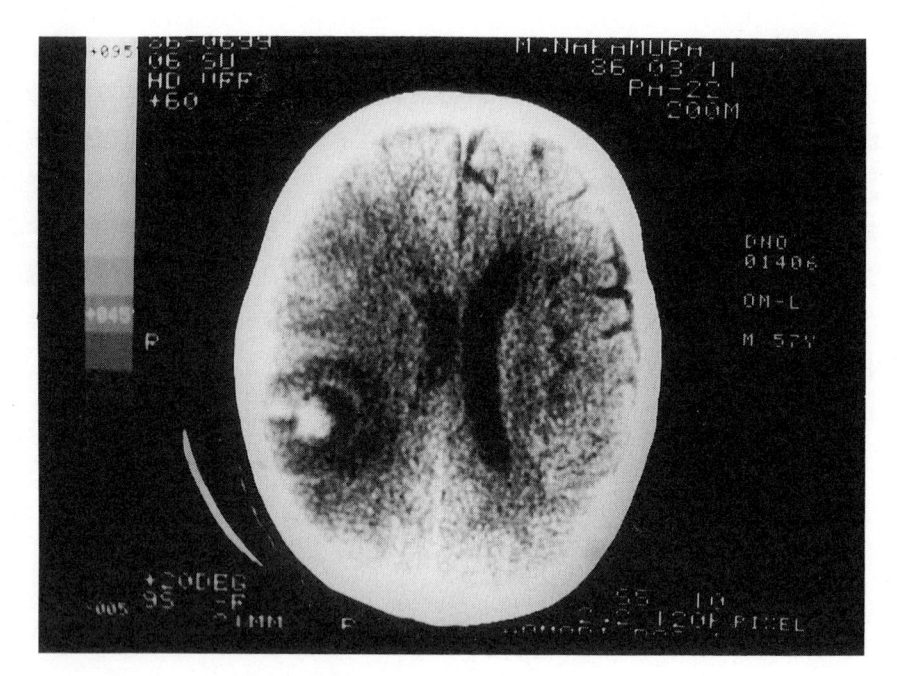

図3　症例1のCT所見
　　右頭頂葉部に出血性梗塞巣を認める。

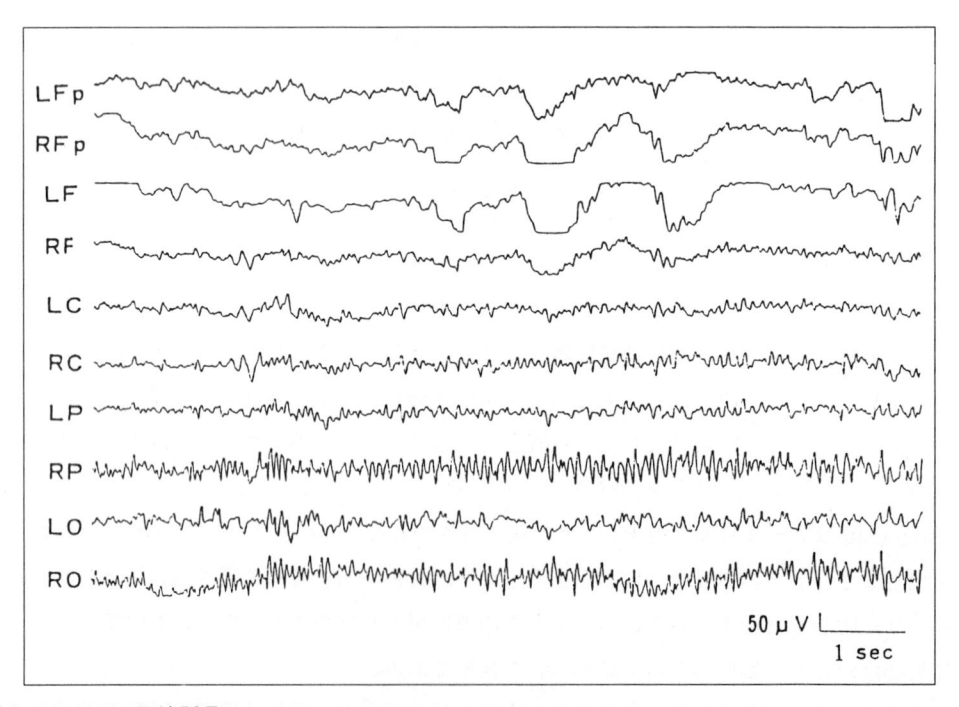

図4　症例2の脳波所見
　　右後頭部，頭頂部の速波や α 帯域の波形がきわだって出現し，次第に棘波状となる。ついで同部位に徐波が現れ，棘波がその徐波に重畳する形となる。発作波の全経過は80～90秒間で，4～5分間隔で反復出現する。

く,鉄が入っているようだ。」と訴え,このような左半身の異常感覚は数日間観察された。この間,発作性症状が最も重篤で軽い意識障害の存在が疑われた時期には一過性ではあるが「誰かが(自分の)体の左側に入り込んで住みついている。」と述べ,強い恐怖感を表明していた。この症例は発作波が後頭葉から頭頂葉に伝播することによって左半身の知覚異常が生じ,これを基盤とした身体図式変化がいわば半側離人症 Hemidepersonalisation (Ehrenwald[37])様体験をもたらし,さらにこれに妄想様解釈が付加されたものといえる。

　症例3(図5)は,大酒家の被殻出血例であり,発作3～5病日目には自己の左片麻痺に全く気づかず起き上がって歩こうとしたり,「どこも悪くない」から退院すると述べるなど病態失認の病像が前景に出ていた——この間,夜間せん妄状態を認めた——が,その後,麻痺側の上下肢に(特に上肢に強い)余剰幻影肢 supernumerary phantom が出現したものである。患者は片麻痺の存在を認め,「この(左)手は死んだ人の手だ」という一方,「目には見えないが,3番目の手がここ(左上腕二頭筋周囲)にくっついていて,それが自由に動く。この3番目の手が死んだ手の代わりに何でもやってくれる」と述べ,平然としている。興味深いことにこの supernumerary phantom は他の切断肢にみられる多くのファントムと同様にその経過ととも

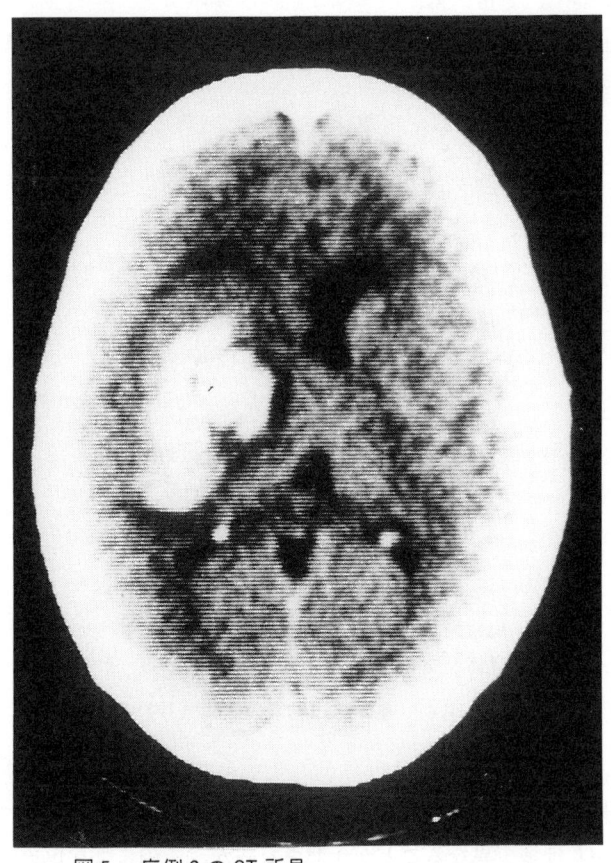

図5　症例3のCT所見
右被殻を中心とする広範な高吸収域を認める。

に近位部から消失し，発症10病日目には「手首から先だけが肩にくっ付いている」と述べるようになったものであり，同時期に実際の麻痺肢を何度も強く叩き，「この役立たず！」と強い嫌悪感 misoplegia を示したものである。この症例はその他の臨床症状から予想されるように，明らかにアルコール症性の精神障害に基盤の上に様々な身体図式障害の諸相が出現したものであるが，心理的機制の変化を伴う時間的要因の重要性を示唆するのもといえる。これらの症例は図2の1，2，3にそれぞれ位置づけられる。

　また，これらとは別に一般精神機能，例えば意識障害の有無からは何らかの意識障害を伴うことの多い病態失認と必ずしも伴わない手指失認や身体部位の消失感などを，感情変化の程度からは，例えば多幸や抑うつ状態を呈し，感情面での不安定さを伴う病態失認と感情変化の目立たない象徴の失認としての自己身体部位失認（手指失認を含む）とを，病識の有無からは，例えば自己の片麻痺に気づかなかったり，これに対して無関心な態度をとる病態失認あるいは病態無関知とてんかん発作や視床病巣に伴うことが多く，苦痛や不安を表明し，時には過度の病識を有していると思われる身体消失感または意識された半側身体失認とを，さらに臨床経過すなわち時間的要因を想定することによって，例えば発症初期——主に脳血管障害の場合——に認められることが多く，感情・気分の易変性を伴う身体パラフレニーと心的適応現象とみなされ，より後期に出現することもある麻痺肢の人格化 Personifizierung とを区別することもある程度可能であろう[36]（図6）。

```
    （＋）←── 意 識 障 害 ──→（－）
      病態失認            身体部位失認
                          半側身体の消失感

    （＋）←── 感 情 変 化 ──→（－）
      病態失認            身体部位失認
                          （手指失認）

    （＋）←── 病 識 障 害 ──→（－）
      病態失認            半側身体の消失感
      病態無関知          意識される半側身
                          体失認

      初期 ←── 時間的要因 ──→ 後期
      病態失認            麻痺肢の人格化
      身体パラフレニー
```

図6　身体認知異常の諸相（II）

　もちろん，病態失認であれ半側自己身体部位失認であれ個々の症例によってこの図で占める位置およびその広がりは多少異なることが予想されるが，このような位置づけを行うことにより，現象としての様々な身体認知障害あるいは身体図式障害の理解がより深められ，ひいては

精神療法などを含む治療手段の選択や，リハビリテーションの導入，さらには病像の改善の評価などにも貢献できるものと思われる。

3．病巣部位

「機能の崩壊をまねく損傷部位を局在定位することと，その機能を局在定位することは
　二つの異なった事象である」　H．ジャクソン

　これまで述べたように，病態失認を含む身体の認知障害は臨床的にきわめて多様であり，それに呼応するかのように病巣の局在部位についてもこれまで一定の見解が得られていないといえる。Sandifer[38]のように，病態失認および関連する身体図式障害がある定まった病巣部位ではなく，錯乱状態における判断力障害や特殊な記憶障害を含む知的障害と深く関連するとし，その局在価値を認めない立場もあるが，まず簡単にこれまでの報告例および局在論的な諸説を年代順に概観してみようと思う。

　古くはMüller[39](1905)が病態失認を呈した症例の剖検所見を報告しており，この例では右半球の縁上回および内包，尾状核，レンズ核に軟化巣を認め，視床－皮質放線を切断していたが，視床そのものの障害はなかったと記載している。Pick[9][40](1908, 1922)は身体あるいはその部分の表象像の障害による自己身体についての見当識 Orientierung am eigenen Körper の独特な障害である自己身体部位地図 Autotopographie 障害（いわゆる身体部位失認[註5]）の2例を報告しているが，これらは老人性痴呆および脳萎縮による内水頭症で，いずれも病巣の局在定位が不可能な脳のび慢性障害が問題となっているものであった。Pötzl[43](1924)は2例の右側片麻痺の病態失認例において右半球頭頂間溝の小病巣と右視床の比較的大きな病巣を認め，視床と頭頂葉の相補的機能関係がこの病態に重要であることを示唆し，右半球における視床および頭頂葉の複合病巣を重視している。また彼は左頭頂葉腫瘍にみられた身体部位失認例——失読失書・再帰性失行等を合併している——も記載している。

註5）自己身体部位失認 Autotopagnosie という用語はPickが最初に記載したと言われているが，彼は「失認」とは呼んでいないのであり——つまり，大脳の限局性病変にもとづく巣症状とはみなさなかった——，この語はRosenberg[41]に由来するといわれる[42]。

　Barkmann[44](1925)はそれまで報告された病態失認患者の剖検例を検討し，病巣は右視床を巻き込む右視床－頭頂脚に認められると述べている。また，Pineas[45](1926)は病態失認患者2例の剖検所見を記載している。1例は縁上回および角回を含む右頭頂葉と島，尾状核，被殻に広範な軟化巣を認めたが，視床は障害されていなかったものであり，もう1例は右中心回に軟

化巣があり，右頭頂葉および視床は肉眼的に侵されていなかった症例であった．彼はこれらの症例および Anton[46] (1893) の報告例などを参考に右半球の中心後回から後方の病巣が病態失認の責任病巣と考えられることを示唆している．

　手指にのみ限局した自己身体の見当識障害として Gerstmann[10] により定義された手指失認を含むいわゆる Gerstmann 症状群[47]については，Herrmann ら[48]が右頭頂－後頭葉腫瘍を認めた両手利き患者における最初の剖検所見を報告し，特に角回と第二後頭回の移行部を強調している．これが独立した一つの症状群を構成するものであるかどうかの論議[註6]を別にすると，その後の知見は優位半球の頭頂－後頭葉移行部を重視するものがほとんどであるといえる．

註6)「手指失認」「左右障害」「失算」「失書」の4症状からなるゲルストマン症状群は，Gerstmann[15]により「あたかも手指図式が全体の身体図式から分離されているかのごとき」印象を受ける特殊な身体図式障害の一型とされ，手指の個別識別能力の障害がその基本で，これが左右弁別，計算，書字の各障害の基盤となっていると考えられた．左角回から後頭葉移行部に責任病巣を持つ巣症状であるとされ，その後，本症状群は優位半球頭頂－後頭葉病巣にみられる両側性身体失認の代表のようにみなされてきた．しかし，Benton[49] (1961) はこの4症状に失読，構成失行，視覚性記憶障害を含めて統計的検討を行い，この4症状の相互の結びつきが有意に強いわけでなかったことからゲルストマン症状群の虚構性を主張した．以後，その clinical entity については，4症状が全て出現する場合の局在性価値の高さから本症状群の独立性を擁護する Geschwind[50][51]らと，本症状群で失語ないしは空間性失見当識を伴わない症例が1例もなかったという観察からその独立性に否定的な Poeck ら[52]の論争を経て現在に至っているが，なお結論は得られていない．

　Hauptmann[53] (1928) は Liepmann[54]の失行症理論にもとづいて身体意識に関する中枢を左半球頭頂葉に定位したうえで，左半身からの体性感覚の皮質投影領野である右半球中心回が脳梁交連線維の離断により身体意識の中枢から孤立してしまう結果，左半身の身体認知障害が出現すると述べ，特に右半球頭頂葉の深部白質部における脳梁交連線維の遮断を重視している．

　Van Bogaert[12] (1934) は前述したように，病態失認を anosognosie vraie と anognosie douloureuse に分類しており，前者は皮質病巣に，後者は皮質病巣と視床病巣の併存に由来すると述べている．同様に，von Stockert[13] (1934) は身体半側の認知異常を意識された身体半側分割と意識されない身体半側分割に二分しているが，前者は視床病巣によって，後者は脳梁線維の離断によって生ずると述べ，この両者が異なる病理解剖学的基盤のうえに出現することを示唆した．Hoff ら[14] (1935) は身体図式の切断が頭頂葉（左右半球差はない）および視床の広範な病巣[註7]で，身体図式の左側の制約は右半球皮質感覚領とその髄質の広範な破壊があり，脳梁交連線維の遮断を伴う場合——視床および基底核は健在である——に認められると述べている．さらに運動幻覚や幻影肢を伴う病態失認（Babinski 型）では，前述の Pötzl 同様，頭頂間溝を中心とする小病巣と右視床および基底核の大病巣の複合病巣が認められるとし，運動幻覚やファントム現象の準備性は卵円中心・視床・基底核病巣によって左半側身体末梢から右感覚

領が遮断されるためもたらされると説明している。また，Schuster[55]（1936）は病態失認が視床に限局した病巣あるいは視床および頭頂葉髄質の広範な病巣によって生ずるが，この場合，両者の差は単に症状の程度にすぎないとし，特に視床病巣を重視している。

註7）事実，彼らは Atophanyl の静注によって全視床領域の機能を低下遮断した頭部外傷患者で頭頂部を凍結することによって実験的に病態を観察している。

　Nielsen[56][57]，von Hagen[58][59]，Ives[60]ら（1937-1939）の Los Angels 学派も病態失認，自己身体部位失認，ゲルストマン症状群を含む身体認知異常を呈した多数例の臨床－病理解剖学的報告を行っている。この中には右片麻痺の病態失認を呈した右利き女性例や左後大脳動脈および一部の左中大脳動脈血栓により自己の右麻痺肢が検者のものであるという身体パラフレニーを呈した左利き男性例，さらには Gerstmann 症状群から全身の自己身体部位失認へと発展した左頭頂－後頭葉に軟化巣を有する症例など非常に興味深いものが数多く含まれている。これらの報告例から彼らは多くの陰性例の存在を認めたうえで解剖学的身体図式障害が主として縁上回を中心とする頭頂葉の皮質病巣あるいは皮質近傍病巣によってもたらされるのに対し，生理学的身体図式障害（Babinski の病態失認）が主として視床あるいは視床－頭頂脚といった深部病巣にもとづいて出現することを示唆している。

　Lhermitte[61]（1939）は視床病巣は病態失認（Babinski 型），半側身体失認において本質的なものではなく，これにある特殊なニュアンスを付与するに過ぎないと述べ，皮質病巣特に頭頂間溝，縁上回および角回に接する右頭頂葉下部領域の重要性を強調している。

　Brain[62]（1941）は，右半球病巣と同様に左半球頭頂葉病巣が右半側身体の認知障害をもたらすが，この病巣に随伴する失語性，失行性および他の失認性症状，あるいは知的障害のため覆い隠され曖昧になってしまうことを示唆しており，この見解は後に Weinstein ら[63]（1964）によっても支持されたが，非言語的な方法を用い，ほとんど全ての失語症者も含めた研究で Gainotti[64]（1968）は，病態失認がそれでも右半球病巣患者に多いと報告している。また Gerstmann[15]（1942）は病態失認およびその関連現象が，右視床または右視床－頭頂放線あるいは右半球の頭頂葉皮質病巣の際に最も出現しやすいが，右頭頂間溝近傍または下方の皮質病巣では，視床またはその近傍病巣に比べ心理学的により多彩で複雑な症状を呈しやすいと述べている。

　Hécaen ら[17]（1952）は，身体の両側性に現れる身体部位失認および Gerstmann 症状群等は主として優位半球頭頂－後頭葉病巣に由来すると述べ，さらに半側性障害である半側身体失認および病態失認では視床および皮質の複合病巣のこともあるが，その多くは右頭頂葉を中心とする皮質または皮質下性病巣であり，一方，身体半側の喪失感，変形感等では視床病巣あるいは視床，頭頂葉の複合病巣が多いと述べている。Nathanson ら[65]（1952）は100例の半側身体麻痺患者を検査し，28例が麻痺の無関知を示すが，そのうち9例は右半身麻痺を否認したもので

あったと述べ，さらにこの現象が局在病巣に由来するものではなく，心的水準の低下の現れであると説明している。

Critchley[19] (1953) はそれまでの報告例をもとに，病態失認を始めとする身体イメージの障害における解剖学的基盤として，①脳のび慢性障害。②劣位側頭頂葉の障害，しかしその中の特定部位には定位できない。③劣位半球の視床病巣 (Schuster)。④劣位半球の視床－頭頂脚病巣 (Barkmann, Hagen and Ives)，視床－縁上回線維 (Nielsen)。⑤劣位半球の頭頂葉と視床の複合病巣 (Pötzl)。⑥脳梁（交連）線維の障害 (Hauptmann) をあげている。彼の所論は，病態失認の臨床症状に関して他の病巣部位よりも密接な関連を有する病巣部位が存在し，その意味では劣位半球の頭頂葉病巣が最も重要であるが，表在性病巣と深部病巣の区別，特定の脳回や定まった皮質下領域への定位は適当でないとするものであり，②に相当するものである。

Groß ら[66] (1955) は病態失認（右脳卒中患者195例中47例に認める）においてある定まった精神症状，とりわけ無感情や上機嫌などの情緒のもとに判断力の低下を伴う傾眠傾向がみられることから，これを一括して病態失認複合 Anosognosiekomplex と名付け，持続する病態失認複合症状は左半球障害では期待できず，右半球障害にもとづくが，大病巣でその一定部位への局在定位は不能であると述べ，合併する「無視」，「無関心」および「不注意」といった一般精神症状の重要性を強調している。

Weinstein[22] (1955) らは，多数の疾病否認 denial of illness 一般的な病識欠如に近いものをも含む——患者の観察から，否認の様々なパターンが多くの場合，特殊な質問や個人的状況によって引き出されること，自己の疾病については「洞察の欠如」を示すが，他の判断は正常であること，病気に関連したことや個人的問題について話すときにのみ錯語性の言語障害がみられることなどを明らかにしている。そしてこれらのことから人間には自己の疾病や無能力を否認する，あるいは否認したいという動機や欲求が存在し，脳損傷による機能変化の結果，自分にとって具合いが悪いと感じられるものを否認するという環境が準備され，脳機能レベルがその特殊な知覚－象徴機構を形成するとして，病態失認の様々な形式が脳のそれぞれ異なった部位に限局する個別の実在であるとする考えを退けている。さらに，彼らは患者が否認するか，あるいは他の行動異常を呈するかは脳の損傷部位により決定されるのではなく，患者の病前性格によるものであると述べ，性格－情緒的要因の重要性を強調してこの現象が全く局在価値を持たないものであると考えている。

Heimburger ら[67] (1964) はゲルストマン症状群の4構成症状のうちの1症状，2症状，3症状，4症状を有するものをそれぞれⅠ群，Ⅱ群，Ⅲ群，Ⅳ群として456例の多数例で検討している。それによるとⅢ，Ⅳ群では病変が角回に限局せず，角回を含むかなり広範な病巣を持つこと，Ⅳ群の23例全例に失語を認め，そのうちの3剖検例ではいずれも角回に病変を認めなかったこと，4構成症状のうちのどの症状をも示さなかった症例，345例中3例には明らかに角回病変が含まれていたこと等から，本症状群の巣症状としての局在性価値に関し，失語性言語障害

と同等であるとネガティヴな見解を示している。

　Frederiks[20] (1969) は彼の分類による意識される半側身体失認が半球優位性とは関係なく皮質下起源の病巣によって出現するのに対し，意識されない半側身体失認は頭頂葉皮質病巣に伴うことが多いと述べている。さらに片麻痺の病態失認については，その大脳局在定位に結論を下すことはできないとしながら，失認性行動障害では頭頂葉皮質病巣が，言語性病態失認ではこれが基本的に体性感覚遮断のメカニズムによる運動幻覚にもとづいていることから，皮質下レベルの障害を想定している。

　また，Cutting[68] (1978) は急性期の片麻痺患者100例の検討から，病態失認は左片麻痺患者の58％，右片麻痺患者の14％にみられ，麻痺肢の非所属感や人格化，運動幻覚などを含む「病態失認的現象」は左片麻痺患者の29％，右片麻痺患者の40％に認められたと述べている。そして病態失認が慢性期の片麻痺患者ではきわめてまれにしかみられないことから，脳血管障害の急性期に特徴的な諸要因がこの現象の発現に本質的なものであろうとの見解を示している。また，右片麻痺患者ではその54％に，左片麻痺患者ではその87％にこれらの現象が認められたが，もし失語症患者——失語のため病態失認の有無を評価できなかったもの——にも何らかの病態失認的態度が認められると仮定するならば，右片麻痺患者の81％にこれらの現象が認められたことになり，病態失認およびその関連現象が右半球損傷に本質的なものとはいえなくなると説明している。

　ゲルストマン症状群に関しては，Roeltgenら[69] (1983) が左角回上部，縁上回後部および上頭頂小葉後下部にわずかにかかる単一限局性の小梗塞巣で構成失行や失読などの他の症状を認めずにゲルストマン4症状のみを呈した純粋ゲルストマン症状群例を報告しているが，その後同様の報告例は見当たらないようである。また，Graff-Radfordら[70] (1984) は視床梗塞例を検討し，視床前内側部梗塞の5例（左3例，右2例）全例に手指失認および左右障害を認め，左視床梗塞例では全例に書字障害がみられたと述べている。

　最近では，Levineら[71] (1991) が左片麻痺を伴う右半球病巣患者で片麻痺の病態失認を1カ月以上呈した群とこれを全く認めないか認めても数日間に消退した群の2群の比較検討を行っている。そして持続する病態失認は，いずれも必要かつ十分条件とはいえないものの(1)左半側の感覚障害および左空間無視，(2)無関心・無欲状態と方向性・明瞭性・柔軟性を欠く思考，中等度以上の知的障害および記憶障害を伴い，その病巣に関しては(3)中心回とその視床，内包投射経路を含む広汎な右半球病巣，(4)年齢に関連する脳萎縮と対側左半球障害の存在が重要であるとしている。さらにFeinbergら[72] (1994) は右半球障害における病態失認発現の重要な要因として作話をあげている。

　ところでDe Renzi[73] (1982) によって「基本的に言語命令によって自分自身および検者や人体図における身体部位を指示することができない」と定義された自己身体部位失認に関しては，Ogden[74]が特筆すべき症例報告を行っている。症例は59歳の右利き男性で，失語性障害や一般的な痴呆症状を全く示さずに自己身体部位失認を呈したもので，身体部位の呼称やその機能につ

いての（言語的）説明には問題なかったが，口頭命令に従って自己身体や人形，人物写真上の身体部位を指示することができなかった。しかし，人体以外の自動車や花，象などの部位，部分の指示には障害が認められなかったというものである。随伴症状として観念運動失行，着衣失行，視覚性構成障害，ゲルストマン症状群がみられたが，Ogden は本例の自己身体失認が，知的障害や視空間性障害，失行，範疇特異的理解障害[註8]を含む失語性障害，全体を部分に分析する一般的能力障害[註9]や上記の随伴症状では説明できない「全身体との関連において身体部位を定位できないという」ある程度の自律性を持つ独立した障害であろうと述べている。本例は左頭頂葉の転移性腫瘍例であり，これによって身体各部位の空間的，機能的相互関係に関する心象を呼び起こすことができなくなったと説明し，自己身体失認や手指失認，左右障害，病態失認などを含む頭頂葉症状が相互に関連した神経回路によってもたらされる機能の，異なる部位における離断や障害の結果であろうと述べている。

註8）Yamadori ら[75]は，身体部位を含む特定のカテゴリー内の語についてその理解や喚語，指示が特に困難であった左半球後半部病巣が推定される症例を word category aphasia として報告している。
註9）De Renzi ら[76]も同様に検者によって指示された身体部位を正確に呼称できるにもかかわらず，口頭命令による身体部位の指示ができなかった左頭頂葉神経膠腫例を報告している。しかし，この症例は Ogden の症例とは異なり，身体部位のみではなく自転車など無生物体の部分の口頭命令による指示にも障害を認めており（検者が指示した部分の呼称には問題がない），De Renzi らはこの患者の自己身体失認が身体像の障害ではなく，「全体を部分に分析するより一般的な能力障害」であると述べ，自己身体失認の虚構性に言及している。

　脳損傷後にその出現をみることはかなり稀な余剰幻影肢（第3幻影肢）について，Halligan ら[77]は，重篤な左片麻痺，感覚障害，半盲，無視症状を呈したが，見当識や病態失認を含む認知障害，知能障害のない右利き男性で数カ月間持続する余剰幻影肢を観察している。病変部位は前述したわれわれの症例同様，右基底核（脳室穿破を伴う）で出血例であった。
　また，最近和田法[註10]を用いた病態失認に関する報告が散見される。Gilmore ら[79]（1992）は8例の検討で，左半球麻酔後には全例で自己の右側運動障害（右片麻痺）および言語障害を想起できたが，右半球麻酔後には自己の左片麻痺を想起できたものが1例もなかったと報告し，Breier ら[80]（1995）は分析可能な37例中，33例（89％）は右半球麻酔後，左片麻痺の病態失認を示し，18例（49％）では左半球麻酔後に右片麻痺の病態失認が認められたと報告している。さらに左半球麻酔後，16例（43％）は失語に対する病態失認を伴わない片麻痺病態失認を呈し，2例（5％）は片麻痺の病態失認を伴わない失語症病態失認で，2例は片麻痺および失語の両症状に対し病態失認を認めたものであった。Carpenter ら[81]（1995）も一側性側頭葉焦点を持つ難治性てんかん患者31例の検討で，焦点側半球麻酔では右半球麻酔（つまり，左半球は無傷である）9例中7例（78％）が左片麻痺の病態失認を示し，左半球麻酔（右半球は無傷）16例中2例（13％）が右片麻痺の病態失認を示したと報告している。これらの結果は，片麻痺の病態

失認が左半球障害では失語のために過少報告されている可能性があるとしても，左よりも右半球麻酔で明らかに多いことを示すとともに，片麻痺および失語症に対する病態失認が互いに解離して出現することを示しており，病態失認の発生機序が障害によって異なることを示唆するものと思われる．

註10) アモバルビタール等の超短時間型バルビツレート類薬剤を内頚動脈から注入し，人工的に一過性に脳の一側半球機能を麻痺させるもので，和田[78]によって発表された．難治性てんかん外科的治療の際などに，あらかじめ言語機能に関する優位半球を確認する方法として用いられる．

　本邦では，井村ら[82] (1939) が左側身体部位を右側身体部位とみなす一方向性の特有な左右障害，左上下肢の無使用を伴う左半側身体失認を呈した右頭頂葉を中心とする手拳大の腫瘍例と，最初，軽度の手指失認，右半身の無使用，右上肢の喪失感を呈し，末期には右片麻痺とともに身体部位失認にあたる病像が前景に現れた左頭頂葉白質より視床に至る巨大な腫瘍例を報告している．また，吉田[83] (1953) の症例はゲルストマン症状群と軽度の自己身体部位失認，右半身の健忘，異物感および身体分割感を呈した興味深いもので，左頭頂葉皮質下を中心とする腫瘍例であった．

　黒丸ら[84] (1954) は多数の文献例と8例の自検例をもとに結論として，純粋な視床病巣に由来する身体図式変化の特徴は身体半側の喪失感，変形感，異物感または運動幻覚などであり，これに対する不安，苦痛が伴うこと，皮質病巣または皮質－視床複合病巣では片麻痺の無認知や半側身体失認などの無意識の身体図式分割，および消失感などの意識的身体図式分割といった多様なあらゆる症状が出現しうることを述べている．

　浅川ら[85] (1963) は4例の病態失認症状を呈した左片麻痺患者を検討し，自己の半側身体の麻痺の存在を認めない anosognosia と，これを否定はしないが無関心な anosodiaphoria を単に程度の差とみなすことはできず，前者の成立には特に意識障害を伴う急激な発病という時間的要因（病巣外要因）が強くはたらき，後者はその局在定位については説明していないが，病巣的要因に帰することができると述べている．また大橋ら[86] (1969) は発作性の身体認知障害を示した19例を検討し，その病巣について半球優位性は認められないが，責任病巣としては中心回および頭頂葉が考えられるとしている．

　比較的最近のものでは，鈴木ら[87] (1982) が身体喪失感を呈した視床および視床近傍病巣11例（右病巣4例，左病巣7例）の検討を行い，その共通病巣は深部知覚と関連する視床後外側腹側核であること，この現象が高度知覚障害に意識の変動が加わって生ずることを報告している．さらに森[88] (1982) は，左片麻痺を呈した急性－亜急性期の脳血管障害患者44例について検討し，半身の認知異常を伴う片麻痺の否認（13例）ではこれが高度の麻痺と知覚障害，neglect，心的水準の低下を伴う作話的表現で，主に下部頭頂葉，下前頭回，上側頭回を含む病巣との関与が考えられ，半身の認知異常を伴わない片麻痺の否認（11例）では，意識混濁や Redlich &

Bonvicini[89] (1907) 以来注目されている Korsakoff 症候群類似の作話を基盤とした疾病否認が疑われ，主に視床や大橋[90] (1963) がその重要性を示唆した辺縁系との関連が考えられると述べている。

また，ゲルストマン症状群について，猪野ら[91]は左視床に比較的限局した（尾状核，内包の一部を含む）出血例で失語を伴わない本症状群を報告している。われわれも[92]著しい知能障害や失語性障害を認めずに4構成症状の全てを呈した12症例（調査対照患者の3.5％にあたる）の病変部位を報告している（表9）が，病巣は左半球の前頭葉深部白質領域から後方領域全体に及び，2例では右半球にも複合病巣を認めた。左角回と一部側頭葉後部および縁上回皮質下領域に最も病変が多く認められたが，この部位でも8例と全体の7割にいたらず，強い説得力をもつほどの局在性意義を有するとはいえないと思われた。

表9 ゲルストマン症状群の自験例一覧

症例	1	2	3	4	5	6	7	8	9	10	11	12
性別	男	男	男	男	女	男	男	男	男	女	男	男
年齢差(歳)	59	73	58	73	75	46	45	58	59	51	49	74
病因	出血	出血	梗塞	梗塞	梗塞	梗塞	出血	梗塞	梗塞	出血	梗塞	梗塞
構成障害	+	±	+	−	±	+	+	+	−	±	±	+
観念運動失行	−	−	±	−	−	−	±	−	−	−	−	−
観念失行	±	−	±	−	±	−	+	−	−	−	−	±
失語	Wernicke	視床	健忘	健忘	±	−	線条体	健忘	±	視床	健忘	±
視野障害	+	−	+	+	+	+	−	+	+	−	−	+
空間性見当識障害	−	−	±	±	+	+	−	+	+	−	−	+
病巣部位	l-T	l-Th	l-T	l-T	l-P	l-P(深)	l-St	l-P	l-P	l-Th	l-F(深)	l-P
(X線CT)	P	P(深)	P	P(深)		r-St	T(深)	O	O	P(深)	C(深)	C(深)
			O			P(深)						r-O

+：障害あり，±：軽度障害の疑われるものおよび一過性障害のもの，−：障害なし，T：側頭葉，P：頭頂葉，O：後頭葉，Th：視床，St：線条体，C：中心回領域，l：左，r：右，（深）：深部病巣（北條ら文献[92]より）

このように様々な身体認知障害の諸症状に対する責任病巣に関しては諸説が入り乱れているといっても過言ではない。つまり，①劣位側頭頂葉あるいは視床（あるいは脳梁）といった限局性病巣との対応を強調するもの，②それらの複合病巣を指摘するもの，③本質的に頭頂葉病巣に由来するが，優位半球病巣では随伴する失語症等のために不明瞭になってしまうとするもの，④その部位や広がりの差が多様な病像と関連しているとするもの，⑤局在定位の不能な大病巣で，判断力の減退を含む何らかの意識レベルの変化を伴うとするもの，⑥知的障害や他の一般精神症状を伴うび慢性病巣とするものなどがあり，他に⑦病巣との関連は希薄で，病前性格や疾病という破局に対する精神力動的抑圧など環境への対応能力の差の現れとするもの，⑧医師，患者間の特殊な人間関係によりもたらされる医原性人工産物であるとするものなどがあり，これが互いに相入れないものではないにしても極めて多様であるといえる。

以上述べたように，病巣の局在問題は単純なものではなく，特に片麻痺に対する病態失認な

どの意識されない半側身体失認ではその多くが急激な発症の直後に出現することが多いことから，Diaschisis などを含む局所病巣以外の大脳機能低下の関与も十分に予想され，また病像が多様であるがゆえにその病因とともに全体の臨床像によっても潤色され複雑化すると考えられるが，おおよそ以下のようにまとめることができるであろう。

(1) 一側半球の強い優位性に対応する優位手（すなわち右手）の存在が対側手の相対的忘却をもたらす（Hauptmann[52]，Riddoch[93]，1941）といった身体の左側を軽視しやすい正常の傾向が認められる（Schilder[94]，1935）としても，左右いずれかの半球障害でそれぞれ身体認知障害の様相が異なる。

(2) 優位半球病巣による身体図式障害は通常身体の両側性に出現するのに対し，劣位半球病巣では多くは半側性（対側半身）に生ずる。

(3) 優位半球病巣ではその基本的障害がより高次の概念的－象徴的障害であり，いわば失認性障害が前景に出るのに対し，劣位半球障害ではより感覚的－知覚的障害に近縁のものであり，Denny-Brown[29)95]（1952，1958）のいう amorphosynthetic な障害が前景に立つといえる。特にある程度持続する片麻痺の病態失認は劣位半球病巣に由来する。

(4) 多くの臨床例や，立体認知などの高度に特殊化された機能に関する大脳生理学的研究から身体認知障害については視床－皮質ユニット，特に視床－頭頂葉病巣が重要であるが，前頭葉，辺縁系病巣も注目に値すると思われる。

(5) 病巣が主として劣位半球の視床あるいは近傍深部皮質下領域に限局する場合，その病巣は身体半側（あるいはその一部）の消失感をはじめとする患者によって意識される半側身体失認を呈することが多いが，病巣が頭頂葉皮質に及ぶ場合は病態失認などの意識されない半側身体失認を含む多様な病像を呈する。

(6) しかし，頭頂葉あるいは視床のどの部位がこれらの障害の責任病巣であるかという問題や，症状の多様性あるいは重症度と病巣の広がりの問題などについては未だ解明されておらず，結論を出すにはなお多くの症例の詳細な検討が必要である。

4．発現機序

「私はこれまで再三，身体に関して単に知っているというだけではその身体像を行為に役立たせるためには不十分であるということを強調してきた。つまり，身体についての『空虚な知』leeres Wissen と『完全な知』volles Wissen があるのである」　P．シルダー

　身体認知は自己身体が空間的，時間的にどのように変化展開し，その身体各部がそれぞれどのように関連し合っているかという自己身体についての見当識あるいは知識のことである。身

体認知障害はこの見当識の障害あるいは知識の喪失の総称であり，その根底にある機序の説明としては古くより「身体図式」という概念が用いられてきている。昨今，この概念についての否定的見解がみられるが，これがその後の身体認知障害における諸症状の説明のために提出された種々の考え方に対して与えた影響をみるならば，やはりその価値を軽視することはできないものである。まず，この身体図式概念について述べ，さらに身体認知障害の基盤にあるとされるその他の神経心理学的機序についても簡単に説明する。

A 身体図式

自己の身体像を意識させたり，身体像に関連した諸現象を説明する際に用いられる仮説的メカニズムである身体図式は精神医学，神経学，心理学をはじめ，リハビリテーション医学やその他の多くの分野において非常に重要な概念である。しかし，この「身体図式」は各研究者により時には身体の心像として，あるいは表象として，また時には知識として，さらには生理学的機構として定義され，しかも Körperschema, body image, postural schema, Somatognosie, image de soi, image de notre corps 等の名称が与えられ，この問題をより複雑なものとしている感がある。ここで身体図式概念をよりよく理解するためにその発達史を振り返ってみたいと思う。

自己身体の見当識に関連した各人の解剖学的構造を含む感覚経験合成物としての「図式」Schema——ドイツの哲学者 Kant の用いた術語である——という用語は耳科医 Bonnier[96]（1905）によって初めて用いられたものであるが，当時は内臓，筋，関節，皮膚からの感覚印象が一般感覚 Coenästhesie という言葉で包括され，これにもとづいて身体意識が理解されていた。Bonnier はこの概念が不十分であると述べ，生理学的意義の曖昧さを指摘し，身体の見当識に寄与する空間感覚 sens d'éspace の存在を想定した。そして主として眩暈患者の観察にもとづいて身体像の変化を，過大図式 hyperschématie，過少図式 hyposchematie，錯図式 paraschématie [註11]と，体位や身体の境界が認識できない状態である失図式 aschématie に分類した。彼はまた，内耳神経の前庭成分を「空間の神経」le nerf de l'espace と呼んで，前庭性インパルスが重要であることを示唆し，これはその後もフランス学派で強調されることになるのである。

註11) それぞれ身体部位が意識の中でより大きく，あるいは小さく，あるいは通常とは異なる他の部分に経験されるものである。

また，Wernicke[97,98]は，精神医学概論の中で，連合心理学の教えに立脚して「異なる様々の身体部位からの情報が脳の対応する中枢投射領に達し，その残滓，記憶像があとに残される」そして「この全ての感覚の記憶像の総和」が身体性意識 Bewuβtsein der Körperlichkeit の中味を形造ると述べている。つまり，Wernicke は各人が自己の感覚器官にある受容体の分布に対

応して，経験にもとづき安定した自己の空間像を形成し，この空間像が身体の見当識のための，あるいは運動感覚性知覚の定位のための骨格として用いられると考えたのであり，この全体が「外界意識」とは対立する「身体意識」を構成するものであった。したがって彼は始めから身体の見当識に関する問題に焦点をあてたのではなく，この概念は精神疾患を，自己あるいは自己身体意識性の障害である自己－身体精神病 Auto-Somatopsychosen と，外界に関する見当識障害である外界精神病 Allopsychosen に分類するための基盤として用いたのであった。

　Head ら[99][100] (1911, 1920) の研究もまた，連合心理学に由来するものである。彼らは体位図式 postural schema という用語を用い，「すべての後続する体位変化が意識にのぼる前に比較評価されるべき連合した標準」と定義した。つまり，「図式」とは身体位置をそれに先行する位置と比較する機能であると考えたのである。そして「身体位置の変化によって，われわれは絶えず自己の恒常的に変化する体位モデルを形成する。全ての新たな体位または運動はこの可塑性の図式に記録され，大脳皮質の活動が，刻々変化する体位によって呼び起こされた新しい感覚群をこの図式に関連させる」と述べ，そして「この関連が完全なものとなると同時に体位認知がもたらされる」としている。使い慣れた道具の使用の際にみられる対象のこの図式への取り込みをも含む身体図式のこのような可塑性の局面は，その後運動図式 Bewegungschema (Mayer-Gross[101]) とか行動図式 Aktionsschema (Auersperg[102]) とも呼ばれているものである。彼らはまた，「大脳皮質は注意を一定の方向に喚起させる器官であるのみではなく，先行する印象を貯蔵する所でもある。この印象は心像として意識の中に押し入るかもしれないが，空間印象の場合のように中心意識の外にとどまることもある。それは『図式』と呼ばれてしかるべき我々自身の組織化されたモデルを形造る。この図式は体位あるいは位置の決定的感覚が意識にのぼるように，先行する印象との関連の中で知覚に由来する印象を変化させる」「それはあたかも，タクシーのメーター上で走行距離がすでにシリングとかペンスとかに変形されて呈示されるのに似ている」，「大脳皮質損傷によるこのような『図式』の一つの崩壊は，対応する身体部位における体位あるいは位置に関する認識を不可能にする」とし，大脳皮質の重要性にも言及している。彼らは，前意識的「組織化されたモデル」——これを図式と呼んでいる——を形成する感覚皮質に貯蔵された過去の印象について述べているが，ここで明らかに「図式」が単に引き続く感覚情報を比較する機能ではなくなり，要素的感覚の属性，つまり生理学的過程に用いられることになるのである。したがって，Head らが "schema" という用語を使用した時点ですでに，この概念に曖昧さをもたらしたとも言えるのである。また，彼らは「心像とはそれが視覚性であれ，全ての体位変化がそれに比較されるべき基本的評準ではない」と述べ，図式 schema と心像 image の二つの概念を明確に区別している。しかし，前述したように Head[103] (1926) は身体図式を「身体の位置や部位の最終的な感覚が先行するものとの関連で意識にのぼるように，入力された感覚刺激によって産み出された印象」を能動的に修正する体位モデルと定義しているのであり，「意識にのぼる」にもかかわらずこの体位モデルが意識的な心像であることを否定しているが，同様の現象が前意識に留まるかぎりは「図式」と呼ばれ，そ

れが中心意識にのぼるやいなや「心像」と呼ばれるのであり，この概念規定も残念ながら実際にはあまり顧みられなかったのである。さらに，ここではこの図式に視覚性，触覚性要因の意義が重要視されていないことが注目されるであろう。

Pick[9)104)40)] (1908, 1915, 1922) も"Schema"という用語を採用しているが，これは Head らとは全く異なった意味で用いられた。彼はいくつかの図式の存在を仮定したのであり，それらは身体の異なるそれぞれの感覚様態に対応するもので，個別図式 Einzelschemata と呼ばれ，自己身体意識の骨組みを形成するものであった。Wernicke と同様に Pick も発達初期の経験によって心的心像が形成され，それによって身体認知がなされると考えたのである。そしてこの過程の初期には，身体の触覚的あるいは運動感覚的な諸感覚から発展した感覚複合が支配的であるが，その後，視覚性表象像が次第にこれにとってかわるとして，自己身体の見当識障害を主として視覚性表象像の障害によると説明している。彼はまた，通常視野外にある頭や背中における見当識がより良好あるいは不良である症例観察から，視覚性，非視覚性思考の解離を示唆した。いずれにしても彼は「われわれが通常用いるのは視覚性表象」であるとして視覚像の重要性を強調している。Pick は巣症状にもとづく身体意識の異常と，内因性精神病やヒステリー，神経衰弱等でみられる類似障害との比較・考察を再三にわたって試みており，「器質性脳疾患の研究を進め，そこから精神科領域に肉薄できる」と考えたのであるが，実験心理学や現象学的心理学の成果を神経心理学的現象の説明に広範に利用していることが彼の研究方法に特徴的なことといえるであろう。

Schilder[105)94)] (1923, 1935) は Pick の見解にもとづき，身体図式を「各個人が自己についてもつ空間像」と定義し，それは全ての感覚インパルスの総和以上のものであって，それ自体が一つ新たに創造されたの全体 Ganzes であり，身体の表象であると述べている。Schilder は Head と同様，体位モデルを身体位置の決定的な意識的感覚とみなしている。つまり，彼は身体図式を「我々が我々の心の中に形成する我々自身の身体」のイメージあるいは表象と同一視し，この表象を身体心像あるいは身体図式と呼んだのである。そしてこの心像または図式は感覚印象からのみではなく，無意識的リビドー的要因や社会的に形成された身体のイメージなどからも構成される意識的な像であると記している。

彼はまた，「新たな課題——それが非常に単純なことであっても——に対し，すでに形成された複合 Komplex が全体として関係させられる。複合の中に新しい課題が組み入れられ，配置される。そして単純な感覚もまた，もっとも単純な運動と同様に身体図式に関係づけられる。従って，一般的な精神的作業様式とは，個別体験の基礎のもとに即座に複合群が形成され，この複合群がそれぞれの新たな個別体験に介入することをいう」と述べ，この概念を敷衍してその重要性を指摘している。

病態失認については，力動的見地から破局反応を回避するための心的規制にもとづくとする見解もみられるが，Schilder は「ここでは自己の欠陥に対する抑圧症状，見のがし Hinwegsehen，つまり知りたくないこと Nichtwissenwollen が問題となっている。そしてそれ

は疑いなく限局性病巣メカニズム自体に基づく見のがしである」と述べ，これを心的抑圧よりもより原始的な抑圧，つまり脳の局在性損傷による「限局性器質的抑圧」focal organic repression により生ずると考えており，心的なものと器質的なものを総合しようとする態度がみられる。さらに Schilder の身体図式論で注目されることは前述したように身体像のリビドー構造について述べていることである。彼はナルシシズムと世界と身体の明確に区別されない境界領域について論じ，身体像のエロス的領域の重要性を強調し，リビドーに従って感情的作用が身体像の各部の明晰性とその相対的価値を変化させると述べている。Schilder はまた，身体の感情的統一を完全な対象関係の発達に関連させ，離人症[註12]，心気症，神経衰弱，サディズム―マゾヒズムについて論じている。彼は身体像のリビドー構造も生理学的構造も一定不変のものではなく，これらの構造が外界との絶え間ない接触を持つとし，さらにこの身体像はある意味で共同社会における様々な関連に対応する共同体の人々の身体像の総和であるとして身体像の社会学についても言及している。つまり，Schilder の身体像に関する記述がそれ以前の研究家と異なる点は，世界に関連したわれわれ自身の概念の先取であったといえるのであり，彼の到達した結論は身体図式が試行錯誤を繰り返しながら徐々に構築されてゆくものであるということである。意識が我々のあらゆる経験を「自我」との関連の中に持ち込む試みであり，知覚と思考における思考錯誤のプロセスから成るものであるならば，Schilder は身体図式を自我の一要素とみなしていたといえるのである。Schilder の見解には飛躍が多く，難解で賛同しかねる点もみられないではないが，彼は自我と意識性が我々の身体像に関連した諸特徴を持つことを明らかにしたのであり，「心」と「身体」との間の深い溝に橋渡ししようとしたのである。

註12) Schilder[94]は離人症が特殊な体験に基づく，定まった外界と自己身体に対する人格の心的基本態度の表現であると述べ，リビドーが身体と外界から引き離されてついには「究極的な審判者」に委ねられ，いわば無傷の人格の最後の砦に留まっている状態であると精神分析学的に説明している。彼は離人症に共通な性向として過度の自己観察をあげ，それによる体験の矛盾を指摘しているが，一方ではこの現象の神経心理学的意味をも示そうとしている。彼は身体図式が大脳皮質に基礎づけられていると述べ，そこから彼の直感の意味で個々の身体部位のリビドー的占有が生ずると考えている。そして神経症的あるいは精神病的現象の中で，時にはある器官のリビドー的過剰により，またある時にはリビドーの引き離しによって離人症様病像が現れると指摘している。それは Schilder の理解する意味で身体図式の大脳における代理的再現であり，そこである種の精神病では障害がある程度「知覚自我」に影響を及ぼすというものである。

Conrad[106] (1933) は，Schilder の身体図式論を「一方ではある精神所与が種々の感覚要素から構成され，寄せ集められた複合であるとのニュアンスで説明され，また同時に新たに創造された全体，ゲシュタルトとして説明されることは全く理解できない」として，Schilder は連想心理学の範囲を超えないものであると手厳しく批評し，彼の身体図式の定義を明瞭な概念規定とは言い難く，この概念で何を理解しようとしたのかという突っ込んだ説明がなされていない

と述べている．さらに Schilder 以後の多くの研究者による身体図式の定義を調べてみても，全く恣意的に，時には心理学的に，時には論理的形式的に，この概念が使用されていると批判している．そして心理学的側面を生理学的側面から明確に区別すべきであるとし，これに関してゲシュタルト心理学の見解を導入した．つまり，彼は幻影肢，病態失認の現象から，客観的実在である物質的有機体としての自己身体と，現象空間における直観対象としての自己身体とを正確に区別しなければならないと主張し，また，身体部位失認にみられる症状（左右障害，手指失認を含む）がお互いに完全に独立した機能障害ではなく，ある基本障害の様々な現れとして理解されるとした．そしてこれらの症状は「全体所与を分節されたものとして把握することが不可能となる脳のゲシュタルト機能の一次的障害に帰されるものである」と述べ，「直観－行動空間でのゲシュタルトは全体としてあるのだが，分節されずにいわば輪郭 Kontur だけで構造 Struktur として与えられていない」と説明している．Conrad はまた自己の身体意識は真の意味での全体過程 Ganzprozeß の表現でなければならないと論じ，ひいてはゲシュタルト法則性の基礎になっていることが明白であると述べ，われわれが脳の基本機能によって視覚性ゲシュタルトを視空間から分離したものとして持つように，自己の身体を現象空間から分離された全体として所有するとしている．つまり，自己身体の意識性は「全体心理学の意味で，直観－行動空間から分離された全体」であり，その意味での意識障害のみが身体図式障害の原因となり得ると結論している．Conrad は身体図式を純粋な概念的事実とみなしたのであり，我々の知覚世界とは何らの関係ももたないと考えたのである．

　Lhermitte[61] (1939) は身体図式障害の種々の現象が純粋に生理学的な理論でも，純粋に心理学的な理論でも説明できないと述べ，「身体図式」は知覚や実際の入力刺激によって形成された実際的イメージであるばかりではなく，自己身体の表象であり，追想されたイメージでもあると指摘している．

　Gerstmann[15] (1942) は，正常な身体認知や身体見当識に不可欠な複雑で特殊な生理学的なメカニズム——これを身体図式と呼んでいる——が主として優位半球頭頂領域に存在すると述べ，片麻痺の病態失認を含む身体認知異常が身体見当識における直接的な失認性障害として身体図式（または身体イメージ）概念にもとづいて最もよく理解されると説明している．また，身体図式とは「各人が一生の間に各人の身体または物質的自己の心の中に形成する内的映像 inner picture または内的モデルで，中心意識 central consciousness からはずれて知らず知らずに持ち続けるもの」であり，それは「各人の身体を全体として，あるいはその位置，形，大きさ，構造的・機能的分化および空間的相互関係に従ってその部位を表象している一種の内的図式」であるとし，さらに身体の左右，前後，上下といった方向をも表象している互いに密接に関連した個々の図式の複合体であると述べている．

　また，Merleau-Ponty[107] (1945) はその書「知覚の現象学」の中でこの問題にふれている．彼にとって身体図式（身体心像と同義に用いている）は外界における生きた身体の経験的でダイナミックな作用であり，この図式は身体についての辺縁の意識性を含み，意識的な選択より

もむしろ習慣の領域に属し，運動等価物として動的に作用するものであった．身体とは世界内存在の媒体であり，身体をもつとは一定環境に適合し，そこに絶えず自己を参加させてゆくことであり，身体のもつ空間性とは諸対象のもつ空間性と同じような位置の空間性ではなく，状況の空間性 spatialite de situation であるとし，身体図式を単に身体の経験ではなく，「身体が世界内存在であることを表現するための一つの仕方」であると説明している．そして，病態失認やファントム現象が一方的な生理学的説明も心理学的説明も受けつけないし，さらにこの両者を混合した説明をも受諾するものではないと述べている．

Smythies[108] (1953) は身体図式概念の混乱をその用語の恣意的な使用または誤用にその一因があるとし，(1)物理的身体 physical body と，中心意識の内部で直接的に経験されるところの知覚される身体 perceived body を区別すべきであること，(2)身体イメージ body-image と身体概念 body-concept，および身体図式 body-schema を区別すべきであること[註13]を強調している．

註13) 身体イメージは経験されるもので身体の視覚的，心的，記憶的イメージの記述に用いられ，身体概念は自己の物理的身体に関して持つ記憶や信念にもとづく概念的集合であり，身体図式は Head らが定義したように意識下の機能として用いられる．

Critchley[34] (1955) は概念的なものと具体的な知覚性要因を併有する包括的用語の必要性を説き，身体図式や身体イメージのかわりに，あまり限定的ではない身体意識性 corporeal awareness という用語を用いることを提案している．そしてこれを後に修正されるであろうとしながら，「各人が自分自身の解剖学的身体の物理的諸特性について所有し，自己の心像の中に持ち込む概念」と定義し，その形成的要因としては視覚，触覚および迷路性の構成要素が重要であると述べている．

Poeck ら[109][110][111] (1965, 1971, 1975) は身体認知障害における一連の論文の中で「身体図式」論の批判的考察を再三にわたって発表している．彼らは自己身体の見当識障害(身体図式障害)は失語症または空間的見当識障害，急性または慢性の一般精神機能の全体的障害のいずれかに帰せられるもので，独立した症状とはいえないと述べ，これを自己身体部位失認，ゲルストマン症状群等とともに自立的な意味を持たない神経心理学的症状群の見出しのもとに置いている．そして「身体図式障害」というレッテルを貼って満足するのではなく，身体の見当識障害と表現し，その構成要素である実際の感覚印象や情動要因，概念的知識，その他の神経心理学的症状について詳細に検討することがより重要であることを力説している．

Frederiks[20] (1969) も身体図式 body schema と身体経験 body experience の区別が重要であると述べている．彼は身体図式概念を「過去，現在の身体感覚情報にもとづいた自己身体の末梢性に意識される知覚である」と述べ，身体経験についてはこれをより包括的なもので，そのために身体図式が不可欠ではあるが，その構造的機能は状況，生活史，性格構造，情動，意

識性などによって決定されるとし，前者は神経学あるいは神経心理学的概念であり，後者は精神病理学的概念として扱われると説明している．

最近，Gallagher[112](1986)は身体イメージと身体図式が神経学，心理学，精神分析学さらには現象学的研究で頻繁に使用される用語であるにもかかわらず，適切な定義がなく，両者間の明瞭で一貫した区別がなされていないため重大な概念的混乱が引き起こされているし，この混乱がどのようにまたどの程度身体が意識の指向対象として経験されるかという問題に帰着すると述べている．彼は身体イメージを変化する意識の指向対象と認め，身体図式を身体の無意識的遂行であると現象学的に明確化して，これらが2つの全く異なった概念であると結論している．そして身体イメージには身体についての知覚的，認知的，あるいは情緒的な意識性 awareness があり，これは意識的な conscious イメージあるいは表象で所有され，抽象的に統合されずに現れ，本質的に外界からは区別されるものであるが，一方，身体図式は非意識的 nonconscious に作用し，所有者のない前人格的 pre-personal なもので全体論的に holistically 機能し，本質的に外界から離れて存在するものではないと述べている．

以上，身体図式について諸家の見解を年代順に述べたが，要約すると，最初，身体図式は多数の感覚連合を示す名称であり，習慣的な種々の運動感覚の残滓としての単なる生理学的表象であったが，後にはそれが経験の過程で確立された諸感覚連合の単なる結果ではなく，感覚連合の総和以上のもので，それ自体が新たに創造された全体であるとされ，さらには自己の身体についての包括的な意識，つまりゲシュタルト心理学の意味での「形態」であるとされたのであり，その後はこの概念をあまり限定せずに広義にとらえ，その上でその構成要素を含む関連諸現象を臨床に即し，分析的に把握しようとするいわば実践的な試みと，関連する諸概念の厳密な規定がなされてきていると言える．以下に述べる身体認知障害の発現機序に関する他の説明[註14]が種々の身体認知異常を呈する全症例に適応されるにはあまりにも貧弱である——もちろん，個々の症例によってはこれらの説明でよく理解できるものもある——ことを知るならば，この「身体図式」概念は今後また見直される価値の十分あるものといえる．

註14) いずれも片麻痺の病態失認など主として半側身体失認の解釈に適応されているものである．

B amorphosynthesis

Denny-Brown ら[29)113)95)](1952，1954，1958)は，それまで失認とみなされてきたいくつかの症状，特に一側性の失認症状は，頭頂葉病巣によって反対側の知覚情報を適切に統合できなくなるために生ずると指摘し，これを amorphosynthesis（感覚統合障害）と呼んで，より下位の知覚機構の機能障害にもとづくものであると結論した．つまり頭頂葉病変により体性感覚をはじめとする各種感覚入力の（空間的）形態統合機能 morphosynthesis が障害されるため繊細な区別の喪失——単純な知覚刺激の受容は可能だが，複雑な知覚刺激の受容能力が損なわれる——が生じるというものである．彼らはこれを一側性身体失認にも適用し，半側身体失認は頭頂葉

病巣によって反対側身体からの体性感覚インパルスの空間的総和に障害が生ずることに由来すると述べ，意識されない半側身体失認を amorphosynthesis の最大限の表現とみなし，触覚性消去現象をその最小限の表現とみなしている．

しかし，彼は優位半球病巣ではいわゆる自己身体部位失認と呼ばれる身体イメージの概念性ないし象徴性障害が認められるとし，身体認知異常に象徴失認 symbolic agnosia とみなされる自己身体部位失認といった概念性障害と病態失認や半側身体失認といった知覚性障害が存在することを示唆している．

C 離断説（作話性反応）

Geschwind[114] (1965) は，「多くの古典的失認は，左半球言語領野からの離断による高度に孤立した呼称の障害である」と述べている．彼はまた，作話が多くの離断症状に随伴し，より高次の機能が障害される程，より作話性反応が顕著になることを指摘している．つまり，Geschwind の学説によれば，右体性感覚領野を左言語中枢から離断する病巣によって，左半側身体における種々の感覚情報の言語化が障害されるが，これを補塡するための作話性反応が種々の身体認知異常の症候として現れるというものである．例えば左片麻痺の病態失認では，手足が動いていないという情報をもたらす感覚性フィードバック機構として，体性感覚（固有感覚）と視覚があるが，右大脳半球の大きな損傷はこれらの入力を離断し，それらをモニターする領域も破壊する．さらに言語や発話を支配する左半球からの離断をも引き起こすため病態失認が生じるとされている．しかし，この仮説では麻痺した左手を右視野に見えるように動かしてやると左半球は左手が動いていないという情報を得ることができ，病態失認症状に影響を及ぼすと考えられるが，実際多くの症例では変化が認められずこの離断説で病態失認のすべてを説明することは困難であると思われる．

また，山鳥[115] (1989) は anosognosia（左片麻痺無認知）のメカニズムについて以下のように説明している．「全例で右中大脳動脈流域広範損傷が認められ，左半身麻痺・左半身知覚障害が存在する．このため，左半身に関する運動感覚情報が欠落する．次に，この点が重要であるが，左半身についての心的イメージは左半球に偏って存在するため，右半球損傷では障害されず，保存される．（中略）心的体験としては無傷の身体イメージが存在するわけだから，現実の麻痺半身への関心は当然減弱し，不注意になる．あるいは場合によっては，麻痺半身は自己身体イメージから完全に締め出され，自己所属性を失ってしまう．さらに，損傷は全例，もしそれが左半球であればなんらかの言語障害を生ずるはずの部位，いわゆる言語領域に対応する部位に存在した．このことは左半球言語領域と右半球対応領域との拮抗関係に破綻が生じ，左半球言語領域が自走しやすい状態になっていることを意味する．（中略）つまり，患者の応答は間違った呼称に対する説明的，作話的表現であって，（中略）こうした作話は左半球言語領域が右半球対応領域からの統制を欠いた結果，自走している状態と考えたい．こうした言語的自走は無差別に生じるわけではなく，適切な情報入力を失った部分でのみ生じるものであり，選択的

である。このように，anosognosia は身体イメージの左半球への偏在，左半身からの運動・知覚情報の欠落，言語領域の抑制解除などの複数の要因が関与して成立するダイナミックな状態像である」と述べ，欠損症状（陰性症状）としてではなく，言語領域の脱抑制，身体イメージの解放などの陽性要因の重要性を強調している。

D 回帰性求心原理 Reafferenzprinzip

知覚は受動的な独立した過程ではなく，能動的な運動系の成分をも含むものであり，複雑な脳の中枢性機能が単純で静的な感覚－運動という図式にもとづいて作動しているのではないとして von Holst ら[116] (1950) により提出された仮説である。

これによると図7に示したように随意運動が開始される時，その運動に関与する末梢の効果器に送られる遠心性信号の他に，そのコピーともいえる付加的信号[註15]が生ずる。そして，この付加的信号が効果器における遠心性信号に由来する随意運動の結果としての回帰性求心信号と結合し，相補的に作用することによって安定した知覚が得られるとするものである。

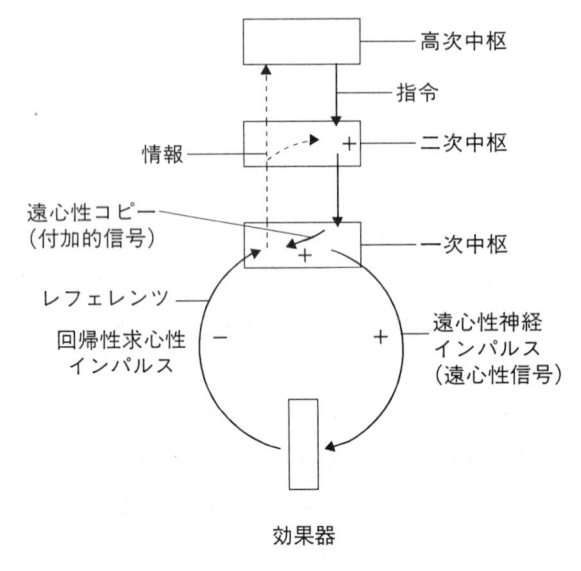

図7　回帰性求心原理の概略

註15) Teuber[117][118][119] (1961, 1964, 1969) のいう中枢性効果器機構から中枢性感覚構造へのインパルスの流れ，つまり随伴発射 corollary discharge でこれから行われる予期される運動に対して感覚系をあらかじめ準備させる信号といえる。彼によると「随意運動が行われる際には，効果器へ運動の指令を伝える信号のほかに，これから行われる運動の対して感覚系を準備させる警告信号が出される。そして前頭葉がこの随伴発射に関与している」とされる。

Hecaen[120] (1972) はこの原理を半側身体失認の説明に適応している。彼は身体認知の中枢性

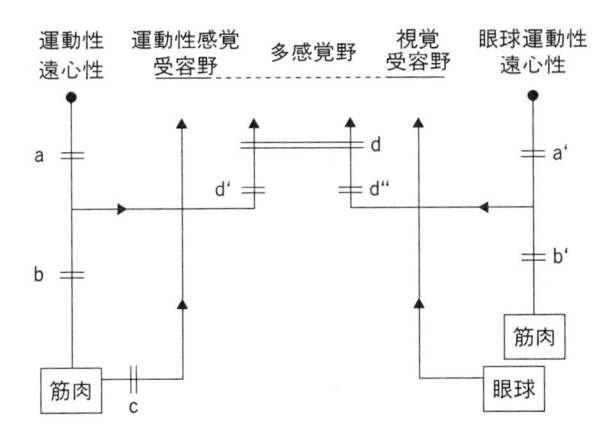

図8 回帰性求心原理に基づく身体認知障害を引き起こすと想定される損傷部位

統合機構が主として随伴反射の向けられる一側半球の多感覚野，つまり右半球の頭頂葉で組織化されていると仮定した上で種々の半側身体失認症状の解釈がこの原理で可能であると述べている（図8）。つまり，単純な片麻痺をおこす病巣（図8のa），運動開始という随意的な試みとともに起こる運動印象を伴った片麻痺を生ずる病巣（図8のb），固有受容感覚の障害を生ずる病巣（図8のc），多感覚野の病巣（図8のd）等を想定し，それらの病巣の組み合わせによって様々な半側身体失認症状が出現するというものである。例えば，図8のbとcに病巣があるなら運動を開始しようという試みは，片麻痺があるにもかかわらず運動印象を呼び起こすが，この印象は修正されない（固有受容性フィードバックがない）ので病態失認をもたらすであろうし，図8のcとdに病巣がある場合は運動は起こるが，随伴反射はないし固有受容性フィードバックもないので患者は異様な印象を持つか，自己の身体が自分のものでないという印象を受けるであろうと想定される。Hecaenはこの仮説モデルと実際の臨床経験との間に満足すべき対応が得られなかったと述べているが，このような動的な見解はやはり魅力的なものである。

これによく似た仮説として，最近 Heilman[121] (1991) は，片麻痺否認の一部の症例がフィードバック障害と関連していることを認めた上で，このフィードバック仮説がすべての症例の否認を説明できるわけではないことから，これに代わるものとして「フィードフォワード」理論を提唱している。このモデルのキーワードは「予期」expectation であり，自分の腕を弛緩させているときに正常人が持つ「腕は麻痺しているのではなく，随意的に活動を休止しているだけだ」という確信は，比較器 comparator の機能にもとづいているとしている。つまり，図9に示すように腕は動いていないため，運動していることを示す比較器への求心性入力はない。しかも運動企図や準備系も活性化せず，運動を感ずるべき予期も効果器へ送り込まれないわけだから比較器（監視装置）での情報の不一致はなく，矛盾がないから腕は麻痺していないと確信できる。片麻痺が存在する場合は，腕を動かそうと試みたとき企図系あるいは運動活性系はその運動の目標を効果器に送っていることになる。しかし，運動系に病変があるため運動を示す感覚フィードバックが比較器に送られず，比較器で不一致が生じて自分の麻痺に気づくことにな

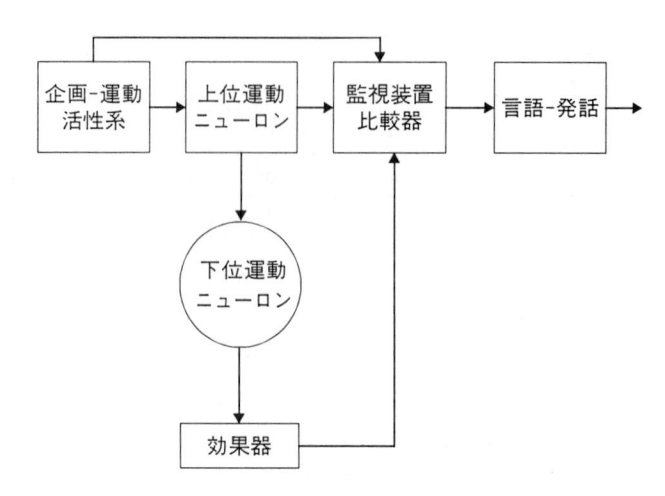

図9 病態失認の「フィードフォワード」モデル

るというものである．このモデルによると片麻痺の病態失認は，運動ニューロンの病変と企図－運動活性系の破壊，機能障害あるいは離断により，比較器が運動を示す感覚フィードバックも腕が動かされようとしていることの情報も受け取れない場合，効果器での不一致が起こらず，従って腕が麻痺しているとは考えない時に生ずることになる．このフィードフォワード仮説では，片麻痺の病態失認がなぜ右半球病巣に多いのかを説明できない．しかし，四肢の無動症は左半球より右半球損傷後に高頻度に認められることが報告されており[122]，企図障害が右半球障害で引き起こされやすいことを示している．この企図障害は無動症だけでなく，片麻痺の病態失認をも引き起こしうると思われる．

　Levine ら[123)71]（1990, 1991）の提唱している「発見」説 "discovery" theory も上記の理論と軌を一にするものであろう．この説の基本的な前提は知覚喪失 sensory loss とは感覚そのもののように現象的にただちに自覚されるものではなく，発見されなければならないもので，自己を観察し，時には診断する必要があるというものである．つまり，知覚経路の障害は感覚できないという自覚を提供するわけではなく，そう発見されるまでは依然として感覚は無傷であると信じているのである．発見の難易や発見にいたる経過は障害の性質による．失明などのような重大な機能障害を引き起こすものは発見されやすく，半盲のように容易に代償される障害は知能障害がなくても発見されにくいことになる．知覚野の部分的な障害ではこの補完現象によって発見がより困難になりやすい．この発見説を片麻痺の病態失認に適用すると次のようになるであろう．体性感覚系特に固有受容系は四肢が動こうが麻痺していようが四肢の位置や運動についての自覚をもたらす．もし麻痺が体性感覚障害を伴って認められると，麻痺に関しての直接的な自覚がないため，観察や推測によって発見されなければならない．この場合，麻痺は重大な機能障害をもたらすため通常ではその発見が容易である．しかし，半側感覚消失を伴う片麻痺では感覚運動障害が部分的（一側性）であるので，感覚運動の補完現象が生じ，麻痺肢に幻影現象が引き起こされて正常に機能しているとの印象をもたらすことになる．患者の中

にはこの幻影肢現象が強烈なため，麻痺肢を患者に見えるように視野内に持ち込んでもなお腕が麻痺していないと主張する場合があり，Nielsen[16]の患者の一人は「私の目と感覚が一致しないが，私は自分の感覚を信じる。(麻痺した四肢が)私のものであるようにみえるが，私のものではないように感ずる。私は自分の目を信じることができない」と述べている。

E　半側無視（注意障害）

　これは半側性の身体認知障害を半側無視 neglect ないしは不注意 inattention の部分現象とみなし，その根底に主として半側の注意障害が存在するというものである。

　Heilmanら[124)125)](1972, 1977)はこれに関して注意－覚醒説を提唱し，注意覚醒に係る皮質－網様系の機構に左右差があるという仮説を出している。彼らはまた，半側無視には知覚性要素と運動性要素があるが，いずれの半側への注意の志向にも皮質および辺縁系・網様系メカニズムの協調的活動が必要であると述べている。

　また，Mesulam[126)](1981)は半側無視が方向づけられた注意 directed attention の空間分布における障害であり，この注意の調節に関して4つの脳領域が統合された神経回路 network を構成しているとした(図10)。すなわち，下頭頂小葉背側部を中心とする後部頭頂葉は感覚入力を統合し，それによって外空間を表象するいわば内的感覚地図を作成する。前頭眼野（Brodmann の area 8）を中心とする前頭葉は探索行動あるいは注意行動における運動機構の開始や抑制に関する出力の統合を行い，運動プログラムを調節する。帯状回は辺縁系における統合の部位であり，過去の経験や現在の必要性に応じて動機づけの空間配分を調節する。そして網様系が覚醒レベルを調節して上記各部位に必要な覚醒的基盤を与えているというものである。彼

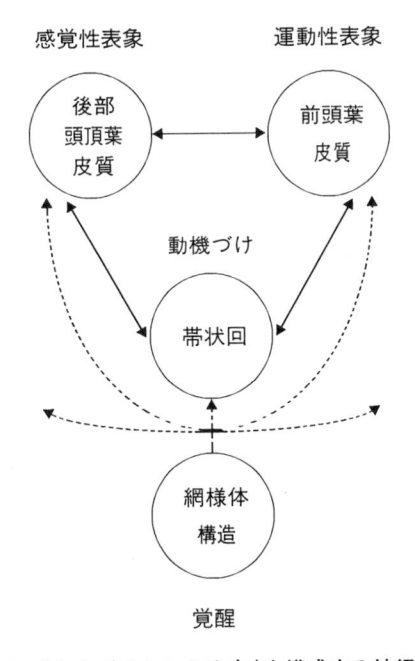

図10　「方向づけられた注意」を構成する神経回路

はこれらの各部位の障害における半側無視症状について説明した後に，複合性無視症状群として無視が身体外空間のみならず，身体表面や精神内表象にさえ及ぶことを述べ，病態失認を含む半側身体失認症状もこの複合性無視症候群として把握できることを示唆している。

さらに Mark ら[127]（1988）は右半球損傷者が一般に自己の身体について不注意であることを示した。正常者に自己の身体が視野に入らないようにして，線分の位置には関係なく身体の中心（正中矢状断面）を横切る線分の上にマークを置くよう求めると，線分の置かれた空間的位置（左または右半側空間）の方向に向かう誤りの傾向を示したが，自分の身体を見られるようにすると成績は向上した。これに対し右半球損傷者では，右側に置かれた線分での誤りが大きく，しかも自分の身体が見える条件下でも成績が向上しなかったことから，彼らは右半球損傷者が自分自身の身体についても不注意であると述べている。

Bisiach ら[128][129][130]（1978, 1979, 1981）は右頭頂葉損傷患者で，熟知した場所を想起し記述する際に，右側空間についてはその細部に至るまで生き生きと描写されるのに対し，左側空間では細部が見落とされ，しかも放心した様子で語られることを観察している。しかもその対象（場所）を反対側からながめた場合の表象では，今度は最初によく説明できた左側の記述が困難であったという非常に興味深いもので，心的表象に関しても半側無視症状が存在することを指摘するとともに，この半側無視が様々な感覚情報の入力障害や統合障害，さらにはその大脳における代理的再現の障害としてではなく，いくつかの機能が係わる能動的構成過程における障害として捉えられるべきであることを示唆している。彼らは自己の身体を中心とした環境の心的表象が空間的・地誌的に構成され脳内地図になっていると推察し，さらにこの心像が2つの大脳半球に分離されうるもので，右半球損傷では左半側の表象障害が起こると考えている。また，彼ら[131][132]（1986, 1991）は身体半側における病態失認の諸現象の発現機制として従来より重視されている confusional state を含む脳機能の全般性障害や知的機能障害，さらに Weinstein ら[22]が説得力のある議論を展開した抑圧機制 repressive mechanism――病態失認を本質的に病気によって生じたストレスに対する防衛的適応とみなす――などに対し以下の諸点を反論としてあげている。まず，知的機能障害を含む全般性脳機能障害については，①病態失認のある症例で必ずしも全般性の脳機能低下を伴わないこと，また脳機能の全般性低下を呈する症例に病態失認が必発するわけではないこと。②病態失認に選択性があり，同時に存在する（左）半盲は否認するが左片麻痺は否認しない場合や，左下肢の麻痺は否認しても左上肢の麻痺は否認しない場合があること。これに関しては我々[133]（1996）も失語症状に対しては不認知的態度を示すが，これより些細な右片麻痺についてはこれをよく自覚していた数例を報告している。③前庭刺激 vestibular stimulation によって病態失認症状の消失，改善のみられることがある[134][135]（1992, 1993）などである。また，抑圧機制に関しては，上記の他に(1)病態失認は通常病初期に認められることが多く，意識レベル（覚醒状態）が改善し，自分の状態を十分に理解できるようになると消失する場合が多いこと。つまり，防衛機制に因るものならばこの経過とは正反対の展開によって特徴づけられなければならないこと。(2)高次認知機能に係わる神経

構造を含まないより末梢のレベルでの障害の場合，自分の障害に気づいていることがほとんどであること。(3)例えば片麻痺に対する病態失認は右半球病変に伴う場合が明らかに多く，左右半球の非対称性が存在すること。(4)病態失認が言語行動としては明らかでも，非言語行動ではそうでない場合——例えば口頭では片麻痺を認めながらも，あたかも健康であるかのように行動し転倒を繰り返す——があり，その逆の例もみられることなどは抑圧機制を含む「動機づけ」による解釈では説明できないと述べ，病態失認はモジュールごとに特異的な特殊な思考障害[註16]であることを強調している。

註16) Bisiachら[131]は，病態失認およびその関連現象を，個々の知覚・認知モジュールの出力をモニターする特異的なメカニズムの崩壊に基づく「思考の範疇特異的障害」とみて，中枢性のより高次の監視システムを想定している仮説がある1つの障害のみに不認知的態度を示す領域特異的 domain-specific な病態失認を説明できないことからこれを拒否し，中枢処理機構におけるモジュール構造の仮説を提唱している。また，Schacter[136] (1990) も分離可能な相互作用と意識的経験 Dissociable Interactions and Conscious Experience (DICE) について言及し，意識的経験は，意識的認知システム conscious awareness system (CAS) と呼ばれる特殊な組織の活性化が必要であり，このCASはそれとは別個の言語や記憶，知覚などに関連したモジュール組織と相互に作用しあうものであるとしている。このモデルによるとCASは異なった神経心理学的症状群における特異的なモジュールから選択的に離断されうるので，意識的経験の領域特異的障害が出現することになる。

注意障害に関連して，Kinsbourne[137] (1970) はそれぞれの大脳半球がお互いに対側半球を抑制していると考え，一側半球が傷害されると対側半球の活動が過剰となり，注意が一側に偏るという大脳半球活動亢進仮説を提唱している。我々も[138]以前，様々な身体認知異常や病態失認を伴い右半側空間に対し過度の注意が払われた右半側空間過注意 Right Unilateral Spatial Over-Attention Symptomes (RUSOAS) を呈した右半球損傷の2例を報告したが，症例によってはこのように過剰に健側に注意を向ける結果，反対側の無視ないしはその関連症状が出現していると思われるものもある。

何か一つの物事に精神を集中させると他のことが全く眼に入らなくなったり，身体に同時に2つ以上の疼痛(刺激)部位が存在するときに，強い痛みが弱い痛みをより減弱させる"masking"という現象はよく経験されるものである。また，いろいろな事物や表象から特定の性質や状態だけを選択し抜き出すという「抽象」行為は，他の性質や状態を排除し捨て去る「捨象」を伴うもので，命名行為を始め様々な場面でヒトが用いている精神作用といえる。これらはいわば本質的でないことを「無視」することで本質に接近するという一般的な現象であり，病的「無視」の解明に今後このような正常人の意識的，無意識的「無視」現象を研究することはあながち無益とはいえないと思われる。

F　一般精神障害

　病態失認については，患者が自己の欠陥を認めようとしなかったり，これを拒絶しようとする一般的傾向がみられ，この傾向が特に「錯乱」状態を伴う場合に増強することから，精神機能全体の低下をことさら強調する見解[22)65)]も認められる。

　しかし，これのみでは病態失認の包括的説明は不可能であり，また身体認知障害の発現に一般精神機能の低下が必ず随伴するという考えは，その原因と結果を混同する恐れがあることに留意が必要であろう。Brain[139)](1961)は，自己の身体と外界の対象を区別することで自我と非自我の区別が形成されるのであるから，自己身体あるいは身体と外空間との関係を認知する際の生理学的機構に障害が起これば，それがどんな障害であれ，根本的な人格の変化を引き起こし，さらにこの同一病巣が他の精神機能に対してもこれとは別の障害をもたらすことが考えられると述べ，身体認知異常の基盤をなす障害が他の精神的障害の原因となると同時にその結果でもあり得ることを指摘している。

　いずれにしても，局在性の脳損傷によりもたらされる局所症状 local symptome と痴呆や意識レベルの低下，反応性の低下などの全般的な精神機能障害——もちろん，この場合にも局所症状が出現することがある——にみられる症状との区別は重要であり，神経心理学的症状としての身体認知障害の研究にはび慢性あるいは全般性脳損傷患者は不適当であるといえる[111)]。

5．結　語

「『身体』とは解剖学的，生理学的な現象像とは違った別の何ものかである」　V. ヴァイツゼッカー

　身体認知および身体見当識は非常に複雑な行為であり，その状態に応じた感覚器官，中枢神経系の活動，さらには意識，注意，知能，記憶等の一般精神機能が関連した総合的プロセスであると考えられるが，その基盤となるべく仮想された「身体図式」も未だ不十分で曖昧な概念であり，今後解明されるべき興味深いテーマであるといえる。「右手が自分のものではなく，他人のもので，腐りはて，死んでしまっている」と訴える左片麻痺患者では，身体的な感覚の妄想様解釈が離人症様病像となって現れ，これに心気的，虚無的な表現が持ち込まれたものとも思われるが，麻痺した身体半側の自己身体からの分離，その外界への幻覚性置換，それらの作話性敷衍は，全身体像が異質なものとして感覚され，外界に投影される神経症－精神病的離人症状態を思い起こさせるものである[註17)]。もちろん脳器質性障害にみられるこのような離人体験のすべてを静的な「身体図式」障害として把握できるとは考えられないが，ここに身体図式を仲介とする「心」と「身体」の接点を見出すことは可能である。

註17）Ey[140]（1947）は身体失認と離人症を明確に区別し，身体失認が脳の局所症状として捉えられるのに対し，離人症は意識の解体の一側面として把握されると述べ，Krapf[141]（1951）は（身体）失認患者の世界が非現実的であるために，結果的に疎遠なのに対し，離人症患者の世界は疎遠であるために結果として非現実的になると述べ，この両者を現象学的に区別している。しかし，Ehrenwald[37]は真の離人症と脳器質性疾患にみられる（半側）離人症様状態との間の連続的移行の可能性を示唆し，その説明の一つとして，特殊な精神身体的障害の断片がその欠損部を補充し，新たな全体性を完成しようとするという総合的ゲシュタルト把握 totalisierende Gestaltauffassung の原理が表面に出たものとする見解をあげている。

観察された事実から有機体実質それ自体の内部におこっている事象のイメージを作り出すことは，非常に困難な作業であるが，Weizsäcker[142]（1940）はそれが多くの要素の組み合わせから成るという物質論的発想にもとづく従来の考え方の矛盾を指摘し，本来統一体であるべき人間における事象から主体 Subjekt が失われていると警告している。彼は主体性があらゆる行為，作業に内在するものであることから，主体についての極端な生理学的説明も，極端な内省にもとづく心理学的説明もこれだけでは不完全な矛盾をはらんだもので人工産物といわざるをえないとし，特定の現象をあれかこれかの二者択一でもって説明する代わりに，統一的で一義的な知覚論の樹立が重要であることを指摘している。

Weizsäcker のこの見解に立つならば，「機械的自働的な標準」という意味での身体図式の生理学的解釈と体験にもとづく心像としての身体図式の心理学的意義が二者択一的な，互いに相入れない性質のものなのかという問いが改めて出されるのではなかろうか。生理学と心理学が互いに補完しあう側面であるならば，「図式」という概念は体験的なもので，しかも生理学的意義をも許容するものとして捉えることも可能であると思われる。つまり，「身体図式」概念は精神と自働性，心像と標準，心理学と生理学を橋渡しするものであり，精神生理学概念と考えられるものである。そしてこのように，身体図式を措定したうえで，さらに前述した身体図式障害に属する様々の現象を捉えなおすということも無意味ではないのではなかろうか。

文　献

1) Mitchell SW：Injuries of Nerves and Their Consequences. Lippincot Company, Philadelphia, 1872
2) Charcot JM：Physiologie et pathologie du moignon à propos d'um homme amputé du bras guuche. In：Lecons du mardi á la Salpétrière I, 1892, p344-355
3) Pitres A：Etude sur les sensations illusoires des amputés. Ann méd psychol 55：5-19, 177-192, 1897
4) von Monakow C：Experimentelle und pathologisch anatomische Untersuchungen über die Beziehungen der sogenannten Sehsphäre zu den infracorticalen Opticuscentren und zum N. opticus. Arch Psychiat Nervenkr 16：317-352, 1885
5) Dejerine J, Vialet N：Sur un cas de ĉecité corticale. C R Soc Biol 11：983-989, 1893

6) Pick A : Beiträge zur Pathologie und pathologischen Anatomie des Centralnervensystem mit Bemerkungen zur normalen Anatomie desselben. Karger, Berlin, 1898
7) Anton G : Uber die Selbstwahrnehmung der Herderkrankungen des Gehirns durch den Kranken der Rindenblindheit und Rindentaubheit. Arch Psychiat Nervenkr 32 : 86-127, 1899
8) Babinski J : Contribution à l'étude des troubles mentaux dans l'hémiplégie cérébrale (anosognosie). Rev Neurol 27 : 845-847, 1914
9) Pick A : Über Störungen der Orientierung am eigenen Körper. In : Studien zur Hirnpathologie und Psychologie. Karger, Berlin, 1908
10) Gerstmann J : Fingeragnosie. Eine umschriebene Störung der Orientierung am eigenen Körper. Wien Klin Wochenschr 37 : 1010-1012, 1924
11) Schilder P, Stengel E : Schmerzasymbolie. Z ges Neurol Psychiat 113 : 143-158, 1928
12) van Bogaert L : Sur la pathologie de l'image de soi. Ann med psychol 92 : 419-555, 744-759, 1934
13) von Stockert FG : Lokalisation und klinsche Differenzierung des Symptoms der Nichtwahrnehmung einer Körperhälfte. Dtsch Z Nervenheilk 134 : 1-13, 1934
14) Hoff H, Pötzl O : Über ein neues parietooccipitales Syndrom. Jb Psychiat Neurol 52 : 173-218, 1935
15) Gerstmann J : Problem of imperception of disease and of impaired body territories with organic lesions. Arch Neurol Psychiat 48 : 890-913, 1942
16) Nielsen JM : Agnosia, Apraxia, Aphasia. Their Value in Cerebral Localization. 2nd ed, Hoeber, New York, 1946
17) Hécaen H, de Ajuriaguerra J : Méconnaissances et hallucinations corporelles. Masson, Paris, 1952
18) Todd J : The syndrome of Alice in wonderland. Canad Med Assoc J 73 : 701-704, 1955
19) Critchley M : The Parietal Lobes. Arnord & Co, London, 1953
20) Frederiks JAM : Disorders of the body schema. In : Handbook of Clinical Neurology, 4, North Holland Publishing Co, Amsterdam, 1969, p207-240
21) Menninger-Lerchenthal E : Das Truggebilde der eigenen Gestalt (Heautoskopie, Doppelgänger). Karger, Berlin, 1935
22) Weinstein EA, Kahn RL : Denial of illness. Charles C Thomas, Springfield, 1955
23) 大橋博司：臨床脳病理学，医学書院，東京，1965
24) 山鳥　重：神経心理学入門，医学書院，東京，1985
25) Castaigne P, Laplane D et al. : Trois cas de négligence motorice par lésion rétrorolandique. Rev Neurol 122 : 233-241, 1970
26) Valenstein E, Heilman KM : Unilateral hypokinesia and motor extintion. Neurology 31 : 445-448, 1981
27) Obersteiner H : On allochiria. Brain 4 : 153-163, 1882
28) Jones A : Die Pathologie der Dyschirie. J Psychol Neurol 15 : 144-168, 1910
29) Denny-Brown D, Meyer JS et al. : The significance of perceptual rivalry resulting from parietal lesion. Brain 75 : 433-471, 1952
30) Bender MB, Furlow LT : Phenomenon of visual extinction in homonymous fields and psychologic principles involved. Arch Neurol Psychiat 53 : 29-33, 1945
31) Critchley M : The phenomenon of tactile inattention with special reference to parietal lesions. Brain 72 : 538-561, 1949
32) Juba A : Beitrag zur Sturuktur der ein-und doppelseitiger Köperschemastörungen. Fingeragnosie, atypische Anosognosien. Mschr Psychiat Neurol 118 : 11-29, 1949
33) Critchley, M : Personification of paralysed limbs in hemiplegia. Brit med J 2 : 284-286, 1955
34) Critchley, M : Quelques observation relatives á la notion de la conscien ce du moi corporel.

Encephale 44：501-530，1955
35) Anastasopoulos GK：Die nosoagnostische Überschätzung. Psychiat Neurol 141：214-228，1961
36) 北條　敬：身体失認と触覚失認，精神科MOOK　神経心理学，鳥居方策編，東京，金原出版，1993，208-216
37) Ehrenwald H：Anosognosie und Depersonalisation. Nervenarzt 4：681-688，1931
38) Sandifer, PH：Anosognosia and disorders of the body scheme. Brain 69：122-137，1946
39) Müller, F：Über Störungen der Sensibilität bei Erkrankungen des Gehirns. In：Sammlung Klinischer Vortfäge. Breitkopf & Hartel Leiptig 1905 pp394-395
40) Pick A：Störung der Orientierung am eigenen Körper. Psychol Forsch 46：303-318（訳:波多野和夫，浜中淑彦：精神医学　21:311-323，1979）
41) Rosenberg M：Zur Pathologie der Orientierung nach Rechts und Links. Z Psychol 61：25-40，1912
42) 浜中淑彦，波多野和夫：A. Pick の神経心理学と身体図式概念について．精神医学　21：320-323，1979
43) Pötzl O：Über Störungen der Selbstwahrnehmung bei linksseitiger Hemiplegie. Z ges Neurol Psychiat 93：117-168，1924
44) Barkman A：De l'anosognosie dans l'hémiplégie. célébrale. Contribution clinique á l'étude de ce symptome. Acta med scand 62：235-254，1925
45) Pinéas H：Der Mangel an Krankheitsbewuβtsein und seine Variationen als Symptom organischer Erkrankungen. Verhandl Gesell deutsch Nervenärzte 16：238-248，1926
46) Anton G：Beiträge zur klinischen Beurteilung und Lokalisation der Muskelsinnstörungen im Groβhirn. Z Heilk 14：313-348，1893
47) Gerstmann J：Zur Symptomatologie der Hirnläsionen im Übergangsgebiet der unteren Parietal- und mittleren Occipitalwindung. Nervenarzt 3：691-695,1930
48) Herrmann G, Pötzl O：Über die Agraphie und ihre lokaldiagnostischen Beziehungen. Karger, Berlin, 1926
49) Benton AL：The fiction of the "Gerstmann syndrome". J Neurol Neurosurg Psychiat 24：176-181，1961
50) Strub R, Geschwind N：Gerstmann syndrome without aphasia. Cortex 10：378-387,1974
51) Geschwind N, Strub R: Gerstmann syndrome without aphasia：A reply to Poeck and Orgass. Cortex 11：296-298,1975
52) Poeck K, Orgass B：Gerstmann syndrome without aphasia：Comments on the paper by Strub and Geschwind. Cortex 11：291-295，1975
53) Hauptmann A：Die Bedeutung der linken Hemisphäre fur das Bewuβtsein vom eigenen Körper. Arch Psychiat Nervenkr 82：262-277，1928
54) Liepmann H：Das Krankheitsbild der Apraxie（"motorische Asymbolie"）auf Grund eines Falles von einseitiger Apraxie. Monatsschr Psychiat Neurol 8：15-44，102-132，182-197，1900（訳：遠藤正臣，中村一郎：精神医学　22：93-106，327-342，429-442，1980）
55) Schuster P：Beiträge zur Pathologie des Thalamus opticus. Arch Psychiat Nervenkr 105：358-551，1936
56) Nielsen JM：Gerstmann syndrome: finger agnosia, agraphia, confusion of right and left and acalculia；Comparison of this syndrome with disturbance of body scheme resulting from lesions of the right side of the brain. Arch Neurol Psychiat 39：536-559，1938
57) Nielsen JM：Disturbances of the body scheme：Their physiological mechanism. Bull Los Angeles Neurol Soc 3：127-135，1938
58) Von Hagen K, Ives ER：Anosognosia（Babinski）, imperception of hemiplegia：Report of six cases, one with autopsy. Bull Los Angeles Neurol soc 2：95-103，1937
59) Von Hagen K, Ives ER：Two autopsied cases of anosognosia. Bull Los Angeles Neurol Soc 4：41

-44, 1939
60) Ives ER, Nielsen JM : Disturbance of body scheme : Delusion of the absence of part of body in two cases with autopsy verification of lesion. Bull Los Angeles Neurol Soc 2 : 120-125, 1937
61) Lhermitte J : L'image de notre corps. Neuvelle Revue critique, Paris, 1939
62) Brain WR : Visual disorientation with special reference to lesions of the right cerebral hemisphere. Brain 64 : 244-272, 1941
63) Weinstein EA, Cole M et al. : Anosognosia and aphasia. Arch Neurol 10 : 376-386, 1964
64) Gainotti G : Les manifestations de negligence et d'inattention pour l'hemispace. Cortex 4 : 64-91, 1968
65) Nathanson M, Bergman PS, et al. : Denial of illness. Its occurrence in one hundred consecutive cases of hemiplegia. Arch Neurol Psychiat 68 : 380-387, 1952
66) GroβH, Kaltenbäck E : Die Anosognosie. Wien Z Nevenheilk 11 : 374-418, 1955
67) Heimburger RF, Demyer W, et al. : Implication of Gerstmann's syndrome. J Neurol Neurosurg Psychiat 27 : 52-57, 1964
68) Cutting J : Study of anosognosia. J Neurol Neurosurg Psychiat 41 : 548-555, 1978
69) Roeltgen DP, Sevush S, et al : Pure Gerstmann's syndrome from a focal lesion. Arch Neurol 40 : 46-50, 1983
70) Graff-Radford NR, Eslinger PJ, et al : Nonhemorrhagic infarction of the thalamus. Neurology 34 : 14-23, 1984
71) Levine DN, Calvanio R, et al. : The pathogenesis of anosognosia for hemiplegia. Neurology 41 : 1770-1781, 1991
72) Feinberg TE, Roane DM, et al : Anosognosia and visuoverbal confabulation. Arch Neurol 51 : 468-173, 1994
73) De Renzi : Disorders of space exploration and cognition. Wiley, New York, 1982, pp197-209
74) Ogden J : Autotopagnosia. Occurrence in a patient without nominal aphasia and with an intact ability to point to parts of animals and objects. Brain 108 : 1009-1022, 1985
75) Yamadori A, Albert ML : Word category aphasia. Cortex 9 : 112-125, 1973
76) De Renzi E, Scotti G : Autotopagnosia ; fiction or reality? Report of a case. Arch Neurol 23 : 221-227, 1970
77) Halligan PW, Marshall JC, et al : Three arms : a case study of supernumerary phantom limb after right hemispere stroke. J Neurol Neurosurg Psychiat 56 : 159-166, 1993
78) 和田　淳：Sodium Amytal　頸動脈注射の臨床実験的観察　医学と生物学　14：221-222, 1949
79) Gilmore RL, Heilman KM, et al : Anosognosia during Wada testing. Neurology 42 : 925-927, 1992
80) Breier JI, Adair JC, et al : Dissociation of anosognosia for hemiplegia and aphasia during left-hemisphere anesthesia. Neurology 45 : 65-67, 1995
81) Carpenter K, Berti A, et al : Awareness of and memory for arm weakness during intracarotid sodium amytal testing. Brain 118 : 243-251, 1995
82) 井村恒郎, 袴田三郎ら：身体半側の無知について　精神経誌　43：195-228, 1939
83) 吉田和夫：右半身の無関知について　精神経誌　55：117-130, 1953
84) 黒丸正四郎, 大橋博司：視床症候群と身体図式障害　精神経誌　56：93-110, 1954
85) 浅川和夫, 小浜卓司ら：AnosognosiaとAnosodiaphoria　精神医学　5：695-702, 1963
86) 大橋博司, 河合逸雄ら：発作性身体認知障害. 臨床的・脳波的研究　精神経誌　71：435-449, 1969
87) 鈴木則宏, 天野隆宏ら：身体喪失感に関する臨床的研究. 視床および視床近傍病変の関与について　臨床神経　22：543-550, 1982
88) 森　悦朗：右半球損傷患者における片麻痺の否認 (anosognosia) と半身の認知異常 (hemiasomatognosia) ――脳血管障害急性期での検討　臨床神経　22：881-890, 1982

89) Redlich E, Bonvicini G : Über mangelnde Wahrnehmung (Autoanästhesie) der Blindheit bei cerebralen Erkrankungen. Neurol Cbl 27 : 945-951, 1907
90) 大橋博司：「疾病失認」(または疾病否認)について　精神医学　5：123-130, 1963
91) 猪野政志, 高山吉弘ら：失語を伴わない Gerstmann 症候群を示した左視床出血の1例　臨床神経 25：728-732, 1985
92) 北條　敬, 大山博史ら：身体失認と病態失認, 神経心理学と画像診断, 岸本英爾, 宮森孝史ら編, 朝倉書店, 東京, 1988, pp218-225
93) Riddoch G : Phantom limbs and body shape. Brain 64 : 197-222, 1941
94) Schilder P : The image and appearance of the human body. International Universities Press, New York, 1935
95) Denny-Brown D, Chambers RA : The parietal lobe and behavior. Res Publ Ass Nerv Ment Dis 36 : 35-117, 1958
96) Bonnier P : L'aschématie. Rev neurol 13 : 605-609, 1905
97) Wernicke C : Grundriβ der Psychiatrie. Georg Thieme, Leipzig, 1894
98) Wernicke C : Grundriβ der Psychiatrie in klinischen Vorlesungen. Georg Thieme, Leipzig, 1900
99) Head H, Holmes G : Sensory disturbances from cerebral lesions. Brain 34 : 102-243, 1911
100) Head H : Studies in Neurology. Oxford University Press, London, 1920
101) Mayer-Gross W : Ein Fall von Phantomarm nach Plexuszerreiβung. Nervenarzt 2 : 65-72, 1929
102) Auersperg A : Körperbild und Körperschema. Nerverarzt 31 : 19-24, 1960
103) Head H : Aphasia and kindred disorders of speech. Cambridge University Press, Cambridge, 1926
104) Pick A : Zur Pathologie des Bewuβtseins vom eigenen Körper. Ein Beitrag aus der Kries der Kriegsmedizin. Neurol Cbl 34 : 257-265, 1915 (訳：北條　敬：自己身体意識の病理について　佐藤時治郎教授退官記念誌　弘前大学医学部神経精神医学教室　1987, pp197-203)
105) Schilder P : Das Körperschema. Springer Verlag, Berlin, 1923 (訳：北條　敬：身体図式。金剛出版, 東京　1983)
106) Conrad K : Das Körperschema. Z ges Neurol Psychiat 147 : 346-369, 1933
107) Merleau Ponty M : Phénoménologie de la perception. Gallimard, Paris, 1945 (訳：竹内芳郎, 小木貞孝：知覚の現象学。みすず書房　1967)
108) Smythies JR : The experrience and description of the human body. Brain 76 : 132-145, 1953
109) Poeck K : Die Modellvorstellung des Körperschemas. Dtsch Z Nervenheilk 187 : 472-477, 1965
110) Poeck K, Orgass B : The concept of the body schema. A critical review and some experimental results. Cortex 7 : 254-277, 1971
111) Poeck K : Neuropsychologische Symptome ohne eigenständige Bedeutung. Akt neurol 2 : 199-208, 1975
112) Gallagher S : Body image and body schema : A conceptual clarification. J Mind Behavior 7 : 541-554, 1986
113) Denny-Brown D, Banker Q : Amorphosynthesis from left parietal lesion. Arch Neurol Psychiat 71 : 301-313, 1954
114) Geschwind N : Disconnexion syndromes in animals and man. Brain 88 : 237-294, 585-644, 1965
115) 山鳥　重：Anosognosia (左片麻痺無認知)　神経内科　30：364-369, 1989
116) von Holst V, Mittelstadt H : Das Reafferenzprinzip. (Wechselwirkungen zwischen Zentralnervensystem und Peripherie.) Die Naurwissenschaften 37 : 464-476, 1950
117) Teuber HL : "Perception". In : Handbook of Physiology Neurophysiology. American Physiological Society, Washinton, 1961, pp1595-1668
118) Teuber HL : The riddle of frontal lobe function in man. In : The Frontal Granular Cortex and Behavior, McGraw-Hill, 1964, pp410-444

119) Teuber HL: Wahrnehmung, Willkürbewegung und Gedächtnis Grundfragen der Neuropsychologie. Studium Generale 22: 1135-1178, 1969
120) Hécaen H: Introduction á la neuropsychologie. Larousse Paris 1972
121) Heilman KM: Anosognosia: Possible Neuropsychological Mechanisms. In: Awareness of deficit after brain injury, edited by Prigatano GP, Schacter DL, Oxford University Press, New York, 1991, pp53-62
122) Coslett HB, Heilman KM: Hemihypokinesia after right hemisphere storokes. Brain Cog 9: 267-278, 1989
123) Levine DN: Unawareness of visual and sensorimotor defects: a hypothesis. Brain Cog 13: 233-281, 1990
124) Heilman KM, Valenstein E: Frontal lobe neglect in man. Neurology 22: 660-664, 1972
125) Heilman KM, Watson RT: Mechanisms underlying the unilateral neglect syndrome. In: Advance of Neurology, Vol 18, Academic Press, New York, 1977 pp93-106
126) Mesulam MM: A cortical network for directed attention and unilateral neglect. Ann Neurol 10: 309-325, 1981
127) Mark VW, Kooistra CA, et al: Hemispatial neglect affected by non-neglected stimuli. Neurology 38: 1207-1211, 1988
128) Bisiach E, Luzzati C: Unilateral neglect of representational space. cortex 14: 129-133, 1978
129) Bisiach E, Luzzatti C, et al: Unilateral neglect, representational schema and consciousness. Brain 102: 609-618, 1979
130) Bisiach E, Capitani E, et al: Brain and conscious representation of outside reality. Neuropsychologia 19: 543-551, 1981
131) Bisiach E, Valler G, et al: Unawareness of disease following lesions of the right hemisphere: Anosognosia for hemiplesia and anosognosia for hemianopia. Neuropsychologia 24: 471-482, 1986
132) Bisiach E, Geminiani G: Anosognosia related to hemiplegia and hemianopia. Awareness of deficit after brain injury, edited by Prigatano GP, Schacter DL, New York, Oxford University Press, 1991, 17-39
133) 北條　敬，大山博史ら：失語症者の言語障害に対する不認知的態度について，失語症研究 16: 16-25, 1996
134) Rode G, Charles N, et al: Partial remission of hemiplegia and somatoparaphrenia through vestibular stimulation in a case of unilateral neglect. Cortex 28: 203-208, 1992
135) Vallar G, Bottini G, et al: Exploring somatosensory hemineglect by vestibular stimulation. Brain 116: 71-86, 1993
136) Schacter DL: Toward a cognitive neuropsychology of awareness: Implicit knowledge and anosognosia. J Clin Exp Neuropsychol 12: 155-178, 1990
137) Kinsbourne M: A model for the mechanism of unilateral neglect of space. Trans Am Neurol Assoc 95: 143, 1970
138) 渡辺俊三，北條　敬ら：「右半側空間過注意症状」を示した右半球脳損傷例について，精神医学 20: 1113-1121, 1978
139) Brain WR: Speech disorders. Aphasia, Apraxia and Agnosia. Butterworth, London, 1961
140) Ey H: Les rapports de la neurologie et de la psychiatrie. Journess de Bonneval Hermann, Paris, 1947
141) Krapf E: Sur la depersonalisation. Encéphale 40: 217-227, 1951
142) Weizsäcker V: Der Gestaltkreis. Georg Thieme, Stuttgart, 1940（訳：木村　敏，濱中淑彦：ゲシュタルトクライス。みすず書房，東京　1975）

B　Gerstmann 症候群

J. ゲルストマン：手指失認，自分の身体の位置づけにおける限局した障害

J. Gerstmann：Fingeragnosie. Eine umschriebene Störung der Orientierung am eigenen Körper. Wien Klin. Wschr., 37：1010-1012, 1924.

板東充秋・杉下守弘　訳

　外科医でもあり，神経学者，精神病理学者でもあった Ambroise Paré 以来，身体部分（四肢，乳房，陰茎等々）を切断した様々な患者が，存在しないはずの肢節（身体部分）をなおも長く感じ続けることは周知の事実である。このような患者は，切断された身体部分が，なおも存在するという感じが（特に最初の頃は）余りに強く，切断されていることを全く意識しないこともある。このため，例えば，足をなくしたことを何度も忘れ，これを掴もうとしたり跳び上がろうとして倒れてしまう。このような簡単な事実より次の如き知見が明らかになる。

　我々は自分の内に――十分意識してではなく，意識の中心からは外れたところで――自分の身体についてのいわば身体図式，Head の用語では姿勢模式（postural model）を持っている。自分の身体の内的表象，誰もが持つ自分の身体的自我の空間像とはこのような意味に解されるべきである。この身体空間像はすぐれて視覚的だが，ある程度は触覚―運動覚的でもある。身体図式は，全体として「我々の身体性の意識の本質的土台」（Pick）を表している。

　身体部分が切断されているにもかかわらず依然として感じられることは身体図式が存在することの直接の証明であり，いわばその具体化である。身体図式は，個々の図式が互いに密に結合してできる複合体であると仮定してもよかろう。身体部分切断後も対応する身体図式はなおしばらくの間存続するのが常である。これは，切断部分に対応した空間像の「末梢での再賦活化（peripherischer Neubelebung）」が切断によって消失して初めて消褪するのである。Pick によれば（身体部分が）幼児期早期に切断されたか，先天的に欠損した症例では，その「幻影像（Phantomgebilde）」が見られない。これは明らかに，このような症例では一般に切断された身体部分が身体図式中に表現されないためであろう。Head の観察によれば，「幻影肢（Phantomglied）」はその肢節に対応する大脳皮質に病巣が出来ると消失してしまう。このことから，身体性の意識，身体空間像，身体図式が大脳皮質損傷により障害をきたしうることが判る。

身体意識，身体図式及びその大脳皮質病変による障害に関する学説はPickとHeadに帰せられる。しかしその後は特に注目されることもなかった。そのため，この方面の研究はほとんどなされなかった。最近，Schilderは興味深い病歴の一症例の手に関する問題を集めて単行書として発表し，身体図式の学説に新たに注意を喚起することに功績があった。

　身体図式の使用が障害されると，自分の身体の独特の位置づけ障害が起きる。Pickはこれを身体部位失認（Autotopagnosie）として記述した。患者は外界の位置づけ（Orientierung）はおかされていないが，自分の身体の勝手が判らず自分の身体部分のそれぞれがどこにあるかを自動的直観的にいつでも心に浮かべるということが出来ない。口，顎，鼻，目，耳，額等々を正しく指すことが出来ず，このような課題には途方にくれてしまう。更に重要な部分症状として，自分の身体の左右を区別することが出来ない。Rosenbergはこれを手失認（Chiragnosie）と呼んだ。このように患者は，自分の身体に関する失認を示す。Pickの2例では位置づけ（見当識）の障害は頭部や背部のような視野の外にある身体部分にも及ぶ。しかもPickのヒステリーの例では障害は背部のみに限局していた。自分の身体の位置づけ障害と同時に，二次的に他人の対応する身体部分の位置づけや外界の左右の区別があやふやとなることがしばしばある。Pickはこの障害を頭頂葉領域の大脳皮質と結びつけたが，特にAnton, Hartmann及び最近ではPötzl, BonhöfferとSchilderらの観察もこれを確認している。

　この問題に関し，身体図式，身体意識の学説に注目すべき寄与をなすと思われる一観察例を手短に報告しよう。この症例の特別な点は自分の身体についての位置づけ障害，つまり失認的障害が孤立した，限局した形で現れていることである。とりわけ，両手指が障害されているのである。状態像では患者は，左右の手指について病前は常であったあの自動的な正確さで位置づける能力の一次的障害を顕著な症状として示し，個々の指を他の指から正しく区別することが出来ず，これに関係した課題ではたびたびその認知で大きな誤りや失敗をおかす。この結果，行動時に指の使用のある種の障害を（運動，知覚共正常であるにもかかわらず）示す。他の身体部分では位置づけの能力は本質的には変化していない。ただし程度はより軽いが，自分の身体の左右の認知障害とそれに由来する左右の選択の不確かさが見られる。

　患者は52歳の女性で，脳動脈硬化症を患っている。このため1年程前に脳卒中を起こし，右半身麻痺と言語喪失（Sprachverlust）を経験したが，数週間で全く回復した。患者はまた家事をすることが出来るようになった。この2, 3週間来頭痛，嘔吐，軽い歩行困難が出現した。最近は視力障害が出現した。これらの症状は異常に強くなってきた。患者は1923年5月7日精神病院に入院したが，その際主に忘れっぽさと書字能力の高度の障害を訴えた。梅毒の感染を支持する証拠はない。

　客観的所見では主なものは，軽い注意力の低下，軽度の明識困難（Schwerbesinnlichkeit）。数を扱い，数の間の関係を理解する能力の非常の低下。計算能力の重篤な障害。右側半盲性視野狭窄の増悪。それ以外には全身の運動，知覚（触痛温覚，位置覚，識別覚，深部知覚）及び脳神経領域ではいかなる障害も認めなかった。両足をつけて閉眼させると軽度の動揺が見られ

るがいつも出るとは限らない，よろめき後方に倒れやすい傾向．

自発言語は滑らかで僅かの障害も見られない．復唱及系列語の発話（Reihensprechen）は全く正常．呼称困難はない．いかなる点でも口語理解は変容していない．錯語はない．視覚，触覚による物品認知，物品呼称は全く障害されていない．行為では感覚運動性の固有動作（sensomotorischen Eigenleistungen）でも，再帰性の行動や表現運動や物品なしに物品を扱う真似や実際に与えられた対象を扱う場合でも，障害は認められない．

書字障害が高度なことは口語障害のないことと鋭い対照をなす．とりわけ，行の向きを正しく保つことが出来ず，これは書き取りや写字と同じく自発書字においても見られる．患者は一般に行の向きを水平に保つことが出来ず，不規則に他の方向にそれるが斜上にそれることが最も多く，稀に斜下に，時々は垂直に向かう．患者が鉛筆を紙につけたまま行の向きを見つけられずに途方に暮れているということが度々起こる．書き取りと同じく自発書字でも，字がでたらめに並んだものやほとんど読解不能の悪筆となることがしばしばである．写字では一つ一つの単語は書けるが，錯書的な変容（paragraphischen Entstellungen）を受けることが多い．

読字は全くおかされていない．ただ患者は長めのものを読むと行を保持するのが困難となり，しばしばでたらめに読んでしまう．

我々の患者で何よりも興味深いことは，検索を繰り返しても常に確認される独特の症状で，これを手指失認（Fingeragnosie）と呼べよう．患者は両手の個々の指を認知する能力と，それらの指を正しく選び出す能力の孤立した障害を示す．ある与えられた瞬間に，どれが示指か中指か薬指か小指かそれとも親指かを明らかに出来ず，手指に関する位置づけの障害のあることが判る．個々の指を掴んだり，呈示したり，前に出したり，名称を言うように指示されても，常に，そして何度も誤りをおかす．無知な者や狼狽した者のように途方に暮れ，何度も掴み間違い，指を混同し，違った指を出し，度々長時間捜しまわり，勝手が判らない．指をしっかり見つめてすぐに誤りを正すこともよくある．しかし大半は当該課題を遂行するまで何回も命令を繰り返す必要があった．その際，一般に理解能力や単語及び口語理解は全く障害されていず，患者は与えられた命令を常に即座に正確に理解する．このことは，とりわけ患者が，他の身体，肢節部分に関する命令をうけた時に最も明白となる．他の身体部分に関する認知や見当識は本質的には障害されておらず，常に命令に正しく従う．ただ折に触れて誤った反応を示すが，通常直ちに訂正される．そして確かに個々の指の命名の失敗が言い違いという形をとるにしても，これはただ5本の指の名称の範囲でしか起きず，全く限局性の失認的障害からのものに過ぎない．他の自発発話や喚語ではいかなる変容も示さない．

上述の手指失認と共により軽度ではあるが自分の身体の左右に関する認知と見当識の障害が存在する．

特に交叉性に掴んだり指し示したりする動作や左，右の理解を同時に必要とする反応の際に左右側の選択が困難であったり不確かであったりすることが多少とも目立つことでこのことが判る．例えば，患者は，左手か右手で反対側の目，耳，その他の身体部分を正しく指すことが

全然もしくはほとんど不可能である。その際，常に何度も左右を混同して，要求とは逆の側の対応する身体部分を正しい側の手で指すか，要求とは逆の手で命令を果たす。検者が患者に向かいあって座り，課題を実行してみせ，同様な動作を行うように命じた場合にも同様に左右をとり違える。これに対して，左右の理解をただ一度しか必要としない命令の場合や，また例えば，左手か右手で同側の目や耳を指すとか摑む等の課題ではほとんどまたは全く誤りをおかさない訳註1)。我々の症例では失語症の僅かな痕跡も認められない以上，これは Head の提唱した意味での課題の「言語化 (Verbalisation)」とか「言葉で理解すること (In-Worte-Fassens)」の障害では決してない。反対側を指すとか摑むということは，同側を指すという慣れたほとんど自動的に遂行される行為とは対立した非日常的な機序のものである（Rosenberg 参照）。これは左右認知障害においては，とりわけ，交叉性に指し示すとか摑むかの動作にあてはまる。

訳註1）従って simple command のうち例えば「左耳を摑め」等が右手により遂行可能なのかどうかは記載からははっきりしない。

　我々の症例で手指失認症状は，当該肢節部分についての自己身体想起障害及びその空間像の障害，及び身体図式のうち対応する部分の障害として理解出来るが，これと同様にこの例では主に交叉性の反応で見られる身体左右側の識別障害は相関する身体空間像の変容に還元出来る。

　自分の指に限局した認知障害及び見当識障害の結果，これに平行して他人の個々の指の認知及び区別の障害が見られる。つまり，他者の知覚と認識には自分の身体の認知が必要だと思われる原註1)。これと同様に，左右の位置づけが困難であることは外界の物体を交叉性に指したり摑んだりする際の方向保持が不安定なことと結びついている。

原註1）これは，しかし，どの例にもあてはまるとは限らない，というのは自分の身体の認知のみおかされ，他者のそれは保たれている観察例があるので。

　上述のそれ自身二次的な認知行為障害によりこの認知を必要とする行動や個々の指の選択や使用及びある程度まで行為 (Praxie) 上の左右の方向づけに関する選択や使用は以前ほど自由には出来なくなるが，そのことは，ここでは，これ以上詳説される必要はないだろう。

　さて，根底にある大脳皮質の解剖学的過程の位置づけについて一層詳しく検討すべきであろう。これについては曖昧な推測がなされるのみである。現在の症状像（特に純粋失書）より見て頭頂葉下部領域，そのうちでも角回領域の動脈硬化性脳軟化巣は除外出来ないと思われる。実際 Wernicke は，純粋失書について角回領域を中枢として挙げている。また，患者が，一過性に示した平衡障害はこのような病巣の位置づけの反証とはなるまい。何故なら側頭―頭頂葉移行部基部つまり，いわゆる角回下部 (Regio subangularis) も，身体平衡障害を起こしうる大脳病巣原註2)に属するから。

原註2）よく知られているように前頭葉前部の病巣が主であるが。

Pötzlは，失書，失読，見当識障害等の症候複合を伴い，左角回に限局性病巣を持つ興味深い一例において書字障害を位置づけの障害と関連づけ，後者が前者の原因であるとした。私は本質的にはこの見解に賛成で，我々の病例でも純粋失書と見当識障害の間に内的関連があると仮定したい。

　本観察例では，主に手指失認の形で出現した自分の身体の限局性の位置づけ障害を報告し以下のことを論じた。身体図式，すなわち我々の自己(Selbst)の空間像は決して単一の均衡のとれた全体ではない。これは，個々の身体部分や肢節部分がその後部，近接部，対側部と相互に結びついて出来ていることが明らかで[原註3]，それぞれの経験は独立したやり方でこれに含まれている。これは十分な体性局在性分化によって区別されている。これは，身体図式の部分がこれによって代表される身体部分の種々の視覚的，触覚的，運動覚的重要性に従っており均一ではないことを示している。

原註3) Schilderと共に次の点に注意しよう。目，耳，鼻，手，足等の身体図式の分節は我々の身体の日常的観念と対応し，恐らくヒステリーの感覚障害の伸展に決定的な役割を演ずる。

J. ゲルストマン：手指失認と純粋失書，新しい症候群

J. Gerstmann：Fingeragnosie und isolierte Agraphie, ein neues Syndrom.
　　Ztschr. Neurol. Psychiat., 108：152-177, 1927.

　　　　　　　　　　　　　　　　　　　　　　板東充秋・杉下守弘　訳

　症例（訳註：P.156の上から3行目〜P.163の下から7行目の翻訳。本論文は症例の記載部分のみにとどめた）

　F. M.，56歳，仕立て業，1926年9月16日書字障害の精査目的にてI病院より我々のところに転院し，6カ月以上私の観察下にあった。患者の話では，以前は非の打ちどころのない達筆であったが，4年半前，突然——意識障害は伴わずに——書字能力を失った。その際，発話能力(Sprachvermögen)や口語理解(Sprachverständnis)は全く障害されていない。また読み(Lesen)の障害も読んだものの理解(Verständnis des Gelesenen)の障害も気付かれていない。その他の症状は現れず腕や脚に何らかの運動障害や感覚障害は認められず，元の仕事に戻ったが何事もない。縫ったり針に糸を通したりする時などでも指が特に不器用ということはない。患者の主訴は，書字能力の欠損で，これは約4年半の間変化していない。書字については自分の名前とかしばしば自分の息子の名以外には一語として適切に表現出来ない。また数字の

書字も困難となり，計算は大きく障害されている。視覚障害はない。──その他病歴中，重大な障害はない。最初の事件以来，何か新しい脳病変の出現を示唆するものはない。梅毒については不明。

　他覚的臨床所見に関して，第一に強調すべきことは，注意力及び記憶力のわずかな低下以外には一般的精神的異常は認められないということである。注意力及び記憶力障害は主に数字と関係の深い事柄で見られる。数字を操作し，数関係を理解する能力が著しく欠損している。計算能力の障害は非常に目立ち，これは乗除算で著しく，減算でより軽く，加算で最も軽度である。同時に患者は数字の読みの障害と，これより強い数字の書字障害を示す。前者が4桁かそれ以上の数字で初めて見られるのに対し，後者は既に2桁で現れ，3桁の数字ではほとんど常に明らかになる。2桁や3桁の数字はまだ正しく読む。4桁の数字，例えば7684を七十六　八十四と読み，その後七　六百八十四と読みなおし，95321のような5桁の数字は，九十五　三十二と読み，その後，九十五　三百二十一等と読みなおす。患者は明らかにこのように桁の多い数字を統一的に捉えることが出来ず，まだ読むことの可能な部分部分に分解する。3桁の数字の書字では──個々の数記号は概して正確に書けるにもかかわらず──ほとんどの場合，最後の数字を口語表現に対応した順序にならべてしまう（訳注：ドイツ語の口語表現では十の位の数の前に一の位の数を置く。例えば573は fünf hundert drei und siebzig であり，629は sechs hundert neun und zwanzig，493は vier hundert drei und neunzig である）。例えば，573とか629とか493のような数を書き取りさせると，537とか692とか439と書く。しかしまた，2桁の数においても一の位を十の位の前に置くことが稀ではない。4桁や5桁の数では最初の1文字か2文字は頻繁に省略したり混同したり一まとめに百の位と千の位の数として書き，最後の2つの数字は順序を逆にして（つまり一の位の数を十の位の数の前に）書く。数の写字は躊躇なくおこなう。数字板を並べて桁数の多い数を作ることは障害されている。脳神経領域の障害やその他の身体領域の運動及び感覚（触痛温覚，位置覚，識別覚，深部知覚，立体覚）の障害は認められない。

　自発言語にはいささかの障害も見られない。系列語の発話（Reihensprechen）及び復唱は全く正常。単語や口語の理解は度重なる検索にも全く異常を示さない。錯語はない。特記すべき喚語困難はない。行為は慣れた再帰性の行動や表現運動や物品なしに物品を扱う真似や実際に与えられた対象を扱う場合でも感覚運動性の固有動作（sensomotorischen Eigenleistungen）の面でも変容を認めない。

　色覚検査では，認知の失敗及びこれに関連して命名の失敗がさまざまな程度で生ずる。特に赤，オレンジ，紫で明らかである。これらの色は特に毛糸見本の選別の際混同される。しかしその他には，視覚による対象の認知や物品の呼称では全く障害を認めない。また他の感覚領域でも認知障害は認められない。

　活字であれ手書きであれ，文字，単語，文または一節全部の読みは流暢で，目立った錯読的変容（paralektische Entstellungen）を生じない。語の読みの障害はただ患者に無意味な綴り

や複雑な構成の語や外国語からの造語を提示した場合にのみ起こり，またこれも常に起きるわけではない。新聞や本の朗読では冠詞や前置詞の読みとばしや置換が多く，語句が長めで（患者にとって）不慣れな場合最初や最後の綴りを見過ごすことがしばしばであるが，慣れた語や呼称は常に正確に読む。時折，行の保持が困難で不安定なことがある。活字であれ手書きであれ読んだものについての洞察や意味理解は常に本質的に保たれている。

　主症状では，字や語の失書が最も重要である。自発書字は度重なる検索でもほとんど完全に廃絶している。自発的に書かせる検査は常に不成功に終わり，自分の名前と息子の名前を書けるのみで，それもひどく変容された形——多くは末字の省略や混同や圧縮等——を繰り返すだけである。ただし，最初の字では一般にこのようなことは起こらないことが多い。自発書字では字の形らしきものはほとんどなく，しばしば，単に長めや短めの影のような細い線を交互に並べただけのものを書き散らすばかりで，このため患者はそれ以上書き続けることを断念するのが常である。字では大文字か小文字の「a」さらに「f」を自発的に書きつけられるだけで，それ以上命令してもただ「a」か「f」の保続が見られるのみである。書き取りもほぼ同程度に障害されている。字の書き取りでは，少数（a, m, f, r等）のものは常に成功し，g, v, bは応々成功するが，他の字形はひどく変容しているか一般に書くことが出来ない。単語の書き取り試験は完全に失敗する。たいていは自分の名やその最初の字の保続傾向とかその他の反復現象が執拗に現れ，書字の努力は挫折する。しかし，特に保続反応に妨げられない場合にも，患者は非常に短くて簡単な語でも——その語を完璧に話せてどんな書体でも読むことが出来るにもかかわらず——書き取ることが出来ない。個々の単語の最初の文字を多かれ少なかれ変容を受けた形で書くのがせいぜいのところで，多くの場合，単に個々の文字の断片とか数本の丸いゆがんだ線を紙に書きつけるだけで，これ以上の努力は無駄である。上述の如き自発書字と書き取りの状態と際立った対照をなすのは活字にしろ手書きの文字にしろ写字が比較的良く保たれていることである。この際保続は全くもしくは比較的稀にしか現れない。単語や短い文（普通の字体でもラテン字体でも）の写字は常に手本に依存した模倣を行う。写字での正しい反応と誤った反応の比率はかなり変動する。患者は課題として与えられた文字や単語を正確に意味にあうように読むのに文字板を正しくその単語に並べることは出来ないことがよくある。

　書字障害は右手のみに止まらない。左手もまた何度書字検査を繰り返しても完全に失敗する。その際，鏡像文字らしきものは確認出来ない。検者の指で患者の手に書かれた単語や文字を認知するという課題では感覚は障害されていないにもかかわらず，大きな誤りをおかす。患者は足で字形を空中に描くことが出来ないことが判る。同様に頭を動かして文字を描くように命令しても出来ない。

　患者はまた句点，疑問符，感嘆符，コロン，括弧を正しく書けないが，うまく読めることが確かめられた。また，三角形や四角形等の幾何学図形をそれらがどのように見えるか，うまく記述出来るのにもかかわらず，正しく描くことが出来ない。円は正しく描ける。さらに，呈示された対象や，紙に描かれた対象を認知し命名することは速やかに出来るにもかかわらず，椅

子，机，鍵，魚，ピン，フォーク等のような簡単な図形を適確に描くことが出来ない。書字での手本の全くの模倣と同じく描かれた図形の模写ではこれよりずっと成績が良い。

このような単純な幾何学図形やその他の単純な図形の図示能力の障害は書字能力の障害に比してかなり程度が軽い。また，前述の数字書字の変質も単語や文字の失書よりずっと軽度である。何度検査を繰り返しても数の書字障害と幾何学図形やその他の単純な図形の図示障害は書字行為の欠落とは障害度が平行していない。質的にもかなり自立性を持っているような印象を受ける。これらの障害複合が――少なくともある程度まで――他のある因子に依存すること，そしてこの因子は計算能力の明らかに一次性の障害と恐らく関係づけられることは記載から一目瞭然である。

ほとんど完全な失書と並んで以下に述べるような独特の現象が検索を繰り返しても常に病像の前面に出ていた。患者は，自分自身及び検者の両手の個々の指の認知や呼称及び指を選択し提示する能力の高度の障害やさらには欠損を示すが，他の身体部分についてはこのような能力は全然障害されていない。患者はある与えられた瞬間に両手の各指がどこにあるのか，示指，薬指，中指等がどれかを明確にすることが出来ず，この点で混乱しており，常に指の名称をとり違え，各指を互いに区別することが出来ない。自分でもしくは模倣して個々の指を摑んだり指したり，前に突き出したり，一つ一つ呈示したりするように指示された時，精査してもいかなる点でも感覚や運動は障害されていないにもかかわらず，常に誤りをおかす。患者はその際途方に暮れ，なすすべを知らず，何度も誤り，指を混同し間違った名称を言い間違った指を前に出し，長い間捜しまわり勝手が判らないでいる。個々の指を意のまま自由にすることが出来ず，指一本一本自在に動かすことが困難で，指の一本一本の動きの制限がさまざまな程度で現れる。このようなことの見られるのは各指を別々に使用することが必要な行動（指示されたものであれ，意図したものであれ）においてである。示指，中指，薬指では親指や小指より障害は著明である。患者は最後に挙げた2本の指については注意を集中させることによって誤りをただすことが――ためらいがちで自信のなさそうな様子ではあるが――しばしば可能であるが，これに対し，前3者についてはどんなに注意を集中しようと全然または稀にしか出来ない。各指の認知や呼称や区別や呈示においては通常何度も命令を繰り返してやっとたまたま正しい反応が起きる場合がある。しかし多くの場合，これほどしつこく課題の説明を繰り返しても課題の遂行にはいささかの改善も見られない。その際，課題の把握と理解は常に速やかに得られる。このことが一番良く判るのは（患者が課題の意味を速やかに説明出来るということを別にすれば），他の身体部分及び肢節部分に関する命令の場合である。その場合には決まって課題は正確に遂行され失敗は見られず，呼称の失敗もない，つまり他の身体部分の認知や見当識はおかされていない。手指失認状態への効果を狙って練習や訓練を繰り返しても効果は見られず，大抵はむしろ障害の度を強めるだけである。

上述の手指失認症状と明らかに深い関係にあるもう一つの症状が――徐々に軽減してきてはいるが――患者には見出される。すなわち自分の身体及び他者の身体での左右についての認知

と見当識の障害である。これは，左右対になった身体部分，特に手や指の左右の選択が著しく困難で不正確であることから明らかになる。とりわけ，左の理解と右の理解を同時に必要とする命令で，これははっきりする。例えば左手や右手でまたはいずれかの指で，対側の目とか耳とかその他の身体部位とかを指示したりつかんだりすることを要求される場合である。患者は命令を明らかに良く理解し，正確に言えるにもかかわらず，しばしばこれを正しく遂行することが出来ない。左右側について勝手が判らず途方に暮れ，左右を取り違え，左右の呼称を混同し，方向を間違える。かくして正しい側の手で，対側の要求されている身体部分の代わりに同側の方を指したり摑んだりするか，さもなければ要求されたのとは反対の手で命令を遂行する。検者が患者に向かいあって課題を実行してみせ，患者にも同じことを行うように命令した時にも同様の左右側の取り違いが起きる。また，左の理解か右の理解をただ一度しか必要としない命令，例えば左か右の手で同側の目とか耳とかを指せとか摑めとかの命令でも左右側の位置づけや認知の障害は見られる。ただし，交叉性の指示運動や把握運動の場合よりは軽度で比較的稀である。

上述の如き病像は何カ月もの観察でも本質的には変化しないままであった。

第二例の病歴は，概括すれば以下のようである。

K. F., 50歳。主婦。動脈硬化症の患者で，1926年9月30日から12月24日まで我々の病院に入院して観察された。病歴によれば，それまで健康であった患者は，1年ほど前脳卒中を起こし，一過性（数週間）の右不全麻痺と短期間の軽い話し言葉の障害（Sprachstörung）が見られた。以後，病気の再発はなかったようである。病院では患者は，次のような病像を呈し，これは長目の観察期間中でも著しい変化はなかった。

他覚的臨床所見では，先ずある程度の一般的知力低下と並んで，注意力や記憶力の低下が目立つ。これは特に，数的及時間的関係に関わる。また数字や数を扱うことが広範囲にわたって不能となる。計算力は大きく欠損し，とりわけ乗除算が著明におかされている。さらに，数字の読字と書字は明らかに障害されている。通常2桁の数までは正しく読むことが出来る。987という数を先ず，八十七，次に，九十八，最後に正しく読む。またある時は，758という数を七十五八，次いで，七十五と八百と読み，誤りを正すことが出来ない。同じ時期に患者は，1926を十九と二十六，そのすぐ後には，2467を二百四十六と読んでから，二十四と七十六と読みなおす。数字の書字では2桁の数で既に，時々順序の逆転が見られ，一の位を十の位の前に置くので，52を25と書いたりする。164という数を書き取る時，146と書き，789という数を70098（七百九十八），1345を10003054（一千三十等々）と書き取る。このような十の位と一の位の逆転は何か恒常的な現象というわけではないけれども，桁の多い数の書き取りに多く見られる。写字では，3桁や4桁の数でもたいていは誤りなく行うけれども，手本の単なる模倣に過ぎない。数字板を集めて多数桁の数にすることは障害されている。

話し言葉での表現能力はそれ自身としては全く障害されていない。復唱や系列語の発話はお

かされていない。ただ単列語で，軽度の核性構音障害による不明瞭化と軽度のパリラリア (palilalia) が見られる。発語はしばしば爆発的である。単語及び口語の理解はそのために特にしつらえた試験においても，通常の会話においても，障害されていないことが判る。自発発話でも物品命名でも字性または語性錯語，及びその他の呼称障害は決して観察されない。目立った喚語困難も確認されない。

脳神経領域でも，上下肢その他の身体領域でも，運動（粗大力，自発運動，筋トーヌス，反射等）にも感覚（表在知覚及び深部知覚，位置覚，識別覚等）にも何らかの重要な変化は生じていない。ただし歩行はやや障害されており，小きざみ歩行である。

感覚には異常がないが，左手の触覚による対象の認識が困難で不確かである，右手はこの点ではおかされていない。しかし，この障害は非常に不安定で，はっきりした形をとらない。さらに赤やこれに類似した色のいくつかに対する色覚障害も見られ，これらの色の認知の失敗や混同は毛糸見本の選別の際に著明である。それ以外には——物品認知試験等を繰り返しても——視覚領域をはじめ触覚領野その他の感覚領域でも，いかなる失認現象も存在しない。

行為には障害は見られない。複雑な目的運動も，単純な動作と同じく躊躇なく遂行される。表現運動の領域でも物品の取り扱いでも記述的行動でも何ら変化は認められない。

現症像でもっとも目立つ支配的な症状は，第一に書字能力の重篤な限局性障害であり，第二に両手の各指の認知や区別や命名の選択的な欠損，最後に，対をなしている身体部分の左右側の位置づけ障害であるが，この三者とも前述の症例に比べて質的には同じであるが程度はより軽い。

失書症状に関しては（全観察期間中），ここでも前述の症例の病歴で認められたのと同一の対立，つまり，比較的良好でほとんどおかされていない読字能力と重篤な書字障害の間の著明な対立が見られる。読字は第一例と同様な些細な変化しか見られない。活字であれ手書きであれ文や節の朗読の際，何度も冠詞や前置詞を省略したり混同したり，時には，長めかやや複雑な語句の最初や最後の綴りを抜かしたり，また，しばしば行の展開が困難であったり，行の飛び越えが見られるけれども，総じて読字は流暢で，日常使用するいろいろな単語や物品名を呈示しても正確に読み，読んだものの意味理解は常に保たれている。

書字障害はとりわけ，自発書字及び書き取りにおいて（単語を常に正確に意味に沿って発音し理解し読むことが出来るにもかかわらず），その単語を文字を正しく並べて作ることが出来ないということで明らかになる。種々の錯書的変容（paragraphische Entstellungen），保続的反応，字形や綴の省略及び置換や混同や圧縮，意味をなさない字のつながり等が検査のたびに現われる。このような失敗は——検索のたびにその程度や頻度が大きく変化するけれども——常に再現され，書き取りよりも自発書字の検査で概して著しい。筆記具の取り扱いには問題はない。文字の形自体は，大抵は書き取りや自発書字で正しく書ける——もっとも，d, g, n, r, t, y, x の大文字と小文字以外は，通常そらで正しく書くことは出来ないけれども。写字は，前述の症例よりも（失書の程度と同じく）比較的良好である。患者は手本の模写だけでなく，活字体を

筆記体に書き直すこともある程度出来る。写字の誤りは，場合場合で発現度が異なり，（単語が長目で複雑な時には）所々文字や綴りの省略や融合がしばしば反復するけれども，一般的に言って（手本という視覚的刺激のない）自発書字や書き取りの時ほどではない。文字板を単語に組み立てることは障害されているけれども，他方，その単語の読みやそれを構成する綴りを読むことは通常誤りなく出来る。また患者は読字の際，句読点をよく判るにもかかわらず，正確に打つことが自発書字でも書き取りでも出来ない。感嘆符の代わりに垂直線とその横に点を一つ打ち，コロンについては上下の代わりに横に点を二つ打ち，セミコロンの代わりに横棒とその下に点を一つ打つ。これらの模写は正しく出来る。

　書字障害^{原註4)}は両手に及ぶ。鏡像文字の徴候は無い。患者は書字において行を水平に保持することが出来ず，斜下方向や斜上方向に不規則に偏る。頭や足を動かして空中に文字形を書くように促されると，命令は理解しているにもかかわらず，どのように動き始めればよいのか判らない。

原註4）患者の家族から提供された発病前の書類や手紙より以前の書字能力には問題がなかったことがわかる。

　簡単な幾何学図形やその他の図形とか簡単な日常必需品の略図とかを描くことは，記憶からだけでは大抵不可能か不適切である。ただしそれら自体及びそれらの絵の認知や命名は，常に困難なく行われる。三角形を描くように指示すると，下方に鋭角をなして収束する2本の線を書くだけで，四角形を書くという課題でも同様の現象が見られる。ところがその少し前に四角形を見せると患者は，これを直ちに認知したのである。一般に円は正しく書ける。ピンとかナイフとか金槌とか鋏等々を描くように指示されると，患者は全く途方に暮れてしまう。見本の模写は患者が常にそれを注視している場合にはやや良好である。

　状態像で前面に出ているもう一つの現象は，両手の各指の呈示や選択や認知や呼称の孤立した障害である。この現象は，第一例の場合と同様に目立ち，ただ幾分程度が軽いだけである。——これはこの患者では入院中全期間を通じて，他の巣症状より優勢であった失書と同様である。十分病識のある書字障害と異なり，患者は指の位置付け障害を自覚しない。他覚的検索で初めてその全体像が明らかになった。患者は要求されてもどれが親指か示指か中指かその他の指か等を何らかの確信を持って言うことが出来ず，個々の指の（これに十分注意していても）場所や順序について適確に位置づけられておらず，ある与えられた瞬間に，各指をお互いに区別することが出来ず，指を互いに混同し，いつも間違った指を呈示し，指の命名でも常に誤り呼称を混同する。その際，両手の指の感覚や運動の障害がほとんど認められていないのは，これに関連した話し言葉での表現能力障害や単語理解の障害や命令の把握の障害がほとんど見られないのと同様である。この現象は，自分の指のみならず周囲の人の指にも及ぶ。このため患者は，検者の指をただ指として認知出来るだけで示指，中指その他を選別せよとか，ある指を示せとか，その名称を言えとかいわれた場合には即座に拒否するか，全く途方に暮れてしまう

かである。左手の指も，右手の指と同様におかされている。この障害は著しく変動が少ない。第一例の場合に似て，何度検査を施行しても，障害は親指や小指よりも示指や中指や薬指の領域で多少とも強いことが判る。指に注意を集めさせても，命令を何度繰り返しても，その遂行には通常何の改善も見られない。練習しても，障害はひどくなるだけのことが多い。他の身体部分や肢節部分についての認知や位置づけは障害されていない。患者はどんな身体部分もそれと同定出来，直ちにそれを指し示し，正しく命名出来，このことでは失敗や不確さを一度も示さない。これに対して対をなす身体部分，特に手や指の左右側の位置づけ障害と弁別障害，及び自分や他者の身体領域の左右側の認知や呼称や選択の著明な不確かさが認められる。そのため患者は，個々の指を意のままに出来ないだけでなく，その指の左右側を混同することも多い。しかし後者は前者に比してより軽度である。指の自立した動きが必要な行動では，一個の肢節としての指の使用のある種の困難やそれぞれの運動の正確度の低下が稀ならず認められる。指遊び（Fingerspiel）は意のままに行うことは出来ない。交叉性に手と指でもって種々の身体部位や外界の対象を指したり摑んだりする場合——課題は良く理解しているにもかかわらず——，左右の位置づけがあやふやで困難となり，方向の混同が多く見られる。

解説

Gerstmann 症候群

杉下守弘・板東充秋

　特定の疾患の存在あるいは特定の部位の損傷があることを示す一群の症状は症候群といわれる。症候群はしばしばその症候群を発見した者の功績を讃えて発見者の名前を症候群の名称とすることがあるが，Gerstmann 症候群もそのようなものの一つである。

　Josef Gerstmann は1887年に生れ，ウィーン大学で精神神経科の教授をつとめた。その後，1938年渡米し，彼の地で1969年に没している。

　Gerstmann は1924年，手指失認に関する症例報告 (Gerstmann, 1924)[1] を発表した。その3年後，手指失認に失書が合併することを強調し，そのような2症例を報告した (Gerstmann, 1927)[2]。1930年に Gerstmann はこの問題に関連した第三論文 (Gerstmann, 1930)[3] を公にし，手指失認が失書のみならず，左右定位障害及び失算と同時に起こることを述べた。そして，上記の4つの症状の存在を角回と第二後頭回の間の移行部の限局した損傷に関連づけた (Gerstmann, 1930,)。いいかえれば，これら4つの症状があれば，角回と第二後頭回の内の移行部の損傷があることを意味すると述べたのである。以後，手指失認，左右障害，失書及び失算は Gerstmann 症候群と呼ばれることになる。Gerstmann (1930) はまた，右利き者の場合，損傷は左半球にあることを付け加えた。そして，これら4つの症状の根底には身体図式障害があるとした。なお，Gerstmann は1930年の論文中で手指失認と左右障害，失書，失算などの連合に気付いたのは1927年の第二論文であると述べている。

　Gerstmann 症候群はその後広く受けいれられ，この症候群について数多くの論文が公にされてきた。しかし，1961年 Benton が「Gerstmann 症候群の虚構」と題する論文 (Benton, 1961)[4] で，Gerstmann 症候群を批判するにおよび，この症候群についての論争がわきおこった。Poeck と Geschwind の間にもこの問題について賛否両論が述べられている。わが国においても石橋[5]，長谷川[6]，遠藤[7]，大東[8]らが Gerstmann 症候群を論じている。

Gerstmann症候群に関する論争は研究者同士の誤解や理解の不十分さなどがあり，混沌としたものとなっている。しかし，なんといっても混沌をもたらした根本原因は，Gerstmannの述べたGerstmann症候群とはどのような症状であるのか，そして，またその症状はどのような曖昧さをもっていたかという原点が十分論ぜられていないことであると思う。本稿はこの問題を検討し，つぎに研究者間の論争を論評することによってGerstmann症候群に関する我々の私見を述べてみたい。

1．Gerstmann症候群とはどのようなものか？

　Gerstmannの1930年の論文は症例報告ではない。4つの症状の具体的内容についてはGerstmann自身が1924年の論文及び1927年の論文を引用している（1924年の論文は本稿で全訳した。1927年の論文は臨床症状の部分のみ翻訳した）。そこでGerstmannの1924年，1927年及び1930年の論文を中心にGerstmann症候群を以下にまとめてみた。

1）手指失認

　1930年の論文では手指失認について，1924年の例を引用して，「両手の各々の指の認知(Erkennung)，呼称，選択および各指を一本一本別々に呈示することが障害され，これらは自分の手のみならず他人の手についても障害され，これに対応して各指一本一本の動きがなにかしら不自由となり指を別々に動かして使うことが困難となる……」と記している。手指以外の他の部位に関しては認知および定位の障害はないと述べ，脚注で1927年の論文[2]を引用している。

　以上のように1930年の論文は手指失認の症状について詳述されていないので，引用されている1924年及び1927年の症例報告からこれらの症状がどのようなものであるか検討してみる必要がある。Gerstmannのいう手指の①認知障害，②選択の障害，③手指を一本一本別々に示せないなどの障害とは具体的にどこがちがうのか前述の二論文でもはっきり書かれていないので，これらはまとめて，1）手指の指示障害としてまとめた。従って以下には手指失認を，1）手指の指示障害，2）手指の呼称障害，3）手指運動障害の3つに分けて論ずる。

　a．手指の指示障害　1924年の論文（翻訳 p. 715）にあるように，「個々の指[注1]を摑んだり，呈示したり，前に出したり，名称を言うように指示さ

れても，常に，そして何度も誤りをおかす。(1)[註2]無知な者や狼狽した者のように途方に暮れ，(2)何度も摑み間違い，(3)指を混同し，違った指を出し，(4)度々長時間捜し回り，勝手がわからない。……一般に理解能力や単語及び口語理解は全く障害されていず，患者は与えられた命令を常に即座に正確に理解する」といった症状を呈す。なお，1927年論文の症例1は(1)，(3)，(4)を示し，症例2は(1)，(3)を示した。

註1）例えば中指。
註2）(1)，(2)，(3)，(4)の数字は筆者が付けたもので原文にはない。

　1927年の症例1と2の記載では親指や小指よりも示指，中指及び薬指で障害が重度であると述べられている。
　b．手指の呼称障害　指の命名をさせると「指の命名の失敗が言い違いという形をとるにしても，これはただ5本の指の名称の範囲でしか起きず……。他の自発発語や喚語ではいかなる変容も示さない」と述べられている（Gerstmann，1924，翻訳 p. 715）。1927年の症例1及び症例2でも手指の命名の際に言い誤りをすることが述べられている。特に，症例2ではその言い誤りが他の指の名称を言うという形であることが明記されている。
　c．手指運動の制限　1924年の症例については手指運動の制限についての記載はない。1927年の症例1では，「指を一本一本自在に動かすことが困難で，指の一本一本の動きの制限がさまざまな程度で現われる」と述べられている。「各指を別々に使用することが必要な行動（指示されたものであれ，意図されたものであれ）においてである」（Gerstmann，1927，翻訳 p. 720）と記されているが具体的な例の記述はない。症例2に関しては，「指の自立した動きが必要な行動では，一個の肢節としての指の使用のある種の困難や，それぞれの運動の正確度の低下が稀ならず認められる」と書かれている（Gerstmann，1927，翻訳 p. 724）。
　このように，手指運動の制限は1930年（および1931年）には手指失認の症状の一つとして述べられているにもかかわらず，3例中2例についてしか記載されておらず，手指失認の症状の一つかどうかはっきりしない。なお，Gerstmann自身もその後の論文（Gerstmann，1940：Gerstmann，1957）[10][11]では手指運動の制限を手指失認の症状の一つとして取り上げていない。
　Gerstmannの手指失認に関するもう1つの問題点は，「手指形の模倣障害」が手指失認の症状の一つであるか否かという問題である。

1930年および1931年の論文では手指失認の症状の一つとして,「手指形の模倣障害」をあげていない。Gerstmann (1940) の中ではこの症状のうち手指失認の模倣障害は1924年の症例や1927年の第2例には記述がなく, 1924年の1例と1927年の2例のうち1927年の症例2についてのみ手指形の模倣障害がふれられており,「……模倣して,個々の指を摑んだり指したり,前に突き出したり,一つ一つ呈示したりするように指示された時,……常に誤りをおかす」と述べられている。したがって,「手指形の模倣障害」は手指失認の症状でないようにも思えるが,一方,1940年のGerstmann論文及び1954年のGerstmannの論文ではこれを手指失認の症状の一つと考えており,手指形の模倣障害を手指失認の症状の一つと考えるか否かについて混乱がみられる。

2) 左右定位(位置づけ)障害

　Gerstmann (1930) では左右定位障害について,「患者及び検者の身体の左右位置づけ障害」としか説明されていない。1924年及び1930年の論文を参照すると,左右位置づけ障害の内容とは交叉二重命令に対する障害をさすことがわかる。

　1924年の症例では,左手で右耳を指させとか,右手で左目を指させなどの交叉性二重命令を正しく遂行することができず,左右を混同し,要求とは逆の側の対応する身体部分を正しい側の手で指すか,要求されたのとは対側の手で命令を果たしたりする(翻訳 p.715参照)。この症状は1927年の2例いずれにも認められる(翻訳 p.720, p.724)。

　これらの障害は患者の身体のみならず検者の左右に関してもみられると1924年の症例,1927年の第1例について記載されている。1927年の第2例は外界の対象の左右について障害されていると記されており,外界の対象とは検者を含むと解される。

　このように左右位置付け障害とは,少なくとも,患者に関する交叉性二重命令遂行障害であることは明らかであるが,次の3点に関し問題がある。

　a. 交叉性単純命令障害は左右定位障害か?　「左目にさわって下さい」という命令を患者にした場合,その患者が右利きであれば,右手で左目にさわることになる。このような交叉性単純命令は左右定位障害に含まれるのであろうか? Gerstmann (1924) は交叉性に摑んだり,指し示したりする動作は障害されると述べている(翻訳 p.715)。しかし,一方,左右の理解をただ一度しか必要としない命令はほとんどあるいは全く誤りをおかさないと述べている(翻訳 p.716)。したがって上述のような右利き患者に対

する「左目にさわれ」といった命令（交叉性単純命令）は障害されているのかどうか明らかにされていない。なお，1927年の論文もこの問題を解決していない。

　b．同側性二重命令及び同側性単純命令の遂行障害について　1924年の症例については同側性二重命令及び単純命令の遂行は可能であった。しかし，1927年の2症例では，症例1で同側性二重命令遂行障害はあるが，同側性一重命令遂行については障害があるか否か明らかではない。症例2では同側性二重命令についても，単純命令についても，障害があるかどうか明記されていない。このように同側性二重命令遂行障害と同側性単純命令遂行障害を左右定位障害と考えるか否かも明らかにされていないのは問題である。左右定位障害に関する第三の問題点は次に述べる模倣障害の有無である。

　c．模倣障害　左右いずれかの手で身体の各部位の左右いずれかを触れる運動を検者が行い，それを患者が模倣する際に障害が見られるのであろうか？　このことは1930年には言及されず，1924年の症例や1927年の症例2では記載されていない。しかし，1927年の第1例では模倣障害があると述べられている。この模倣障害は左右定位障害の診断のうえで必須のものであるのか，それともそうでないのかという点も左右定位障害に関する問題点の一つである。

3）失書

　失書についても，1930年の論文はまったくその症状に言及していないので，1924年と1927年の論文にあたってみることにする。

　Gerstmannの3例はその失書症状が多岐にわたり，共通点といえば，自発書字や書取りにくらべて写字が良好であるという点ぐらいであろう（2例のみに共通な症状をあげれば1924年の症例と1927年の第2例が行の向きが正しく保てず，斜上などになる点で類似している。そして，1927年の第1例と第2例は保続がある）。このように3例共通の症状が少ない点がGerstmannの失書の問題点の一つであろう。また，行の向きが正しく保てないという症状は失書自体に由来するものでなく，視空間失認などの存在を疑わせる。したがって，Gerstmannの第三の障害である失書もまた問題点をかかえた障害といえる。

4）失算

　失算についても1930年の論文では言及がわずかであり，1924年の論文は

失算をまったく論じていない。したがって1927年の論文を参照することにする。

1930年の症例1は加減乗除いずれも障害されていたが，加算は最も軽度であり，減算はそれにつぎ，乗除算で著しく障害されていた。症例2は，計算力が大きく欠損し，とりわけ乗除算が著明におかされていたと記載されており，加減乗除いずれも障害されていたと考えられる。

この失算での問題点は筆算なのか，暗算なのか，あるいは1桁の計算なのか2桁の計算なのかが明らかにされていないことである。

以上に述べてきたようにGerstmannの4障害はいずれもどのような症状なのか明確に規定されていないという欠点をもっていると結論できる。

そればかりでなく，Gerstmannの4障害は，失語症や構成失行，視空間失認などから二次的にあらわれた障害でないことが十分保証されていない。特に，失語症との関連については失語症でこれらの4症例が生ずる可能性が十分考えられ，しかも失語症で生ずるこれら4障害とGertstmannの述べた4障害との鑑別点が述べられていない。したがって，Gerstmann症候群の問題は障害の定義が十分なされないかぎり発展はない，と言わざるを得ない。

先に述べたようにGerstmann症候群についてはBenton（1961）[4]以来，その存在をめぐって論争がある。しかし，これらはみなGerstmann症候群の症状は「あいまい」であるという事実を見逃した上での論争であり，私見では不毛な論争としか考えられないが，一応論争の要点について以下にふれたい。

2．Gerstmann症候群に関する従来の論争

さてGerstmann以後のGerstmann症候群の研究の動向についてはBenton（Benton, 1977）[12]の総説があるが，我々の考えを中心に主な問題点を以下に論ずる。

前述のごとくBentonは，1961年[4]の論文でGerstmann症候群の4症状中の各2症状の相関係数の平均が他の"parietal"症状（構成失行，失読，視覚性記憶）を含む4症状の他の組み合わせ（例えば構成失行，手指失認，失読および失書）の同様な2症状の相関係数の平均値とが脳損傷患者群全体においてもまた左頭頂葉病変の患者群に限っても全く差がないことから，1）Gerstmannの4症状が相互の相関が他の"parietal"症状に比べて特に

強いというわけでない以上，4症状が単一の"Grundstörung"により起こるとは思われないこと。2）左頭頂葉病変においてもこの4症状の組み合わせが他の組み合わせより特に強い相関を示すわけでもなく，またそれまでの報告例でもGerstmannの主張するように，左角回から第二後頭回の移行部に病変を限局することは無理で，ただ単に左頭頂葉病変を意味する程度の診断的価値しか持たない以上，Gerstmannの4症状をまとまった症候群として特に選び出す意義がないことを主張した。但し，Bentonは左頭頂葉病変のある場合の症状の相関について検討しただけで，この4症状の組み合わせがあればどの程度左頭頂葉病変を予測しうるかという予測率において他の組み合わせよりもすぐれているかどうかについては論じておらず，上述のような主張をするには不十分であろう。

Heimburgerら（1964）[13]もまたGerstmann症候群を批判した。彼はGerstmann症候群の一つ以上の症状を持つ患者111例を分析し，より多くの症状を持つ症例は，むしろ病変はより強くより広い傾向があり，より多くの神経症状を持つと述べている。また，Gerstmann症候群の4症状を持っている症例23例中，少なくとも3例は剖検で角回には変化がないと述べている。このためHeimburgerらはBentonと同様に，Gerstmann症候群は自立した疾患単位でなく，また局在診断的には，左シルヴィウス裂溝周辺部後部を意味するにすぎないと主張している。また，Poeckら（1966）[14]は50名の脳損傷患者についてGerstmann症候群とこれに合併する症状，特に失語症について検討し，Gerstmann症候群の症状数が多くなるにつれて，他の神経症状を伴うことが多くなってくること，特に失語症との合併率が高く4症状がそろった症例で失語症を伴わないことは稀であると述べ，失語症がGerstmann症候群を起こすのではないかと述べている。しかし，失語症を伴わないGerstmann症候群も9例中1例あり，失語症がなければGerstmann症候群が起きないというわけではない。また，失語症だけでGerstmann症候群のnon-verbalな症状，例えば，一つ一つの手指運動の制限や，手指の模倣等を説明出来るか疑問が残る。ただし前述したようにGerstmannの論文では手指の模倣障害について首尾一貫していない。

さて，以上のようなGerstmann症候群の批判に対して，Strub & Geschwind（1974）[15]，Geschwind & Strub（1975）[16]は，失語を伴わないGerstmann症候群の一例を呈示し，Gerstmann症候群が失語を伴うことが多いのは両症状の病巣が互いに近いからであって，Gerstmann症候群は失語とは独立していると主張している。しかしこれは単に失語のないGerstmann症候群が存在すると述べただけであって，この症候群の問題点，即

ち，各症状が失語による症状とどこが違うのかを示したわけでない．失語の回復期にこの4症状が強調されて残ることが十分考えられる以上，Geschwind & Strub の症例が当初失語症であった可能性は否定できない．また，この症例は後の Poeck ら（1975）[17]の反論にもある通り，visual disorientation と知能障害が合併した症例である可能性もある．更に Geschwind らは，Gerstmann 症候群の各症状の単一かつ独自の"Grundstörung"については否定的であるが，4症状が揃った時は，左頭頂葉後部の病巣を強く示唆し，即ち，局在診断的意義がある以上，これを症候群として扱ってかまわないと主張した．しかし彼は，この4症状の組み合わせが他の組み合わせより，より大きな局在診断的意義を持つかどうか検討しておらず，十分な反論となっていない．

以上述べたごとく，Benton, Poeck らの主張も Geschwind らの反論も，必ずしも十分な根拠を示しておらず，提出された問題点，1) Gerstmann 症候群は失語症による諸症状とどこが異なるのか．2) Gerstmann 症候群の症状の組み合わせが他の組み合わせより優れた局在診断的意義があり，従って症候群として扱うことが正当化されるかどうかという二つの問題点は未解決のままである（Mesulam, 1998）[18]．

以上，Gerstmann 以後の Gerstmann 症候群をめぐる主要な問題について述べたが，これらの問題を論ずるより以前に，前にも述べたごとく，そもそも各症状が具体的にどのように定義されるのかがはっきりしないままで，このことを無視した議論が行われていることが現在までの Gerstmann 症候群についての混乱の一因であり，これが解決されない限り以後の議論は不毛なままであるという我々の考えをもう一度強調し，筆を擱きたい．

文 献

1) Gerstmann, J.: Fingeragnosie; eine umschriebene Störung der Orientierung am eigenen Körper. Wien. Klin. Wochenschr., 37; 1010-1012, 1924.
2) Gerstmann, J.: Fingeragnosie und isolierte Agraphie; ein neues Syndrom. Ztschr. f. d. ges. Neurol. u. Psychiat. 108; 152-177, 1927.
3) Gerstmann, J.: Zur Symptomatologie der Hirnlasionen im Ubergangsgebiet der unteren Parietal-und mittleren Occipitalwindung. Nervenarzt, 3; 691-695, 1930.
4) Benton, A. L.: The fiction of the "Gerstmann syndrome."J. Neurol. Neurosurg. Psychiat., 24; 176-181, 1961.
5) 石橋俊實：頭頂・後頭葉症候群（ゲルストマン）ニ関スル知見ヘノ一寄与——手指認

識不能症，左右障礙，失書症，計算不能症．神経学雑誌, 38；24-67, 1934．
6) 長谷川恒雄：Gerstmann 症候群．神経内科, 5；121-128, 1976．
7) 遠藤尚志，他：いわゆるゲルストマン症候群を伴った失語症3症例の臨床経過．音声言語医学, 19；237-250, 1978．
8) 大東祥孝，浜中淑彦：ゲルストマン症候群と角回病変．失語症研究, 2；23-38, 1982
9) Gerstmann, J.：Zur lokaldiagnostischen Verwertbarkeit des Syndroms：Fingeragnosie, Rechts-Links-Storung, Agraphie, Acalculie. Jahrb. Psychiat. Neurol., 48；135-142, 1939．
10) Gerstmann, J.：Syndrome of finger agnosia, disorientation for right and left, agraphia and acalculia. Arch. Neurol. Psychiat., 44；398-408, 1940．
11) Gerstmann, J.：Some notes on the Gerstmann Syndrome. Neurology, 7；866-869, 1957．
12) Benton, A. L.：Reflections on the Gerstmann Syndrome. Brain and Language, 4；45-62, 1977．
13) Heimburger, R. F. et al.：Implications of Gerstmann's syndrome. J. Neurol. Psychiat., 27；52-57, 1964．
14) Poeck, K. et al.：Gerstmann's syndrome and aphasia. Cortex, 2；421-437, 1966．
15) Strub, R. and Geschwind, N.：Gerstmann syndrome without aphasia. Cortex, 10；378-387, 1974．
16) Geschwind, N. and Strub, R.：Gerstmann syndrome without aphasia：A reply to Poeck and Orgass. Cortex, 11；291-298, 1975．
17) Poeck, K. and Orgass. B.：Gerstmann syndrome without apasia：Comments on the paper by Strub and Geschwind. Cortex, 11；291-295, 1975．
18) Mesulam, M.Marsel：Aphasias and other focal cerebral disorders.In "Harrison's Principles of Internal Medicine"（15th ed）(Braunwald,E.etal., Eds) PP.143.Mcgraw-Hill, New York, 2000．
19) Adams R.D.,Victor,M. and Ropper A.H.：Principle of Neurology(6th ed) pp457-458.Mcgraw-Hill, New York, 1997．

第5章　病態失認

A　片麻痺の否認（狭義の病態失認）

J. ババンスキー：大脳性の器質性片麻痺における精神症状の研究への寄与（病態失認）

J. Babinski：Contribution à l'Étude des troubles mentaux dans l'Hégie organique cérébrale (Anosognosie). Rev. Neurol., 27：845-848, 1914.

遠藤正臣　訳

　大脳性片麻痺で観察する機会を得た精神症状に私は注意を惹きたいが，患者を冒している麻痺の存在に患者が気付いていないか，または気付いていないようにみえるのがその精神症状の実体である。

　勿論，知能が著しく減退していて，自分に関することに患者がぼんやりした観念しかもてないような症例を私は考慮からはずしている。

　知的機能がそう深く冒されていなくても，目立つような変化を来しているような場合も同様に私は除外する。

　これについては，Barat 氏が次のような題をつけて公けにした観察を私は思い起こす。「多様な幻覚と錯覚を示すある症例において，感覚の代用をなす心像について」(Substitution des images aux sensations, à propos d'un cas d'hallucinations et d'illusions multiples. Journal de Psychologie Normale et Pathologique, 1912年3～4月号)。研究の対象となっている女子患者は左片麻痺があり盲目であった。知能欠損が判断や推理にほとんど影響を及ぼしていないとはいえ，彼女は自分の麻痺を理解していなかった。なお彼女は精神錯乱を示していたのである。「時間や空間の完全な失見当がある」。そのほか，この患者には「明白な幻視があり，彼女は自分のすぐ傍にランプがあって，それが自分の眼を損うから遠ざけてくれるようにと人に頼む。彼女には同じく錯覚もあり，幻聴も多分あるだろう」。

　私が報告しようとしている観察例は先に述べた例と類似しているが，それでもそれとは著しく異なっている。私の望み通りには詳しく検査する時間がなかったのではあるが，精神機能が申し分なく完全無欠な状態では恐らくなかったかもしれない。しかし私が確かめたことや，私

に示された補足的な情報によると精神錯乱も虚言も幻覚もなかったということができる。

　医科大学の教授資格者であるLanglois医師が診察した問題の患者達のうちのある女子患者は左片麻痺にかかっていたが，知能ならびに情動面での大半の能力を数カ月にわたり保持していた。彼女は過去の出来事をよく憶えており，よどみなくしゃべり，正しく自分の考えを述べ，道理にかなった意見を述べた。また彼女は知人に関心を示し，彼らの近況を尋ねた。彼女は卒中が起こる前とほとんど同様に，身内のものと話し合った。幻覚も言語錯乱も精神錯乱も虚言もなかった。この女子患者の知能が明らかに保持されているのと対照的なことは，彼女が数年間恐れていたのに彼女を襲ってしまった，ほとんど完全な片麻痺の存在に気付いていないようであることだ。彼女は未だかつてそれを訴えたこともなく，その上にそれを暗にほのめかすこともなかった。右腕を動かすように彼女にいうと，その命令を即座に彼女はなしとげた。左腕を動かすように言われても，彼女は動かさないで，沈黙を守っており，言いつけが他の誰かに課されたのかのように振舞った。

　麻痺肢の感覚が消失してはいないが冒されていたことを私は指摘すべきである。というのもその女子患者は左肩の受動的な変位を僅かに知覚し，そこの痛みを時として訴えた。

　後ほど，重い精神障害が現われ，暫くの間痴呆状態にあった後，患者は死亡してしまったことを私は付言する。

　卒中に続発して左片麻痺に同じく冒されたもう1人の女子患者を私はLarcher医師と診察したが，数カ月の間彼女はほとんど同種の様子をみせた。前例の場合と同様に，その観察期間中には幻覚も錯乱も虚言も確認されなかった。ただし彼女はやや興奮ぎみであった。そして彼女の精神は変化しており，永年来彼女の世話をして来た女中の言うのには，女中からみて奇妙に思われるような話を時にした。しかし彼女の記憶は非常によく，会話は活発で人の気を惹くものでさえあった。彼女は冗談を言い，自分がかかっていたいろいろな病気を，いつも彼女の医者が治してくれたことを，彼女はその医者に思い起こさせたが，今回ばかりは「あなたのお力も及びませんわ」と医者に指摘したのであった。

　彼女を苦しめていることを正確に述べるように彼女に求めると，背中が痛むとか，昔の静脈炎——実際，彼女はかつて静脈炎を患ったことがある——に今なお苦しんでいると答えたが，上肢については，まったく動かないというのにいささかも訴えなかった。彼女に遂行するように言われた動作のすべてを，彼女は右側で行なった。左腕を動かすように促すと，それに応じないか，さもなくば，簡単に「はい，それはしてしまいましたよ」と言うだけであった。彼女の前で電気治療のことが討議されたことがあったので，その診察の数日後に，医者に向かって次のようなことを特に言った。すなわち，「一体全体どうして私に電気をかけようとなさるんですか？　ところが私は麻痺などしてませんよ」と。

　この女子患者の感覚消失は強いもので，上肢の受動的な変位を知覚しないようだった。

　後に彼女の知能が進行性に減退したと私は知ったが，彼女は痴呆となり死亡してしまった。

　この状態を指示するのに造語を用い，病態失認(anosognosie)と名付けてよいと私は思う。

また自分の麻痺の存在に無知でないが，まるで微々たる不都合でしかないかのように，何らそれに重きをおいていないようにみえる数人の片麻痺患者を私は診察した。かような状態は疾病無関心（anosodiaphorie）——$ἀδιαφορία$，無関心（indifférence），無頓着（insouciance）——と名付けられてもよいだろう。

これらの事実をどのように解釈すべきだろうか？

病人のこのような無知，すなわち病態失認はうわべだけのものであると考えることもできよう。たしかに気取りや自尊心から多くの患者が自分にみられる症状を包み隠そうと努めていることが知られている。しかしこの場合この詐病はなされたとしてもまったく無益なことであったろう。というのは麻痺の存在はなんびとの注意をも免れえないものであったからである。詐病への意図があるとするなら，患者たちのそれへの力の入れこみようは注目すべきものである。というのも彼女らは，これと心に決めた役柄を，何カ月もの間，何らの手落ちもなくしおおせたであろうから。

どちらかといえば病態失認は実在のものであると認めるべきだろうか？　私はそれを断定できないし，この点をはっきりさせるのに十分な方法で患者を調べることが私にはできなかった。実際私が述べた2例では家族はこの錯誤をいわば神の摂理によるものと考えており，患者の誤りを悟らせて，平静である患者を混乱さすかもしれない質問のすべてをしないように私どもに折入って頼んだ。病態失認が実在するものならば，この病態失認患者の発生に，感覚障害は恐らく重要な役割を演ずるであろう。

人々の承認する仮説がどうであろうと，注目するに価すると私に思われる現象が問題であって，もし私に機会があるならば徹底的にその現象を調べようと思っている。

終りにあたって，観察例では左片麻痺が問題であったことを私は指摘したい。病態失認というものは，右半球を占める損傷にとっては特殊なものなのだろうか？

Souques 氏——Babinski 氏が報告したばかりの患者と似ているある症例を，最近私は診察する機会があった。この症例はわれわれの同僚のある者にかかわるもので，彼はある朝眩暈性の状態となり，それからほどなく左片麻痺に襲われたが，意識喪失はまったくなかった。翌日私はその患者を診察し，2カ月間は週に3度の診察を行なった。器質性の片麻痺が問題であって，表在性ならびに深部の，まったく完全な半側感覚消失を伴っていた。

この患者はきわめて教養があり大変繊細な精神の持主であって，目立つような知能障害を示すようにはみえなかった。彼の記憶は完全なものであったと私は言うつもりはない。というのはそのほうの充分な検査を私はしなかったからである。しかし彼はまったく明敏であった。発症の3日後に彼は新聞やパンフレットに興味を示し，自分で読んだり人の読むのを聞いた。会話でのちょっとしたことも，著しい知能減退をあばくことはなかった。ところで，発症時およびそれから約1カ月の間，彼は自分の片麻痺についての観念を持っていないようにみえた。彼の身内のものは私同様この点についての彼の沈黙や，自分の完全な麻痺を彼が忘却してい

とに驚いた。ある日私は不全片麻痺の一言を言ってみたが、彼がそれに注意を払ったようにはみえなかった。彼には気取りも諦めもなかった。これは彼の左半身の忘却のようなものであった。感覚消失がこの精神状態に何らかの役割も演じないのだろうかと私は自問自答するのであるが、とにかく、Babinski 氏が病態失認の名のもとに指示したばかりの、きわめて興味深い事実をこの症例は思い起こさせる。

Dejerine 氏——Babinski 氏の患者も Souques 氏の患者も等しく、彼らの麻痺肢における感覚の変化を示している。したがって、自分の運動不能（impotence）に対して患者が無関心を示す際に、この特殊性が考慮に入れられる可能性がある。

Pierre Marie 氏——神経のある疾病のみならず、多くの内臓疾患においても、同じ様式の精神症状が現われうると考えるには及ばないであろうかと私は自問する。例えば泌尿器官の重病にかかっている患者が、この種の病気にかかっているのではないかと思っている気配のないことがある。

Gilbert Ballet 氏——Babinski 氏によって報告された事実は大変興味深いものである。
片麻痺患者で指摘されたばかりの無自覚（inconscience）と類似の、現存の症状に対する無自覚を、脳腫瘍の患者で時として認める。これらの患者は以前に示した頭痛を訴えなくなるばかりでなく、——そのためにそれが消失してしまったと他人が推量してしまうようになるのだが——自分が完全な盲目になったとしても何らの視力障害もないと確言しさえする。
この症例では記憶の固着の状態を系統だてて検査するのが適当である。

Henri Meige 氏——幾人かの片麻痺患者が自分の廃疾に一種の無関心を表わすことは注目すべきことであって、まったく確かなことだ。患者がもはや御することができないか、またはやっとしか御せない彼ら自身の身体部分に、まるで無関心のようである。
患者の肉体上の運動不能と、それがひき起こしているに違いないようである精神的反応との間に、確かにある不均衡が存在する。失語症患者が発語に無駄な骨折りをしている際に苛立ったり嘆いたりするのをよくみかけるが、その一方で片麻痺患者は自分の腕や脚の動かないことを訴える回数はより少ない。諦めなのだろうか、それとも彼を苦しめている欠陥を彼自身または他人に隠したいという気持なのか？　ある症例ではそうかもしれない。しかし他の症例では本当の精神病理上の障害が問題であろう。
私のほうは、片麻痺患者が麻痺肢の運用を速やかに忘れてしまったようにみえる、その迅速な点にしばしば驚いたことがある。
運動の再教育の試みは確かにこの事実を目立たせる。教養があって、まだ若くて、そして一連の治療目的を十分に了解した患者においてすら、独特な不能に時として出くわす。その不能

は運動不能でもなく，投げ遣りでもなく，成果に対する確信の欠如でもない．

　一時消失していた運動能が若干の筋群で回復している時でさえも，患者はその動かない状態をとり続け，再び可能になっているというのにその運動をしようとはしない．患者を促して自発的にその運動を実行させるものは何もないように思える．運動力が一時止ったのと同時にその運用の全記憶が消失してしまったようである．すなわち，まるで麻痺肢が決して存在しなかったかのようである．片麻痺患者は麻痺肢を知らない．

　約10年前[原註1)]に私が報告した指摘から，私は片麻痺患者では機能性運動健忘（amnesies motrices fonctionnelles）が存在することを認めるようになっていた．

　今日Babinski氏によって注意を喚起されたこんなに興味ある事実は，類似の精神病理過程に従属しているのかもしれない．つまり機能性運動健忘に由来する病態失認である．

原註1) Henri Meige : Les amnésies motrices fonctionnelles. Septième Congrès de médecine interne, Paris, 24-27, octobre 1904 ; Revue neurologique, p.183, 1905.

　Henri Claude氏——片麻痺の知られていないことに責任あると考えられる感覚障害に関して，私が診察したある患者でのある感覚変化を私は思い出す．その患者のことを私は病院医学会（Société médicale des Hôpitaux）で報告したが，彼は左片麻痺と右の失行症にかかっていた．この患者の知能はきわめて良く保持されていたが，彼は皮膚刺激を定位づけることができなかった．つまり彼を刺激すると，彼は刺激点を示すが，いつも刺激された場所から随分遠い身体部分にそれを位置づけた．この患者では身体諸部分の局在的な再現（représentation）における障害が問題であったと私は考えて，この障害に局在覚消失（topo-anesthésie）という用語を与えた．Babinski氏が暗にほのめかしている事柄では麻痺肢での再現の喪失がやはり問題であって，その麻痺肢が運動性ないし精神運動性の興奮を通して患者の注意をもはや呼び戻さないのかもしれない．

病態失認　Anosognosie

　最近私は大脳性の左片麻痺に罹り，奇妙な症状を示す若干の患者を観察する機会を得た．その症状については「大脳性片麻痺における精神症状の研究への寄与，病態失認」（Contribution à l'étude des troubles mentaux dans l'hémiplégie organigue cérébrale. Anosognosie.）という題の発表（1914年6月11日の集会で発表）ですでに私は注意を喚起した．

　これら症状を構成するものを思い出そう．大抵の質問に対して反応しうるほどに，患者達の知的機能は比較的保持されているにもかかわらず，これら患者達は彼らの麻痺について何らの観念も持っていないようにみえ，彼らの運動不能（impotence）をいささかも嘆くこともなく，

その不能を彼らは知らないようにみえる。右腕を高く挙げるように命ずると，彼らはそれを正常の場合と変わりなく即座に挙上する。左腕で同じ運動を行うように言いつけたあとで，彼らにそれを行ったかどうか尋ねると，彼らは沈黙を守っているか，さもなくば彼らの腕が動かないままであったのに，「しました」と答える。これらの患者のうちのある患者に対し，自分の腕を見てみろと促し，そして彼が与えられた命令を果たしてはいないということ，腕は動かぬままであるということを観察させたのだが，彼はこの証明された事実に驚く様子もたじろぐようにも見えなかった。彼は「こっちはあっちほど早く動かないんですよ」と答えてすましていた。

これら患者が深部感覚と位置覚の多少とも完全な消失を伴う感覚低下を示すことは注目されるべきことであって，これは恐らくこの現象に必要な条件であろうが，それを充分に説明するものではない。その際にある特殊な精神変化がみられる。患者は麻痺した自分の腕にまったく関心がなく，それに注意を固定することがまるでできないかのようであり，言ってみると麻痺した腕のことをもうおぼえていないのである。

この精神変化は大脳皮質損傷の結果として起こったものと思う。その変化は時にはきわめて早く回復することがある。

Pierre Marie 氏——Babinski 氏によって述べられた精神症状を片麻痺，とりわけ左片麻痺に特有な一現象とみなすべきとは，私は考えない。私が思うには，半側性感覚麻痺や半盲のような大脳の半側症候群で私どもが経験する症状と同種類の症状がここでは問題になっている。学生にとっては印象深いことであるが，半側感覚消失を示す片麻痺患者が，感覚消失のある側の手に代って健全な手を用い，また彼が支えている手が彼の麻痺した手であると患者に認めさせるようなことを，私ども全員は幾度も経験している。

これと同じく，後頭葉損傷による半盲患者が半側視野の視覚欠損に，大抵は何ら気付いていないことも，確認された事実である。棒を2等分する実験や，かなりの幅のある本を読む実験や，通りすがりに半盲のある側を戸口に打当てるという事実がそれの明白な証拠である。

実際，大脳の対応部位の感受性ならびに感覚性の作用を廃絶してしまうような，かなり広範囲の大脳皮質損傷ないしは皮質下損傷をもつ患者が，自己の身体半側の麻痺や，または半側視野欠損にまったく何の表象をも持っていないことは奇妙なことであるが，Babinski 氏の報告は十分にその説に証明を与えている。その際一般的な範疇でのある精神現象がみられ，それは多くの研究者によって指摘されたが，それでもやはり詳細に研究される価値はある。

Souques 氏——Babinski 氏と同じく，病態失認では感覚消失がある重要な役割を演ずるに違いないと私は考える。私が引用したケースでは，表在性および深部の感覚消失はまったく完全であった。私はその時以来この患者を観察しつづけてきた。半側感覚消失はたしかに減弱したとはいえ今も続いてみられるが，病態失認は数週のうちに消失してしまった。

病的現象を自覚しないこの状態は片麻痺患者に固有なものでなく，他にも，とりわけ半盲患

者でそれに出会うことを，まさしく Pierre Marie 氏は指摘している。その状態は彼らにあっては無限に続くおそれがある。俄かに盲目になってしまったが，眼底はみたところまったく健全な，ある患者を私は解剖したことがある。ところで，両側後頭葉の各々に軟化巣のあることが，解剖で明らかとなったが，これらの病巣の外観は，それらが同一時期のものでなかったことを示していた。古いほうの病巣は，患者に気付かれずにすんだ半盲を生ぜしめた。一方，新しいほうの病巣が全盲を惹き起こしたのだから，それが自覚されない半盲をもたらしたはずはない。

Henri Meige 氏——感覚障害は確かに「病態失認」においてある役割を演じている。しかしただその障害だけでは，ある種の片麻痺患者らの自らの病気についての無関心（indifférence），いや忘却（oubli）でさえあるものを説明するに充分とはいえない。

1914年6月のこの主題についての Babinski 氏の最初の発表に関して，私が片麻痺患者について指摘したことがらを思い出したが，それは運動不能に更につけ加えられるべき機能性運動健忘（amnésies motrices fonctionnelles）が彼らに存在することを私に明示するにいたらしめたことである（内科学会，パリ，1904年10月）。

実際，大脳由来の欠陥が問題であるときには，ある機能の消失にはその機能の忘却が付加されると推量することもできる。いずれにしても，この種の事象はまさに一種の精神解体に従属しているように思われる。

病態失認に関して　Sur l'anosognosie

大脳性の左片麻痺で時として観察される精神症状，それを私は記述し「病態失認（anosognosie）」と名付けたが，その精神症状についての私の発表[原註2]を，去る5月の集会で Barré 氏は思い出させていた。その症状は次のものから成り立っている。すなわち，知的機能はほぼ完全に保持されているにもかかわらず，この症状に冒されたこれらの患者達は，彼らの麻痺について何らの観念ももっていないようにみえ，いささかも彼らの運動不能を嘆くこともなく，その運動不能を彼らは知らなさそうにみえる。患者は自分の麻痺側の腕や脚にまったく関心がなく，それに注意を固定することがまるでできないかのようであり，いってみるとそれらのことをもう覚えていないままのようである。あるケースでは，周囲の人々の話からすると，患者が片麻痺になる2年前からその家族歴を理由に，運動麻痺の発作に対する恐怖にとりつかれていたなどということのために，なおのことこうした現象が私には驚きであるように思われた。続いて Barré 氏は左片麻痺患者にみられた病態失認のきわめて興味深い観察を報告しており，彼の発表に続いて何人かの私達の同僚が加わって討論をした。

その際，私は Lutenbacher 氏のある文書を学会に伝えているが，彼は同じ種類の注目すべき事象を観察していた。そのノートは「精神的無関心を伴う一過性の片麻痺」（Hémiplégie transitoire à désintéressement psychique) と題されている。大略は以下の通りである。

「僧帽弁狭窄症の経過中にみられた塞栓性の一過性片麻痺が問題である」

「左側すべての完全な麻痺が数時間患者の注意を引きつけることもなく存在した。それでもそれまでは患者の聰明さはまったく保持されていたのである。この女子患者は本で読むなどして自分の病気を予感していたが，何よりもまずその麻痺を恐れていたのでなおのこと，この精神的無関心が目立つことこのうえない。2年の間をおいて，同じ性質の同一の偶発症が再発したが，この2回目の発作では麻痺の反対側の顔面に激痛をみるようになった」

原註2) Contribution à l'étude des troubles mentaux dans l'hémiplégie organique cérébrale. (Revue neurol. p. 845, 1914., Revue neurol. p. 365, 1918.)

解説

片麻痺の否認

峰 松 一 夫

1．はじめに

　片麻痺患者が，麻痺の存在を無視・否認する奇妙な症状，病態失認（anosognosia）は，脳血管障害などによる右大脳半球の急性障害時に，比較的高頻度に観察される。本症状は，大脳性の盲・聾の否認症状とともにAnton[2]などにより記載されていたが，これを独立した臨床概念として位置付け，anosognosiaという名称を与えたのは，ここで紹介されたBabinski[3-5]である。病態失認は，Anton-Babinski症候群とも呼ばれる。

　本症状は，(1)皮質盲，皮質聾，さらにWernicke失語などに共通する自らの神経脱落症状に対する無認知・否認現象，(2)各種疾病状態に対する精神力動的反応としての否認，(3)身体図式障害の一型などとして扱われたり，(4)左右半球間の離断症状や，(5)無視症候群の表現型としても議論されてきた。ここでは，Babinskiの原典の記載，議論を踏まえながら，本症状の基本像，および責任病巣・発現機序仮説のこれまでの流れを追ってみたい。

2．Babinskiと病態失認

　Babinski[3-5]が一連の論文の中で紹介した3例の患者（1例は，引用）は，全て脳卒中患者であり，「左」片麻痺を有していた。知能・記憶・情動面はほぼ保たれているにもかかわらず，「患者は自らの麻痺について何らの観念も持っていないようにみえ」，自発的に麻痺を訴えることはない。左腕の挙上を指示し，これを遂行したかどうか質問すると，「沈黙を守るか，腕が動かないままであったのに，『しました』と答えた」と記載されている。麻痺に対する作話的反応も記述されている。また，深部感覚・位置覚はほぼ完全に消失していたという。

　Babinskiの原典で最も重要な内容は，本症状が「詐病」ではなく「大脳

皮質の損傷の結果」生じたものという見解であり，同時に感覚障害の役割や，右半球損傷との関連も示唆されている点である．同論文には，Souquesによる「急性発症の左片麻痺，半身感覚消失に伴う病態失認例」の紹介，Dejerine, Pierre Marie らによる病態失認の成立機序をめぐる議論も収載されている．その中には，感覚障害の関与，一般的疾病や他の中枢神経症状における「疾病状態への無関心」との異同，記憶の問題，機能性運動健忘の概念など，その後に展開する諸仮説の萌芽も見いだされる．

3．用語の問題

Babinski[3]は，本症状を表す言葉として病態失認（anosognosie）という造語を提唱し，同時に「自分の麻痺に無知ではないが，まるで微々たる不都合でしかないように」みえる状態に対して病態無関心（anosodiaphorie）という造語をあてている．Anosognosia は，nosos（疾病）と agnosie（失認）との合成語であるが，その妥当性には問題がある．原典では，片麻痺のみが扱われているものの，nosos という言葉には麻痺に対する限定感がない．またその定義も明確ではなく，病態無関心との差も単に程度の差として扱われている．「病態失認」は，皮質盲・皮質聾などの否認症状や，Wernicke 失語患者における失語状態の無認知にも用いられるなど，混乱を生じている．「失認」は，その古典的定義では一定の感覚路を介する認知障害に限定されるが，無関心や否認を前景とし，対応する感覚路の明確でない本症状に，「失認」というラベルを与えるのには疑問が多い．病態否認という用語も提案されたが，疾病状態に対する破局回避のための心理的防御反応である Weinstein and Kahn[34]の「疾病否認（denial of illness）」と混同され易い．最近では「片麻痺の病態失認（anosognosia for hemiplegia）」[9]や「片麻痺無認知」[32]，「片麻痺否認」[26]などの用語も用いられる．

病態失認の病像は必ずしも一様でなく，これを幾つかの亜型に分ける研究者もいる．Hécaen ら[15]は，半側身体失認（自己の半身に対する認知障害）の有無により，これを伴う hemiasomatognosic denial と，これを伴なわず作話を前景とした片麻痺の単純な否認 simple denial とを区別して論じている．同様の見解は，大橋[29]によっても主張されている．

4. 臨床像

A. 中核症状

Gerstmann[12]はその著書の中で,「自らの片麻痺(通常,左片麻痺)に気がつかない奇妙な症状を示す一群の患者がいる。彼らは,障害のある上下肢をあたかも完璧に動かしうるように振る舞うばかりでなく,その麻痺を否認する」と述べている。すなわち,病態失認の中核症状は,(1)片麻痺の存在,(2)それに対する無視,無関心,(3)言葉による否認の3項目からなる。麻痺は,Babinskiの看破したごとく左片麻痺のことが多く,その程度は一般に高度である。患者が自らの麻痺を自発的に否認することはない。質問に対し,「どこも悪くない」,「麻痺はありません」,「(麻痺肢挙上の指示に対して)挙げています」,「トイレに行く」など,麻痺の事実を無視した返事をする。作話的反応も稀ではない。失語を合併する場合が問題となるが,麻痺を伴う失語で,麻痺の存在を無視した態度,行動を伴うことはほとんどない。

言葉による否認がなければ,病態無関心と判断される。Babinskiは,病態失認と病態無関心とを程度の差のごとく記載しているが,両者の間に本質的な差があるとする意見もある。Fredericks[9]は,言葉による否認を伴うverbal anosognosia の前提として,麻痺肢についての運動幻覚 kinetic hallucination の存在を仮定した。また,麻痺側半身を無視する態度のみで否認を伴わない anosognosic behavior disorder は,「意識されない半側身体失認」の一型であり,両者は質的に異なるという立場である。この問題を検討した浅川ら[1]は,病態失認の成立に「背景としての意識障害の存在」が必要であると論じている。

B. 周辺症状

本症例には,高度の感覚(深部感覚)障害を伴うことが多い。ただし,感覚障害が持続する患者でも,病態失認は短期間で消失することがほとんどで,感覚脱失のみで病態失認を説明することは不可能である。この点は,Babinskiの原典でも論じられている[4]。

麻痺肢に対し異常な体験,判断,行動を伴うこともある。すなわち,(1)麻痺肢を自分のものと認めない,(2)他人のものと主張し,また他人のもののごとく扱う,(3)他の人格として扱う,(4)麻痺肢に対し暴力的言動を示すなどである。これらは身体パラフレニーと総称され,しばしば半側身体

失認の一型として論じられる。麻痺肢以外の余分な手(または足)，すなわち幻影肢 supernumerary phantom や，麻痺肢が動いているように感じる運動幻覚などの訴えもある。

病態失認には，多くの劣位半球症状が合併しうる。病態失認と有意に関連する症状として，extinction，半側空間無視(unilateral spacial neglect, USN)，motor impersistence，相貌認知障害，構成失行，着衣失行，地誌障害が挙げられている[18,31]。自験例でも，USN はほぼ必発であったが，逆に USN 陽性例に占める病態失認は約1/3に過ぎなかった[24]。

C．その他の特徴

血管障害などの急性障害に伴い生じ易く[7]，軽い意識障害を合併していることが多い[1]。一般に回復は良好で，永続することは稀である[19]。高齢者や対側半球病巣，びまん性病巣を合併する症例では回復が遅れる傾向にある[24]。

5．責任病巣

A．右半球の重要性

Babinski[3]が，その最初の論文で指摘したごとく，本症状と右半球損傷との間には密接な関連がある。すなわち，左片麻痺，あるいは右脳損傷例の20-90%に病態失認が合併する(大部分は脳血管障害が対象)[7)9)10)18)24)26)28)]。右片麻痺，左脳損傷に伴う病態失認は例外的で，多くは左利き例である[9]。同じ右脳梗塞でも，穿通枝病変による深部小梗塞での病態失認は報告されていない[25]。筆者の検討では，片麻痺を伴う脳梗塞(深部小梗塞は除外)連続例のうち右半球梗塞による病態失認は，急性期(発症1ヵ月以内)45%，慢性期(発症後1～3ヵ月)13%で，急性期に高率であった。左半球障害による病態失認は稀で，左利き例，後大脳動脈領域梗塞に伴う特殊例であった[24]。一方，病態失認における障害半球の左右差は，失語例でこれが顕在化しにくいことを反映しているに過ぎないという説もある[35]。

B．病巣局在の問題

本症状の責任病巣については，様々な見解が述べられてきた。その多くは，発現機序仮説との関連から推定されたものである。すなわち，(1)半側身体失認としての位置付けから下部頭頂葉[15)31)]，(2)これに視床およびその

投射系を加えたもの[6]，(3)否認反応，作話といった要素から間脳を重視する立場[15]，(4)全般的脳機能低下・びまん性脳病変を重視する見解[34]などである。

　CT普及以後の多数例の検討では，右半球の特定の脳葉に病態失認の責任病巣を求めるのは困難で，むしろ右中大脳動脈灌流域の広汎な障害に伴うことが指摘されている[18)24)26]。一部の症例では，視床を含む後大脳動脈灌流域梗塞のこともある。また，大脳皮質を直接傷害しない高血圧性脳出血によるものも少なくない[26]。右半球脳血管障害41例について検討したHierら[18]は，病態失認に関連する脳損傷部位が，前頭葉，頭頂葉，側頭葉，および大脳深部であり，本症状は広汎な右半球損傷により生ずると結論している。森ら[26]の検討では，半側身体失認の要素の強い病態失認では下部頭頂葉，上側頭回，下前頭回が共通病巣であり，単純否認は視床，内包を含む出血性病変，視床，後・側頭葉を含む梗塞で出現していた。筆者の検討でも，本症状陽性例では右中大脳動脈領域の比較的広汎な梗塞が多く，左半球における全失語の病巣分布[23]と類似のパターンを示した。単純否認型の1例は，「視床を含む左後頭葉梗塞」であった（図1）[24]。

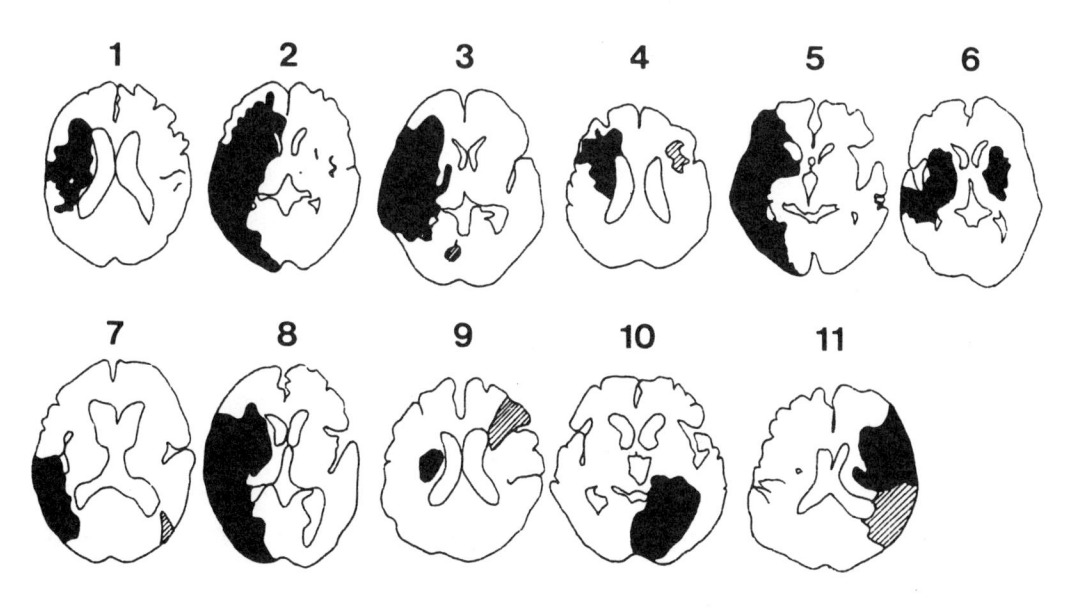

図1　発症後1カ月以上にわたり病態失認を呈した症例のCT上の病巣分布（自験例，文献24）。斜線領域は陳旧性梗塞巣。症例10は作話を前景とした単純否認例。症例11は左利きで失語陰性のため，優位半球の逆転が推定された。

6. 発現機序

これまで様々な発現機序仮説が提唱されてきたが，歴史的には大きく以下の6つの系統に分けられよう。

A. 身体図式障害説

身体図式（body image, body schema）[14]という概念は，体性感覚（表在・深部感覚）の高次概念であり，「自己の身体の空間的特徴に対する認知能力」と定義されている[9]。身体図式障害とは，その能力の障害であり，病態失認もその一型として扱われる[12)15)31]。しかし，本概念自体が身体部位失認（autotopagnosia）[30]，病態失認，Gerstmann症候群[11]などから出発し，これらを局在論の立場から論ずるために提案されたものである。一般に身体図式中枢は，右半球頭頂葉に求められ，その機能の破壊により左半身の認知障害が生じる。その中枢を左半球頭頂葉に求める立場もある[12]。この場合，右半球損傷による左片麻痺に際して，左半身に関する「心的イメージ」は無傷のまま保たれ，現実の左半身との解離を生ずると考えられている[7]。

B. Amorphosynthesis 説

Denny-Brownら[8]は，頭頂葉における感覚情報の統合処理能力（morphosynthesis）の障害を，病態失認を含む半側身体失認の成立基盤と考えた。Frederiks[9]は，身体半側の忘却，不使用（anosognosic behavior disturbance）のメカニズムを説明するのにこの説を援用している。

C. 精神力動説

Nathansonら[28]は，病態失認が局在病巣によるものではなく，「心的水準の低下の表現」であるとした。Weinstein and Kahn[34]は，病態失認を破局回避のための精神力動的反応とみなしている。間脳・辺縁系の障害，びまん性脳病変の存在，さらには病前性格や医師（検者）―患者間の人間関係も影響するという。

D. 離断説（disconnection theory）

Geschwind[13]は，古典的失認の多くを，感覚中枢と言語野間の神経離断による一種の呼称障害とみなす立場を発表した。この理論では，左片麻痺に

関する情報が右半球から左半球言語野に達せず，言語活動の暴走による穴埋め（verbal realization）としての麻痺の否認，作話が生じることになる。それまで右半球のみの障害，あるいは全般的な脳機能障害として捕らえられていた病態失認に，左半球機能としての言語性因子が関与しているという視点を与えたことで重要である。なお Weinstein ら[33]は，右半球損傷例に非失語性命名障害 nonaphasic misnaming が高頻度合併し，これが彼の言う疾病否認とも関連することを主張している。山鳥[32]は，病態失認患者の奇妙な言語反応を，この概念で説明している。

E．注意障害説

半側空間無視（unilateral spacial neglect, USN）に代表される無視症候群は，本来外空間の半側からの刺激を無視する場合をさすが，同様のメカニズムを半側身体の認知機能にまで拡大し，病態失認の成立基盤と考える立場である[16)17)]。事実，病態失認例における USN の合併は極めて高率である。最も高率に USN を生じる病巣分布は，右大脳半球の中心溝前・後方に広汎に広がる病巣であり[20)]，病態失認にみられる病巣とも重なり合う。

USN の発現機序について，完全な意見一致はみていないものの，現在では注意力の空間配分の障害という仮説が一般的である。すなわち，各大脳半球は方向性を持つ注意機能（directed attention）を有し，さらに全体としての注意能力は右半球優位である。左半球障害時には，注意能力に優れる右半球が無傷のため一側性注意障害は生じにくいが，右半球障害時には，左半球性の右側注意機能のみ保たれ，左側空間が無視される[16)17)22)36)]。Mesulam[22)]は，注意の方向決定に関わる神経回路網を形成する領域として，頭頂葉後方領域，帯状回・辺縁系，前頭葉，中脳網様体を挙げた。このうち，頭頂葉後方領域は外界に対する内的感覚表象の map を構成し，帯状回・辺縁系は生物学的重要性に関わる発動性を制御し，前頭葉は運動の企画・プログラミング（運動表象）を，中脳網様体は覚醒レベルの維持に関わっている。これらの部分的障害により，それぞれの部位の機能を反映した部分的な USN が，また複数の領域を含む広汎な病変で，病態失認を含む重症の USN が生ずる。こうした考え方は，病態失認の中核症状である半側身体の無視という要素をうまく説明し，病巣の広汎さとも矛盾しない。しかしながら，言語による否認や身体パラフレニーのような陽性症状を説明できないという難点もある。USN を伴わない病態失認も皆無ではない。

右半球は，一側性注意のみならず汎性注意機能に関しても左半球より優勢である。その根拠として，急性発症の汎性注意障害，いわゆる acute confusional state が，右中大脳動脈領域の血管障害で生ずることが挙げられる[21,27]。Mori ら[27]は，病態失認と acute confusional state との間に有意の関連性を認めている。これは，浅川ら[1]のいう背景としての意識障害，Nathanson ら[28]の「心的水準の低下」という概念とも結びつくものである。

F．折衷説

これまで紹介した仮説のいずれも，病態失認の臨床的特徴を完全には説明できない。臨床的に診断される病態失認が必ずしも単一の病像を示さない点も考慮する必要がある。森[26]は合併する症状と責任病巣からみて異なる2つのタイプの病態失認が存在するし，一方は amorphosynthesis, neglect, phantom 形成などによる半身認知異常の作話的表現，他方は意識混濁を基盤とした麻痺の無認知，Korsakoff 症候群類似の疾病否認と推定している。

筆者も単一の神経機構の障害として本症状を位置付けることは困難であると考えている。現時点では，注意――覚醒系の右半球内ネットワーク，さらにこれに左半球言語野，間脳・辺縁系の関与を加味した解釈が最も容易である。すなわち，前頭・頭頂葉及びその皮質下を含む広汎な右半球病巣により麻痺，体性感覚障害，一側性注意障害が生じる。これは，自己の左半身，左片麻痺に対する著しい無関心をもたらす。一方，左半球の言語野には左側身体情報が入力されず，片麻痺に対する作話（否認）が生じる。作話の背景には，運動覚幻覚，左半身に対する心的イメージの解放といった現象があるのかもしれない。右半球損傷による汎性注意障害も，こうした過程に関与している可能性がある。検出系（空間認知，体性感覚）の損傷が高度でなくとも，辺縁系――言語野間の離断があれば，非選択的な否認反応を生じる。脳浮腫などによる急性期の網様体・辺縁系の機能低下は，こうした反応を増幅させ，二次的な異常言動をもたらす。網様体・辺縁系の機能回復，右半球内の一側性・汎性注意に関するネットワークの回復，左半球による代償などを通じて，病態失認は消失する。加齢や脳萎縮・対側半球病巣の存在による代償能力の低下は，その回復過程に悪影響を及ぼす。

7．おわりに

病態失認は，右半球損傷に伴う諸症状の中では，最も古くから記載，研究されてきたものの一つであり，右半球の高次脳機能に関し多大なる示唆

を与え，身体図式という概念をも生み出してきた。最近では，右半球内注意・覚醒系ネットワーク，右—左半球間のダイナミックな相互作用という観点から解釈されつつある。おそらく本症状は，臨床症候名としては今後も広く用いられるものの，高次脳機能という面からは，幾つかの諸側面に解体され，分析されていくものと予想される。

文　献

1) 浅川和夫, 小浜卓司, 布施雄一郎：Anosognosia と anosodiaphoria. 精神医学 5：695-702, 1963
2) Anton G：Über die selbstawahmenhmungen der herderkrankungen des Gehirns durch den Kranken bei Rindenblindheit und Rindentaubheit. Arch Psychiat Nervenkr 32：86-127, 1899
3) Babinski J：Contribution à l'étude des trobles mentaux dans l'hémiplégie organique cérébrale (anosognosie). Rev Neurol 27：845-848, 1914
4) Babinski J：Anosognosie. Rev Neurol 31：365-367, 1918
5) Babinski J：Sur l'anosognosie. Rev Neurol 39：731-732, 1923
6) Critchley M：The Parietal Lobes. Hafner Press, New York, 1966
7) Cutting J：Study of anosognosia. J Neurol Neurosurg Psychiatry 41：548-555, 1978
8) Denny-Brown D, Meyer JS, Horenstein S：The significance of perceptual rivalry resulting from parietal lesion. Brain 75：433-471, 1952
9) Frederiks JAM：Disorders of the body schema. In：Frederiks JAM (ed)：Handobook of Clinical Neurology, Vol 1 (45)：Clinical Neuropsychology, Elsevier, Amsterdam, 1985, pp. 373-393
10) Gainotti G：Emotional behavior and hemispheric side of the lesion. Cortex 8：41-55, 1972
11) Gerstmann J：Zur Symptomatologie der Herderlrankungen in der Übergangsregions der unteren parietal-und mittleren Okzipitalhirnwindung. Dtsch Z Nervenheilkd 116：46-49, 1930
12) Gerstmann J：Problem of imperception of disease and impaired body territories with organic lesion. Arch Neurol Psychiatry 48：890-913, 1942
13) Geschwind N：Disconnexion syndromes in animals and man. Brain 88：237-294 and 585-644, 1965
14) Head H, Holmes G：Sensory disturbances from cerebral lesions. Brain 34：102-254, 1911
15) Hécaen H：Introduction a la neuropsychologie. Librairie Larousse, Paris, 1979
16) Heilman KM：Neglect and related disorders. In：Heilman KM, Valenstein E (eds)：Clinical Neuropsychology, Oxford University Press, New York, 1979, pp.268-307
17) Heilman KM, Van Den Abell T：Right hemisphere dominance for attention：The mechanisms underlying hemispheric asymmetries of inattention (neglect). Neurology 30：327-330, 1980

18) Hier DB, Mondlock J, Caplan LR : Behavioral abnormalities after right hemisphere stroke. Neurology 33 : 337-344, 1983
19) Hier DB, Mondlock J, Caplan LR : Recovery of behavioral abnormalities after right hemisphere stroke. Neurology 33 : 345-350, 1983
20) 石合純夫：半側空間無視. 杉下守弘(編)：右半球の神経心理学, 朝倉書店, 東京 1991, pp.1-33
21) Mesulam M-M : Acute confusional states with right middle cerebral artery infarctions. J Neurol Neurosurg Psychiatry 39 : 84-89, 1976
22) Mesulam M-M : A cortical network for directed attention and unilateral neglect. Ann Neurol 10 : 309-325, 1981
23) 峰松一夫：脳梗塞における神経心理学的症状. 神経心理学 5 : 13-21, 1989
24) 峰松一夫：病態失認. 杉下守弘(編)：右半球の神経心理学, 朝倉書店, 東京, 1991, pp.34-52
25) Minematsu K : Lacunar stroke. In : Fisher M (ed) : Clinical Atlas of Cerebrovascular Disorders, Mosby-Year Book Europe, London, 1994, pp.801-817
26) 森 悦郎：右半球損傷患者における片麻痺の否認 (anosognosia) と半身の認知異常 (hemiasomatognosia)：脳血管障害急性期での検討. 臨床神経 22 : 881-890, 1982
27) Mori E, Yamadori A : Acute confusional state and acute agitated delirium. Occurrence after infarction in the right middle cerebral artery territory. Arch Neurol 44 : 1139-1143, 1987
28) Nathanson M, Bregman PS, Gordon GG : Denial of illness. Its occurrence in one hundred consecutive cases of hemiplagia. Arch Neurol Psychiatry 68 : 380-387, 1952
29) 大橋博司：「疾病失認」(または疾病否認)について. 精神医学 5 : 123-130, 1963
30) Pick A : Über Störungen der Orientierung am eigenen Körper. Karger, Berlin, 1908
31) Roth M : Disorders of the body image caused by lesions of the parietal lobe. Brain 72 : 89-111, 1949
32) 山鳥 重：Anosognosia (左片麻痺無認知). 神経内科 30 : 364-369, 1989
33) Weinstein EA, Kahn RL : Nonaphasic misnaming (paraphasia) in organic brain disease. Arch Neurol Psychiatry 67 : 72-79, 1952
34) Weinstein EA, Kahn RL: Denial of Illness. Charles C Thomas, Springfield, 1955
35) Weinstein EA, Cole M, Mitchell MS, Lyerly OG: Anosognosia and aphasia. Arch Neurol 10 : 376-386, 1964
36) Weintraub S, Mesulam M-M: Right cerebral dominance in spacial attention. Further evidence based on ipsilateral neglect. Arch Neurol 44 : 621-625, 1987

B 皮質盲および皮質聾の否認

G. アントン：皮質盲，皮質聾患者による
大脳巣疾患の自覚について

G. Anton：Über die Selbstwahrnehmung der Herderkrankungen des Gehirns durch den Kranken bei Rindenblindheit und Rindentaubheit. Arch. Psychiat., 32：86-127, 1899.

野上芳美・臼井　宏　訳

　大脳の限局性の巣疾患と，それにより惹起された機能障害とが，患者自身によって気付かれ，注意され，評価される仕方は実にさまざまであって，この事実を医師は経験しているのだが，論じられることは少ない。

　時には，その障害は常に注意の圏内にあって，それと結びついた考えが強迫思考のように意識を支配し，生々しく苦痛な感情をよびおこしたり，また，不安に満ちた重苦しい気分の原因となる。このようなことは，その障害による直接的な痛みや身体的苦痛がわずかであっても起こる。他方，多くの中枢神経障害，とくに限局性大脳疾患による障害で，患者がほとんどそれに気付かない場合がある。患者はそれにあまり注意を向けず，極めて短時間ですぐにそれを忘れてしまい，思考はほとんど影響されず，気分もほとんど変わらない。しばしば，思考，言語，知覚，運動などの広範な障害が，患者の注意や意識内にまったく入らない。

　私はここでは，重症の痴呆および意識障害に由来する精神機能の高度の減弱ないし消失の結果，知覚や判断の能力を失う疾患について言っているのではない。

　運動の麻痺，なかでも片麻痺の場合，同時に皮膚—，筋—，関節感覚の求心性伝導路が遮断されると，患者はそれに気付きにくく，注意を向けにくい。そのような患者は，とくに他から注意を喚起されると，自己の機能喪失をおぼろげに知るが，その指摘は短時間で意識から消え去り，「忘れ去られ」，歩こうとして転倒する（これは正常に運動できるのに，心気的加重のためにわずかしか運動しようとしない患者の運動麻痺と対照的である）。

　運動覚の消失した患者が異常に運動しようとしないのは，看護，観察上まったく好都合な欠落症状である。それは麻痺し，感覚の消失した半身だけでなく，健側の運動についても言えることである。患者はしばしば何時間も同じ体位でいるのが観察され，自動的ならびに随意的運動の全体が減少する。原註1）

原註1） 私は健側の症状について詳細に論じた。Zeitschrift für Heilkunde, 14巻4号,「筋感覚障害の判断と局在」(Beurtheilung und Localisation der Muskelsinnsstörungen)

　繰り返し観察した症例で，障害のある半身全体が無視され，ほとんど注意が向けられないことを私は確信することができた。もちろん，そのような損傷に際しては大抵内包後部の伝導路が障害され，それに続いて同時に視神経と聴神経（内包後部の損傷による聾は一過性である）の中枢伝導路も障害されている場合の多いことを，ここでも強調しておかねばならない。したがって患者はしばしば障害側の感覚を失うばかりでなく，聾および盲（半盲）でもある。結果的に，いかなる信号も刺激もこない半身に無関心になり，それが意識にのぼりにくいことは，心理的に了解可能な体験と考えられる。この点では，外界と身体感覚の知覚を司る求心路の遮断をおこすような大脳疾患の結末は，心因性すなわちヒステリー状態で観察される半身感覚麻痺と酷似する。それは筋感覚の消失と平行して現れ，半身麻痺とまぎらわしいことがある。ヒステリー患者もそのような障害を異常に過少に評価し，ときには全く認知しないことがある。この事実は私も繰り返し確認したし，過去の医師にはよく知られており，過去10年に Charcot, Ch. Pitres, Pierre および J. Janet により詳しく論じられている。
　なかでも Charcot は，ヒステリー患者が知覚脱失に全く無関心であるのに対し，脊髄癆患者が顔面の感覚喪失，つまり脊髄癆性仮面にいかに悩むかを述べている。
　ここに典型例として J.Janet の観察を簡単に述べると，ある少女は外傷後に右手の「非常に不快な」無感覚の感じを訴えたが，検査の結果，左半身の完全な感覚脱失が明らかとなった。患者はそれに気付きもせず，訴えもしないのであった。
　ヒステリー性感覚麻痺の理解に医学的心理学は不可欠である。
　このような多くの例では，感覚伝導の部分は健全だが，意識的知覚，すなわち到達した感覚刺激の統覚を司る中枢の器官が障害されているという印象を受ける。
　しかしヒステリー患者の場合は，知覚のみならず，その知覚の記憶も脱落し，感覚のみならず，半身や肢節についての表象も失われている可能性がある。
　J.Janet 原註2)はそのような観察を次のように定式化している。「知覚脱失は感覚のみではなく，記憶の再生や感情とも関連がある。」 彼は内臓感覚の喪失の際に羞恥心も失われることを強調している。

原註2） Anésthésies. Dictionnaire de Physiologie.

　以上を要約すると，とくに大脳皮質損傷では，外面的に探求可能な巣症状を見出す一般的な努力に際して，巣症状の心理学は，恐らくあまり重視されなかった。ところが，この自覚症状は診断上にも，患者についての実用的な理解のためにも，疑いもなく高い価値をもっている。
　それが，以下に私が大脳の感覚の中枢の巣疾患例を述べる契機となった主な理由である。

第1例

　ヨハン・フックス，64歳，シュタイエルマルク州の教会の元御者。
　既往歴として，患者は数年前に重症の頭部外傷を負い，それ以来聾で，重症の精神変調がある。
　1897年11月11日のグラーツ病院入院時，患者は興奮状態で，医師の診察時に非常に多弁であった。彼は自分の境遇をよくわかっており，周囲を適切に識別し批判する。時折，自分の生活状況を自発的に正確に報告するが，思路は非常にまとまらず，話題をひとつにしぼることがない。診察を開始するとただちに，患者は雑音にも，呼びかけにも，耳もとの大きな雑音にさえも反応しないことが明らかになった。彼は質問に反応せず，また周囲の者の応対にも反応しない。身振りではずっと疏通が良い。耳を指さすか，聞き耳をたてる動作をすると，いつも患者は故郷の鐘の音が聞こえ，「奇怪なブンブンいう音〔訳註：sumpern（原）が意味不明であり，summenとして訳した〕」がし，シュテフェルバウアーとアイスナーという名の人たちが耳もとで生々しく呼ぶのが聞えると説明し，また彼らの呼びかけについてしばしば訴える。彼の陳述によれば，聞き耳をたてる動作をすると，「悪魔がお前を連れに来る。お前は雷にうたれる」と呼ぶ声が聞こえはじめるという。また，「気味の悪い歌」が聞えるが，それは8行詩と4行詩で，そのため彼は落ち着けないという。すべては精巧な電信機で聞くようであり，彼の敵は彼のしゃべることをすべて聞いて，それに返事をするという。患者は多弁で，同じ語，同じ文を何度も反覆し，時には自分で新作した語を用いたり，語を短縮して用いたりするのが奇妙である。物品を呼称する際には迂回した表現をする。
　筆談による疏通はしばしば可能であって，彼はドイツ語とラテン語が書けるし，多くの本を読んだと繰り返し述べるが，読み誤ることの多いのが奇妙である。例えば，gefallenをgeboren，Antwortをachtungsvoll，finsterをHesse，geflüchtをgesundと読み誤る。しかし，多くの語，とくに数は正しく読む。彼は筆談で聾について質問されると，聾ではない，何でも良く聞こえる，シュテフェルバウアーがしゃべるのが聞こえるといって，立腹してそれを否認する。万事うまくいくと強調するのである。筆談か，あるいは聞き耳をたてる動作を示して，傾聴するように注意を向けると，ただちにより激しい幻聴が出現する。しかし，音に対するこの注意によって，意図的に発した雑音が知覚されることは決してない。書字に関しては，左手より右手の方が震えることが先ず注目される。書字に非常な努力を必要とし，疲れやすい。模倣書字には大体誤りがなく（白墨とインクによる），自発書字ではまったく無意味な，明らかに誤った語がしばしば書かれる。たとえば，taubをdessen，KrankheitをRedeと書き，長い時間書かせれば書かせるほど錯書は著明となる。彼は読み書きの前にうなずいて，不機嫌そうに右耳の妨害する声を防ぐ。幻聴は右耳に多いようである。彼は1度しゃべった単語を幾度も繰り返す

が，それと同じ単語を見ているわけではないのに，同様に同じ単語を繰り返して読む。

　1897年11月20日。全期間を通じて，患者が両耳に固く綿をつめ，耳をひもでしばっているのが異様であった。他人がこのタンポンを除こうとすると，彼は必死に抵抗する。彼は何回も「耳を塞いだ」「暖かくしばった」と一本調子に繰り返す。患者はすべての日常的な仕事に元気よく協力し，医師は医師と知って親しく接し，よく小額の金をせびる。他患との接触では，話しかけや問いかけに決して応答せず，絶えず多弁に思路を先へと進め，呼びかけても中断しないことが明らかである。他患がしゃべる動作をしても彼には聞こえないことを不思議とは思わない。それでも彼は周囲の人の表情や身振りに順応することを心得ていた。検者が耳に手を当てて耳を傾けるとか，注意が耳に向けられたりすると，その度に幻聴は強く明瞭となり，患者は腹立たしげに，下品なことばでこの幻の呼びかけと会話を始める。筆談もしくは身振りによって質問すると，彼は聾ではなく何でも聞こえ，理解できる，もし聾なら悪口など聞こえる筈もないし，「精巧な電気の話し声」も聞える，と常にいう。日常，検者は耳へという意味をもたせて患者の顔の直前で話しかけたが，その度に彼は外が騒々しく，他人は自分の言葉を理解しない，「自分はよく聞える」のだが，と苦情をいう。近づけた音叉には注意を向けない。そこで身振りで聴覚に注意を向けさせると，たとえ音叉を木の棒のようなものに替えても，何でもよく聞えるという。

　12月1日。耳科的検査（Habermann教授）の結果，鼓膜は正常所見だが，完全な聾であった。耳鏡検査その他あらゆる外耳道の操作に際し，患者は異常に過敏であることが判明した。ちょっと空気を吹きつけただけでも，取り乱してそれを防ぎ，何もしない時にも，そんなに「耳の内に怒鳴ら」ないでくれと懇願する。

　患者は周囲の人々と，難聴者に対するように，それまで医師が彼としてきたような筆談で疏通をはかろうとして，しばしば独特な努力をした。彼がどのような考えから，このような面倒な疏通手段をとろうとするのか不明である。

　彼はしばしば帰宅要求をし，それまでの入院期間を正しく理解し，以前の検査も正しく記憶しており，精神病棟にいて，他人は自分のことを精神障害とみなしていることも知っている。頭はおかしくない，看護人よりも正常なくらいだと主張する。自分に遺産を分与してくれない，自分の考えを立ち聞きされる，ウィーンにおいてさえ自分の名が呼ばれているという妄想観念を自発的に述べる。彼は静かに休息すると幻聴にとらわれる傾向があり，夜中でも起こされる，敵の話す声が聞こえる，ときどき子供や妻の声が聞こえると訴える。情動は概して持続性がなく，また妄想観念の大部分も一時的なものである。

　本例では，大脳疾患による中枢性聾と，聴覚器官や聴神経の障害による聾とを区別する周知の困難さに直面する。ここで中枢性損傷に言及するのは，外部の聴覚器官の所見が乏しいことと，読字，書字の障害のあることからである。

　後者に関しては，多くの失語性の障害がかなりの程度の消褪と機能の部分的代償が可能なよ

うに，ここでは永続的な長期改善状態が存在することが強調される。すなわち，以前重篤であった疾患の残遺状態をみている可能性も考慮しなければならない。

ここで前景に出ている幻聴は，Jackson, Pick その他によって，幻聴，また，さらにしばしば一側後頭葉損傷後の一側性幻視において証明されたように[原註3]，少なくとも側頭葉の疾患が推測される。

[原註3] Lamy, Hemianopsie avec hallucinations dans la partie abolie du champ de la vision, L'année physiologique, 1895. (関連文献に収録。)

しかしながら，末梢性聴力障害者に幻聴が多いことも無視できない。

最後に，大脳疾患を併発し，持続的な知能低下を伴った慢性精神病もある。しかし，本例では聴力障害に対する患者の態度が聴覚の中枢性受容器の疾患であることを示し。その一部が障害されていることを証明しているように思われる。聴覚の要素が欠落しているだけではなく，それによって喚起される思考形成と理論形成も同時に欠落しているように思われる。本患者は以前は聴覚があったという記憶と，以前は周囲の人の口の動きが言葉をしゃべることであったという記憶とを失っていると考えられる。このようなことは末梢性聾では決して観察されないことである。

第2例

ウルスラ・メルツ[原註4] (病歴番号8554)，56歳，女性，縫製工。1894年11月30日より1895年5月29日までグラーツの神経疾患クリニックで治療された。

[原註4] 本例は以前シュタイエルマルク医師会で報告した。会報，1896年3号参照。

既往歴としては，しばしばめまいと頭痛のあったことと，すでに4年前から周囲の者によって精神変調に気付かれたこと，また2年前から仕事がまったくできなくなったことだけが確認された。患者は早産を3回経験している。

医学的所見として二，三の事実が明らかとなった。患者は疼痛のため運動，とくに歩行が著しく妨げられた。ほぼすべての神経幹，とくに脊柱に沿って強い圧痛があった。骨格は異様なほど動かし，たわめることができた。顔面は左右対称で，対光反射に異常はない。眼底所見は静脈の強い蛇行以外まったく正常。皮膚および腱反射はいずれも活発である。

対話を試みると，患者は種々の単語を，とくに物品呼称に際して想起困難ないしまったく想起不能で，迂回操作をすることが，ただちに気付かれる。単語を誤ると彼女はすぐにそれに気

付く．気付いた時や必要な単語を想起できない時には，はっきりと不快な表情をする．自発的な考えはうまく表現できるが，それに比較すると，医師に要求された記憶や呼称を言うことはうまくいかない．その際には，ヒントを与えて欲しい，苦しめないで欲しいとしばしば要求した．

　患者は時折視野がわずかに保持されている徴候を示すが，同じ日に完全な黒内障になることが多かった．1月初め，彼女は黒板にえがいた円，三角，鋏，赤いリボンのような対象がときどきぼんやりと見え，識別することができた．しかし，間もなくこの状態は全盲に移行した．対光反射と眼底所見は正常のままであった．

　やがて患者は明暗の弁別が不能となり，遠近にかかわらず対象物を知覚できず，突然に近づけたり，急に強い光りをあてたりしても瞬目が起こらなくなった．視野は宙に向けられ，物を見つめることはなかった．

　患者がこの高度の視力障害やそれにひきつづく完全な視力喪失にまったく注意を払わないのは非常に奇妙であった．その他の点では訴えの多いこの患者も，視力喪失には全然悩まないのであった．呼称させるために物を置くと，すぐに——明らかに多年の習慣で——手探りをし，眼を向けて識別しようと努力しない．物を離れた所に置くとか，少くとも触れぬようにすると，あてずっぽうの物品名を言った．その場合——長期にわたって盲目であった者と同様に——推測に習熟していることは明らかである．彼女の言語能力はこのことを確認するのに十分である．視力について直接的な質問をすると，彼女はあいまいな，ありきたりな表現で答えた．「その通りでしょうね．若い時はもっと良く見えるものですね．」彼女は落ち着き，誠実そうに前に置かれたものが見えると言うが，ほぼ毎日実施した検査の結果はその逆であることを示していた．物を全然呈示してなくても，見えると称した．

　患者は視力喪失を意識していない．視覚の欠陥はそれについての考えや結論，悲しみ，不快感を導くきっかけとはならない．これに対し，単語による呼称の失敗や言語像の想起の失敗は，明らかな苦悩の原因となる．

　さらに奇妙な病的現象は，空間的見当識の障害である．患者は数週間過ごした室内で見当がつかない．彼女はそばのいつも同じ位置にあるコップを見付けることができず，床頭台や寝室用便器の位置がわからない．扉，窓，食卓などの位置をたずねられると，誤った方向を答える．また，はっきりと知覚された聴覚を定位することもできない．彼女は時計のチクタクという音を約35cmはなれて聞いて，いずれの側でも，耳の近くと位置づけた．しばしば知覚した音の方角を誤り，大声で話す検者の立っているのがベッドのどちら側かを正しく答えることもできない．ベッドの縁への強い衝撃や触覚ではかなり素早く位置がわかる．左右の判別はしばらく考えても誤ることが多い．この点については，さまざまな日におこなった5回の質問に対して2回誤った．

　自己身体の触・痛覚をかなり正確に定位することは注目に値する．自分の鼻，口，耳，膝などをつまむように要求されると，かなり器用にする．

彼女は自己の肢節の姿位がよくわかっており，一側の肢節に受動的に与えられた運動と位置とを，大きな誤りなしに他側で模倣する。彼女は求めに従って，立位で空中に円その他の図形をえがいたり，鋏で紙を切った。

記憶では視覚的表象は保持されていた。故郷，実家，家畜，その大きさや色を——彼女の表現能力の許すかぎり——描写した。その際に激しく泣いたのは正常な情動であろう。彼女は周囲の人物を聴覚と触覚により識別したが，その視覚的表象を形成する努力は全く欠如していた。5月になると身体的ならびに精神的状態は明らかに悪化した。5月に左半身は麻痺し，右頸動脈の拍動はわずかに触れるだけとなった。患者は長い昏睡ののち死亡した。（1895年5月29日）

剖検所見

大脳全体として高度な萎縮はみられないが，血管壁は極めて肥厚し輝裂している。脳硬膜は著しく肥厚し，両側ともに後頭葉の外側で固く癒着しているので，大脳を取り出す際に破損した。癒着部位は両側ほぼ対称的で，その部分で大脳表面は著しく陥凹し，脳回は萎縮していた。

左半球では，第Ⅰおよび第Ⅱ後頭回の下をくぐって角回に達する1クローネ硬貨ほどの大きさの病巣が認められた。

この病巣を通る水平断では，その部の髄質はすべて嚢胞化し，それは角回髄質の大部分を占め，後角の外側壁に達していた。後角は著しく軟化し，後方と外方に向って破壊されているので，その変化は所によっては外側の皮質領域に2 mmにまで近づいていた。これは明らかに髄質の広範な損傷の結果である。これより下方の下角への移行部を通る水平断では，この嚢胞はもはや認められない。他方，舌状回脚部近くの平行溝の下の髄質に二つの小病巣が認められた。

右半球では，後頭葉外側表面に対称的な病巣があり，若干大きい。この表在病巣を垂直に通る断面では左側と類似した所見が認められる。すなわち，後頭葉の髄質内に楔状の病巣があり，それは後角の後部外壁に達し，とりわけ角回の，また第Ⅰ，第Ⅱ後頭回の下をくぐっている。全ての病巣には局所的壊死の原因となった血管の塞栓がみられる。この軟化は，両側ともほとんど選択的に主として髄質を破壊しており，その一方では以上に隣接する細い髄縁（固有線維）をもった皮質が保たれている。

視神経は肉眼的には両側とも膝状体まで損傷されていない。

連続切片の検索

右半球の後三分の一が前額面で，左半球は水平断で顕微鏡的に検索された。以下の切片はヘマトキシリン（WeigertとPal），カルミン，ニグロジンで染色された。

以下に述べる切断面は図に示した。

1. 脳梁膨大を通り，それと歯状帯とが側副溝前端で合流する部分を通る横断面（切断線1，図1および2）。この断面では脳梁線維の中央にえんどう大の細長い変性帯域が認められる。大脳表面の内側面および凸面は完全である。

図1

図2

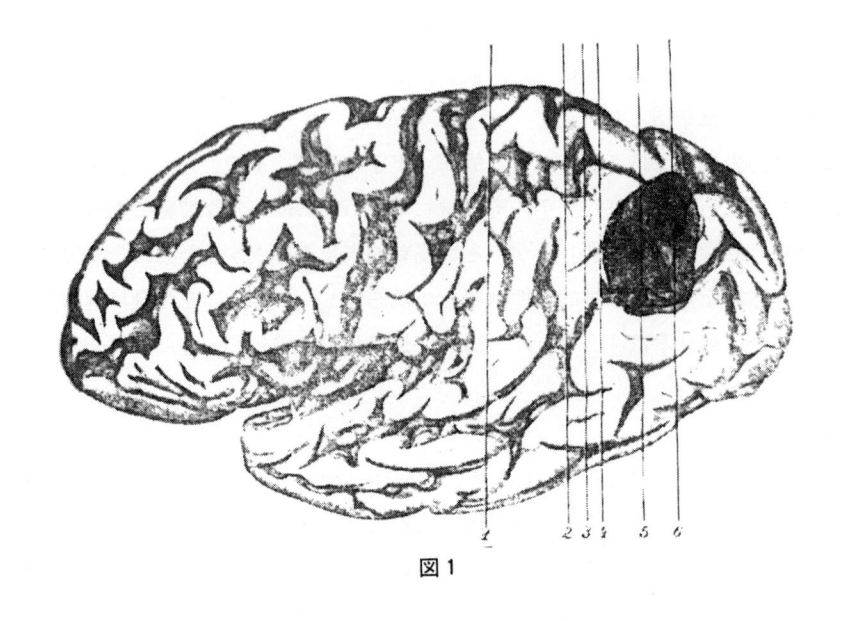

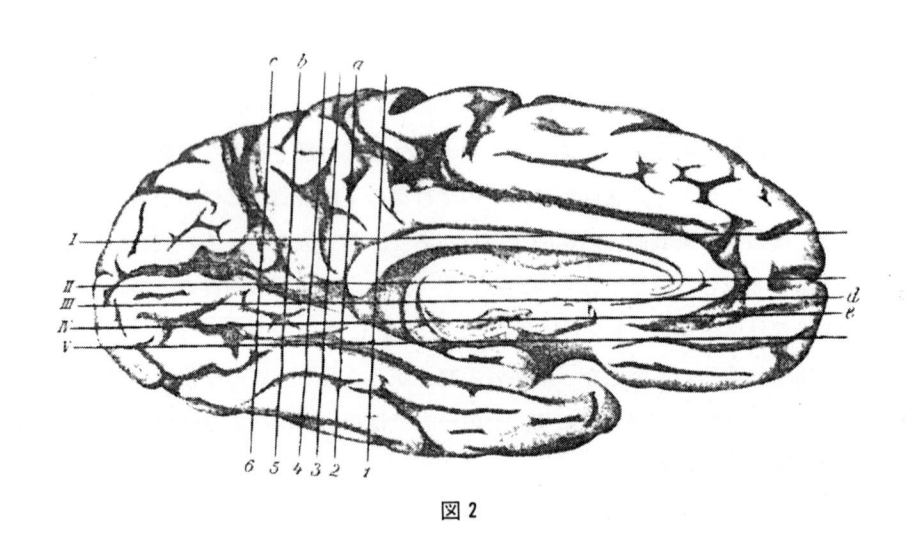

　線維路では，脳室外壁の中央の高さで投射線維と下縦束の変性領域が明瞭で，それは直径約4 mm の四角形である。この領域は細い変性の線条として続き，壁板の外で放線冠の線維領域に接しており，脳室壁の底面にまで達している。放線状の脳梁体の外側および腹側の，頭頂回の断面近くに二つの不鮮明な変性帯域があり，これをわれわれは前頭—後頭束および弓状束の連続とみなした。

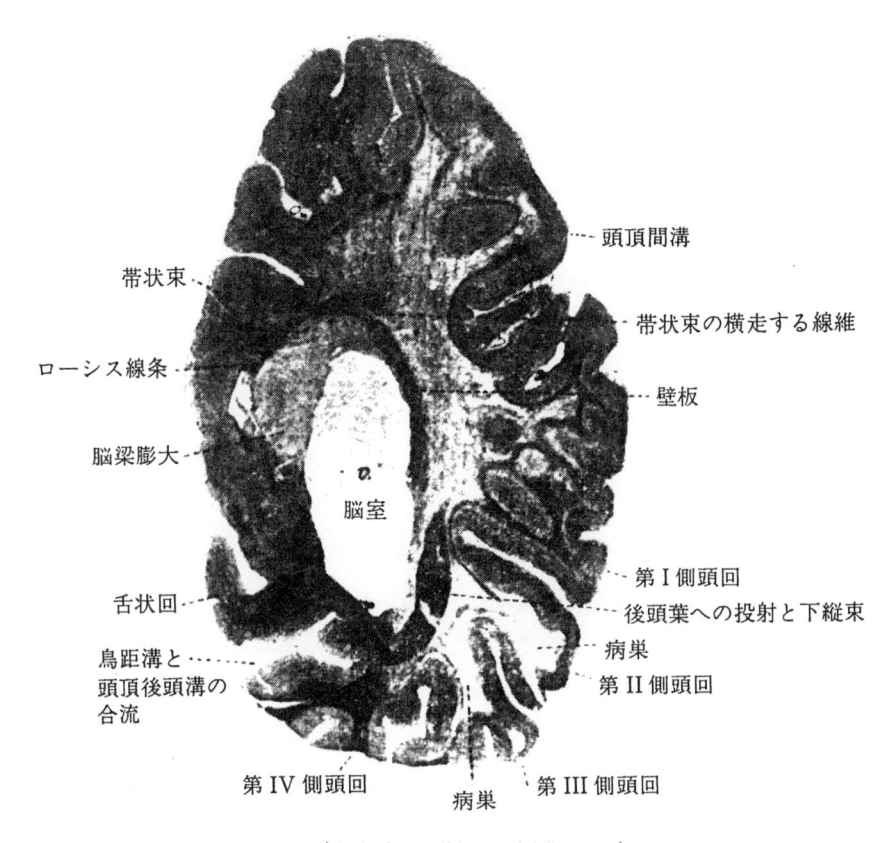

図3．a（右半球　切断2．症例メルツ）

　側頭葉底面の紡錘回前部の髄質は，とくに軟化巣が認められないのに，異常に透明化してみえることを述べておかねばならない。
　2．脳梁体後部と脳弓の屈曲部前で切断をした（切断線2，図3 a）。この断面では，ここにある脳梁は腹側の小部分（鉗子下部）を除き，変性している。これに対し，外側壁では透明な壁板に黒く染まる多くの神経線維が混じている。それらは内側から屈曲し，一部は帯状束の線維に由来すると思われる。凸面の上部の髄質は固有線維に至るまで完全に荒廃しているので，後者の線維はヘマトキシリン染色でインクの線のように黒く目立っている。変性は脳室壁外側中央部の前から上方に向い，放線冠と下縦束に及んでいる。
　脳室底の外側に新しい軟化巣が確認される。それは第IIおよび第III側頭回の髄質をほぼ完全に破壊している。それは，小軟化巣と連続しており，脳室壁の下部で放線冠と下縦束を完全

に遮断している（図3a，横走線維）

　3．楔部の起始，脳弓の後方の屈曲部と視蓋条，および帯状束の間の断面（切断線3）。

　脳梁鉗子の上部自体は，その下部（小鉗子）近くまで完全に変性している。この線維束の上部は横走する線維を外側に送っているが，他の線維が極めて粗らなため，それは明瞭に見える。半球上部の髄質は凸面では固有線維に至るまで完全に線維を失っている。

　脳室壁外側の上，2/3においても，放線冠と下縦束の線維は完全に消失している。壁板はこの部分上方へかけて正常に染まるわずかな線維に占められる。第II，第III側頭回の髄質はここでも完全に軟化し，これと同じ高さで細い変性帯域が，視放線と下縦束とを，脳室近くに至るまで分けている。内側の壁板は脳室壁の下端までよく保たれている。そこからは外側に向って，非常に細い変性帯域が内側壁の投射線維の領域までひろがっている。

　4．脳弓後端と楔部の起始部（切断線4）。

　脳梁膨大の上部では多くの有髄線維が保たれている。脳室の天蓋では完全な変性が認められる。半球上部の脳回，とくに頭頂後頭間溝の下方の髄質内には大きな軟化があり，これは脳室近くまで達している。しかしおかされていない皮質領域の固有線維は完全である。

　側頭部では，上述の軟化と物質欠損は第II側頭回に限られる。外側の壁板は変性し，内側の壁板は脳梁鉗子の大部分以下で完全である。変性の細い線条は下縦束と視覚路とを分けて，前に述べたのと同様のひろがり方をしている。内側面後方の回（舌状回と紡錘回）の髄質は暗く染まり，髄質の線維がよくととのっているが，投射路の中層は例外であり，変性した細い線条となっている。

　5．鳥距溝と頭頂後頭間溝の合流点の後方約0.5cm後方で，楔前部を通る断面（切断線5，図4b）。この断面では半球の凸面部の皮質下の破壊がもっとも広範である。

　全髄質は後角の天蓋から上方と外方に向ってひとつの空隙と化している。その部の皮質は一部，保たれているが荒廃している。軟化は外側から大鉗子の残部と脳室壁の近くまでおかしている。

　この大鉗子の残部は，ここでは完全に軟化，変性している。視覚路と下縦束とは脳室天蓋の下1cmの高さのところで中断されている。前述の変性した線条は脳室の下で鳥距溝まで屈曲し（同上，図4b），舌状回の投射野をほぼ完全に占めている。

　舌状回の髄質全体はすべての大脳部分のうちでもっとも良く染まっている。Vicq d'Azyrの線条は鳥距溝の内で保存されており，壁板も同様に脳室下壁と内側壁から大鉗子近くまで保たれている。

　楔前部の髄質は固有線維に至るまで甚しく透明化している。下部の髄質，とくに下側頭回と紡錘回のそれはかなりよく保たれている。

　6．後頭極から3.5cmはなれた楔部を通る脳室末端部での断面（切断線6，図5c）。この割面でも軟化巣が大部分を占めており，それは上後頭回を破壊し，くさび状に下方と内方へ脳室末端の線にまで延び，脳梁領域の上外側部をもおかしている。

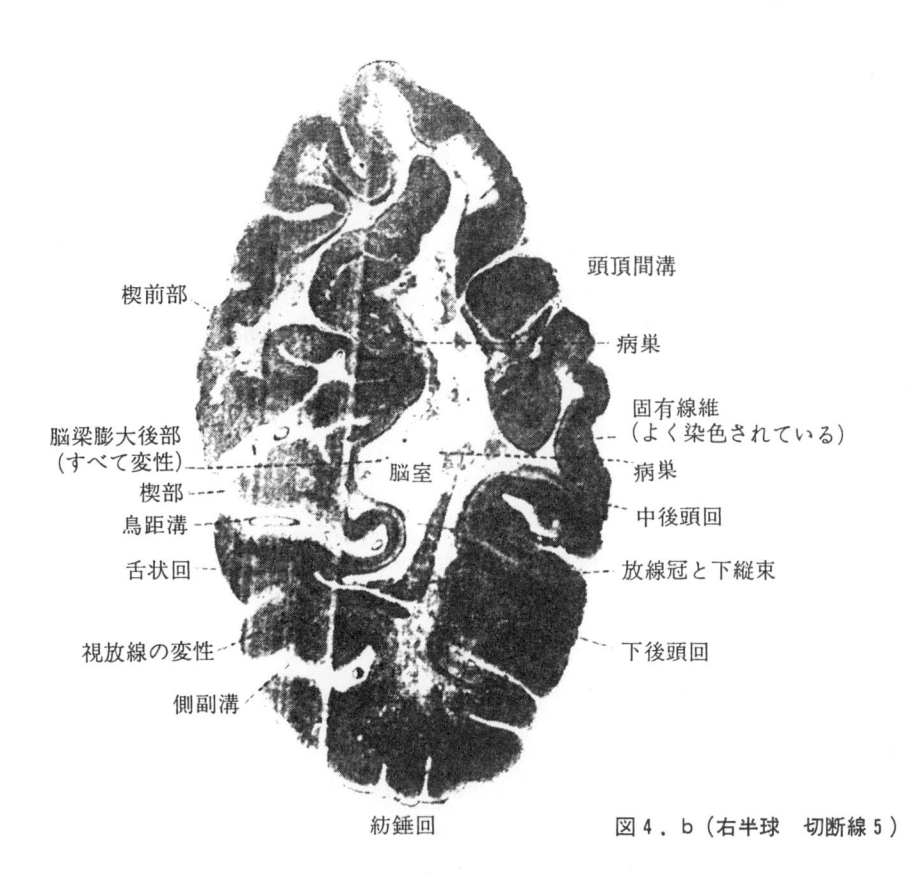

5章B 皮質盲および皮質聾の否認 763

図4．b（右半球　切断線5）

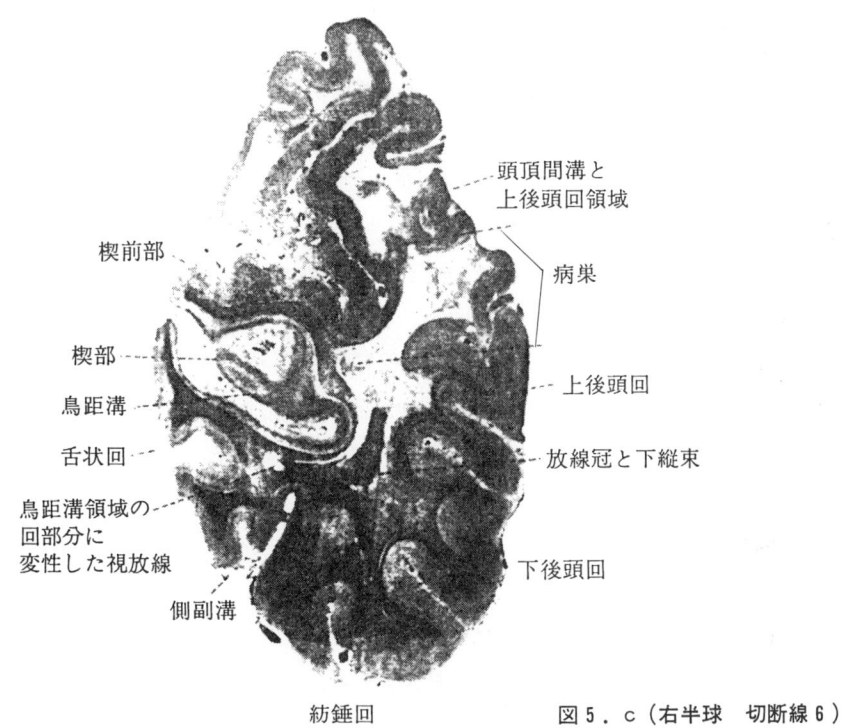

図5．c（右半球　切断線6）

この部分では，内側部とくに鳥距溝の上・下唇と下部とが良く染色されることが示される。脳梁線維は内側壁板の薄い被覆に至るまで破壊され変性している。

　投射線維と下縦束はこの断面では垂直の外脚と水平の内脚よりなる鉤を形作っている。

　割面の中央部には上方の軟化巣が達しており，それは上方に向かって突然とぎれている。後角はここで，前述の鉤の内側をほぼ平行に走る癒合線となって輪廓づけている。脳室の下で内側に向かって走る上述の変性帯域はほぼ完全に舌状回の内にあり，明るい，ほとんど線維のない帯域として，投射線維の区域内で周囲から浮き出ている。顕微鏡の弱拡大では，内側壁の部分に上から非常に細い変性帯域が下降し，それが上述の舌状回の明るい領域と結合していることが明らかに認められる。

　鳥距溝の基底の髄質の層は，つまり以下の部分から成る。

①．鳥距溝の回（鳥距層）の固有線維。

②．軟化巣から出発する投射系の変性した帯域。それは頭頂後頭間溝の基底部から内側壁を下って，

③．舌状回の変性した広い投射領域に合流する。

④．脳梁線維による極めて薄い壁板苔は，脳室線と平行して，脳梁膨大から舌状回の線維に至っている。

　割面の肉眼的観察で明らかなように，前述の楔形の病巣は後方に向かって急に小さくなり，後頭極から2.5cmはなれた後頭回は損傷されていないように見える。

　左側脳の水平断に関しては，以下の断面で簡単な記載をしておきたい。

　1．脳室天蓋の上で脳梁鉗子の水準近くの切断（切断線 I ）では，後外方に病巣があり，そこではその病巣は角回と上後頭回の高さで後頭葉髄質のほとんどすべての線維路を広範におかしていることが明らかであり，それに向かって位置している楔前部の髄質が約4mmだけ保たれているに過ぎない。病巣外側の皮質領域は所々で ―― とくにヘマトキシリン染色の切片で明瞭だが ―― その髄質が完全におかされている。ひとつの回から次の回へ行くU字形の固有線維の一部のみが保たれ，前額断と同様に暗く染まる細い線条として，はっきりと孤立してきわだっている。

　後頭葉の後端と内側面の回は比較的よく保存されている。角回の最後部と第 II 後頭回の一部は完全に破胞化されている。後頭葉の髄質の大部分は褻胞化し，その前方は脳梁鉗子の前面，後部は頭頂後頭間溝の前面に達している。この病巣は脳梁鉗子が拡がった領域の最後部もおかしている。

　2．内側は視床の中央を通り，外側は弁蓋部の辺縁を通る切断では，前述の病巣はその末端となっている（図2，切断線 II ）。

　後角はひどくおかされ，その壁は所により外側の皮質領域に2mmの所まで接近している。これは明らかに，広範な髄質の萎縮の結果である。

　後頭部の外側凸面の髄質は高度に透明化している。内側面の髄質はかなりよく保存されてい

ると思われる。脳室壁の壁板（外側の）は尾状核に至るまで完全に変性している。

中枢性の放射路（一部視覚路）に関しては，この断面では以下の所見が記される。

視床枕はそれ以外の視床神経節に比較するとかなり明るく，線維に乏しいと思われる。

そこから後方に矢状方向にこの伝導路の細い（幅1mm）小束が走り，それは後部で急速に減少し，脳室の中央の高さで個々の線維となって終わり，変性領域にとってかわる。そこから脳室末端までは，視覚路の平面内で再び有髄線維の細い線条がみられる。

後角末端へ後方に長く延びる癒着帯が認められ，そこには無瑕の脳梁線維が終わっている。放線冠の外側に接して広い変性領域がある。ここで水平に合流している楔部の髄質は，視放線に相当しているその中部の領域のみ線維の欠けた線条となっている。

水平断においても小軟化巣が見出されることは注目しなければならない。第II, 第III側頭回の横断面と類似した位置および被殻の後端である。

下縦束は外側壁のところでは薄い線条の形で痕跡的に認められ，この切断面では脳室壁の中部から後方にかけて見ることができる。

3．外側膝状体および大脳脚底が内包へ移行する部分を通る断面では，後角が著しく拡大しているのが明らかである（切断線III, 図6 d）。外側膝状体の周辺，すなわちWernicke領域下部は正常対照脳に比較すると，後部と外側部がやや褪色している。そこから視放線に一致して，無瑕な線維の広い線状が脳室外側壁を後方に延びて，脳室の中央の部分で側頭回内の小病巣により遮断されることなく（図6 dの病巣），変性領域へと置換される。

この断面で，内側壁はすでに鳥距溝の下に当り，舌状回では投射系の領域内には明るい変性した線条が認められる。それ以外の内側壁の髄質は良く保存されている。

外側膝状帯は著しく縮小し，その内部は線維に乏しく萎縮している。

下縦束前部（平行溝の高さ）はわずかばかりの線維によって辛うじて認められる。ここでも脳室壁外側の後半で細い，暗い線条の小束の残部が始まり，後頭極の近くまで追跡することができる（図6 d）。脳室壁の外側の壁板は，ここでも完全に変性し，脳室の癒合線の領域で初めて壁板の部分はふたたび有髄線維でみたされる。内側の壁板は無瑕である。

凸面の髄質はSylvius溝まで一般に線維がやや乏しくなっている。

外側膝状体と大脳脚底外側部との間には，この断面では2 mmの幅の小束が見られる。これは四丘体の部分から来て被殻の後端にまで走り，そこから後方にWernicke野の外側をまがる（図6 d）。われわれはそれを赤核と大脳皮質とを結ぶものと考えている（Dejerine）。

4．外側膝状体下部，視索，前交連を通る断面（切断面IV, 図7 e）では，放線冠にあたる後頭葉の線維が周囲より深く浮き出て見えるが，脳室の外側の部分では完全な分布で後方に走っている。しかし，脳室壁の外側後1/3の部分ではこの小束はほぼ完全に消失し，広い変性領域にその場所をゆずっている。

外側膝状体の下部に病的変化は認められない。ここから出る視索の線維は暗く染まり，変化を示していない。前交連は対照脳の該当切片よりかなり明るく染って見える（図7 e）。

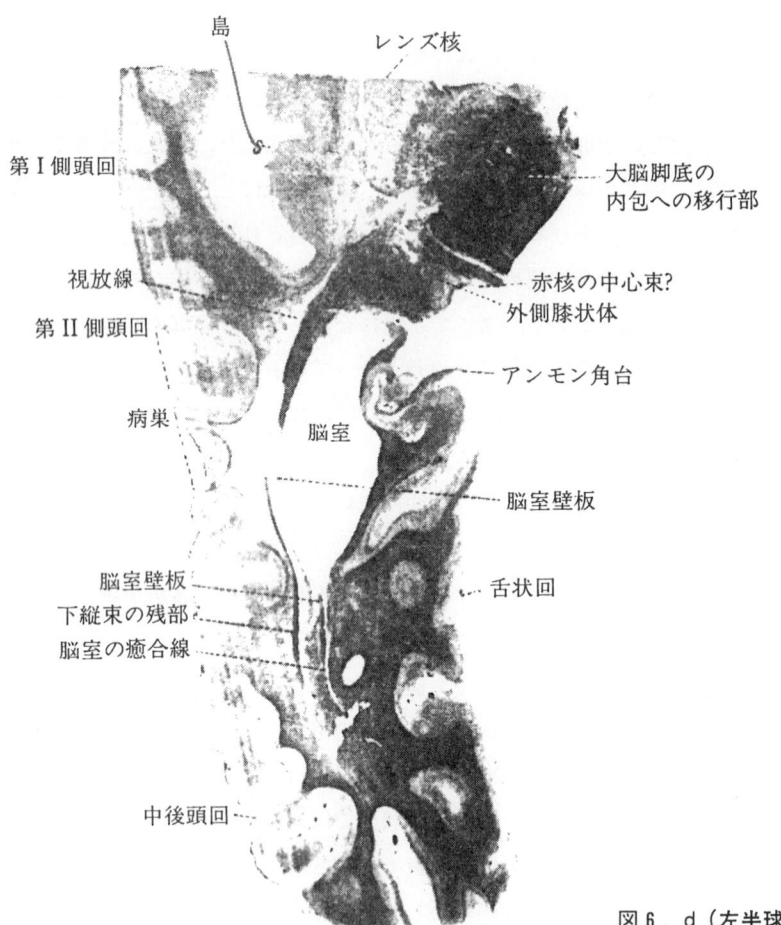

図6.d (左半球水平断　切断線 III)

　下縦束はこのような低い高さの断面でもひどくおかされており，細いとぎれとぎれの線条として見ることができる。これは後角後端でも正常の幅にならない。この断面では，前述した第III側頭回の小病巣が脳室外側壁のほぼ中央に達し，一部は下縦束後部を通り，投射放線の線維束に達する（図7 e，病巣）。脳室外側壁の壁板はここでも後角末端の前0.5cmまで完全に変性している。それ以外の後角の壁板とくに内側のそれはおかされていないようである。

　半球の内側面に関しては（その大部分は舌状回に相当する），放線冠に相当する領域が正常対照脳に比べると著しく淡く染まって見えることが強調されるだけである。その他の髄質は正常に見える。

　後角の下の低い断面（切断線 V）では，凸面においてのみ髄質の変性がみられ，それは第II，第III側頭回に相当し，繰り返し言及した小病巣とそこで接続している。以上の簡単な記載に加えて，楔部，舌状回，後後頭回を通るすべての断面において，Vicq d'Azyr 線条が保存されていることを記しておくべきであろう。

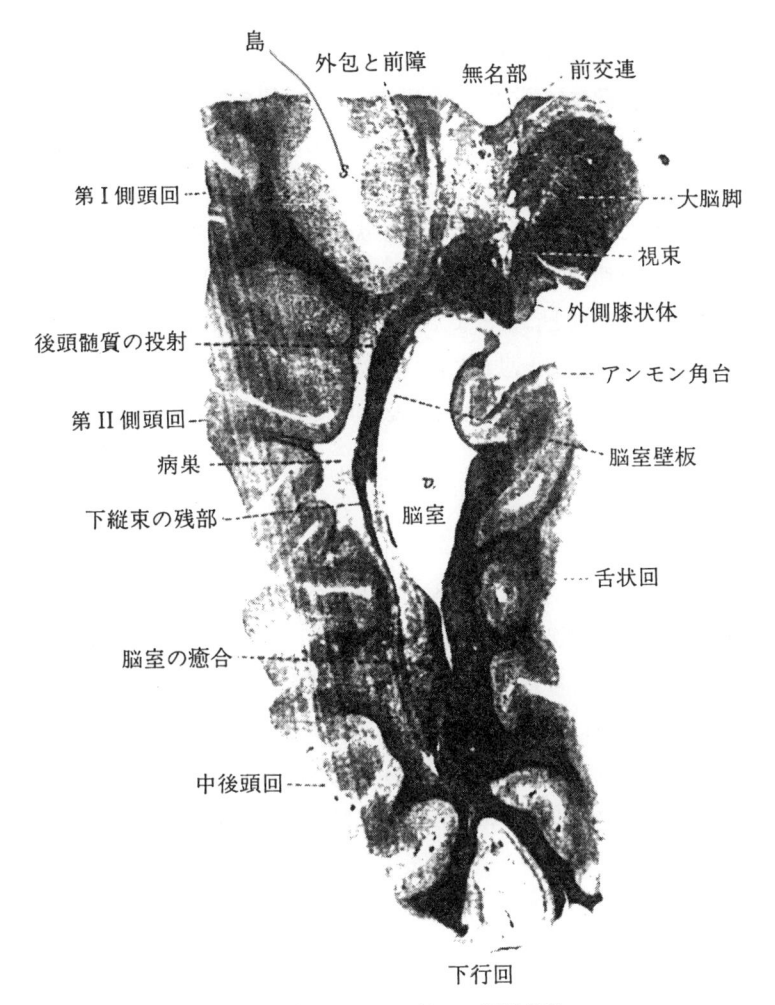

図 7. e（左半球水平断　切断線 Ⅳ）

　　ここで解剖ならびに顕微鏡的検査の結果の要約をしたい。
　後頭葉凸面では，角回後部の第Ⅰ，第Ⅱ後頭回の，表面から認めることのできる損傷のほか，この水準で後頭葉がそれ以外の脳葉と結んでいる線維路の大部分が障害されている。すなわち，ここに存在する弓状束の線維と，まだ十分に検討されていない，前頭葉との連絡路（前頭後頭束）を損傷している。
　後頭葉皮質領域を相互に結ぶ伝導路，とくに垂直ならびに横走する後頭束についても同様のことが言える。短い皮質の連絡路，固有線維はかなりよく保たれている。
　さらに，視床および外側膝状体の投射線維は上方の大部分が完全に遮断されている。これは上方の大病巣と側頭回後部の小病巣との双方にもとづいている。
　下縦束の大部分は，同じ場所でこの両病巣により破壊され，その先は変性，萎縮している。
　視覚路の中枢の終末部位，すなわち楔部と鳥距溝自体に損傷はないが，視覚路は下行性に遮断され変性しており，この皮質の部分では視放線に変性した帯域として認められる。このよう

な意味で，本中枢は末梢から離断されている。

　最後に，脳梁鉗子の後部は両側で大きな病巣により破壊され，それによってこの線維系の展開部は脳室外側壁の部分で変性している。つまり，両側後頭葉の相互の連絡は絶たれていることになる。

　皮質下の部分については，視床後部と外側膝状体は両側とも著しく萎縮している。これに対して，視神経伝導路は顕微鏡的検索により正常である。後頭葉内側の脳部分，なかでも脳室内側壁の壁板と帯状束の展開部とは最もよく保存されている。後者の線維束は後頭葉外側で壁板の形成に明らかに関与していると思われる（そのほかに帯状回は内側面から大脳凸面へと横断し，次第に扇状に展開して放射する線維束と認められる）。この線維束は下行途上で部分的に離断されている。

症例についての意見

　本例では対称的な後頭葉の病巣により両側性半盲が出現したことは明らかであり，若干の期間は最小（黄斑部）の視野が保たれたが，やがて次第に中枢性全盲状態に陥った。状態のこの悪化や黄斑部視野の喪失は，もちろん新たに生じた巣疾患によるものではない。

　初期に患者がある対象物に対して精神盲でありながら，ある対象物を確実に見，認識し，呼称した事実は矛盾するわけではない。このような状態はわれわれが観察しているうちに悪化し，彼女は全盲となった。視覚的空想（Wilbrand）と視覚的追想能力は完全に消滅したわけではない。

　前述した臨床症状と大脳の解剖学的所見とを比較してみると，まず凸面上部の両側の大きな楔状の病巣と，側頭回後上部の小病巣とによって，中枢性視覚伝導路がその経過途上で損傷されているといえる。今日のわれわれの知識では，中枢性視覚伝導路の大部分が脳室の下で外側から内方へ曲がることは確実なので，本例では中枢性視覚伝導路の離断と視覚印象の伝導の遮断に関しては，下方の小病巣の方が重要かつ実質的にはたらいているにちがいない。

　Henschenによれば，後頭葉への投射のうち，すべてが視覚印象の伝導に役立っているとは考えられず，視覚機能に役立つのは，矢状に走る後頭葉髄質線維のうちで4～5 mmの線維束のみだという。

　しかし，上記の著者はこの線維束はわれわれの記載した小病巣の水準，すなわち後角外側壁で第I，第II側頭回の高さにあるという。

　前述した病巣は，視放線の大脳皮質中枢の座と認められた部位，すなわち後頭葉内側面を破壊しているわけではなく，この部位は脳室の上下で視覚系の末梢の部分から遮断されている。

　ここで，他の類似症例でも記述された（Magnus, Sachsほか）ひとつの症状について簡単に述べてみたい。われわれが検査した患者の場合，空間の見当識の障害が認められ，それは眼球あるいは視神経疾患による盲目で観察される程度を越えていた。対象物の位置の判断が障害され，何度教えてもそれが覚えられなかったばかりではなく，症例メルツの場合には場所的性格

をもった聴覚の一部も消失していた．音響や騒音に対する聴力は異常に障害されていたわけではなかったので，このことは非常に異様であった．空間内で方向を定めることも不可能となっていたが，この機能は該当する運動感が主として問題なのかもしれない．触覚の定位のみは正しく，自己身体の末梢の見当識は障害されていなかった．この興味ある症状について，ここでこれ以上言及することは，残念ながら断念せざるを得ない．

　両側の聴覚の中枢部が破壊された次の例では，この失見当識という症状は観察されなかった．側頭葉の破壊では見当識も身体バランスも（人間の場合には）障害されないように思われる．第8脳神経の末梢の走行では，空間覚[原註5]の神経伝導路である前庭神経が三半規管に走るのだから，このことはますます奇妙である．この臨床的事実から前庭神経の連続が中枢の走行中にはなく，蝸牛神経のそれから非常にへだったところで分岐し，中枢の視放線に接近しているのか否か，という当面の疑問が生じる．われわれが次の症例を考慮してとくに強調しておかねばならない症状は，患者が自己の盲目に無自覚という事実である．メルツは彼女の失明に対して精神盲であった．つまり，彼女は言葉がときどき出てこないことに苦痛を感じる一方で，大脳機能のその重大な欠陥を精神的には評価しなかった．

原註5）この際，「空間」とは包括的な語であって，あらゆる感覚領域からの感覚が空間表象の基礎となっていることを忘れてはならない．

　患者自身が注意を向けないというこの症状，すなわち中枢性視覚障害の無自覚は，確かに後頭葉の損傷に際してしばしばみられ，これまでの文献の報告よりかなり多いことも確かである．周知のごとく，失明者の陳述はその原因が眼球自体か，皮質下領域か，あるいは大脳皮質にあるかによって，非常に異なっている．視力喪失の原因が末梢の場合には，欠損視野内の「灰色の雲」「白い拡がり，黒く暗い視野，赤い色」などがときどきそれを警告する．すでに，Johannes Müllerは「黒く見えること」と「見えないこと」とを区別している．それ以来多くの著者によって，視覚路の皮質中枢の損傷においては，質的にまったく独特な盲目が起こることが強調されている．

　Dufour[原註6]は一側性の視野欠損を呈する患者が，視野の欠乏感を失うこと（Hemianopsie nulle）を強調した．彼が視覚路の中枢と末梢（皮質下）の遮断の鑑別診断にこの欠落症状を利用したのはもっともである．いずれにもせよ，彼は障害部位が皮質の場合には，患者は特定の感覚が存在しないことに直接的には気付かないと述べており，彼は患者が欠陥を自覚する可能性を完全にではないが，排除していると思われる．

原註6）Sur la vision nulle dans l'hemianopsie. Revue médicale de la Suisse romande, 1889.

　同様の考え方はFriedlich Müllerの非常に価値ある業績（本誌24巻）にも見出され，彼は後

頭葉凸面の損傷に際しての盲目の，精神的随伴症状を詳細に論じている。

さらに半盲の視野内に幻覚が出現しうることが知られている（Pick, Wilbrandt, Henschen）。この症状は後頭葉皮質が保存され，半盲が皮質下性のとき生じるとされている。

視覚路を皮質の近くで，あるいは皮質とともに破壊するような脳損傷の際には，何らの代償知覚がなく，欠損視野内に何も見えないということは理にかなうと思われる。

患者とこの視野欠損との関係は，ある意味では正常に存する盲点の場合と類似している。それにもかかわらず，一側性の皮質損傷による視覚障害が本人にはまったく気付かれず，自覚されないという，おおいに尊重されてきた著者（Dufour と Friedlich Müller）の意見に，私は反対である。むしろ私は自分の調査や関連文献にもとづいて，楔部と鳥距溝自体の損傷は，半盲が常に自覚されないことの条件にならないと言うことができる。大脳皮質が共に損傷されることにより，該当する視野に対しては，客観的にも自覚的にも知覚が当然遮断され，その知覚と結びついている精神機能も絶えず新たな刺激を受けることがなくなる。しかし，他方では多くの患者は，この視野欠損に気付き，この欠損症状についての意見や理解を定めるため，さらに別の補助手段を用いる。つまり，患者には左右の知覚の相違を比較する可能性と能力とが残されており，また，少くとも過去と現在の状態を比較する能力が残されている。場合によっては，他の正常者との比較が自身の疾患を認識し，自覚させる可能性もあるだろう。この際には，記憶力と，結論を導きだす能力とにとくに重篤な障害がないことを要する。

私はこのように，後頭葉内側の損傷が推定される多くの半盲患者（うち 1 例は剖検所見あり）において，視野欠損に対する非常にはっきりした自覚があることを確認することができた。ここで文献から Vialet（centres cérébrales de la vision. 1893）による 1 例（症例 3 ）を簡単に引用しよう。60歳の知的な，ある男性が左後頭葉の疾患によって完全な語盲および書字盲となった。剖検により舌状回，紡錘回，楔部，後頭極および脳梁膨大の陳旧性損傷を認めた。

このような広範な皮質の損傷にもかかわらず，患者は機能欠損についてしばしば落胆し，4年を経てもそれに慣れることができなかったことが，病歴上目立っている。

これらの例とは反対に，文献上には患者が視野欠損をまったく自覚しなかったことがはっきりと強調される例も記載されている。そのような例として，私はここで Förster の教訓的な皮質盲の例を引用したい。この例は Sachs [原註7)] によって詳細な解剖学的検査がなされている。この症例の記載中には，はっきりと「進行する視野欠損の意識が失われていた」と強調されている。剖検によると，完全には対称的ではないが，両側性の軟化巣があり，それは楔部と舌状回のみならず，深部の髄質のうち，脳室の内側部と下部にあるすべての層を破壊し，そこには大きな側副溝と脳室壁の下にある下縦束の主要な部分が含まれていた。以上述べたことから，感覚機能の中枢性欠陥が患者自身につねに気付かれず，完全に無関知，無自覚であるためには，なおそれ以上の大脳損傷がなくてはならない，ということができる。

原註 7) Breslau の Wernicke の精神科クリニックの業績

第3例 原註8)

原註8) この記載については，この患者に従事された Boeck 博士（トロッパウ）に感謝する。

　ユリアーネ・ホッホリーザー，69歳，女性牧者。シュタイエルマルク州カルトヴァング出身。高度の錯乱と興奮のため精神科に収容された。当時は活発な病感があったが，それは後に消失した。患者の行動は数週のうちに次第に整ってきた。患者の到着直後から以下のようなことが確認された。すなわち，話しかけられた言葉を理解せず，さらにその方向へ顔を向けるとか，何らかの返事をするなどの反応を欠き，大きく拍手したり，大声で呼んだり，両耳の近くで大きな物音をたてたりしても反応がなかった。骨導によっても音感覚は生じなかった。患者はこの検査を理解もせず興味を示すことなく傍観していた。同時に，患者の自発言語もまた著しく障害された状態が持続した。彼女は考えを表現するのに，しばしば誤った語を用い，一部では正しく言いはじめた語を歪めた。例えば，verzeihens を verkeiens, übersehen を überwun, schlecht を schlach, Medizin を Mezin, Buch を Zus と言った。彼女の談話については，非慣用的な構文——その一部は文法的に誤った構文——がめだった。読む能力は比較的良く保たれていたので，これは身振り言語と共に検査，疎通の唯一の方法として用いることができた。彼女は一字一字読み，いつもというわけではないが，しばしば正しい語（発話像）へと達した。書かれた質問を発音できると，それを喜び，満足した。それでも，質問の意味を理解させ答えを得るまでにはながい努力と励ましが必要だった。彼女はしばしば音節や単語を反覆した。たとえば「カルトヴァングに私の場所場所 Platzplatz（勤務場所 Dienstplatz のこと）があります」と言った。一旦みつけた語をひんぱんに繰り返す傾向（保続）があった。

　患者は視覚的に周囲の人物を認識し，前に置いた対象物を一般に正確に呼称し，また，触覚や身体感覚について，さらには気管支炎や心筋変性にもとづく身体的な苦痛についてさえ正しい表現をした。近視（弱視?）について彼女は非常に多訴であった。

　聴覚に関しては，拍手，口笛，叫びのような通常の聴覚的刺激に対して，経過中に決して反応は得られなかった。しかし，この欠陥について患者は訴えたことは一度もなく，常に，そして完全に無関心なままであった。

　会話中も，彼女には質問が聞こえず，わからないことを決して自覚しなかった。その返事はその時までの思路の延長以外の何物でもなかった。筆談で聞こえるか否かを反復して質問すると，彼女は無邪気かつ興味なさそうに良く聞こえるとうけあった。ある時「ホッホリーザーさん，良く聞こえますか」と質問を書いたが，彼女はそれを読み，自分の名前の部分に眼をとめたままとなり，「そうです。そういいます。これが私の名前です」と繰り返し続け，質問に対する回答は得られなかった。注目すべきことは，患者は聴覚の重篤な欠陥にもかかわらず，自分が誤った単語をしゃべったことをしばしば自覚し，その訂正を試みたことである。

患者は化膿性気管支炎で死亡した。フェルドホーフ精神病院の剖検所見のうちから，私はここで問題となることのみを特に述べよう。その前に，資料を快く提供された同僚，Sterz 院長に当然述べるべきお礼を申し上げる。

解剖所見の概略

右側大脳は全体的に小さく，わずかに萎縮している。前頭部，上頭頂部および後頭葉の外面は正常の形態をし，脳溝も正常である。脳膜は容易に剥離できる。これに対し，Sylvius 溝より下の側頭葉では，第 I 側頭回がこの葉の尖端から縁上回までがひとつの細い線状に変化し，それは明るい黄色となって際立って見え，触れると軟らかい。この軟化は側頭極および後 1/3 では第 II 側頭回にも及んでいる。第 I および第 II 側頭回を分ける溝（平行溝）の基底では，第 II 側頭回の上面のほとんど全てが軟化していることが認められる。

Sylvius 溝が後方に行き，縁上回にかこまれる部分では，その下縁において，狭窄し軟化した第 I 側頭回の続きが頭頂間溝の近くまで延びている。この軟化がどれほど深いのかは外面からは確認できない。大脳内側面には病的変化はない。

右半球の肉眼的な断面は以下の通りである。原註9)

原註9) 脳はまず Müller 氏液で固定された。

1. 中心前溝の前と側頭葉前端の前を通る断面では，肉眼的にも，ルーペによる観察でも変化を認めない。

2. 2 cm 後方，すなわち中心回と側頭葉前部を通る断面では，前述した病巣が側頭葉髄質内に深く達していることが明らかとなる。第 I 側頭回上部は皮質，髄質とも完全に破壊され，第 II 側頭回の上唇も同様である。病巣はそこで 1 cm の幅で，脳室外側壁近くまで全髄質を穿通している。前障もこの大きさで貫かれている。他の側頭回（III, IV, V），島回，内包は病巣により直接おかされていない。

脳室外側の側頭葉上部からの線維路の投射はこの位置で完全に遮断されている。

側頭葉前方の尖端は病巣によってその下を完全にえぐられている。

3. さらに25mm 後方の，縁上回の起始と中心溝の上部後方を通る断面では，一見幅のせまい病巣は，深さを増すと拡がっていることがわかる。

病巣は第 I, 第 II 側頭回の後方の連続と縁上回を変化させている。それは頭頂間溝から細く始まり，下方に向って平行溝の下に達し，大部分が Sylvius 溝後部の内面をおかしている。それは内側に向い，長い線維束（下縦束）が集合している中心髄質の領域，すなわち脳腹壁〔Wand d. Hirnbauches〕のおよそ 1 cm 外側まで延びている。内側膝状体は著しく縮小している。

4. 頭頂後頭間溝の約 1 cm 前方にある後頭前溝の前を通る断面では，肉眼的変化はもはや認められない。

左大脳の外表は外観上右とほぼ同様の所見を示している。ここでも第Ⅰ側頭回はSylvius溝の下で非常に狭窄し，黄色に染まり，軟化している。軟化は側頭葉の尖端に向って減じ，これに対して後方は第Ⅰ側頭回に連続して縁上回の中まで狭く軟化した回が延びている。すなわち，縁上回下部と角回の一部が軟化領域に含まれる。平行溝の基底では，第Ⅱ側頭回の上面が同様に軟化していることが認められる。この病変は平行溝の起始部から後方に角回を越えて延びている。

すなわち，左側頭葉の変化は部位的には右側と対称的であるといえる。しかし，ここでは軟化は幾分軽度で，側頭葉前部は明らかによりよく保存されており，病変は髄質内にそれほど深く入り込んではいない。

この脳は顕微鏡的切片に切断され，通常のヘマトキシリン染色（Weigert, Pal）のほか，ニグロシン，カルミン，およびHellerのオスミウム染色で処理された。ここでは私は切片の記載と図示とをできる限り制限して，著しい変化を示し，かつその記載によって病的変化全体の概観が可能となるような断面を選ぶことにしたい。

顕微鏡的切片の記載

1. 中心前溝の前と側頭葉の前部を通り，内側では透明中隔後部と前交連を通る断面（断面Ⅰ，図8の略図）。

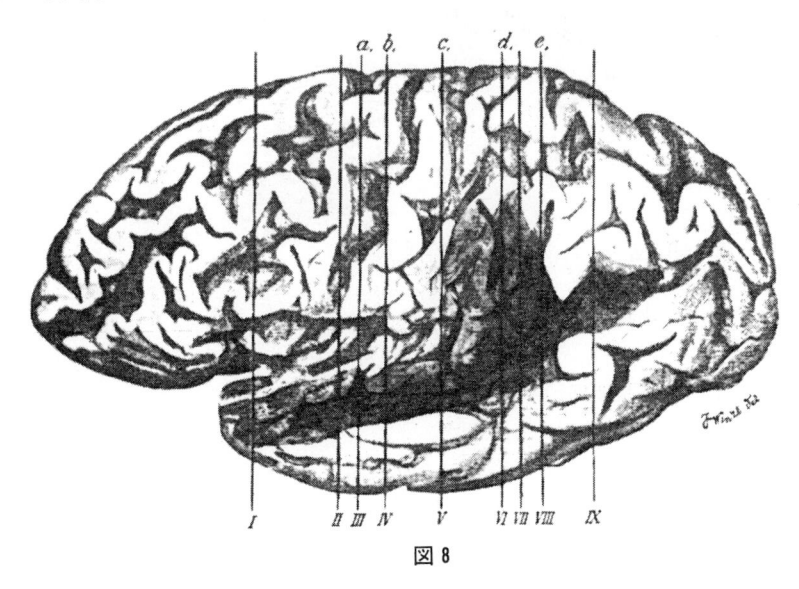

図 8

この断面では第Ⅰ側頭回の頂部のみが髄質投射の起始部まで軟化している。

側頭葉尖端の線維走行は間隙あるいは際立った変色を示さない。前交連は他の大脳に比較するとかなり細く淡い。嗅覚系に向う線維束のみが濃く染まって際立っている。脳梁，内包，外

包，いわゆる前頭後頭束の線維走行に変化はみられない．島の鉤状束は他の大脳より淡い．

　2．中心回の外側および下部と側頭葉の島への移行部とを通る断面．内側は透明中隔の後方で，脳弓が中心の中空灰白質を貫通する部分．視床の起始部（断面II，図8）．

　第I側頭回は強く軟化し，その頂部の髄質は荒廃している．Reil島の回の頂部から多くの表層を走る線維が扁桃核に延びている．

　鉤状束が前障の脚部を通り，外包と合流している．前交連は（比較的淡く，細い）断面としてみられる．

　脳幹の構成部分，大脳髄質の伝導路，脳底の視神経は無瑕と思われる．

　3．弁蓋と中心溝の中央を通り，内側では視床前結節，下方では扁桃核中央を通る断面（切断線III，図9a）．

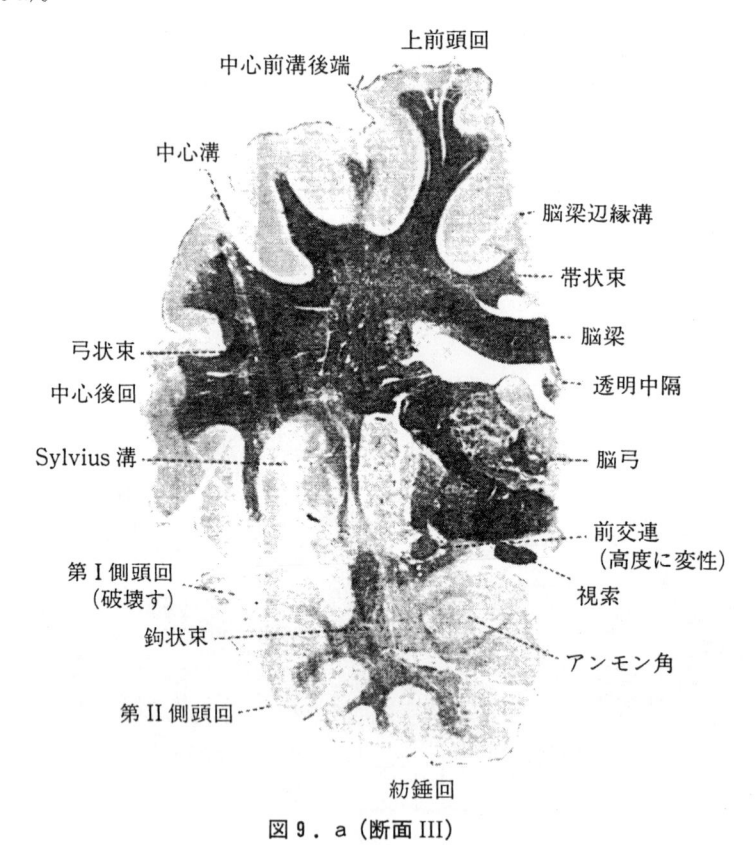

図9．a（断面III）

　第I側頭回は脚部近くまで，すなわちSylvius溝の下枝および平行溝まで変化し，軟化し，幅が狭くなり，わずかな神経線維のみが残存している．側頭葉の髄質は内側でも一般に非常に淡く染まり，全領域にわたって線維に乏しい．

　鉤状束は濃く染まった線維束として側頭葉の内に入っている．この線維束と前交連の間に幅4 mmの部分が残っており，そこでふたつの線維束が垂直に交叉している．すなわち，一方は

外包から下行し，他方のまばらな線維束はレンズ核の底部から側頭葉に延びている。後者は，他の断面でも追跡可能だが，扁桃核を通って側頭葉の伝導路に至る。これは視床脚部の下部（Meynert）の一部である。レンズ核，視床のような基底核は明らかな変化を示していない。視床（帯層）の線維被覆は大まかに言って幅が狭くなっていると思われる。内包内には変性した線維領域は証明されない。

外包から明るく染った線維の線条が前頭後頭束と線条体の近くまで連絡して延びている。

頭頂葉の放線冠から外側へ，中心溝の高さから水平な Sylvius 溝まで，ぼやけた明るい帯域があり，これはすべての対照脳よりも明るい。

この断面においては，ほとんど大脳を内側から外側へ横走し回に至る線維のみが見られる。矢状方向に走る線維（弓状束）がここでは脱落している。

ここで脳梁線維の拡がりについて簡単に述べておく。それは，半球の髄質に入った直後に，その上部が弓状に下方に延び，内包および外包からくる伝導路と——みかけの上だけだが——合流する。これに対し，線条体の上の脳室角に接する脳梁下部では，上方と内側の脳表に向って放射状に延びる線維が集っている。下部の線維は上へ，上部の線維は下に向かうので，脳梁鉗子形成ということもできる。多くの線維系の交錯するこの大脳の内側部において，何らかの成分が欠落しているか否かを決定することはできない。

4．頭頂間溝の起始部の前で，中心回の後下を通る断面（切断線 IV，図10b）。

内側は視床前結節の後端，下方は歯状帯の起始部の前。

この断面では，第 I 側頭回は完全に病的変化を呈し，隣接する島回と外包も 3 mm の幅で若干おかされている。さらに平行溝の全内面が融解しており，第 II 側頭回の皮質上部とそれに隣接する髄質もおかされている。

第 II 側頭回の下部では，皮質領域は保存されているが，固有線維のみがはっきりと際立っている。

脳室下角をかこむ外側の髄質領域は脱落し，残念ながら観察できなかった。側頭葉の回へ行く線維で保存されているものは，異常に淡いため目立っている。側頭葉の投射は，第 I および第 II 側頭回からは線維の供給を受けていない。被殻底部外側の外包の下部には裂け目のある横走する縦束が形成されており，その一部が鉤状束に属している。これは縦に走る線維束と交叉し，前交連および側頭葉投射の遺残に加わっている。

下縦束は，保存された部分に限るが，極めて幅のせまい，僅かに染色された線維のある部分となっている。これは次第に細くなり，アンモン角内側に達し，帯状束の暗い線維と次第に入れかわる。海馬回では，投射線維束のうち最も内側の，すなわち脳梁系に属するものは変性しているようである。これがここで記載可能な脳梁壁板の唯一の部分である。

頭頂領域の放線冠は，ここでもその高さの外側で，非常に淡い，ぼんやりとした領域に接しているが，これはもはや変性領域とは理解できない。脳梁はここでは上述の鉗子状の投射をはっきりと示す。内包ならびに基底核には認むべき異常はない。

776 失　認

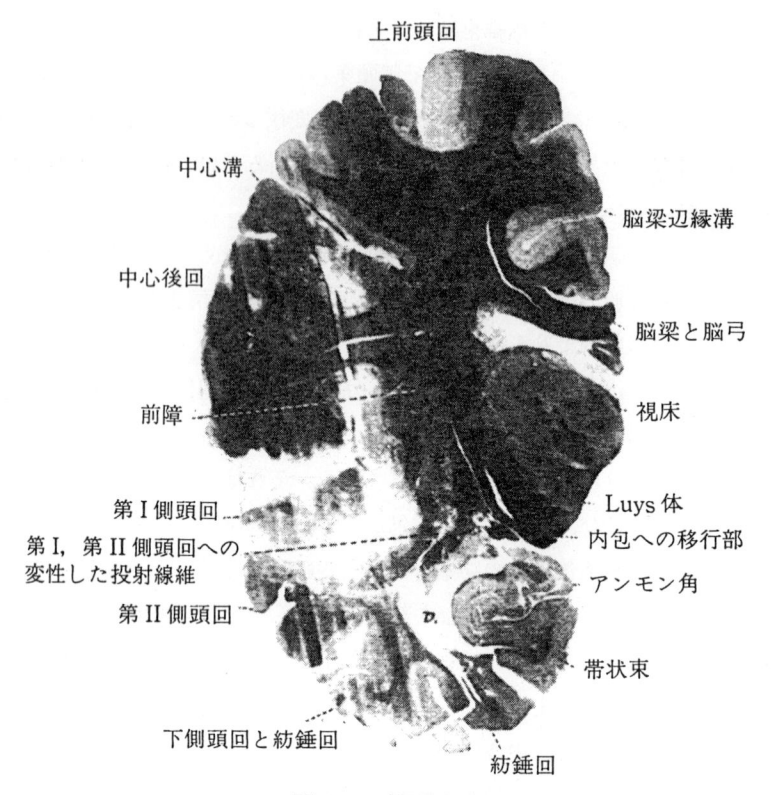

上前頭回
中心溝
中心後回
脳梁辺縁溝
脳梁と脳弓
前障
視床
第Ⅰ側頭回
Luys体
第Ⅰ, 第Ⅱ側頭回への
変性した投射線維
内包への移行部
アンモン角
第Ⅱ側頭回
帯状束
下側頭回と紡錘回
紡錘回

図10. b（断面 IV）

5．中心溝後端近く頭頂小葉を通る切断（切断線V，図11c）。

内側はレンズ核の鋸歯状端を通り，視床では垂直をなすMeynert束を通っている。

ここでは，Sylvius溝後部の内面をおおう皮質はおかされていない。これに対し，平行溝をかこむすべての壁は軟化，萎縮している。第Ⅰ側頭回の下半分と第Ⅱ側頭回の上半分とが破壊されている。この病巣は内方へ向い，矢状に走る下縦束の投射線維に達している。第Ⅰ側頭回髄質では上唇の固有線維のみが保たれている。上述の病巣から淡く見える帯域がまっすぐ内方へ向い，大脳脚底が内包へ移行する部分にまで延びている。それは前者の外側部を占めている（図11では明瞭ではない）。この変性した領域は外側膝状体の外側で，よく保存され，濃く染った側頭投射線維束により分けられている。後者は側頭葉の下部と中部に延びている。

われわれは第Ⅰおよび第Ⅱ側頭回の線維束（Türkの側頭束）が変性していると記述することは妥当であろう。

内側の第Ⅳおよび第Ⅴ側頭回の線維はこの断面では変化していないと思われる。外壁の壁板は，それが断面に含まれている範囲では，淡く褪色をしていない。

下縦束は第Ⅰ側頭回の高さからもっとも基底の部分近くまで細くなり裂けている。

Sylvius溝の上部では新たな表在性病巣がはじまり，頭頂葉下部の回を頂部において表在性に破壊している。この断面で，そこから広い変性領域が放線冠の弓部へと延びている。頭頂放

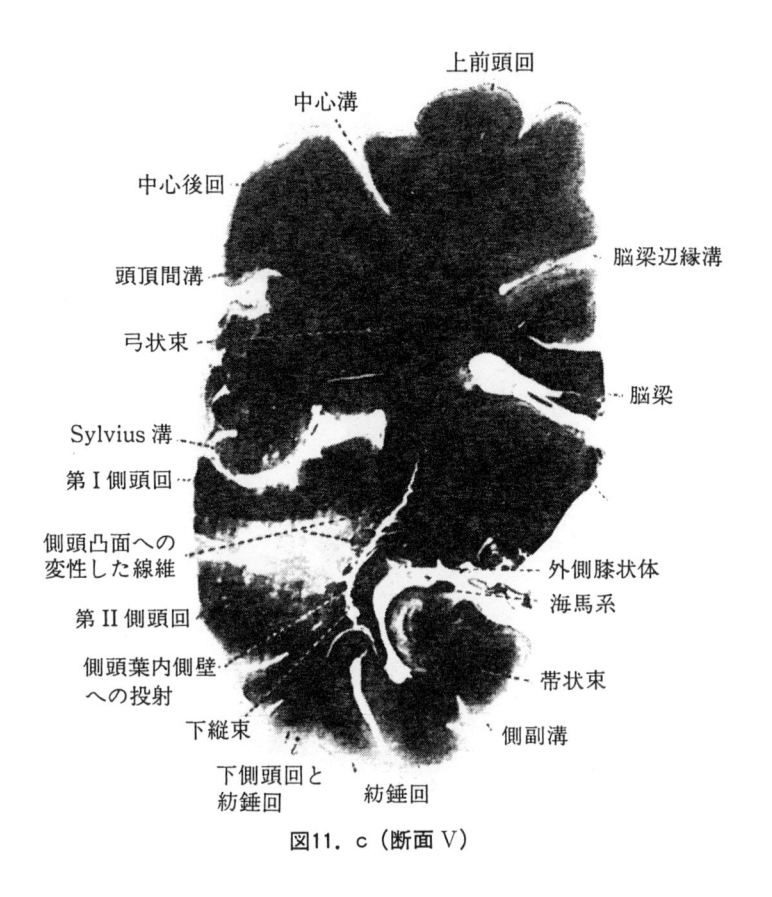

5章B 皮質盲および皮質聾の否認 777

図11. c（断面 V）

線冠では線維の脱落は認められないが、脳梁はその線維が弓状に内下方に曲がる部分（いわゆる前頭後頭束の外側）で、半月型の際立って淡く染まった領域を示し、それは正常な脳梁下半部へ散っている。視床はここではルーペで認め得るような著しい変化を示さない。原註10)

原註10) 皮質下神経節とくに視床核の他の染色法による詳細な顕微鏡的検査を私は保留した。内側膝状体は左側では、肉眼的な変化は予想外に少ないが、顕微鏡的には細胞成分の明かな崩壊と脱落がある。延髄の聴神経核では何の変化も認められない。

6. 頭頂後頭溝の切れこみの2.5cm前で頭頂後部を通る断面であり、その内側では視床の後部神経節と下方に屈曲する角質条に当たっている（断面VI、図8と図12d）。

第Ⅰおよび第Ⅱ側頭回の後端はここではほとんど完全に萎縮し、脱色している。この淡い領域は内方に向い下縦束に達し、この水準で下縦束はその内側に隣接する側頭葉投射もろとも、さらに淡くみえ、線維に乏しくみえる。

半球の下縁に位置する第Ⅲ側頭回も神経線維の脱落を示している。下角の壁板の染色と厚さとは、正常脳とわずかに相違があるのみである。

778 失　認

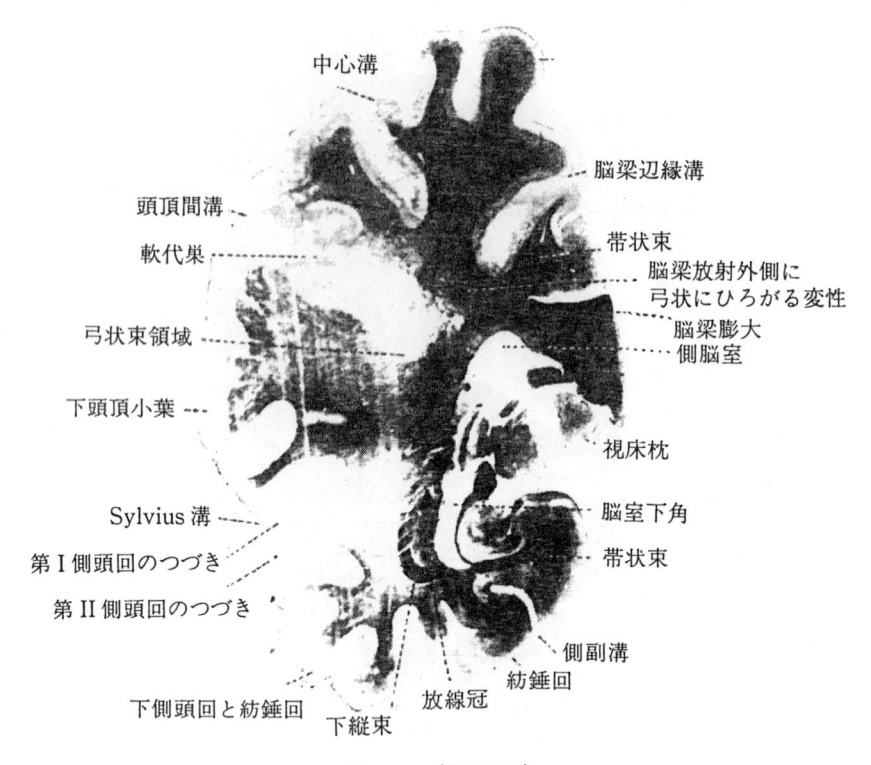

図12. d（断面 VI）

　上の病巣は頭頂間溝の基底にあり，内方に向かって弓状束の帯域と放射冠の一部を貫いている。頭頂間溝に接する上および下頭頂小葉の回は損傷されていないが，その髄層は淡く褪色している。

　脳梁線維が屈曲している弓は外側に面して約 2 mm の幅の淡い変性領域によって輪廓をえがかれ，帯状束まで延びている。

　無瑕の脳梁は下部の方が明るく染まっている。

　7．前の切断より 4 mm 後方の断面。後頭前溝が弓状をなす部分で，内側は視床の後方であって，脳弓が脳梁鉗子に向かって上行する高さに当たる。

　第Ⅰおよび第Ⅱ側頭回の後端はほとんど染色されず，萎縮している。それ以外の側頭回は損傷されていない。

　この萎縮した回の高さで，下縦束と放線冠内のところどころに淡い斑がある。

　上記の病巣は頭頂間溝の末端に入りこむ回の脚部のところで，完全に頭頂葉髄質領域に移っている。この病巣は頭頂葉の連合系と投射線維（弓状束と放線冠）を脳梁投射の近くまで分断している。脳梁が投射する弓状の線維から，上方へ頭頂葉内側まで，および下方へ壁板と後方の投射領域の間までに細い変性領域があり，後者は下方に脳室外側壁の下 1/3 に達している（図13e 参照）。

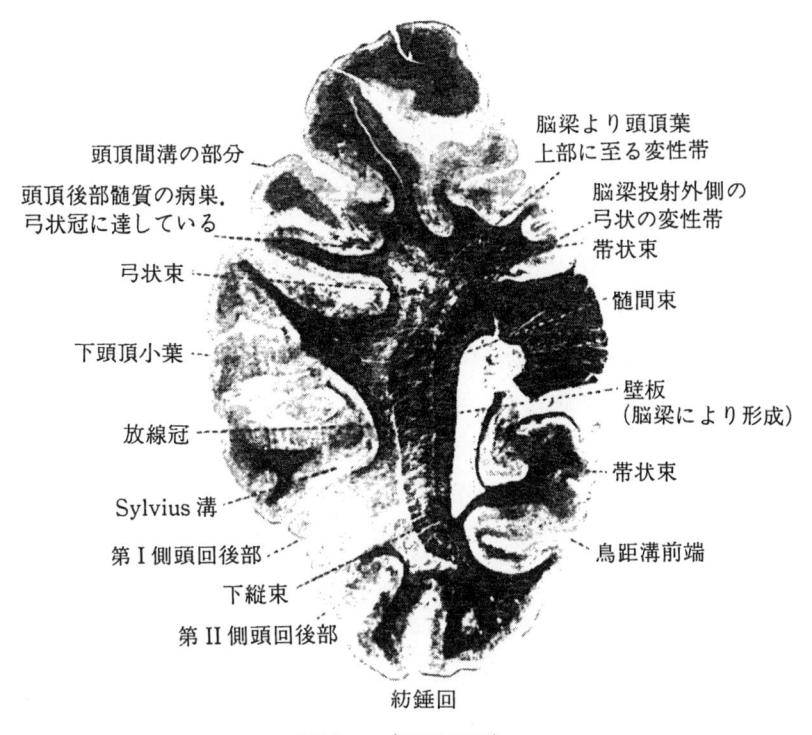

図13. e (断面 VIII)

　内方で壁板に面して，細いがはっきりと濃く染まった縦走線維層がこの変性領域の境界となっている（図6eでは帯状束の末端がある部分）。下頭頂葉の髄質は他の脳の対照切片と比較すると，より淡く染まり，線維に乏しい。

　8．さらに3mm後方の切断。外側ではSylvius溝の末端の後，内側では脳梁膨大部に相当し，そこでは後角が形成されている（切断VIII，図8および図13e）。

　ここでは平行溝の連続した両壁，すなわち第I側頭回の下部と第II側頭回の上部とが軟化している。この部から内方へ皮質の被覆線維が淡く染まっており，下縦束，後部の投射線維および壁板は，この高さにおいて，非常に小さな淡く染まった斑点を示している。

　上方の病巣はほぼ消失し，その位置の髄質は周囲よりなお，かなり線維に乏しい。脳梁投射の弓から起こった変性帯域のうち，上部は減少し，壁板を縁どっている下部はまだ細い線条となってかすかに見えている。これ以外の部分は壁板領域で消失している。変性帯域の上方は横走する線維，要するに帯状束から下方へ延びている縦走線維によって境界をつけられ，そして内側は上述の，間に拡がった細い，濃く染まった線維束[原註11]が境界となっている。

[原註11] 壁板の変性した，あるいはまた矢状方向の投射線維の消失した大脳においてさえ，この線維束が保存されていることを私は見出した。恐らくこれは帯状束に由来するもので，仮にこれを後頭髄質の髄間束（intermedullar Bündel）と呼びたい。

壁板も脳梁膨大下部も対照脳切片より著しく明るく染まっている。

後方の後頭葉を通る切断面では，第II後頭溝の走行に沿って，ところどころ小さい斑状の軟化巣が証明される。これは下縦束にまで達している。後角の末端の部分ではじめて完全に正常な所見となる。

この脳について上述してきた所見を簡単に要約したい。両側とも第I，第II側頭回と，その後頭葉に延びている部分とが血栓によって軟化している。この破壊は下記のとおりである。

　a）上述の皮質領域における神経細胞の大部分が消失。
　b）これらの回から基底核および大脳脚に至る線維系はほぼ完全に遮断されている。
　c）半球間を結合する線維は脳梁，脳梁壁板，前交連のいずれも著しく変性している。
　d）頭頂葉，前頭葉後部（鉤状束のみは非常に良く保たれている）およびそれ以外の側頭葉の回を連絡している短い連合線維は大部分が消失している。
　e）後頭葉と側頭葉を長線維で結んでいる下縦束は所々で遮断され，著しく損耗している。

このはっきりとした巣疾患の結果の解剖学的所見は，下頭頂葉小葉のほぼ対称的な軟化によって一層複雑になっている。この軟化は以下の部分を破壊している。

　1．頭頂後部の皮質の神経細胞領域。
　2．短い連合路。
　3．この皮質領域から視床に向う連合線維。
　4．上縦束（弓状束）の線維の一部。
　5．ここで投射する脳梁線維の一部。

簡単に要約すると，これらの脳病変は以下のような臨床症状をおこした。

本患者は両側聴神経とその神経核がおかされていないにもかかわらず，完全な聾であった。この完全な聾は，著しい語の貧困化と一貫してみられる語の取りちがえ（錯語）とを伴なうことにより複雑化していた。検査結果からみる限り，読み書き能力は完全には失っていなかった。彼女はかなり適切に周囲を判断したとはいうものの，知能は障害されていた。

この際非常に奇妙なのは，患者が著しい知覚認知の脱落すなわち完全な聾を自覚せず，この脱落症状をどのようにも評価しようとしないことであった。この患者はどのような聴覚刺激にも反応せず，知覚しないので，これを精神聾ということはできない。彼女は完全な聾患者というばかりではなく，これまで音を聞いたことのない聾患者のように振舞った。

彼女にはいかなる聴覚知覚もなく，さらにその欠陥にまったく気付かない。この点で末梢聴覚器官の破壊された聾の場合とはっきりと区別される。

これまでに報告された両側側頭葉の損傷例，大部分が聴覚の完全な喪失（皮質聾）を示している。それと共に，失語性障害と常に著しい精神症状とが出現する。すべての関連症例をここで詳細に述べて批判することは，この仕事の枠を拡げすぎることになるであろう。そこで，文献で知り得た症例のすべてを例挙するにとどめ，この症状については別に概観しよう。

Banks：（Dublin Quartery Journal of Ment. Science. 1865, February），Kussmaul, 言語障害（Störungen der Sprache）より引用。原論文は入手不能。Wernicke-Friedlander, 両側側頭葉病巣による聾の1例（Ein Fall von Taubheit in Folge von doppelseitiger Läsion des Schläfelappens.）Fortschritte der Medicin. 1883.

　反復する発作中完全な聾が出現，一過性右片麻痺，錯乱性言語を呈す。患者は指示に対して詫びるように，何も知らないと答えた。剖検では，左の側頭葉に，その前方1/3が保たれた形で，大きな損傷が存した。病巣を通る前額断では第Ⅰ，第Ⅱ側頭回全体と紡錘回の一部が新生物で占められていた。側頭葉の放線冠はそのすべての拡がりがおかされていた。

Hebold：失語症学のために（Zur Lehre der Aphasie）Arch. Psychiat. Nervenkr. Bd. 15, 1884.

　患者は感覚失語で，完全な聾のように見え，復唱不能であった。
　解剖学的検査では，左側第Ⅰ側頭回の神経膠細胞変性を伴う脳皮質炎であった。図によれば病巣は脳室近くと外包とに達していた。右側では肉眼的に側頭葉に同様の炎症が確認されたが，詳細には検索してない。

Luciani と Sepilli：大脳の局在（Localisation im Grosshirn, 1886），第36例，182頁．

　50歳の女性。患者は了解不能な語（錯語）を絶えずひとりで喋り，聾とは思われないにもかかわらず，聞いた語を理解しなかった（語聾）。
　剖検所見；左半球では第Ⅰ，第Ⅱ，第Ⅲ側頭回の大きな古い，黄色くなった軟化巣があった。右半球；第Ⅰ側頭回に三つの古い黄色の軟化巣。
　第Ⅱ例，205頁。51歳，女性。質問を理解しない。聴力は保たれているが語聾である。視覚は正常である。表現は不良である。
　剖検所見；頭蓋から脳をとりだすと，左側頭葉は右より幾分小さく，左側 Sylvius 溝周辺は右に比し扁平であった。脳膜を剥離する際，左の第Ⅱ側頭回の境界条〔Grenzstreifen〕で固く癒着していることが明らかとなった。癒着はそこから後方に縁上回の外側部まで延びており，一部は島および側頭葉のもっとも外側の部分に達している。

Shaw：Ferrier より引用（Croonian lectures on cerebral localisation, 1890）

　この聾および失語の患者の損傷は右側では第Ⅰ側頭回全体と，下および上頭頂小葉を越え外套の稜部に至り，左側では側頭葉の後方2/3が破壊していた。

Mills：（Univ. Med. Mag., 1891）A. Pick による引用。

　67歳，女性。死亡15年前に語聾，錯語，錯読，錯書を伴う卒中発作に罹患。9年後，左片麻痺と徐々に増強する聾を伴うあらたな卒中発作。剖検所見では，左の第Ⅰ側頭回の後方2/3の

狭窄化，第II側頭回前方の萎縮，後方の軟化あり。島後部の萎縮。
　右半球には古い出血性の嚢胞があり，それは第I側頭回全体，第II側頭回のほぼ全体，島と後方に隣接する回，中心回下端を破壊していた。この病巣は内方には基底核にまで延びている。

　S. Freund：視覚失語と精神盲について (Über optische Aphasie und Seelenblindheit) Arch. Psychiatr. Nervenkr., Bd. 20. 1886.
　精神盲と失象徴を伴った感覚失語である。
　患者は聴覚印象にまったく反応しない。
　剖検 (Wernicke による) では血管のアテローム変化，側頭葉放線冠を含む左側頭葉はほぼ全体の軟化を認めた。
　右側頭葉では軟化はとくに尖端にあり，頭頂骨に向かって減じてゆく。顕微鏡的にはこの脳は検索されていない。

　A. Pick：言語障害学説への寄与 (Beiträge zur Lehre von den Störungen der Sprache) Arch. Psychiat. Nervenkr., Bd, 23, 1892.
　27歳，女性。痙攣発作反覆後，失象徴，語聾，錯語を呈した。しかし完全な聾ではなかった。剖検では髄膜は両側頭葉で癒着し，両側頭葉は軟化し，波動が認められた。この病変は左側では後頭側頭回と第III後頭回に達し，内方へ向かっては脳室壁近くに達していた。

　A. Pick：論文集 (Gesammelte Abhandlung) 第IV章, 1896.
　68歳，女性。聴覚に対する注意のほぼ完全な喪失，言語理解能力の喪失，錯語を呈し，情動的な発言はよく保たれている。
　剖検では両側側頭葉に軟化巣があり，右側では病巣がとくに第II側頭回後部から後頭葉内に及び，左側では第I，第II側頭回が側頭葉尖端近くまで軟化し，後頭葉境界に達していた。

　A. Pick：同上
　24歳，男性。3回の発作ののち言語理解力を失い，高度の聴覚減弱を呈した。言語表現はあまり障害されず，書字は正しかった。
　剖検では右側は第I, II側頭回の大部分，下前頭回及び中心前回下端の軟化が認められた。
　左半球では第I蝶形回〔Gy, sphenoid. primus〕と縁上回が軟化しているのが認められた。

　A. Pick：Arch. Psychiat. Nervenkr., Bd. 28. 1897.
　明らかな中枢性聾の例で，その他錯語，錯書，文字理解の障害があった。
　左側では第I側頭回の島，縁上回および角回が損傷され，右側でも同様に島のほか中心後回，中心前回がおかされていた。線状体と前障。

Heilbronner：失象徴（Asymbolie）1897. 症例3．

衰弱した老人で，右片麻痺および聴覚，視覚，触覚に対する反応性の減弱があった。大脳の検索によると，右側では側頭極から5.5cm後方の第II側頭回，第III側頭回上半，角回の下1/3から後頭葉内部までの軟化があった。

左半球では第I側頭回後部，角回の中1/3が破壊され，中心前回の中央も陥凹していた。この左側頭葉の病巣は脳室のごく近くに達していた。

DejerineとSérieux：感覚失語に終わった純粋語聾の一部険例（Un cas de surdité verbale pure terminée par aphasia sensorielle suivi d'autopsie.）Revue de Psychiatrie, 1898, Jan,

5年にわたり言語と音楽に対し聾であったが，自発言語はおかされていなかった女性例。疾患は悪化し，典型的な感覚失語症状群となり，知能も悪化した。

剖検では両側側頭葉は全体として萎縮し，脳回は縮小し小回脳を伴っていた。疾病過程の強さは前から後ろへ行くほど減じていた。

以上のような観察から，両側側頭葉の損傷は，右および左の一側性側頭葉損傷が加算されたものとは異なった，特徴的な症状を呈するということが明らかである。一側側頭葉の病巣によって反対側に聾を生じるということはまだ疑いの域を出ない。そのような病巣によって両側の聴力が低下するという理論的推測も不確かである。側頭葉の右側性破壊は臨床的検査で時折完全に見落とされる。以上に対し，両側側頭葉の破壊で完全な聾が生じることは多くの症例によって証明された事実である。前述した症例は一般精神活動の重篤な障害についても触れている。両側側頭葉の損傷は，左側損傷による感覚失語および聴覚障害と，右側損傷による左側耳の聾との合計以上の症状を生じることを，これらの報告例から要約することができる。全般的精神症状とこれら機能障害が不治で代償できないという事実とは，両側性損傷による症状を増大させる。前述した両側後頭葉損傷の場合から類推すると，ここでも当該患者ホッホリーザーが自己の聴覚の完全な喪失を自覚せずそれに注意を払わなかったという事実は，側頭葉の両側性損傷により生じたものと思われる。彼女もまた，自己の聾についてほとんど精神聾であった。

患者のこのような態度が（末梢性の聾とを区別して）側頭葉疾患が両側性であることを推定する新たな診断的補助となると期待することは妥当であろう。

盲目をひきおこす後頭葉凸面の脳損傷は，内側壁（楔部）損傷の場合よりも随伴症状として高度の精神機能障害を惹起する傾向があるようだ，と前の記述で言及した。ここで私は，脳における視覚と聴覚との中枢局在が際立って相違していることに注意を喚起したい。中枢の視覚伝導路は後頭葉の薄い内側壁に主として投射し，そこに中枢があることは疑いない。楔部の損傷では同時に神経線維の極めて薄い層のみがおかされる。

この点では終末部位である二次的聴覚路の中枢は事情が異なる。それは大脳凸面の第I側頭回，また恐らく一部は第II側頭回にある。

NaunynとFlechsigによれば，それは第Ⅰ側頭回後部であり，そこはとくに蝸牛神経の中枢部位と考えられている。この大脳凸部が破壊され，とくに頭頂葉下部がしばしばともに障害されると，前頭葉，後頭葉，頭頂葉，また側頭葉のその他の回へ行く連合路の広い部分も同時におかされる。脳地図の研究では，この部分の破壊によって，単に末梢との連絡が絶たれるばかりではなく，とくに多くの脳内伝導路が遮断されると考えられている。原註12)

原註12) Sachs (Mendel's Centralblatt, 1895) は，側頭葉髄質の軟化例で，放線冠のほか以下の伝導路も変性しているのを見た。すなわち，下角壁板，下縦束の大部分，左右大脳の前交連の一部である。鉤状束は完全に消失していた。脳梁膨大中部は著しく縮小し，左の脳梁鉗子は損傷側より幅が狭かった。

　従って，臨床症状の観察は聴覚障害のみに限られるべきではなく，精神的な随伴症状もとくに確かめる必要がある。
　近年 Monakow (Gehirnpathologie, 1905) は，次のような考えを表明した。語聾は音響や騒音の知覚の欠如ではなく，大脳においてもそれと結びつける機能の欠落であり，「聴えた連続性のある文字音を熟知した語音記憶像に翻訳することができない」ことである。そこでは主として連合の障害が問題なのであるという。
　他方，最近 B. Bramwell, Arnold Pick, DejerineとSérieux の報告によると，感覚失語と皮質下性失語の左側頭葉における一側性局在が，一部疑問視され，一部は直接否定された。この症状では「末梢性感覚要素の減弱あるいは伝導線維の減少による聴力の減弱が問題である。しかしこのような考えは当時仮定されていた一側性局在論 (Wernicke) により決して成立し得ない。」
　従って語聾は完全な中枢性聾の前段階の状態であろう。原註13)

原註13) A. Pick, Ges. Beiträge Zur Pathologie des Centralnervensystems

　DejerineとSérieuxも純粋語聾では両側側頭葉病巣と聴中枢の全体的機能低下 (Affaiblissement) が問題だという。
　一見完結したことを再び溶解し修正するというこの興味深い疑問が示すように，すべての症例には連合系の同時損傷があるのである。
　側頭葉髄質の損傷では，前交連，脳梁，小さく長い連合病巣のはっきりと分かれた線維が優勢であるのに対し，「中枢性聴線維」はたしかに僅かな部分を占めているに過ぎない。原註14)

原註14) DejerineとSérieuxの説明，すなわち，彼らの症例ではもっぱら側頭葉皮質がおかされていたということに対し，純粋な皮質の炎症（慢性灰白脳炎，皮質のみの傷害）は考えられないという異論があろう。

当該脳疾患，さらに側頭葉の局所性萎縮においても，損傷の多くは連合路をおかす。

解剖学的な主要な出来ごとは，他の多くの遠近の部位への伝導が遮断されることである。それによって，多くの皮質部分に向かう相互的な機能関連が消滅する。ある大脳部分の機能が，その部分に損傷がなくても，他の部分によって変化し得ることは疑いない。

聴覚系の最高の中枢の損傷によって，聴覚が一部あるいは全部欠落するのみではなく，聴覚的刺激に対する「関心」，「注意」が部分的あるいは完全に，時折あるいは常に失われる，というこれまでしばしば述べられた臨床的事実(Monakow, A. Pick その他)に，この解剖所見はよく一致している。このことは，例えば（臨床的な意味での）精神聾の場合のように，聴覚の中枢末梢間の伝導が残存している場合にもあてはまる。

われわれの症例ホッホリーザーにおいては，すべての（皮質性）聴覚は欠落し，さらに，ほとんどすべての過去の聴覚的統覚も失われていた。聴覚的表象は精神過程内ではもはや活動しないと思われた。その欠陥はもはや気付かれることなく，その時々の状態意識に感じられず，さらに過去と現在を比較したり，他の健康者と比較すること，要するに推論によって，気付かれることがない。

後者の症状には，聴覚中枢の機能脱落のみならず，聴覚中枢に関連する多くの他の脳部分の機能の廃絶を認めるのである。

皮質に損傷がある場合には，皮質下中枢になお極めて複雑な神経機能の基礎が一部残存する。しかし，なお継続している皮質下中枢の機能の仕方とそれによる症状については，残念ながらこれまであまり研究されていない。

本論文に報告した3例では，知覚昂奮に際して，中枢の感覚伝導路以外の径路によって，状態変化の不明瞭な感じが個体に感知される可能性は，解剖学的に確実に除外されていない。

この点についてはわれわれは実験を完結していない。第I例〔訳註：原文では第II例とある〕（フックス）では，とくに夜間大声で突然呼びかけて睡眠を妨げることを試みたが，確実な結果は得られなかった。話しかけ，呼びかけることによって幻覚が明らかに活発になることは，多分注目に値することである。

第1例におけるように，ここで末梢から離断された皮質の部分が，他の大脳皮質の部分から興奮を与えられ得る可能性も考慮しなければならない。とくに症例メルツでは，顕微鏡的検査によって，例えば（良く保存された）視覚中枢へ側頭葉から興奮を伝達できる線維のような，長短の連合路が十分に証明された。患者がこのような昂奮を誤って知覚と解釈したため，見えないもの（眼前に全然提示されないものまで）を確信ありげに平然と命名したのか否かという疑問は，この1例をもって解明できない。保存されている皮質下の視覚および聴覚機構——それは下等動物では主要な要因だが——があいまいな感覚を喚起し，それが意識的な皮質性の知覚の欠落を隠蔽するという推測も，同様にしてそのままである。

大脳皮質の損傷あるいはそこにあるすべての伝導路の損傷によって生じるすべての巣症状が，患者に意識されず，自覚されないのか否かという疑問が生じる。この疑問は一般的な意見に従

えば確実に否定される。そこで思い出されるのは左第III前頭回の損傷による運動失語であり，患者自身はしばしば苦痛感をもって障害を認めている。さらに，中心回領域の損傷による単麻痺も非常によく気付かれ得るものである。ところが，個々の感覚領域の体系における最高の中枢の座の欠落では事情が異っている。この点で求心系は個体全体に対してある異った高い位置を占めている。末梢感覚器官の機能の持続的な脱落の長期間気付かれずにいることがあり，聾や盲でありながら，それを自覚しない患者がいるものである。

　ある感覚系における，中枢性とくに皮質性の損傷に際して，そこなわれている欠陥の自覚が障害されることは，さらによくあることである。

　すでに述べた通り，一側性の皮質性半盲の際も失われた視野には何も感じられず，この機能脱落に注意が向けられ難く，また注意は持続せず，患者はこの障害を過少に評価する。

　中枢性聴覚障害に関しては，左の側頭葉損傷についてのみ多くの臨床的報告がある。これについては感覚失語の文献（Wernicke, Miraillié, Monakow）を参照されたい。

　患者は語聾という機能障害を比較的わずかしか注意せず，聴覚障害の重大さをまったく不十分にしか受け取っていない。これは自分が発した語の自分の耳を介しての自己制御が失われるためだけでなく，感覚中枢の破壊によって，聴感覚の精神作業への関与が減少し，一部は消失するためである。

　すでに冒頭に述べたように，片麻痺を合併する場合も，そうでない場合も，皮質損傷による一側性知覚脱失についても同様のことが言える。

　記載した2例（症例2〔訳註：原文では1〕，3）においては，視覚系と聴覚系の最高の中枢の座に両側性の損傷がある。略述した一側性破壊と異って，この場合にはおかされている感覚領域への注意が完全に失われ，存在する機能障害が全く自覚されず，それに関する思考も全く形成されない。

　このような患者は——相当程度の痴呆でなくても——無意識に盲であり聾である。

　この際に重篤な機能脱落に対する注意と意識が患者本人に失われているので，診察時にそれに注意をさらに向けるようにすることが要求されると思われる。

解説

G. Anton：皮質盲，皮質聾患者による大脳巣疾患の自覚について

野上芳美・臼井宏

　本論文は Graz の Gabriel Anton (1858～1933) によって，1899年に発表された長文の論文（原文では42頁）であるが，この前年にも Anton[2]は短い論文を発表している。これらの論文で，Anton は中枢の損傷によって生じた，いわゆる皮質盲，皮質聾が，患者本人に自覚されず，否認されるという現象に注目し，3例の詳細な臨床—病理学的症例報告を行ない，この現象の発現機制について考察をしている。

　この報告以後，この奇異な症状は Anton 症状あるいは Anton 症候群として知られるようになった。もっとも，皮質盲の否認については Anton 以前に von Monakow (1885)[13], Dejerine と Vialet (1893)[3], Rossolimo (1896)[12], Lunz (1897)[7]によって既に報告があった。これらの症例はすべて両側性半盲でありながら自己の盲目を自覚していなかった。Anton 以前の聴覚障害の否認については本論文中に多くの引用がある。

　Anton によれば，皮質盲，皮質聾の患者が自己の欠陥を自覚しないのは，両側性に中枢を損傷されて，求心性の伝導路がおかされるだけではなく，皮質中枢と他の脳部分とを結ぶ連合線維が離断されることが重要である。このような損傷の際には，知覚が生じないだけではなく，当該感覚領域の表象も想起も患者の意識から切断されてしまう。感覚的な刺激が意識に到達しないことも意識されないし，自分の現在と過去の感覚体験を比較し，自分と他人との感覚体験を比較することも不能となる。

　Anton の仮説においては，障害部位が中枢であることがひとつの重要な条件であるが，しかしその条件に一致しない症例の存在することが，間もなく明らかとなった。すなわち，皮質盲，皮質聾の症例が必ずしも自己の欠陥を否認するとは限らないし，一方，末梢性障害の場合でも＜Anton 症状＞を呈するものがあった。Redlich と Bonvicini (1908, 1911)[9][10]の報告した Anton 症例のなかには，皮質盲ではなく，うっ血乳頭のため視力を喪

失した例も含まれている。また，Anton の弟子である Albrecht (1918)[1]の報告例は 3 例とも皮質盲ではなかった。現在のところ，Anton の古典的な仮説はそのまま承認されてはいない。

ここで Anton 症状にみられる臨床的特色を振り返ってみると，以下のような項目が列挙される。

1．無自覚。本人は盲目あるいは聾であることを意識しない。
2．否認的発言。無自覚であるのみならず，他から欠陥の存在を指摘されても認めようとせず，例証を挙げて欠陥との対決を迫られても，あくまでも否認する。その否認する態度はしばしば妄想のように確信に満ちている。
3．否認的行動。言語面のみならず行動面においても，あたかも障害のないひとのように行動しようとし，失敗する。しかし，そのような失敗は患者の無自覚に対して何の影響もあたえない。
4．作話的反応。患者は見えあるいは聞こえると主張し，見えたものあるいは聞こえたことを報告する。欠陥の存在への対決を迫られた際に，しばしば明りが暗いからというような，その場かぎりの言い訳をいう。
5．幻覚。障害のある当該感覚モダリテイに幻覚がある。もっとも，場合によっては，幻覚体験を述べているのか，作話であるのかを峻別できないこともある。

以上のような臨床的特色をもつ患者に同時に認められるその他の所見として，ほとんどの著者たちは知的あるいは意識水準の低下，失見当・記銘力障害などの Korsakow 症候群，多幸・無関心といった全般的な精神症状が共存していることを指摘している。現在 Anton の切断仮説が，本症候群における欠陥の無自覚，否認の機制として顧られないとして，これらのうちどのような要因を重要と考えるかについては諸説がある。

まず，知能低下，意識状態の変化などは本症候群の背景的な要因として第一に問題となる。事実，血管性病変や脳腫瘍の際には比較的広範な損傷があって，中等度以上の知的衰退や意識水準の低下を見ることがある。しかしそれは，視覚や聴覚の喪失のような粗大な欠陥の無自覚，否認を説明できるほどつねに著しい程度のものではないという批判もある。また，Anton の第 2 例にみられたような，視覚と言語機能との両障害に対する自覚の解離をこのような全般的障害によって説明することは困難である。

全般的障害のうちでもとくに Korsakow 症候群を Anton 症状の要因の

ひとつとして重視するひとは少なくない。井村(1937)[6]は，患者が見えていないのに見えると想定している現在の状況は，過去のある状況の持続あるいは再生であり，また，患者には場所・時間の見当識喪失が認められることに注目した。大橋(1963)[8]も Babinski 型の病態失認に比して，Anton の場合には，健忘・作話症状が強いと指摘し，Korsakow の要因を第一に挙げている。Redlich と Dorsey（1945）[11]は欠陥を否認したための行動上の失敗が，患者にとって学習に何ら役立たない事実を健忘に帰している。

次に失明の否認について，大橋は感覚遮断（sensory deprivation）への反応としての phantom 的性格をもつ幻視の出現が，Korsakow 症候群の存在とともに重要な役割を果たしているとしている。末梢性の盲あるいは聾の結果，感覚遮断の効果によって幻視あるいは幻聴が出現することは1960年代以後になってからよく知られている。もとより，感覚遮断への反応としての幻覚は一過性の場合もあるし，この要因のみで Anton 症候群に見られる妄想的な確信のある否認を説明できないことは言うまでもない。Korsakow 症候群に代表される全般的な心的水準の低下などと共存することが意味があるであろう。

以上のほか，井村，広瀬（1950）[5]は眼構位運動の障害を重視しているが，それが Anton 症状発現の要因であるか否かは明らかではない。大橋は多幸・無関心のような感情状態に注目している。なお，Anton は中枢の感覚伝導路以外の経路，あるいは皮質下の感覚機構が漠然とした感覚を喚起して，知覚の欠落を隠蔽する可能性について言及している。このことは，近年の第2視覚系の考えを先取りしているかのようである。

自己の欠陥の否認についての Weinstein と Kahn(1955)[15]の所説は，広義の病態失認全般にわたっており，とくに Anton 症状を対象としたものではないが，触れておくことにする。Weinstein らは，片麻痺の否認(Babinski の病態失認)，Anton 症状のほか，失禁の否認その他の種々の障害にかかわる否認現象を包括して疾病否認（denial of illness）と呼び，このような患者の反応は，患者が自分が健全でありたいという願望により，自己の病的な状態を否認する一種の防衛機制であるとした。これは Goldstein による破局反応の回避に他ならない。彼らは，従来の病態失認の観察が，単一の欠陥にのみ観察者の注意が偏っていると批判し，複数の欠陥に対して等しく否認を呈した症例を提示した。Weinstein らもまた，疾病否認の生じる背景に人格の障害とならんで，Korsakow 症候群類似の機制を想定している。このような疾病否認という概念に対しては，それが片麻痺の否認のような劣位半球の症状と Anton 症状とを同列に論じようとするもので，無理

があるという批判もあるが,しかし破局反応の回避という要因を全く無視することはできないであろう。筆者は,脳腫瘍の進行により失明し,失明の否認をしていた若い男性の患者が,しばらく後に主治医による失明の事実との対決の場面で,パニックとなったのを経験したことがある。

　否認についてどのような解剖学的病変に責任があるのか,それとも全般的な水準低下が問題であるかは明らかでない。Anton は頭頂葉連合野の損傷の意義について言及していたが,Geschwind (1965)[4]は作話反応に関連して連合野損傷の重要性を述べている。彼によれば,作話反応は Weinstein ら (1963) の挙げた三つの作話の条件（1.障害が存在すること。2.失語があると作話反応は明らかでない。3.全般的な意識障害ないし知的衰退が存在すること）に加えて,感覚伝導路,投射路の損傷の際よりも連合野,半球内または半球間の連合線維の損傷のある場合の方が著明に出現すると指摘した。このような条件の下では感覚の連合野と言語野との間は離断され,言語野は情報を受けることなく,言語野の自動的な働きや皮質下から言語野に入るランダムなメッセージにより作話反応を生じるという。なお,半盲の無自覚についても Anton 自身が言及しているが,Geschwind は Warrington (1962)[14)16)]を引用して,補完現象 (completion)──それがある場合の方が半盲部の欠損を自覚しないわけであるが──は連合野の損傷のある時に生じやすいことに注目している。

　Anton 症状は神経心理学ではあまり光の当たらない領域であって,これを正面から取り上げた業績は近年では稀であり,その発現機制は依然として不明確なままである。今後,有力な理論が出現するまでは,個々の症例においては,以上に触れた複数の要因のさまざまな比率の組み合わせを考慮するよりないであろう。

文　献

1) Albrecht, O.:Drei Fälle mit Antons Symptom. Arch. Psychiat. Nervenkr., 59: 883-941, 1918.
2) Anton, G.:Über Herderkrankungen des Gehirns, welche vom Ptienten selbst nicht wahrgenommen werden. Wien. klin. Wchnschr., 11:227-229, 1898.
3) Dejerine et Vialet:Sur un cas de cecite corticale. Compt. rend. Soc. de Biol., 11: 983-997, 1893.
4) Geschwind, N.: Disconnexion syndromes in animals and man. Brain, 88:237-294, 585-644, 1965.
5) 広瀬正年:アントン症状について.脳神経領域, 9:64, 1950.
6) 井村恒郎:Anton 徴候の一例.精神神経誌, 41:679-690, 1937.

7) Lunz, C.:Zwei Fälle von korticaler Seelenblindheit. Deutsch. Med. Wchnschr., 1:381-393, 1897.
8) 大橋博司:疾病失認（または疾病否認）について．精神医学, 5:123-130, 1963.
9) Redlich, E. und Bonvicini, G.:Über das Fehlen der Wahrnehmung der eigenen Blindheit bei Hirnkrankheiten. Jahrb. Psychiat., 29:1-134, 1908.
10) Redlich, E. und Bonvicini, G.:Weitere klinische und anatomische Mitteilungen über das Fehlen der Wahrnehmung der eigenen Blindheit bei Hirnkrnakheiten. Neurol. Centralbl., 30:227 und 301, 1911.
11) Redlich, F. C. and Dorsey, J. F.:Denial of blindness by patients with cerebral disease. Arch. Psychiat. Neurol., 53:407-413, 1945.
12) Rossolimo, G.:Über Hemianopsie und einseitige Ophthalmoplegie vasculären Ursprungs. Neurol. Centralbl,. 15:626-637, 1896.
13) von Monakow, C.:Experimentelle und pathologisch-anatomische Untersuchungen über die Beziehungen der sogenannten Sehsphäre zu den infracorticalen Opticuscentren und Nervus opticus. Arch. Psychiat. Nervenkr., 16:151-199, 1885.
14) Warrington, E. K.:The completion of visual forms across hemianopic field defects. J.Neurol. Neurosurg. Psychiat., 25:208-217, 1962.
15) Weinstein, E. A. and Kahn, R. L.:Denial of Illness. Thomas, Springfield, 1955.
16) Zangwill, O. L.:The completion effect in hemianopia and its relation to anosognosia. In Halpern, L. (Ed):Problems of Dynamic Neurology. Hadassah Medical Organization, Jerusalem and Grune and Stratton, New York, 1963.

原題・初出一覧

失行編
第1章 失行の病像
Liepmann,H. (1900): Das Krankheitsbild der Apraxie ("motorische Asymbolie") auf Grund eines Falles von einseitiger Apraxie. Mschr. Psychiatr. Neurol., 8: 15-44; 102-132; 181-197.

第2章 失行論
　A．失行症研究への貢献
Morlaàs,J. (1928): Contribution à l'étude de l'apraxie, Thèse, Paris.
　B．失行に関する臨床的ならびに解剖学的研究
Brun,R. : Klinische und anatomishe Studien über Apraxie. Arch. Neurol. Psychiatr. 9: 29-64, 194-226 (1921); 10: 48-79, 185-210 (1922).

第3章 失行各論
　A．着衣失行
Brain,W.R. (1941): Visual disorientation with special reference to lesions of the right cerebral hemisphere. Brain, 64, 244-272.

第4章 失行の周辺
　A．開眼失行
Goldstein,J. E., Cogan,D.G. (1965): Apraxia of lid opening. Arch. Ophthalm., 73: 155-159.
　B．眼球運動失行
Cogan,D.G. (1953): A type of congenital ocular motor apraxia presenting jerky head movement. J. Ophthal., 36: 433-441.
　C．運動無視
Castaigne,P., Laplane,D., et Degos,J.-D. (1970): Trois cas de négligence motrice par lésions rétrorolandiques. Rev. Neurol., 122: 233-242.
　D．磁性失行
Denny-Brown,D. (1958): The nature of apraxia, J. Neurol. Ment. Dis., 126: 9-32.
　E．閉眼失行
Lewandowsky, M. (1907) : Über Apraxie des Lidschlusses. Berl. Klin. Wschr., 44: 921-923.
J.Zutt (1950) : Über die Unfähigkeit, die Augen geschlossen zu halten. Apraxie des Lidschlusses oder Zwangsblicken? Nervenarzt, 21(8): 339-345.

失認編
第1章 視覚失認
　A．知覚型視覚失認
Efron,R. (1968): What is perception ? in R. S. Cohen & M.W. Watofsky (Eds), Boston Studies in the Philosophy of Science. Vol.4. Boston. O. Riedel.
　B．視覚失認
Freund,C.S. (1889): Über optische Aphasie und Seelenblindheit. Arch. Psychiat. Nervenkr., 20: 276-297.
　C．相貌失認
Bodamer,J. : Die Prosop-Agnosie (Die Agnosie des Physiognomieerkennens). Arch. Psychiat. Nervenkr., 179: 6-53, 1947-48.
　D．同時失認
Wolpert,I. (1924): Die Simultanagnosie――Störung der Gesamtauffassung. Z. ges. Neurol. Psychiat. 93: 397-415.

E．地誌的障害
Dunn,Th.D. (1895) : Double hemiplegia with double hemianopsia and loss of geographical centre. Tran. The College of Physicians of Philadelphia. 3rd. vol.17: 45-55.

第2章 聴覚失認
B．失音楽
Souques,A., Baruk,H. (1930): Autopsie d'un cas d'amusie (avec aphasie) chez un professeur de piano. Rev. neurol., 37: 545-556.

第3章 触覚失認
A．触覚失認
Wernicke,C. (1895): Zwei Fälle von Rindenläsion, Ein Beitrag zur Localisation der Vorstellungen. Arbeiten aus der Psychiatrischen Klinik in Breslau Heft II 35-52.

第4章 身体失認
B．Gerstmann症候群
Gerstmann,J. (1924): Fingeragnosie—Ein umschreibene Störung der Orientierung am eigenen Körper. Wien. Klin. Wschr., 37: 1010-1012.

第5章 病態失認
A．片麻痺の否認（狭義の病態失認）
Babinski,J. : Contribution á l'étude des troubles mentaux dans l'hémiplégie organique cérébrale (Anosognosie). Rev. neurol., 22: 845-848 (1914), 25: 365-367 (1918), 30: 731-732 (1923).

B．皮質盲及び皮質聾の否認
Anton,G. (1899): Über die Selbstwahrnehmungen der Herderkrankungen des Gehirns durch den Kranken bei Rindenblindheit und Rindentaubheit. Arch. Psychiat. Nervenkr., 32: 86-127.

転載一覧

失行編
第1章　失行の病像 (Liepmann,H)：訳　遠藤正臣・中村一郎，解説　遠藤正臣
　　　　精神医学22(1); 93-106, 22(3); 327-342, 22(4); 429-436, 1980
第2章　閉眼失行 (Lewandowsky,M., Zutt,J.)：訳・解説　大橋博司
　　　　精神医学28(8); 961-967, 28(9) ; 1071-1078, 1986

失認編
第1章　B．視覚失認 (Freund,C.S.)：訳　相馬芳明・杉下守弘，解説　杉下守弘・相馬芳明
　　　　精神医学26(3) ; 317, 1984
第2章　A．視覚失認の概説：中西雅夫・濱中淑彦
　　　　聴覚失認．失語症臨床ハンドブック（濱中淑彦監修），金剛出版，東京，230-235, 1999
第3章　A．概説：北條　敬
　　　　身体認知障害．青森労災病院医誌5(2) (1995)～7(1) (1997)に，4回にわたって掲載したものに若干加筆訂正．
第4章　B．Gerstmann症候群 (Gerstmann,J)：訳　板東充秋・杉下守弘，解説　杉下守弘・板東充秋
　　　　精神医学 24(6); 665-670, 24(7); 773-780, 1982
第5章　A．片麻痺の否認 (Babinski,J)：訳　遠藤正臣
　　　　精神医学 20(8); 913-920, 1978

人名索引

A

Adler, A. 324,325,328,330
Ajuriaguerra, J. de. 155,158
秋元波留夫 69
Albert, M. 562
Albrecht, O. 788
Altroechi, P. H. 207,211
Anastasopoulos, G. K. 677
Anton, G. 59,628,670,684,753,787
浅川和夫 263,689,750
Assal, H. 621
Auerbach, S. H. 586

B

Babinski, J. 670,671,735,743
Badal, J. 486
Bahls, F. H. 630,635
板東充秋 713,725
Banks, G. 781
Barbizet, J. 622
Barkmann, A. 683
Barraguer-Bordas, L. 631
Baruk, H. 603,616
Bastian, H. C. 362,363
Bauer, R. M. 583
Bay, E. 293,324
Beauvois, M. F. 363,367
Bender, M. B. 324,533,534,542,642,677
Bennet, A. H. 563
Benton, A. L. 440,486,623,725,730
Berger, H. 628
Bernard, P. 618
Bernhardt, O. 618
Bernheim, H. M. 351,352,354
Binder, H. 560,561
Bisiach, E. 704
Bodamer, J. 369,385,431,440
ボーダマー, J. 431
Bogaert, L. v. 569,671,684
Bogaerts, M. 178
Bonhoeffer, K. 68,517
ボネファー, K. 415
Bonnier, P. 692
Bonvicini, G. 690,787
Borelli, G. B. 369,435,440
Botez, M. 331
Bouillaud, J.-B. 618
Brain, W. R. 69,147,154,156,239,484,685,706
Bramwell, E. 629,784
Brazier, M. 619
Breier, J. I. 688
Broca, P. 4,7
Brodmann, K. 622
Brown, J. W. 325,330
Brun, R. 137,247
Bruns, L. 59,67
Brusa, A. 181
Bucy, P. C. 319

C

Campbell, R. 364
Carpenter, K. 688
Castaigne, P. 226,676
Charcot, J. M. 670,754
Clark, W. E. R. 629
Cleland, P. G. 535
Cogan, D. G. 169,178,182,196,211,212
Cohn, R. 571
Colombo, A. 179,180
Conrad, K. 695
Coslett, H. B. 364,467
Cramon, D. v. 179
Critchley, M. 484,508,533,535,623,675,677,686,697
Cutting, J. 687

D

Dalin, O. 618
Damasio, A. R. 371,372
De Buck, F. 67
De Renzi, E. 96,326,373,687
Dehaene, I. 178
Dejerine, J. 75,293,440,670,783,787
DeLeon, G. A. 212
Denny-Brown, D. 222,233,259,332,677,691,698
Donini, F. 370
Dorgeuille, C. 623
Dorsey, J. F. 789
Duensing, F. 513
Dunn, Th. D. 475
Duvoisin, R. C. 178,181

E

Earnest, M. P. 631
Edgren, J. G. 619,621,622
Efron, R. 291,323
Endo, M. 364,367
遠藤正臣 725,735
エンゲルス, G. 421
Esquirol, J. E. D. 559
Ey, H. 559,560,561

F

Farah, M. J. 466,468
Feinberg, T. E. 687

Ferro, F. M. 178
Feuchtwanger, E. 622
Finkelnburg, F. C. 57,
 67, 102, 618
フィンケルンブルク, F. C.
 386
Fischer, A. 618
Fisher, C. M. 489
Flechsig, P. 55, 784
Foix, C. 81
Förster, O. (Forster, O.)
 495, 564
Frederiks, J. A. M. 675,
 687, 697, 745, 748
Freedman, S, J. 519
Freud, S. 58, 66, 292, 583
Freund, C. S. 339, 361,
 782
フロイント, C. S. 413
深田忠次 533, 536 .
古川壽亮 651

G

Gainotti, G. 685
Gall, F. J. 435
Gallagher, S. 698
Garcin, R. 157
Gelb, A. 324, 328
ゲルプ, A. 419
Gerstmann, J. 671, 684,
 685, 696, 713, 725, 726,
 745
Geschwind, N. 9, 11,
 144, 293, 585, 699, 725,
 731, 748, 790
Gilmore, R. L. 688
Gloning, I. 560
Goldstein, K. 169, 178,
 182, 249, 260, 324, 325,
 328, 362
ゴールドシュタイン, K.
 419
Gomori, A. J. 466
Gowers, W. R. 618
Graff-Radford, N. R.
 469, 687
Graham, J. 631
Groß, H. 686

H

Hagen, K. v. 685
Halligan, P. W. 688
濱中淑彦 369, 385, 431,
 435
Hartmann, D. E. 572
長谷川恒雄 725
Hauptmann, A. 684, 691
Hay, D. C. 373
Head, H. 463, 623, 693,
 713
Hebb, D. 572
Hebold 781
Hécaen, H. 154, 239,
 373, 484, 562, 566, 567,
 640, 674, 685, 744
Heidenhain, A. 370
ハイデンハイン, A. 415
Heilbronner, K. 42, 453,
 783
Heilman, K. M. 143,
 158, 592, 701, 703
Heimburger, R. F. 686,
 731
Henschen, S. E. 622, 634
Herbart, J. F. 322
Herrmann, G. 684
平野正治 584, 630
広瀬正年 789
廣瀬和彦 163, 169
Hoff, H. 671, 684
ホッフ, H. 416, 421
北條 敬 669
Holmes, G. 325, 484,
 533, 548
Holst, E. v. 521, 700
Horrax, G. 548
保崎秀夫 569
Humphreys, G. W. 364,
 467, 469

I

池村義明 443
今村新吉 7
井村恒郎 465, 689, 789
猪野政志 690

石橋俊實 725
Ives, E. R. 685
岩田 誠 215, 226, 651
岩坪 威 215

J

Jackson, J. H. 154, 292
Jacobs, L. 539
Janet, J. 754
Jastrowitz, M. 351, 354
Jossmann, P. 370
Juba, A. 677

K

加我君孝 185
Kahn, R. L. 748, 789
カイラ, M. 424
兼子 直 559, 564
兼本浩祐 369, 385, 431
Kimura, D. 587
Kinsbourne, M. 464,
 536, 542, 705
Klein, R. 621
Kleist, K. 69, 221, 622
クライスト, K. 385
Klüver, H. 319
Knoblauch, A. 617
Kölmel, H. W. 537
小山善子 147, 154
黒丸正四郎 689
Kussmaul, A. 58, 585

L

Landis, T. 491
Landolt, E. 440
Lanker, D. R. v. 592
Laplane, D. 226, 228
Lazaro, R. P. 538
Lepore, F. E. 178, 181
Levine, D. N. 465, 687,
 702
Lewandowsky, M. 163,
 173, 277
Lhermitte, J. 236, 569,
 570, 685, 696
Lhermitte, F. 328, 363,

367, 584
Lichtheim, L. 4, 585
Liepmann, H. 3, 11, 66, 86, 90, 101, 102, 137, 138, 221, 233, 240, 247, 260, 456
リープマン, H. 66
Lissauer, H. 63, 322
リッサウアー, H. 414
Luciani 351, 781
Lunz, C. 787
Luria, A. R. 464, 621

M

前田昭夫 569
牧下英夫 547
Mann, L. 618, 622
Manning, L. 364
Marie, P. 7, 154, 159
Mark, V. W. 704
Marks, R. L. 466
Massion, V. 279
松原三郎 475, 484
馬渡志郎 324, 328
Mayer-Gross, W. 560, 693
McFie, J. 154, 155
Meadows, J. C. 371, 542
Menninger-Lerchenthal, E. 676
Merleau-Ponty, M. 696
Mesulam, M. M. 264, 703, 749
Meyer, S. 458
Meynert, Th. 21, 58, 66, 102
Michel, E. M. 538
Milian, G. 370
Mills, C. K. 628, 781
Milner, B. 587
Misch, W. 629
Mitchell, S. W. 670
Monakow, C. v. 101, 105, 137, 173, 233, 293, 362, 365, 670, 784, 787
Mori, E. 750
森 悦朗 689
本村 暁 233, 240

Mott, F. W. 628
Müller, C. 519, 520, 525, 683
Munk, H. 583
ムンク, H. 386
村井靖児 587

N

中島成人 211
中山俊郎 631
Nathanson, M. 685, 748, 750
Naunyn 351, 355, 784
Neuhaus, W. 520
Nielsen, J. M. 293, 370, 566, 673, 685
西川 隆 584
野上芳美 753, 787
Nothnagel 59, 66
Nutt, J. G. 179

O

Obersteiner, H. 676
Ogden, J. 687
大橋博司 155, 562, 569, 583, 676, 689, 690, 744, 789
大東祥孝 461, 465, 725
Oppenheim, H. 269, 279

P

Penfield, W. 564, 566, 623, 641
Perot, P. 641
Pick, A. 67, 68, 103, 463, 670, 672, 683, 694, 713, 782
Pinéas, H. 279, 683
Pitres, A. 670
Poeck, K. 96, 697, 725, 732
Poppelreuter, W. 453
ポッペルロイター, W. 415
Pötzl, O. 247, 623, 683, 717

ペーツル, O. 385, 416, 421
Praamatra, P. 586
Proust, A. 618

Q

Quaglino, A. 369, 435, 440

R

Redlich, E. 787, 789
Reinhard, C. 351, 352, 354
ラインハルト, C. 413
Riddoch, G. 548, 691
Riddoch, M. J. 364, 467
Riese, W. 163, 169, 182
Rizzo, M. 466
Robinson, P. K. 533
Roeltgen, D. P. 687
Ropert, R. 640
Rosenberg, P. 714
Rossolimo, G. 787
Rubens, A. B. 366
Russell, W. R. 564, 566

S

Saffran, E. 364, 467
Sandifer, P. H. 683
Säring, W. 179
Schilder, P. 163, 178, 236, 277, 671, 691, 694, 714
Schmidt, J. 456
Schuster, P. 240, 279, 623, 685
Semon, R. 141
Seppilli 351, 781
Sérieux, P. 783
Shaw, I. C. 781
志田堅四郎 507
清水昭規 533
Sidtis, J. J. 367
Signoret, J. L. 96, 97
Sittig, O. 245, 247
Smythies, J. R. 697
相馬芳明 339, 361

Souques, A. 603
Spreen, O. 363,367
シュタォフェンブルク, W. v. 414,419
Steinthal, H. 66,137,617
Steinhals 617
Stenger, C. 352,353
Stockert, F. G. v. 671, 684
Strauss, H. 69
Strub, R. 731
杉下守弘 339,361,713, 725
鈴木康裕 495,689
Swash, M. 544

T

田川皓一 495
高橋伸佳 492
田丸冬彦 547
田中美郷 583
田崎博一 559
Teuber, H. L. 324,325
鳥居方策 147,154,226, 475,484,533
鶴岡はつ 631
Twichell, T. E. 253

U

Ustvedt, H. J. 622
臼井 宏 753,787
Uthoff, B. 571

V

Valenstein, E. 676
Vialet, N. 787
Vignolo, L. A. 584,629
Vogt, O. 4
Veraguth, O. 511

W

Walshe, F. M. R. 249
Warrington, E. K. 325, 326,329,464,790

Weinberger, L, M. 560, 571
Weinstein, E. A. 676, 685,686,748,789
Weizsäcker, V. 707
Wendenburg, K. 154
Wernicke, C. 4,7,66,90, 137,353,585,618,625, 627,651,692,716
Wertheim, N. 622
Westphal, C. 563
Wilbrand, H. 351,354, 440,486,768
ウィルブランドー, H. 386
Wilson, S. A. K. 224, 240,249,260,524,525, 526
Wolff, G. 362
Wolpert, I. 443,461,462, 463
Wray 181
Wundt, W. M. 322

Y

山鳥 重 291,325,676, 699
山口武典 495
吉田和夫 689
吉村喜作 7
Young, A. W. 373

欧文事項索引

A

acromatopsia 437
acute confusional state 749, 750
adextrous apraxia 237, 239
Agnosie 58
aktionsschema 693
algohallucinose 671
alien hand sign 265
alloacusis 643
allochiria 563
Amimie 107
amorphosynthesis 239, 259, 261, 698, 748
Amsler chart 520
anomalous contour 556
anosodiaphoria 497
anosognosia 497
Anton-Babinski 症候群 743
Anton 症候群 497, 787
Anton 症状（徴候） 584, 632
apperceptive agnosia 329
apperceptive visual agnosia 468
Apraktognosie 10, 69
Apraxie 58
apraxie for dressing 69
Asemie 107
associative visual agnosia 468
Asymbolie 66
ataxia teleangiectasia 196, 203
attentive form 470, 471
auditory
── allesthesia 643
── displacement 647
── extinction 645
── neglect 643

── obscuration 594, 646
── synesthesia 593, 644
──（contralateral）displacement 594
automatism 567

B

Balint-Holmes 症状群 464
Balint 症状群 461, 464, 549
Barre 試験 228
Benedikt 症候群 569
binaural extinction 594
Bruns 麻痺 224
bull-bog 現象 249

C

Capgras 症候群 377, 677
cecite morphologique 370
cerebral achromatopsia 325
cerebral blindness 495
cerebral lateralization 568
Charcot-Wilbrand 症候群 370
Charles Bonnet 症候群 570
Chiragnosie 714
Claude 症候群 569
cortical blindness 495
cross-modal extinction 594

D

daltonismo 437
defective route finding 486

déjà-vu 509, 518
delire onirique 561
delirium 560
derealisation 509
dichotic listening 587
dichotic viewing 542
Dingauffasun 513
directed attention 703, 749
disconnection syndrome 10
disjunktive Agnosie 457
DOM 573
dorsal simultanagnosia 468
dreamy state 567
dropping bead method 551
dysmegalopsia 507, 512
dysmetropsia 512
Dyspraxie 5, 6

E

Efron Shape 327
Emmert の法則 540
enteroception 301
environmental agnosia 491
erythropsia 508
experiential hallucination 567
explicit anosognosia 679
explicit denial 497
exteroception 301
extinction 746

F

Foville 症候群 569

G

gaze apraxia 464

Gerstmann症候(状)群
　　671,684,713,725,726,
　　748
Gestaltwahrnehmung
　　　　　　　　　513
Gestalterkennen　513
gliedkinetisch-aprakti-
　sche Störungen　69
global stereopsia　556

H

hallucination　559
hallucinations delirantes
　　　　　　　　　559
Hallucinose　559
haploscopic method　552
hemianacousia　594
hemiasomatognosic　744
hyponctria　229

I

ideakinetisch-aprakti-
　sche Störungen　69
ideatorisch - apraktische
　Störungen　69
ideatorische Apraxie　68
ideomotor apraxia　182
illusory visual spread
　　　　　　　533,539
imitation behaviour　266
impairment of sound
　localization　594
imperception　292
implicit denial　497
inertia　157
innervatorische Apraxie
　　　　　　　　　69
innervatory apraxia
　　　　　　　178,182
interpretive signal　567
interpretive illusion　567
irreminiscence　370

J

jamais-vu　509,518

K

kakopsia　510
komprehension　457
Korsakow症候群　788

L

Landau-Kleffner症状群
　　　　　　　　　591
les eidolies hallucinosi-
　ques　559
les etats confuso-oniri-
　ques　560
les etats crepusculaires et
　oniroides　561
lilliputian vision　512
lilliput 幻覚　518
local stereopsis　556
loss of sense of locality
　　　　　　　　　487
loss of topographical con-
　cepts (mental map)
　　　　　　　　　486
loss of topographical
　familiarity　491
loss of topographical
　memory　486
Louis Bar 症候群　196
LSD-25　573
LSD 酩酊　519

M

macrographia　515
macropsia　507
Mathothier　509
mental diplopia　567
mescaline　573
micrographia　515
micropsia　507
microteleopsia　512
mind blindness　292
Mingazzini 試験　228
motor impersistence　746
motorische Apraxie　68
motorische Asymbolie
　　　　　　　　　66

N

Nachschnappen　279
narcolepsy　568,569

O

oneirism　568
Oneiroides Zustandsbild
　　　　　　　　　560
ophthalmoplegia dis-
　sociata ideomotrica
　　　　　　　　　273
optic alloesthesia　509
optic ataxia　464
oscillopsia　508

P

palinopsia　509,533,539
palinopsie hallucinatoire
　　　　　　　　　543
parakinésie　67
parallel discrimination of
　single features の障害
　　　　　　　　　469
Parapraxie　21,107
peleopsia　509,513
perceptual form　470
perseveration visuelle
　　　　　　　　　533
phantom vision　571
place value　160
planotopokinesie　96,
　154,156,159
porromicrops　512
porropsia　512
postural model　713
praxicons　145
presque vu　510
probdignagian vision
　　　　　　　　　513
Prosop-Agnosie　369
pseudo isochromatic test
　cards　309
pseudoagnosia　325

R

random dot stereogram 553
random letter stereogram 553
Reaffernzprinzip 521, 700
release phenomenon 266
REM 睡眠 570
restriction of attention 464
Right Unilateral Spatial Over-Attention Symptomes (RUSOAS) 705
Roth-Bielschowski 症候群 193

S

SDAT 590
Seelenlähmung 21, 59
Seeshore テスト 587
semantic aphasia 463
semantic form 470
sensorische Asymbolie 66
sensory adaptation 現象 298
simple denial 744
simultaneous form perception の障害 468
"slipping clutch" syndrome 243
slow eye movement 211
spatial orientation 486
strang 178
syndrome of loss of environmental familiarity 491

T

Tastlähmung 26, 32, 46
teleopsia 509, 512
tight heel cords 192
topographical disorientation 484

transmodal displacement 594
transposition 539
trouble du sens de l'espace 486

U

USN 749
utilization behaviour 266

V

ventral simultanagnosia 468
visual
—— allesthesia 536, 539, 543
—— disorientation 325
—— form agnosia 322
—— object agnosia 292
—— perseveration 509

W

Wernicke 領野 144
Wilbrand-Charcot 症状群 440
Wilson 病 254
Wolpert 型同時失認 461, 463

Z

Zeitlupenphenomenon 509
Zeitraffer (time grabbing) phenomenon 509
Zwangsschnappen 279

和文事項索引

(あ)

アナルトリー　89
アレステジア　147,150,
　152,156
アロヒリー現象　563

(い)

位置覚　658
意識的相貌認知　375
意味型同時失認　470
意味性錯行為　97
異所感覚　676
一側(性)失行　3,239,261

(う)

運動
　――維持不能　288
　――開始障害　222
　――記憶痕跡　233
　――記憶心像　140
　――企画イメージ　233
　――形式　138,140
　――幻覚　745
　――(性)失行　119,130,
　　131,132,133,240,247,
　　254,255,458
　――消去　676
　――心像　663,665
　――図式　141,142,693
　――性錯行為　97
　――性失語症　22
　――性失象徴　21,58,102
　――前野　144
　――素　96
　――の公式　143
　――発動性の欠如　157
　――表象　46,47,48,66,
　　106,108,138,140,143,
　　144
　――無視　215,225,226,
　　676

――メロディー　105,108,
　135,141
――連合野　144

(え)

エクフォリーの法則　141
エングラム　235,293,455
縁上回皮質　9
遠近視　547
遠視症　509,512

(お)

「大きさ」視知覚異常症　512
音楽
　――(性)健忘症　620,619
　――写譜能力　606
　――性失書　620
　――性失読　620
　――聴取力　605
　――読譜力　606
音響心像　663
音高　588
音色　589

(か)

開眼失行　163,167,169,
　173,174,182
解釈的錯覚　567
解放現象　239
回帰性求心原理　700
回避　241
――反応　240,245,246,
　248,253
外因性反応型　517
外眼筋麻痺　167
外知覚　301,302
外転文字　53
概念的機能　260
仮現運動　508
寡言症　113
過少図式　692

仮性眼筋麻痺　193
仮性同時失認　464
仮性同色表　309,310
過大図式　692
形 shape の知覚　315
がたつき眼球運動　167
下頭頂小葉　9
寡動　60
楽器性健忘症　620
滑動性眼運動　211
感覚運動領　102,106,108,
　140,301
――の遮断　46
感覚　301
――(型/性)失行　110,
　130,131,132
――失語　586
――遮断　572,789
――性失音楽　586
――性失象徴　58,63
――対側逆転　676
――中枢　75
――適応　298
――統合障害　698
喚起失行　88
環境
――依存症候群　266
――音失認　589
――失認　491
――熟知感喪失症候群
　　　491
観念
――因型　107
――運動(性)失行　76,86,
　88,91,119,133,227,233,
　239,247,262
――(型/性)失行　75,76,
　86,87,92,103,131,133,
　140,158,227,233,234,
　239,255,260
――性　457
間代性保続　88
眼球
――運動のためらい　167

――運動失行　185, 193
――偏位　192, 193
――偏倚　189
眼瞼後退　167
顔面失行　169
顔面(一)舌失行　110, 124, 127, 135

(き)

記憶痕跡　455
記憶障害型相貌失認　375
記憶心像　651
幾何学的視覚(的)失認　389, 420, 426
既視感　509, 567
既視体験　518
既体験感　567
機能解離　142
機能性運動健忘　741, 744
逆転視　566
嗅覚脱失　173
弓状束　144
狭義の聴覚失認　589
強制把握　222, 240
鏡像書字　91
鏡像文字　27, 53
共同運動　33, 55
共同注視麻痺　194
強迫凝視　280, 281, 282
強迫把握　273, 275, 277, 279
頬部顔面失行　89
巨視　507
巨大身体認知　674
近視症　509, 513
緊張性神経支配　249
緊張性足反応　249

(く)

クジャク歩行　252
空間
――概念の障害　484
――感覚　692
――感覚の障害　486
――性　154
――性計数障害　315
――性失見当　325

――的行為錯誤　88, 95
――的思考　236
――的視覚保続　539
――表象　159
躯幹失行　245, 247

(け)

ゲシュタルト　295
――形成　295
――盲　387
ゲルストマン症状群　690
計算　154
計数障害　309
形態
――記憶　435
――差識別障害　314
――知覚　513
――認知　513
――盲　370
嫌悪感　682
健忘失語　365
健忘(性)失行　107, 133
健忘性色盲　386
幻影肢　572, 674, 713, 746
――現象　669, 670
幻影視覚　571
幻覚　559
――症　559
――性エイドリー　559
言語性病態失認　676
幻視　541, 559
原始的運動協調　280
原始的自動症　280
幻聴　640, 757
現実性喪失の体験　509

(こ)

コード　588
コルサコフ精神病　417
行為の健忘　95
行為の保続　96
行為認識障害　10, 69
交感性　5, 6
交感(性)失行　107, 127, 103, 135
抗コリン作動性薬剤　573
構成失行　10, 157, 235

後退視症　512
後天性眼球運動失行　193, 195
後天性聴覚失認　591
口頭表出性・発生性失音楽症　620
行動図式　693
口部閉鎖自動症　279
語性失読　462
個別図式　694
小人幻覚　518
小人幻視　572
孤立性の語盲　353

(さ)

再求心性理論　521
差異識別作用　303
最大知覚容量　304
錯行為　96, 97, 107
錯行症　21
錯視　541
錯図式　692
錯聴　639
錯乱－夢幻状態　560
作話反応　790
左右定位　728

(し)

ジストニア型(性)回避反応　253, 254
ジストニア型(性)把握　253, 254
シャルコー・ウィルブランド型　419
ジャルゴン発話　113
視運動眼振　189, 190, 192
視覚
――カテゴリー　427
――記憶　309
――(的)記憶障害　417, 440
――記憶心像　348
――計数障害　314
――見当識障害　549
――識別テスト　314
――失語　339, 349, 361, 413

――失調　464,549
――失認　166,291,363,365
――失認の象徴型　465
――失認統覚型　322
――重複　533
――心像(視覚性記憶痕跡)　330
――性感覚失語　355
――性記憶像　326
――性失見当(識)　147
――性失読　354
――性全体把握障害　454
――性注意(の)障害　461,464,549
――性同時失認　456
――性保続　509
――対象失認　292,306
――的異所性感覚　509
――的意味障害性同時失認　466
――的空想　768
――的注意制限　464
――的追想能力　768
――反復　533,540
――発作　564
――保続　533
時間加速度現象　509
時間性計数能力　315
時間停止現象　509
時間的空間の同時性　463
色覚喪失　437
色彩失認　404
色彩知覚　435
識別(性)存在(物)　298
識別存在　299,300,301,302,311
――の属性　302
――の辺縁意識　302
識別能力　304
視空間失認　385
視空間障害　157
視空間的判断の障害　156
自己身体健忘　673
自己身体部位失認　670,672,699
自己身体部位地図
　　Autotopographie障害　683

自己像幻視　674
磁石現象　222
磁性失行　233,247,248,253,259,263
指示運動　51
字性失読　462
肢節運動(性)失行　107,133,221,227,233,239,247
視線失行　464
視知覚障害　513
失音楽(症)　586,603,618
失行(症)　58,86,137
失行性
――失書　131
――着衣障害　158
――保続　262
失行領域　134,142
失算　729
失書　725,729
失象徴　4,42,57,102,386,663
失知覚　292
失認　58
――－観念性失行　135
――性失行　133
疾病(の)否認　421,676,686,744,789
疾病無関心　737
「自動運動と随意運動」の逆説的な解離　223
自動随意運動解離　228
自発的演奏　604
嗜眠性脳炎　254
視野障害　541
重複記憶錯誤　490
主観的輪郭　556
手指失認　671,713,715,717,725,726
手掌-下顎反射　274,283
受容性失音楽(症)　586,620
純粋
――語盲　385
――語聾　585
――失書　717
――失読　371,376,413,466
使用の失認　95

障害　154,173,728
消去現象　677
情景的幻視　572
冗語挿入症　112,113
小視症　507
小書症　515
小動物幻視　572
象徴化　144
象徴失認　699
衝動性眼(球)運動　210,211
小児の聴覚失認　591
小脳変性　196
上方注視障害　173
所記　96
書字　154
――運動表象　54
触覚
――刺激定位　656
――失語　364
――失認　651
――定位能力　658
触知
――印象　664
――試験　655
――心像　663,664
――能力　655,661,664
――表象　46,48
――麻痺　26,32,46,657,662,663
神経支配性失行　221
進行性核上麻痺　178
心像　664
振戦せん妄　572
身体
――パラフレニー　673,745
――意識　678
――失認　156,223,669
――図式　236,671,692,713,748
――図式障害　263,421,748
――性意識　692
――部位失認　421,672,683,716,748
――部位の消失感　674
――変位感　674
――変形感　674

【す】

随意運動表象　61
随意性の非反射性開眼　174
随意性の非反射性閉眼　174
遂行失行　88
錐体外路障害　179
錐体外路性　182
睡眠遮断　572

【せ】

精神
ーー性注視麻痺　549
ーー(性)麻痺　21,59,66,67,157,224,269,271
ーー内過程　63
ーー反射弓　137,139
ーー盲　63,292,339,349,354,361,365,385,413,419,454
ーー聾　583
赤色視　508
絶対的・相対的距離知覚　551
全身性　155
ーー着衣失行　156
選択反応　24,49,55
前兆　543
前庭眼反射　210
前庭幻覚　640
先天性　591
ーー仮性眼球麻痺　194
ーー眼球運動失行　185,193,196,207,211,212
ーー失行　194
前頭葉病巣　241,266
せん妄　560

【そ】

ソジーの錯覚　677
相貌記憶　389
相貌失認　369,385,431,466
ーーの記憶障害型　373

ーーの知覚障害型　373
相貌変形視　510
側性化　142,143
側頭ー角回型　82
側頭葉てんかん　543

【た】

体位図式　693
体験的幻覚　567
第3幻影肢　674
大視症　507
代償性眼運動　210
大書症　515
大脳
ーー性視覚障害　351
ーー性色覚障害　325
ーー側性化　568
ーー半球障害　179
ーー半球性　182
ーー半球優位性　9
多視　533,540
立ち直り反射　248
他動詞的運動　103
探究的行為　241
断片的視覚体験　466

【ち】

知覚　291,295,298,301
ーー意識の特異性　311
ーー型精神盲　386
ーー型相貌失認　376
ーー型同時失認　470
ーー抗争　263,677
ーー性幻視　565,576
ーー性範疇化過程　327
逐次読み　463
地誌的
ーー概念の喪失　484
ーー記憶障害　154,156,484,487
ーー失見当　484
ーー失見当識　157,376,484,487
ーー熟知感喪失　491
ーー障害　475,484
地理的視覚的失認　385
着衣失行　10,147,152,

154,155,239
注意型同時失認　470,471
抽象的態度　260
中枢性聾　756
聴覚
ーー感情失認　592
ーー失認　583,625
ーー消去　593
ーー性感覚失語　355
ーー性同時失認　456
ーー中枢　634
ーー転位　593
ーー保続　639,642
ーー無視　593
聴空間認知障害　593,642
貯蔵性視覚記憶　293

【つ】

追跡把握　273,275,277,279
痛覚失象徴　229,671
つまずき言葉　656,659

【て】

ディアスキシス　135
ディスメガロプシー　512
抵抗症　241
手運動覚性失書　112
てんかん鉤発作　519
伝導性半盲　359

【と】

ドールトン症状　437
統握　457
統覚型視覚失認　291,363
道具の強迫的使用　265
統合型視覚失認　467,468
倒錯視　508
動作性失行　222
同時失書　459
同時失認　385,387,389,427,443,452,461,466
同時的形態知覚　468
頭頂間溝症状群　89
頭頂葉病巣　243

頭頂—
　――― 角回型　82
　――― 角回症状群　89
　――― 側頭―角回症状群
　　　　　　　　　　　89
　――― 側頭―角回性の完全
　　　型　83
逃避・反発反応　222
動揺視　508

(な)

内側膝状体　634
内知覚　301

(に)

入眠時幻覚　568,569
人形の目現象　203
認識論的同時性　463
「認知」障害　311

(の)

脳幹性幻覚　568
能記　96
脳脚幻覚症　568
脳性末端把握反射　279
脳性麻痺　248
脳梁　6
　――― 失行　135,143

(は)

ハーモニー　588
把握　240
　――― 運動　49,50
　――― 反応　246
　――― 反射　263
背側型同時失認　466,468,
　469
破局反応　789
場所感覚の喪失　487
場所の失認　488
発達性聴覚失認　591
反射性把握　253
半身無視　223
半側
　――― 感覚消失　737

　――― 感覚性失行　126
　――― 空間失認　157,158
　――― 空間無視　156,746,
　749
　――― (性)失行　66,133
　――― (性)身体失認　156,
　157,229,674,676,699
　――― 身体無視　157
　――― 無視　703
半側性　155
　――― 運動失行　135
　――― 感覚失行　133
　――― 身体意識の異常　676
　――― 着衣失行　157
範疇的態度　260
範疇内識別障害　374
反発(性)失行　247,259,
　263
反復視　509
反復聴　642

(ひ)

ヒステリー性感覚麻痺　64
ピッチ　588
微視　507
皮質
　――― 下性幻視　562,568
　――― 下性失行　249
　――― 性失調　37
　――― 盲　495,753
　――― 聾　583,584,625,753
微小身体認知　674
非所有　671
左側失行　5
左側失書(及び)失行　5
人声失認　592
非半側性身体意識の異常
　　　　　　　　　　　676
微分閾値　304,312
病識欠如　223
表出性失音楽(症)　586,
　620
表情錯誤　52
表情失認　402,412
病態
　――― 失認　223,497,670,
　674,683,735,736,741,
　743

　――― 失認性行動障害　676
　――― 失認複合　686
　――― 無関心　744
　――― 無関知　670
貧食反射　279

(ふ)

ファントム現象　572,672
フィードフォワード仮説
　　　　　　　　　　　702
プロブディンナグ視　513
不器用な失行　262
複合幻視　563
複合幻聴　640
複雑な幻視　576
腹側型同時失認　466,468,
　469
不知覚　672
物質記憶　141
物体失認　371,376,385,
　389,414,415,466
物体認知障害　311
物体把握(了解)　513
文意性失語　463
分離 isolation 作用　303
分離性失認　457
分離脳　11

(へ)

閉眼失行　174,271,273,
　277
並行的特徴弁別　469
変形視　157,411,507,566
片麻痺憎悪　677

(ほ)

方向性注意　264
保続　238,330
発起表象　48,63,138,139
発作的相貌失認　370
本能性回避　240
　――― 反応　249
本能性把握　240,253
　――― 反応　249,263

(ま)

街並失認　492
麻痺肢の人格化　677, 682

(み)

味覚　173
右側失行（症）　3, 5, 6, 20
　——の責任病巣　4
右半側空間過注意　705
未視感　509, 567
未視体験　518
みせかけの運動視　508
道順障害　492, 493
未知相貌　423
　——失認　375
水俣病　196
身振り素　96

(む)

無意識的相貌認知　369, 375
夢幻症　568, 576
夢幻状態　576
夢幻せん妄　561
夢幻様状態像　560
無視　222, 223
　——症候群　158, 226, 749
無定型合成　260
無動　60
無認知　672

(め)

メスカリン中毒　519
メロディー　588

(も)

妄想性幻覚　559
もうろう－夢幻様状態　561
目的運動　61
目的表象　48, 138, 139

(ゆ)

誘発的演奏　604

(よ)

要素的幻視　563, 576
要素的幻聴　640
余剰幻影肢　674

(り)

リズム　588
　——の障害　620
リリパット視　512
離人症　425
　——体験　518
離断仮説　144
離断症状群　10, 585
離断説　699, 748
立体感喪失　552
立体視　547
　——の喪失　509, 549
両側性運動失行　133
両側性失行　124, 127, 132, 133
両側性失認－観念性失行　133
両側性身体失認　676
両耳分離能検査　587
輪郭 contour の知覚　315

(れ)

劣位半球症状　158
連合
　——型視覚失認　363, 468
　——型(性)精神盲　63, 386
　——障害　311
　——中枢　55

(わ)

和田法　688

神経心理学の源流　失行編・失認編		本体価格 25,000円

2002年9月10日第1版第1刷発行

　　　　編　集　　秋元波留夫
　　　　　　　　　大橋博司
　　　　　　　　　杉下守弘
　　　　　　　　　鳥居方策
　　　　　　　　　小山善子
　　　　発行者　　秋元波留夫
　　　　発行所　　社会福祉法人「新樹会」創造出版
　　　　　　　　　〒151-0053　東京都渋谷区代々木1-37-4　長谷川ビル
　　　　　　　　　tel 03-3299-7335　　fax 03-3299-7330
　　　　　　　　　http://www.artlink.gr.jp/souzou/ e-mail sozo@alles.or.jp
　　　　　　　　　振替　00120-2-58108
　　　　印刷所　　社会福祉法人「新樹会」創造印刷

乱丁・落丁はお取り替えいたします。
ISBN4-88158-275-5 ¥25000E